丁震医学教育 系列考试丛书
www.dzyxedu.com

U0621033

2019

丁震 护理学（师）
应试指导

DINGZHEN HULIXUE（SHI）YINGSHI ZHIDAO

丁 震 编著

北京航空航天大学出版社
BEIHANG UNIVERSITY PRESS

图书在版编目（CIP）数据

2019 丁震护理学（师）应试指导／丁震编著．—北京：北京航空航天大学出版社，2018.8

ISBN 978-7-5124-2775-4

Ⅰ．①2… Ⅱ．①丁… Ⅲ．①护理学－资格考试－自学参考资料 Ⅳ．① R47

中国版本图书馆 CIP 数据核字（2018）第 157842 号

2019 丁震护理学（师）应试指导

丁 震 编 著

责任编辑：张小利　田　苏

*

北京航空航天大学出版社出版发行

北京市海淀区学院路 37 号（邮编 100191）　http：//www.buaapress.com.cn

发行部电话：（010）82317024　　传真：（010）82328026

读者信箱：yxbook@buaacm.com.cn　　邮购电话：（010）82316936

三河市华骏印务包装有限公司印装　　各地书店经销

*

开本：787×1092　　1/16　　印张：36　　字数：1037 千字

2018 年 8 月第 1 版　　2018 年 8 月第 1 次印刷

ISBN 978-7-5124-2775-4　　定价：99.00 元

若本书有倒页、脱页、缺页等印装质量问题，请与本社发行部联系调换。联系电话：010-82317024

本书是2019年全国护理学（师）资格考试的复习参考书，共分为基础护理学、内科护理学、外科护理学、妇产科护理学及儿科护理学5章，是在分析了2002～2018年共17年考试真题的基础上编写而成，全书有表格172个，附图17幅，采用双色印刷，重要内容用绿字标识，帮助考生在充分理解考点内在联系的基础上，牢固掌握考试重点。本书在编写过程中，参考了大量新版护理和临床医学相关学科主流教材、专著及部分临床疾病诊治指南，使内容更加权威、准确。

全国卫生专业技术资格（中初级）以考代评工作从2001年开始正式实施，参加并通过考试是单位评聘相应技术职称的必要依据。目前，除原初级护士并轨、独立为全国护士执业资格考试外，全国卫生专业技术资格（中初级）考试涵盖了护理、临床医学、药学、检验、影像、康复、预防医学、中医药等118个专业。考试涉及的知识范围广，有一定难度，考生对应考复习资料的需求较强烈。

2009年由我提出策划方案、组织全国数百名作者参与编写的全国卫生专业技术资格考试及护士执业资格考试丛书在人民军医出版社出版，共50余本，内容覆盖了护士、护理学（师）、护理学（中级）、药学、检验、临床医学等上百个考试专业。由于应试指导教材精练、准确；模拟试卷贴近考试方向、命中率高，已连续畅销10年，深受全国考生认可。

在图书畅销的同时，我和编写本套丛书的作者团队却感到深深的无奈，因为我们发现，市场上有相当比例的同类考试书和某些培训机构的网上试题都在抄袭我们的创作成果，有些抄袭的试题顺序都没有变。而市场上盗印、冒用"军医版"图书的情况更加严重，由我策划编著的《护考急救包》《单科一次过》等经典考试图书目前已有多个冒用版本在销售，使考生难辨"李逵"和"李鬼"。这些侵权、盗印、冒用出版物的质量粗劣，欺骗、误导考生，使原创作者和读者两方的利益都受到严重侵害。

因此，请考生一定认清，丁震是原人民军医出版社考试中心主任，原军医版的护士、护理学（师）、护理学（中级）及药学、检验、临床医学等职称考试图书均为丁震策划编写。人民军医出版社已从2017年后停止出版护理类及医学职称考试图书，丁震与原班作者队伍继续修订和出版本套考试图书，只有丁震编著的护理类或担任总主编的职称考试图书为原军医版的合法延续，目前市场上其他众多的"军医版"、"军医升级版"等考试图书均属冒用、盗印或侵权行为，我们将保留追究其法律责任的权利！

为了使本套考试书已经形成的出版价值得到进一步延续和提升，更好地为全国考生服务，2019年，由我编著的40本护理类考试图书和我担任总主编的82本卫生专业技术资格（中初级）考试图书全部授权北京航空航天大学出版社独家出版。

40本护理类考试图书包括护士考试8本、护理学（师）考试12本、护理学（中级）考试20本，延续了原军医版图书精练、准确及命中率高的特点，但较原军医版的质量有了巨大提升，主要体现在以下四个方面：

一是急救包、应试指导、点线学习法、单科一次过等教材，归纳总结了大量表格，帮助考生强化考点对比，加深理解，便于掌握和记忆；教材采用双色印刷，重要内容用绿色字标识，重点突出。

二是试卷类图书，严格按照真题重新组卷，做到了对试题的全解析，即每道试题都配有解析，对有干扰价值的选项逐一解析，以达到"举一反五"的目的；且根据近几年考试情况，删除了部分不常考的老题，增加了部分新题，尤其是护士执业资格考试新增了图形题。

三是网上学习卡，《护考急救包》的视频课程为2019年度全新录制，重点章节由我承担，并邀请全国经验丰富的护理教师共同讲解；增加了微信小程序功能，优化了"丁震医学教育"APP，网上做题更加流畅。

四是考生答疑，丁震医学教育开通了QQ客服、微信、微博等多种网络媒介，有一支专业的助教团队负责全程回答考生提出的专业问题和上网技术问题。

在护理类考试图书编写中，我始终坚持两个基本原则，一是做考试原创内容的理念，所有的考点总结和试题解析均为原创；二是年年修订，对每年考过的试题都作详细分析、增补，使考点总结更准确，试题解析更清晰，只有经过不断修订，才能出精品图书。

经过十余年的不断积累，我已建成了由数万道试题构成的护理考试题库。为了向考生提供质量更高的考试用书，我从不同角度对题库进行分析，总结历年考试的规律和变化趋势，从而较准确地预测下一年的考试方向和细节。在图书编写过程中，查阅了大量教科书、诊治指南等参考资料，以学术研究的态度对待每一个考点、每一道试题，使内容更加权威、准确。

由于编写和出版的时间紧、任务重，书中如仍有不足，请考生批评指正。

丁 震

2018 年 8 月于北京

第一章　基础护理学

目　录

ﾂ

第二章　内科护理学

第三章　外科护理学

北京航空航天大学出版社
BEIHANG UNIVERSITY PRESS

第四章　妇产科护理学

第五章　儿科护理学

第一章 基础护理学

第一节 绪 论

一、现代护理学的诞生、发展与南丁格尔的贡献

1. **现代护理学的诞生** 护理学是医学领域中的独立的综合性应用科学，是人类生存的需要，它的产生和发展与人类的文明及健康密切相关。其主要经历了自我护理（远古时代）、家庭护理（古代）、宗教护理（中世纪）、医院护理（中世纪末）、近代护理（19世纪中叶）、现代护理（20世纪）漫长的历史演变过程。19世纪中叶，南丁格尔首创了科学的护理专业，国际上称为南丁格尔时期，这是护理学发展的一个重要转折点，也是现代护理学的开始。

2. **现代护理学的发展** 现代护理学主要经历了3个发展阶段。

（1）以疾病为中心阶段（1860年～20世纪40年代）：此阶段是现代护理发展的初期阶段，人们对健康的概念是没有疾病就是健康，一切医疗活动都以治疗疾病为目的。护理工作主要是协助医生诊断和治疗疾病，从而忽略了人的整体性，束缚了护理专业的发展。

（2）以患者为中心阶段（20世纪40年代～70年代）：随着科技的发展和人们生活水平的不断提高，人们开始重视社会心理因素及生活方式对健康与疾病的影响，并逐渐确立了人是一个整体的概念。1948年世界卫生组织（WHO）提出新的健康观，为护理研究提供了广阔的领域。1977年，美国医学家恩格尔（Engel GL）提出"生物－心理－社会医学模式"的新模式，这一模式强化了人是一个整体的思想。护理的工作方法与内容是按照护理程序对患者实施整体护理，护理从以"疾病为中心"转向"以患者为中心"。但仍以住院患者为护理的主要对象，护士的工作场所依然是医院。

（3）以人的健康为中心阶段（20世纪70年代至今）：随着社会的快速发展，人民物质生活水平的提高，医疗服务重点局限在医院已满足不了人们的健康需求。1977年WHO提出"2000年人人享有卫生保健"的战略目标，对护理学的发展起到了极其重要的作用。护理的工作任务由患者扩展到了所有人、生命周期的所有阶段的护理，护理工作场所不再局限于医院，而是扩展到社区、家庭及各种机构，并以护理理论指导护理实践。护理工作方法与内容是按照护理程序实施以人为中心的整体护理。

3. **南丁格尔的贡献** 佛罗伦斯·南丁格尔（Florence Nightingale），英国人，1820年5月12日生于意大利佛罗伦萨。

（1）首创了科学的护理专业：使护理学逐步走上了科学的发展轨道及正规的教育渠道。在1854～1856年克里米亚战争中，使伤员的死亡率由42%下降到2.2%，并被士兵们称为"提灯女神"。

（2）创办了第一所护士学校：1860年，南丁格尔在英国圣·托马斯医院创办了世界上第一所正式的护士学校，为护理教育奠定了基础。

（3）著书立说：1858年及1859年分别写了《医院札记》和《护理札记》，后来被视为各国护士必读的经典护理著作，同时发表了上百余篇护理论文。

（4）提出预防医学的科学观念：改进军队的卫生保健工作，使预防医学的科学观念逐渐取代传统的治疗观念。

英国政府于1907年授予南丁格尔最高国民荣誉勋章。南丁格尔于1910年逝世，为了表彰南丁格尔对护理事业的贡献，1912年国际护士会确定将南丁格尔的诞辰日5月12日作为国际护士节。同年国际红十字会建立了南丁格尔基金，并于1912年在伦敦首次颁发南丁格尔奖，每2年颁发1次，从1983年到2007年，我国已有48人获此奖章。

二、中国护理学发展

1. 近代护理学发展 中国近代护理事业的发展是在鸦片战争前后，西方医学与护理学借助传教士、医生及护士进入中国。

（1）1820年，英国医生在澳门开设诊所。

（2）1835年，英国传教士P．Parker在广州开设了第一所西医院，2年后以短期训练班的方法培养护士。

（3）1884年美国护士兼传教士L．Mckechnie来华，在上海成立妇孺医院推行现代护理，并于1887年开设护士训练班。

（4）1888年，美国护士E．Johnson在福州开办了我国第一所护士学校。

（5）1895年和1905年，在北京成立护士训练班及护士职业学校。

（6）1909年在江西牯岭成立了"中华护士会"，1936年改为"中华护士学会"，自1964年改为中华护理学会沿用至今。

（7）1954年创刊《护理杂志》，1981年更名为《中华护理杂志》。

2. 现代护理的发展

（1）护理教育方面：1950年第一届全国卫生工作会议将护士教育列为中等专业教育，并作为培养护士的唯一途径，由卫生部制定教学计划和编写统一教材。1983年，天津医学院首先开设护理本科专业。1992年，北京医科大学开设了护理学硕士研究生教育，并逐渐在全国建立了数个硕士学位授权点。2003年第二军医大学护理系被批准为护理学博士学位授权点，2004年首批招收护理博士生。至此，我国已形成多层次、多渠道的护理学历教育体系。

（2）临床实践方面：自1950年以来，临床护理工作受传统医学模式影响，一直以疾病为中心，护理技术操作常规多围绕完成医疗任务而制定，医护分工明确，护士为医生的助手，护理工作处于从属地位。1979年后，由于国内外学术的开放性交流和医学模式的转变，逐渐引入整体护理，护理工作的内容和范围不断扩大。

（3）护理管理方面：1979年开始，卫生部加强了对护理工作的管理，并完善了护士晋升考试的制度。1982年，国家卫生部医政司设立了护理处，负责统筹全国护理工作，制定有关政策法规。1993年3月卫生部颁发了《中华人民共和国护士管理条例》，该制度的实施使中国有了完善的护士注册及考试制度。1995年6月首次举行全国范围的护士执业考试，考试合格获执业证书方可申请注册，护理管理工作开始走向标准化、法制化的管理轨道。

（4）学术交流及其他方面：1950年以后，我国积极组织国内外学术交流，缩短了我国与国外的护理差距，提高了我国的护理教育水平及护理质量。1990年以后，随着高等护理教育培养的学生进入临床、教育和管理岗位，护理研究有了较快的发展。1954年中华护士学会创办《护理杂志》，并在全国发行，1981 年改为《中华护理杂志》至今，护理学刊物取得重大突破。1985 年，卫生部护理中心在北京成立，进一步取得了世界卫生组织对我国护理学发展的支持，加强了国际交流。

三、护理学的任务、范畴及护理工作方式

1. 护理学的任务　护理学影响着人类的健康，包括生物、社会心理、文化及精神等各个方面的因素。我国护理事业的基本任务就是保护人民健康、防治重大疾病、控制人口增长、提高国民健康素质，解决经济、社会发展和人民生活中迫切需要解决的卫生保健问题，以保证社会经济的顺利发展。其简单概括为 4 个相关健康问题：促进健康、预防疾病、恢复健康和减轻痛苦。

2. 护理学的范畴

（1）理论范畴

①护理学研究的对象：从研究单纯的生物人向研究整体的人、社会的人转化。

②护理学与社会发展的关系：研究护理学在社会中的作用、地位和价值，研究社会对护理学发展的促进和制约因素。

③护理专业知识体系与理论框架：20 世纪 60 年代后，护理界将这些理论用于指导临床护理实践，以提高护理质量、改善护理服务。

④护理交叉学科和分支学科：护理学与自然科学、社会科学、人文科学等多学科相互渗透、相互促进。

（2）临床实践范畴：主要包括临床护理、社区护理、护理管理、护理研究和护理教育 5 个方面。

①临床护理：服务的对象是患者，其包括基础护理和专科护理。基础护理主要应用护理学的基本理论、基本知识和基本技能，结合患者的生理、心理及治疗康复的需要，满足患者的基本需求，如基本护理技能操作、排泄护理、膳食护理、病情观察等；专科护理则应用护理学和相关学科的理论，结合临床专科患者的特点及诊疗要求，为患者提供系统性护理，如各专科护理、急救护理等。

②社区护理：以社区居民的需求为导向，针对整个社区人群实施连续的、动态的健康服务，提高其健康水平。

③护理管理：运用管理学的理论和方法，对护理工作的诸要素，如人、财、物、时间、信息资源等，进行科学的计划、组织、协调和控制，从而使护理系统有效运转，确保护理服务正确、及时、安全、有效。

④护理研究：用科学的方法，促进护理理论、知识、技能的进步，推动护理学的发展，直接或间接地指导护理实践。

⑤护理教育：以护理学和教育学理论为基础，有目的地培养人才，以适应护理事业发展的需要。主要分为基本护理教育、毕业后护理教育和继续护理教育 3 大类。

3. 护理工作方式

（1）个案护理：指一名护理人员负责一个患者的全部护理工作，实施个体化护理的护理工作模式。常用于危重症、多器官功能衰竭、器官移植及大手术后需要特殊护理的患者。

（2）功能制护理：将工作以岗位分工，以各项护理活动为中心的护理模式，每个护士从事相对固定的护理活动。如处理医嘱的主班护士、治疗护士、药疗护士、生活护理护士等。

（3）小组护理：护理人员和患者各分成若干小组，以小组形式负责一组患者的护理模式。组长制订护理计划和措施，小组成员共同合作完成患者的护理。

（4）责任制护理：是由责任护士和相应辅助护士对患者从入院到出院进行有计划、有目的的整体护理。以患者为中心，以护理计划为内容，根据患者自身特点和个体需要，提供针对性护理，解决存在的健康问题。责任制护理与小组护理相结合，明确分工责任，进行整体护理，是目前倡导的护

理工作模式。

（5）综合性护理：是护理学的模式也是一种理念，以护理程序为核心及理论框架，建立一套标准化治疗模式与治疗程序，制订从入院到出院最佳的、时间要求准确、工作顺序严格的整体诊疗计划，并将护理程序系统化，为患者提供一系列全方位的整体性护理。

四、护士素质

1. 含义 素质是指人与生俱来的自然特点与后天获得的一系列稳定社会特点的有机结合，是个体完成工作活动与任务所具有的基本能力与潜在能力。培养护士素质的真正含义是使护士既能顺利适应护理工作，又能充分体现个人价值和创造力的一种能力与技巧。

2. 基本内容 主要包括思想道德、科学文化、专业素质、体态素质及心理素质等5方面的内容。

（1）思想道德素质：热爱祖国和人民，热爱护理事业，有奉献精神，还应具有高尚的道德品质、较高的慎独修养、正确的道德行为，追求崇高理想，忠于职守，救死扶伤，廉洁奉公，实行人道主义。

（2）科学文化素质：随着护理学发展的需要，护士应具有一定的文化修养和自然科学、社会科学、人文科学等多学科知识。养成正确的审美意识，培养具有一定的认识美、欣赏美和创造美的能力

（3）专业素质：具备合理的知识结构和比较系统完整的专业理论知识及临床实践技能。有敏锐的判断力、分析力和洞察力，树立整体观念，解决护理问题，不断创新，促进护理教育的进步与发展。

（4）体态素质：必须身体健康、功能健全；仪表文雅大方，举止端庄稳重，待人热情真诚，并有良好的个人和集体的卫生习惯。

（5）心理素质：护士必须具备良好的心理素质，以满足护理工作中的各种需求。护士应具有较强的进取心，不断丰富、完善自己的理论知识与实践技能。保持心理健康，乐观、开朗、情绪稳定，胸怀宽容豁达。具有高度的责任心和同情心，有较强的适应能力，良好的忍耐力及自我控制力。同时还应具备良好的沟通交流能力，不仅可以减少护患矛盾，还有利于同事之间团结协助。

第二节　护理学基本概念

一、人

护理学最基本的四个概念是人、健康、环境和护理。人是护理服务的对象，也是护理学研究的对象，对人的本质认识是护理理论、护理实践的核心和基础，影响整个护理概念的发展。

1. 人是一个统一的整体

（1）整体的概念：整体，是指按一定方式、目的，有秩序地排列不同个体（要素）的有机集合体。人是生理、心理、社会、精神、文化的统一整体，它们之间相互影响、相互作用。人体各方面功能的正常运转，能有力地促进人体整体功能的最大发挥，使人获得最佳的健康状态。反之，则会一定程度上影响多方面的功能变化。

（2）人是一个开放系统：根据一般系统论原则，人作为自然系统中的一个次系统，是一个开放系统，并不断地与其周围环境之间进行着物质、能量和信息交换。人的基本目标是维持和保护各系统间机体与内环境之间的平衡，不断适应外环境的变化，促进机体更好的发挥各方面的功能及运转。

（3）护理中人的范围：护理服务对象从患者扩大到整个社会人群。既包括个人、家庭、社区和社会 4 个层面，也包括从婴幼儿到老年人的整个全人类。护理的最终目标不仅是维持和促进个体高水平的健康，而且更重要的是面向家庭、面向社区，最终达到提高整个人类社会的健康水平。

2．人的基本需要

（1）概念：护理理论家 Orlando（奥兰多）对需要的定义是："个体需求，一旦得到满足，可消除或减轻其不安与痛苦，维持良好的自我感觉，获得舒适感"。

人的基本需要是个体生存、成长与发展，维持其身心平衡的最基本的需求。它包括生理的、社会的、情绪的、知识的及精神的需要。需要与人的活动密切相关，是人类所共有的，必须满足的基本需要，如果缺乏可导致机体失去平衡而产生疾病。

（2）内容：人是有着复杂需要的机体，其基本需要可大致分为 5 类：生理方面的需要、社会方面的需要、情感方面的需要、认知方面的需要、精神方面的需要。

（3）特征：人的基本需求是人类所共有的，需求都大致相同；受社会背景、个体差异的影响，每种需要的重要性可因人而异；各种需要相互联系、相互作用。

（4）影响需要满足的因素：可分为内在因素和外在因素 2 类。

①内在因素：包括生理因素、情绪因素、知识与智力因素、个人因素等。

②外在因素：包括社会因素、环境因素、文化因素等。

3．人的成长与发展

（1）概念

①成长：指由于细胞增殖而产生的生理方面的改变，是各器官、系统的长大和形态的变化，是量的改变。可用量化的指标来测量人体生长指标，如身高、体重及年龄等。

②发展：是生命过程中有顺序的、可预测的功能改变。它包括身、心两个主要方面的变化，是质的变化，是一个人学习的结果和成熟的标志。

③成熟：狭义的成熟指生理上的生长发育。广义的成熟是心理社会的发展，是相对某一生命阶段中是否完成了相应的成长及发展任务而设置的衡量标准。

（2）内容：成长与发展是一个整体的概念，主要包括 6 方面的内容。

①生理方面：指体格的生长和改变，以及机体各组织器官的发育和功能的完善。

②认知方面：指对知识的运用和解决问题的能力，包括感觉、知觉、判断、理解、推理、想象力等的发展。

③社会方面：指人与人之间相互影响，促进社会功能的不断发展。

④情感方面：人对客观事物的一种主观的态度体验，包括喜、怒、哀、乐、悲、恐、惊等。

⑤精神方面：指人对生命的意义及生存价值的认识。

⑥道德方面：指人的是非观念和信仰的形成。

（3）基本原则：人的发展是一个非常复杂的过程，受许多因素的影响，有一定的个体差异，但也遵循一定的规律。其具有可预测性、连续性、顺序性、阶段性、不平衡性和个体差异性。

①成长与发展是按持续的、有顺序的、有规律的和可预测的方式进行的。

②每个人都要经过相同的各个发展阶段。

③每个人的发展都有其独特的个性，是由个人特有的遗传基因及与环境的互动所决定的。

④每个发展阶段都具有一定的特点，并都有一定的发展任务。

⑤每个人基本的态度、生活方式和行为等都会受到婴幼儿期发展的影响。

⑥发展是通过逐步的成长和不断地学习获得的。

（4）影响成长与发展的因素：遗传和环境因素是影响成长与发展的 2 个最基本因素。

①遗传因素：成长与发展受父母双方遗传因素的影响，表现在生理、心理两个方面。

②环境因素：包括家庭、学校及社会文化的影响。家庭成员的生活方式都会对儿童的体格及心理发展产生深远影响。人一生的前段时期大都是在学校度过的，而这段时间又是个体迅速成长的时期，对人的影响具有较大意义。

4. 人的自我概念

（1）定义：自我概念是指一个人对自己的看法，即个人对自己的认同感。自我概念不是与生俱来的，它随着个体与环境的相互作用，综合环境中其他人对自己的看法与自身的自我察觉和自我认识而形成的。简单而言，自我概念是基于对自身的工作能力、解决问题的能力、认知功能、自身形象和外在吸引力、是否受人喜欢与尊重、经济状况等方面的感知和评价而产生的。

（2）组成：北美护理诊断协会（NANDA）认为，自我概念由 4 部分组成。

①身体心象：指个体对自己身体的感觉和看法。

②角色表现：角色是对于一个人在特定的社会体系中所处的位置的行为要求和行为期待。

③自我特征：是个人对自身的个体性与独特性的认识。

④自尊：指个人对自我的评价。

二、健　康

1. 健康的概念　1948 年 WHO 将健康定义为"健康不仅是没有疾病和身体缺陷，还要有完整的生理、心理状态和良好的社会适应能力"。1989 年 WHO 又提出了有关健康的新概念：即"健康不仅是没有疾病，且包括躯体健康、心理健康、社会适应良好和道德健康"，进一步扩展了健康研究和实践的领域。健康和疾病是生命连续体中的一对矛盾，没有明显的界限，是相对而言的，在一定条件下可以相互转换。这一定义适应了当代健康的思潮和流向，冲破了传统观念，扩大了健康范围，为护理模式的转变提供了依据。

2. 健康的模式

（1）健康 - 疾病连续体模式：指人在不断地适应着内、外环境的变化，每个人的健康都维持在一个相对平衡的状态。但每个人的健康状况又都处于这一线性体两端之间的某一位点上，并处于动态变化中；疾病时，则处于失衡状态。

（2）最佳健康模式：1961 年由 Dunn（邓恩）提出。他认为健康仅仅是"一种没有病的相对稳定状态，在这前提下，人和环境协调一致，达到一种恒定状态"。该模式特别强调促进健康与预防疾病。促进健康是帮助个体、家庭和社区获取在维持或增进健康时所需要的知识及资源。预防疾病是人们采取行动积极地控制不良行为和健康危险因素，以预防和对抗疾病的过程。

（3）其他新的健康模式：健康信念模式、健康促进模式、整体健康模式、健康 - 疾病模式、个体 - 社区模式、健康恢复 / 失调模式等。

3. 影响健康的因素　人生活在自然和社会环境中，其健康受到多种复杂因素的影响，其主要因素包括生物因素、心理因素和环境因素。

（1）生物因素：是影响人类健康的主要因素，包括生物性致病因素和遗传因素。

（2）心理因素：主要通过情绪和情感发挥作用而影响人的健康。

（3）环境因素：环境是人类赖以生存和发展的基础，但环境中也大量存在着危害人类健康的因素，主要包括物理环境（如空气、水、气候等）和社会环境（如社会文化、生活方式等）。20 世纪 80 年代以来，影响健康的主要因素为行为与生活方式。

三、环　境

环境是人类进行生产和生活的物质场所，是人类生存和发展的基础，是与人类一切生命活动密切相关的各种内、外环境。

1. 内环境　是维持机体各器官功能与调节机制的运转状态，包括生理环境和心理环境。

2. 外环境　包括自然环境、社会环境和治疗环境。

（1）自然环境：指人类周围的环境，是人类及其他一切生物赖以生存和发展的物质基础，包括物理环境和生物环境。

（2）社会环境：政治、经济和文化的发展都会对社会环境产生直接影响。物理环境也一定程度上影响着社会环境。社会环境中各种不完善的因素在间接或直接地影响着人类的健康。优良的社会环境是人类健康保障的决定因素。

（3）治疗性环境：在以治疗为目的的前提下，创造适合患者身心健康的环境，主要以舒适和安全为主。

①舒适环境护理

a. 保持病室温度以 18 ～ 22℃为宜；婴儿室、手术室、产房、老年病房等的室温以 22 ～ 24℃为宜，湿度保持在 50% ～ 60%。

b. 室温过高，可抑制神经系统，干扰呼吸和消化功能，影响散热，患者易产生烦躁；室温过低，可使患者肌肉紧张，易受凉感冒。

c. 湿度过高，机体水分蒸发减少，患者感到闷热，对心、肾疾病患者不利；湿度过低，空气干燥，机体水分蒸发增加，可导致口干舌燥、咽痛烦渴等，对气管切开、呼吸道感染和急性喉炎患者尤其不利。

d. 按时通风换气调节室内的温湿度，保持空气清新，每次以 30 分钟为宜。

e. 白天病区较理想的噪声强度为 35 ～ 40dB，为患者创造良好的休息环境。

f. 保持室内光线充足，可使患者感到舒适、愉快，并有利于观察病情变化，实施治疗和护理，若光线不足可出现眼睛疲劳、头痛等，甚至发生意外，且适量的日光照射能使照射部位温度升高、血管扩张、血流增快，改善皮肤的营养状况，增加舒适感，并促进人体自身合成维生素 D，病室应装有地灯，睡眠时开启，午睡时应用窗帘遮挡光线。

②安全环境护理：防止跌倒，地面应防滑，减少障碍物，走廊、浴室及厕所应设扶手，并设置呼叫系统。对意识不清、偏瘫患者及婴幼儿，应使用约束带或床栏，以防坠床。应用冷、热疗法时，应按操作规程执行，防止冻、烫伤。预防医院内感染，严格执行医院预防、控制感染的各项制度，避免医源性损伤。

人类环境与健康息息相关，并相互依赖、相互影响。人类通过征服自然、改造自然来适应环境，改善生存。但环境质量的优劣又不断地影响着人类的健康。作为护理人员，应理解其中的相互关系，最大程度地创造适宜的生活及良好的修养环境，提高和促进人类健康的发展。

四、护　理

1. 护理的概念　护理（nursing）一词来源于拉丁文 "Nutricius"，原意为哺育小儿，包含保护、养育、照顾等。1859 年南丁格尔提出："护理是让服务对象处于接受自然作用的最佳环境"。1980 年美国护士学会（ANA）将护理定义为："护理是诊断和处理人类对现存的和潜在的健康问题的反应"。

2. 护理的内涵

（1）照顾是护理的核心和永恒的主题。

（2）护士在护理工作中，是人道主义的忠实执行者。

（3）护理是科学和艺术的结合。南丁格尔指出"护理是一项最精细的艺术，使千差万别的患者都能达到治疗和康复需要的最佳身心状态"。

（4）护理具有帮助性关系。

（5）护理主要依赖于护理程序，帮助人类解决健康问题。

（6）护理是一门独立的专业，并在理论中指导着实践。

3. 整体护理　是护理学的一种理念，也是基本框架之一。其概念指：以人为中心，以护理程序为基础，以现代护理观为指导，实施系统、计划、全面的护理思想和护理实践活动，使护理对象达到恢复健康、增进健康的目的。整体护理工作不再是单纯地针对患者的生活和疾病的护理，而是延伸到照顾和满足所有群体的生活、心理、社会方面的需要。护理服务的对象从患者扩展至健康人群，护理服务贯穿于人生命的整个过程。

第三节　护理学相关理论

一、系统论

贝塔朗菲（Bertalanffy），美籍奥地利生物学家，1937 年提出"一般系统论"。1968 年发表了《一般系统论——基础、发展与应用》，为系统学科的发展提供了理论指导。

1. 概念　系统是指由若干相互联系、相互作用的要素所组成的具有一定结构和功能的有机整体。广泛地存在于自然、社会及人类思维领域中。系统是由许多相互关联、相互作用的要素组成的整体，但存在个性与共性的关系。

2. 系统的基本属性

（1）整体性：指系统的整体功能大于系统各要素功能的总和。

（2）相关性：指系统各要素之间相互联系、相互制约。

（3）动态性：指系统随时间的变化而变化。

（4）目的性：任何系统都有自身特定的目的。

（5）层次性：任何系统都是有层次的，高层次主导低层次，低层次是系统的基础结构。

3. 系统论在护理中的应用

（1）用系统理论的观点看人。

（2）为护理管理者提供理论支持。

（3）系统理论促进整体护理理念的形成。

（4）系统理论构成护理程序的理论框架。

二、成长与发展理论

1. 弗洛伊德的性心理学说　弗洛伊德（Sigmund Freud，1856 ~ 1939），奥地利精神病学家，被誉为"现代心理学之父"。其学说主要包含 3 大理论要点。

（1）弗洛伊德的意识层次理论：弗洛伊德认为意识是有层次的，分为意识、前意识和潜意识。

（2）弗洛伊德的人格结构理论：本我处于潜意识深处，是人格最主要的部分；自我大部分存在于意识中，是人格中理智且符合现实的部分；超我大部分存在意识中，是人格中最具理性的部分，属良心和道德范畴。

（3）弗洛伊德的人格发展理论：将性心理发展分为5个阶段。1岁以前为口欲期，此期原欲集中在口部；1～3岁为肛欲期，此期原欲集中在肛门区；3～6岁为性蕾期，原欲集中在生殖器；6岁至青春期为潜伏期，此期孩子把性和攻击的冲动埋在潜意识中，而将精力集中在智力和身体活动上；生殖期，青春期开始后原欲又重新回到生殖器。

2. 艾瑞克森的心理社会发展学说　艾瑞克森（Erik Erikson，1902～1994）是美国哈佛大学的心理分析学家。艾瑞克森强调文化及社会环境在人格发展中的重要作用，其将人格发展分为8个阶段，认为每个阶段都有一个发展的危机或中心任务必须解决。危机处理是否恰当将导致正性或负性的社会心理发展结果。

（1）婴儿期（口感期）：指出生至18个月，此期发展的危机是信任－不信任。婴儿期的发展任务是与父母建立信任关系。

（2）幼儿期（肛肌期）：指18个月～3岁，此期的发展危机是自主－羞愧。其发展任务是适当学到最低限度的自我照顾及自我控制能力。

（3）学龄前期（生殖运动期）：指3～5岁，此期的发展危机是主动－内疚。其发展任务是获得主动感，体验目标的实现。

（4）学龄期（潜在期）：指6～12岁，此期发展的危机是勤奋－自卑。其发展任务是获得勤奋感。

（5）青春期：指12～18岁，此期发展的危机是自我认同－角色混乱。其发展任务是建立自我认同感。

（6）青年期：指18～45岁，此期发展的危机是亲密－孤独。其发展任务是发展与他人亲密关系，承担对他人的责任与义务，建立友谊、爱情和婚姻关系。

（7）中年期：指45～65岁，此期发展的危机是创造－停滞，其发展任务是用心培养下一代，热爱家庭，有创造性地努力工作并形成关心他人的品质。

（8）老年期：指65岁以上，此期的发展危机是完善－失望，其发展任务是建立完善感。

3. 皮亚杰的认知发展学说　皮亚杰（Jean Piaget，1896～1980）是瑞士杰出的心理学家和哲学家。提出儿童认知发展论，认为儿童的思维是通过主动与环境相互作用，主动寻求刺激、主动发现的过程，而不是由老师或父母传授的。他将其认知发展过程分为4个阶段。

（1）感觉运动期：指0～2岁，思维特点是婴幼儿通过其身体的动作与感觉来认识周围的世界，是儿童思维的萌芽。

（2）运思期：指2～7岁，此期儿童的思维发展到了一定水平，开始用言语来表达自己的需求，但以自我为中心，缺乏正确的逻辑判断及推论能力。

（3）具体运思期：指7～11岁，此期儿童摆脱了以自我为中心，能进行心理运算，开始获取逻辑思维能力。能同时考虑问题的两个方面或更多方面，想法较具体，开始具有逻辑思维能力。

（4）形式运思期：指12岁以后，此期思维能力迅速发展，进入纯粹抽象和假设的领域，个体的智力水平基本趋于成熟。皮亚杰的认知发展阶段学说被护理工作者广泛用在对儿童的教育及与儿童的沟通上。

三、人的基本需要层次论

1. 人的基本需要层次

（1）生理的需要：是人类生存最基本的需要，如空气、水、食物、睡眠、排泄、休息、适宜的温度及避免疼痛等。是人最基本、最低层次的需要，也是其他需要的基础。

（2）安全的需要：是指安全感、避免危险、生活稳定有保障。安全需求在婴幼儿期及危重患者表现更为突出。

（3）爱与归属的需要：是指个体对家庭、朋友、伙伴的需要，希望得到他人的爱和给予他人爱的需要。若无法满足，会产生孤独、空虚、被遗忘等痛苦。

（4）尊重的需要：是指对自己的尊严和价值的需求，包括自尊、被尊重和权力欲。若无法满足，可产生自卑、无能的感觉。

（5）自我实现的需要：是指充分发挥个体的能力和潜力，力求实现自身的愿望、理想和抱负，并能从中得到满足。

2．需要层次的相互关系

（1）需要满足的层次性：层次越低的需要越是应该优先满足，只有低层次的需要（如生理需要）得到满足之后，个体才得以生存，才可以考虑其他的需要。

（2）优势需求决定了个体的行为：在一个时间段内，个体的多种需要中只有一种需要占主导地位，此即优势需要。在此期间，个体的行为都是为了满足优势的需要。

（3）需要相互依赖、彼此重叠：较高层次的需要与较低层次的需要共存，在较低层次的需要得到满足后，就会逐渐出现；而较低层次的需要在被满足后并未消失。

（4）各层次需要间的层次顺序并非固定不变：最明显、最强烈的需要应首先得到满足。

3．需要层次论在护理中的应用

（1）识别服务对象未满足的需要：患者未满足的需要即为护士应该提供帮助和解决的护理问题。

（2）领悟和理解患者的行为和情感：根据患者的言行，判断患者的需要。如患者特别渴望得到亲人的关怀、理解，是因为爱和归属的需要。

（3）预测患者即将出现的需要：针对患者可能出现的问题，采取积极性的预防性措施。如患者刚入院时，护士介绍医院的环境、负责的医护人员，以满足患者住院的安全需要。

（4）系统收集和评估患者的基本资料：需要层次论可作为护士评估患者资料的理论框架，护士可按照基本需要理论的不同层次，系统收集资料，避免资料的遗漏。

（5）判断患者的优势需要：按照基本需要的层次，识别护理问题的轻重缓急，以便在制定护理计划时合理排列先后次序。

四、压力理论

1．压力与压力源

（1）压力：又称应激、紧张。不同的侧重点对压力的解释不同，目前塞利的观点得到大家的普遍认同。塞利认为压力是个体对作用于自身的内外环境刺激做出认知评价后引起的一系列非特异性的生理及心理紧张性反应状态的过程。而压力学理论家拉扎勒斯认为压力是人和环境交互作用的结果。

（2）压力源：能够影响机体，使机体产生压力的因素均称为压力源。常见的有生理性压力源（饥饿、疼痛、疲劳、发热等）、心理性压力源（焦虑、恐惧、生气、不祥预感等）、社会性压力源（孤独、学习成绩下降、人际关系紧张、工作表现不好等）、物理性压力源（温度、光线、噪音等）、化学性压力源（空气、水污染等）、文化性压力源（从熟悉的环境到陌生环境表现出的紧张、焦虑等）。

2．塞利的压力理论

汉斯·塞利（Hans Selye），加拿大著名的生理、心理学家，代表作有《压力》又称《应激》，被称为"压力学之父"。

（1）压力是人体应对环境刺激而产生的非特异性反应。人体面对压力源产生的非特异性反应就是身体对作用于它的压力源所进行的调整。

（2）压力的生理反应包括全身适应综合征（GAS）和局部适应综合征（LAS）。GAS是指机体面临长期不断的压力而产生的一些共同的症状和体征。LAS是机体应对局部压力源而产生的局部反应。

（3）压力反应的过程分为警告期、抵抗期和衰竭期3个阶段。

①警告期：机体在压力源的刺激下，出现一系列以交感神经兴奋为主的改变，表现为血糖和血压升高、心跳加快、肌肉紧张度增加。

②抵抗期：警告期反应的特征已消失，但机体的抵抗力处于高于正常水平的状态，使机体与压力源形成对峙。其结果可以是机体成功抵御压力，内环境重建稳定或者压力持续存在，进入衰竭期。

③衰竭期：压力源过强或时间过长，使机体的适应性资源被耗尽，最终导致个体抵抗力下降、衰竭、死亡。

3. 压力理论在护理中的应用

（1）明确压力与疾病的关系。

（2）帮助护士识别患者压力，进而缓解和解除其压力。

（3）帮助护士认识自身压力，并减轻工作中的压力。

五、角色理论

1. 概念 角色理论是指处于一定社会地位的个体或群体，在实现与这种地位相联系的权利与义务中，所表现出的符合社会期望的行为和态度的总模式。

2. 护士角色 护士角色是指护士应具有的与职业相适应的社会行为模式。

（1）护理者：提供照顾是护士的首要职责。护士的任务是提供各种护理服务，满足患者的生理、心理、社会、文化、精神等方面的需要。

（2）计划者：护士运用专业知识和技能，收集护理对象的生理、心理、环境、社会状况的资料，评估患者的健康状况，找出其护理问题，制订切实可行的护理计划，并负责护理计划的实施、评价。

（3）管理者：护士需对日常的护理工作进行合理的组织、协调与控制。护理部主任和护士长还要管理人力资源、物质资源和资金使用，规划医院、科室的整体护理发展方向。

（4）教育者：护士都应按照患者的不同特点进行健康教育，指导保健知识、疾病的预防和康复知识，以改善护理对象的健康态度和不良行为。护士也承担学校教学和医院的带教任务。

（5）协调者：护士应与相关卫生保健机构及相关工作人员维持有效的沟通，以使诊断、治疗、救助和护理工作得以有序、高效地进行。

（6）咨询者：护士应运用治疗性的沟通技巧来解答患者提出的问题，提供有关信息，给予情绪支持和健康指导。

（7）决策者：护士应用护理专业的知识及技能，收集患者的有关资料，找出健康问题，做出护理诊断，并采取护理措施及评价。在整个护理活动过程中，护士始终要做出决策。

（8）维护者：护士有责任帮助患者理解从其他健康服务者那里获得的信息，并维护患者的利益不受侵犯或损害。同时，护士还需评估有碍全民健康的问题和事件，为医院或卫生行政部门决策作参考。

（9）研究者和改革者：护士应积极参与护理研究工作，通过科学研究来解决护理实践、护理管理、护理教育、护理心理、护理伦理等各个领域中的问题，并在临床实践中应用和检验，改进护理服务方式，发展护理新技术。

3. 患者角色 是指社会对一个人患病时的权利、义务和行为所做的规范。

（1）患者角色的特征

①患者可酌情免除或部分免除社会角色职责。

②患者对其陷入疾病状态是没有责任的，他们需要受到照顾，有权利获得帮助。

③患者有恢复健康的义务性和主动性。

④患者应主动寻求可靠的技术帮助，配合医护人员积极治疗。

（2）患者角色的适应：常见的问题按其行为改变可分为以下几个方面。

①角色行为缺如：指患者没有进入患者角色，否认自己是患者，自我感觉良好，认为医生诊断有误，或病情尚未严重到需要治疗的程度，不能很好地配合治疗和休息。

②角色行为冲突：指患者在适应患者角色过程中，与其患病前的各种角色发生心理冲突而引起行为的矛盾。患者不能很好接受患者角色，出现烦躁不安、焦虑紧张等情绪改变。

③角色行为强化：指患者安于患者角色，对自我能力表示怀疑，产生退缩和依赖心理，以老年人或慢性患者多见。

④角色行为消退：指患者适应患者角色后，由于某种原因，又重新承担起本应免除的社会角色的责任而放弃患者角色。

4．角色理论在护理中的应用

（1）护士角色的冲突与协调

①通过角色学习，增强角色扮演能力，使护士能较好地承担各种不同角色的任务。

②协调护士角色与其他角色的关系，取得家人、朋友等角色伙伴的理解、支持和帮助。

③协调角色伙伴的期望，以符合护士的实际情况。

（2）患者角色适应不良的护理

①正确评估患者角色适应水平：注意患者在角色适应过程中的问题，尽量创造条件帮助患者尽快完成角色转变。

②营造良好舒适的医院环境：保持病室清洁安静，温湿度适宜，定期通风换气，光线适量，病室装饰简洁、美观。

③建立良好人际关系：与患者建立信任的医患关系和护患关系，并促进患者与病友之间良好的感情交流。

④发挥社会支持系统作用：鼓励家属及其他亲友加强心理支持、关怀，共同做好患者的身心护理。

⑤指导患者适应角色：入院时向患者介绍病区环境、规章制度、注意事项、相关医务人员等常规信息。及时发现患者的各种生理心理问题，提供有效的治疗护理信息和技术，引导患者树立正确的角色意识。适当运用倾听、解释、疏导、支持、同情等情感指导方法，根据患者的情感和情绪的变化，及时给予相应的帮助。

第四节　护理理论

一、纽曼健康系统模式

贝蒂·纽曼（Betty Neuman），美国著名的护理理论家，精神卫生领域的开拓者。20 世纪 60 年代发展并逐步完善了健康系统模式，并于 1970 年正式提出。1972 年在护理研究杂志上发表"纽曼保健系统模式"一文，后被广泛用于社区护理及临床护理实践。

1. 内容　纽曼模式是围绕压力与系统而组织的，是一个综合的、动态的、以开放系统为基础的护理概论性框架。该模式主要分为人、压力源、人压力源的反应以及压力源的预防。

（1）人：与环境持续互动的开放系统，称为服务对象系统。

①基本结构：位于核心部分，是机体的能量源，由生物体共有的基本要素组成。基本结构和能量源受人的生理、心理、社会文化、精神与发展这5个方面功能状态及相互作用的影响与制约。

②弹性防御线：位于机体正常防御线之外，充当机体的缓冲器和滤过器，常常处在波动之中，可在短期内急速变化，其主要功能是防止压力源入侵，缓冲、保护正常防御线。一般来讲，弹性防御线距正常防御线越远，弹性防御线越宽，其缓冲、保护作用越强。弹性防御线受个体各方面因素的影响。

③正常防御线：位于弹性防御线和抵抗线之间。正常防御线的强弱与个体对环境压力的适应相关正常防御线可伸缩，但变化速度较慢，其功能是不断调整个体自身情况以应对和适应环境中的各种应激源，从而衡量个体的稳定程度和健康水平，当个体的弹性防御线不足以抵抗应激源入侵时，机体就会产生应激反应，表现为健康状态下降或出现疾病状态。

④抵抗线：由支持基本结构和正常防线的一系列已知和未知因素组成，主要功能是保护基本结构。

（2）压力源：可引发紧张和导致个体不稳定的所有刺激。纽曼将压力源分为内在的（如愤怒、悲伤、自我形象改变、失眠等）、人际间的（如护患关系紧张、夫妻间等）和外在的（如经济状况、环境变化、社会制度保障等）3个方面。

（3）反应：纽曼认为，压力反应不局限于生理方面，它是多方面的综合反应，包括生理、心理、社会文化、精神等，反应的结果具有双向性（正性与负性）。

（4）预防：纽曼根据不同护理对象面对不同压力源的反应将其分为3种不同水平的预防措施。

①一级预防：适用于护理对象系统对压力源没有反应时，即怀疑或发现压力源确实存在而压力反应尚未发生时，一级预防便可开始，目的是防止压力源侵入正常防线。

②二级预防：适用于压力源已穿过正常防线后个体表现出压力反应。二级预防开始的干预，目的是减轻和消除反应、恢复个体的稳定性并促使其恢复到原有的健康状态，帮助人获得系统的稳定。

③三级预防：适用于人体的基本结构及能量源遭到破坏之后。护理的重点是恢复及重建机体功能，减少后遗症，目的是进一步维持个体的稳定性、防止复发。

2. 纽曼健康系统模式与护理实践的关系

（1）护理诊断：首先护士需要对个体的基本结构、各防线的特征及个体内、个体外、人际间存在和潜在的压力源进行评估，收集各方面有关压力源的资料，就其中偏离强健的方面做出诊断并排出优先顺序。

（2）护理目标：护士以保存能量，恢复、维持和促进个体稳定性，与患者及家属一起共同制定护理目标，以及为达到这些目标所采取的干预措施并设计预期护理结果。

（3）护理结果：是护士对干预效果进行评价并验证干预有效性的过程。评价内容包括个体内、外及人际间压力源是否发生变化，压力源本质及优先顺序是否改变，机体防御功能是否有所增强，压力反应症状是否得以缓解等。

二、奥伦自理理论

萝西娅·奥伦（Dorothea.E.Orem）是美国著名的护理理论学家之一。1959年发表了有关护理是为社会提供自理照顾的职业文章。1971年出版《护理：实践的概念》一书，其自护理论被广泛应用于指导临床实践。

1. **内容** 其包括自护理论结构、自我护理缺陷理论结构和护理系统理论结构3个方面。

（1）自我护理结构：包括自我护理、自护能力、自护主体及自护总需要。其包括其以下几方面特点。

①一般性的自护需要：主要包括空气、水分及食物，排泄功能，活动与休息的平衡，满足社会交往的需要，避免有害因素对机体的刺激，促进人的整体功能与发展的需要，是生命的所有阶段都会出现的需求。

②发展性的自护需要：在生命发展过程中各阶段特定的自护需要以及在某种特殊情况下出现的新的需求（如怀孕期、儿童期、青春期、更年期、丧亲者的适应等）。

③健康偏离性的自护需要：指个体发生疾病、遭受创伤及特殊病理变化，或在诊断治疗过程中产生的需要（如患病后做出相应的生活方式改变）。

④治疗性的自护需要：指个体通过正确的途径满足自身的功能需要及发展。

（2）自我护理缺陷理论结构：奥伦理论的核心部分，阐述了个体什么时候需要护理。

（3）护理系统理论结构：为了说明患者的自理需要如何被满足，奥伦阐述了护理系统理论。并且指出护士应根据患者的自理需要和自理能力的不同而分别采取全补偿系统、部分补偿系统和支持 - 教育系统3种不同的护理系统。

①全补偿护理系统：全补偿护理系统服务对象完全没有能力自理，需要护士进行全面帮助，以满足服务对象的所有自护需要（如昏迷患者、全麻患者、植物人、高位截瘫患者、老年痴呆患者和精神障碍患者等）。

②部分补偿护理系统：服务对象有能力来满足自己的一部分需要，但另一部分仍需护士来满足。护士和患者共同承担他的自理活动，在满足自理需要方面都能起主要作用。适用于手术后服务对象，尽管他能满足大部分自理需要，但需护士提供一定的帮助，如协助如厕、帮助更换敷料等。

③支持 - 教育系统：服务对象有能力执行或学习一些必需的自理方法，但必须在护士的帮助下完成（如糖尿病患者的胰岛素注射）。

2. **奥伦自理理论与护理实践的关系**

（1）护理诊断及护理措施的评估：相当于一般护理程序中的评估及诊断，评估家属及患者本身的自理能力，以便他们参与护理活动，尽快达到自理的效果。

（2）设计及计划调节性的护理活动：相当于护理程序中的计划阶段，确定采取适当的系统方式进行护理，以满足患者当前的自理需要。

（3）调整及评价：相当于护理程序的实施及评价部分，根据患者的实际情况调整护理方案，尽快帮助患者恢复其自身功能和提高自理能力。

三、罗伊适应模式

卡利斯塔·罗伊（Sister Callista Roy），美国护理理论家，提出了被广泛应用于临床护理实践的适应模式。在1964～1966年之间形成了罗伊适应模式，并在此后不断进行完善。主要理论专著有《护理学简介：适应模式》、《护理理论架构：适应模式》以及《罗伊的适应模式》等。

1. **内容** 罗伊适应模式是围绕人的适应行为而组织的。内容涉及对5个基本要素的描述，包括人、护理目标、护理活动、健康和环境。

（1）人：罗伊认为人作为护理的接受者，可以是个体，家庭、团体、社会或者社会人群。人是具有生物、心理和社会属性的有机整体，是一个适应系统。所谓适应系统，包含适应和系统两个方面。罗伊具体说明了人作为一个适应系统的适应过程（见图1-1）。

图1-1　罗伊适应模式的基本结构

①刺激和人的适应水平构成适应系统的输入。刺激包括主要刺激、相关刺激和固有刺激。

②人的行为是适应系统的输出。罗伊将输出分为适应性反应和无效反应。

③罗伊用应对机制来说明人是个适应系统的控制过程，人的内在机体包括生理调节及认知调节。

④效应器即生理调节器与认知调节器共同作用于4个适应层面，包括生理功能、自我概念、角色功能及相互依赖。

（2）护理目标：罗伊认为，护理的目标是促进人在4个适应层面上的适应性反应。

（3）护理活动：护理是帮助人控制和适应刺激，以达到良好的适应状态。通过扩展人的适应范围，增强个体对机体的耐受能力，达到促进个体适应性反应的目标。

（4）健康：健康是个体"成为一个完整和全面的人的状态和过程"。

（5）环境：环境是"围绕并影响个人或群体发展与行为的所有情况、事件及因素"。环境中包含主要刺激、相关刺激和固有刺激。

2. 罗伊适应模式与护理实践的关系　罗伊适应模式被广泛地应用在临床护理实践中，她认为护士的主要任务是控制影响服务对象的刺激，促进护理对象在各方面的适应。根据适应模式将护理的工作方法分为一级评估、二级评估、护理诊断、制定目标、干预和评价。

（1）一级评估：是指收集与生理功能、自我概念、角色功能和相互依赖4个方面有关的输出性行为，又称行为估计。通过一级评估，护士可确定患者的行为反应是适应性反应还是无效反应。

（2）二级评估：是对影响服务对象行为的3种刺激因素的评估。通过二级评估，帮助护士明确引发患者无效反应的原因。

（3）护理诊断：是对服务对象适应状态的陈述或诊断。护士通过一级和二级评估，可对护理问题或护理诊断做出相应的判断。

（4）制定目标：是对服务对象经护理干预后应达到的行为结果的陈述。制定目标时以服务对象的反应为中心。

（5）干预：是护理措施的制定和落实。干预可着重于提高人的应对能力，促进适应反应。

（6）评价：在评价过程中，护士应将干预后服务对象的行为改变与目标行为相比较，确定护理目标是否达到，衡量其中差距，找出未达到的原因，然后根据评价结果修订或调整计划。

四、佩皮劳人际关系模式

赫得嘉·E·佩皮劳（Hildegard E. Peplau）是美国著名的护理学家。1952年，佩皮劳出版了《护理人际关系》一书，主要讲了人际关系的形成过程与终止过程。

1. 内容　佩皮劳将人际关系（护患关系）主要分为认识期、确认期、开拓期和解决期4个连续的阶段。

（1）认识期：是护患双方接触的开始阶段，此期主要是了解问题的时期。

（2）确认期：是根据患者情况确定合理帮助的阶段，此期主要是使患者适当调整自身状态，服从护士的管理，并乐于接受帮助。

（3）开拓期：是患者可以根据其自身需要和利益得到所有可能服务的阶段。此期患者逐渐建立责任感，并开始向独立发展。

（4）解决期：是患者的自身需要得到满足的阶段。此期护患关系相处融洽，治疗关系处于结束期。

2. 佩皮劳人际关系模式与护理实践的关系

（1）佩皮劳人际关系模式为护理实践提供了全新的护理思维和护理方向，以理论为基础指导临床护理实践，促进护患关系的发展，其核心思想是人际间关系。

（2）佩皮劳人际关系模式的重点是护患关系。护患关系贯穿于整个治疗性工作的始终，尊重、理解患者，使双方尽可能达到生理、心理满足的状态。

第五节　医疗服务体系

一、医　院

1. 种类

（1）按分级管理划分：可分为三级医院，每级又分为甲、乙、丙等，三级医院增设特等。共分为三级十等。

①一级医院：是直接向具有一定人口（半径人口≤10万）的社区提供医疗、康复、预防、保健服务的基层医疗卫生机构，包括农村乡镇卫生院、城市街道医院、地市级的区医院和某些企事业单位的职工医院等，是我国三级医疗网的底部。

②二级医院：是向多个社区（半径人口在10万以上）提供全面连续的医疗护理、预防保健、康复服务的卫生机构。并能与医疗相结合承担教学科研工作及指导基层卫生机构开展工作。包括一般市、县医院和省辖市的区级医院。

③三级医院：是国家高层次高水平的医疗卫生服务机构，是省（自治区、直辖市）或全国的医疗、预防、教学科研相结合的技术中心。直接提供全面连续的医疗护理、预防保健、康复服务和高水平的专科服务。能指导一、二级医院业务技术和相互合作。包括省、市级大医院和医学院校的附属医院，是三级医疗网的顶部。

（2）按收治范围划分：可分为综合性医院、专科医院。

（3）按所有制划分：可分为全民、集体、个体所有制医院和中外合资及股份制医院。

（4）按特定任务和服务对象划分：可分为军队医院、企业医院等。

（5）按经营目的划分：可分为非营利性医院和营利性医院。

2. 任务　以医疗为中心，在提高医护质量的基础上，保证教学和科研任务的完成，并不断提高教学质量和科研水平。同时做好扩大预防、指导基层和计划生育的技术工作。

3. 组织机构　分为医院行政管理组织机构和医院业务组织机构。

二、社区卫生服务

1. **概念** 社区是由家庭、机关和团体组成，是构成社会的基本单位，是与人们的生活和健康息息相关的场所。人口数在 10 万～ 30 万，面积在 5000 ～ 50 000km²。社区卫生服务指社区内的卫生机构根据社区存在的内存在的主要卫生问题，为社区居民解决最基本的问题。

2. **原则** 坚持为人民服务为宗旨、坚持把社会效益放在首位、坚持因地制宜量力而行原则、坚持以社区人民需求为导向的原则。

3. **服务网络** 社区卫生服务主要由全科医生、社区护士和其他社区工作者组成。

4. **工作内容及特点**

（1）内容：社区卫生服务以预防、保健和促进健康为主要内容。

（2）特点：社区护理以健康为中心，以人群为主体，多部门合作提供服务，且有较高的自主权和独立性，是广泛性、综合性、实用性及连续性的一系列整体护理，促进和满足社区居民的健康需求。

三、卫生服务策略

1. **全球战略目标** 1977 年 5 月，世界卫生组织在瑞士日内瓦召开第 30 届世界卫生大会决定，到 2000 年人人享有卫生保健，且卫生保健起始于社会、家庭、学校和工厂等。

2. **初级卫生保健** 1978 年世界卫生组织和联合国儿童基金会在哈萨克召开了阿拉木图会议，明确提出：推行初级卫生保健，是实现 2000 年人人享有卫生保健的基本策略和基本途径。初级卫生保健工作可分为促进健康、预防保健、合理治疗和社区康复 4 个方面。其内容分为健康教育、合理营养、环境卫生、计划生育、预防接种、控制地方病、合理治疗和基本药物等 8 项。其中促进健康的内容包括健康教育、保护环境、合理营养、引用安全卫生水、改善卫生设施、开展体育锻炼、促进心理卫生、养成良好卫生方式等。

3. **健康新视野** 1994 年 WHO 西太平洋地区办事处提出了"健康新视野"的战略框架。1995 年发表《健康新视野》文献，明确指出：未来的工作方向必须将侧重点从疾病本身转向导致疾病的危险因素和促进健康方面；未来的卫生干预必须是以人为中心，以健康状况为中心，健康保护与健康促进是未来年代的两个核心概念。其基本实施内容包括生命的培育、生命的保护以及晚年的生活质量。

第六节 沟 通

一、护患关系

1. **护患关系的概念** 护患关系是指在特定条件下，护理人员通过医疗、护理活动与患者建立起来的一种特殊的人际关系。护患关系是护理关系中最主要的专业性人际关系，其实质是满足患者的需要。

2. **护患关系的性质与特点**

（1）护患关系的性质

①护患关系是一种帮助与被帮助的关系。

②护患关系是一种专业性的互动关系。

③护患关系是一种治疗性的工作关系。

④护患关系是一种多方面、多层次的关系。

⑤护理人员是护患关系的主导者。

（2）护患关系的特点

①独特性：是特定时间、特定地点和特定人物之间的独特关系。

②短暂性：仅维持在治疗期间。

③目的性：最终目的是促进患者康复。

3．护患关系的基本模式

（1）主动 - 被动型：以疾病为中心的护患关系模式，原型为母亲与婴儿的关系，其特点是"护士为患者做什么"。护士处于主动的、主导的地位，患者处于被动地接受护理的从属地位，是不平等的相互关系，适用于不能表达主观意愿的患者，如休克、昏迷等意识严重障碍患者，婴幼儿、智力严重低下及精神病患者。最大缺陷是忽略患者的主观能动作用，过分强调护士的权威性。

（2）指导 - 合作型：以患者为中心的护患关系模式，是目前临床护患关系的主要模式。原型为母亲与儿童的关系，其特点是"护士告诉患者应该做什么和怎么做"。护患双方在护理活动中都是主动的，但护士处于护患关系的主要方面，护患关系仍不平等。这种模式适用于病情较重但神志清楚、病程短的急性患者和外科手术后恢复期的患者。

（3）共同参与型：以健康为中心的护患关系模式，属于双向的、新型的、平等合作的护患关系，是一种理想的护患关系模式。原型为成人与成人的关系，其特点是"护士积极协助患者进行自我护理"。护患双方都具有平等的权利，共同参与医疗护理的决策和实施。这种模式适用于受过良好教育的患者和慢性疾病患者，了解自身所患疾病，有强烈的主动参与意识。

4．护患关系的发展过程

（1）初始期：也称熟悉期，是护士和患者的初识阶段，是护患之间开始建立信任关系的时期。此期工作重点是建立信任关系，确认患者的需要。护士通过询问病史、体格检查、翻阅病历等方式来了解患者，患者通过护士的主动介绍、仪表举止了解护士。

（2）工作期：也称合作期，是护士为患者实施治疗护理的阶段，也是护士完成各项护理任务的最主要时期。此期工作重点是通过护士高尚的医德、熟练的护理技术和良好的服务态度，取得患者的信任，获得患者的配合，满足患者的需要。此阶段护士的知识、能力和态度是保证良好护患关系的基础。

（3）结束期：经过治疗和护理，患者病情好转或康复，可以出院休养，护患关系转入结束期。此期是护患关系最融洽的时期，绝大多数患者均能留下满意的评价。工作重点是与患者共同评价护理目标的完成情况，并根据现存或潜在的问题采取相应的措施。

二、护患沟通

1．沟通的概念　沟通是人与人之间信息交流和传递的过程，即信息发送者遵循一系列共同规则，通过一定的渠道将信息发给接受者，并通过反馈以达到理解的过程。

2．沟通的基本要素

（1）信息环境：是沟通发生的场所或环境，包括沟通的时间等。

（2）信息发出者：是指发出信息的人，又称信息来源。信息必须采取某种形式才能进行传递，这种形式就是对信息进行编码，如利用语言、文字、符号、表情或动作等来传递信息。

（3）信息：是指沟通时所要传递和交流的内容，即信息发出者希望传达的思想、感情、意见、观点等。包括语言和非语言方式传达的全部内容。

（4）途径：是指信息在人与人之间传递时所通过的渠道，也是传递信息的工具或手段，又称媒介或传播途径。如视觉、听觉、触觉等。

（5）信息接受者：是指接收信息的人，也是信息传递的对象。信息接受过程包括接收、解码和理解3个步骤。有些沟通过程中，接受者同时也是发出者。

（6）反馈：是指信息由信息接受者返回到信息发出者的过程，即信息接受者对信息发出者做出的反应。根据信息接收者对信息的理解、接受状态，可分为正反馈、负反馈和模糊反馈。反馈是确定沟通是否有效的重要环节。

3．沟通的基本层次

（1）一般性沟通：是最表浅的沟通，也可以称之为"陈词滥调"式沟通，即双方表达一些表面上的"套话"，如"你好，很高兴见到你""今天天气真好"等。在护患关系建立的初期，可使用一般性沟通帮助建立信任关系，并有助于鼓励患者表达出有意义的信息。但这一层次的沟通无法建立治疗性的人际关系。

（2）事务性沟通：是一种不掺加个人意见、判断，不涉及人与人之间关系的一种客观性沟通。如"我对青霉素过敏"、"我吸烟已经20年了"等。这一层次的沟通有助于护士了解患者的基本情况，护士应鼓励患者采用这样的沟通方式，以表达更多的信息。

（3）分享性沟通：患者对护士表达自己的想法，如患者向护士表达其对治疗的愿望和要求等。分享性沟通相比事务性沟通高了一个层次，表明护患之间已建立起信任感。此时护士应注意理解患者，不应随意提出反对意见。

（4）情感性沟通：只有在双方相互信任的基础上才会发生的沟通。沟通的主要内容是双方的情绪和感受。

（5）共鸣性沟通：是沟通的最高层次，是指沟通双方对语言和非语言性行为已达成默契，一个动作或表情，即可了解到对方的感觉和想要表达的意思。

4．沟通的形式

（1）语言性沟通：是指沟通者由于某种需要，运用口头语言或书面语言传递消息、表情达意的社会活动，分为口头语言沟通和书面语言沟通两种类型。

（2）非语言性沟通：是不以语言为载体，而以人的仪表、服饰、行为、表情、空间、时间等非语言信息为载体进行信息传递的沟通方式。具有较强的表现力和吸引力，是语言沟通的自然流露和重要补充。非语言性沟通的形式有体语、空间效应、反应时间、类语言、环境因素等。

①体语：包括躯体的仪表、面部表情、眼神、手势、姿态和触摸等。

②空间效应：沟通时的空间和距离可影响沟通双方的自我暴露程度和舒适感（表1-1）。

表1-1 人际距离

分 类	空间距离（m）	适用对象	适用情况举例
亲密距离	0～0.5	夫妻、情侣、极亲密的朋友或孩子依恋父母	护士给予患者查体、治疗、安慰时
个人距离	0.5～1	熟人、朋友、同学、同事	护患沟通
社交距离	1.1～4	正式社交活动、外交会议	通知患者做检查、吃饭等
公共距离	>4	公共场所	作报告、演讲、上课等

5. 影响有效沟通的因素

（1）个人因素：包括信息发出者的表达能力和接受者的理解能力，双方的情绪状态、生理因素及社会背景等。

①沟通双方的表达能力和理解能力不一致时，会使信息传递不全，直接影响沟通的效果。

②情绪处于不稳定状态，如兴奋、愤怒、忧郁，沟通者可能出现逻辑混乱或词不达义。

③生理因素如沟通者正处于疼痛、疲劳状态，或存在耳聋、失语等生理缺陷，也会影响沟通效果。

④社会背景决定了人的信仰、经历、价值观和世界观等。沟通者本来具有的兴趣及价值观取向可影响其对信息沟通价值的判断。

（2）环境因素：大小合适的沟通场所可给人舒适、亲切、安全的感觉，利于沟通进行。场所保持安静也可减少沟通者神经和心理的不适。此外，合适的座位安排及借助于必要的设备也是沟通的有利因素。

（3）信息因素：信息量过多、信息不完整或缺乏条理均易导致沟通不畅。

（4）不适当的沟通方式：突然改变话题、急于陈述自己的观点、匆忙下结论、引用事实不当、虚假或不当的安慰等。

6. 常用的沟通技巧

（1）倾听：全神贯注地接受和感受交谈对象发出的全部信息（包括语言信息和非语言信息），并做出全面的理解。在倾听过程中要与对方保持适当的距离（1m 左右为好），采取稍向对方倾斜的姿势，保持目光的接触。主动倾听应具有以下特点。

①目的明确：注意分析患者传递信息的价值和含义。

②排除干扰：营造一个安静舒适的交谈环境，充分估计交谈所需的时间，尽量降低外界的干扰。

③目光接触：交谈过程中，保持良好的目光接触。用 30% ～ 60% 的时间注视患者的面部，并面带微笑，避免分散注意力的动作。

④姿势投入：交谈双方相对而坐，保持合适的距离和姿势。身体稍微向患者方向倾斜，避免表情过于丰富、手势过多或动作过大。

⑤适时反馈：使用语言和非语言行为给患者适时、恰当的反馈，如微笑、点头、轻声应答等。

⑥判断慎重：在倾听时，护士不要急于作出判断，应给予患者充分诉说的时间，从而更全面完整地了解情况。

⑦耐心倾听：非必要时，护士避免随意插话或打断患者的话题，随意插话或制止患者说话均为不礼貌的行为。护士应待患者诉说完后再说明自己的观点。

⑧综合信息：通过交谈的全部内容分析患者谈话的主题，注意患者的非语言行为，并听出言外之意，以了解患者的真实想法。

（2）核实：是指交谈者在倾听过程中，为了核对自己对内容的理解是否准确所采用的交谈技巧，是一种反馈机制，体现了高度负责的精神。主要包括重述、改述、澄清和归纳总结 4 种方式。

①重述：一方面可以将对方所说的话再重复叙说一遍，并不加判断；另一方面也可以要求对方将说过的话再重述一遍。

②改述：又称意译，是把对方的话改用不同的说法表达出来，但本质意思不变，或将患者的弦外之音阐述出来。

③澄清：对于一些模棱两可、含糊不清、不够完整的信息提出疑问，以取得更具体、准确的信息。在核实时应注意保留一些停顿的时间，以便患者纠正、修改或明确一些问题。

④归纳总结：用简单、概述的方式将对方交谈的主要意思概况出来，并可使对方的谈话聚焦在关键问题上。

（3）提问：是收集信息和核对信息的手段，是交谈最基本的方法。提问方式包括封闭式与开放式两种方法。提问时应注意选择合适的时机，分次提问，遵循中心性原则（围绕交谈的主要目的提问）和温暖性原则（在提问的过程中关心患者），避免误导。

①封闭式提问：限制性提问或有方向性提问。封闭式提问是将患者的应答限制在特定范围内的提问，患者回答问题的选择性很小，只要求回答"是"或"不是"，"有"或"没有"。封闭式提问的优点是能使护士迅速获得所需要的大量信息，特别适用于收集患者资料。缺点是回答问题的自由空间小，很难获得提问范围以外的其他信息。

②开放式提问：问题范围较广，不限制患者的回答，常以"为什么""能否"等提问词语。开放式提问的优点是可诱导其开阔思路，鼓励其说出自己的观点、意见、想法和感觉。但是不能过多地诱导，否则很难获取真实的资料。虽然是开放式提问，但也要有中心，应围绕主要环节和主导线索进行。缺点是所需要的时间多，容易偏离主题，因此交谈双方都应做好充足的准备。

（4）阐释：阐释是护理人员以患者的陈述为依据，提出一些新的看法和解释，以帮助患者找到更好地面对和处理自己所遇问题的技巧。阐释多用于治疗性交谈，如解答患者的各种疑问，解释护理操作的目的和注意事项，针对患者存在的问题提出意见和指导。阐释的注意事项包括以下几个方面：

①尽可能全面掌握患者的基本情况。

②理解患者所说的信息（语言的和非语言的）和情感。

③尽量为患者提供其可能感兴趣的信息，并用通俗易懂的语言阐释。

④整个阐释过程中，使对方感受到关切、诚恳和尊重。

⑤在阐释观点和看法时，用委婉的口气向对方表明你的观点和想法并非绝对正确，患者可以选择接受或拒绝。

（5）移情：即感情进入的过程，是从他人的角度感受、理解他人的感情，并对他人的感情做出恰当的反应。移情的焦点是从对方的角度观察世界。移情有助于护患沟通的准确性，有助于患者自我价值的保护，有助于护士学会关注环境和他人。护患沟通过程中，护士应学会换位思考，注意倾听，尊重患者。

（6）沉默：沉默是一种超越语言的沟通方式，也是一种特殊的沟通技巧。沉默可以表达接受、关注和同情，也可以表达委婉的否认和拒绝。可以给患者诉说或宣泄的机会，也可以给护士思考、冷静和观察的机会。选择时机、场合及怎样运用是使用沉默技巧的关键。

①运用的时机：患者过度悲痛时，默默陪伴给予安慰。患者情绪激动时，给患者宣泄的时间，使其冷静下来。患者一时无法回答问题时，提供充分的时间让其思考和回忆。对患者的意见有异议时，运用沉默表示不赞同。

②打破沉默的方法：护患交谈过程中，不能保持长时间的沉默。护士应在适当的时候转移话题，续接话题或引导话题。

（7）鼓励：交谈过程中，护士适时给予患者鼓励，帮助患者树立战胜疾病的信心。

（8）反应：是指交谈过程中，交谈者接收到对方信息后所引起的态度、行为或意见。交谈双方应集中注意力，做到思维同步、语言明确。

第七节　护士工作与法律

一、医疗卫生法规

1. **概念**　医疗卫生法是我国法律体系的重要组成部分，是由国家制定或认可的，并由国家强制力保证实施的医疗卫生方面行为规范的总和。

2. **基本原则**

（1）卫生保护原则：健康是一项基本人权，人人享有获得卫生保护的权利。

（2）预防为主原则：改善公共卫生环境，促进健康，防止疾病的发生和流行。

（3）公平原则：合理分配卫生资源，使人人都享有平等使用卫生资源的权利。

（4）保障社会健康原则：协调个人利益与社会健康利益的关系，个人在行使自己权利的同时，不得做出任何有损社会健康利益的行为。

（5）患者自主原则：患者有自己决定和处理卫生法所赋予的患者权利，如知情权、医治权、同意权、选择权、隐私权、申述权、赔偿请求权等。

二、护理立法

1. **意义**　使护理管理法制化，保障护理安全，提高护理质量；促进护理教育及护理学科的发展；促进护理人员和护理质量的整体发展；保护患者及护理人员的正当利益。

2. **概况**

（1）世界各国护理立法的概况：英国于1919年颁布了世界上第一部护理法。1953年世界卫生组织发表了第一份关于护理立法的研究报告。1968年国际护士协会成立了护理立法委员会，制定了世界护理法上划时代的纲领性文件《系统制定护理法规的参考性指导大纲》，为各国制定护理法规提供了指导。各国的护理法主要内容包括总纲、护理教育、护士注册、护理服务4大部分。

（2）我国护理立法概况：1979年，卫生部颁发了《卫生技术人员职称及晋升条例（试行）》《关于护理工作的意见》；1981年，卫生部颁发了《关于在"卫生技术人员职称及晋升条例（试行）"中增设主管护师职称等几个问题的通知》；1982年，卫生部颁发了《医院工作制度》《医院工作职责》，明确规定了护理工作制度和医院各类护理人员的职责；1993年，卫生部颁发了《中华人民共和国护士管理办法》；1997年颁发了《关于进一步加强护理工作的通知》《继续护理学教育实行办法》。2008年1月23日国务院颁布《中华人民共和国护士条例》、《护士执业注册管理办法》，并自2008年5月12日起施行。

三、护理工作中的法律问题

1. **法律范围**

（1）护理质量标准：规定了护理人员的职责范围和行为标准，包括护理法规、专业团体的规范要求和工作机构的有关要求、政策和制度等。

（2）执业考试和执业注册制度：护士执业经执业注册取得《护士执业证书》，方可在注册的执业地点从事护理工作；未经执业注册取得《护士执业证书》者，不得从事诊疗技术规范规定的护理活动。《护士执业证书》是从事护理活动唯一合法的凭证。

2. **法律责任**

（1）处理及执行医嘱：正确处理医嘱，对有疑问的医嘱应提出质疑，慎重对待口头医嘱。

（2）完成独立性及合格性护理功能：明确自身的职责范围及工作要求，按照法律规范从事护理活动。

（3）临床护理记录方面的法律责任：及时、准确、完整、客观的书写护理记录。

（4）麻醉物品及其他药品的管理：麻醉药品（吗啡、哌替啶类药物），主要用于术后、晚期癌症及一些危重患者的对症处理，由专人锁于专柜内负责保管，护士只能凭医嘱领取及应用。

（5）实习护生的法律责任：护生应在执业护士的严密监督下，才能对患者实施护理，若在执业护士的监督下发生差错或者造成事故，除本人应负一定责任外，带教老师要负相关法律责任。若实习护生脱离监督，擅自对患者实施护理，造成差错或事故，则负主要的法律责任。

3. **潜在的法律问题**　侵权行为、犯罪、疏忽大意与渎职罪、收礼与受贿等。

4. **导致过失的原因**

（1）违反有关的规章制度：不认真执行查对制度、不严格执行医嘱、违反交接班制度、违反值班制度。

（2）违反操作的规程：包括注射、输液过程中的常见问题（如无菌操作不严格、违反配伍禁忌、输液速度未能及时调整、操作不当引起空气栓塞等）和常规中的护理问题（如未按照护理要求对患者进行护理、超越权限擅自处理患者、未按照护理规范进行的一系列操作等）。

四、医疗事故与处理

1. **医疗事故的定义**

（1）本条例所称医疗事故，是指医疗机构及其医务人员在医疗活动中，违反医疗卫生管理法律、行政法规、部门规章和诊疗护理规范、常规，过失造成患者人身损害的事故。其要素包括：主体是医疗机构及其医务人员，包括护士；行为的违法性；过失造成患者人身损害。

（2）构成医疗事故的条件：主体是医疗机构及其医务人员、行为具有违法性、过失造成了患者人身损害、过失行为与后果之间存在因果关系。

（3）医疗事故的分级：根据对患者人身造成的损害程度，医疗事故分为4级。

一级医疗事故：造成患者死亡、重度残疾的。

二级医疗事故：造成患者中度残疾、器官组织损伤导致严重功能障碍的。

三级医疗事故：造成患者轻度残疾、器官组织损伤导致一般功能障碍的。

四级医疗事故：造成患者明显人身损害的其他后果的。

（4）不属于医疗事故的情形

①在紧急情况下为抢救垂危患者生命而采取紧急医疗措施造成不良后果的。

②在医疗活动中由于患者病情异常或者患者体质特殊而发生医疗意外的。

③在现有医学科学技术条件下，发生无法预料或不能防范的不良后果的。

④无过错输血感染致不良后果的。

⑤因患方原因延误诊疗致不良后果的。

⑥因不可抗力致不良后果的。

（5）医疗事故的法律责任：包括行政责任、民事责任和刑事责任3方面。

（6）导致医疗事故的因素：人为因素、机械设备因素、医疗药品因素、环境因素、时间因素等。

2. **医疗事故的预防和处理**

医疗机构及其医务人员在医疗活动中，必须严格遵守医疗卫生管理法律、行政法规、部门规章和诊疗护理规范、常规，恪守医疗服务职业道德。

医疗机构应当对其医务人员进行医疗卫生管理法律、行政法规、部门规章和诊疗护理规范、常规的培训和医疗服务职业道德教育。

（1）医疗事故技术鉴定：卫生行政部门接到医疗机构关于重大医疗过失行为的报告或者医疗事故争议当事人要求处理医疗事故争议的申请后，对需要进行医疗事故技术鉴定的，应当交由负责医疗事故技术鉴定工作的医学会组织鉴定；医患双方协商解决医疗事故争议，需要进行医疗事故技术鉴定的，由双方当事人共同委托负责医疗事故技术鉴定工作的医学会组织鉴定。

（2）医疗事故技术鉴定的意义：分清是非、明确责任，客观公正地对医疗事故做出定性；为医疗事故的处理提供依据；有助于推动医院规章制度的建设，提高管理水平。

（3）医疗事故鉴定组的工作原则：以客观事实为依据的原则、工作独立进行的原则、实行合议制的原则。坚持实事求是的科学态度，做到事实清楚、定性准确、责任明确。

（4）医疗事故处理程序：处理程序分为医疗事故报告、保存相关原始资料和封存现场、医疗事故鉴定组进行调查、赔偿与善后等4个相关程序。

发生下列重大医疗过失行为的，医疗机构应当在12小时内向所在地卫生行政部门报告：导致患者死亡或者可能为二级以上的医疗事故；导致3人以上人身损害后果；国务院卫生行政部门和省、自治区、直辖市人民政府卫生行政部门规定的其他情形。医疗机构应当按照国务院卫生行政部门规定的要求，书写并妥善保管病历资料。因抢救急危患者，未能及时书写病历的，有关医务人员应当在抢救结束后6小时内据实补记，并加以注明。严禁涂改、伪造、隐匿、销毁或者抢夺病历资料。患者死亡，医患双方当事人不能确定死因或者对死因有异议的，应当在患者死亡后48小时内进行尸检；具备尸体冻存条件的，可以延长至7天。尸检应经死者近亲属同意并签字。

（5）医疗事故的防范措施：提高医院行政管理水平，提高医务人员专业素质，建立健全医院各项规章制度，强化法制观念，遵守各项规章制度，及时、完善、准确、详细的书写各项护理文件等。

第八节　护理程序

一、护理程序的概念

护理程序是以促进和恢复护理对象的健康为目标所进行的一系列有目的、有计划的护理活动，是一个综合性、动态性、决策性和反馈性思维及实践过程，通过对护理对象进行主动、全面的整体护理，使其达到最佳健康状态。护理程序是在护理理论及其相关理论的基础上产生的、并在护理实践的过程中得到不断发展和完善的、以人的健康为中心进行工作的一种方式，是一种科学、系统的认识问题、分析问题和解决问题的思维方式和工作方法。

护理程序的理论基础来源为系统论、控制论、压力与适应理论、成长与发展理论、需要层次论、信息交流论、解决问题论等。

二、护理程序的步骤

护理程序由评估、诊断、计划、实施和评价5个相互联系、相互影响的阶段组成。

1. 护理评估　是有目的、有计划、系统地收集健康资料并加以分析和整理的过程，目的是明确患者需要解决的健康问题。护理评估是护理程序的第一步，却贯穿于护理程序的全过程，可分为收集、核实、整理、分析、记录资料 5 个步骤。

（1）收集资料的目的：建立患者健康状况档案，为做出正确的护理诊断、制订合理的护理计划、评价护理效果提供依据，也可为护理科研积累资料。

（2）资料的内容

①一般资料：患者的姓名、年龄、性别、职业、民族、籍贯、婚姻状况、文化程度、宗教信仰、家庭住址、联系人及联系方式等。

②当前健康状况：本次入院的主诉、现病史、入院方式、医疗诊断、目前用药情况等。

③既往健康状况：既往病史、婚育史、过敏史、住院史、家族遗传疾病及传染病史、手术及外伤史等。

④生活状况和自理程度：饮食与营养、睡眠与休息、排泄、健康感知与健康管理水平、自理能力与活动耐力、嗜好、清洁卫生等。

⑤心理社会状况：有无焦虑、恐惧、抑郁等情绪反应；有无负罪、无用、孤独无助、自我否定等心理感受。近期有无重大生活事件及其应对情况。就业状态，配偶、子女、家庭成员情况及支持程度，经济状况。人生观、价值观以及宗教信仰等。

⑥对健康的预期：包括对治疗方案、家庭照顾方案及治疗结果等的预期。

⑦护理体检：生命体征、身高、体重、意识状态、瞳孔、皮肤黏膜、四肢活动度、营养状况、伤口情况等。循环、呼吸、消化等系统的主要症状和体征。

⑧辅助检查：实验室检查、心电图及胸部 X 线检查等。

（3）收集资料的方法：交谈，观察，健康评估，查阅资料。

①交谈：是收集主观资料最主要的方法。通过与患者及其家属的交谈来收集有关健康状况的信息，建立良好的护患关系，反馈治疗和护理的有关信息，取得各种所需资料。分为正式交谈和非正式交谈两种。

②观察：是指护士运用感官或借助简单诊疗器械有目的地收集有关患者的资料。观察是一个连续的过程，通常与交谈或身体评估同时进行，也可单独进行，从而澄清或证实主观资料，补充交谈所没有获取的信息。

③健康评估：是指护士运用视诊、触诊、听诊、嗅诊、叩诊等方法，全面检查患者的身体情况，确立护理诊断，制订护理计划。

④查阅资料：医疗病历、护理病历、辅助检查结果及相关资料等。

（4）资料的类型

①主观资料：是指患者的主诉或主观感觉，是患者对自己健康状况的认知和体验，如头晕、乏力、瘙痒、恶心、疼痛等。护士主要通过交谈而获得，也可由患者亲属的代诉获得，无法被具体地观察或测量。

②客观资料：护士通过观察、体检、仪器检查或实验室检查获得的资料，如体温升高、血压下降、脉搏不规则、心脏杂音、黄疸加重等。

（5）资料的来源

①患者本人：是资料的主要来源。只要患者意识清楚、情绪稳定、沟通无障碍，就应成为资料的主要来源。

②家属及重要关系人：如亲属、朋友、同事等。对于病情危重患者，家属或重要关系人可能成为资料的唯一来源。

③其他医务人员：医师、营养师、康复师、其他护士等。

④患者目前或既往的病历或记录。

⑤文献回顾。

（6）资料的核实、整理、分析和记录

①核实资料：包括核实主观资料和澄清含糊资料。患者提供的主观资料有时会有偏差，或者不够完整、确切，需要护士作进一步核实、取证及补充。

②整理资料：是将患者的健康资料按一定的方法，如马斯洛需要层次、戈登的 11 种功能性健康形态等进行归纳、分类，以便确定患者的护理需求，确定护理问题。

③分析资料：包括检查有无遗漏、找出异常、评估危险因素。

④记录资料：应遵循全面、客观、准确、及时的原则，不可遗漏，不能涂改。主观资料的记录尽量用患者的原话并加用引号；客观资料的记录要避免护士的主观判断和结论，应使用医学术语，描述确切。

2. 护理诊断　护理诊断是关于个人、家庭或社区现存的或潜在的健康问题及生命过程反应的一种临床判断，是护士为达到预期结果选择护理措施的基础，这些预期结果应能通过护理职能达到。

（1）护理诊断的分类

①现存的护理诊断：是指护理对象目前已经存在的健康问题。如"气体交换受损"。

②潜在的护理诊断：是指护理对象虽尚未发生问题，但由于危险因素存在，若不进行预防处理就可能发生，也称为危险的护理诊断。如"有感染危险"。

③健康的护理诊断：是对个人、家庭、社区从特定的健康水平向更高水平发展的护理诊断。如"母乳喂养有效"。

④综合的护理诊断：是指一组由某种特定的情境或事件所引起的现存的或潜在的护理诊断。如"强暴创伤综合征"。

（2）护理诊断的组成

①名称：是对护理对象健康问题的概括性描述。根据北美护理诊断协会的要求，护理诊断均有其特定的名称。一般用改变、受损、缺陷、无效或有效等特定的描述。

②定义：是对护理诊断名称的一种清晰、精确的描述和解释，并以此与其他护理诊断相鉴别。

③诊断依据：是指做出该护理诊断时的临床判断标准，常为患者所具有的相关症状、体征和相关病史，也可以是危险因素。可分为主要依据和次要依据。

④相关因素：是指影响护理对象健康状况的原因和情境，包括病理生理、心理、治疗、情境、年龄等方面。一个护理诊断可以有很多相关因素。

（3）护理诊断的陈述：包括 3 个要素，即健康问题（problem，P）、相关因素（etiology，E）、症状和体征（signs and symptoms，S）。主要有以下 3 种陈述方式。

①三部分陈述（PES）：多用于现存的护理诊断，即 PES 公式。例如"气体交换受损：呼吸困难，咳粉红色泡沫样痰　与急性肺水肿、肺淤血有关"。目前的趋势是省略 S 部分，简化为 PE 公式。

②二部分陈述（PE）：多用于潜在的护理诊断（"有……危险"），因为危险尚未发生，故无症状和体征。例如"有感染的危险　与高血糖、营养不良、微循环障碍等有关"。也可作为现存护理诊断的简化形式，即 PE 公式，只有护理诊断名称和相关因素，而无临床表现，例如"有体液不足的危险　与呕吐、禁食及胃肠减压或出血有关"。

③一部分陈述（P）：多用于健康的护理诊断，例如"母乳喂养有效"。也可用于综合的护理诊断，例如"有废用综合征的危险"。

（4）合作性问题——潜在并发症

①合作性问题是指由护士与医生通过合作才能共同解决的问题，多指因脏器的病理生理改变所致的潜在并发症。

②在护理临床实践中，某些护理诊断并没有包括在北美护理诊断协会特定的名称中，故护理诊

断仅指北美护理诊断协会特定的、能够通过护理措施干预和处理的并发症，而护士不能预防或独立处理的并发症则属于合作性问题，即并非所有的并发症都是合作性问题。

③合作性问题的陈述方式："潜在并发症：××××"。例如"潜在并发症：中毒性巨结肠"。潜在并发症可简写为"PC"。

（5）护理诊断与医疗诊断的主要区别

①护理诊断是对个体、家庭及社区的健康问题或生命过程反应的临床判断，可为现存的，也可为潜在的；而医疗诊断是对个体病理生理变化的临床判断，多为现存的。

②护理诊断的决策者为护士，属于护理职责范围；而医疗诊断的决策者为医疗人员，属于医疗职责范围。

③护理诊断可有多个，并随健康状态变化而改变；而医疗诊断通常只有一个，一旦确认不会改变。

（6）书写护理诊断的注意事项

①陈述应简明、准确、规范，便于交流。

②一个护理诊断只针对一个健康问题，并随病情变化而发展。

③避免用症状或体征代替护理诊断。

④应明确相关因素，因护理措施多是针对相关因素而制订。

⑤确定的健康问题必须是护理措施能够解决或部分解决的。

⑥不应有易引起法律纠纷的描述。

⑦不是反映护理人员遇到的困难，而应是对护理对象健康问题的描述。

3. 护理计划　护理计划是针对护理诊断制订的具体护理过程，是护理行动的指南。

（1）认定优先次序

①先解决对患者生命有威胁、需要立即采取行动解决的问题，如清理呼吸道无效、气体交换受损等。

②再解决虽不会威胁患者生命，但能导致身、心不健康的问题，如活动无耐力、便秘等。

③最后解决不是很急迫的问题，如家庭应对无效、知识缺乏等。

（2）确定预期目标

①种类：短期目标一般指 7 天以内可达到的目标。长期目标是指需要较长时间才能实现的目标。

②注意事项：目标陈述应是护理活动的结果，主语应是患者或患者身体的一部分。目标应有明确的针对性，来自一个护理诊断，是具体的、可观察、可测量、可评价的。目标应在护理范畴内，可通过护理措施达到，并应与医嘱保持一致。潜在并发症的目标陈述应为"护士能及时发现并发症的发生并积极配合处理"，而不能写为"住院期间不发生并发症"。

（3）制订护理计划（护理措施）：护理措施是护士协助患者为达到预期目标而制订的具体方法和内容，是确立护理诊断与目标后的具体实施方案。

①护理措施的类型：护士遵照医嘱采取的护理措施，如遵医嘱给药等，称为依赖性护理措施。护士与其他健康保健人员相互合作完成的护理措施，如与营养师共同制订符合病情的饮食计划，称为协作性护理措施。护士不依赖医生的医嘱，可独立完成的护理措施，如定时给患者翻身、叩背，对患者进行健康教育等，称为独立性护理措施。

②制订护理措施的要求：具有针对性，切实可行，明确、具体、全面，确保患者安全，以科学理论为依据，鼓励患者及其家属共同参与。

4. 实施　是为达到护理目标而将计划中的各项措施付诸行动的过程。可以分为实施前准备、实施和记录 3 个部分。

5. 评价　是有计划、系统地将患者的健康现状与确定的预期目标进行比较，并作出判断的过程。

评价虽然是护理程序的最后一步，但并不意味着护理程序的结束，而是发现新问题、修订护理计划，使护理程序不断进行下去的过程。

（1）将预期目标作为护理效果评价的标准。

（2）评价内容包括护理过程、护理效果和目标实现程度。其中，护理效果的评价是最重要的方面，以确定患者健康状况是否达到预期目标。

（3）评价的步骤：建立评价标准，收集资料，评价预期目标是否实现，分析未实现的原因，重审护理计划。

三、护理病案的书写

护理病案包括以下 5 个方面的内容。

1. 患者入院护理评估单　对新入院患者进行护理评估，提出护理诊断。

2. 护理计划单　对患者实行护理的具体方案。

3. 护理记录单　采用 PIO 格式记录。P（problem）：患者的健康问题。I（intervention）：针对健康问题采取的护理措施。O（outcome）：护理后的效果。

4. 住院患者护理评估单

5. 患者出院护理评估单

（1）健康教育

①针对所患疾病制订的标准宣教计划。

②指导患者主动参与寻找现存或潜在的健康问题。

③出院指导，包括休息活动、饮食、用药、功能锻炼、定期复诊等事项。

（2）护理小结：目标是否达到，问题是否解决，措施是否落实，效果是否满意。

第九节　舒适、休息、睡眠、活动

一、舒　适

（一）舒适的影响因素及促进舒适的护理措施

1. 概念　舒适的最高水平是一种健康的状态，是一种主观的自我感受，是身心健康、满意、没有疼痛、没有焦虑的轻松自在的感觉。不舒适是指个体身心不健全或有缺陷，周围环境有不良刺激，对生活不满，身心负荷过重的一种感觉。

2. 影响因素　影响舒适的因素较多，最常见的因素有身体、心理、社会、环境等。

（1）身体因素：包括疾病引起的不适、体位不当、个人活动受限、身体不洁等。

（2）心理因素：对疾病的焦虑、恐惧、自尊受损及面临各种压力等。

（3）社会因素：角色行为紊乱，出现角色行为冲突，同时缺乏支持系统。

（4）环境因素：包括陌生环境和物理环境带来的焦虑、干扰而引起的不适。

3. 促进患者舒适的护理措施

（1）加强患者心理护理，给予关爱，保持安静的修养环境。

（2）针对具体原因，采取有效措施减轻患者的不适。

（3）建立良好的护患关系进行有效沟通，促进患者恢复健康。

（4）维持患者舒适体位。

（二）卧位的要求及意义

1. 卧位的分类

（1）主动卧位：患者根据自身意愿随意采取的舒适体位。

（2）被动卧位：患者自身无力变换体位，保持被他人安置的体位。常见于昏迷、瘫痪或极度衰弱的患者。

（3）被迫卧位：患者意识清楚，也有变换体位的能力，但由于疾病或治疗的原因而被迫采取的体位。如急性左心衰竭、支气管哮喘患者因呼吸困难而被迫采取的端坐位。

2. 常用卧位

（1）去枕仰卧位：去枕仰卧，头偏向一侧，两臂放于身体两侧，两腿伸直，自然放平，枕头横立于床头。

①昏迷或全麻未清醒：防止呕吐物误吸入气管，引起窒息或肺部并发症。

②椎管内麻醉或脊髓穿刺术后：以免颅内压过低，牵张颅内静脉窦和脑膜组织引起头痛。

（2）中凹卧位：抬高头胸20°～30°，抬高下肢15°～20°。适用于休克患者，抬高头胸部有利于保持呼吸道通畅，改善通气功能而缓解缺氧症状；抬高下肢有利于静脉血回流，增加心排血量而使休克症状缓解。

（3）屈膝仰卧位：仰卧，头下垫枕，两膝屈起并稍向外分开，两臂置于身体两侧。

①腹部检查：降低腹肌张力，便于检查。

②导尿及会阴冲洗：暴露操作部位，便于操作。

（4）侧卧位：侧卧，臀部稍后移，屈肘，一手放枕旁，一手放胸前，上腿弯曲，下腿伸直（臀部肌内注射侧卧时两腿的姿势恰好相反：上腿伸直，下腿弯曲)；必要时在两膝之间、胸腹背部放置软枕，扩大支撑面。

①胃镜、肠镜、肛门检查及灌肠：暴露检查部位，便于操作。

②臀部肌内注射：使臀部肌肉放松。

③预防压疮：与仰卧位交替使用，避免局部组织长时间受压。

（5）半坐卧位：仰卧，先摇起床头支架30°～50°，再摇起膝下支架，以防患者身体下滑。放平时先放下膝下支架，再放下床头支架。

①心肺疾病引起的呼吸困难

a. 重力作用使血液滞留于盆腔和下肢，减轻肺部淤血，降低心脏负荷。

b. 膈肌下降，胸腔容积扩大，减轻腹腔脏器对心肺的压迫，增加肺活量，利于气体交换。

②腹腔、盆腔手术后或有炎症

a. 使腹腔渗出液流入盆腔，减少炎症扩散和毒素吸收，便于引流（盆腔腹膜的抗感染力强，吸收力弱）。

b. 还可防止感染向上蔓延引起膈下脓肿。

c. 减轻腹部切口缝合处的张力，缓解疼痛，有利于切口愈合。

③面部及颈部手术后：减少局部出血。

④恢复期体质虚弱：向站立过渡的适应过程。

（6）端坐位：扶患者坐起，抬高床头70°～80°，床上放一跨床桌，桌上放软枕，患者身体既可向后靠，也向前伏桌休息，膝下支架抬高15°～20°，防止身体下滑。适用于支气管哮喘发作、急性肺水肿、心包积液的患者，因极度呼吸困难，被迫端坐。端坐位可使回心血量减少，且横膈下降。

（7）俯卧位：俯卧，两臂屈肘放于头两侧，两腿伸直，胸、髋、踝各置软枕，头偏向一侧。

①腰背部手术或检查，或配合胰、胆管造影检查时。

②脊椎手术后或腰、背、臀部有伤口，不能平卧或侧卧的患者。

③俯卧位时使腹腔容积增大，可缓解胃肠胀气所致的腹痛。

（8）头低足高位：仰卧，枕横立于床头，床尾垫高 15～30cm。禁用于颅内压增高患者。

①肺部分泌物引流：有利于痰液咳出。

②妊娠时胎膜早破：防止脐带脱垂。

③十二指肠引流：同时采取右侧卧位，有利于胆汁排出。

④下肢骨折牵引：利用人体重力作为反牵引力。

（9）头高足低位：仰卧，枕横立于床尾，床头垫高 15～30cm。

①减轻颅内压：预防脑水肿，颅脑损伤或手术后。

②颈椎骨折：颅骨牵引时作为反牵引力。

（10）膝胸卧位：跪卧，两小腿平放床上，稍分开，大腿与床面垂直，胸部贴床面，腹部悬空，臀部抬起，头转向一侧，两臂屈肘放于头的两侧。又称为膝肘位。

①肛门、直肠、乙状结肠镜检查和治疗。

②矫正胎位不正或子宫后倾。

③促进产后子宫复原。

④法洛四联症患儿缺氧发作时。

（11）截石位：仰卧于检查台上，两腿分开，放于支腿架上，臀部齐台边，两手放于胸部或身体两侧。

①会阴、肛门部位检查、治疗或手术：如膀胱镜检查、妇科检查、阴道灌洗等。

②产妇分娩。

二、疼　痛

1. 概述　疼痛是个体主观的知觉体验，是不舒适的最高表现形，表现出一系列生理和心理变化，疼痛是机体对有害刺激的一种防御性保护。疼痛是临床常见的症状之一，是第 5 生命体征。

2. 疼痛的原因

（1）温度刺激：过高或过低的温度，均可损伤组织，使组织释放组胺等化学物质，刺激神经末梢引起疼痛。

（2）物理损伤：刀伤、挫伤、针刺伤、碰撞伤、肌肉受压迫、组织受牵拉等。

（3）化学损伤：强碱、强酸等化学物质，既能直接刺激神经末梢，引起疼痛；又可以使被损伤组织细胞释放化学物质，再次作用于痛觉感受器，使疼痛加剧。

（4）病理改变：疾病造成的局部血管腔堵塞，组织缺血、缺氧；平滑肌痉挛或过度收缩；空腔脏器过度扩张和局部炎症等均可以引起疼痛。

（5）心理因素：情绪过度紧张、悲痛、恐惧、愤怒等均可以引起局部血管过度收缩和扩张导致疼痛。

3. 疼痛的分类

（1）根据疼痛发生的原始部位将疼痛分为：皮肤疼痛、躯体疼痛、内脏疼痛、牵涉性疼痛、神经痛、假性疼痛。

（2）根据疼痛的持续时间可分为：急性疼痛（6 个月以内可患者的疼痛）、慢性疼痛（持续 6 个月以上的疼痛）。

（3）根据疼痛的性质可分为：钝痛、绞痛、压痛、胀痛、刺痛、灼痛、剧痛、隐痛等。

4. 影响疼痛的因素　人体能感觉到的最小疼痛称疼痛阈。个体能忍受的疼痛强度和持续时间称疼痛耐受力。影响疼痛的因素包括年龄、经历、注意力、情绪、疲惫、个体差异、社会文化背景、患者的支持系统、治疗和护理等。

5. 护理措施

（1）护理评估

①世界卫生组织（WHO）对疼痛程度分为 4 级。

0 级：无疼痛。

1 级（轻度疼痛）：平卧时无疼痛，翻身咳嗽时有疼痛感但不严重，可忍受，睡眠不受影响。

2 级（中度疼痛）：静卧时痛，翻身咳嗽时加剧，疼痛明显，不能忍受，睡眠受干扰，要求用镇痛药。

3 级（重度疼痛）：静卧时疼痛剧烈，不能忍受，睡眠严重受干扰，需要用镇痛药。

②评分法测量

a. 数字评分法。数字代替文字表示疼痛程度。"0"代表无痛，"10"代表剧烈疼痛。患者选择一个能代表自己疼痛感受的数字表示疼痛程度。

b. 文字描述评分法。即：无痛、微痛、中度疼痛、重度疼痛、剧痛、不能忍受的疼痛。患者选择一个能代表自己疼痛感受的程度。

c. 视觉模拟评分法。用一条直线，不作任何划分，分别在直线两端分别注明不痛和剧痛。患者根据自己对疼痛的感受在线上标记疼痛程度。

（2）护理措施：减少或消除引起疼痛的原因、合理运用缓解或解除疼痛的办法、提供社会心理支持、运用心理护理的方法来缓解疼痛。对疼痛患者的护理分为非药物性镇痛方法和药物性镇痛方法。

①非药物性镇痛方法：放松疗法、皮肤刺激、心理治疗、适当的活动、针灸治疗、物理镇痛等。

②药物性镇痛方法

a. 第一阶段：适用于轻度疼痛患者。常选用非阿片类、解热镇痛类、抗炎类药物，如布洛芬、阿司匹林、对乙酰氨基酚等。

b. 第二阶段：适用于中度疼痛患者。在使用非阿片类药物镇痛无效时，可选用弱阿片类药物，如可待因、氨酚待因、曲马多等。

c. 第三阶段：适用于重度疼痛和剧烈性癌痛患者。选用强阿片类药物，如吗啡、哌替啶、美沙酮等。

6. 使用镇痛药的注意事项　在未明确疼痛的情况下，不宜随便给镇痛药，以免延误病情。在应用镇痛药物的过程中应注意观察其疗效及患者的不良反应，麻醉性药物镇痛时要注意药物的成瘾性，给药后 20 ～ 30 分钟记录患者应用镇痛药的效果，以判断镇痛的护理措施是否有效。

三、休息与睡眠

1. 概述

（1）休息：指在一定时间内相对的减少活动，使人从生理和心理上得到放松，是一种安详的、无焦虑的、宁静的、无束缚的松弛状态。

①休息的意义：利于疾病的恢复，促进健康。

②休息的先决条件：生理上的舒适、减轻焦虑及充足的睡眠。

（2）睡眠：是休息形式中最重要、最自然的方式。是周期发生的知觉状态，是维持人类生命活动所必需的生理现象。

①睡眠生理及分期：睡眠和觉醒具有一定的规律和节奏。睡眠分为正相睡眠（又称慢波睡眠或

非快速眼球运动睡眠）和异相睡眠（又称快波睡眠或快速眼球运动睡眠）。按睡眠深度正相睡眠分成4个时期，主要是大脑皮质的休息。异相睡眠出现在正相睡眠之后，很难唤醒，异相睡眠对促进精力恢复与智力发展是十分有利。见表1-2。

表1-2　睡眠分期及各期的生理表现

分　期		特　点	生理现象
非快速眼球运动睡眠（NREM）期	第Ⅰ期	睡眠中最浅的一期（入睡期），很容易被唤醒	生理活动、生命体征减慢，全身肌肉松弛
	第Ⅱ期	身体移动减慢（浅睡期），仍容易被唤醒	生命体征继续减慢，血压、体温随之下降，全身肌肉松弛
	第Ⅲ期	身体移动较慢（中度睡眠期），很难被唤醒	心跳缓慢，体温、血压继续下降，全身肌肉较为松弛
	第Ⅳ期	身体无法移动（深度睡眠期），极难被唤醒	脉搏、体温继续下降，腺垂体分泌生长激素
快速眼球运动睡眠（REM）期		眼球运动转快，出现梦境，很难被唤醒	生命体征波动幅度大，肾上腺素大量分泌，生长分泌激素减少，除眼肌外，全身肌肉松弛

②睡眠失调：表现为失眠、睡眠过度、发作性睡眠、睡眠性呼吸暂停及梦游等。

2. 促进患者休息与睡眠的护理措施

（1）促进患者休息的护理措施：解除患者自身的焦虑，教会其自我放松的方法。为患者提供安静、舒适的住院环境，避免各种不必要的护理操作，有计划的帮助患者进行护理，减少对患者的打扰。在病情允许的情况下，给患者适当增加活动量，防止静脉血栓的形成。

（2）促进睡眠的护理措施：创造良好的休息环境，满足患者的睡眠习惯，做好就寝前的工作准备。合理安排护理措施，常规护理治疗应安排在白天，必须在睡眠情况下操作时，应尽量间隔一个正常睡眠周期（90分钟），避免打扰患者。加强心理护理，必要时遵医嘱使用安眠药物，用药期间，观察其不良反应。

四、活　动

（一）概述

1. 活动的重要性　活动是人的基本需要，是维持健康的重要因素，可通过活动来满足基本生理需要，可维持机体正常功能并能减慢老化过程，预防慢性疾病的发生。

2. 活动受限的原因　疼痛、运动及神经系统功能受损、运动系统结构改变、营养状态改变、损伤、精神心理因素及医疗护理措施的实施。

3. 活动受限对机体的影响

（1）对皮肤的影响：活动受限或长期卧床患者，对皮肤最大的影响是压疮。

（2）对运动系统的影响：长期活动受限会引起全身肌肉软弱无力、骨质疏松、关节僵硬、病理性骨折、肌肉萎缩、足下垂等关节肌肉变形，严重者会导致运动系统功能失调或丧失。

（3）对消化系统的影响：长期不活动或活动量减少，会引起患者食欲下降出现营养不良，也使胃肠道蠕动减慢，会出现便秘等症状。

（4）对心血管系统的影响：当人体突然直立时，小动脉尚未收缩，造成血压突然下降，发生直立性低血压。长期卧床还会造成静脉回流不畅，血液黏稠度增加，血流减慢，易造成血栓，最危险的是血栓脱落于肺部，导致肺动脉栓塞。

（5）对呼吸系统的影响：长期卧床患者，肺底部出现充血、淤血，有效通气减少，易造成二氧化碳潴留。卧床的大多数患者处于衰竭状态，机体松弛、软弱无力，无法有效进行深呼吸，痰液堆积无法排出，易发生坠积性肺炎。

（6）对泌尿系统的影响：长期卧床患者对泌尿系统的影响是排尿姿势改变后出现排尿困难，若长期存在，可形成尿潴留。易造成使细菌大量繁殖，导致泌尿系统感染。

（7）对社会心理方面的影响：长期卧床患者会出现焦虑、忧郁、愤怒、自卑、失望、失眠等一系列负面情绪，也会因长期治疗给家庭造成经济负担而增加心理压力。

（二）促进活动的护理措施

1. 患者活动的评估 对患者活动能力进行全面的评估是制定护理计划的需要。

（1）一般资料：年龄是决定机体需要和耐受活动程度的重要因素之一。

（2）心肺功能：活动会增加机体耗氧量，加重心脏负担，不恰当的运动会加重原有的心肺疾病。

（3）关节功能：通过主动运动和被动运动来观察关节活动范围有无受限，有无关节僵硬、变形，活动时有无关节声响或疼痛。

（4）骨骼肌肉状态：可通过评估肌力和肌张力来判断骨骼肌肉状态。临床上一般根据肌力程度一分为 6 级。

0 级：完全瘫痪、肌力完全丧失。

1 级：可见肌肉轻微收缩，但无肢体运动。

2 级：肢体可移动位置，但不能抬起。

3 级：肢体能抬离床面，但不能对抗阻力。

4 级：能做对抗阻力的运动，但肌力减弱。

5 级：肌力正常。

（5）机体活动能力：可通过对患者的日常活动来判断其活动能力。一般机体的活动能力可分为 5 度。

0 度：完全独立，可自由活动。

1 度：需要使用设备或器械（如拐杖、轮椅）。

2 度：需要他人的帮助、监护和教育。

3 度：既需要他人的帮助，也需要设备或器械。

4 度：完全不能独立，不能参加活动。

（6）患者目前的患病情况。

（7）心理状况：判断患者的心理状态，对疾病的恢复具有重要意义。

2. 对患者活动的指导

（1）选择合适卧位：根据患者的病情选取合适体位，并尽可能使患者舒适。

（2）预防压疮：预防压疮主要在于祛除病因，做到"七勤"：勤观察、勤翻身、勤擦洗、勤按摩、勤整理、勤更换、勤交班。

①避免局部组织长期受压，经常翻身是预防压疮最有效的方法。卧床者每 2 小时翻身 1 次，必要时每 30 分钟翻身 1 次。保护骨隆突处和支撑身体空隙处，海绵垫褥、气垫褥、水褥、羊皮垫可使身体支撑面积增宽而均匀，降低骨突部位皮肤所受的压强，但不可使用橡胶气圈。避免摩擦力、剪切力的作用，半坐位时防止身体下滑，翻身时要避免拖拉。正确使用矫形器械，石膏、绷带、夹板固定的患者，衬垫应平整、松软、松紧度适度、位置合适，注意观察肢体远端血液循环。

②患者变换体位后，对局部受压部位进行适当按摩。但对因受压已经出现反应性充血的皮肤组织则不主张按摩，因此时皮肤组织已经有损伤，按摩可造成深部组织损伤。

（3）保持脊柱正常生理弯曲和关节的功能位置，随时注意保持各关节功能位置，防止关节畸形和功能丧失。

（4）进行关节活动范围练习，以维持关节活动性：关节活动范围练习，简称 ROM 练习，是指根据每一特定关节可活动的范围来对此关节进行屈曲和伸展的运动。是维持关节可动性、防止关节痉挛和形成粘连，恢复和改善关节功能的有效锻炼方法。ROM 练习可分为主动性 ROM 练习和被动性 ROM 练习。

①主动性 ROM 练习是指个体可以独立开始并完成关节活动范围练习。被动性 ROM 练习是指个体需要依靠护士协助完成关节活动范围练习。活动受限患者应尽快开始 ROM 练习，每天进行 2 ～ 3 次。

②被动性 ROM 练习方法：患者采取自然放松的姿势，面向并尽量向操作者靠近；依次对颈、肩、肘、腕、指、髋、膝、踝、趾等关节做屈曲、伸展、内收、内旋、外展、外旋等关节活动范围练习；活动时要比较两侧关节活动情况，防止过度屈伸；每个关节每次可有节律地做 5 ～ 10 次完整的 ROM 练习；操作时关节应予以支托；患者出现疼痛、痉挛、疲劳或抵抗反应时，应停止操作；ROM 练习结束后，测量生命体征，协助患者取舒适卧位，记录操作次数；鼓励患者用健侧肢体协助患侧肢体活动。

（5）进行肌肉等长练习和等张练习

①肌肉等长练习：肌肉收缩时肌纤维不缩短，即可增加肌肉的张力而不改变肌肉的长度。因为其不伴有明显的关节运动，等长运动又称静力练习。等长练习常用于患者受损伤后以加强肌肉力量的锻炼。肌肉等长练习的优点是不引起明显的关节运动，可以在肢体被固定时早期应用，以预防肌肉萎缩。其缺点主要是增加静态肌力，并有关节角度的特异性。

②肌肉等张练习：最常用的练习。肌肉收缩时肌纤维缩短，肌肉长度改变，即对抗一定的负荷做关节的活动锻炼。因为其伴有大幅度关节运动，又称动力练习。大负荷少重复次数的练习有利于增加肌肉力量，并促进关节功能。肌肉等张练习的优点是动态运动比较符合大多数日常活动的肌肉运动方式，同时有利于改善肌肉的神经控制。

第十节　营养与饮食

一、人体营养的需要

1. 热能　热能来源于食物中的蛋白质、脂肪、糖类，它们在体内经过酶的催化作用和进行生物氧化将热能释放出来。蛋白质、脂肪、糖类为三大产热营养素，它们在体内氧化时，实际供给热能分别是蛋白质 16.7kJ/g、脂肪 37.6kJ/g、糖类 16.7kJ/g，（1J=0.239cal；1cal=4.184J）。

蛋白质、脂肪、糖类三大营养素所供热能占总热能的百分比：蛋白质占 10% ～ 14%、脂肪占 20% ～ 25%、糖类占 60% ～ 70%。

2. 营养素　能够在生物体内被利用，具有供给能量、构成机体及调节和维持生理功能的物质。主要包括蛋白质、脂肪、碳水化合物、矿物质及微量元素、维生素、水等。

（1）蛋白质：由多种氨基酸组成，是一切生命的物质基础。其生理功能包括构成和修补人体细胞组织、构成酶和激素、维持血浆胶体渗透压、构成抗体以及供给机体热能。主要来源于肉类、蛋类、豆类及奶制品。其供给量成年男性一般为 90g/d，女性为 80g/d，生长发育期的儿童、青少年、孕妇及哺乳期妇女因身体耗能较大，均需补较多蛋白。

（2）脂肪：脂肪中的脂肪酸分为饱和脂肪酸和不饱和脂肪酸。不饱和脂肪酸中的亚油酸、亚麻酸、花生四烯酸在体内不能合成，必须由食物供给，故称为必需脂肪酸。其生理功能包括供给和储存热能、构成身体阻止、供给必需脂肪酸、保护脏器、促进脂溶性维生素的吸收。脂肪的供给量成人一般为 50g/d。

（3）糖类：根据分子结构可分为单糖（如葡萄糖、果糖）、双糖（如蔗糖、麦芽糖、乳糖等）和多糖（如淀粉、糖原、纤维素、果胶等），其主要来源于谷类及根茎类食物。其生理功能包括供给热能、构成神经和细胞、解毒保肝、抗生酮的作用。糖类的供给量一般为 80 ～ 120g/d。

（4）矿物质及微量元素：矿物质也称无机盐，约占成人体重的 4%。它包括除碳、氢、氧、氮以外的体内各种元素。人体矿物质一般分为两类，其中常量元素包括：钙、镁、钾、钠、磷、氯、硫 7 种；微量元素包括：铁、碘、铜、锌、锰、镍、钴、锡、硒、钼、铬、硅、氟、钒等。

①钙是构成骨骼和牙齿的重要成分。其生理功能包括调节心脏和神经的传导和肌肉的收缩，参与凝血过程，多种酶的激活剂及降低毛细血管和细胞膜的通透性。

②铁是合成血红蛋白、肌红蛋白与细胞色素 A 的主要成分。生理功能包括参与氧的运输，促进生物氧化还原反应，构成某些呼吸酶的重要成分及参与组织呼吸。

③磷是构成骨骼、牙齿及软组织的重要成分。生理功能包括参与多种酶和辅酶的合成，调节能量释放，调节及促进物质活化。

④碘的生理功能包括参与体内热能代谢，促进生长发育，是构成甲状腺素的主要成分。

⑤锌的生理功能包括促进生长发育和组织再生，是许多金属酶的功能成分或活化剂，促进食欲，促进维生素 A 的代谢和生理功能，促进性器官及性功能的正常发育及参与免疫过程。

（5）维生素

①脂溶性维生素：维生素 A、维生素 D、维生素 E、维生素 K。

②水溶性维生素：维生素 B_1、维生素 B_2、维生素 PP、维生素 B_6、维生素 B_{12}、维生素 C 及叶酸。

（6）水：构成人体组织的重要成分，维持人体细胞生理活动。具有运输营养物质及代谢产物、调节体温、维持消化吸收功能。

二、医院饮食

医院饮食分为 3 类：基本饮食、治疗饮食、试验饮食。

1. 基本饮食　分为 4 类：普通饮食、软质饮食、半流质饮食、流质饮食（见表 1-3）。

2. 治疗饮食　见表 1-4。

常见疾病的低盐饮食要求见表 1-5。

3. 试验饮食 见表1-6。

表1-3 基本饮食

类 别	适用情况	饮食要求	每日餐数	总热量（MJ/d）	蛋白质（g/d）
普通饮食	病情较轻或疾病恢复期、消化功能正常的患者	营养均衡、易消化、无刺激性	3	9.5～11	70～90
软质饮食	消化功能差，口腔疾病，低热，老、幼患者及术后恢复期的患者	营养均衡，以软、烂、碎为原则，如软饭、面条	3～4	8.5～9.5	70
半流质饮食	消化道疾病、发热、口腔疾病、吞咽咀嚼不便、手术后等患者	食物呈半流质状，无刺激性，纤维素少，营养丰富，如粥、蒸鸡蛋、豆腐等	5～6	6.5～8.5	50～70
流质饮食	病情危重、高热、口腔疾病、大手术后、急性消化道疾病等患者	食物呈液体状，如奶类、豆浆、米汤等。因所含热量及营养素不足，只能短期使用。每次200～300ml	6～7	3.5～5.0	40～50

表1-4 治疗饮食

类 别	适用情况	饮食要求
高热量饮食	热能消耗较高的患者，如甲状腺功能亢进症、高热、烧伤、结核病等患者，产妇	在基本饮食的基础上加餐两次。加餐食物可为牛奶、豆浆、鸡蛋、巧克力等，总热量3000kcal/d（12.5MJ/d）
高蛋白饮食	长期消耗性疾病的患者，如结核病、营养不良、严重贫血、烧伤、甲状腺功能亢进症、癌症晚期等的患者，大手术后者	增加富含蛋白质的食物，按体重计算1.5～2g/（kg·d），但总量不超过120g/d，总热量2500～3000kcal/d（10.5～12.5MJ/d）
低蛋白饮食	需要限制蛋白质摄入的患者，如急性肾炎、尿毒症、肝昏迷等患者	成人蛋白质总量<40g/d，病情需要时可低至20～30g/d。肾功能不全者应给予优质蛋白（动物蛋白），忌食豆制品；肝昏迷患者以植物蛋白为主
低脂肪饮食	肝、胆、胰疾病，高脂血症，动脉硬化，冠心病，肥胖症及腹泻、发热等患者	脂肪摄入<50g/d，肝、胆、胰疾病患者<40g/d。禁用肥肉、动物内脏
低胆固醇饮食	高胆固醇血症、动脉硬化、高血压、冠心病等患者	胆固醇摄入<300mg/d，禁用或少用动物内脏、鱼子、蛋黄、肥肉、饱和脂肪酸等

（续　表）

类　别	适用情况	饮食要求
低盐饮食	急慢性肾炎、心脏病伴水肿、肝硬化腹水、重度高血压等患者，水肿较轻者	成人盐摄入＜2g/d（含钠0.8g），但不包括食物内自然存在的氯化钠。禁食一切腌制食品，如咸菜、咸肉、香肠、皮蛋等
无盐低钠饮食	基本同低盐饮食，但水肿较重者	无盐饮食是指除食物中自然含钠外，烹调时不放盐，钠摄入＜0.7g/d。低钠饮食是指除无盐外，还应控制食物中的自然含钠量，钠摄入＜0.5g/d。禁用腌制食物、含钠多的食物及药物，如油条、挂面、汽水和碳酸氢钠等
高膳食纤维饮食	便秘、肥胖症、高脂血症、糖尿病等的患者	含纤维素高的食物，如韭菜、芹菜、卷心菜、粗粮、豆类等
少渣饮食	伤寒、腹泻、肠炎、痢疾、食管-胃底静脉曲张及消化道手术的患者	食物中纤维素含量少且少油，禁忌刺激性调味品及坚硬、碎骨食物
要素饮食	低蛋白血症、严重烧伤、大手术后胃肠功能紊乱、营养不良、急性胰腺炎、肿瘤晚期等的患者	是一种化学精制食物，含有全部人体所需要的易于吸收的营养成分，无须经过消化过程，可直接被肠道吸收，是营养全面的无渣饮食。在无菌环境下配制，4℃以下冰箱内冷藏暂存，24小时内用完

表1-5　常见疾病的低盐饮食要求

常见疾病或情况	食盐摄入量	合并严重水肿时摄入量
一般的低盐饮食	≤2g/d	—
一般的低钠饮食	＜0.5g/d	—
心力衰竭	＜5g/d	＜2g/d
原发性高血压	＜6g/d	—
肝硬化腹水	1.2～2g/d	无盐低钠饮食
肾源性水肿/原发性肾病综合征	—	＜3g/d
急性肾小球肾炎	—	＜60mg/（kg·d）
慢性肾小球肾炎	伴高血压时＜6g/d	＜3g/d

表1-6　试验饮食

类　别	适用情况	饮食要求	试验期
隐血试验饮食	大便隐血试验前的准备，协助诊断消化道有无出血	禁食肉类、动物肝脏、血、含铁丰富的食物或药物、绿色蔬菜，以免造成假阳性。可食豆制品、土豆、冬瓜等非绿色蔬菜，米饭，馒头等	3天
吸碘试验饮食	甲状腺功能检查，放射性^{131}I检查时排除外源性摄入碘对检查结果的干扰	禁食含碘食物，如海带、海蜇、紫菜、卷心菜、鱼、虾、干贝、蛏子、加碘盐等，禁用含碘消毒剂作局部消毒	2周
肌酐试验饮食	协助检查测定肾小球的滤过功能，以排除外源肌酐的影响	禁食肉类、禽类、鱼类等高蛋白食物，禁饮茶与咖啡；主食摄入<300g/d，蛋白质总摄入量<40g/d，不限制蔬菜、水果和植物油的摄入	3天
胆囊造影饮食	需要进行造影检查有无胆囊、胆管疾病的患者	检查前一天，午餐进高脂肪饮食，以刺激胆囊收缩和排空，有助于造影剂进入胆囊；晚餐进无脂肪、低蛋白、高糖类的清淡饮食，晚餐后口服造影剂，禁食水、禁烟至次日上午。检查日晨禁食，第一次摄片后如胆囊显影良好，进食脂肪餐，脂肪量25～50g，30分钟后再次摄片观察	1天

三、饮食护理

1. 营养的评估

（1）理想体重

①男性理想体重（kg）＝身高（cm）－105

②女性理想体重（kg）＝身高（cm）－105－2.5

（2）实测体重占理想体重的百分比：实测体重/理想体重×100%。评价标准见表1-7。

表1-7　实测体重占理想体重营养评价标准

实测体重占理想体重（%）	评价标准
<80%	明显消瘦
80%～90%	消瘦
90%～110%	正常
110%～120%	超重
120%～130%	轻度肥胖
130%～150%	中度肥胖
>150%	重度肥胖

（3）体质指数（BMI）及营养评价标准：BMI＝体重（kg）/［身高（m）］^{2}。BMI 在 18.5～23.9 为正常，＜18.5 为消瘦，24～27.9 为超重，≥28 为肥胖。

2. 饮食护理措施

（1）进食前护理

①环境的准备：创造干净、整洁的就餐环境。暂停非紧急治疗、检查和护理工作。餐前半小时开窗通风，移除便器。同病房有危重、痛苦呻吟患者应以屏风遮挡。有条件者可安排在餐厅进餐，集体进餐可以增进食欲。

②患者的准备：疼痛患者给予适当镇痛，高热患者给予降温。协助患者洗手及清洁口腔，更换卧位，采取舒适的进餐姿势。给予饮食营养卫生的健康教育。

（2）进食时护理

①巡视、观察患者进食情况，检查是否按医嘱要求进食，检查、督促治疗饮食、试验饮食及禁食的实施情况，讲解原因，取得患者配合。询问患者对饮食的意见和建议。

②对能自行就餐的患者，护士给予必要的协助，将食物、餐具等放在方便取放的位置。需要喂食的患者，护士应根据患者的习惯耐心喂食。每次喂食量合适，用汤匙盛 1/3 满的食物，速度适中，避免过冷、过热。饭与菜、固体与液体食物应交替喂食。流质饮食可使用吸管吮吸。

③对双目失明或双眼被遮盖的患者，应告知其食物的具体名称，以增加进食兴趣，刺激食欲。患者要求自行进食时，可按照时钟平面图放置食物，并告知摆放食物名称及方向，如 6 点钟处放饭，12 点钟处放汤、3 点钟和 9 点钟处放菜，便于患者自行取食。

（3）进食后护理：及时撤去餐具，整理床单位，协助患者洗手、漱口。记录食物的种类、量及患者的反应。对禁食、延缓进食的患者应做好交班。

四、特殊饮食护理

（一）鼻饲法

鼻饲法是指将导管经鼻腔插入胃内，从管内输注食物、水分和药物，以维持患者营养、治疗需要的技术。

1. 适应证　昏迷，口腔疾病及术后，破伤风，早产儿，病情危重，消化道肿瘤及拒绝进食的患者。

2. 禁忌证　食管 - 胃底静脉曲张、食管癌和食管梗阻等患者。

3. 操作要点

（1）插胃管要点

①核对、确认患者，向其解释插管操作的目的和配合要点，消除焦虑、紧张情绪，以取得合作。

②确认取下义齿，患者取半坐卧位或坐位。病情较重者取右侧卧位，昏迷患者取去枕仰卧位，头后仰。头后仰可防止胃管误入气管。

③测量插管长度，并做标记。成人插管长度一般为前额发际至胸骨剑突的距离或从耳垂至鼻尖再到胸骨剑突处的距离，约 45～55cm。小儿为从眉间到剑突与脐中点的距离。

④润滑胃管前段。胃管用一手持纱布托住，用另一手持镊子夹持，轻轻插入一侧鼻孔。插入 10～15cm（咽喉部）时，嘱患者吞咽，顺势将胃管插至预测长度。

⑤昏迷患者当胃管插入 15cm（会厌部）时，将患者的头部托起，使下颌靠近胸骨柄，以增大咽喉部通道弧度，便于胃管通过会厌后壁进入食管。

（2）插胃管注意事项

①咽分为鼻咽、口咽和喉咽3部分。鼻咽是咽的上部，位于鼻腔后方；口咽上续鼻咽部，下通喉咽部，前壁是舌根后部；喉咽上起会厌上缘平面，下与食管相续。为昏迷患者插管至会厌部时，抬起患者头部，以增大咽喉部通道弧度，此处所说的咽喉部指的是喉咽，而非鼻咽或口咽。

②插管时动作应轻稳，防止损伤食管黏膜。

③插管过程患者若出现恶心、呕吐症状，可暂停插入，嘱患者深呼吸或吞咽动作；若出现呛咳、呼吸困难、发绀，表明误入气管，应立即拔出胃管，休息后重新插入。

④确认胃管是否在胃内的方法：有以下3种。抽液法是最常用、最准确的一种方法，接注射器抽吸，有胃液抽出。将听诊器置剑突下，向胃管内注入空气10ml，能听到气过水声。将胃管末端置于盛水的碗内，观察无气泡逸出。

（3）供食要点

①注食前首先检查胃管是否通畅，必须先确认胃管在胃内后方可注食。

②注食前先缓慢注入少量温开水，润滑胃管，防止鼻饲液附着。

③注食完毕，再注入少量温开水，避免食物在管腔积存变质。

④食物温度38～40℃，每次鼻饲量≤200ml，间隔时间≥2小时。

⑤缓慢注射鼻饲液，询问患者感受，避免注入空气造成腹胀。

⑥若通过鼻饲给药，药片应先研碎溶解后再注入，果汁和牛奶分别注入，防止产生凝块。

⑦注食后，嘱患者保持原卧位20～30分钟。

（4）拔胃管要点

①反折、夹闭胃管末端，以免胃管内液体反流。

②嘱患者深呼吸，在深呼气时拔管，拔至咽喉处时快速拔出，以免胃管内残留液体在拔管过程中流入气管。

③协助清洁口腔、鼻腔，用松节油擦去胶布痕迹，安置舒适体位，整理床单位。

④长期鼻饲患者应每天进行口腔护理，并定期更换胃管，普通胃管每周换1次，硅胶胃管每月换1次。

⑤更换胃管时应在晚间末次灌食物后拔管，次日晨从另一侧鼻孔插管。

（二）要素饮食

1. **要素饮食**　又称元素饮食，是一种化学精制食物，含有人体所需、易于吸收的营养成分。其主要特点是不需经过消化过程，可直接被肠道吸收、利用。适用于烧伤、胃肠道瘘、大手术后功能紊乱、营养不良、短肠综合征、晚期癌症等患者。

2. **实施**　可通过口服、鼻饲、经胃或空肠造瘘口滴入等方法给予。护士配制要素饮食前应严格执行无菌操作，配制器需灭菌后才能使用，配制液需要保存在4℃以下冰箱内冷藏，24小时配制1次，放置时间过长容易变质。要素饮食一般给予原则是由低浓度、少剂量、速度慢开始，待患者耐受未出现不良反应后，逐渐增加浓度、剂量和注入速度。长期使用要素饮食者，需要补充维生素、矿物质及微量元素。

（1）口服法：温度是37℃。开始剂量每次50ml，逐渐增加至每次100ml，依据病情每天6～10次，可添加柑橘汁、菜汤等。

（2）鼻饲、胃造口或空肠造口法：温度41～42℃为宜，滴速40～60滴/分，不宜超过150ml/h。

3. **护理**　鼻饲时，如患者出现恶心、呕吐、腹胀、腹泻等症状时应查找原因，轻度反应者可适当调整浓度、剂量、温度和注入速度。重度反应者应暂停。停用要素饮食时，需要逐渐减量，不可突然停用，否则会出现心慌、脉速、出汗、乏力等低血糖症状。

　　4. 定期评价　定期检查血糖和尿糖、检查出凝血时间、凝血酶原及粪便隐血、检查氮排出量、定期测量体重、检查肝功能及电解质。

第十一节　排泄护理

一、排尿护理

（一）概述

1. 泌尿系统的解剖结构

（1）肾：肾为实质性器官，左右各一，位于脊柱的两侧、腹膜后间隙，位于第 12 胸椎和第 3 腰椎之间。右肾位置常略低于左肾。肾实质分为表层的肾皮质及深层的肾髓质。皮质由肾小体和肾小管曲部组成，肾皮质伸入肾髓质称肾柱。髓质由 15 ～ 20 个肾锥体组成，主要为髓袢和集合管。肾单位是肾结构和功能的基本单位，由肾小体和肾小管组成。正常每个肾约有 100 万个肾单位。

（2）输尿管：起于肾盂，终于膀胱，是一对细长的肌性管道，位于腹膜后，全长 25 ～ 30cm，按位置和行程可分为腹部、盆部和壁内部。输尿管全程有 3 个狭窄，分别为肾盂输尿管移行处、跨越髂血管处和膀胱壁内，是结石、血块及坏死组织易停留或嵌顿的部位，从而引起绞痛或血尿。

（3）膀胱：是一个储存尿液的囊状肌性器官，位于耻骨联合后方的骨盆内。膀胱尿液充盈时，可在耻骨联合上缘行膀胱穿刺。两输尿管口与尿道内口之间的三角形区域称膀胱三角，是肿瘤、结核和炎症的好发部位。

（4）尿道：男性尿道起于尿道内口，止于阴茎头的尿道外口，全长 16 ～ 22cm，具有排尿和排精功能，可分为前列腺部、膜部和阴茎海绵体部。男性尿道全程有尿道内口、膜部和尿道外口 3 处狭窄，是尿路结石最易滞留的部位。女性尿道起于尿道内口，开口于阴道前庭，长 3 ～ 5cm，较男性尿道宽、短、直，又因尿道外口邻近肛门和阴道口，易发生逆行性尿路感染。

2. 泌尿系统的生理功能

（1）排出代谢终产物和异源性物质：如尿素、尿酸、氨、肌苷、血红蛋白代谢终产物等。

（2）调节体液容量和渗透压。

（3）调节机体电解质平衡。

（4）调节酸碱平衡。

（5）肾的内分泌功能：可分泌血管活性激素，如肾素、前列腺素、激肽释放酶等，参与肾的生理功能，调节肾脏血流动力学和水钠代谢。也可分泌非血管活性激素，如 1α– 羟化酶、促红细胞生成素等，主要作用于全身。

3. 尿的排放

（1）尿液的输送：血浆经肾小球毛细血管滤过所形成的超滤液进入肾小管的过程是连续不断的，小管液最后经由集合管进入肾盏、肾盂，即为尿液。持续不断进入肾盂的尿液，由于压力差及肾盂收缩被输送到输尿管。输尿管通过周期性蠕动将尿液送到膀胱。

（2）排尿反射：正常成年人尿液容量达到 300 ～ 500ml 产生尿意。膀胱有较大的伸缩性，最大容量可达 700 ～ 800ml。当膀胱内尿液达到或超过 400ml、儿童达到 50 ～ 200ml 时，膀胱壁的牵张感受器受到压力刺激而兴奋，诱发排尿反射，使膀胱收缩加强、尿道外括约肌松弛。

（3）小儿排尿特点：排尿反射可受大脑皮质控制。小儿大脑发育未完善，易发生夜间遗尿。一般2～3岁才能有随意志控制排尿的能力。

（二）排尿活动的评估

1. 影响排尿的因素 排尿受年龄、气温、昼夜、心理、文化背景、个人习惯、饮食习惯、药物和疾病等因素影响。

2. 尿液的评估

（1）正常尿液：成人白天排尿3～5次，夜间0～1次。每次尿量200～400ml，24小时尿量1000～2000ml，平均1500ml。新鲜尿澄清、透明，呈淡黄色或深黄色，放置后可出现微量絮状沉淀物，尿液中含蛋白时，振荡后可产生较多不易消失的泡沫。成人1天尿的比重为1.015～1.025，pH4.5～7.5，平均值pH6，呈弱酸性。气味来自尿中的挥发性酸。

（2）异常尿液

①尿量异常：成人24小时尿量＞2500ml者为多尿，见于糖尿病、尿崩症或急性肾衰竭多尿期等。24小时尿量＜400ml或每小时尿量＜17ml者为少尿，主要见于心脏、肾脏疾病及休克等。24小时尿量＜100ml或12小时无尿者为无尿或尿闭，可见于严重的心脏、肾脏疾病及休克、药物中毒等。

②颜色异常：血尿呈红色或棕色，含红细胞量多时呈洗肉水色，主要见于急性肾小球肾炎、泌尿系统结石、肿瘤、结核及感染等。血红蛋白尿呈浓茶色或酱油色，由大量红细胞被破坏所致，主要见于血型不合输血后的溶血、恶性疟疾等。胆红素尿呈深黄色或黄褐色，振荡后泡沫亦成黄色，主要见于阻塞性黄疸及肝细胞性黄疸。乳糜尿呈乳白色，由于尿液中有淋巴液，主要见于丝虫病。

③气味异常：尿液久置后，因尿素分解产生氨，故有氨臭味。当泌尿系发生感染时，新鲜尿即有氨臭味。糖尿病酮症酸中毒时因尿中含有丙酮，呈烂苹果味。

④比重异常：尿比重经常固定在1.010左右，提示肾功能严重受损。

⑤透明度异常：泌尿系统感染时，尿液中含有大量的脓细胞、红细胞、上皮细胞和细菌，排出的新鲜尿液即呈白色絮状浑浊。

3. 常见的排尿异常

（1）膀胱刺激征：主要表现为尿频、尿急、尿痛，每次尿量减少。见于膀胱及尿路感染的患者。

（2）尿潴留：指大量尿液积存在膀胱内无法自主排出。高度膨胀的膀胱底部可达脐水平，主诉下腹部胀痛、排尿困难，体检见耻骨上膨隆，可扪及囊性包块，叩诊呈实音，有压痛。

（3）尿失禁：尿液不受主观控制而自尿道口点滴溢出或流出。

①持续性尿失禁：也称为完全性尿失禁或真性尿失禁。尿道阻力完全丧失，膀胱完全不能储存尿液而呈空虚状态。常见于外伤、手术造成的膀胱颈或尿道括约肌损伤。

②间歇性尿失禁：也称为充溢性尿失禁或假性尿失禁。由于膀胱过度充盈而造成尿液不断溢出，是因下尿路的机械性或功能性梗阻所引起的慢性尿潴留。膀胱呈膨胀状态，当压力上升到一定程度，超过尿道阻力时尿液溢出，常见疾病为前列腺增生。

③急迫性尿失禁：患者有迫不及待的排尿感，尿意强烈，尿液自动流出，多伴有尿频、尿急等膀胱刺激症状。常见疾病为急性膀胱炎。

④压力性尿失禁：也称为不完全性尿失禁。有咳嗽、打喷嚏等腹压增加的动作时，尿液自动流出。主要见于多次分娩或产伤者。

（三）排尿异常的护理

1．尿潴留

（1）安慰患者，消除其焦虑和紧张情绪。

（2）提供隐蔽的排尿环境，关闭门窗，屏风遮挡。

（3）调整体位和姿势，协助卧床患者略坐起，对绝对卧床或某些手术患者，应事先训练床上排尿。

（4）利用条件反射诱导排尿，如听细细的流水声，或用温水冲洗会阴。

（5）针刺中极、曲骨、三阴交穴或艾灸关元、中极穴，刺激排尿。

（6）热敷下腹部，用手按摩下腹部。切不可强力按压，防止膀胱破裂。

（7）必要时遵医嘱使用拟胆碱药，如卡巴胆碱（氨甲酰胆碱、卡巴可）等药物，收缩膀胱平滑肌。不可使用阿托品，因其松弛膀胱平滑肌，可加重尿潴留。

（8）对经上述处理仍不能解除尿潴留者，可遵医嘱导尿。

2．尿失禁

（1）尊重理解患者，给予安慰和鼓励，纾解苦闷、忧郁及自卑情绪。

（2）床上铺橡胶单和中单，温水清洗会阴，勤换衣裤、床单、尿垫，保持皮肤清洁干燥，预防压疮。

（3）应用接尿装置体外引流尿液，但不宜长期使用。

（4）重建正常的排尿功能

①如病情允许，指导患者每天白天摄入液体 2000 ～ 3000ml。多饮水可以增加尿量，促进排尿反射的恢复，还可预防泌尿系统感染。睡前限制饮水，减少夜间尿量，以免影响患者休息。

②训练规律的排尿习惯，定时使用便器，开始白天每隔 1 ～ 2 小时、夜间每隔 4 小时使用便器一次，以后间隔时间逐渐延长，促使膀胱功能恢复。

③指导患者进行骨盆底部肌肉的锻炼，增强控制排尿的能力。试做排尿或排便动作，先慢慢收紧盆底肌肉，再缓缓放松，每次 10 秒左右，连续 10 遍，每天锻炼 5 ～ 10 次。

（5）对长期尿失禁的患者，可施行留置导尿术。

（四）与排尿有关的护理技术

1．导尿术

（1）目的

①为尿潴留患者引出尿液，减轻痛苦。

②协助诊断，如留取无菌尿标本、测量膀胱容量、压力及检查残余尿容量，进行膀胱及尿道造影等。

③为膀胱肿瘤患者进行膀胱内化疗。

（2）女性患者导尿术：女性尿道起于膀胱的尿道内口，开口于阴道前庭，长 3 ～ 5cm，较男性尿道宽、短、直。尿道外口位于阴蒂下方、阴道口上方，呈矢状裂。

①协助患者取仰卧屈膝位，两腿外展，暴露外阴。

②首次消毒。护士一只手戴手套，另一只手持无菌镊子夹取消毒液棉球，自上而下，由外向内，擦洗顺序为阴阜、两侧大阴唇，戴手套的手分开大阴唇，再消毒两侧小阴唇和尿道口。镊子不可触及肛门区域。消毒毕脱下手套放入弯盘内。

③消毒手后，在患者两腿之间打开导尿包，戴无菌手套，铺洞巾于患者外阴处。检查导尿管，用液状石蜡润滑其前端，连接导尿管和集尿袋。

④再次消毒。一手分开并固定小阴唇，另一手持镊子夹取无菌棉球，自上而下，由内向外再向内，依次消毒尿道口、两侧小阴唇和尿道口。

⑤嘱患者张口呼吸，使尿道括约肌松弛，用另一把镊子夹持导尿管对准尿道口轻轻插入尿道4～6cm，见尿液流出即表明导尿管已进入膀胱，再插入1～2cm，将尿液引流到集尿袋内。

⑥如导尿管误入阴道，应立即拔出，更换新的无菌导尿管后重新插管。

（3）男性患者导尿术：男性尿道起于膀胱的尿道内口，止于阴茎头的尿道外口，全长16～22cm，有耻骨前弯和耻骨下弯两个弯曲和尿道内口、膜部和尿道外口3个狭窄。

①协助患者取仰卧位，两腿平放略分开，暴露外阴。

②首次消毒。护士一只手戴手套，另一只手持无菌镊子夹取消毒液棉球，依次消毒阴阜、阴茎背侧、阴茎腹侧、阴囊。用戴手套的手取无菌纱布裹住阴茎，将包皮上后推，暴露尿道口，自尿道口向外、向后依次旋转消毒尿道口、龟头和冠状沟数次。消毒毕脱下手套放入弯盘内。

③消毒手后，在患者两腿之间打开导尿包，戴无菌手套，铺洞巾于患者外阴处，露出阴茎。检查导尿管，用液状石蜡润滑其前端，连接导尿管和集尿袋。

④再次消毒。一手用无菌纱布裹住阴茎，将包皮向上推，暴露尿道口，自尿道口向外、向后依次旋转消毒尿道口、龟头和冠状沟数次。

⑤一手用无菌纱布裹住阴茎，提起使之与腹部成60°，使耻骨前弯消失。嘱患者张口呼吸，用另一把镊子夹持导尿管对准尿道口轻轻插入尿道20～22cm，见尿液流出再插入1～2cm，将尿液引流到集尿袋内。

⑥插管遇有阻力时稍停片刻，嘱患者深呼吸，再缓缓插入，切忌用力过猛损伤尿道黏膜。

（4）注意事项

①严格执行无菌操作，防止泌尿系统逆行感染。每个棉球限用1次。消毒尿道口时稍停片刻，发挥消毒液更好的效果。

②操作中耐心解释，提供隐蔽的环境，注意用屏风遮挡，保护患者自尊。

③对膀胱高度充盈且极度虚弱的患者，第1次导尿量不超过1000ml，以防虚脱和血尿。虚脱是由于大量放尿致腹压突然降低，大量血液滞留在腹腔血管内，引起血压下降所致。血尿是由于膀胱突然减压，导致膀胱黏膜急剧充血所致。

④如需做尿培养，用无菌培养瓶接取中段尿液5ml。

2. 留置导尿术

（1）目的

①抢救危重、休克患者时，准确记录尿量及尿比重情况，以观察病情变化。

②盆腔器官手术前留置导尿管引流尿液，保持膀胱空虚，避免手术中误伤。

③某些泌尿系统疾病手术后留置导尿管，便于持续引流和冲洗，减轻手术切口张力，以利愈合。

④为尿失禁、昏迷、会阴部有伤口等患者引流尿液，保持会阴部清洁干燥。

（2）操作方法：插入导尿管后，见尿液流出再插入7～10cm，向气囊内注入一定量的生理盐水，轻拉有阻力感，表明导尿管已固定在膀胱内。用安全别针将集尿袋固定在床单上，引流管要留出足够长度，防止翻身时牵拉脱出。

（3）注意事项

①严格无菌操作。

②保持引流管通畅，固定妥当，防止受压、堵塞及扭曲。

③集尿袋应低于膀胱高度，避免挤压，以防尿液反流。

④保持尿道口清洁是预防尿路感染最重要的护理措施。以消毒液棉球擦拭，每天1～2次。女

性患者擦拭尿道口和外阴，男性患者擦拭尿道口、龟头及包皮。

⑤集尿袋每周更换 1 ～ 2 次，如有尿液颜色改变，应立即更换。导尿管 1 ～ 4 周更换一次，普通导尿管为 1 周，硅胶导尿管为 4 周，更换导尿管有逆行感染的危险。

⑥注意倾听患者主诉，观察尿液情况，每周检查 1 次尿常规。发现尿液有浑浊、沉淀及结晶，应及时给予膀胱冲洗。

⑦若病情允许，鼓励患者多饮水，保持尿量在 2000ml 以上，达到自然冲洗尿路的目的。

⑧训练膀胱反射功能，间歇夹闭导尿管，每 3 ～ 4 小时开放一次，使膀胱定时充盈和排空，以促进膀胱功能的恢复。

3. 膀胱冲洗术　利用三通导尿管将溶液灌入膀胱内，再运用虹吸原理将灌入的液体引流出来的方法。

（1）目的

①保持留置导尿管通畅。

②膀胱、前列腺手术术后清除膀胱内血凝块等。

③膀胱炎症及肿瘤的治疗。

④泌尿外科手术的术前和术后护理。

（2）操作方法

①连接三通管，分别接冲洗管、导尿管和引流管。

②冲洗瓶应高于床面 60cm。

③关闭引流管，打开冲洗管，调节冲洗速度 60 ～ 80 滴 / 分。

④滴入冲洗溶液达到 200 ～ 300ml 后，夹闭冲洗管，打开引流管，放出引流液。

（3）注意事项

①常用冲洗溶液有生理盐水、0.02% 呋喃西林、0.1% 新霉素等。

②如滴入药液，冲洗溶液应在膀胱内保留 15 ～ 30 分钟后再放出。

③严格执行无菌技术操作，避免医源性逆行感染。

④冲洗过程中，如患者出现腹痛、腹胀等表现，或发现出血较多、鲜血流出、血压下降，或引流量少于冲洗量等异常情况，应立即停止冲洗，报告医生。

⑤冲洗速度不可过快，压力不宜过大，放出的引流液不可再注入。

⑥膀胱有少量出血时，可采用冰生理盐水加去甲肾上腺素治疗。

（五）尿标本采集

1. 分类

（1）常规标本：检查尿液的颜色、透明度，测定尿比重，检查有无细胞和管型，做尿蛋白或尿糖定性检测等。

（2）培养标本：做细菌培养或细菌敏感试验。

（3）12 小时或 24 小时标本：用于电解质（钠、钾、氯等）、蛋白、糖、激素、肌酸、肌酐等的定量检测及尿浓缩查结核杆菌等。

2. 方法

（1）常规标本：能够自理的患者嘱其自行留取晨起第 1 次尿 100ml，如不需测定尿比重，只需留取 30 ～ 50ml。晨尿浓度高，未受饮食影响，检验结果较为准确。不能自理的患者应协助在床上使用便器。

（2）尿培养标本

①按导尿术清洁、消毒外阴。

②护士用试管夹夹住无菌试管，在酒精灯上消毒试管口，嘱患者排尿，弃去前段尿，留取中段尿 5 ～ 10ml。

③昏迷或尿潴留患者，可采用导尿术留取。

（3）12 小时或 24 小时尿标本

①在容器外检验单注明留尿日期及起止时间，集尿器容量为 3000 ～ 5000ml。

②嘱患者于晚 7 时（留取 12 小时尿）或晨 7 时（留取 24 小时尿）排空膀胱（弃去），至次晨 7 时最后一次尿（保留）期间的全部尿液留取至容器内。将盛尿容器置阴凉处，根据检验要求加入相应防腐剂，混匀后只取约 40ml 送检。

③常用防腐剂的用量及作用：见表 1-8。

表1-8　尿标本采集防腐剂的用量及作用

防腐剂	用量（.ml）	适用检查	作　用
40%甲醛	1～2	12小时尿细胞计数（阿迪计数）	防腐，固定尿中有机成分
浓盐酸	5～10	尿激素检查（17-羟类固醇，17-酮类固醇）	防止激素被氧化
0.5%～1%甲苯	10	尿生化检查，如尿蛋白、糖、电解质（钠、钾、氯）、肌酸、肌酐等定量	保持尿液中的化学成分不变，在倒入第1次尿后加入，在尿液表面形成薄膜，防止细菌污染

3. 注意事项

（1）早孕诊断试验应留取晨尿。

（2）女性患者在月经期不宜留取尿标本，以免混入经血，影响检验结果。

（3）尿标本中不应混入会阴部分泌物及粪便。

（4）尿培养标本应在患者膀胱充盈时留取，并嘱患者排尿不可中断。

二、排便护理

（一）概述

1. 大肠的解剖结构　大肠是排便的主要器官。成年人大肠总长约 150cm，起自回肠末端，止于肛门，分为盲肠、阑尾、结肠、直肠和肛管 5 部分。

（1）盲肠：是大肠的起始部，位于右髂窝内，回盲瓣位于回肠末端与盲肠的连接处，可控制小肠内容物进入大肠的速度，也可阻止大肠内容物反流至小肠。

（2）阑尾：位于右髂窝，根部连接于盲肠后内侧壁，长 6 ～ 8cm，远端游离，位置变化较大，但根部固定，体表投影在脐与右髂前上棘连线中外 1/3 交点处，称为麦氏点（McBureny 点）。阑尾动脉系回结肠动脉的分支，为无侧支的终末动脉，当血运障碍时易导致阑尾坏死。

（3）结肠：分为升结肠、横结肠、降结肠和乙状结肠 4 部分。升结肠在右髂窝起始于盲肠，向上至肝右叶下方左曲，移行于横结肠；横结肠向左横行至脾下方，下折续于降结肠；降结肠沿左侧腹后壁向下，至左髂嵴处移行于乙状结肠。

（4）直肠：位于盆腔的后部，上接乙状结肠，向下移行为肛管，长 10～14cm，是粪便暂存的部位。直肠内面有 3 个直肠横襞，其中，中间的横襞大而明显，距肛门 7cm，相当于直肠前壁腹膜返折的水平，是乙状结肠镜检查的标志。

（5）肛管：上界为直肠穿过盆膈的平面，下界为肛门，长约 4cm，被肛提肌和肛门括约肌包绕，有控制排便的作用。

2. 大肠的生理功能 大肠的主要功能是吸收水分和电解质，暂时贮存食物残渣，形成粪便后排出体外。大肠液的主要成分是黏液，可润滑粪便，保护肠黏膜。大肠内含有的多种细菌，能分解未消化的蛋白质、糖和脂肪，并能合成维生素 K 和维生素 B 供人体吸收和利用。

3. 大肠的运动

（1）袋状往返运动：是空腹时最常见的运动形式，并无向前推进的作用，可将大肠内容物不断地研磨和混合，促进水和电解质的吸收。

（2）分节推进运动和多袋推进运动：一个结肠袋的内容物被推到邻近肠段的运动，称为分节推进运动，类似于小肠的分节运动；一段结肠同时发生许多袋状收缩，将其内容物向下推移，称为多袋推进运动。

（3）蠕动：表现为一些稳定的向前推进的舒张波和收缩波，使该肠段排空并闭合。

（4）集团蠕动：开始于横结肠，表现为一系列的多袋推进运动或蠕动，使肠内压明显升高，可将部分肠内容物快速推送到降结肠或乙状结肠。

4. 排便过程 食物残渣在大肠内停留一般在 10 小时以上，其中部分水分、无机盐和维生素被吸收，未经消化吸收的食物残渣经过细菌发酵和腐败作用，与大肠内的黏液、上皮细胞和细菌共同形成粪便。

排便是一种反射性活动，正常人平时直肠内没有粪便。当粪便进入直肠后，刺激直肠壁内的感受器，排便冲动传到脊髓腰骶段的初级排便中枢，并上传到大脑皮质，产生便意。大脑皮质可以控制排便。如条件允许，大脑皮质可促进脊髓排便中枢，促进排便；如条件不允许，大脑皮质则发生抑制性冲动，暂时终止排便反射。

（二）排便活动的评估

1. 影响排便的因素 排便受年龄、个人习惯、心理、文化背景、饮食及摄入液体情况、活动、药物和疾病等因素影响。

2. 粪便的评估

（1）正常粪便：正常成年人每天排便 1～3 次，为成形软便，每次排便量为 100～300g；婴幼儿每天排便 3～5 次。成年人粪便为黄褐色或棕黄色，婴儿呈黄色或金黄色。粪便主要由食物残渣、脱落的肠上皮细胞、细菌等构成，混入的少量黏液肉眼不易发现。

（2）异常粪便

①次数异常：成年人每天排便＞3 次或每周＜3 次，为排便异常。

②颜色异常：柏油样便提示上消化道出血，暗红色便提示下消化道出血；粪便表面粘有鲜血见于痔或肛裂；果酱样便常见于肠套叠、阿米巴痢疾；白陶土色便提示胆管梗阻；白色"米泔水"样便常见于霍乱、副霍乱。

③气味异常：严重腹泻患者的粪便呈恶臭味，下消化道溃疡、恶性肿瘤患者的粪便呈腐臭味，柏油样便呈腥臭味，消化不良及乳儿的粪便呈酸败臭味。

3. 常见的排便异常

（1）便秘：是指排便次数减少，无规律，粪便干燥、坚硬，排便困难。

（2）粪便嵌塞：指粪便持久滞留在直肠内，坚硬不能够排出。常发生于慢性便秘患者。

（3）腹泻：大便次数超过每天3次，且稀薄、容量及水分增加。

（4）排便失禁：是指由于肛门括约肌失去意志控制而不自主地排便。

（5）肠胀气：是指肠道内过量气体积聚，不能排出。

（三）排便异常的护理

1. 便秘

（1）消除患者的紧张情绪，指导重建正常的排便习惯，为患者提供单独隐蔽的排便环境和充裕的排便时间。

（2）协助患者采取适宜的排便姿势，如无禁忌，床上排便时协助患者坐起或抬高床头，如病情允许，搀扶患者到卫生间排便。

（3）用手深按腹部，自右下腹盲肠开始，沿升结肠、横结肠、降结肠、乙状结肠的顺序做环行按摩，促进排便。

（4）遵医嘱口服缓泻药，如蓖麻油、番泻叶、酚酞（果导）等，但不可长期使用或滥用。

（5）指导患者使用开塞露等简易通便药，其作用机制为软化粪便，润滑肠壁，刺激肠蠕动，但不宜长期使用。

（6）以上方法均无效时，遵医嘱给予灌肠。

（7）合理膳食，多食用蔬菜、水果、粗粮等富含纤维素的食物，多饮水，每天液体摄入不少于2000ml。

（8）鼓励患者适当活动，拟订规律的活动计划，卧床患者可以在床上活动或被动活动。

（9）帮助患者重建正常的排便习惯。

2. 粪便嵌塞

（1）早期可口服缓泻药或使用简易通便剂。

（2）必要时用油剂保留灌肠，2～3小时后再行清洁灌肠。

（3）清洁灌肠无效可遵医嘱人工取便。取便时动作轻柔，防止操作直肠黏膜。因取便可刺激迷走神经引起心动过缓甚至骤停，心脏病患者禁忌。

（4）向患者宣教饮食卫生常识，合理膳食，适当活动，预防便秘。

3. 腹泻

（1）针对病因治疗，肠道感染者遵医嘱应用抗生素。

（2）卧床休息，减少肠蠕动，注意腹部保暖。对不能自理的患者及时给予便盆。

（3）鼓励患者多饮水，给予清淡的流质或半流质饮食，避免油腻、辛辣、高纤维素、高蛋白食物。严重腹泻患者暂时禁食。

（4）给予口服补盐液或静脉输液，预防和纠正水、电解质紊乱。

（5）注意保持肛周皮肤清洁，每次排便后用软纸轻擦肛门，温水清洗，并在肛门周围涂油膏保护局部皮肤。及时沐浴，更换衣裤、床单、被套，去除异味，使患者舒适。

（6）密切观察粪便的性状、次数并记录。注意病情危重患者生命体征变化。疑为传染病者应按消化道隔离原则护理。

（7）关心患者，给予支持和安慰。向患者宣教饮食卫生常识，养成良好的饮食卫生习惯。

4. 排便失禁

（1）排便失禁会使患者产生紧张、窘迫、自卑等心理，护士应尊重和理解患者，给予安慰，帮助其积极配合治疗护理工作。

（2）床上加铺橡胶单和中单，或使用一次性尿布。

（3）每次便后用温水清洁肛门及其周围皮肤，保持清洁干燥，必要时涂擦软膏保护，预防皮肤破损、感染。预防压疮。

（4）训练排便功能，掌握患者的排便规律，适时给予便盆。教会患者进行肛门括约肌和盆底肌肉锻炼。

（5）避免油腻、辛辣、高纤维素食物，定时开窗通风，去除不良气味。

5. 肠胀气

（1）去除引起肠胀气的病因，勿食易产气的食物和饮料，积极治疗肠道疾病等。

（2）鼓励和协助患者下床活动，卧床患者应在床上活动，以促进肠蠕动。

（3）给予腹部按摩、热敷。严重腹胀时，遵医嘱应用药物治疗或行肛管排气。

（4）针灸内关、合谷及足三里等穴位。

（5）非胃肠道手术患者，可用新斯的明肌内注射。新斯的明为易逆性抗胆碱酯酶药，可兴奋胃肠道平滑肌和膀胱逼尿肌，用于治疗术后胃肠、膀胱平滑肌麻痹引起的腹胀气和尿潴留。

（6）不可使用阿托品，因其可加重腹胀。

（7）低钾血症或腹膜炎者，遵医嘱处理。

（四）与排便有关的护理技术

1. 大量不保留灌肠

（1）目的

①软化粪便，解除肠胀气。

②清洁肠道，为肠道手术、检查或分娩做准备。

③稀释并清除肠道内有害物质，减轻中毒反应。

④为高热患者降温。

（2）操作方法：见表1-9。

（3）注意事项

①保护患者自尊，减少暴露，防止受凉。

②采取左侧体位可利用灌肠液的重力作用灌入乙状结肠。

③插入肛管过程中，如遇阻力，可退出少许，放置后再缓缓插入。

④注入灌肠液的速度不宜过快，防止引起排便反射。灌肠过程中若患者感觉腹胀或有便意，应放低灌肠筒，减慢流速，并嘱患者张口呼吸，减轻不适。

⑤灌肠过程中密切观察患者病情变化，若出现脉速、心慌气急、面色苍白、出冷汗、剧烈腹痛，应立即停止灌肠，及时通知医生采取急救措施。

⑥每次抽吸灌肠液时，应夹紧或反折肛管，以防空气进入引起腹胀。

⑦降温灌肠时，在排便后30分钟测量体温。

⑧禁忌使用清水反复灌洗，以防水、电解质紊乱。急腹症、消化道出血、严重心血管疾病等患者及孕妇禁忌灌肠。肝性脑病患者禁用肥皂水灌肠，以减少氨的形成和吸收。充血性心力衰竭和水钠潴留的患者，禁用生理盐水灌肠。

⑨灌肠后的排便记录方式为：排便次数/E，如灌肠后排便1次记为1/E。

2. 小量不保留灌肠

（1）目的

①为年老体弱、幼儿及腹部或盆腔手术后患者解除便秘、软化粪便。

②排出肠道内的气体，减轻腹胀。

（2）操作方法：见表1-9。

表1-9　协助排便的护理技术要点鉴别

	大量不保留灌肠			小量不保留灌肠	保留灌肠	肛管排气
	一般情况	降温	中暑			
液体温度（℃）	39～41	28～32	4	38	38	—
灌肠液保留（排气）时间（分钟）	5～10	30		10～20	＞60	＜20
灌肠溶液	0.1%～0.2%肥皂水生理盐水			"1，2，3"溶液（50%硫酸镁30ml、甘油60ml、温开水90ml）	10%水合氯醛2%黄连素0.5%～1%新霉素	—
灌肠液量（ml）	500～1000（成人）200～500（小儿）＜500（伤寒）			100～180	＜200	—
肛管插入肛门深度（cm）	7～10（成人）4～7（小儿）			7～10	15～20	15～18
液面与肛门距离（cm）	40～60，＜30（伤寒）			＜30	＜30	—
卧位	左侧			左侧	左侧（细菌性痢疾、溃疡性结肠炎）；右侧（阿米巴），抬高臀部	左侧或仰卧

（3）注意事项

①灌肠速度不可过快，压力宜低。

②每次抽吸灌肠液时，应夹紧或反折肛管，以防空气进入引起腹胀。

3．保留灌肠

（1）目的

①镇静或催眠。

②治疗肠道感染。

（2）操作方法：见表1-9。

（3）注意事项

①肠道感染患者，应在临睡前灌肠，使药液易于保留、吸收。

②灌肠的肛管要细、液量要少、插入要深、压力要低。

③肛门、直肠、结肠等手术后及排便失禁的患者不宜保留灌肠。

4．肛管排气

（1）目的：排出肠腔内积气，以减轻腹胀。

（2）操作方法：见表1-9。

（3）注意事项

①橡胶管一端插入水瓶液面以下，另一端与肛管连接。

②观察排气情况，如见水瓶中气泡很少或无逸出，说明排气不畅，可更换体位或按摩腹部。

③长时间留置肛管可降低肛门括约肌的反应，甚至导致永久性松弛，必要时可间隔2～3小时重新插管排气。

5．简易通便

（1）目的：为患者解除便秘。

（2）操作方法

①开塞露法：开塞露由甘油或山梨醇制成，封装于塑料容器内。使用时护士剪去封口端，先挤出少许药液润滑开口处。嘱患者取左侧卧位，放松肛门外括约肌，将开塞露前端开口处轻轻插入肛门后，将药液挤入直肠内。保留5～10分钟后排便。

②甘油栓法：甘油栓由甘油和明胶制成。使用时护士戴手套，捏住甘油栓底部，轻轻插入肛门至直肠内，抵住肛门处轻轻按摩。保留5～10分钟后排便。

③肥皂栓法：将肥皂削成圆锥形，底部直径约1cm、长约3～4cm。使用时护士戴手套，将肥皂栓蘸热水后轻轻插入肛门内。

6．口服高渗溶液清洁肠道　患者术前3天半流质饮食，术前1天流质饮食。

（1）甘露醇法：术前1天14:00～16:00口服甘露醇1500ml（20%甘露醇500ml+5%葡萄糖1000ml），服用后15～20分钟自行排便。

（2）硫酸镁法：术前3天每晚口服50%硫酸镁10～30ml，术前1天14:00～16:00口服硫酸镁200ml（50%硫酸镁100ml+5%葡萄糖100ml）后再服温开水1000ml，服后15～30分钟即可反复自行排便。

（五）粪便标本采集

1．分类

（1）常规标本：检查粪便的一般性状、颜色、细胞等。

（2）培养标本：检查粪便中的致病菌。

（3）隐血标本：检查粪便中肉眼不可见的微量血液。

（4）寄生虫标本：检查粪便中的寄生虫、幼虫以及虫卵。

2．方法

（1）排空膀胱，防止尿液混入粪便。

（2）常规标本：嘱患者排便于清洁便盆内，用检便匙取中央部分或黏液脓血部分的粪便约5g（蚕豆大小）。水样便应盛于容器中。

（3）培养标本：能排便者排便于消毒便盆内，用无菌棉签取中央部分或黏液脓血部分粪便2～5g放入培养瓶内，盖紧送检。不能排便者用无菌长棉签蘸无菌生理盐水，轻轻插入肛门6～7cm，单向轻轻旋转后退出，放入培养瓶内。尽量选取多处标本，以提高阳性率。

（4）寄生虫标本：嘱患者排便于清洁便盆内，留取不同部位带血或黏液的粪便5～10g。服用驱虫药或做血吸虫孵化检查时应留取全部粪便。查阿米巴原虫时，便盆应加温至接近正常体温，留便后连同便盆送检，以保持阿米巴原虫的活动状态。查蛲虫应在睡前或晨起前将透明胶带贴在肛周，取下后粘于载玻片上送检。

第十二节 医院内感染的预防和控制

一、医院内感染

1. 概述

（1）概念：《医院管理办法》将医院内感染定义为：住院患者在医院内获得的感染，包括在住院期间发生的感染和在医院内获得出院后发生的感染，但不包括入院前已经存在或者入院时已处于潜伏期的感染。

（2）分类：医院内感染主要分内源性感染和外源性感染。

①内源性感染（自身感染）：主要指患者自身在机体免疫功能低下时菌群失调，而引发的感染。

②外源性感染（交叉感染）：指除患者自身以外的宿主或医院环境，一般指患者与患者之间、患者与工作人员之间、患者与护理人员之间的直接感染，或者是通过水、空气、医疗设备、各种动物等引发的间接感染。

（3）形成及传播途径：由传染源、传播途径、易感宿主（人或动物）3部分构成。传播途径主要包括：接触传播、空气传播、飞沫传播、生物媒介传播等。

①接触传播：指病原体通过手、媒介物直接或间接接触导致的传播，是医院感染中最常见也是最重要的传播方式之一。

a. 直接接触传播：指感染源直接将病原微生物传播给易感宿主。

b. 间接接触传播：感染源排出的病原微生物通过媒介传播给易感宿主。

②空气传播：指带有病原微生物的微粒子（≤5μm）以空气为媒介，远距离（＞1m）随气流流动而导致的疾病传播。

③飞沫传播：指带有病原微生物的飞沫核（＞5μm）在空气中短距离（1m内）移动到易感人群的口、鼻黏膜或眼结膜等导致的传播。

a. 飞沫核传播：感染源排出的飞沫在降落前，表层水分蒸发，形成含有病原微生物的飞沫核，能长时间地游动，长距离传播。

b. 菌尘传播：物体表面的传染性物质干燥后形成带菌尘埃，通过降落在伤口上或被吸入呼吸道，引起直接或间接传播。

④生物媒介传播：如通过动物携带病原微生物而引起的生物媒介传播。

2. 医院内感染的管理

（1）建立三级监控体系：在医院感染控制管理委员会领导下，建立医院感染管理科及三级护理管理体系，即一级管理，病区护士长和兼职监控护士；二级管理，专科护士长；三级管理，护理部副主任。三级监控体系负责评估医院感染发生的危险性，及时发现，及时汇报，及时处理。

（2）健全各种制度

①管理制度，建立对患者入院、住院和出院3阶段的随时、终末和预防性消毒制度、消毒隔离制度等。

②监测制度，监测消毒剂的应用时间及效力、灭菌的效果、一次性器材等的监测。

③消毒质控标准，应在医院内建立相应制度，应符合国家卫生部门所规定的医院卫生标准。

（3）落实医院感染管理措施：控制感染源、切断传播途径、保护易感人群。主要具体措施是使医院建筑、环境及设施布局合理，有利于消毒隔离；定期检查各种规章制度落实情况，如清洁、消毒、灭菌；洗手技术、无菌技术及隔离技术；消毒灭菌效果监测；医疗污物及污水处理；合理使用抗生素等。

（4）加强医院感染学教育，明确医务人员职责。

二、清洁、消毒和灭菌

清洁：是指清除物体表面的污垢，如尘埃、油脂、分泌物。

消毒：是指清除或杀灭芽胞以外的所有病原微生物。

灭菌：杀灭物体上的所有微生物，包括细菌芽胞和真菌孢子。

（一）物理消毒灭菌方法

1. **热力消毒灭菌方法** 利用热力使微生物的蛋白质凝固、变性而导致其死亡，达到消毒灭菌的目的，是效果可靠、使用最广泛的方法。分为干热法和湿热法两种，相比之下，湿热法导热较快，需要的时间较短、温度较低。

（1）燃烧法：是一种简单、迅速、彻底的灭菌方法。常用于破伤风梭状杆菌、气性坏疽杆菌等特殊感染细菌的敷料处理；也适用于无保留价值的物品，如污染纸张、医用垃圾等的处理。急用耐高温的搪瓷类物品、金属器械时，在无其他灭菌条件时也可使用。搪瓷容器内倒入 95% 乙醇溶液，慢慢转动使乙醇分布均匀，点燃至熄灭，时间不少于 3 分钟。器械可放在火焰上烧灼 20 秒。使用燃烧法时应注意远离易爆物品，燃烧过程中不得添加乙醇，以免火焰上窜致灼伤或引发火灾。贵重器械及锐利刀剪不宜采用燃烧法，以免损坏或使锋刃变钝。

（2）干烤法：将物品置于特制的密闭烤箱内灭菌，热力传播主要依靠空气对流和介质传导。适用于高温下不易变质、损坏和蒸发的物品，如粉剂、油剂、玻璃器皿及金属制品的灭菌；灭菌时间160℃，2 小时；170℃，1 小时；180℃，30 分钟。

（3）煮沸法：适用于耐高温、耐潮湿物品，如金属、搪瓷、玻璃、橡胶等，但不能用于外科手术器械的灭菌。水沸后开始计时，5 ～ 10 分钟可杀灭细菌繁殖体，15 分钟可将多数芽胞杀灭。加入碳酸氢钠达到 1% ～ 2% 浓度时，水的沸点可达 105℃，既可增强杀菌效果，又可去污、防锈。煮沸前先将物品刷洗干净，完全浸没水中。物品体积不应超过容器的 2/3。玻璃类物品应在冷水或温水时放入；橡胶类应在水沸后放入；空腔导管应预先在腔内充满水；大小相同的碗、盆不可叠放。若中途加入物品，则应从再次水沸后重新计时。海拔每增高 300m，消毒时间延长 2 分钟。

（4）压力蒸汽灭菌法：是物理灭菌法中应用最广、效果最可靠的首选灭菌方法。利用高压高温饱和蒸汽所释放的潜热杀灭所有微生物及其芽胞。适用于耐高温、耐高压、耐潮湿的物品，如各类器械、敷料、搪瓷、玻璃制品、橡胶及溶液的灭菌，不可用于凡士林等油剂和滑石粉等粉剂。

①下排气式压力蒸汽灭菌：压力 103 ～ 137kPa、温度 121 ～ 126℃，经 15 ～ 30 分钟达灭菌效果。

②预真空压力蒸汽灭菌：灭菌前先抽出灭菌器内的冷空气，使之形成负压，再输入蒸汽。在负压作用下，蒸汽能迅速穿透物品，压力达 205kPa，温度达 132℃，维持 4 ～ 5 分钟即可达到灭菌效果。

③注意事项：灭菌物品包装大小应合适，下排气式压力蒸汽灭菌器物品包不大于30cm×30cm×25cm，预真空压力蒸汽灭菌物品包不大于 30cm×30cm×50cm。灭菌物品应合理摆放，各包之间应留有间隙，以便蒸汽穿透。盛装物品的容器应有孔，灭菌前将孔打开，使蒸汽进入。布类

物品应放在金属、搪瓷类物品之上，以免蒸汽遇冷凝成水珠，使布类受潮。随时观察，灭菌器内压力、温度达到灭菌要求时开始计时。灭菌物品冷却 30 分钟以上、干燥后方可取出。灭菌效果监测方法有物理、化学和生物 3 种，最常用的是化学监测法，最可靠的是生物监测法。

2. 辐射消毒法

（1）日光曝晒法：照射时间不少于 6 小时，定时翻动。常用于床垫、床褥、棉胎、枕芯、毛毯、衣服、书籍等物品的消毒。

（2）紫外线灯管消毒法：因其穿透力弱，主要适用于空气、物品表面和液体的消毒。能杀灭细菌繁殖体、真菌、病毒，并对芽胞有显著杀灭作用，与高效类化学消毒剂的效果相当。空气消毒首选紫外线灯管消毒法，不仅消毒效果可靠，而且可在室内有人时使用。杀菌作用最强的波段是250 ～ 270nm。空气消毒有效照射距离不超过 2m，照射时间不少于 30 分钟；物品表面消毒有效照射距离为 25 ～ 60cm，消毒时间为 20 ～ 30 分钟。消毒时注意：计时应从灯亮起后 5 ～ 7 分钟开始；适宜的室温为 20 ～ 40℃，相对湿度为 40% ～ 60%；注意眼睛和皮肤防护，嘱患者戴墨镜或用纱布遮住双眼，身体用被单遮盖；保持紫外线灯管清洁，每 2 周用无水乙醇纱布擦拭 1 次；关灯后如需重新开启，应间隔 3 ～ 4 分钟，冷却后再开。建立使用登记卡，定期监测灭菌效果，灯管使用时间超过1000 小时、强度低于 70μW/cm^2 时应更换。

（3）臭氧灭菌灯消毒法：利用臭氧的强氧化作用，杀灭细菌繁殖体、真菌、病毒，并对芽胞有显著杀灭作用，与高效类化学消毒剂的效果相当。主要用于空气、医疗污水、诊疗用水及物品表面的消毒。空气消毒要求时间不少于 15 分钟；物品表面消毒需要 60 ～ 120 分钟。臭氧对人体有毒，使用时关闭门窗，人员离开，消毒结束后 30 分钟方可进入；臭氧还可损坏物品，使金属生锈、橡胶老化、织物漂白褪色等。

3. 电离辐射灭菌法

主要是应用核素 ^{60}Co 发射的 γ 射线或电子加速器产生的 β 射线灭菌。特别适合不耐热的物品，如一次性医用塑料用品、金属、橡胶、食品、药品、精密医疗器械和生物学制品在常温下灭菌，灭菌均匀、彻底。灭菌时注意应采用机械传送物品，防止射线对人体的伤害；湿度越高，灭菌效果越好。

4. 微波消毒法

可杀灭各种微生物，包括细菌繁殖体、真菌、病毒、细菌芽胞及真菌孢子等。常用于食品、餐具的处理，医疗文件、药品及耐热非金属材料的消毒灭菌，但不能用于金属物品。优点有节能、作用快、温度低等。

5. 过滤除菌

采用生物洁净技术，可除掉空气中 0.5 ～ 5μm 的尘埃，达到洁净空气的目的。常用于烧伤病房、手术室、器官移植病房等。

（二）化学消毒灭菌方法

某些不适用于物理消毒灭菌的物品，可选用化学消毒灭菌法，如患者皮肤、黏膜、排泄物，光学仪器，锐利金属器械及周围环境消毒等。

1. 常用方法

（1）浸泡法：用于耐湿不耐热物品、器械的消毒，如锐利器械、精密仪器及化学纤维制品。

①根据消毒物品的特点选择合适的消毒剂，严格掌握药物的浓度、使用方法、消毒时间。定期更换消毒液，挥发性消毒液要加盖。

②待消毒物品必须先洗净、擦干，完全浸泡在溶液里，管腔内注满消毒液，打开器械轴节及容器的盖。

③消毒后的物品在使用前用无菌生理盐水冲洗干净，以免消毒剂刺激人体组织。

④消毒液中不能放置纱布、棉花等物，以免因吸附消毒剂而降低消毒效力。

（2）喷雾法：用喷雾器将化学消毒剂均匀地喷洒在空气中或物品表面。

（3）擦拭法：用化学消毒剂擦拭物品表面或人体皮肤、黏膜。

（4）熏蒸法：常用于手术室、换药室或病室的空气消毒及某些物品消毒。空气消毒常用纯乳酸（0.12ml/m³）、食醋（5～10ml/m³）。密闭门窗后熏蒸30～120分钟。物品消毒常用甲醛或环氧乙烷气体。

2. 化学消毒剂的分类　依照下列消毒剂在合适的浓度、有效的作用时间消毒时，可以达到的消毒效果作为消毒剂分类的依据。部分消毒剂如含氯消毒剂、过氧化氢等由于浓度等消毒条件不同，达到的消毒效果也不同。化学消毒剂的分类及消毒效果对比见表 1-10。

表1-10　化学消毒剂的分类及消毒效果对比

分类	常见消毒剂	杀灭作用	杀灭芽胞	杀灭分枝杆菌
灭菌剂	戊二醛、过氧乙酸、环氧乙烷、甲醛	一切微生物	可	可
高效类消毒剂	过氧化氢、高浓度含氯消毒剂、碘酊	细菌繁殖体、真菌、病毒	较显著	可
中效类消毒剂	碘伏、乙醇、低浓度含氯消毒剂	细菌繁殖体、真菌、病毒	不可	可
低效类消毒剂	氯己定、苯扎溴铵	细菌繁殖体、亲脂病毒	不可	不可

3. 常用化学消毒剂及其使用注意事项　见表 1-11。

（三）医院清洁、消毒、灭菌工作

1. 医院物品的危险性分类

（1）高度危险性物品：是指穿过皮肤、黏膜而进入无菌组织或器官内部的器械，或与破损的组织、皮肤、黏膜密切接触的器材或用品。如手术器械、注射器、注射的药物和液体、血液及其制品、脏器移植物、导尿管、膀胱镜等。

（2）中度危险性物品：是指仅与皮肤、黏膜接触而不进入无菌组织内部的物品。如体温计、血压计袖带、压舌板、鼻镜、耳镜、便器等。

（3）低度危险性物品：是指不进入人体、不接触黏膜，仅直接或间接与健康无损的皮肤相接触的物品，如无足够数量的病原微生物污染，一般不会致病。如毛巾、面盆、床面、衣服、被褥、口罩、听诊器、血压计等。

2. 选择消毒、灭菌方法的原则

（1）根据物品的危险性选择：高度危险性物品须采取灭菌法，清除或杀灭物体上含芽胞在内的所有微生物；中度危险性物品应达到消毒效果，采取中效或高效消毒法；低度危险性物品可选择低效消毒法或仅采取清洁处理即可。

（2）根据污染微生物的种类选择：对受到致病性芽胞、真菌孢子和抵抗力强、危险程度大的病毒污染的物品，应选用灭菌法或高效消毒法；对受到致病性细菌、真菌、亲水病毒、螺旋体、支原体、衣原体污染的物品，应选用中效以上的消毒法；对受到一般细菌和亲脂病毒污染的物品，可选用中效或低效消毒法。

（3）根据消毒物品的性质选择：耐热、耐湿物品首选压力蒸汽灭菌法；耐高温的玻璃器材、油剂类和干粉类可选用干热灭菌法；不耐热的贵重物品可选择环氧乙烷或低温甲醛熏蒸法。

表1-11 常用化学消毒剂及其使用注意事项

消毒剂	适用情况	注意事项	黏膜消毒	金属腐蚀性	漂白作用	现用现配
2%戊二醛	浸泡不耐热的金属器械和精密仪器如内镜等	加0.3%碳酸氢钠调节pH，浸泡金属器械加0.5%亚硝酸钠防锈；灭菌后无菌蒸馏水冲洗；室温下避光保存，配置好的消毒液最多可连续使用14天	不可	有	无	不需要
过氧乙酸	0.2%手消毒，0.5%餐具、体温计消毒，浸泡法；15%过氧乙酸（7ml/m³）室内空气消毒，熏蒸法；0.2%～0.5%物体表面消毒，擦拭法	有刺激性，使用时加强个人防护；高温时容易发生爆炸，应在避光、阴凉处密闭存放；现用现配，避免与碱或有机物相混合；消毒后应冲洗干净	可	有	有	需要
环氧乙烷	穿透性强，广谱杀菌，适用于不耐高温、潮湿的光学仪器、电子诊疗器械、书籍文件的灭菌	易燃、易爆，须持证上岗，应存放于阴凉通风、远离明火、静电及转动马达的环境，温度低于40℃；对人体有毒性，灭菌后须清除其残留量再使用；灭菌前清洗不可用生理盐水；不可用于饮水和食物消毒	不可	无	无	/
40%甲醛	不耐高温、对湿敏感且易腐蚀物品的表面消毒灭菌，如书籍文件等	对人体有毒性和刺激性，可致癌，不可用于室内空气消毒，使用时应注意防护	不可	无	无	不需要
含氯消毒剂	餐具、环境、水、疫源地消毒；被乙肝病毒、结核杆菌、细菌芽胞污染的物品消毒。常用的有液氯、漂白粉精、次氯酸钠及84消毒液等。含有效氯0.05%（500mg/L）的溶液浸泡10分钟可杀灭细菌繁殖体；含有效氯0.2%～0.5%（2～5g/L）的溶液浸泡30分钟可杀灭乙肝病毒、结核杆菌、细菌芽胞等	人体分泌物、排泄物消毒可按5份加含氯消毒剂干粉1份搅拌（10g/L），放置2小时以上；含氯消毒剂应保存在密闭容器内，粉剂防潮，不宜用于金属制品、有色织物及油漆家具的消毒	不可	有	有	需要
3%过氧化氢	不耐热的外科植入物、塑料用品、餐具的消毒及外科冲洗伤口（特别是厌氧菌感染）、漱口、皮肤黏膜的冲洗消毒，室内空气消毒	对皮肤、黏膜有刺激性，注意个人防护，防止溅入眼睛	可	有	有	需要

（续　表）

消毒剂	适用情况	注意事项	黏膜消毒	金属腐蚀性	漂白作用	现用现配
2%碘酊	注射、手术、穿刺部位的皮肤消毒，含有效碘18～22g/L	涂搽2次，1～3分钟后75%乙醇脱碘；含乙醇，有刺激性，不可用于黏膜及敏感部位皮肤的消毒	不可	二价金属	无	不需要
75%乙醇	皮肤、精密仪器、医疗器械的表面消毒	皮肤及物品表面消毒要求喷雾或涂搽2遍，作用3分钟；消毒体温计要求浸没30分钟；刺激性强，易燃、易爆、易挥发；不可用于医疗器械的消毒灭菌，因其不能杀灭芽胞；也不可用于黏膜及创面消毒，因刺激性较强	不可	无	无	不需要
碘伏（聚维酮碘/碘附）	外科手术前术者手和前臂、手术切口部位、注射或穿刺部位、新生儿脐带及黏膜冲洗消毒；皮肤细菌、真菌感染及阴道炎的治疗。手及皮肤消毒2～10g/L，口腔黏膜及创面消毒1000～2000mg/L，阴道黏膜及创面消毒500mg/L	皮肤消毒后无需乙醇脱碘；不可用于二价金属制品消毒；稀释后稳定性差	可	二价金属	无	需要
氯己定（洗必泰）	皮肤黏膜、创面消毒及口腔感染治疗。属胍类消毒剂，手术部位和注射部位皮肤及伤口创面：有效含量≥2g/L的氯己定乙醇溶液（70%体积比），可达到中效类消毒剂的效果；口腔、阴道或伤口创面：有效含量≥2g/L的氯己定水溶液	妇产科、泌尿外科常用；对结核杆菌无效；黏膜消毒仅限于诊疗过程中使用；氯己定是阳离子表面活性剂，不可与肥皂等同用	可	无	无	不要求
苯扎溴铵（新洁尔灭）	属季铵盐类消毒剂，皮肤消毒采用原液；环境及物品表面消毒1000～2000mg/L；黏膜消毒1000～2000mg/L	不可用于膀胱镜、眼科器械、橡胶及铝制品的消毒；苯扎溴铵是阳离子表面活性剂，不可与肥皂等同用；避免接触有机物；浸泡金属器械加入0.5%亚硝酸钠防锈	可	有	无	不要求

3. 医院日常的清洁、消毒、灭菌

（1）医院环境：医院常被患者、隐性感染者或带菌者的排出物所污染，成为感染的媒介。故医院环境的清洁、消毒、灭菌是控制感染的基础。医院环境要做到清洁，对特殊污染的地面及空间，可以用化学消毒剂喷洒。

（2）环境空气的净化及消毒：用物理、化学及生物等方法，使室内空气中的含菌量尽量减少到无尘、无菌状态，称为净化。主要的措施是控制感染源，减少人员流动；室内定时通风；湿式清扫；紫外线消毒等。遇到传染病或严重感染疾病患者可用化学消毒剂进行空气消毒。无菌药物制剂室、手术室、烧伤病房、器官移植病房等室内空气可采用生物净化法进行空气净化，此法又称层流净化法，指空气通过孔隙＜0.2μm的高效过滤器以垂直或水平两种气流呈流线状流入室内，再以等速流过房间后流出，使室内的尘埃或微生物随气流方向排出房间。（空气消毒见表1-12）。

表1-12 环境空气消毒的分类

分类	环境范围	空气菌落总数要求	空气消毒方法
Ⅰ类	层流洁净手术室、层流洁净病房、无菌药物制剂室等	≤10cfu/m³	层流通风法
Ⅱ类	普通手术室、产房、婴儿室、早产儿室、普通保护性隔离室、烧伤病区、重症监护病区等	≤200cfu/m³	低臭氧紫外线灯制备的循环风紫外线空气消毒器或静电吸附式空气消器，每小时循环风量须达到房间体积8倍以上
Ⅲ类	儿科病区、妇产科检查室、治疗室、注射室、换药室、急诊室、化验室、各类普通病区和诊室等	≤500cfu/m³	除可用Ⅱ类的消毒方法，还可应用臭氧、紫外线灯、化学消毒剂熏蒸或喷雾
Ⅳ类	传染病科及病区	—	同Ⅲ类

（3）环境和物品表面消毒：床头柜、床旁椅用醮取消毒液的抹布擦拭，2次/天；地面如无明显污染，可湿式清扫，1～2次/天；墙面不需要常规消毒。床头柜、床旁椅、地面或墙面如受病原微生物污染，可用含氯消毒剂或过氧乙酸喷洒或擦拭，也可用紫外线灯照射消毒。

（4）被服、衣物的消毒：有条件的医院可将被服、衣物集中起来，经环氧乙烷灭菌后，再送到洗衣房清洗，备用。无条件的医院，可根据不同物品采取不同方法。棉织品经洗涤后用高温消毒；床垫、棉胎、枕芯、毛毯等可用日光曝晒或紫外线消毒；感染与非感染的被服、衣物要分开清洗、消毒；工作人员的用物应单独清洗、消毒。

（5）皮肤与黏膜的消毒：医务人员要加强手的清洗、消毒，可有效避免交叉感染。患者皮肤与黏膜的消毒可根据不同部位和需要选择消毒剂。

（6）预防性与疫源性消毒：预防性消毒指在未发现感染性疾病的情况下，对可能被病原性微生物污染的环境、物品、人体等进行消毒及对粪便及污染物的无害化处理。疫源性消毒指在有感染源的情况下进行的随时消毒和终末消毒。随时消毒直接在患者或带菌者周围进行，随时杀灭或清除感染源排出的病原微生物，如接触患者及污染物后的洗手和手的消毒等；终末消毒指感染源出院或死亡后对隔离病室的消毒，杀灭感染源患者遗留下来的病原微生物，如病室内用熏蒸法消毒。

（7）器械、物品的清洁、消毒、灭菌：凡是受到感染患者的血液污染的器械和物品、排泄物、分泌物等，应先预消毒，清洗，再根据物品污染后危险性种类，选择合理的消毒、灭菌方法进行消毒灭菌。

三、手的清洗与消毒法

1. **洗手**　用清洁剂和流动水洗手，去除手部皮肤污垢、皮屑和部分致病菌的过程。

（1）掌心相对，手指并拢，相互揉搓。

（2）掌心对掌背，双手交叉，指缝相互揉搓。

（3）掌心相对，双手交叉，指缝相互揉搓。

（4）一手握拳，在另一手掌心旋转揉搓。

（5）一手握另一手拇指，旋转揉搓。

（6）五指指尖并拢，在另一手掌心旋转揉搓。

（7）一手旋转揉搓另一手的手腕。

（8）每个部位至少揉搓 10 次，揉搓双手不少于 15 秒。

（9）洗手时身体与洗手池保持一定距离，避免隔离衣污染水池及水溅湿工作服。

（10）流水冲洗双手时注意指尖向下，腕部低于肘部，使水从肘部流向指尖。

2. **刷手**　用手刷蘸清洁剂，按前臂、腕部、手背、手掌、手指、指缝到指甲的顺序，彻底刷洗，流水冲净。每只手刷 30 秒，两遍共刷 2 分钟。刷洗范围应超过被污染范围。

3. **卫生手消毒**　医务人员用速干手消毒剂揉搓双手，以减少手部暂居菌的过程。

（1）取速干手消毒剂于掌心，均匀涂抹至整个手掌、手背、手指和指缝，必要时增加手腕及腕上 10cm。

（2）揉搓时间至少 15 秒，自然干燥。

4. **外科手消毒**　外科手术前医务人员先用清洁剂和流动水洗手，再用具有持续抗菌活性的手消毒剂清除或杀灭手部暂居菌和减少常居菌的过程。

（1）用清洁剂揉搓并刷洗双手、前臂和上臂下 1/3，特别注意清洁指甲下和皮肤皱褶处。

（2）流水冲洗，始终保持双手位于胸前并高于肘部，使水由手部流向肘部。

（3）擦干手，涂抹消毒剂，直至消毒剂干燥。

四、无菌技术

1. **概念**　无菌技术是指在医疗、护理操作过程中，防止一切微生物侵入人体和防止无菌物品、无菌区域被污染的操作技术。

2. **操作原则**

（1）操作环境清洁宽敞，定期消毒；无菌操作前 30 分钟停止清扫，减少走动。室内环境要求低于 24℃。

（2）工作人员应着装整洁、修剪指甲、洗手、戴口罩。

（3）无菌物品管理规范有序，标识清楚，按失效期先后顺序摆放、取用。不同包装无菌物品的有效期一般是：纺织品包装材料 7 ～ 14 天，一次性纸袋包装 1 个月，一次性医用皱纹纸、纸塑袋等包装为 6 个月。

（4）正确取用无菌物品，无菌物品仅可使用无菌持物钳取用，一经取出，即使未用也不可放回。

（5）操作过程中注意无菌原则。一套无菌物品仅供给一位患者使用，防止交叉感染。

3. **无菌持物钳使用法**　用于取放和传递无菌物品。有三叉钳、卵圆钳、长镊子和短镊子 4 种。

（1）每个无菌容器内只放一把无菌持物钳。

（2）临床主要使用干燥保存法，即盛放无菌持物钳的无菌干罐保存在无菌包内，使用前开包。如浸泡在盛有消毒液的消毒容器内，消毒液面应浸没无菌持物钳轴节上 2～3cm 或镊子的 1/2 处，持物钳轴节松开。

（3）取钳时手持无菌持物钳上 1/3 处，闭合钳端，将钳移至容器中央，垂直取出，不可触及液面以上的容器内壁或边缘。

（4）使用时始终保持钳端向下，在腰部以上视线范围内移动，不可倒转向上，防止消毒液倒流污染钳端。

（5）使用后闭合钳端，快速垂直放回容器中。

（6）如需到远处夹取无菌物品，应将无菌持物钳与容器一同搬移，就地取出使用，防止无菌持物钳在空气中暴露过久而被污染。

（7）无菌持物钳不可夹取油纱布或换药、消毒皮肤。如有污染或可疑污染应重新灭菌。

（8）采用干燥法保存的无菌持物钳，每 4 小时更换 1 次。采用消毒液浸泡法保存时，无菌持物钳及其浸泡容器每周清洁、灭菌 2 次，同时更换消毒液。使用频率高的门诊换药室、注射室、手术室等，无菌持物钳应每天清洁、灭菌。

4．无菌容器使用法　无菌容器用于盛放无菌物品并保持其无菌。

（1）打开容器盖，平移离开容器上方，内面翻转向上置于稳妥处或拿在手中。注意手不可触及容器盖的边缘及内面，容器盖不可在容器的垂直上方翻转。

（2）用无菌持物钳从无菌容器内垂直夹取无菌物品。注意无菌持物钳及物品均不可触及无菌容器边缘。

（3）取物后立即将容器盖翻转，内面向下，由近向远、由一侧盖向另一侧，盖严。

（4）手持无菌容器时，应托住容器底部，手指不可触及其边缘及内面。

（5）无菌容器一经打开，使用的有效期为 24 小时。

5．取用无菌溶液法　将无菌溶液倒入无菌容器内，供无菌操作使用。

（1）擦净瓶体灰尘，核对瓶签上的药名、浓度、剂量、有效期，检查瓶盖有无松动、瓶身有无裂缝，确定溶液有无浑浊、变色、沉淀或絮状物。

（2）撬开瓶盖，消毒瓶塞，待干后盖无菌纱布，打开瓶塞。注意手不可触及瓶口及瓶塞内面。

（3）手握溶液瓶的标签侧，先倒出少量溶液于弯盘内，冲洗瓶口，再由原处倒出所需溶液于无菌容器中。

（4）倒液后立即盖好瓶塞，必要时消毒后盖好。

（5）在瓶签处注明开瓶日期和时间，已开启的无菌溶液有效期为 24 小时，余液只可用于清洁操作。

（6）任何物品均不可直接伸入无菌溶液瓶中蘸取溶液。已经倒出的溶液不可再倒回瓶内。

6．无菌包使用法　使无菌包内的无菌物品在一定时间内保持无菌状态，供无菌操作用。

（1）灭菌前包扎无菌包，包外标明物品名称和灭菌日期，粘贴化学指示胶带。

（2）使用时取出无菌包，先查看名称、灭菌日期、化学指示胶带的颜色，有无潮湿和破损。

（3）在清洁、干燥平面上松解、打开无菌包。注意手不可触及无菌包布内面，取无菌物品时不可横跨无菌区。

（4）取出包内全部物品时，将包托在手上，另一手打开包布四角并捏住，稳妥地将包内物品放入无菌区域内。投放时，手托住包布使无菌面朝向无菌区域。

（5）取出包内部分物品时，用无菌持物钳夹取出所需物品，再按原折痕依次包盖，注明开包日期及时间。

（6）无菌包应定期灭菌，有效期为 7 天；已开包未被污染的无菌包，包内物品的有效期为 24 小时。

（7）无菌包被打湿或包内物品被污染应重新灭菌。

7. 铺无菌盘法　将无菌巾铺在清洁、干燥的治疗盘内，放置无菌物品。

（1）双手捏住治疗巾一边外面两角，轻轻抖开，双折平铺于治疗盘上，将上层呈折扇状折至对侧，开口向外，无菌面向上，使治疗巾内面形成无菌区。

（2）放入无菌物品后，双手捏住上层治疗巾外面两角，将无菌巾拉平盖于无菌物品上，上下两层边缘对齐，开口处向上翻折两次，两侧边缘分别向下翻折一次。

（3）注意操作时手不可触及无菌巾内面，铺好的无菌盘防潮湿、污染，有效时间不超过 4 小时。

8. 戴脱无菌手套法　戴无菌手套，保持无菌物品不被污染，保护患者，防止感染。

（1）检查并核对手套的号码、灭菌日期及包装是否干燥、完整。

（2）用一手拇指和食指同时捏住两只手套的反折部分（手套内面），取出手套，先戴一只手，再用已戴好手套的手指插入另一只手套的反折内面（手套外面），戴上另一只手。

（3）手套的外面为无菌区，已戴手套的手不可触及未戴手套的手及另一只手套的内面。

（4）戴好无菌手套后的手应始终保持在腰部以上视线范围内。

（5）脱下手套时，用戴手套的手捏住另一只手套的套口外面翻转脱下，已脱下手套的手指再插入另一只手套内，捏住内面将手套翻转脱下。勿使手套的外面（已被污染）接触到皮肤。脱手套后应洗手。

（6）如发现手套破损或可疑污染，应立即更换。

五、隔 离 技 术

隔离是指采用各种方法、技术，防止病原体从患者及携带者传播给他人的措施。通过隔离将传染源安置在指定地点，暂时避免与周围人群接触，防止病原体扩散；对高度易感人群采取保护性隔离措施，防止被感染。

1. 隔离区域划分

（1）清洁区：是指不易受到患者血液、体液和病原微生物等物质污染，且传染病患者不应进入的区域。包括医务人员的值班室、卫生间、男女更衣室、浴室以及储物间、配餐间等。

（2）潜在污染区：也称半污染区，是指位于清洁区与污染区之间，有可能被患者血液、体液和病原微生物等物质污染的区域。包括医务人员的办公室、治疗室、护士站、患者用后的物品和医疗器械等的处理室、化验室、内走廊等。

（3）污染区：是指传染病患者和疑似传染病患者接受诊疗的区域，也包括被其血液、体液、分泌物、排泄物污染的物品暂存和处理的场所。包括病室、患者卫生间及浴室、处置室、污物间、外走廊以及患者入院和出院处理室等。

（4）两通道：是指进行呼吸道传染病诊治的病区中的医务人员通道和患者通道。医务人员通道、出入口设在清洁区一端，患者通道、出入口设在污染区一端。

（5）缓冲间：是指进行呼吸道传染病诊治的病区中，清洁区与潜在污染区之间、潜在污染区与污染区之间设立的两侧均有门的小室，是医务人员的准备间。

（6）负压病区（房）：通过特殊通风装置，使病区（房）的空气按照由清洁区向污染区的方向流动，使病区（房）内的压力低于室外压力。排出的空气需经处理，确保对环境无害。

2. 隔离管理与消毒原则

（1）传染病患者或可疑传染病患者应安置在单人隔离病室；条件受限的医院，同种传染病患者可安排在一个病室。

（2）隔离病室应有不同颜色的隔离标志，以提示不同性质的隔离。黄色为严密隔离，橙色为接触隔离，蓝色为呼吸道隔离，灰色为抗酸杆菌（结核病）隔离，棕色为肠道隔离，绿色为引流／分泌物隔离，粉红色为血液体液隔离。

（3）隔离病室门口设有浸消毒液的脚垫、泡手的消毒液、挂隔离衣用的悬挂架。

（4）工作人员进入隔离单位必须戴口罩、帽子，穿隔离衣。

（5）各种治疗、护理工作应有计划并集中操作，以减少穿脱隔离衣的次数。

（6）穿隔离衣后不得进入清洁区，只允许在规定区域内活动。

（7）接触患者或污染物品后必须消毒双手。

（8）病室空气用紫外线照射或消毒液喷雾消毒，每天 1 次；每天晨间护理后，用消毒溶液擦拭病床及床旁桌椅。

（9）患者接触过的血压计、体温计等应按规定消毒，患者的衣物、票证、书籍等须严格消毒后方可带出病区，患者的呕吐物、分泌物、排泄物须经消毒处理后方可排放。

（10）严格执行探视和陪伴制度，探陪人员进出隔离区域应根据隔离种类采取相应的隔离消毒措施。

（11）患者的传染性分泌物经 3 次培养结果均为阴性或确定已度过隔离期，经医生下达医嘱方可解除隔离。

（12）患者终末消毒处理：患者出院或转科，应洗澡、更换清洁衣服后方可离开；患者死亡后，需用消毒液擦拭尸体，以消毒棉球堵塞孔道。

（13）病室终末消毒处理：患者出院或死亡后，将被服放入污衣袋，关闭病室门窗，打开床头桌，摊开棉被，竖起床垫，用消毒液熏蒸或紫外线照射消毒；消毒后打开门窗，用消毒溶液擦拭家具、地面。

3. 口罩使用法

（1）医务人员先洗手，再戴或摘口罩，不可用污染的手触碰口罩。

（2）口罩应罩住口、鼻及下颌，确保不漏气。

（3）佩戴医用防护口罩进入工作区域前，应进行密合性检查。

（4）口罩使用后及时取下，不可挂在胸前。

（5）洗手后摘口罩，仅用手捏住口罩的系带丢至医疗废物容器内，手不可触碰污染面。

（6）纱布口罩应保持清洁，每天更换。医用防护口罩每 6～8 小时更换，一次性口罩每 4 小时更换。口罩潮湿或受到污染后，应立即更换。接触严密隔离的患者，口罩应每次更换。

4. 穿脱隔离衣法

（1）穿隔离衣：手持衣领取下隔离衣，使清洁面朝向自己，分别将两衣袖穿好；两手由前向后顺衣领在后扣好领口，注意隔离衣袖口勿触及面部、衣领及工作帽；系好袖口，此时手已有污染，不可再触及衣领以上及隔离衣内面；双手在背后将边缘对齐，系好腰带。

（2）脱隔离衣：先解开腰带，在前面打一活结；解开两袖口，上拉隔离衣及其内的工作服至肘部，暴露双手，消毒；再用清洁的双手解开领扣；一手伸入对侧袖口内面，下拉衣袖过手，再由被隔离衣袖遮住的手抓住对侧衣袖外面，下拉对侧衣袖过手，脱下隔离衣，双手不可触及隔离衣的外面。

（3）注意事项

①隔离衣应无破损，系带领扣齐全，长短以遮住工作服为宜。

②消毒手时不可沾湿隔离衣，隔离衣也不得触及其他物品。

③离开病室前，应脱下隔离衣。

④穿隔离衣后不得进入清洁区，双臂保持在腰部以上视线范围内，避免接触清洁物品。

⑤隔离衣应每天更换、清洗和消毒，如有潮湿或污染应立即更换。

⑥隔离衣应按要求悬挂，使用过的隔离衣不可挂在清洁区；如挂在半污染区，清洁面应向外；如挂在污染区，污染面应向外。

⑦不再穿的隔离衣，脱下后清洁面向外，卷好后投入污衣袋内清洗消毒。一次性隔离衣使用后应按医疗废物管理要求进行处置。

5. 避污纸使用法　用清洁的手拿取污染物品或污染的手拿取清洁物品，均可使用避污纸，防止手或物品被污染。取避污纸时应从页面抓取，不可掀页撕取；用后弃于污物桶内，定时焚烧。

六、传染病隔离的种类

传染病隔离的种类及其特点对比见表1-13。

1. 严密隔离　适用于经飞沫、空气、分泌物、排泄物直接或间接传播的鼠疫、霍乱、肺炭疽、重症急性呼吸综合征（SARS，传染性非典型肺炎）等甲类或传染性极强的乙类传染病。

（1）设专用隔离病室，患者住单间病室，关闭门窗，病室采用单向负压通风，病室外挂有明显标志，禁止陪伴和探视，禁止患者离开病室。

（2）医护人员进入病室应戴口罩、帽子，穿隔离衣或防护服、隔离鞋，戴手套。

（3）患者的分泌物、呕吐物及排泄物须经严格消毒处理。污染敷料装袋、标记后焚烧。

（4）室内空气、地面及2m以下的墙壁、家具采用喷洒消毒液或紫外线照射消毒，每天1次。

2. 接触隔离　适用于经体表或伤口直接或间接接触而感染的疾病，如破伤风、丹毒、气性坏疽、狂犬病、铜绿假单胞菌感染等。

（1）同类患者可同住一室。

（2）医护人员进入病室应戴口罩、帽子，穿隔离衣、隔离鞋，戴手套。

（3）医护人员的手或皮肤有破损者应避免接触患者，必要时戴双层手套。

（4）使用过的衣服、被单及医疗器械均应严格消毒，污染敷料装袋、标记后焚烧。

3. 呼吸道隔离　适用于通过空气（病原微粒子≤5μm）、飞沫（病原微粒子＞5μm）传播的感染性疾病，如经空气传播的开放性肺结核、麻疹、水痘及经飞沫传播的流行性脑脊髓膜炎、百日咳、流行性腮腺炎、流行性感冒等。

（1）同类患者可居住一病室，但不可相互借用物品。

（2）关闭门窗，病室采用单向负压通风，病室外挂有明显标志。

（3）医护人员进入病室时应戴口罩、帽子，穿隔离衣，戴手套。

（4）为患者准备专用的痰杯，口鼻分泌物需经消毒处理后方可排放。

（5）室内空气采用喷洒消毒液或紫外线照射消毒，每天1次。

（6）患者家属不可随意探视，探视时应做好防护。

（7）限制患者离开病房。

4. 肠道隔离　适用于通过粪便、消化道分泌物直接或间接传播的疾病：如细菌性痢疾、伤寒、病毒性肠炎、甲型肝炎、戊型肝炎、脊髓灰质炎等。

（1）同类患者可同住一室，但应做好床旁隔离，患者之间不可相互交换物品。

（2）医护人员接触患者时穿隔离衣，换鞋，戴手套。

（3）患者的餐具、便器严格消毒处理，排泄物、呕吐物及吃剩下的食物经消毒处理后方可倒掉。

（4）地面喷洒消毒液，室内杀灭苍蝇和蟑螂。

表1-13　传染病隔离的种类及其特点对比

	严密隔离	呼吸道隔离	接触隔离	肠道隔离	血液-体液隔离
适用情况	经飞沫、空气、分泌物、排泄物直接、间接传播的甲类或传染性极强的乙类传染病	通过空气、飞沫传播的传染性疾病	经体表、伤口直接或间接接触而传染的疾病	患者的排泄物直接或间接污染食物、水源引起传染的疾病	直接或间接接触血液、体液而传染的疾病
常见疾病	霍乱、鼠疫、传染性非典型肺炎（SARS）、肺炭疽	开放性肺结核、麻疹、水痘；流行性脑脊髓膜炎、百日咳、腮腺炎、流行性感冒	破伤风、丹毒、气性坏疽、狂犬病	伤寒、细菌性痢疾、病毒性肠炎、甲肝、戊肝、脊髓灰质炎	乙肝、丙肝、艾滋病、梅毒
隔离室要求	专用单间隔离病室，门外挂有明显隔离标志	同类患者可共一室，不可相互借用物品	同类患者可共一室，做好床旁隔离	同类患者共一室，做好床旁隔离，杀灭苍蝇和蟑螂	同类患者可共一室，室内应有防蚊虫、防虱虱措施
负压通风及关闭门窗	需要	需要	不需要	不需要	不需要
空气消毒	喷洒消毒液或紫外线照射，每天1次	喷洒消毒液或紫外线照射，每天1次	必要时	必要时	必要时
家具、地面消毒	每天1次	必要时	必要时	必要时	随时
陪伴、探视	禁止	不可随意，做好防护	原则上禁止，做好防护	必要时	必要时
患者离开病房	禁止	限制	限制	无特别要求	无特别要求
隔离衣	进入即穿隔离衣甚至防护服	进入即穿隔离衣	进入即穿隔离衣	接触患者时穿隔离衣	无须穿隔离衣，需戴手套
手套/口罩	进入需戴手套和口罩	进入需戴手套和口罩	进入需戴手套和口罩	戴手套	接触血液、体液戴手套或护目镜
污物处理	污染敷料装袋标记后焚烧	口鼻分泌物需经消毒处理后方可排放	污染敷料装袋标记后焚烧	餐具、便器严格消毒，排泄物、呕吐物经消毒后倒掉	被服、换药器械先灭菌，再进行清洁消毒灭菌

5. **血液－体液隔离**　适用于乙型肝炎、丙型肝炎、艾滋病、梅毒等通过直接或间接接触血液、体液传播的疾病。

（1）同类患者可同住一病室，隔离室内应有防蚊虫、防虱蚤措施。病室外挂有明显标志。

（2）护士接触患者的血液、体液、分泌物、排泄物时，应戴手套；离开隔离病室前摘除手套、洗手、手消毒。手上有伤口应戴双层手套。

（3）有可能出现血液、体液飞溅时，应戴护目镜。防止锐器伤。

（4）患者的被服、换药器械等均应先灭菌，再进行清洁、消毒、灭菌。

（5）患者用过的注射器、输液器、吸痰管、棉签、敷料等一次性用物放入医疗废物袋内，针头及尖锐物品放入耐刺、无渗漏的锐器盒，袋口密封，贴"医疗废弃物"标识后，由专人按要求收集，送医疗废物处置中心集中处理。

（6）防止锐器伤禁止以下危险行为：双手分离污染的针头和注射器，或双手回套针头帽；用手直接接触使用过的针头、刀片；用手折弯或弄直针头；手术中用手直接传递锐器；徒手携带裸露针头等锐器物；消毒浸泡针头；直接接触医疗废物等。

（7）加强物体表面的清洁和消毒，床栏杆、床旁桌椅、洗脸池、门把手等定期消毒，必要时进行空气消毒。

（8）地面或室内物品表面如被血液、体液污染，应立即用含氯消毒剂清洗消毒。

6. **昆虫隔离**　适用于预防以昆虫为媒介而传播的疾病，如流行性乙型脑炎、登革热、流行性出血热、疟疾、斑疹伤寒、回归热等。病室内应有完善的防蚊、防鼠措施，如悬挂蚊帐。

7. **保护性隔离**　又称为反向隔离，是基于保护易感人群的隔离。适用于抵抗力特别低下的患者，如血液病、大面积烧伤、器官移植、艾滋病、早产儿等。病室内空气应保持正压通风，地面、家具应进行严格消毒。医护人员进入病室时均应穿戴灭菌后的隔离衣、帽子、口罩、手套及拖鞋，未经消毒处理的物品不得带入病室。禁止入室探视，特殊情况必须探视者应采取相应的隔离措施。

第十三节　给　药

一、给药的基本知识

1. **药物的领取**　护士凭医生处方领药。病区的常用药物由专人负责，根据消耗量定期到药房领取、补充。贵重药物和特殊药物由医生开具处方，护士凭处方领药。剧毒药和麻醉药应凭医生处方和空安瓿领取。

2. **药物的保管原则**

（1）分类放置：按内服、外用、注射、剧毒等分类放置，按有效期先后顺序排列和有计划地使用。

（2）标签清晰：根据有效期先后顺序有计划地使用。麻醉药、剧毒药及贵重药物专人负责，加锁保管，班班交接。内服药贴蓝标签，外用药贴红标签，剧毒药和麻醉药贴黑标签。标签字迹清晰，注明中、外文对照药名、剂量、浓度及规格。

（3）定期检查：无标签或标签模糊、超过有效期，或有浑浊、沉淀、变色、发霉、潮解、异味的药物，均不可使用。

（4）根据性质保管药物

①易氧化和遇光变质：氨茶碱、维生素C、盐酸肾上腺素、硝酸甘油、硝普钠、碘酊、碘伏等药物，应避光、密闭保存，注射用针剂放入用黑纸遮盖的盒内。

②易挥发、潮解、风化：乙醇、过氧乙酸、酵母片、糖衣片等药物，装在密闭瓶内，拧紧瓶盖。

③易被热破坏：疫苗、抗毒血清、白蛋白等生物制品及胰岛素注射液、青霉素皮试液等药物，放入2～10℃冰箱保存。

④易燃烧、爆炸：环氧乙烷、乙醇、乙醚等药物，远离明火，置于阴凉低温处。

3．药疗原则

（1）遵医嘱给药：给药是非独立的护理操作，护士必须严格遵医嘱执行，不得擅自更改。但也不可盲目执行，如有疑问，应向医生核实清楚后才能给药。给药的常用外文缩写及中文译意见表1-14。

表1-14　给药的常用外文缩写及中文译意

外文缩写	中文译意及具体给药时间	外文缩写	中文译意	外文缩写	中文译意
qm	每晨1次，6:00	q3h	每3小时一次	am	上午
qn	每晚1次，20:00	qod	隔日一次	pm	下午
qd	每日1次，8:00	biw	每周2次	12n	中午12时
bid	每日2次，8:00/16:00	ac	餐前	12mn	午夜12时
tid	每日3次，8:00/12:00/16:00	pc	餐后	PO	口服
qid	每日4次，8:00/12:00/16:00/20:00	hs	临睡前	ID	皮内注射
q2h	每2小时一次，6:00/8:00/10:00⋯⋯	st	立即	H	皮下注射
q4h	每4小时一次，8:00/12:00/16:00⋯⋯	DC	停止	IM或im	肌内注射
q6h	每6小时一次，8:00/14:00/20:00/02:00	prn	需要时（长期）	IV或iv	静脉注射
qh	每1小时一次	sos	需要时（限用1次，12小时内有效）	iv drip	静脉滴注

（2）查对制度

①"三查七对"。"三查"指操作前、操作中、操作后；"七对"是对床号、姓名、药名、浓度、剂量、用法和时间。

②检查药物的质量，确保药物不变质并在有效期内。

（3）五准确：将准确的药物，按照准确的剂量，用准确的方法，在准确的时间，给予准确的患者。

（4）对易导致过敏反应的药物，按要求做过敏试验，结果阴性方可使用。

（5）两种以上药物配伍使用时，注意药物的配伍禁忌。

（6）备好的药物及时使用，避免久置受到污染或药效降低。

（7）用药后应注意监测患者的病情变化，评估用药效果，及时发现不良反应，做好记录。

（8）根据药物性质给予相应的用药指导，提高患者合理用药的能力。

（9）发现给药错误，应立即报告护士长和医生，协助医生做紧急处理，并检讨错误原因。

4．给药途径 分为消化道给药（口服、舌下、直肠）、注射给药（肌内、皮下、静脉、动脉）、呼吸道吸入给药及皮肤外敷用药。

（1）药物吸收速度：除静脉和动脉注射药物直接进入血液循环，其他给药途径均存在逐步吸收进入血液循环的过程，由快至慢的顺序为：吸入＞舌下含服＞肌内注射＞皮下注射＞直肠黏膜＞口服＞皮肤外敷。

（2）给药途径与药效：同一种药物经过不同的途径给药，可产生完全不同的药效。如硫酸镁口服的作用为导泻、利胆，外用湿敷为消炎、消肿，而注射给药则为镇静、降压。

5．给药次数和间隔时间 取决于药物的半衰期，以维持血液中药物的有效浓度，发挥最大的药效而不至于引起毒性反应。

二、口服给药法

1．特点 是最常用的给药方法，方便、较安全。但因吸收较慢，不适用于急救时及意识不清、呕吐频繁、禁食等患者。

2．配药

（1）先备固体药，再备水剂或油剂药。配好一位患者的药之后再配下一个患者的。

（2）药片或胶囊等固体药用药匙取出，同一患者服用的多种固体药可放入同一药杯内。粉剂或含化药用纸包好，放入药杯中。

（3）水剂药摇匀，以量杯量取，同时服用多种药液应倒入不同的药杯中。一手持量杯，拇指置于所需药液量的刻度，并与视线平齐；另一手持药瓶，瓶签向上，倒药液至药杯中。倒毕，以湿纱布擦净瓶口。更换药液时，应洗净量杯再用。

（4）油剂或药液不足 1ml 时，用滴管吸取，滴于事先加入少量温开水的药杯中，以免附壁，从而减少药量损失。15 滴约等于 1ml。

3．发药

（1）按规定时间发药，发药前由另一名护士核对。

（2）发药时呼唤患者名字，得到准确应答后方可发药。

（3）同一患者的药物应一次取出，以免错漏。协助患者服药，目视服下后方可离开。一次不可同时为两位患者取药，以免发生差错。

（4）病情较重的患者应喂服，鼻饲患者须将药片研碎、溶解后用注射器从胃管内灌入。

（5）因特殊检查或手术禁食者，暂不发药，做好交班。发药时如患者不在病房，应暂缓发药，带回保管，适时再发或进行交班。

（6）发药时注意倾听患者意见，如患者提出疑问，应重新核对，给予解释，确认无误后再给患者服下。更换药物或停药应告知患者。

（7）服药后收回药杯，先浸泡消毒，再冲洗清洁；一次性药杯集中消毒后销毁。

（8）注意观察患者的药物疗效和不良反应，如有异常，应通知医生处理。

4．特殊用药指导

（1）止咳糖浆对呼吸道有安抚作用，同时服用多种药物时，最后服用止咳糖浆，服后不饮水，以免冲淡药液。

（2）健胃药（如健胃消食片）应在餐前服，以促进消化液分泌，增加食欲。助消化药及对胃黏膜有刺激性的药餐后服，以减少刺激。

（3）服磺胺类药物后，应多饮水，避免尿少时析出结晶，堵塞肾小管。

（4）抗生素类药物应准时给药，以维持药物在血液中的有效浓度。

（5）对牙齿有腐蚀性或染色作用的药物如酸剂、铁剂、铋剂，避免与牙齿接触，用吸水管吸入。

（6）服用缓释片、肠溶片、胶囊应吞服，不可咀嚼。

三、雾化吸入法

用雾化装置将药液变成细微的气雾，经口、鼻吸入，以达到湿化呼吸道、减轻呼吸道炎症和水肿、解除支气管痉挛、镇咳及祛痰、治疗肺癌等作用。

1. 雾化吸入法常用药物

（1）稀释痰液：α-糜蛋白酶、乙酰半胱氨酸（痰易净）。

（2）抗感染：庆大霉素、卡那霉素。

（3）解除支气管痉挛：氨茶碱、沙丁胺醇。

（4）减轻呼吸道黏膜水肿：地塞米松。

2. 超声雾化吸入法

（1）作用原理：超声波发生器输出的能量透过雾化罐底部的透声膜，作用于罐内药液，破坏液体表面张力，使其成为微细雾滴，通过螺纹管随患者深而慢的吸气进入呼吸道。

（2）作用特点：雾滴小而均匀，直径 5μm 以下，药液可随深而慢的呼吸达到肺泡。

（3）操作方法

①水槽内加冷蒸馏水约 250ml，液面 3cm，应浸没雾化罐底的透声膜。将药液稀释至 30～50ml 倒入雾化罐。

②接通电源，开电源开关，预热 3～5 分钟，调整定时器至所需时间（一般为 15～20 分钟），打开雾化开关，调节雾量。

③将口含嘴放入患者口中，嘱患者紧闭口唇深吸气。

④雾化治疗结束后，取下口含嘴，先关雾化开关，再关电源开关。

⑤倒掉水槽内水并擦干，雾化罐、口含嘴及螺纹管浸泡消毒 1 小时，洗净晾干备用。

（4）注意事项

①水槽和雾化罐中不可加入温水或热水。

②水槽内的蒸馏水量应足够，无水时不可开机。

③水温超过 50℃时，应关机更换冷蒸馏水，以免损坏雾化器。

④晶体换能器和透声膜质脆易碎，操作及清洗过程中应注意动作轻柔，防止损坏。

⑤需要向雾化罐内添加药液时，可直接从小孔注入，不必关机。

⑥需连续使用时，中间应间隔 30 分钟。

3. 氧气雾化吸入法

（1）作用原理：高速氧气气流通过毛细管时产生负压，将药液吸出后又被高速气流撞击形成雾状，随吸气进入患者呼吸道。

（2）操作方法

①将雾化器与氧气装置连接好，调节氧流量 6～8L/min。

②嘱患者手持雾化器，将吸嘴放入口中，紧闭口唇深吸气，屏气 1～2 秒，再经鼻呼气。

（3）注意事项

①氧气湿化瓶内不盛水，以免湿化瓶内的液体使药液稀释。

②注意用氧安全，严禁接触烟火和易燃品。

4. 手压式雾化器雾化吸入法

（1）作用原理：手压雾化器顶部，利用腔内形成的高压，使药液形成气雾从喷嘴喷出。

（2）操作方法及注意事项：将雾化器倒置，接口端放入双唇间，深吸气时按压气雾瓶顶部使之喷药，屏气（最好坚持 10 秒左右）后呼气。每次喷药 1 ～ 2 次，两次治疗间隔 3 ～ 4 小时。

四、注射给药法

注射给药法是将无菌药液或生物制品注入体内的方法。

1. 注射原则

（1）严格执行"三查七对"：药物如有变质、沉淀、瓶盖松动、安瓿裂痕，均不可使用。

（2）严格遵守无菌原则：注射前必须洗手、戴口罩，消毒注射部位，保持无菌。

（3）严格执行消毒隔离：注射物品一人一套，避免交叉感染。使用之后不可随意丢弃。

（4）选择合适的注射器和针头：根据注射方法、药液量、黏稠度和刺激性的强弱选择。

（5）选择合适的注射部位：避开神经和血管（动脉、静脉注射法除外），不能在化脓感染、硬结、瘢痕及患皮肤病处进针。

（6）注射药物现用现配：以防药物效价降低或污染。

（7）注射前排尽空气：以防空气进入血管内形成空气栓塞。

（8）掌握合适的进针角度和深度。

（9）注射前抽回血：动脉、静脉注射必须见回血方可注入药液。皮下、肌内注射须抽吸无回血方可注入药液。

（10）掌握无痛注射技术：做好患者的解释工作，分散其注意力。取合适体位，放松肌肉。注射做到两快一慢加均匀，即进针快、拔针快、推药缓慢而均匀。同时注射几种药液时，刺激性弱的药物先注射，刺激性强的药物后注射。注射刺激性较强的药物时，针头宜粗长，且进针要深。

（11）操作中应加强与患者的沟通，观察患者的反应，以发现不适，及时处理。

2. 注射用物

（1）基础注射盘：皮肤消毒液（0.5% 碘伏或 2% 碘酊和 75% 乙醇）、无菌持物镊、砂轮、无菌棉签、止血带、海绵垫、弯盘等。

（2）注射器及针头：注射器由空筒和活塞两部分组成。其中空筒内壁、乳头、活塞须保持无菌，不得用手触碰。针头由针尖、针梗、针栓三部分组成，除针栓外壁以外，其余部分须保持无菌，不得用手接触。

3. 药液抽吸法

（1）自安瓿内吸取药液法：轻弹安瓿顶端，将药液弹至体部，消毒安瓿颈部，用消毒砂轮在颈部划一锯痕，折断安瓿。调整针头斜面插入液面下吸取药液。抽取药液后将针头垂直向上，使气泡集中在乳头，轻推活塞，排出空气。将空安瓿套于针梗备用。

（2）自密封瓶内吸取药液法：用启瓶器去除铝盖中心部分，消毒瓶塞，待干，向瓶内注入与所需药液等量的空气，使瓶内压力增加，便于吸药。倒转药瓶，将针头插入液面下吸取药液。吸取结晶、粉剂或油剂药物时，用生理盐水或专用溶媒将结晶或粉剂充分溶解后吸取。吸取混悬液及油剂（如黄体酮注射液）时应选用较粗的针头。如油剂黏稠，可用双手对搓药瓶加温。

4. **常规皮肤消毒法** 棉签蘸 0.5% 碘伏，以注射点为中心，由内向外螺旋式涂搽 2 遍，涂搽直径＞5cm。或者使用 2% 碘酊同法涂搽 1 遍，约 20 秒待干后用 75% 乙醇同法脱碘 2 遍，乙醇干后方可注射。

5. **皮内注射法（ID）** 将少量无菌药液注入表皮和真皮之间的方法。见表 1-15。

（1）操作方法：针尖斜面向上，完全进入皮内后，放平注射器，注入 0.1ml 药液，使皮丘隆起呈半球状，局部皮肤变白，毛孔显露。注射完毕迅速拔出针。

（2）注意事项

①皮试需备 0.1% 盐酸肾上腺素。如患者对注射药物有过敏史，不可做皮试。

②忌用碘剂消毒皮肤，以免影响对局部反应的观察。

③嘱患者勿按揉局部，以免影响结果的观察，20 分钟后观察局部反应，做出判断。

6. **皮下注射法（H）**

（1）操作方法：左手绷紧注射部位皮肤，右手持注射器快速刺入皮下。见表 1-15。

（2）注意事项

①需要经常注射的患者，应建立输液交替注射计划。

②药液量不足 1ml 时，用 1ml 注射器吸药，保证药物剂量准确无误。

③刺激性强的药物不适合皮下注射。

7. **肌内注射法（IM）**

（1）臀部肌内注射的操作方法：见表 1-15。

（2）臀部肌内注射时的体位：侧卧位时上腿伸直、下腿稍弯曲，使肌肉放松。俯卧位时两足尖相对，足跟分开，头偏向一侧。仰卧位常用于危重和不能自行翻身的患者。坐位常用于门诊、急诊患者，坐椅稍高，注射侧腿伸直。

（3）注意事项

①2 岁以下婴幼儿臀部肌内注射应选用臀中肌、臀小肌，不宜选择臀大肌注射，因婴幼儿肌肉发育不完善，有损伤坐骨神经的危险。

②股外侧肌可供多次注射，因大血管、神经干很少由此通过，尤其适合于 2 岁以下婴幼儿。

③长期进行肌内注射者，需轮换注射部位，选用细长针头，避免或减少硬结发生。

④注射刺激性强的药物时，应选择细长针头。

⑤切勿将针梗全部刺入，防止针头从根部衔接处折断。若针头折断，嘱患者保持体位不变，以防针头移位，用血管钳夹住断端取出。

⑥同时给予多种药物时，应注意配伍禁忌。

8. **静脉注射法（IV）**

（1）操作方法：见表 1-15。

①选择粗、直、弹性好且易固定的静脉，避开关节及静脉瓣。

②在穿刺点上方约 6cm 处扎止血带，嘱患者握拳。

③静脉注射时，先松止血带、松拳，再缓慢注入药物。标本采集时，采血完毕，再松止血带、松拳。

（2）注意事项

①对需要长期静脉用药的患者，为有效保护血管，应有计划地依远心端至近心端的顺序使用静脉。

②根据患者的年龄、病情及药物性质，调整药物的注射速度。

（3）静脉注射失败的常见原因

①针头刺入过浅或松开止血带时滑出血管：抽吸无回血。药液注入皮下，局部隆起，疼痛感。

②针头刺入较浅，斜面未完全进入血管内：针头部分在血管内，抽吸虽有回血，但推注药液时部

分漏于皮下，局部隆起，疼痛感。

③针头刺入较深，斜面刺破对侧血管壁：针头部分在血管内，抽吸可有回血，推注少量药液时局部不一定有隆起，但药液漏于血管外，患者有疼痛感。

④针头刺入过深，穿透对侧血管壁：抽吸无回血，患者有疼痛感。

9. 股静脉注射法

（1）操作方法：仰卧位，下肢伸直略外展外旋。在股三角区扪及股动脉最明显的部位，用左手食指固定，右手持注射器刺入（表1-15）。

（2）注意事项

①严格执行无菌操作，防止感染。

②如抽出鲜红色血液，提示针头刺入股动脉，应立即拔出，用无菌纱布压迫穿刺点5～10分钟。

表1-15　常用注射给药法

	皮内（ID）	皮下（H）	肌内（IM）	静脉（IV）	股静脉
适用情况	药物过敏试验 预防接种 局部麻醉起始步骤	不宜口服（胰岛素） 预防接种 局部麻醉	不宜或不能口服、静脉用药，需要较快产生药效	不宜口服、皮下或肌内注射，需要迅速发挥药效的药物；输液、输血、静脉营养等	急救时做加压输液、输血或采集血标本
注射部位	前臂掌侧下段（药物过敏试验） 上臂三角肌下缘（预防接种）	上臂三角肌下缘、腹部（胰岛素注射）、后背、大腿前侧和外侧	臀大肌：连线法为髂前上棘和尾骨连线的外上1/3处；十字法为外上象限，避开内角臀中肌、臀小肌（2岁以下婴幼儿）股外侧肌：大腿中段外侧，髋关节下10cm至膝上10cm 上臂三角肌：上臂外侧；肩峰下2～3横指处	四肢浅静脉（肘部的贵要静脉、正中静脉、头静脉和手背、足背、踝部等静脉）、头皮静脉（小儿）	股三角区，股动脉内侧0.5cm处
消毒方法	75%乙醇	常规皮肤消毒法	常规皮肤消毒法	常规反肤消毒法	常规皮肤消毒法
进针角度	5°	30°～40°	90°	15°～30°	90° 或 45°
进针深度	针尖斜面完全进入皮内，在真皮与表皮之间	针梗的1/2～2/3	针梗的2/3	见回血后沿血管进针少许	见回血后沿血管进针少许
是否回血	否	否	否	是	是
注后按压	不按揉局部	轻压注射点	按压注射点片刻	按压3～5分钟	按压3～5分钟

五、药物过敏试验法

　　临床某些药物可引起不同程度的过敏反应，甚至发生过敏性休克。因此，使用此类药物前，应先做药物过敏试验，同时做好急救准备。如药物过敏试验结果为阳性，应禁用。但破伤风抗毒素（TAT）例外，如发生过敏，仍然可以使用，采用脱敏注射法。

　　1. 青霉素过敏试验

　　（1）过敏发生机制：青霉素的降解物是一种半抗原，与人体组织蛋白结合形成全抗原，作用于B淋巴细胞产生抗体IgE。IgE黏附在皮肤、声带、支气管黏膜等组织的肥大细胞和嗜酸粒细胞表面，使机体处于致敏状态。当机体再次接触该抗原时，抗原与IgE结合，致细胞破裂，释放出组胺等多种血管活性物质，引起平滑肌痉挛、毛细血管扩张及通透性增加、腺体分泌增多等变态反应，导致荨麻疹、哮喘、喉头水肿及休克等表现。

　　（2）皮试方法：见表1-16。

表1-16　药物过敏试验

过敏试验	注射方法	皮试液浓度（/ml）	皮试液含量（/0.1ml）	阳性判断	过敏治疗药物
青霉素	ID	200或500 U	20或50 U	20分钟观察，红晕硬块，直径>1cm，或出现伪足、痒感	休克抢救首选0.1%盐酸肾上腺素
头孢菌素	ID	500μg	50μg	20分钟观察，同青霉素	同青霉素
链霉素	ID	2500 U	250 U	20分钟观察，红晕硬块，直径>1cm	休克抢救同青霉素，抽搐给予10%葡萄糖酸钙或5%氯化钙、新斯的明
破伤风抗毒素（TAT）	IM	150 U	15 U	20分钟观察，硬结>1.5cm，红晕>4cm，或出现伪足、痒感	休克抢救同青霉素，反应轻微者采用脱敏注射法
普鲁卡因	ID	2.5mg	0.25mg	20分钟观察，同青霉素过敏反应	同青霉素
细胞色素C	ID 划痕	0.75mg 7.5mg	0.075mg 两道划痕，滴1滴	20分钟观察，直径>1cm，有丘疹	
碘	ID	碘造影剂0.1mg。静脉造影检查前1~2天先做过敏试验，结果阴性方可做碘造影检查		红晕硬块，直径>1cm	休克抢救同青霉素

　　（3）记录：如结果为阳性，以红笔记"（+）"，并在体温单、医嘱单、病历卡、床头卡、注射卡、门诊卡上醒目地标明"青霉素阳性"，同时告知本人及其家属。

　　（4）预防

　　①使用青霉素前必须做皮肤过敏试验。试验前应询问患者的用药史、过敏史、家族史。如已知

有青霉素过敏史，应绝对禁止做过敏试验，同时报告医生。

②无过敏史者，首次用药、停药 3 天以上再用或在应用中更换批号，均需做过敏试验。

③青霉素试验前应做好急救准备，备好 0.1% 盐酸肾上腺素等抢救药物及器械。

④皮试液应现用现配，放置过久易产生致敏降解物质。使用生理盐水等酸碱度中性的专用溶媒，保持溶液稳定。

⑤做过敏试验及注射后，均需嘱患者继续观察 30 分钟，不可马上离开。同时严密观察患者反应，注意患者主诉。

⑥患者空腹不可做过敏试验，以免由于低血糖反应影响过敏反应的判断。

⑦如对试验结果有怀疑，应在另一侧前臂掌侧下段用 0.9% 氯化钠溶液做对照试验。

（5）临床表现

①青霉素过敏性休克：是最严重的一种反应。一般在用药后数秒至数分钟之内闪电般发生，绝大多数发生在用药 30 分钟内，30 分钟后发生少见，连续用药过程中发生极少见。呼吸道症状和皮肤瘙痒为最早出现的表现。

a．呼吸道阻塞症状：胸闷、气急、哮喘、呼吸困难，是由喉头水肿、肺水肿所致。

b．循环衰竭症状：面色苍白、冷汗、发绀、脉搏细弱、血压下降，是由周围血管扩张、血液循环不足所致。

c．中枢神经系统症状：头晕眼花、面部及四肢麻木、意识丧失、大小便失禁、抽搐等，是由脑组织缺氧所致。

d．皮肤过敏症状：瘙痒、荨麻疹及其他皮疹。

②血清病型反应：一般发生于用药后的 7 ～ 12 天。表现为皮肤发痒、荨麻疹、发热、关节肿痛、全身淋巴结肿大、腹痛等。

（6）过敏性休克的处理

①停药就地抢救：协助患者平卧，保暖，报告医生。

②注射首选药物：即刻皮下注射（H）0.1% 盐酸肾上腺素 0.5 ～ 1ml。其药物作用为收缩血管、增加外周阻力、兴奋心肌、升高血压、增加心排血量及松弛支气管平滑肌等。如不缓解，可每隔 30 分钟皮下或静脉注射 0.5ml，直至患者脱离危险。

③改善呼吸功能：给予氧气吸入，出现呼吸抑制时实施口对口人工呼吸，必要时肌内注射呼吸兴奋药尼可刹米（可拉明）或洛贝林（山梗菜碱）。如喉头水肿影响呼吸，应尽快配合医生行气管切开术。

④维护循环功能：如发生心脏骤停，应立即行心肺复苏。如血压下降，应给予右旋糖酐扩容、多巴胺及间羟胺等升压药物。

⑤抗过敏治疗：遵医嘱给予地塞米松 5 ～ 10mg 静脉注射。给予盐酸异丙嗪或苯海拉明等抗组胺药。

⑥其他治疗：纠正酸中毒（5% 碳酸氢钠），对症治疗，观察生命体征及尿量，不随意搬动患者等。

2. 头孢菌素过敏试验

（1）皮试方法：见表 1-16。

（2）与青霉素交叉过敏：头孢菌素过敏反应发生率较低，但与青霉素有不完全的交叉过敏现象，少数对青霉素过敏的患者同时会对头孢菌素过敏，而对头孢菌素过敏的患者大多数会对青霉素过敏，曾发生青霉素过敏性休克的患者绝对禁忌使用头孢菌素。给青霉素过敏的患者使用头孢菌素，应严密观察，同时做好抗过敏性休克的急救准备。

3. 链霉素过敏试验

（1）发生机制与表现：链霉素中的杂质可引起组胺释放，发生过敏反应或毒性反应。过敏性休克的表现类似于青霉素，少见但比青霉素过敏反应更严重，病死率高。毒性反应较过敏反应更常见，表现为肌肉无力、全身麻木、抽搐、眩晕、耳鸣、耳聋等。

（2）皮试方法及过敏反应处理：见表1-16。发生毒性反应时使用钙剂治疗的机制，是因钙离子可与链霉素络合，减轻毒性症状。注意推注时应缓慢。

4．破伤风抗毒素过敏试验

（1）作用：破伤风抗毒素（TAT）是一种能特异性中和人体破伤风毒素的抗体，使人体产生被动免疫。

（2）过敏发生机制：TAT是马的免疫血清，相对人体是异种蛋白，注射后易发生过敏反应，故首次使用前须做过敏试验。曾使用TAT超过7天，再次使用时也应做过敏试验。

（3）皮试方法：见表1-16。

（4）脱敏注射法

①机制：小剂量TAT与细胞膜的IgE结合，使其仅释放少量致敏活性物质，不致于对人体产生严重损害。通过小剂量逐步递增的方法消耗IgE，最后大剂量注射TAT时即不至于发生严重的过敏反应。

②方法：采用多次剂量递增的方法，将TAT分为0.1ml、0.2ml、0.3ml和余量4组，分别加入生理盐水至1ml，每隔20分钟注射1次。

5．碘过敏试验 首次用药者应在碘造影检查前1～2天做碘过敏试验。

（1）试验方法

①口服法：5%～10%碘化钾5ml，3次/天，共服3天。出现口麻、恶心、呕吐、头痛、心慌、流泪、荨麻疹等症状为阳性。

②皮内注射法：见表1-16。

③静脉注射法：泛影葡胺1ml缓慢静脉注射，5～10分钟后观察结果。出现血压、脉搏、呼吸和面色改变者为阳性。

（2）注意事项

①先做皮内试验，结果阴性再做静脉注射试验，两次结果均阴性方可做碘造影检查。

②过敏试验虽为阴性，做碘造影检查也可能发生过敏反应，须备好急救物品。

六、局部给药法

局部给药主要分为滴药法、插药法、皮肤给药、舌下用药4种。

1．滴药法

（1）滴眼药法：主要用于预防、治疗眼部疾病、散瞳缩瞳及表面麻醉等。主要步骤如下：

①操作前洗手、核对，协助患者取坐位或仰卧位，头稍后仰并向患侧倾斜，眼向上看。

②用棉签或棉球擦拭患眼分泌物。

③操作者左手用棉签将患者下眼睑向下方牵引，右手持滴管或滴瓶，将药液滴入下穹隆部的结膜囊内（滴管距离眼睑1～2cm）。

④轻轻提起上睑，使药液均匀扩散于眼球表面，用干棉球拭干流出的药液，并嘱患者闭目1～2分钟。

⑤滴入阿托品时，应用棉球紧压泪囊部2～3分钟，以免鼻腔黏膜吸收引起中毒。

（2）滴耳药法：主要用于清洁、消炎，达到治疗耳道及中耳疾病的目的。操作步骤如下：

①患者取坐位或卧位，头偏向健侧，患耳向上。

②清理耳道内分泌物，必要时用3%过氧化氢溶液反复清洗至清洁，用棉签拭干。

③成人耳廓向后上方牵拉，小儿向后下方牵拉，耳道可变直，另一手持滴瓶，将药液顺耳道后壁滴入 2～3 滴，使之流到中耳腔内。

④用小棉球塞入外耳道口，以免药液流出，嘱患者保持原体位 3～4 分钟。

（3）滴鼻药法：从鼻腔滴入药物，治疗上颌窦、额窦炎，或滴入血管收缩药，减少分泌，减轻鼻塞症状。其步骤如下：

①嘱患者轻轻擤鼻（鼻内有填塞物不擤），以纸巾抹净，解开衣领。

②患者取仰卧位，肩下垫枕头，头后仰使之与身体成直角。对于鼻腔侧切开患者，药液滴入鼻腔后嘱患者向患侧卧，使药液进入术腔。

③手持滴管距鼻孔约 2cm 处滴入药液 3～4 滴，使药液均匀分布在鼻黏膜上。

④保持体位 2～3 分钟后坐起，用棉签或纸巾拭去外流的药液。

2. **插入法**　常用药物为栓剂，包括直肠栓剂和阴道栓剂。其熔点为 37℃左右，插入体腔后栓剂缓慢融化而产生疗效。

（1）直肠栓剂插入法：其目的是包括软化粪便，以利排出；其药液有效成分被直肠黏膜吸收，可产生全身治疗作用。操作步骤如下：

①认真执行查对制度，协助患者取侧卧位，膝部弯曲，暴露出肛门（注意保护患者隐私）。

②操作者戴上指套或手套，嘱患者张口深呼吸，尽量放松。

③将栓剂插入肛门，并用示指将栓剂沿直肠壁朝脐部方向送入 6～7cm。

④用药后保持侧卧位 15 分钟，以防药物栓滑脱或融化后渗出肛门外，若栓剂滑脱出肛门外，应予重新插入。

（2）阴道栓剂插入法：阴道插入栓剂，起局部治疗作用，常用抗菌药物治疗阴道炎。其操作方法如下：

①认真执行查对制度，协助患者取屈膝仰卧位，两腿分开，暴露会阴部（注意保护患者隐私）。

②将橡胶单及治疗巾置于会阴下，操作者戴上手套将阴道栓剂沿阴道下后方向轻轻送入 5cm，达阴道穹窿部。

③嘱患者至少平卧 15 分钟，以利药物吸收，达到治疗的目的，并指导患者用药期间避免性生活。

3. **皮肤用药**　皮肤给药是将药物直接涂抹在皮肤上，达到局部治疗的效果。常用剂型有溶液、软膏、粉剂、糊剂等多种类型。操作步骤如下：

（1）用药前，先用温水与中性肥皂清洁皮肤，有皮炎则用清水清洁。处理皮肤损伤时，严格执行无菌操作原则。

（2）根据药物剂型选取合理的用药及护理措施。

①溶液：为非挥发性的水溶液，有清洁、消炎等作用。主要用于急性皮炎伴大量渗液或脓液者。一般用湿敷法，也可采用涂抹的方法进行清洁处理。

②软膏：为药物与适宜基质制成的膏状制剂，具有润肤、软化痂皮、保护等作用。主要用于慢性增厚性皮炎、过度角化及溃疡等。一般每天涂患处 2～3 次，不可过厚，除用于溃疡或大片糜烂受损皮肤外，一般不需包扎。

③粉剂：由一种或多种粉末状药物混合而成，具有干燥。保护皮肤的作用。适用于急性或亚急性皮炎而无糜烂渗液的皮肤创面。使用方法是将粉剂均匀地扑撒在患处，每天数次。粉剂多次使用后常有粉块形成，可用生理盐水湿润后除去。

④糊剂：为含有多量粉末的半固体制剂，具有保护、消炎、吸收渗液等作用。适用于亚急性皮炎，有少量渗液或轻度糜烂者。一般每天涂患处 1～2 次，不可过厚，并用纱布包扎。

⑤乳膏剂：药物与乳剂型基质制成，具有保护、消炎、止痒等作用。主要用于亚急性、慢性皮炎

或瘙痒症，渗出较多的皮炎者禁用。

⑥搽剂：由药物溶解于乙醇制成，具有消炎、止痒、杀菌等作用。主要用于瘙痒性急、慢性皮炎。每天涂药数次，因乙醇对皮肤黏膜有一定刺激性，故不宜用于口腔及黏膜部位，也不用于已破损创面。

⑦透皮贴剂：近年来开拓的药剂学的新领域，皮肤给药除药物产生局部作用外，药物可以通过透入毛囊、汗腺、皮脂腺等附属器和角质层间隙两条途径吸收而产生全身作用，从而避免胃肠道对药物的破坏或肝的首关消除。具有使用方便、延长药物作用等优点。如硝酸甘油口服后在胃肠道中大部分被破坏，而舌下给药作用虽然明显，但时间短暂，如为粘贴敷片，则治疗血浓度可维持24小时。

4. 舌下给药 药物通过舌下口腔黏膜丰富的毛细血管吸收，经颈内静脉到达心脏或其他器官。不存在胃肠道吸收时的首关消除，也不存在药物被胃酸或消化酶破坏的危险。因而具有药物吸收迅速、生物利用度高的特点。如目前常用的硝酸甘油剂，舌下含服2～5分钟即可发挥作用。方法是将药物置于舌下，任其自然溶解，不可嚼碎吞下。

第十四节　静脉输液与输血

一、静脉输液

1. 原理及目的
（1）原理：利用大气压和液体静压形成的压力，将液体、药物由静脉输入人体内。

（2）主要目的

①补充水和电解质，纠正水、电解质和酸碱平衡紊乱。

②输入药物，治疗疾病。

③增加循环血量，改善微循环，维持血压。

④补充营养，供给热量。

2. 常用溶液
（1）晶体溶液：分子量小，在血管内存留时间短，维持细胞内外水分平衡及纠正水、电解质紊乱的效果好。

①葡萄糖溶液：补充水分和热能。进入人体后分解迅速，通常作为静脉给药的稀释剂。常用溶液有5%和10%葡萄糖。

②等渗电解质溶液：补充水分和电解质，维持渗透压平衡。常用溶液有0.9%氯化钠、1.4%碳酸氢钠、1.87%乳酸钠、复方氯化钠（又称林格液，含氯化钠、氯化钾及氯化钙）、乳酸钠林格液（又称平衡盐溶液，在林格液的基础上增加乳酸钠）等。

③碱性溶液：纠正酸中毒，调节酸碱平衡。常用溶液有5%和1.4%碳酸氢钠、11.2%和1.87%乳酸钠。

④高渗溶液：可迅速提高血浆渗透压，利尿脱水，降低颅内压。常用溶液有20%甘露醇、25%山梨醇、25%～50%葡萄糖。

（2）胶体溶液：分子量大，在血管内存留时间长，维持血浆胶体渗透压，增加血容量、升高血压的效果好，可有效改善微循环。

①右旋糖酐：中分子提高血浆胶体渗透压，扩充血容量；低分子降低血液黏稠度，减少红细胞聚集，

防止血栓形成，改善微循环，增加组织灌注。

②代血浆：提高血浆渗透压，维持有效循环血量，扩容效果好，常在大出血时急用。常用溶液有羟乙基淀粉（706）、氧化聚明胶、聚维酮等。

③血液制品：除具有一般胶体溶液的作用外，还可补充蛋白质抗体，促进组织修复，提高人体抵抗力。常用制品有白蛋白等。

（3）静脉高营养液：供给热量，维持正氮平衡，补充维生素和矿物质。常用溶液有复方氨基酸、脂肪乳等。

3. 静脉补液原则　先盐后糖，先晶后胶，先快后慢，液种交替。静脉补钾时遵循"四不宜"原则：不宜过早，见尿补钾（尿量＞40ml/h）；不宜过浓，浓度＜0.3%；不宜过快，成人30～40滴/分；不宜过多，成人每天总量控制在3～6g。

4. 常用输液部位

（1）上肢浅静脉：肘正中静脉、头静脉、贵要静脉和手背静脉网。其中，手背静脉网是成人患者输液的首选部位。肘正中静脉、贵要静脉及头静脉是外周中心静脉置管的常用部位，也是采集血标本、静脉推注药液的常用部位。

（2）下肢浅静脉：大隐静脉、小隐静脉和足背静脉网。因下肢静脉有静脉瓣，容易形成血栓，一般不作为静脉输液的首选部位。

（3）头皮静脉：是3岁以下小儿静脉输液的首选部位，常用的有颞浅静脉、枕静脉、额静脉和耳后静脉。

（4）颈外静脉和锁骨下静脉：常用于中心静脉插管，适用于需长期持续输液或需静脉高营养的患者。

5. 常用静脉输液法

（1）头皮针密闭式周围静脉输液法：是最常用的输液法，污染机会少。

①核对并检查药物，配制药液，贴好输液标签。

②备齐用物至患者床旁，核对姓名、床号，解释输液目的，嘱患者输液前排空大、小便。

③倒置茂菲滴管，打开调节阀，使液体流入茂菲管达1/2～2/3满时，反折茂菲管根部并迅速将其翻转，打开调节器，使液体下降、充满下段输液管及针头。输液管内如有气泡，可用手指轻弹。

④患者取舒适体位，选择粗直、弹性好的静脉，穿刺肢体下垫小枕，在穿刺点上方6cm处扎止血带，尾端向上，松紧度以阻断静脉血流而不阻断动脉血流为宜。静脉充盈不良时，还可嘱患者反复握拳或轻拍血管。

⑤常规皮肤消毒法消毒皮肤，二次核对。嘱患者握拳，二次排气。

⑥左手拇指固定静脉，右手持针柄，针尖斜面向上，与皮肤呈15°～30°沿静脉走行方向潜行刺入，见回血后，针头放平再刺入少许。用输液贴或胶布固定针柄，覆盖进针部位，松开止血带，嘱患者松拳，打开调节器，调节滴速，一般成人40～60滴/分，儿童20～40滴/分。年老体弱、婴幼儿、心肺疾病者及输入高渗溶液、含钾药物、升压药物速度宜慢，休克、严重脱水、心肺功能良好者及输入脱水药速度可快。

⑦核对并在输液卡上签名、记录，将输液卡挂于输液架上。

⑧需要连续输液24小时以上者，应每天更换输液器。

⑨输液完毕，待输液管液面下降减慢或停止，关闭调节器，轻轻揭去固定针柄处的胶布，先迅速拔针，再按压穿刺点及上方，防止血管损伤加重，按压至出血停止。

（2）静脉留置针密闭式周围静脉输液法：适用于需长期输液、静脉穿刺困难、年老体弱、化疗及危重患者。可保护血管，减轻反复穿刺给患者带来的痛苦；保持静脉畅通，便于治疗和抢救。

①将输液器上的针头全部插入留置针的肝素帽内，排尽空气。

②选择穿刺静脉，以肘正中静脉或贵要静脉等粗、直静脉为宜。在穿刺点上方约10cm处扎止血带，常规皮肤消毒法消毒皮肤。

③取下针套，左手绷紧皮肤，右手持留置针针翼，嘱患者握拳，使针头与皮肤呈15°～30°刺入血管，见回血后，压平针翼再进针0.3～0.5cm。

④将针芯撤出0.5cm，另一手将外套管沿静脉方向全部送入。撤出针芯，放于锐器盒中。松开止血带，嘱患者松拳，打开调节器。

⑤妥善固定留置针及输液管，在固定用透明胶布上注明置管日期和时间，调节滴速。

⑥输液结束后，关闭调节器，拔出输液器针头，常规消毒肝素帽胶塞，将抽好肝素稀释液的注射器刺入肝素帽胶塞内，采用边推注边退针的方法正压封管，直至全部退出，防止血液流入留置针内发生凝固。

⑦再次输液时，常规消毒肝素帽胶塞，再将输液器针头全部刺入，调节滴速，开始输液。

⑧静脉留置针一般可保留3～5天，不超过7天。

⑨防止留置针堵管，以下情况可增加堵管的风险：患者自身的因素有高凝状态、高血压、肢体活动过多或过少。操作不当的因素有封管液的剂量或浓度不足、没有做到正压封管、输入高渗或刺激性药物后未用生理盐水彻底冲洗、留置时间过长等。

（3）密闭式中心静脉输液法：包括颈外静脉、锁骨下静脉穿刺置管输液法及经外周静脉置入中心静脉导管（PICC）输液法。颈外静脉的穿刺部位为下颌角与锁骨上缘中点连线之上1/3处，颈外静脉外缘。锁骨下静脉的穿刺部位为胸锁乳突肌外侧缘与锁骨上缘所形成的夹角平分线上，距顶点0.5～1cm处。

①患者取去枕平卧位，头偏向一侧，肩下垫薄枕，充分暴露穿刺部位。

②选择穿刺点，用甲紫标记，常规消毒皮肤，戴无菌手套，铺洞巾。

③局部麻醉，用10ml注射器抽吸无菌生理盐水，以平头针连接硅胶管，排尽空气。

④用刀片刺破穿刺部位皮肤，以减少进针时的皮肤阻力。助手以手指按压颈静脉三角处，使静脉充盈。术者手持穿刺针与皮肤成45°进针，入皮后改为25°，沿静脉方向刺入。

⑤见回血后，迅速抽出针芯，左手用纱布堵住针栓孔，右手将备好的硅胶管送入针孔约10cm，插管的同时助手一边抽回血一边缓慢注入生理盐水。插管的动作轻柔，避免硅胶管打折。

⑥确认硅胶管在血管内后，缓慢退出穿刺针。抽回血后，注入生理盐水，接输液器。覆盖穿刺点，固定硅胶管，防止脱出。

⑦暂停输液时，硅胶管可注入枸橼酸钠生理盐水或肝素稀释液封管。每天更换穿刺点敷料，用0.9%过氧乙酸溶液消毒硅胶管，常规消毒局部皮肤。如硅胶管内有回血，应使用枸橼酸钠生理盐水冲注，防止血栓形成。

⑧停止输液拔管时，硅胶管末端接注射器，边抽吸边拔出硅胶管，防止残留的小血块和空气进入血管形成血栓。局部加压数分钟，75%乙醇消毒穿刺局部皮肤，无菌纱布覆盖。

6. 输液速度及所用时间计算

（1）已知输液总量和计划输液时间，计算每分钟滴数

每分钟滴数＝［液体总量（ml）×滴系数（滴/ml）］/输液时间（分）

（2）已知输液总量和每分钟滴数，计算输液所用时间

输液时间（分钟）＝［液体总量（ml）×滴系数（滴/ml）］/每分钟滴数（滴/分）

（3）滴系数：即每毫升溶液的滴数。计算时常给出具体的数值，或默认为15滴/ml。

7. 常见输液故障及排除方法

（1）溶液不滴

①针头滑出血管外：液体进入皮下组织，局部有肿胀、疼痛，抽吸无回血。应另选血管重新穿刺。

②针头斜面紧贴血管壁：液体滴入不畅或不滴，抽吸有回血。可调整针头位置或适当变换肢体位置，直到滴注通畅为止。

③针头阻塞：药液不滴，抽吸无回血，轻轻挤压输液管有阻力，松手又无回血。应更换针头重新穿刺。禁忌强行冲注针头，防止血栓进入血管内。

④压力过低：滴速缓慢。可抬高输液瓶位置或放低患者肢体。

⑤静脉痉挛：滴液不畅，抽吸有回血。可局部热敷，以缓解静脉痉挛。

（2）茂菲滴管内液面过高：取下输液瓶，倾斜瓶身，使插入瓶内的针头露于液面上，待溶液下降至滴管露出液面，再将输液瓶挂回输液架，继续滴注。如滴管侧壁有调节孔，可夹闭滴管以上输液管，打开调节孔来，使液面下降至滴管露出液面。

（3）茂菲滴管内液面过低：反折滴管以下输液管，用手挤压滴管内气体进入输液瓶，迫使液体流入滴管，直至液面升高至所需高度。

（4）茂菲滴管内液面自行下降：应检查滴管连接处是否松动，滴管及以上输液管有无裂缝，必要时更换输液器。

8. 常见输液反应及处理

（1）发热反应：是最常见的输液反应。

①原因：由输入致热物质引起。常见于输入的溶液或药物不纯、输液器灭菌不严或被污染、输液过程中未能严格执行无菌操作等。

②表现：输液后数分钟至 1 小时内发生。寒战，发热，体温达 38℃，停止输液后体温恢复正常。重者可有寒战、高热，体温达 40℃以上，伴头痛、恶心、呕吐等。

③预防：严格检查药品及溶液、输液器的质量和有效期，严格无菌技术操作。

④护理：反应较轻者可减慢滴速或停止输液，报告医生。反应严重者应立即停止输液，通知医生，保留剩余药液和输液器，必要时做细菌培养。给予物理降温等对症处理。

（2）循环负荷过重：也称急性肺水肿。详见内科护理学第三节循环系统疾病的相关内容。

（3）静脉炎

①原因及病理：长期输注高浓度、强刺激性药物，引起静脉壁化学性炎症反应；未严格执行无菌技术操作，引起静脉感染。

②表现：沿静脉走行出现条索状红线，局部组织表现为红、肿、热、痛，有时伴畏寒、发热等。

③预防：严格执行无菌技术操作；刺激性强的药物应稀释后缓慢输注；确认针头在血管内方可输注，防止药液外溢；长期输液者应有计划地轮换输液部位；使用静脉留置针应选择刺激小的导管，留置时间不宜过久。

④护理：停止发生静脉炎部位的输液；患肢抬高制动，局部使用 50% 硫酸镁或 95% 乙醇湿热敷；超短波理疗，15 ～ 20 分钟 / 次；合并感染时遵医嘱给予抗生素治疗。

（4）空气栓塞

①原因：输液前未排尽输液管内空气或导管连接漏气；加压输液时无人守护；液体输完未及时添加或拔针；拔除邻近胸腔的较粗深静脉导管时，穿刺点局部封闭不严。

②栓塞机制：空气随血流经右心房进入右心室。如空气量少，可经肺循环毛细血管吸收，损害较小；如空气量大，可在右心室内阻塞肺动脉入口，使血液不能进入肺内，气体交换发生障碍，引起机体严重缺氧而危及生命。

③表现：突感胸部异常不适或胸骨后疼痛，呼吸困难，严重发绀，有濒死感。听诊心前区可闻及持续、响亮的水泡声。心电图示心肌缺血的表现。

④预防：输液前排尽输液管空气，认真检查输液器是否漏气。输液过程中加强巡视，液体输完应及时更换输液瓶或拔针。加压输液时应有专人守护。

⑤护理：发现空气栓塞应立即停止输液，通知医生抢救。协助患者取左侧卧位和头低足高位，有助于气体浮向右心室尖部，避免阻塞肺动脉入口。随着心脏的收缩和舒张，大的气泡被拍打成分散的泡沫，小量进入肺动脉内，逐渐被吸收。给予高流量吸氧。条件允许可使用中心静脉导管吸出空气。严密观察病情变化，给予对症处理。

（5）输液微粒污染：在输液过程中，将非代谢性、非溶性颗粒杂质输入。颗粒直径一般为 1～15μm。

①原因：药物或溶液的生产工艺不合格，导致颗粒混入；盛放液体的容器或输液器不洁净等。

②危害：微粒进入人体后可造成持久性损害，最易受损的脏器为肺。微粒堵塞血管，出现局部坏死；形成血栓；进入肺毛细血管，形成肺内肉芽肿；微粒具有的抗原性可引起过敏反应和血小板减少症。

③预防：加强制剂生产的质量管理，改善生产车间的卫生条件，有效除尘。选用优质原料，改进生产工艺。使用含终端滤过器的密闭式一次性输液器，输液前严格检查液体的透明度，严格执行无菌操作，治疗室内安装空气净化装置或在超净工作台内配制药液。药液应现用现配，开启安瓿前用 75% 乙醇擦拭颈段，切忌用镊子敲打。

二、静脉输血

1．输血的目的

（1）补充血容量：用于失血或休克的患者，提升血压，改善微循环。

（2）补充血红蛋白：用于严重贫血或慢性消耗性疾病的患者，纠正贫血。

（3）补充血浆蛋白：用于严重烧伤、低蛋白血症的患者，维持血浆胶体渗透压，减轻水肿和渗出。

（4）补充血小板和各种凝血因子：用于凝血功能障碍的患者，有助于凝血。

（5）补充抗体、补体：用于严重感染、免疫缺陷患者，提高机体免疫力。

（6）吞噬、中和毒性物质：常用于一氧化碳中毒、重症新生儿溶血时。

2．血液制品的种类

（1）全血：指采集的血液经抗凝后全部保存备用的血液。

①新鲜血：指在 4℃冰箱冷藏保存不超过 1 周内的血液。基本保留了新鲜血的原有成分，可以补充各种血细胞、凝血因子和血小板。主要适用于血液病患者。

②库存血：指在 4℃冰箱冷藏保存 2～3 周的血液。成分虽与新鲜血相同，但白细胞、血小板、凝血酶原破坏较快，基本失去治疗作用，仅红细胞的破坏较慢，故主要用于各种原因所致的大出血患者。由于血细胞破坏，细胞内钾释放到细胞外，使血浆钾离子浓度升高；随着葡萄糖分解为乳酸，pH 下降，酸性增高，故大量输注库存血可引起高钾血症和酸中毒。

（2）成分血：成分单一，浓度高。红细胞以每袋 100ml 为 1 个单位（U），其他成分血制品如白细胞、血小板、凝血因子等均以每袋 25ml 为 1 个单位（U）。

①血浆：全血经分离出血细胞之后所得的液体部分，主要成分为血浆蛋白和凝血因子，无凝集原，故输注前不需要做交叉配血试验。

a．新鲜血浆：含正常量的所有凝血因子，是凝血因子缺乏者最适合输入的血液制品。

b．保存血浆：主要用于补充血容量和血浆蛋白。

c．冰冻血浆：－30℃保存，新鲜冰冻血浆的有效期为 1 年，普通冰冻血浆的有效期为 5 年。使用时须在 37℃ 温水中融化，6 小时内输入。主要适用于凝血因子缺乏者。

　　d. 干燥血浆：冰冻血浆经真空干燥制成，保存期 5 年。使用时用生理盐水溶解。

　　②红细胞

　　a. 浓缩红细胞：是全血经离心去除血浆的红细胞，仍含少量血浆，主要用于血容量正常但携氧功能缺陷的贫血患者。

　　b. 洗涤红细胞：是用生理盐水洗涤 3 次后再加适量生理盐水的红细胞，应在 6 小时内使用。主要用于一氧化碳中毒、免疫性溶血性贫血、易发生过敏的患者。

　　c. 红细胞悬液：是全血经离心去除血浆再加入等量红细胞保养液的红细胞。主要用于战地急救及中、小手术患者。

　　③白细胞浓缩悬液：是新鲜全血经离心所得的白细胞，4℃ 保存，48 小时有效。常用于粒细胞缺乏伴严重感染的患者。

　　④血小板浓缩悬液：是新鲜全血经离心所得的血小板，22℃ 保存，24 小时有效。常用于血小板减少或血小板功能障碍性出血的患者。

　　⑤凝血制剂：常用于各种原因引起的凝血因子缺乏的出血疾病患者，如血友病。

　　（3）其他血液制品：白蛋白制剂用于提高血浆蛋白和胶体渗透压，如肝硬化、烧伤及肾病综合征。纤维蛋白原用于纤维蛋白缺乏症和弥散性血管内凝血（DIC）患者。

　　3. 血型及交叉配血试验　血型是指红细胞膜上特异性抗原的类型。

　　（1）ABO 血型系统：根据红细胞膜上是否存在凝集原 A、凝集原 B，将血液分为 A、B、AB、O 4 种血型。血清中含有与凝集原相对抗的凝集素，可与凝集原发生反应，造成红细胞的溶解、破坏。

　　（2）Rh 血型系统：红细胞除含有 A、B 抗原，还含有 C、c、D、d、E、e 抗原，其中 D 抗原的抗原性最强。D 抗原阳性者称为 Rh 阳性，阴性者为 Rh 阴性。在我国人群中，绝大多数为 Rh 阳性。人体中不存在抗 Rh 的天然抗体，故 Rh 阴性者首次接受 Rh 的血液后不会发生输血反应。抗 Rh 的抗体为 IgG，分子量小，可透过胎盘，故可造成新生儿溶血。

　　（3）交叉配血试验

　　①直接交叉配血试验：用供血者的红细胞与受血者的血清交叉，检查受血者体内是否存在破坏供血者红细胞的抗体。

　　②间接交叉配血试验：用供血者的血清与受血者的红细胞交叉，检查输入的血液中有无破坏受血者红细胞的抗体。

　　4. 静脉输血法

　　（1）输血前准备

　　①备血：采集血标本，填写输血申请单和备血单，做血型鉴定和交叉配血试验。除输注血浆外，静脉输全血、红细胞、白细胞、血小板等血制品前，均须做血型鉴定和交叉配血试验。

　　②取血查对：凭取血单与血库人员共同做好"三查八对"。三查即查血液的有效期、血液质量及输血装置是否完好。八对即核对患者姓名、床号、住院号、血袋号、血型、交叉配血结果、血液种类及剂量。

　　（2）间接静脉输血法：是最常用的静脉输血法。将已抽出的血液保存在血袋，再按静脉输液法输入到受血者体内的方法。

　　①按静脉输液法建立输血通道，先输入生理盐水少许。

　　②由两名护士三查八对。

　　③输血前以手腕旋转血袋，将血液轻轻摇匀。但应避免剧烈振荡，以免红细胞大量破坏引起溶血。

操作后再次核对。开始输血的 15 分钟内宜慢，速度应小于 20 滴 / 分，如无不良反应，成人再将滴速调至 40 ～ 60 滴 / 分，老人、儿童酌减。有关静脉输液、输血及冲洗滴速的数据对比见表 1-17。

④在输血记录单记录输血开始时间、滴速、有无输血反应等。

⑤输注完毕拔针，因输血针头较粗，按压的时间要长。

（3）直接静脉输血法：将供血者血液抽出后，立即输给患者的方法。常用于无库血而患者急需输血或婴幼儿、少量输血时。

①供血者与受血者分别卧于相邻的两张床上，核对姓名、血型及交叉配血试验结果。

②用备好的无菌注射器抽取一定量的抗凝剂，每 50ml 血中加 3.8% 枸橼酸钠溶液 5ml。

③选择供血者的粗大静脉，常选肘正中静脉，将血压计袖带在上臂缠好，充气压力维持在 100mmHg 左右，使静脉充盈，抽血。

④操作时需由 3 名护士密切合作，分别为抽血、传递和输血，连续进行。

⑤连续抽血更换注射器时不必拔针头，松开袖带，以手指压迫穿刺部位前端静脉，减少出血。

⑥从供血者静脉内抽血及向受血者静脉内推注时，速度均不可过快，同时观察患者反应。

表1-17　有关静脉输液、输血及冲洗滴速的数据对比

速度数据	适用情况
40～60滴/分	一般成人静脉输液 一般成人静脉输血
<40滴/分	柔红霉素、多柔比星、高三尖杉酯碱等心脏毒性化疗药
30～40滴/分	成人静脉补钾
20～40滴/分	儿童静脉输液
20～30滴/分	心力衰竭（成人）静脉输液 急性胰腺炎术后引流管冲洗 原发性支气管肺癌全肺切除术后静脉输液
<20滴/分	输血开始前15分钟
<5ml/（kg·h）	小儿支气管肺炎合并心力衰竭
1～2g/h	硫酸镁控制子痫发作

（4）自体输血：采集患者自己的血液，经过洗涤加工后再输给患者本人的方法，是最安全的输血方法，输血前不需要做血型鉴定和交叉配血试验。特别适合出血量 1000ml 以上大手术的患者，如异位妊娠输卵管破裂、脾破裂后的腹腔内出血。分为预存式、术前稀释血液及术中失血回收式 3 种方法。但怀疑血液被病原体或癌细胞污染及开放性胸、腹腔损伤 4 小时以上等禁忌。

5. 输血注意事项

（1）遵医嘱根据输血申请单采集血标本，严禁同时为两名以上患者采集血标本，严防输血差错。

（2）严格执行无菌技术操作，输血前须两人核对交叉配血单及血袋标签，无误方可输入。

（3）库存血输入前需认真检查血液质量和有效期。正常库存血分为两层，上层血浆为淡黄色半透明，下层血细胞为均匀暗红色，两层界限清楚，无凝块。若上层血浆有絮状物或明显气泡，下层血细胞呈暗紫色，有明显血凝块，提示血液已变质或发生溶血，不可使用。

（4）输血前、后及输入两袋血液之间均须输入少量生理盐水。输血前的目的是冲洗管道，输血后的目的是保证输血器的血液全部输入，输入两袋血液之间的目的是避免两袋血液发生反应。

（5）血液内不可随意加入其他药物，如钙剂、高渗或低渗液体、酸性或碱性药物，防止血液凝集或溶血。

（6）输血过程中加强巡视，尤其是开始输血的 10 ～ 15 分钟。如发生严重反应，应立即停止输血，报告医生，协助处理，保留余血送检，查明原因。

（7）冷藏血制品不可加热，防止血浆蛋白遇热凝固变性。应自然复温，在室温下放置 15 ～ 20 分钟再输入。

（8）需要同时输入全血和成分血时，输入的顺序为：成分血（尤其是浓缩血小板）、新鲜血、库血。保证成分血发挥良好的效果。

（9）输入成分血之前应遵医嘱给予抗过敏药物，成分血除红细胞外应在 24 小时内输完（从采血开始计时）。由于成分血每袋通常为 25ml，输入时间短，护士应全程严密监护。

（10）输血后血袋保留 24 小时，以备患者出现输血反应后分析原因。

（11）做好个人防护，输血时护士应戴手套；处理输血器时，针头剪下应放入锐器盒，避免针刺伤。

6. 常见输血反应及处理

（1）发热反应：是最常见的输血反应。

①原因：血液及输血器械被致热原污染；违反无菌技术操作原则，造成污染；多次输血后受血者体内产生白细胞或血小板抗体所致的免疫反应。

②表现：输血中或输血后 15 分钟 ～ 2 小时发生，表现为发冷或寒战、发热，体温可达 38 ～ 41℃。轻者 1 ～ 2 小时后自行缓解，重者伴头痛、恶心、呕吐，甚至血压下降、抽搐、昏迷。

③预防：严格管理血库保养液和输血用具，严格执行无菌技术操作原则。

④护理：轻者可减慢滴速或暂停输血；重者立即停止输血并通知医生，对症处理，必要时按医嘱给予解热镇痛药、抗过敏药或激素类药物。保留余血及输血器具送检，查明原因。

（2）过敏反应

①原因：患者为过敏体质；供血者的血液中含有致敏物质，在献血前使用过可致敏的药物或食物；多次输血后体内产生过敏性抗体。

②表现：多发生在输血后期或即将结束输血时。

a. 轻度反应：出现皮肤瘙痒、荨麻疹。

b. 中度反应：出现血管神经性水肿，多见眼睑、颜面部和口唇高度水肿，喉头水肿，支气管痉挛导致呼吸困难，听诊两肺闻及哮鸣音。

c. 重度反应：可发生过敏性休克。

③预防：有过敏史、多次输血者，输血前半小时给予抗过敏药物。勿选用有过敏史的供血者。供血者采血前 4 小时不宜进食高蛋白、高脂肪餐，宜食用少量清淡饮食或糖水，最好禁食。

④护理

a. 轻度反应：减慢输血速度，继续观察。遵医嘱给予抗过敏药物，如苯海拉明、异丙嗪、氢化可的松或地塞米松等。

b. 中度、重度反应：立即停止输血。通知医生，遵医嘱给予 0.1% 肾上腺素皮下注射，或给予糖皮质激素等抗过敏药物。呼吸困难者给予氧气吸入，严重喉头水肿者行气管切开，循环衰竭者应给予抗休克治疗。

（3）溶血反应：是指输入的红细胞或受血者的红细胞发生异常破坏或溶解，而引起的一系列临床症状，是最严重的输血反应。

①原因

a. 输入异型血：由于 ABO 血型不符而造成血管内凝血，在输血 10～15ml 后症状即可出现，后果严重。

b. 输入变质血：输血前红细胞已大量破坏。血液过有效期、加温、剧烈振荡或被细菌污染，血中加入高渗、低渗溶液或能影响血液 pH 的药物，均可使红细胞大量破坏。

c. 输入 Rh 因子不符血：Rh 阴性患者在首次接受 Rh 阳性血液 2～3 周后产生抗 Rh 阳性抗体，再次接受 Rh 阳性血液后可发生溶血反应，通常在输血数小时至数天发生，反应较慢，症状较轻。

②表现：最典型的症状为四肢麻木、腰酸背痛、黄疸和血红蛋白尿。

a. 第一阶段：红细胞凝集成团阻塞小血管。出现头部胀痛、面色潮红、四肢麻木、腰背部剧烈疼痛、胸闷、恶心呕吐等缺血缺氧表现。

b. 第二阶段：凝集的红细胞溶解，大量血红蛋白释放到血浆中，出现黄疸和血红蛋白尿，伴寒战、高热、发绀和血压下降等休克表现。

c. 第三阶段：大量血红蛋白进入肾小管形成结晶，阻塞肾小管；肾小管内皮缺血、缺氧，坏死脱落。表现为少尿、无尿，氮质血症，高钾血症，酸中毒，常因急性肾衰竭死亡。

③预防：认真做好血型鉴定和交叉配血试验，输血前做好查对，严格执行血液采集、保存制度。

④护理

a. 一旦发生输血反应，立即停止输血并通知医生。

b. 给予吸氧，建立静脉通道。

c. 双侧腰部封闭，双侧肾区热水袋敷，解除肾血管痉挛，保护肾脏。

d. 遵医嘱给予 5% 碳酸氢钠碱化尿液，增加血红蛋白在尿中的溶解度，减轻肾小管阻塞。

e. 密切观察生命体征并记录，对少尿、无尿者，按急性肾衰竭护理。

f. 保留余血及患者输血前后的血标本，重做血型鉴定和交叉配血试验，查明原因。

（4）与大量输血有关的反应：大量输血指在 24 小时内紧急输血量相当于或大于患者总血容量的血液。常见的反应有循环负荷过重、出血倾向、枸橼酸钠中毒、酸碱平衡紊乱、高钾血症、低钙血症等。

①出血倾向

a. 原因：库存血中的血小板、凝血因子不足，且含有枸橼酸钠等抗凝剂。

b. 表现：皮肤黏膜出现瘀点，静脉穿刺点瘀斑或拔针后出血不止，手术伤口渗血，牙龈出血，甚至出现血尿。

c. 预防：库存血应与新鲜血或血小板浓缩悬液交替输入。

d. 护理：密切观察患者的意识、生命体征变化及伤口出血表现等。

②枸橼酸钠中毒

a. 原因：枸橼酸钠常用作抗凝剂。大量输血，如患者肝功能不全，枸橼酸钠尚未氧化即与血中游离钙结合，使血钙下降。

b. 表现：手足抽搐，出血倾向，血压下降，心率缓慢，甚至心脏骤停。

c. 预防：输入库存血 1000ml 以上时，须按医嘱静脉注射 10% 葡萄糖酸钙或氯化钙 10ml，以补充钙离子。此外，库存血中的部分血细胞被破坏，细胞内钾释放，可引起高钾血症，输入钙剂还可对抗钾离子对心肌的抑制作用。

d. 护理：严密观察患者的病情变化及输血反应，遵医嘱使用钙剂。

（5）传染性疾病：因输血而致的传染性疾病有病毒性乙型或丙型肝炎、疟疾、艾滋病及梅毒等。

第十五节　冷热疗法

一、概　述

冷、热疗法是利用低于或高于人体温度的物质作用于人体表面，通过神经传导引起皮肤和内脏器官血管的收缩和扩张，从而改变机体各系统体液循环和代谢，达到治疗的目的。

1. 冷、热疗法的效应

（1）生理效应：热疗可使血管扩张，毛细血管通透性增大，细胞代谢和需氧量增加，血液黏稠度降低，血液和淋巴流动增快，肌肉组织伸展性增强，神经传导速度增快，体温上升等。而冷疗的生理效应恰与热疗相反。

（2）继发效应：是指用冷或用热超过一定时间，产生与生理反应相反的作用，称为继发效应。此为机体避免长时间用冷或用热对组织的损伤而引起的防御反应。如热疗可使血管扩张，但持续用热 30 ～ 45 分钟后，则血管收缩；持续用冷 30 ～ 60 分钟后，则血管扩张。因此，冷、热治疗以 20 ～ 30 分钟为宜，如需反复使用，中间应至少休息 1 小时，防止产生继发效应。

2. 影响冷、热疗法效果的因素

（1）方式：在相同的温度下，湿冷、热法效果优于干冷、热法，因水的传导性好，渗透力强。

（2）面积：冷、热疗的效果与用冷、热疗的面积成正比。大面积冷、热疗时，应注意观察局部及全身反应。大面积冷疗可使血管收缩、血压升高；大面积热疗可导致血管扩张、血压下降，易致晕厥。

（3）时间：在适当的时间内，冷、热疗的效果随着时间的增加而增强。但时间过长可产生继发效应，影响治疗效果，甚至发生疼痛、冻伤、烫伤等。

（4）温度差：冷、热疗的效果与冷疗的温度和体表温度的差值成正比。

（5）部位：在有大血管经过、血流丰富的部位冷、热疗效果好，如颈部、腋下、腹股沟等。皮肤较厚的区域，如足底、手心，对冷、热的耐受性大，效果也较差；皮肤较薄的区域，如前臂、颈部，对冷、热的敏感性强，效果也较好。

（6）个体差异：患者的身体状况、年龄、性别等不同，对冷、热疗的耐受力也不同。如婴幼儿对冷、热刺激的适应能力较差，昏迷、瘫痪、血液循环不良等的患者及老年人对冷刺激的敏感性降低，易发生冻伤或烫伤。对冷、热刺激女性较男性敏感。

二、冷疗法的应用

1. 冷疗的作用

（1）减轻局部充血和出血：冷可使血管通透性降低，血液黏稠度增加，减轻充血和水肿，使血液易于凝固。常用于软组织损伤早期（48 小时内）、扁桃体切除术后、鼻出血等。

（2）控制炎症扩散：冷可使毛细血管收缩，局部血流减慢，降低细胞新陈代谢和微生物的活力。用于炎症早期，限制炎症扩散。

（3）减轻疼痛：冷可减慢神经冲动传导，降低神经末梢敏感性；减轻由于组织充血、水肿压迫神经末梢而导致的疼痛。常用于软组织损伤早期、牙痛和烫伤。

（4）降低体温：冷疗直接和皮肤接触，通过传导、蒸发等作用降低体温。通常用于高热、中暑等患者。

对于脑外伤、脑缺氧患者，低温可降低脑细胞代谢，提高脑组织对缺氧的耐受性，减轻脑细胞的损害。

2.冷疗的禁忌

（1）循环障碍：冷可使血管收缩，加重血液循环障碍，导致局部组织缺血、缺氧而坏死，故休克、微循环障碍、周围血管疾病、神经病变、水肿等的患者禁忌。

（2）慢性炎症或深部化脓病灶：冷可使局部血流减少，延缓炎症的吸收。

（3）对冷过敏者：用冷后可出现皮疹、关节疼痛等现象。

（4）禁冷部位

①枕后、耳廓、阴囊处：防止冻伤。

②心前区：防止引起反射性心率减慢、心律不齐。

③腹部：防止腹泻、腹痛。

④足底：防止反射性末梢血管收缩而阻碍散热，警惕引起一过性冠状动脉收缩。

3.冷疗的方法

（1）冰袋或冰囊：属局部冷疗。

①作用：降温，止血，消炎，镇痛。

②方法：小冰块装入冰袋或冰囊内约1/2满，排尽空气。为高热患者降温时，冰袋置于前额或头顶，冰囊可置于体表大血管分布处，如腋下、腹股沟。扁桃体切除术后冰囊置于颈前颌下，防止出血。鼻出血者将冰囊置于鼻根部，轻微接触，防止压迫。

③注意事项：冷疗时间不超过30分钟，以防发生继发效应。冰袋冷疗后30分钟测量体温并记录。体温降到39℃以下可停用冷疗。注意观察用冷部位的皮肤情况，每10分钟查看一次皮肤色泽，注意倾听患者主诉，如有异常应停止用冷。需长时间应用冷疗时，应间隔1小时再使用。

（2）冰帽和冰槽：属局部冷疗。

①作用：头部降温，防止脑水肿，减轻脑细胞损害。

②方法：患者后颈部、双耳廓与冰帽接触的部位垫海绵，将患者头部置冰帽中。使用冰槽降温者，需在耳内塞不脱脂棉球，防止冰水流入耳内，双眼覆盖凡士林纱布，保护角膜。

③注意事项：每30分钟测量生命体征一次，维持肛温在33℃左右，不低于30℃，防止低温诱发房颤、室颤等心律失常。观察头部皮肤变化，每10分钟观察一次，尤其注意耳廓部位是否有青紫、麻木。用冷时间不超过30分钟，如需继续使用，应间隔1小时。冰块融化后，应及时更换或添加。

（3）冷湿敷：属局部冷疗。

①作用：降温，消肿，镇痛。

②方法：在治疗部位涂凡士林，其上盖一层纱布，下垫橡胶单和治疗巾；敷布浸入冰水中，双手各持一把长钳将敷布拧至不滴水，敷于患处。每2～3分钟更换一次敷布，治疗时间以15～20分钟为宜。

③注意事项：观察局部皮肤情况及患者反应，每10分钟查看一次皮肤颜色。如冷湿敷部位为开放性伤口，应遵守无菌操作原则。

（4）乙醇或温水拭浴：属全身冷疗。通过乙醇或温水的蒸发和传导作用来增加散热。

①作用：乙醇是一种挥发性液体，拭浴时在皮肤上蒸发迅速，带走大量热量。同时乙醇还可刺激皮肤血管扩张，易于机体散热。

②方法：乙醇浓度25%～35%，量200～300ml，温度32～34℃。小毛巾浸入乙醇溶液或温水中，拧至半干，缠于手上，以离心方向拭浴，顺序为双上肢、背腰部、双下肢。每侧肢体或背部擦拭3分钟，全过程不超过20分钟。拭浴后30分钟测量体温，若低于39℃，取下头部冰袋。

③注意事项：头部置冰袋，减轻头部充血，并有助于降温。足底置热水袋，促进血管扩张，利于

散热。擦至腋窝、肘窝、手心、腹股沟等处稍用力并延长停留时间，以促进散热。拭浴过程中随时观察患者皮肤有无发红、苍白、出血点。如患者出现寒战、面色苍白、脉搏及呼吸异常，应停止拭浴，报告医生及时处理。乙醇拭浴禁用于新生儿、血液病患者及乙醇过敏者。

三、热疗法的应用

1. 热疗的作用
（1）促进炎症消散和局限：热可扩张局部血管，加快血液循环，促进毒素排出。炎症早期可促进炎性渗出物吸收消散；炎症后期可促进白细胞释放蛋白溶解酶，有助于坏死组织的清除和组织修复，使炎症局限。如软组织损伤48小时后，用热湿敷促进组织淤血吸收、水肿消散。

（2）减轻深部组织充血：热疗法使皮肤血管扩张，体表血流增加，全身血量重新分布，相对减轻深部组织充血。

（3）减轻疼痛：降低痛觉神经的兴奋性，减轻炎性水肿，以解除对神经末梢的压力。同时可增强结缔组织伸展性，减轻肌肉痉挛、僵硬，从而缓解疼痛。

（4）保暖：扩张血管，促进血液循环，使患者感到温暖舒适。适用于年老体弱、早产儿、末梢循环不良者。

2. 热疗的禁忌
（1）急腹症诊断未明确：以免掩盖疼痛，贻误诊断和治疗。

（2）软组织损伤早期48小时内：可因局部血管扩张而加重出血、肿胀和疼痛。

（3）急性炎症：因局部循环血量增加，有利于细菌生长、繁殖。

（4）面部危险三角区感染：血管丰富且无静脉瓣，可造成颅内感染或脓毒症。

（5）各种脏器内出血：加重脏器出血。

（6）恶性肿瘤部位：可加速肿瘤生长、扩散和转移。

（7）感觉障碍、意识不清者：可能被烫伤。

3. 热疗的方法
（1）热水袋：属干热法。

①作用：是保暖、解痉和镇痛最简单的方法。

②方法：调节水温为60～70℃。向热水袋灌水至容积的1/2～2/3，驱出袋内空气，检查无漏水后装入布套内，袋口朝身体外侧。热疗30分钟后撤去热水袋。用毕倒空热水袋，倒挂晾干，吹入少量空气，防止内面粘连，旋紧塞子，置阴凉处备用。

③注意事项：昏迷、麻醉未清醒、感觉障碍等的患者及婴幼儿、老年人，水温应调节在50℃以内，并用大毛巾包裹，以免烫伤。若皮肤潮红、疼痛，应立即停止使用，并在局部涂凡士林以保护皮肤。如持续使用，应30分钟检查一次水温，及时更换热水。

（2）红外线灯：属干热法。

①作用：消炎，消肿，解痉，镇痛，促进创面干燥结痂，促进肉芽组织生长。

②方法：烤灯距治疗部位30～50cm，以患者感觉到温热为宜，治疗时间为20～30分钟。

③注意事项：照射前胸、面颈部时，应注意保护眼睛，佩戴有色眼镜或用纱布遮盖。照射过程中观察皮肤色泽，出现桃红色均匀红斑为剂量合适；如出现紫红色斑，应立即停止照射，局部涂凡士林，保护皮肤。照射后应嘱患者15分钟内不要离开，防止感冒。

（3）热湿敷：属湿热法。

①作用：消炎，消肿，解痉，镇痛。

②方法：在治疗部位涂凡士林，其上盖一层纱布，下垫橡胶单和治疗巾；敷布浸入 50 ～ 60℃ 水中，双手各持一把长钳将敷布拧至不滴水，敷于患处。每 3 ～ 5 分钟更换一次敷布，及时更换盆内热水，治疗时间以 15 ～ 20 分钟为宜。

③注意事项：观察皮肤颜色，防止烫伤。面部热敷后 15 分钟方可外出。开放性伤口应按无菌原则操作。

（4）热水坐浴：属湿热法。

①作用：消炎，消肿，镇痛，使局部清洁、舒适。适用于会阴、肛门及盆腔等疾病。

②方法：排空大小便，清洗坐浴部位。水温 40 ～ 45℃，倒入盆内达 1/2 满。坐浴时间以 15 ～ 20 分钟为宜。

③注意事项：观察患者面色、脉搏、呼吸，倾听患者主诉，如有异常，应停止坐浴。如坐浴部位有伤口，应遵守无菌操作原则。女性患者在月经期、妊娠后期、产后 2 周内及患有阴道出血和盆腔急性炎症等病症时，均不宜坐浴，以免引起感染。

（5）温水浸泡：属湿热法。

①作用：消炎，镇痛，清洁，消毒伤口。

②方法：水温 43 ～ 46℃，浸泡时间以 30 分钟为宜。

③注意事项：如浸泡部位有伤口，应遵守无菌操作原则。浸泡过程中，注意观察患者局部情况，有发红、疼痛等情况，应停止浸泡并给予相应处理。

第十六节　病情观察

一、概　述

1. **病情观察的意义**　可以为疾病的诊断、治疗和护理提供临床资料和科学依据；可以有助于判断疾病的发展趋向和转归；及时了解治疗效果和用药后的反应；助于及时发现危重症患者病情变化的征象等，以便采取有效措施及时处理。

2. **护理人员应具备的条件**　护理人员必须具备广博的医学知识，严谨的工作作风，一丝不苟、高度的责任心及训练有素的观察能力，做到"五勤"，即勤巡视、勤观察、勤询问、勤思考、勤记录。通过有目的、有计划、认真仔细的观察，及时、准确地掌握和预见病情变化，为危重患者的抢救赢得时间。

3. **病情观察的方法**

（1）直接观察法：包括视诊、听诊、触诊、叩诊、嗅诊。

（2）间接观察法：指通过与医生、患者家属亲友的交流、床边和书面交接班、阅读病历、检验报告、会诊报告及其他相关资料，获取有关病情的信息。

二、病情观察的内容

1. **生命体征的变化**

（1）体温：体温突然升高，多见于急性感染，高热不退或超高热，提示病情严重；体温过低，多见于休克和极度衰竭患者，持续不升提示病情危重。

（2）脉搏：观察脉搏的快慢、强弱和节律是否正常。脉搏过快或过慢，出现间歇脉、脉搏短绌、交替脉、奇脉、水冲脉等，表示病情有变化。

（3）呼吸：观察呼吸的频率、节律、深浅及呼吸音是否正常。出现叹息样呼吸、潮式呼吸、毕奥呼吸、库斯莫呼吸等，表示病情严重。

（4）血压：如收缩压持续＜70mmHg或脉压＜20mmHg，是休克的表现；如血压＞180/100mmHg，是重度高血压的表现，有可能出现高血压并发症。

2．意识状态

（1）以觉醒度改变为主的意识障碍

①嗜睡：是最轻度的意识障碍。患者处于持续睡眠状态，但能被言语或轻度刺激唤醒，醒后能正确、简单而缓慢地回答问题，但反应迟钝，刺激去除后又很快入睡。

②昏睡：患者处于熟睡状态，不易被唤醒。压迫眶上神经、摇动身体等强刺激可被唤醒，醒后答话含糊或答非所问，停止刺激后又很快进入熟睡状态。

③昏迷：是最严重的意识障碍。突出的特点是患者意识完全丧失，各种强刺激不能使其觉醒，失去有意识的自主活动，不能自发睁眼。

a．浅昏迷：患者意识完全丧失，可有较少的无意识自发动作，对声、光刺激无反应，对压迫眶上缘等疼痛刺激可有痛苦表情及躲避反应。瞳孔对光反射、角膜反射、眼球运动、吞咽反射、咳嗽反射等可存在。呼吸、心率、血压无明显改变，可有大小便失禁或潴留。

b．中昏迷：患者对外界正常刺激均无反应，自发动作少。对强刺激的防御反射、角膜反射及瞳孔对光反射减弱，大小便潴留或失禁，生命体征发生变化。

c．深昏迷：患者对各种刺激均无反应。全身肌肉松弛，肢体呈弛缓状态，各种反射均消失，眼球固定，瞳孔散大，仅能维持循环与呼吸的最基本功能，呼吸不规则，血压下降，大小便失禁。

（2）以意识内容改变为主的意识障碍

①意识模糊：程度较嗜睡深，表现为思维和语言不连贯，对时间、地点、人物的定向力完全或部分发生障碍，可有错觉、幻觉、躁动不安、谵语或精神错乱。

②谵妄：是一种以兴奋性增高为主要特征的急性脑功能障碍，患者对周围环境的认识及反应能力下降，语言功能障碍，出现错觉、幻觉，睡眠觉醒周期紊乱等，可表现为紧张、恐惧和兴奋不安，甚至可有冲动和攻击行为。

（3）意识状态的评估：采用格拉斯哥昏迷计分法（GCS），对睁眼、言语和运动3个方面评分，用相同程度的语言和疼痛刺激，对患者的反应作动态分析。最高15分表示意识清醒，低于8分表示昏迷，分数越低意识障碍越严重。详见外科护理学第十五节颅脑损伤的相关内容。

3．瞳孔　正常瞳孔呈圆形，位置居中，边缘整齐，两侧等大，在自然光线下直径为2～5mm。

（1）瞳孔缩小：直径＜2mm。＜1mm称为针尖样瞳孔。单侧瞳孔缩小常提示同侧小脑幕切迹疝早期。双侧瞳孔缩小常见于有机磷农药、巴比妥类、吗啡等药物中毒。

（2）瞳孔散大：直径＞5mm。一侧瞳孔散大、固定，常提示同侧颅内病变（如颅内血肿、脑肿瘤等）所致的小脑幕切迹疝的发生。双侧瞳孔散大，常见于颅内压增高、颅脑损伤、阿托品类药物中毒及濒死状态。

（3）对光反射：迟钝或消失见于危重或深昏迷患者，双侧瞳孔散大并伴有对光反射消失可见于濒死状态、癫痫发作患者。

4．一般情况

（1）面容和表情

①急性病容：表情痛苦，面颊潮红，呼吸急促，鼻翼扇动，口唇疱疹等。见二急性感染性疾病患者。

②慢性病容：面色苍白或晦黯，面容憔悴，目光黯淡，消瘦无力等。常见于慢性消耗性疾病患者，如肺结核、肝硬化、恶性肿瘤等。

③病危面容：面容枯槁，面色灰白或铅灰，表情淡漠，眼眶深陷，皮肤湿冷。常见于严重脱水、大出血、重度休克、急性腹膜炎等患者。

④贫血面容：面色苍白，结膜色淡，表情疲惫。

⑤二尖瓣面容：双颧紫红，口唇发绀。见于风湿性二尖瓣狭窄患者。

⑥甲亢面容：面容惊愕，眼裂增宽，眼球凸出，目光炯炯有神。

⑦满月面容：面如满月，皮肤菲薄。见于库欣综合征和长期使用糖皮质激素的患者。

（2）营养状态：根据患者皮肤的光泽度和弹性、皮下脂肪的厚度、肌肉发育等情况进行综合判断。

（3）体位：常见的有自动体位、被动体位和强迫体位。

（4）步态：有醉酒步态、慌张步态、共济失调步态，间歇性跛行等。

（5）皮肤和黏膜：可反映疾病的病情变化。如休克患者皮肤潮湿，黄疸患者巩膜和皮肤黄染，心肺功能不全患者可有皮肤、黏膜特别是口唇发绀，贫血患者面色苍白，脱水患者皮肤干燥、弹性差。

第十七节　危重患者的抢救和护理

一、常用抢救技术

（一）心肺复苏技术

1. 概述

（1）心肺脑复苏：使心搏、呼吸骤停的患者迅速恢复循环、呼吸和脑功能的抢救措施称为心肺脑复苏。

（2）心搏、呼吸骤停的原因

①心脏因素：是指导致原发性心肌损害的疾病，如冠心病、急性病毒性心肌炎、原发性心肌疾病、瓣膜病、先天性心脏病及严重的心律失常等。其中，冠心病是成人心脏性猝死最常见的原因。

②呼吸因素：是指导致通气不足、上呼吸道阻塞及呼吸衰竭的疾病，如中枢神经系统疾病、气道异物阻塞、呼吸道感染、哮喘、肺水肿、肺栓塞等。

③循环因素：是指导致有效循环血量不足、血流循环梗阻的疾病，如出血性休克、感染性休克、张力性气胸等。

④代谢因素：电解质紊乱，如低钾血症、高钾血症、低钙血症等。

⑤中毒因素：药物、毒物中毒。

⑥环境因素：淹溺、触电等。

（3）诊断依据：典型三联征包括突发意识丧失、呼吸停止和大动脉搏动消失。

（4）心肺复苏时间：因大脑缺血缺氧超过 4～6 分钟即可发生不可逆的损害，因此，要求心肺脑复苏应在呼吸、心搏骤停后 4～6 分钟进行，避免脑细胞死亡。

2. 心肺复苏　详见第二章外科护理学第六节成人心肺复苏相关内容及第五章儿科护理学第十四节儿童心肺复苏相关内容。

（二）氧气吸入法

1. 缺氧的分类

（1）低张性缺氧：常见于慢性阻塞性肺部疾病（COPD）、先天性心脏病、高山病等。由于外呼吸功能障碍或吸入空气氧分压低，使动脉血氧含量减少，组织供氧不足。吸氧的疗效最好。

（2）血液性缺氧：常见于贫血、一氧化碳中毒等。由于血红蛋白量和质的改变，造成血液携氧能力下降。

（3）循环性缺氧：常见于休克、心力衰竭、血栓栓塞等。由于组织血流量减少造成全身性或局部性循环缺氧。

（4）组织性缺氧：常见于氰化物中毒、大量放射线照射等。由于组织中毒、细胞损伤等原因造成细胞利用氧异常。

2. 氧疗指征和缺氧程度的判断

血气分析检查是氧疗的客观指标。PaO_2是反映缺氧的敏感指标，是决定是否给氧的重要依据，$PaO_2 < 50mmHg$（6.6kPa），应给予吸氧。PaO_2正常值为95～100mmHg（12.6～13.3kPa），$PaCO_2$正常值为35～45mmHg（4.7～6.0kPa），SaO_2正常值为95%～98%。缺氧程度的判断见表1-18。

表1-18　缺氧程度的判断及氧疗

缺氧程度	血气分析		临床表现			氧疗
	PaO_2（mmHg）	SaO_2（%）	发绀	呼吸困难	神志	
轻度	50～70	>80	无或轻度	不明显	清	一般不需要
中度	30～50	60～80	明显	明显	清或烦躁	需要
重度	<30	<60	显著	严重，三凹征	昏迷	绝对适应证

3. 氧疗方法

分为鼻导管给氧法、鼻塞法、面罩法、氧气头罩、氧气枕法。

（1）双侧鼻导管给氧法：是目前临床最常用的给氧方法。将双侧鼻导管插入鼻孔内约1cm，患者无不适，适合长期吸氧的患者。

（2）鼻塞法：将鼻塞直接塞入患者一侧鼻前庭。刺激性小，两侧鼻孔可交替使用，适合长期吸氧的患者。

（3）面罩法：将面罩置于患者口鼻部，氧气自下端输入，呼出的气体从面罩两侧孔排出。适用于张口呼吸及病情较重、烦躁不安的患者。成人氧流量6～8L/min，小儿1～3L/min。

（4）氧气头罩：适用于新生儿、婴幼儿供氧，长期给氧不易发生氧中毒。患儿头部罩氧气头罩，罩面有多个开孔，头罩内可保持一定的氧浓度、温度和湿度。患儿颈部与头罩之间应留有适当空隙，防止呼出的二氧化碳再吸入。

（5）氧气枕法：可用于家庭氧疗、危重患者的抢救或转运途中，代替氧气装置。

4. 氧气吸入的浓度与流量换算

（1）氧气吸入的浓度：氧气在空气中的比例约为21%，故低于25%的氧浓度无治疗价值。

（2）氧浓度与流量的换算法：吸氧浓度（%）＝21+4×氧流量（L/min）。常见疾病吸氧流量、氧浓度及方式见表1-19。

表1-19　常见疾病吸氧流量、浓度及方式

疾病	氧流量（L/min）	氧浓度（%）	吸氧方式
氧气雾化吸入法	6～8	45～53	不湿化
面罩氧疗法	6～8	45～53	
急性心力衰竭	6～8	45～53	20%～30%乙醇湿化吸氧
急性呼吸窘迫综合征（ARDS）		＞50	呼吸末正压（PEEP）
急性心肌梗死	4～6	37～45	
成人休克型肺炎	4～6	37～45	
Ⅰ型呼吸衰竭		＞35	
Ⅱ型呼吸衰竭		＜35	
慢性心力衰竭	2～4	29～37	
心绞痛	2～4	29～37	
肥厚型心肌病	2～4	29～37	
成人肺炎链球菌肺炎	2～4	29～37	
慢性阻塞性肺疾病（COPD）	1～2	28～30（旧数据25～29）	每天给氧不少于15小时，尤其夜间不可间断
慢性肺源性心脏病	1～2	25～29	

　　5. **长时间吸入高浓度氧的不良反应**　高于60%的氧浓度若吸入持续超过24小时，可发生多种不良后果。

　　（1）氧中毒：肺实质改变，表现为胸骨下不适、疼痛、灼热感，严重时出现呼吸增快、恶心、呕吐、烦躁、干咳等。

　　（2）肺不张：吸入高浓度氧可置换肺泡内的氮气，如因患者呼吸道分泌物增多，出现支气管阻塞时，氧气可被肺循环迅速吸收，肺泡失去氮气的支撑作用，可导致吸入性肺不张。表现为烦躁，呼吸、心率增快，血压上升，甚至呼吸困难、发绀及昏迷。

　　（3）新生儿视网膜病：多见于早产儿。由于视网膜纤维化，导致不可逆的失明。

　　6. **用氧注意事项**

　　（1）严格遵守操作规程，注意用氧安全，做好"四防"，即防震、防火、防热、防油。氧气筒应放于阴凉处，周围严禁烟火及放置易燃品，距明火＞5m，距暖气＞1m。搬运时避免倾倒撞击。氧气表及螺旋口勿涂油。

　　（2）使用氧气前先检查导管是否通畅。应先调节流量后再插导管。停用氧气时，应先拔出导管，再关闭氧气开关。中途改变氧气流量，先将氧气和鼻导管分离，调节流量后再接上，以免误操作，使大量气体冲入呼吸道，损伤肺组织。

　　（3）氧气筒内氧气不可用尽，压力表下降不低于0.5MPa（5kg/cm^2），以免灰尘进入筒内，再充气时引起爆炸。

　　（4）对未用完或已用完的氧气筒，应分别悬挂"满"或"空"的标志。

（5）湿化瓶具有湿化氧气和观察氧流量两个作用，内装 1/3 ～ 1/2 冷开水或蒸馏水。

（6）不同氧疗方法的更换时间分别为：鼻导管应每天更换 2 次以上，鼻塞每天更换，面罩 4 ～ 8 小时更换 1 次。

（三）吸痰法

1. **概念**　吸痰法是指利用负压原理，经口、鼻腔或人工气道吸出气道分泌物，以保持呼吸道通畅的方法。适用于不能有效咳嗽、排痰者，如年老体弱、新生儿、危重、昏迷、麻醉未清醒等。

2. **电动吸引器吸痰法**

（1）要点

①调节负压 300 ～ 400mmHg（40.0 ～ 53.3kPa），小儿＜ 300mmHg（40kPa）。

②患者去枕仰卧，头转向操作者一侧。昏迷患者用开口器打开口腔，取出活动义齿，舌后坠者用舌钳拉出。

③连接吸痰管，先试吸少量生理盐水，确保吸痰管通畅，并润滑吸痰管前端。

④护士一手反折吸痰管导管末端；另一手持无菌镊夹吸痰管插入患者口咽部。插管时不可打开负压，以免损伤黏膜。

⑤松开吸痰管反折处，先吸净口咽部分泌物，更换吸痰管后，在患者吸气时顺势将吸痰管向下插入 10 ～ 15cm，吸出气管内分泌物。为气管切开患者吸痰，严格执行无菌技术操作，应先吸气管切开处，再吸鼻、口咽部。

⑥吸痰时动作轻柔、敏捷，左右旋转，从深部向上提拉。每次吸痰时间不超过 15 秒，以免患者缺氧。

⑦退出的吸痰管，应立即抽吸生理盐水冲洗，避免痰液堵塞。

（2）注意事项

①严格执行无菌技术操作，治疗盘内吸痰用物每天更换 1 次或 2 次。吸痰导管每次更换；气管切开者，每次进入气管抽吸后均需更换吸痰管。

②使用呼吸机或缺氧严重者，吸痰前后给予高流量氧吸入。

③贮液瓶内的液体应及时倾倒，不超过 2/3。

④痰液黏稠者在吸痰前可给予胸部叩击、超声雾化吸入等方法促进痰液排出。痰不易吸出时不可增大负压吸引力。

3. **中心负压吸引装置吸痰法**　将贮液瓶装置插入墙上负压吸引装置，连接导管，打开开关，调节负压。其余操作步骤同电动吸引器吸痰法。

（四）洗胃法

1. **目的**

（1）解毒：清除胃内毒物或刺激物，减少毒物吸收。服毒 4 ～ 6 小时内洗胃效果最好。

（2）减轻胃黏膜水肿：用于幽门梗阻患者。

（3）胃肠道手术或检查前的准备。

2. **方法**

（1）口服催吐法：适用于病情较轻、清醒且能合作的患者。液体温度 25 ～ 38℃，每次饮液量 300 ～ 500ml，用压舌板刺激舌根催吐。

（2）漏斗胃管洗胃法：利用虹吸原理。同鼻饲法经口腔插入漏斗胃管，漏斗高于头部高度 30 ～ 50cm，将洗胃液缓慢倒入漏斗 300 ～ 500ml。当漏斗剩余少量液体时，迅速倒转漏斗低于胃的位置，引流洗胃液。

（3）电动吸引器洗胃法：调节吸引器负压约100mmHg（13.3kPa）。

（4）全自动洗胃机洗胃法。

3．注意事项

（1）急性中毒患者，应迅速采用口服催吐法，以减少毒物吸收，必要时进行洗胃。

（2）不论采用哪种洗胃方法，均应掌握先吸后洗的原则。

（3）当毒物性质不明时，应先抽吸胃内容物送检以明确毒物性质，洗胃溶液可选用温开水或生理盐水。待毒物性质明确后，再采用相应对抗剂洗胃。

（4）强酸、强碱等强腐蚀性毒物中毒禁忌洗胃，以免导致胃穿孔。

（5）食管阻塞、消化性溃疡、食管-胃底静脉曲张、胃癌等患者禁忌洗胃。昏迷患者洗胃应谨慎，防止误吸。

（6）每次灌入量以300～500ml为宜，不可超过500ml。灌入量与引出量应平衡。灌入量过多可导致急性胃扩张，胃内压上升，加快毒物吸收，或引起液体反流，导到窒息；急性胃扩张还可兴奋迷走神经，有心脏骤停的危险。

（7）幽门梗阻患者洗胃宜在饭后4～6小时或空腹时进行。并记录胃内潴留量，了解梗阻情况。

（8）洗胃过程应密切观察患者生命体征、面色、意识变化及抽出液的性质和有无腹痛等。如灌洗引出液体呈血性或血压下降，应立即停止洗胃，通知医生，协助紧急处理。

4．各种药物中毒的灌洗溶液和禁忌药物　见表1-20。

表1-20　各种药物中毒的灌洗溶液和禁忌药物

毒　物	灌洗药物溶液	禁忌药物	禁忌原因
酸性物	洗胃：镁乳，牛奶，蛋清水	强酸药物洗胃	
碱性物	洗胃：5%醋酸，蛋清水，牛奶	强碱药物洗胃	
1605、1059、4049（乐果）	洗胃：2%～4%碳酸氢钠	高锰酸钾洗胃	可氧化为毒性更强的物质
敌百虫（美曲磷酯）	洗胃：1%盐水或清水，1：15 000～1：20 000高锰酸钾	碳酸氢钠洗胃	遇碱性药物可分解出毒性更强的敌敌畏
敌敌畏	洗胃：2%～4%碳酸氢钠，1%盐水，1：15 000～1：20 000高锰酸钾		
DDT、666	洗胃：温开水或生理盐水导泻：硫酸镁	油性泻药	
巴比妥类	洗胃：1：15 000～1：20 000高锰酸钾导泻：硫酸钠（高渗透作用）	硫酸镁导泻	硫酸镁对心血管和神经系统有抑制作用，会加重巴比妥类药物的中毒
氰化物	引吐：3%过氧化氢洗胃：1：15 000～1：20 000高锰酸钾		
灭鼠药（磷化锌）	洗胃：1：15 000～1：20 000高锰酸钾，0.5%硫酸铜，配合引吐	鸡蛋、牛奶、脂肪及其他油类食物	因磷化锌易溶于油类物质，忌用脂肪性食物，以免促使磷的溶解吸收

（五）人工呼吸器的使用

1. **概念** 人工呼吸器是进行人工呼吸最有效的方法之一，可通过人工或机械装置产生通气，对通气障碍的患者进行辅助呼吸，达到增加通气量，改善换气功能的目的。

2. **简易呼吸器**

（1）组成：由呼吸囊、呼吸活瓣、面罩及衔接管组成。

（2）操作步骤

①患者去枕仰卧，头后仰，护士站在患者头顶侧，托起患者下颌，开放气道。

②面罩紧扣患者口鼻部，避免漏气。

③有节律地挤压呼吸囊，频率为 16～20 次/分，一次挤压可有约 500ml 空气进入肺内。如患者有自主呼吸，应与之同步。

3. **人工呼吸机**

（1）主要参数

①呼吸频率（R）：10～16 次/分。

②每分钟通气量（VE）：8～10L/min。

③潮气量（Vr）：10～15ml/kg（范围在 600～800ml）。

④吸/呼比值（I/E）：1∶1.5～1∶2.0。

⑤呼气压力（EPAP）：0.147～1.96kPa，一般＜2.94kPa。

⑥呼气末正压（PEEP）：0.49～0.98kPa（渐增）。

⑦供氧浓度（FiO_2）：30%～40%，一般＜60%。

（2）观察通气量

①通气量合适：吸气时胸廓隆起，听诊呼吸音清晰，生命体征平稳。

②通气量不足：二氧化碳潴留，患者可出现多汗、皮肤潮红、烦躁不安、血压升高、脉搏加速等。

③通气过度：患者可出现昏迷、抽搐等呼吸性碱中毒症状。

（3）注意事项

①密切观察病情变化，定期测定血气分析和电解质。

②注意呼吸机工作情况，各参数是否符合患者需要，各管道连接是否紧密，有无脱落和漏气。简易呼吸器活瓣是否漏气。

③预防和控制感染：充分湿化呼吸道，促进有效排痰。设备应定期检查、保养、维修。每天更换呼吸机各管道，更换螺纹管、呼吸机接口、雾化器等，并用消毒液浸泡消毒，防止感染。病室空气每天消毒。

二、危重患者的护理

1. **病情观察与记录** 密切观察生命体征，出现呼吸、心率异常甚至骤停，应立即通知医生，并协助进行应急处理。

2. **保持呼吸道通畅** 协助清醒患者叩背，预防坠积性肺炎。昏迷患者易因呼吸道分泌物堵塞引起窒息，应使患者头偏向一侧，及时吸出呼吸道分泌物，保持呼吸道通畅。

3. **加强基础护理**

（1）眼的护理：眼睑不能自行闭合的患者，可涂金霉素眼膏或盖凡士林纱布保护角膜，防止角膜长时间暴露、干裂引起溃疡。

（2）口腔护理：定期口腔护理，防止口腔感染。

（3）皮肤护理：做好皮肤清洁护理，预防压疮。

（4）肢体被动活动：为患者做肢体被动活动，防止肌肉萎缩、关节僵直。配合按摩，促进血液循环，预防静脉血栓形成。

（5）补充营养及水分：维持体液平衡，防止水、电解质紊乱。

（6）维持排泄功能：协助大、小便，防治便秘、尿潴留。加强留置导尿护理，预防尿路感染。

（7）保持引流管通畅：各种引流管应妥善固定，防止脱落、受压、堵塞。严格执行无菌技术操作，防止逆行感染。

（8）做好心理护理。

4. 注意安全　对意识丧失、谵妄或昏迷的患者，必要时可使用保护具。牙关紧闭、抽搐的患者，在上下臼齿之间垫牙垫，防止舌咬伤。调暗病室内灯光，治疗护理动作要轻，避免刺激患者引起抽搐。

5. 常用的急救药物

（1）中枢兴奋药：尼可刹米（可拉明）、洛贝林（山梗菜碱）。

（2）升压药：盐酸肾上腺素、去甲肾上腺素、多巴胺、间羟胺（阿拉明）。

（3）强心药：去乙酰毛花苷丙（毛花苷C、西地兰）、毒毛花苷K。

（4）抗心律失常药：胺碘酮、利多卡因、普鲁卡因胺、阿托品。

（5）抗心绞痛药：硝酸甘油。

（6）支气管扩张药：氨茶碱。

（7）止血药：卡巴克络（安络血）、酚磺乙胺（止血敏）、垂体后叶素、维生素 K_1。

（8）镇静、镇痛、抗惊厥药：哌替啶（度冷丁）、吗啡、地西泮（安定）、苯巴比妥（鲁米那）、氯丙嗪（冬眠灵）、硫酸镁。

（9）抗过敏药：异丙嗪（非那根）、苯海拉明。

（10）激素类药：氢化可的松、地塞米松。

（11）利尿脱水药：呋塞米（速尿）、利尿酸钠、20%甘露醇、25%山梨醇。

（12）解毒药：阿托品、碘解磷定、氯解磷定、硫代硫酸钠。

（13）碱性药：5%碳酸氢钠、11.2%乳酸钠。

第十八节　临终护理

一、概　述

1. 濒死与死亡的定义

（1）濒死：即临终，由于各种疾病或损伤造成人体主要器官趋于衰竭，经治疗无生存希望，各种迹象显示生命活动即将终结的状态。

（2）死亡：死亡是指个体生命活动和新陈代谢的不可逆终止。死亡的诊断依据是脑死亡，脑死亡即全脑死亡。

2. 死亡的标准　1968年世界第22次医学会上美国哈佛大学提出诊断脑死亡的4个标准：不可逆的深度昏迷，自主呼吸停止，脑干反射消失，脑电波消失。

3．死亡过程分期　分 3 个阶段。

（1）濒死期：又称临终状态，是死亡过程的开始阶段。此期人体各器官的功能严重紊乱，中枢神经系统脑干以上部位的功能处于深度抑制状态。表现为呼吸困难，心搏减弱，血压下降，意识模糊或丧失，大小便失禁，各种反射减弱，肌张力减退。此期生命处于可逆阶段，如抢救治疗得当，生命有复苏的可能；反之，则进入临床死亡期。但猝死、严重的颅脑损伤患者可直接进入临床死亡期。

（2）临床死亡期：此期中枢神经系统的抑制过程已由大脑皮质扩散到皮质下部位，延髓处于极度抑制状态。表现为心搏、呼吸完全停止，各种反射消失，瞳孔散大，但各种组织细胞仍有微弱而短暂的代谢活动。此期一般持续 5 ～ 6 分钟，如抢救治疗及时有效，生命仍有复苏的可能；超过这个时限，大脑将发生不可逆的变化。但在低温条件下，临床死亡期可长达 1 小时或更久。

（3）生物学死亡期：是指全身脏器、组织、细胞新陈代谢终止，也称为细胞死亡，是死亡过程的最后阶段，整个机体无任何复活的可能。随着生物学死亡期的进展，相继出现尸冷、尸斑、尸僵、尸体腐败等现象。

①尸冷：死亡后 24 小时后，尸温接近环境温度。

②尸斑：血液循环停止，重力作用使血液坠积于尸体的最低部位，皮肤出现暗红色斑块或条纹。一般在死后 2 ～ 4 小时开始出现于尸体的最低部位。

③尸僵：从小块肌肉开始，由咀嚼肌、颈部向下至躯干、四肢肌肉。死后 1 ～ 3 小时出现，4 ～ 6 小时扩散至全身，12 ～ 16 小时达到高峰，24 小时后缓解。

④尸体腐败：死后 24 小时先从右下腹开始，逐渐扩展至全腹，最后波及全身。

二、临终关怀

1．概念　临终关怀是指由社会各层次人员组成的团队向临终患者及家属提供的一种生理、心理、社会等方面的一种全面性支持和照顾，使临终患者的生命质量得以提高，使患者家属的身心得到维护和增强。

2．临终关怀的发展　1967 年英国桑得斯博士在伦敦创办了世界上第一家临终关怀院——圣·克里斯多福临终关怀医院。1988 年 7 月，天津医学院成立了中国内地第一个临终关怀研究机构。1988 年 10 月，上海成立第一个临终关怀机构——南汇护理院。2006 年 4 月中国生命关怀协会在首都人民大会堂宣布成立，标志着中国的临终关怀事业迈出了历史性的一步。

3．研究对象　主要以临终患者及家属的心理需求、临终患者的全面照顾、临终患者家属的照顾、死亡教育、临床关怀模式为主要研究内容。

4．组织形式和理念

（1）组织形式：独立的临终关怀院、临终关怀机构、居家式临终关怀、癌症患者俱乐部。

（2）理念：以照顾为中心、维护人的尊严和权利、提高临终患者的生命质量、加强死亡教育使其接纳死亡、为患者提供全面的整体照护等。

三、临终患者的护理

1．临终患者的躯体状况变化及护理

（1）肌张力变化：肌张力丧失，吞咽困难，二便失禁。肢体软瘫，无法维持功能位。希氏面容，即面部消瘦呈铅灰色、眼眶下陷、双眼半睁、目光呆滞、下颌下垂、嘴微张等。护理应注意协助患者采取舒适体位。

（2）循环功能减退：脉搏快而弱、不规则或测不出，血压降低。护理应密切观察生命体征，加强保暖。

（3）呼吸功能减退：表现为呼吸困难、呼吸减慢，潮式呼吸，间断呼吸，叹息样呼吸，最终呼吸停止。护理可给予吸氧，保持呼吸道通畅，必要时吸痰。

（4）胃肠功能减退：表现为呃逆、腹胀、便秘等。护理应补充营养，适当喂水，做好口腔护理和排泄护理。

（5）感知觉改变：全身疼痛，面容痛苦。视觉、语言功能减退。听觉常为最后消失的感觉，因此，护士应避免在患者周围谈论病情、窃窃私语。做好眼部护理，采取有效的止痛措施，遵医嘱应用止痛药物。

（6）意识改变：表现为不同程度的意识障碍。护理应注意保持病室安静，适当调暗灯光，增加患者的安全感。

（7）皮肤黏膜改变：表现为苍白、发绀，皮肤湿冷。护理应保持床褥舒适、整洁，预防压疮。加强会阴和肛周护理。

2. 临终患者的心理变化及护理

（1）临终患者的心理变化

①否认期：是临终患者心理反应的第一期。患者得知自己病重面临死亡，常见的心理反应是"不，怎么可能是我？一定是他们搞错了"。极力否认患病的事实，心存侥幸，四处求医，希望是误诊。否认反应是一种防御机制，可使患者暂时逃避现实。

②愤怒期：当患者对其病情的否认无法继续，出现气愤、怨恨和嫉妒的情绪，心理反应常表现为"为什么是我？老天太不公平！我怎么这么倒霉！"。怨天尤人，或迁怒于家属、医护人员，对医院的住院制度及治疗护理百般挑剔。

③协议期：患者开始接受病重或临终事实，希望奇迹能够出现。为了延长生命，做出许多承诺作为交换条件。心理反应常表现为"请让我好起来，我一定……"、"假如给我一年的时间，我会……"。患者对生存怀有希望，能够努力配合治疗。

④忧郁期：又称为抑郁期。患者的身体更虚弱，病情恶化，内心被强烈的失落感所占据。"好吧，那就是我！"出现悲伤、情绪低落、抑郁和绝望，希望家人、朋友能够时常陪伴在身旁。逐渐对周围事物失去兴趣，少言寡语，反应迟钝。

⑤接受期：是临终心理反应的最后阶段。患者最终开始坦然接受面临死亡的现实，"好吧，既然是我，那就去面对吧"、"我准备好了"。喜欢独处，表情淡漠，睡眠时间增加甚至嗜睡，静静等待死亡的到来。

（2）临终患者的心理护理措施

①否认期

a．护士应坦诚地回答患者提出的问题，注意医护人员对病情解释的一致性，顺势诱导，耐心解答患者的提问，不应欺骗患者，也不应打击患者的心理防御。

b．保持患者适当的希望，不回避与患者一起讨论死亡问题，使患者逐步面对死亡。

c．护理人员应采取理解、同情的态度。经常陪伴在患者身旁，注意非语言沟通的交流技巧，使患者能感受到被关心、爱护的温暖。

②愤怒期

a．护士应具有足够的耐心和爱心，倾听患者的内心感受，理解患者的痛苦，一定程度上应允许患者的迁怒，适度的情绪宣泄是正常的适应性心理反应。对其不合作行为耐心劝导，加以安抚和疏导，同时防止意外发生。

b．做好患者家属的心理工作，给予患者理解、宽容和关爱。

③协议期

a．患者具有积极配合治疗的心态，护士应给予指导和关心，尽可能实现患者的愿望，减轻疾病痛苦，更好地配合治疗。

b．患者的协议行为有时不易被发现，护士应加强与患者沟通，鼓励其诉说内心的感受。

④忧郁期

a．护士应允许患者用不同方式宣泄情感，如忧伤、哭泣等。耐心倾听患者诉说，安慰患者，调动其积极情绪。

b．安排与亲朋好友见面，尽量让家属陪伴身旁。注意安全，防范自杀。

c．如患者因心情忧郁忽视个人卫生，护士应协助做好皮肤、口腔护理，保持卫生和舒适。

⑤接受期

a．加强基础护理，保证患者临终前的生活质量。

b．尊重患者，不强迫与其交谈，提供安静舒适的环境，保持适当的陪伴，帮助患者了却未完成的心愿。

四、死亡后护理

1．**概述**　包括死亡者的尸体护理和死者家属的护理。尸体护理是为临终患者实施整体护理的最后步骤。死者家属护理是护理人员对家属给予情绪上支持和心理疏导，缓解身心痛苦，早日从悲痛中解脱出来。

2．**尸体护理**

（1）目的：使尸体整洁，维护良好的外观，易于辨认。安慰家属，减轻哀痛。

（2）操作方法

①填写尸体识别卡。劝慰患者家属，暂时离开病房或共同进行尸体护理。

②备齐用物至床旁，屏风遮挡，维护死者隐私。

③撤去输液管、吸氧管、导尿管等一切治疗用物，放平病床，使尸体仰卧，头下垫枕，防止面部淤血变色。

④洗脸，闭合口、眼，对家属是一种安慰。

⑤用棉花填塞口、鼻、耳、阴道、肛门等孔道，以免体液外溢。注意棉花勿外露。

⑥清洁尸体，胶布痕迹用松节油擦净，有创口者更换敷料，有引流管者拔出后缝合伤口或用胶布封闭包扎。

⑦穿衣裤，将第1张尸体识别卡系于尸体右手手腕，将尸体放入尸袋。将第2张尸体识别卡缚于尸体腰前的尸袋上。移尸体于平车，送往太平间。将第3张尸体识别卡系于尸屉外。

⑧清点患者遗物交与家属。如家属不在场，应由两名护士共同清点，贵重物品列清单交给护士长。

⑨处理床单位。在体温单记录死亡时间，注销各种执行单。清洁、消毒患者用过的物品，传染病患者的床单位与用物按终末消毒法处理。

（3）注意事项

①患者死亡后，应首先由医师开具死亡诊断书，并得到家属许可后，护士才可行尸体护理。

②尸体护理应尽快，以防僵硬。

③认真填写尸体识别卡，避免认错。

④尸体护理时用屏风遮挡，以维护死者隐私，同时避免引起其他患者的不良情绪。

⑤尸体护理时护士态度应严肃认真，以示对死者的尊重，同时满足家属合理要求。

⑥传染病患者的尸体应使用消毒液清洁，注意执行隔离技术操作，用不透水的尸袋包裹，悬挂传染病标识。

五、临终患者亲属与丧亲者护理

1．临终患者家属的护理

（1）临终患者家属的心理反应：临终患者家属也会经历否认期、愤怒期、协议期、忧郁期、接受期 5 个心理反应阶段。主要表现为：

①个人需求的推迟或放弃。

②家庭中角色与职务的调整与再适应。

③压力增加及社会性互动减少。

（2）对临终患者家属的护理措施

①满足患者家属照顾患者的需要。

②鼓励患者家属表达感情。

③指导家属对患者的生活照顾。

④协助维持家庭的完整性。

⑤满足患者家属本身的生理、心理和社会方面的需求。

2．丧亲者护理

（1）丧亲者的心理反应　根据安格乐理论，丧亲者的心理反应可分 4 个阶段。

①震惊与不相信：这是一种防卫机制，此期在急性死亡事件中最明显。

②觉察：意识到亲人确实死亡，痛苦、空虚、气愤伴随而来，此期的特征常常是哭泣。

③恢复期：患者家属带着悲痛的情绪处理死者的后事，准备丧礼。

④释怀：随着时间的流逝，患者家属逐渐从悲哀中得以解脱，将逝者永远怀念。

（2）对丧亲者的护理措施

①认真进行尸体护理。

②鼓励患者家属宣泄感情，针对不同心理反应阶段制定护理措施。

③安慰患者家属面对现实。

④尽力提供生活指导、建议。

⑤丧亲者随访。

第二章　内科护理学

第一节　绪　论

一、护理体检

护理体检是指护士通过自己的感觉器官或借助简单的检查工具，对患者全身或某些部位进行系统检查，目的是了解患者的健康状况，及时发现需要由护士解决的护理问题和预防可能发生的护理问题。

（一）护理体检的准备工作和基本检查方法

1．准备工作

（1）物品：体温计、血压计、手电筒、压舌板、听诊器、叩诊锤等。

（2）环境：安静、舒适，室温适宜，光线充足，必要时屏风遮挡，保护隐私。

（3）患者：护士应做好解释，解除顾虑，取舒适体位，充分暴露受检部位。

2．基本检查方法

（1）问诊：问诊时避免使用"专业术语"。

（2）视诊：是指护士以视觉来观察患者全身或局部状态的评估方法。应自然光线下进行，灯光下常不易辨别黄疸、发绀、皮疹等异常。

（3）触诊：是指护士通过手与患者体表局部接触后，对某些器官或组织的物理特性进行判断的一种检查方法，可补充视诊所不能确定的体征。可分为浅部触诊和深部触诊两种方法。护士常用指腹、掌面尺侧、掌指关节掌面等部位触诊。触诊时护士的手应温暖，站于患者右侧，面向患者，便于观察患者的表情变化。进行下腹部触诊时，嘱患者排空小便。触诊的压力由浅入深，先触诊健侧后触诊患侧。

（4）叩诊：是指护士用手指叩击患者体表某部位，使之震动而产生音响，根据震动和音响的特点来判断该部位的器官状态有无异常。分为间接叩诊和直接叩诊两种方法。

（5）听诊：是指护士用耳或借助于听诊器听取患者身体器官活动发出的声音，以识别正常与病理状态，从而判断健康与否的方法。听诊时环境应安静、温暖、避风。听诊器胸件要紧贴于被听诊的部位，避免与皮肤摩擦而产生附加音。

（6）嗅诊：是指护士通过嗅觉对来自于患者皮肤、黏膜、呼吸道、胃肠道、呕吐物、排泄物、分泌物、脓液等气味的判断，评估异常气味与疾病关系的一种检查方法。

（二）一般状态检查

1．全身一般状况

（1）体温：体温低于36.3℃称体温过低，见于慢性消耗性疾病、极度衰弱、甲状腺功能减退、休克、急性大出血等。体温高于37.5℃称为发热，见于感染、炎症、恶性肿瘤、无菌性组织坏死、免疫性疾病和内分泌疾病等患者。

（2）脉搏：常见的脉搏异常如下。

①速脉：超过 100 次 / 分。见于发热、贫血、甲状腺功能亢进、心功能不全、周围循环衰竭、心肌炎等患者。

②缓脉：低于 60 次 / 分。见于颅内压增高、黄疸、洋地黄类药物中毒、甲状腺功能减退、病态窦房结综合征等患者。低于 40 次 / 分考虑为房室传导阻滞。

③水冲脉：脉搏骤起骤落，急促有力。见于主动脉瓣关闭不全、甲状腺功能亢进症等患者。

④交替脉：脉搏一强一弱交替出现，但节律正常。见于高血压性心脏病、急性心肌梗死、心肌炎等患者。交替脉是左心衰竭的重要体征。

⑤奇脉：平静吸气时脉搏明显减弱或消失。见于心包积液和缩窄性心包炎患者。

⑥不整脉：脉搏不规则地搏动，称为不整脉。如脉率少于心率，称为脉搏短绌。见于心房颤动、期前收缩的患者。计数脉搏的时间至少需要 1 分钟。

（3）呼吸：检查呼吸时，应注意以下几方面。

①呼吸频率、节律、深度的改变：正常成年人静息时的呼吸次数为 16 ～ 20 次 / 分。

a. 呼吸增快：呼吸次数每分钟超过 24 次。

b. 呼吸减慢：呼吸次数每分钟少于 10 次，见于呼吸中枢受抑制、颅内压升高患者。

c. 潮式呼吸（陈 - 施呼吸）：呼吸由浅慢逐渐变为深快，达到最大强度后，呼吸再由深快变为浅慢，继之呼吸暂停数秒钟，随后又重复出现上述节律，为呼吸中枢兴奋性降低所造成，见于中枢神经系统疾病、中毒患者。

d. 间停呼吸（毕奥呼吸）：呼吸次数明显减少，并且每隔一段时间即有呼吸暂停数秒钟，呈现一定的规律，是呼吸中枢兴奋性显著降低的表现，是病情危急的征象。

e. 酸中毒大呼吸：呼吸加深且频率稍快，见于代谢性酸中毒患者。

f. 呼吸浅快：见于呼吸道阻塞、肺气肿、呼吸衰竭患者。

②呼吸气味的改变

a. 恶臭味：见于支气管扩张或肺脓肿患者。

b. 肝腥味：见于肝性脑病（肝昏迷）患者。

c. 氨味：见于尿毒症患者。

d. 烂苹果味：见于糖尿病酮症酸中毒患者。

e. 刺激性大蒜味：见于有机磷农药中毒患者。

（4）血压：正常血压值为收缩压 < 140mmHg（18.7kPa），舒张压 < 90mmHg（12kPa）。

①血压升高：收缩压 ≥ 140mmHg（18.7kPa）和（或）舒张压 ≥ 90mmHg（12kPa）；短暂的血压升高见于剧烈疼痛、情绪激动、身处寒冷环境、缺氧等；持久的血压升高见于原发性高血压、肾疾病等患者。

②血压降低：收缩压 < 90mmHg（12kPa），舒张压 < 60mmHg（8kPa）；见于休克、心功能不全、心肌梗死等患者。

（5）意识状态：根据意识障碍的程度可分为以下几种。

①嗜睡：最轻的意识障碍，患者处于病理性的睡眠状态，可被唤醒，醒后能保持短时间的觉醒状态，但反应较迟钝，一旦刺激去除，则又迅速入睡。

②意识模糊：意识障碍的程度比嗜睡较深，患者有定向障碍、思维和语言不连贯，对周围环境的理解和判断失常，可有错觉、幻觉、躁动、精神错乱等，常见于急性重症感染的高热期。另有一种以兴奋性增高为主的意识模糊，伴有知觉障碍，称为谵妄，表现为定向力丧失，感觉错乱，躁动等。

③昏睡：患者处于熟睡状态，不易唤醒，虽在强烈刺激下（如压迫眶上神经）可被勉强唤醒，但很快再入睡，醒时答话含糊或答非所问。

④昏迷：患者的运动和感觉完全丧失，任何刺激都不能唤醒。按昏迷程度分为：

a．浅昏迷：意识大部分丧失，无自主运动，对声、光等刺激无反应，对强烈的疼痛刺激可出现痛苦表情或肢体回缩等防御性的反应，瞳孔对光反应、角膜反射、吞咽、咳嗽及各种防御反射仍存在。

b．中昏迷：对各种刺激均无反应，对强烈刺激可出现防御反射，角膜反射和瞳孔对光反射减弱，眼球无转动。

c．深昏迷：意识全部丧失，对强烈刺激也无反应，瞳孔散大，所有反应均消失，全身肌肉松弛，呼吸不规则，血压可能下降，大小便失禁或潴留。

（6）面容和表情：常见的病态面容和表情如下：

①急性病容：面颊潮红、烦躁不安、呼吸急促等。见于急性感染性疾病患者。

②慢性病容：面容憔悴、面色苍白或灰暗、精神萎靡。见于慢性消耗性疾病患者。

③病危面容：面容枯槁、面色灰白或发绀、表情淡漠、眼眶凹陷、皮肤湿冷、大汗淋漓。见于严重脱水、出血、休克等患者。

④二尖瓣面容：面容晦暗、口唇微绀、两颊呈淤血性发红。见于风湿性心脏病二尖瓣狭窄患者。

⑤甲状腺功能亢进症（甲亢）面容：面容惊愕、眼裂增宽、眼球凸出、目光炯炯有神、情绪激动易变。

⑥满月面容：面容圆如满月、皮肤发红、常伴痤疮和毫毛。见于肾上腺皮质增生和长期应用糖皮质激素的患者。

⑦肢端肥大症面容：头颅增大、面部变长、眉弓及两侧颧部隆起、耳鼻增大、唇舌肥厚、下颌增大向前突出。

（7）发育和体型：判定成年人发育正常的指标有：头长为身高的1/7、胸围等于身高的1/2、两上肢展开的长度等于身高、坐高等于下肢的长度。

（8）营养状态：是根据患者的皮肤、毛发、皮下脂肪、肌肉发育等情况进行综合判断。临床上将营养状态分为良好、中等、不良、肥胖4个等级。皮下脂肪多以3cm指距捏起上臂下1/3背侧处皮下脂肪来测量。肥胖是指体重超过标准体重的20%。体重低于正常体重的10%称为消瘦。

（9）体位：常见的有主动体位（可随意改变自身肢体及躯干）、被动体位（需别人帮助才能改变）及强迫体位（因某种疾病的影响必须采取某种体位）等。

（10）四肢、脊柱与步态：某些疾病可使患者步态异常或姿势改变，如小脑疾病时呈醉酒步态；帕金森病患者呈慌张步态；四肢畸形或脊柱疾病，可引起姿势和步态的异常。

2．皮肤、黏膜检查　检查的主要内容包括颜色、湿度、温度、弹性、皮疹、压疮、出血、蜘蛛痣及水肿。

（1）颜色

①苍白：皮肤、黏膜苍白多由于血红蛋白量减少或末梢毛细血管充盈不足所引起。见于主动脉瓣关闭不全、贫血、出血、寒冷、惊恐、休克、虚脱等患者。

②发红：皮肤、黏膜发红是由于毛细血管扩张充血、血流加速或红细胞量增多所致。正常人可于运动、饮酒时出现，病理状态见于发热性疾病、某些物质（如阿托品）引起的中毒等。

③发绀：皮肤、黏膜出现青紫色，是因为血液中还原血红蛋白的绝对量超过50g/L而引起。易在舌、唇、耳郭、面颊、肢端出现，多见于先天性心脏病、心肺功能不全和某些中毒的患者。严重贫血患者如血红蛋白量少于50g/L时，即使全部血红蛋白处于还原状态，也不出现发绀。

④黄染：皮肤、黏膜发黄称为黄染。这是由于血液中的胆红素浓度过高，渗入皮肤和黏膜而使其发黄。见于胆道阻塞、肝细胞损害或溶血性疾病患者。另外，过多食用胡萝卜、南瓜、柑橘等，可使

胡萝卜素在血中含量增多，而使皮肤黄染，但黄染部位多在手掌、足底皮肤，而不在巩膜和口腔黏膜。

⑤色素沉着：皮肤黏膜色泽加深呈暗褐色，可见于慢性肾上腺皮质功能减退及肝硬化等患者。

（2）湿度：皮肤湿度与出汗有关，出汗增多见于结核病、风湿热、休克等疾病。如出汗发生于夜间熟睡后，称为夜间盗汗；如出汗伴有皮肤厥冷，称为冷汗；皮肤干燥无汗可见于脱水、黏液性水肿、维生素 A 缺乏等患者。

（3）温度：全身皮肤发热见于发热性疾病、甲状腺功能亢进患者；发冷见于休克、甲状腺功能减退等患者。局部皮肤发热见于疖、痈等炎症患者。局部皮肤发冷是由于局部血液循环障碍导致的。肢端发凉常见于休克及雷诺病患者。

（4）弹性：皮肤弹性与年龄、营养状态及组织间隙所含液体（血液、淋巴液、水）多少有关。弹性减退时皮肤皱褶平复缓慢，见于严重脱水患者。老年人皮肤亦常松弛，弹性减退。

（5）水肿：是由于皮下组织的细胞内及组织间隙内的液体潴留过多所致。若以手指加压，局部组织出现凹陷，称为凹陷性水肿。按凹陷性水肿的程度分为轻、中、重 3 度。黏液性水肿经指压后局部组织无凹陷，称为非凹陷性水肿。

（6）皮疹：常见的包括斑疹、玫瑰疹、丘疹、斑丘疹、荨麻疹等，压之退色。常常是某些疾病诊断的重要依据，见于皮肤病、传染病、重症感染、药物过敏等患者。

（7）皮肤或黏膜下出血：直径不超过 2mm 者称为瘀点（出血点）；直径在 3 ～ 5mm 称为紫癜，压之不退色；直径在 5mm 以上者称为瘀斑；片状出血伴局部皮肤隆起者称为血肿。皮肤或黏膜下出血常见于血液病患者，其次为重症感染、某些血管损害的疾病、工业毒物或药物中毒等患者。

（8）蜘蛛痣：由于皮肤小动脉末端扩张，使一支小动脉伸展出辐射状的分支，而形成的蜘蛛样血管痣。其产生与肝对体内雌激素灭活功能减弱有关。检查时（如用棉签杆）压迫痣中心，其辐射状小血管网即消失，压力解除后，蜘蛛痣又出现。常见于慢性肝病患者，也可见于健康的妊娠期妇女。

（9）破损与溃疡

①皮肤：局部持续受压或其他理化因素刺激可使皮肤发生破损与溃疡。

②口腔黏膜：检查有无黏膜溃疡和感染。口腔炎症可发生黏膜溃疡，长期使用广谱抗生素或衰弱重病者可发生口腔黏膜真菌感染。维生素 B_2 缺乏可发生口角炎、舌炎。

③咽及腭扁桃体

a. 检查方法：患者坐于椅子上，头略后仰，张大口发"啊"的长音，护士右手持压舌板将患者的舌前 2/3 与后 1/3 交界处迅速下压，左手持手电筒照明，即可看清咽喉及腭扁桃体。

b. 检查内容：注意咽部有无充血、水肿、溃疡、渗出物，腭扁桃体有无肿大、充血、分泌物或脓液。腭扁桃体肿大一般分为 3 度：不超过咽腭弓者为Ⅰ度；超过咽腭弓者为Ⅱ度；腭扁桃体达咽后壁中线者为Ⅲ度。

3. 淋巴结检查

（1）检查的方法、顺序和内容

①方法：手指指腹紧贴被查部位，由浅入深滑行触诊。

②顺序：从耳后开始，顺序检查颌下、颈部、锁骨上窝、腋下、腹股沟和腘窝淋巴结。

③内容：数目、大小、硬度、有无触痛、粘连。

（2）主要临床意义

①非特异性淋巴结炎，压痛，质软，无粘连。

②恶性肿瘤淋巴结转移，局部质硬、无压痛，与周围组织粘连固定。肺癌多转移至右锁骨上淋巴结或腋下淋巴结；胃癌易转移至左锁骨上淋巴结。

③淋巴结结核，多发生在颈部，与周围组织粘连。

④全身淋巴结肿大，大小不等，遍及全身，无粘连。

（三）胸部检查

1. 胸部体表标志及其意义

（1）胸骨角：胸骨柄与胸骨体交界处的突起。胸骨角与第2肋软骨相连接，是计数肋骨的重要标志。

（2）颈椎棘突：低头时第7颈椎棘突最突出，是计数椎骨的骨骼标志。

（3）胸部体表垂直标志线：前正中线、锁骨中线、腋前线、腋中线、腋后线、肩胛线、后正中线等。

2. 胸廓与胸壁　成年人胸廓前后径与左右径的比例是1：1.5。

（1）扁平胸：胸廓扁平、前后径小于左右径的1/2，见于慢性消耗性疾病，如肺结核患者，也可见于瘦长体型者。

（2）桶状胸：胸廓呈桶状，前后径增大，甚至与左右径相等，肋间隙加宽，多见于肺气肿患者，也可见于老年和矮胖患者。

（3）佝偻病胸：包括鸡胸、佝偻病串珠、肋膈沟、漏斗胸。

3. 气管、肺和胸膜

（1）视诊

①呼吸运动：注意有无增强或减弱。一侧胸壁、胸膜或肺部的病变可使病侧呼吸运动减弱；健侧可有代偿性的呼吸运动增强。

②三凹征：属于吸气性呼吸困难。是由于上呼吸道部分阻塞，气流进入肺内不畅，吸气时肺内负压极度升高，从而引起胸骨上窝、锁骨上窝、肋间隙向内凹陷，称为三凹征。常见于气管阻塞、气管异物等。

（2）触诊

①气管触诊：将右手的示指和环指分别放在患者的两侧胸锁关节处，中指触摸其气管，如中指距示指与环指的距离不等，则表示气管有偏移。如有大量胸膜腔积液、气胸或纵隔肿瘤可将气管推向健侧，如有广泛胸膜粘连、肺不张可将气管拉向患侧。

②触觉语颤：将两手掌分别平放在患者的胸部左右对称部位，请患者发"（一）（二）（三）"的低音调长音，其声带振动产生的声波沿气管传至胸壁，护士的手掌即可感到双侧对称的细微震动。语颤减弱见于肺气肿、阻塞性肺不张、大量胸膜腔积液、气胸的患者；语颤增强见于肺组织炎症或肺实变的患者。

（3）叩诊

①肺部正常叩诊音

a. 清音：是正常肺部叩诊音。正常成年人前胸自肺尖至第5～6肋间隙为肺清音区（左侧第3～4肋间隙近心脏处叩诊音稍浊），背部两侧从肩胛上区到第9～11肋下缘皆为清音。

b. 浊音：为肺部与实质性脏器（心、肝）相重叠部分的叩诊音。右前胸第5～6肋间隙以下为肝浊音区。

c. 鼓音：左前胸第5、6肋间隙以下为胃泡鼓音区。

②肺部异常叩诊音：在肺部清音区出现以下的叩诊音皆为异常叩诊音。

a. 过清音：见于肺气肿患者。

b. 浊音或实音：见于肺炎、胸膜腔积液、肺部肿瘤患者。

c. 鼓音：见于气胸患者。

（4）听诊：包括正常和异常呼吸音、啰音、胸膜摩擦音。

①正常呼吸音：肺泡呼吸音；支气管呼吸音；支气管肺泡呼吸音。

②异常呼吸音

a. 异常肺泡呼吸音：包括肺泡呼吸音减弱、消失。

b. 异常支气管呼吸音：在正常肺泡呼吸音的部位出现的支气管呼吸音，见于肺实变。

③啰音

a. 干啰音：为气流通过狭窄的支气管或冲击支气管内的黏稠分泌物使之振动而产生的声音。干啰音常发生于双侧肺部，见于慢性支气管炎、支气管哮喘、肺气肿、心源性哮喘患者。

b. 湿啰音：为由于气管或支气管内有稀薄的分泌物，随呼吸气体通过时，形成的水泡即刻破裂所产生的声音。湿啰音如局限于肺的某部，提示该部有炎症；如发生在两侧肺底，见于肺下部炎症或肺淤血患者；双肺满布湿啰音多见于急性肺水肿。

④胸膜摩擦音：当胸膜发生炎症时，脏层和壁层的表面粗糙，两层胸膜随呼吸运动产生摩擦的声音，称为胸膜摩擦音。多见于结核性胸膜炎、胸膜肿瘤患者。

4. 心脏和血管

（1）心脏视诊

①心前区隆起：正常人心前区与右侧相应部位基本对称。儿童时期患心脏病伴心脏增大时向外隆起。

②心尖搏动：正常成年人心尖搏动位于左侧第5肋间锁骨中线内侧0.5～1.0cm处。左心室增大时，向左下移位。

③颈静脉怒张：正常人立位或坐位时，颈外静脉（简称颈静脉）常不显露，平卧时可见颈静脉充盈，充盈的水平仅限于锁骨上缘至下颌角距离的下2/3以内。若取30°～45°的半卧位时静脉充盈度超过正常水平，称为颈静脉怒张。见于右心衰竭、缩窄性心包炎、心包积液或上腔静脉阻塞综合征患者。正常情况下不会出现颈静脉搏动，在三尖瓣关闭不全伴有颈静脉怒张时可看到。

④肝 - 颈静脉反流征：用手按压被检者腹部，颈静脉充盈更明显，称为肝 - 颈静脉反流征阳性，是右心功能不全的重要征象之一。

⑤颈静脉搏动：正常人在安静状态下不易看到。

⑥毛细血管搏动征：用手指轻压被检者指甲甲床末端，或以玻片轻压其口唇黏膜，如见到红、白交替的节律性微血管搏动现象，称为毛细血管搏动征阳性。见于脉压增大的疾病，如主动脉瓣关闭不全、甲状腺功能不全、严重贫血等患者。

（2）心脏触诊

①心尖搏动及心前区搏动：心尖区抬举性搏动是指心尖区徐缓、有力地搏动，是左心室肥厚的体征。胸骨左下缘收缩期抬举性搏动是右心室肥厚的可靠指征。

②震颤：为触诊时手掌感到的一种细小振动感，是血液经狭窄的口径或循异常的方向流动形成的涡流造成瓣膜、血管壁或心腔壁振动传至胸壁所致。

③心包摩擦感：是由于急性心包炎时心包膜纤维素渗出致表面粗糙，心脏收缩时脏层与壁层心包摩擦产生的振动传至胸壁所致。

（3）心脏叩诊

①正常成年人心相对浊音界：见表2-1。

②心浊音界改变与临床意义

a. 左心室增大：心左界向左下扩大，心界似靴形。

b. 右心室增大：相对浊音界向两侧扩大，以左侧明显。

c. 左心房增大：心腰部饱满，浊音界呈梨形。

d. 心包积液：心界向两侧扩大，心浊音界外形随体位改变而变化，坐位时心界呈三角形（烧瓶形）。

表2-1　正常成年人心脏相对浊音界与前正中线的平均距离

右（cm）	肋间	左
2～3	II	2～3
2～3	III	3.5～4.5
3～4	IV	5～6
	V	7～9

注：左锁骨中线至前正中线为8～10cm

（4）心脏听诊

①心脏瓣膜听诊区

a．二尖瓣区：位于心尖部，即左侧第5肋间锁骨中线稍内侧。

b．主动脉瓣区：位于胸骨右缘第2肋间及胸骨左缘第3与4肋间，后者为主动脉瓣第二听诊区。

c．肺动脉瓣区：位于胸骨左缘第2肋间。

d．三尖瓣区：位于胸骨体下端靠近其右缘或左缘处。

②听诊顺序：从心尖部按逆时针方向，即二尖瓣区、肺动脉瓣区、主动脉瓣区、三尖瓣区的顺序听诊。

③听诊内容

a．心率：正常人心率为60～100次/分。成年人心率超过100次/分多为窦性心动过速，常见于剧烈运动、过度紧张、高热等。心率低于60次/分为窦性心动过缓，常见于运动员、迷走神经兴奋性增高和冠心病患者。

b．心律：心律失常最常见的是期前收缩和心房颤动。

期前收缩听诊的主要特点：在规则心跳的基础上突然提前出现1次心跳，其后有一较长间歇；提前出现的心跳的第一心音增强，第二心音减弱或难以听到；期前收缩可以联律形式出现。

心房颤动听诊特点：心律绝对不规则；第一心音强弱不等；心率大于脉率，即短绌脉。

c．心音：有4个。

第一心音（S_1）：标志心室收缩期开始。

听诊特点：音调较低；性质较钝；历时较长；与心尖波动同时出现；心尖部听诊最清楚。

S_1强度改变取决于心室收缩开始时房室瓣的位置、心室肌的收缩力、瓣膜的完整性与活动性等因素。

增强见于：二尖瓣狭窄，主要由于二尖瓣保持低垂位置；完全性房室传导阻滞；发热、甲状腺功能亢进等。

减弱见于：二尖瓣关闭不全；主动脉瓣关闭不全；心肌炎、心肌病和心肌梗死。

强弱不等见于心房颤动、室性期前收缩、三度房室传导阻滞等心律失常。

第二心音（S_2）：标志心室舒张期开始。是由于心室舒张开始时，主动脉瓣和肺动脉瓣突然关闭引起瓣膜及血管壁振动所产生。

听诊特点：音调较高；性质较 S_1 清脆；历时较短；在心尖搏动之后出现；心底部听诊最清楚。

S_2强度改变主要取决于主动脉和肺动脉内压力、半月瓣的弹性和完整性。

S_2分裂是由于主动脉瓣和肺动脉瓣关闭明显不同步所致，在肺动脉瓣区听诊较明显。见于生理分裂；持续分裂；固定分裂，见于房间隔缺损；反常分裂。

第三心音（S_3）：出现在心室舒张早期，第二心音之后 0.12～0.20s。是由于快速充盈期末，心室肌转为被动舒张时产生紧张性振动所致。

第四心音（S_4）：与心房收缩导致的心肌振动有关，一般听不到。

d. 额外心音：是指在 S_1 和 S_2 之外，额外出现的病理性附加音。按其出现的时期不同，可分为如下。

收缩期额外心音：收缩早期喷射音音调高而清脆，时间短促，在心底部听诊最清楚；收缩中、晚期喀喇音是由于二尖瓣脱垂所致。

舒张期额外心音：奔马律是心肌受损的重要体征，常见于动脉粥样硬化性心脏病、心肌炎等重症心脏病患者，提示左心室心肌极度衰弱。

e. 心脏杂音：是指心音外具有不同频率和强度的夹杂音。产生机制：血流加速；血液黏稠度降低；瓣膜口狭窄或关闭不全；异常通道；心腔内漂浮物。发生在第一心音和第二心音之间的为收缩期杂音。发生在第二心音之后和第一心音之前的为舒张期杂音。二尖瓣狭窄患者可在心尖部闻及舒张期隆隆样杂音。

f. 心包摩擦音：收缩期可明显听到胸骨左缘第 3 与第 4 肋间最响，坐位前倾或以听诊器向胸壁加压时更明显。常见于心包炎。

（四）腹部检查

1. **腹部分区**　一般用九区法。由连接两侧肋弓下缘及连接左右髂前上棘的两条水平线，将腹部分为上、中、下 3 部；再分别通过左右髂前上棘至前正中线之中点做两条垂直线将上、中、下腹部各分为左、中、右 3 部，共 9 个区域。

2. **检查**

（1）视诊

①腹部外形：极度消瘦、严重脱水、恶病质者腹部凹陷，甚至呈"舟状腹"。

②腹壁静脉曲张：正常人的腹壁静脉一般看不清楚。当门静脉循环障碍或上、下腔静脉回流受阻时，由于侧支循环形成，腹壁静脉可显而易见，甚至曲张。正常时，脐以上的腹壁静脉血流方向向上，脐以下的腹壁静脉方向向下。当门静脉高压时，静脉曲张以脐为中心，曲张静脉的血流方向与正常相同。如上腔静脉回流受阻，则脐上、脐下的腹壁静脉的血流方向均向下；如下腔静脉回流受阻，则脐上、脐下的均向上。

③胃肠蠕动波和肠形：正常人看不到胃肠蠕动波和肠形。如有幽门梗阻时，在上腹部可见到自左向右移动的胃蠕动波；肠梗阻时，在腹壁可看到肠蠕动波和肠形，小肠梗阻时肠形及蠕动波出现在中腹部。

（2）触诊

①腹壁紧张度：正常人腹壁柔软，无抵抗。当腹内有炎症时，腹肌可因反射性痉挛而使腹壁变硬，有抵抗感，称腹肌紧张。急性胃穿孔引起急性弥漫性腹膜炎时，全腹肌肉紧张显著，硬如木板，称为"板状腹"。结核性腹膜炎由于慢性炎症，腹膜增厚，触诊腹壁有柔韧感，似揉面团的感觉，称为"揉面感"。

②压痛及反跳痛：腹部触诊有压痛后，触诊的手指在原处继续加压稍停片刻，然后突然将手指迅速抬起，此时患者腹痛如加重明显，称为反跳痛。反跳痛是壁腹膜已有炎症累及的征象。当腹内脏器或腹膜有炎性病变时，可出现相应部位的压痛。

③腹部包块：腹部触及肿块时，应注意其位置、大小、形态、硬度，有无压痛与搏动，能否移动，以及与周围器官和腹壁的关系等。

④肝触诊：触诊肝时，嘱患者平静地进行腹式呼吸。正常人的肝一般触不到，腹壁松弛的患者，当深吸气时在肋下缘可触及肝下缘，但在 1cm 以内；在剑突下可触及肝下缘，多在 3cm 以内；其质地

柔软，表面光滑，边缘规则，无压痛，无搏动。

⑤脾触诊：正常脾不能触及。脾大的程度分为轻度大（深吸气时，脾下缘在左侧肋下不超过3cm），中度大（脾下缘在肋缘下3cm至脐水平线）和高度大（脾下缘超过脐水平线下）。

⑥膀胱触诊：对判断有无尿液和尿潴留有较重要的意义。检查时，护士的右手自患者的脐部开始向耻骨方向触诊，触到肿物要注意鉴别是否为胀大的膀胱。胀大的膀胱触诊有囊性感。按压膀胱时如有尿意，排空膀胱后，肿物缩小或消失。

（3）叩诊

①正常腹部叩诊音：正常腹部叩诊除肝、脾所在部位呈浊音或实音外，其余部位均呈鼓音。明显鼓音可见于胃肠高度胀气、胃肠穿孔患者。

②正常人肝浊音界：位于右锁骨中线第5肋间水平至右肋下缘。肝浊音界扩大见于肝癌、肝脓肿患者；缩小见于肝硬化、急性肝坏死患者；消失见于急性胃肠道穿孔患者。

③移动性浊音：当腹腔内含有一定量液体（游离腹水超过1000ml）时，可查得随体位不同而变动的浊音，称为移动性浊音。见于肝硬化腹水、结核性腹膜炎等患者。

④叩击痛：护士以左手掌平放在被检脏器的体表位置上，右手半握拳，由轻到中等强度力量叩左手背，如患者感到疼痛，称叩击痛。正常人各脏器无叩击痛，肝炎患者在肝区可有叩击痛；肾周围炎、肾盂肾炎患者肾区可有叩击痛。

（4）听诊

①肠鸣音：正常人的肠鸣音每分钟4～5次，若超过10次称肠鸣音亢进，常见于急性肠炎；如持续3～5分钟以上才听到1次肠鸣音，或10分钟还听不到肠鸣音称肠鸣音减弱或消失，提示有肠麻痹存在。

②胃振水音：患者仰卧，护士以稍弯曲而并拢的四指，连续迅速地冲击患者上腹部，若听到胃内气体与液体相撞击而发出的声音，称为振水音。正常人仅在饭后多饮时出现，如在空腹或饭后6～8小时或以上，胃部仍有振水音，则提示胃排空不良。见于幽门梗阻、胃扩张等患者。

（五）神经系统检查

1. 瞳孔检查 瞳孔常可反映中枢神经系统的一般功能状态，是对危重患者的主要监测项目之一。

（1）瞳孔大小

①正常人两侧瞳孔对称、等大、正圆，直径2～5mm。

②瞳孔缩小，见于有机磷、巴比妥类、吗啡、氯丙嗪等药物中毒患者。

③瞳孔散大，见于视神经萎缩、阿托品药物中毒及深昏迷患者。

④两侧瞳孔大小不等，提示颅内病变，如颅内出血、脑肿瘤及脑疝等患者。

（2）瞳孔对光反应

①直接对光反应通常用手电光直接照射瞳孔并观察其动态反应。正常人眼受到光线刺激后两侧瞳孔立即缩小，避开光源后瞳孔迅速复原。

②间接对光反应是用手隔开两眼观察受到光线刺激后对侧瞳孔缩小情况，正常时一侧受光刺激，对侧瞳孔也立即缩小。

③瞳孔对光反应迟钝或消失，见于昏迷患者。

④两侧瞳孔散大并伴有对光反应消失为濒死状态、癫痫发作患者的表现。

2. 生理反射与病理反射

（1）生理反射：为正常人应具有的神经反射。病理状态下，可亢进、减弱或消失。生理反射为浅反射（如角膜反射、腹壁反射）和深反射（如膝腱反射）。

①浅反射：刺激皮肤或黏膜所引起的反射。

a．角膜反射，深昏迷者角膜反射消失。

b．腹壁反射，正常时两侧腹壁肌受到刺激后立即收缩，腹壁反射消失见于胸髓疾病、锥体束病损及昏迷患者。

②深反射：刺激肌腱或骨膜引起的反射。

a．膝腱反射，正常反应为股四头肌收缩，小腿伸展。

b．膝腱反射减弱或消失，多为器质性病变，如末梢神经炎、神经根炎等下运动神经元病变。

c．膝腱反射亢进，常见于上运动神经元病变。

（2）病理反射：正常人不应出现的神经反射。锥体束病变时可出现病理反射，见于脑出血、脑肿瘤等。巴宾斯基征（Babinski）正常反应为各趾向跖面弯曲。巴宾斯基征阳性表现为趾背伸，其他四趾呈扇形展开。

3. 脑膜刺激征　是脑膜受刺激的表现。为软脑膜和蛛网膜的炎症或蛛网膜下腔出血，使背神经根受到刺激，导致其支配的肌肉反射性痉挛。脑膜刺激征如下：

（1）颈项强直：患者仰卧位，下肢伸直，护士用手托起枕部，前屈其颈，正常时下颌可贴近前胸。如患者感颈后疼痛，下颌不能贴近前胸，且护士的手感到有抵抗时，即为颈项强直。

（2）凯尔尼格（Kernig）征：患者仰卧位，护士先将其一侧髋关节屈呈直角，膝关节也在近乎直角状态时，再用手抬高小腿。正常时可使膝关节伸达135°以上。如在135°以内出现抵抗感或疼痛，则为阳性反应。

（3）布鲁津斯基（Brudzinski）征：患者仰卧位，下肢自然伸直，护士一手托患者枕部，一手置于患者胸前，然后使头部前屈。如双髋与膝关节同时屈曲，则为阳性反应。

二、常用实验室检查

1. 实验室检查的护理准备

（1）做好解释及准备工作：某些因素可影响实验检查结果，如是否空腹、采集标本的时间、是否服用药物等。

（2）正确采集标本：不同的标本，采集方法不同。如血标本采集注意：

①避免溶血，所用注射器、针头及试管必须干燥。止血带不可束缚太紧，时间不超过1分钟。针刺时不能使局部组织损伤过多，不可用手指挤压迫使血液流出。肘部采血时不要拍打患者前臂，嘱患者不要做松紧拳头的动作。

②严格执行无菌技术操作，防止污染，不可混入消毒剂、防腐剂及药物。

③同时采集不同种类的血标本时，注入采集试管的顺序为：先血培养瓶，再抗凝试管，最后普通干燥试管。血培养瓶如有多种，应先注入到厌氧瓶，再注到需氧瓶。

④患者正在输液、输血时，严禁在同侧肢体采血。采血还应避开手术侧肢体。

（3）标本采集后的处理：标本采集后应及时送检，某些检验因放置太久会影响检验结果的准确性，如血气分析、血糖测定、血钾测定等。

2. 血液检查　血液检查异常表现对应的疾病（表2-2）。

（1）血红蛋白和红细胞：正常成人红细胞计数，男性为$(4.0 \sim 5.5) \times 10^{12}$/L，女性为$(3.5 \sim 5.0) \times 10^{12}$/L；海平面地区，正常成年男性血红蛋白为120～160g/L，女性为110～150g/L。

（2）白细胞：成人正常值为$(4.0 \sim 10.0) \times 10^{9}$/L，中性粒细胞0.50～0.70，淋巴细胞0.20～0.40。

（3）网织红细胞：其数量可反映骨髓制造红细胞的能力是否正常，能最早反应缺铁性贫血补充铁剂的治疗效果。显微镜法相对计数 0.5% ～ 1%，绝对计数（24 ～ 84）×10⁹/L。

（4）红细胞沉降率：正常情况下红细胞下降缓慢，魏氏法男性 0 ～ 15mm/h，女性 0 ～ 20mm/h。

（5）血小板：正常为（100 ～ 300）×10⁹/L。

（6）出血时间测定：皮肤刺破后，让血液自然流出到自然停止所需时间，受血小板数量及功能以及毛细血管的结构和功能等因素影响，受血浆凝血因子影响较小。正常为 4.8 ～ 9.0 分钟，超过 9 分钟为异常。

（7）凝血时间测定：静脉血放入试管中，观察血液接触试管壁开始至凝固所需时间，可测定血液凝固的能力。试管法为 4 ～ 12 分钟。

表2-2 血液检查异常表现对应的疾病

疾病或情况	异常表现
慢性阻塞性肺疾病、慢性肺心病等	红细胞和血红蛋白增多
各种原因引起的贫血，如骨髓造血功能障碍、造血原料缺乏，红细胞破坏过多、过早，急、慢性出血等	红细胞和血红蛋白减少
肝硬化失代偿期	不同程度的贫血
脾功能亢进	白细胞和血小板计数减少，即"三系"细胞减少
缺铁性贫血	小细胞、低色素性贫血，血红蛋白降低，白细胞、血小板正常
营养性巨幼细胞性贫血	大细胞性贫血，红细胞数下降比血红蛋白量下降更为明显。血小板一般降低
再生障碍性贫血	正细胞性贫血，全血细胞减少（"三系"细胞减少）
急性化脓性感染	病理性白细胞及中性粒细胞增高，核左移
再生障碍性贫血、肝硬化、脾功能亢进、放疗、化疗等	病理性白细胞及中性粒细胞减少
病毒、结核感染等	淋巴细胞增多
变态反应性疾病，如支气管哮喘、过敏性紫癜及寄生虫感染	嗜酸性粒细胞增多
溶血性贫血、出血性贫血、缺铁性贫血	网织红细胞增多
再生障碍性贫血	网织红细胞可减少
上消化道大出血后24小时	网织红细胞升高
活动性出血	网织红细胞计数不断增高
雄激素治疗慢性再障	网织红细胞或血红蛋白升高为判断指标
再生障碍性贫血、急性白血病、急性放射病、原发性或继发性血小板减少性紫癜、脾功能亢进、尿毒症、弥漫性血管内凝血	血小板减少

（8）血块退缩试验：与血小板的数量和功能有关。正常血液凝固后 0.5～1 小时开始退缩，24 小时内完全退缩。

3. 尿液检查

（1）尿标本采集法

①常规标本：能够自理的患者嘱其自行留取晨起第 1 次尿 100ml，如不需测定尿比重，只需留取 30～50ml。

②尿培养标本：弃去前段尿，留取中段尿 5～10ml。

③ 12 小时或 24 小时尿标本：集尿器容量为 3000～5000ml。嘱患者于晚 7 时（留取 12 小时尿）或晨 7 时（留取 24 小时尿）排空膀胱（弃去），至次晨 7 时最后一次尿（保留）期间的全部尿液留取至容器内。将盛尿容器置阴凉处，根据检验要求加入相应防腐剂，混匀后只取约 40ml 送检。

④早孕诊断试验应留取晨尿。

⑤女性患者在月经期不宜留取尿标本，以免混入经血，影响检验结果；尿标本中不应混入会阴部分泌物及粪便。

⑥尿培养标本应在患者膀胱充盈时留取，并嘱患者排尿不可中断。

（2）量：正常成人尿量每次 200～400ml，24 小时为 1000～2000ml，平均 1500ml，尿量＜400ml/24h 或 17ml/h 为少尿，＜100ml/24h 为无尿。

（3）颜色

①血尿：红色或棕色，红细胞较多时呈洗肉水色。见于急性肾小球肾炎、泌尿系统结石、肿瘤、结核及感染等。

②血红蛋白尿：浓茶色、酱油色。见于急性溶血、恶性疟疾等。

③胆红素尿：深黄色或黄褐色，振荡后泡沫亦为黄色，见于阻塞性黄疸及肝细胞性黄疸。

④乳糜尿：乳白色，见于丝虫病。

（4）气味：尿液放置较久，可有氨臭味；刚排出的尿液有氨味，见于慢性膀胱炎、尿潴留；尿液呈烂苹果气味，见于糖尿病酮症患者；带有粪臭味的尿液，见于膀胱直肠瘘患者。

（5）酸碱度：新鲜尿 pH6.0～6.5，亦可为中性或弱碱性。

（6）比重：成人为 1.015～1.025。

（7）尿标本：（表 2-3）。

表2-3　尿标本

标本类型	检查内容
尿常规	检查尿液颜色、透明度，测定尿比重，检查有无细胞和管型，做尿蛋白或尿糖定性检测等
尿培养	做细菌培养或细菌敏感试验 尿细菌培养及菌落计数是诊断尿路感染的主要依据
12 小时或 24 小时尿标本	用于各种定量检查，如钠、钾、17-羟类固醇、17-酮类固醇（加入浓盐酸防腐），肌酸、肌酐、尿蛋白及尿糖定量（加入甲苯防腐），尿浓缩检查结核分枝杆菌等

（8）肾脏疾病的尿常规阳性表现：（表 2-4）。

（9）尿酮体检查：酮体为 β 羟丁酸、乙酰乙酸和丙酮三种脂肪代谢中间产物的总称。当糖代谢发生障碍、脂肪分解增多、酮体产生速度超过机体组织利用速度时，可出现酮血症，酮体血浓度超过肾阈值，就可产生酮尿。糖尿病性酮尿见于糖尿病酮症患者；非糖尿病性酮尿见于高热、严重呕吐、长期饥饿、肝硬化等患者。

表2-4　肾脏疾病的尿常规阳性表现

疾　病	阳性表现
急性肾小球肾炎	镜检除了大量红细胞外，尿蛋白（+～++）； 红细胞管型是急性肾小球肾炎的重要特征
慢性肾小球肾炎	蛋白尿（+～+++），24小时尿蛋白定量1～3g/L； 可出现管型尿，肉眼血尿或镜下血尿、变形红细胞及管型尿（颗粒管型、透明管型）； 尿比重＜1.020，晚期常固定在1.010
原发性肾病综合征	尿蛋白定性（+++～++++），定量24小时＞3.5g； 尿中无红细胞或仅含少量（不会有明显血尿）
慢性肾衰竭	尿量可正常，但夜尿多，尿比重低，固定在1.010～1.012； 尿比重测定是判断肾功能最简单的方法； 尿蛋白（+～+++），晚期可为阴性； 尿沉渣蜡样管型对诊断有意义
急性肾衰竭	尿液外观浑浊，尿色深，有时酱油色； 尿比重低且固定，＜1.015； 尿呈酸性； 尿蛋白定性（+～+++）； 尿沉渣镜检可见肾小管上皮细胞、上皮细胞管型、颗粒细胞管型或少许红细胞、白细胞等
上尿路结石	可有镜下血尿，伴感染时有脓尿
肾损伤	血尿是诊断肾损伤最重要依据
膀胱损伤	尿常规可见镜下红细胞充满，肉眼血尿
尿路感染	尿蛋白少量，尿沉渣白细胞＞5/HP、红细胞＞3/HP，其中以白细胞最常见； 若见白细胞（或脓细胞）管型或大量上皮细胞，对肾盂肾炎有诊断价值

注：①蛋白尿：24小时蛋白尿定量持续超过150mg。
②尿白细胞：＞5个/HP为增多，常见于细菌性炎症，如急性肾盂肾炎等。
③尿红细胞：一般无红细胞，或0～2个/HP。红细胞增加，＞3个/HP即为镜下血尿。
④膀胱刺激征：表现为尿频、尿急、尿痛，每次尿量减少，见于膀胱及尿路感染患者。

　　（10）1小时细胞排泄率测定：采集方法为留取下午3小时的全部尿液送检。参考值男性红细胞＜30 000/小时，白细胞＜70 000/小时；女性红细胞＜40 000/小时，白细胞＜140 000/小时。肾盂肾炎白细胞可达400 000/小时；急性肾炎红细胞排出增多。

　　4．粪便检查
　　（1）标本采集法
　　①排空膀胱，防止尿液混入粪便。
　　②常规标本：嘱患者排便于清洁便盆内，用检便匙取中央部分或黏液脓血部分的粪便约5g（蚕豆大小）。水样便应盛于容器中。

③培养标本：能排便者排便于消毒便盆内，用无菌棉签取中央部分或黏液脓血部分粪便 2～5g 放入培养瓶内，盖紧送检。不能排便者用无菌长棉签蘸无菌生理盐水，轻轻插入肛门 6～7cm，单向轻轻旋转后退出，放入培养瓶内。尽量选取多处标本，以提高阳性率。

④寄生虫标本：嘱患者排便于清洁便盆内，留取不同部位带血或黏液的粪便 5～10g。服用驱虫药或做血吸虫孵化检查时应留取全部粪便。查阿米巴原虫时，便盆应加温至接近正常体温，留便后连同便盆送检，以保持阿米巴原虫的活动状态。查蛲虫应在睡前或晨起前将透明胶带贴在肛周，取下后粘于载玻片上送检。

（2）颜色及性状：正常成人粪便为黄褐色圆柱状软便，婴儿为金黄色。

①鲜血便：直肠息肉、直肠癌、肛裂及痔疮。

②柏油便：上消化道出血。

③暗红色：下消化道出血。

④白陶土样便：胆道梗阻。

⑤脓性及脓血便见：痢疾、溃疡性结肠炎、局限性肠炎、结肠或直肠癌。

⑥米泔样便：重症霍乱、副霍乱。

⑦果酱样便：肠套叠、阿米巴痢疾。

⑧细条样便：直肠癌。

⑨乳凝块：婴儿消化不良、腹泻。

（3）粪便隐血试验：诊断消化道有无出血。

①标本采集法：禁食肉类、动物肝脏、血、含铁丰富的食物或药物、绿色蔬菜 3 天，以免造成假阳性。可食用豆制品，土豆、冬瓜等非绿色蔬菜，米饭，馒头等。

②不同疾病对应不同的粪便隐血试验结果：（表 2-5）。

表2-5　不同疾病对应不同的粪便隐血试验结果

疾　病	检查结果
消化性溃疡	不一定有大便隐血试验阳性，而隐血试验阳性往往提示溃疡有活动
消化道恶性肿瘤	阳性率可达95%，呈持续阳性
上消化道出血	出血量在5ml即可大便隐血试验阳性
急性胃黏膜病变、肠结核、克罗恩病、溃疡性结肠炎、钩虫病及流行性出血热等	阳性

5. 肾功能检查

（1）血肌酐和血尿素氮：判断肾功能损害的程度。正常成人男性血肌酐 44～132μmol/L，女性 70～106μmol/L；正常成人血尿素氮 3.2～7.1μmol/L。

（2）内生肌酐清除率：80～120ml/min，反映肾小球滤过功能最常用的方法。

①标本采集法：饮食限制 3 天。禁食肉类、禽类、鱼类等高蛋白食物，禁饮茶与咖啡；主食摄入＜300g/d，蛋白质总摄入量＜40g/d，不限制蔬菜、水果和植物油的摄入。

②参考值：50～70ml/min 轻度减低；31～50ml/min 中度减低；＜30ml/min 重度减低；11～20ml/min 早期肾衰竭；6～10ml/min 晚期肾衰竭；低于 5ml/min 终末肾衰竭，此时及以后为尿

毒症期。

（3）尿浓缩与稀释功能试验

①标本采集法：昼夜尿比重测定法。

a．试验日患者普通饮食，但每餐含水量限制在 500 ～ 600ml，除此外不另进饮食。

b．试验日晨 8 时排尿弃去。

c．从晨 8 时至晚 8 时的 12 小时内，每小时排尿（全量）1 次，分别置于清洁标本瓶内。

d．从晚 8 时至次晨 8 时的 12 小时内全部尿液另集中于大清洁标本瓶内。

②参考值：若 3 次试验的尿比密均＜ 1.025（成人），提示肾浓缩功能受损，即远端小管和集合管，尿比密越低损害越严重；如果尿比密固定在 1.010 左右，提示肾脏对原尿的浓缩功能完全丧失。

6．肝功能检查

（1）白蛋白：由肝脏产生。降低提示营养不良、消耗性疾病、肾病综合征及慢性胃肠疾病导致的吸收不良。正常成人血清总蛋白 60 ～ 80g/L，清蛋白 40 ～ 55g/L，球蛋白 20 ～ 30g/L，白蛋白 / 球蛋白比值（A/G）为（1.5 ～ 2.5）：1。肝硬化患者可见血清白蛋白降低，A/G ≤ 1。

（2）血清蛋白电泳：清蛋白 62% ～ 71%，α_1 球蛋白 3% ～ 4%，α_2 球蛋白 6% ～ 10%，β 球蛋白 7% ～ 11%，γ 球蛋白 9% ～ 18%。

（3）血清总胆红素和血清结合胆红素测定：血清总胆红素 3.4 ～ 17.1μmol/L（0.2 ～ 1.0mg/dl），血清结合胆红素（10 分钟）0 ～ 3.4μmol/L（0 ～ 0.2mg/dl）。

（4）血清丙氨酸氨基转移酶（ALT）测定：在甲型病毒性肝炎患者肝功能检测中最常用，是判定肝细胞损害的重要指标。急性肝炎早期，ALT 升高，40 ～ 80U/L 为可疑，高于 80U/L 有诊断价值。

7．其他生化检查

（1）血钠、钾

①血钠正常 135 ～ 145mmol/L，高渗性脱水时＞ 150mmol/L，低渗性脱水时＜ 130mol/L。

②血钾正常 3.5 ～ 5.5mmol/L；血钾增高见于尿少、尿闭、肾上腺皮质功能减退、心力衰竭、严重组织损伤、补钾过多或输入库存血；血钾降低见于不能进食造成摄入不足、呕吐、腹泻，大量使用排钾利尿药，大量注射葡萄糖（尤其与胰岛素合用时），碱中毒等。

（2）血钙、磷：血清总钙成人正常为 2.10 ～ 2.55mol/L；成人血磷为 0.87 ～ 1.45mmol/L。

（3）血清总胆固醇：主要作为心血管疾病高危险因素的评估指标和由于降脂治疗效果监测，是冠心病的危险因素。合适范围＜ 5.18mmol/L（200mg/dl）。

（4）血清甘油三酯：病理性增高见于冠心病、急性胰腺炎等。合适范围＜ 1.7mmol/L（150mg/dl）。

三、其他检查

1．心电图检查　心电图表现是诊断心律失常主要的诊断依据，也是急性心肌梗死最有意义的辅助检查。

（1）心电图基础知识

心电图记录横竖交织的线形成标准的小格。每一小格的两条竖线及两条横线相距均为 1mm，心电图描记走纸速度为 25mm/s，竖线间 1 小格代表时间 0.04 秒；横线间 1 小格代表电压 0.1mV。（图 2-1）。测量 PP 或 RR 间隔的时间，用秒（s）表示，去除 60 秒，即为心率。如 PP 间隔 0.75 秒，则心率为 60 秒 ÷0.75 秒＝ 80 次 / 分。

①P 波：代表心房除极时的电位变化。时间≤ 0.11 秒。振幅：在肢体导联＜ 0.25mV，胸导联＜ 0.20mV。

图2-1　心电图基本图形

a．"肺型 P 波"：P 波尖而高耸，见于右心房肥大。

b．"二尖瓣型 P 波"：见于左心房肥大，P 波增宽，时限≥0.12 秒，呈双峰型，两峰间距≥0.04 秒。

②PR 间期：为心房除极并经房室结、希氏束、束支传导至心室开始除极的时间。正常成人 PR 间期为 0.12 ～ 0.20 秒。

③QRS 波群：心室除极综合波群。正常成人为 0.06 ～ 0.10 秒，最宽不超过 0.11 秒。

a．心室除极的方向：心内膜→心外膜（刺激方向为室间隔→心尖部→心室外壁→左室壁后基底部→心底部），复极时相反。

b．左心室肥厚：QRS 波群电压增高，时间延长到 0.10 ～ 0.11 秒。

c．心肌坏死型改变：为面向坏死区的导联出现异常 Q 波（时限≥0.03 秒，振幅≥1/4R）或者呈 QS 波。

④ST 段：代表心室缓慢复极过程。在任何导联中，ST 段下移不应超过 0.05mV。肢导联及 V_5 ～ V_6 抬高≤0.1mV，V_1 ～ V_2 抬高≤0.2mV，V_3 ～ V_4 抬高≤0.3mV。ST 段改变可反应心肌损伤型改变。

a．稳定型心绞痛发作：心内膜下心肌损伤表现为 ST 段压低，心外膜下心肌损伤表现为 ST 段抬高。

b．急性心肌梗死：可出现心肌"损伤型"图形改变，主要表现为面向损伤心肌的导联出现 ST 段抬高。

⑤T 波：代表心室快速复极过程。

a．心肌缺血型改变：冠状动脉急性闭塞后，最早出现的变化是缺血性 T 波改变。通常缺血最早出现在心内膜下肌层，使对向缺血区的导联出现高而直立的 T 波；若缺血发生在心外膜下肌层，则面向缺血区的导联出现 T 波倒置。

b．T 波高而尖：主要见于高钾血症。

⑥QT 间期：为心室开始除极至心室复极完毕的全过程时间。

⑦u 波：心室肌舒张的机械作用可能是形成 u 波的原因。u 波方向大体与 T 波相一致。

a．u 波明显增高常见于低血钾。

b．u 波倒置可见于高血压和冠心病。

⑧心电图胸导联：心电图检查时，胸导联电极具体放置的位置分别为：V_1 位于胸骨右缘第 4 肋间，V_2 位于胸骨左缘第 4 肋间，V_4 位于左锁骨中线与第 5 肋间相交处，V_3 位于 V_2 与 V_4 两点连线的中点，V_5 位于左腋前线 V_4 水平处，V_6 位于左腋中线 V_4 水平处（图 2-2）。

（2）不同疾病对应不同的心电图检查表现：（表 2-6）。

图2-2　胸导联电极放置位置

表2-6　不同疾病对应的心电图检查表现

疾 病	心电图检查表现
急性心肌梗死	心电图检查是最有意义的辅助检查
特征性改变	病理性Q波 ST段呈弓背向上抬高 T波倒置
定位诊断	V_1、V_2、V_3导联示前间壁心肌梗死 $V_1 \sim V_5$导联示广泛前壁心肌梗死 Ⅱ、Ⅲ、aVF导联示下壁心肌梗死
二尖瓣狭窄	严重者心电图可有二尖瓣型P波，P波宽度＞0.12秒，伴切迹
洋地黄类药物中毒	心电图ST段出现鱼钩样改变
低钾血症	QT间期延长，ST段下降，T波低平、增宽、双向、倒置或出现u波等
高钾血症	T波高而尖、PR间期延长、P波下降或消失，QPS波群增宽，ST段升高

（3）心律失常不同的类型对应的心电图改变：见本章第三节循环系统疾病的相关内容。

2．影像学检查

（1）X线检查前准备：（表 2-7）。

（2）CT 和 MRI

①检查前准备：（表 2-8）。

②临床意义：CT 具有无创性、分辨率高、准确、安全等优点，广泛应用于颅脑占位性病变检查；MRI 对中枢神经系统检查应用价值最高。

（3）其他影像学检查

①数字减影血管造影（DSA）：简单、安全，适用于不能直接插管造影的动脉硬化患者。

②介入放射学：治疗性血管造影、经皮穿刺减压术、经皮穿刺活检。

表2-7　X线检查前准备

检查方法	检查前准备
腹部摄片	先清理肠道（急腹症除外），去除影响X线穿透的物品，充分暴露投照部位
胃、十二指肠常规造影 全消化道钡剂造影	检查前禁食、水6～12小时，检查前2～3天禁服含金属药物
钡剂灌肠	灌肠检查前1天进少渣半流质饮食，下午至晚上饮水1000ml左右；检查前禁食、水6～12小时
排泄性肾盂造影	检查前做碘过敏试验，检查前2天禁食产气多渣食物、金属药物，检查前1天服泻药
子宫输卵管造影	检查前做碘过敏试验，于月经期后5～10天进行

表2-8　CT和MRI检查前准备

检查方法	检查前准备
腹部平扫	检查前禁食6～8小时
盆腔检查	前1小时需要清洁灌肠
造影增强扫描	经静脉注入水溶性有机碘剂后再进行扫描

3. **超声检查**　检查前准备（表2-9）。

表2-9　超声检查前准备

检查方法	检查前准备
胆囊、胃肠及胰腺	空腹
子宫、膀胱、前列腺	多饮水，保持膀胱充盈

4. **放射性核素检查及意义**

（1）脏器显像及功能检查：（表2-10）。

（2）放射免疫分析检查

①检查前准备：检查前日晚禁食油腻食物及饮酒，检查日晨采取空腹静脉血，采血时速度不宜过快，采血毕及时送检。β_2微球蛋白测定时，弃晨尿后饮水300ml，间隔30～60分钟收集尿液，同时静脉采血，以准确反映肾小球的滤过功能和肾小管的重吸收功能。

②实验项目及临床意义

a. 甲亢、甲减诊断：三碘甲状腺原氨酸（FT_3）、甲状腺素（FT_4）。

b. 高血压：血管紧张素Ⅰ（AT-Ⅰ）、血管紧张素Ⅱ（AT-Ⅱ）。

c. 肾功能、血液病、肿瘤：β_2微球蛋白（β_2-Mi）。

d. 原发性肝癌、胚胎性肿瘤：甲胎球蛋白（AFP）。

表2-10 放射性核素检查前准备及意义

检查方法	检查前准备	临床意义
脑平面显像	患者服用过氯酸钾400mg	用于血-脑屏障受损害的病变，如脑肿瘤、急性脑血管病硬脑膜下出血
心肌显像	使用显像剂^{201}TI（铊）者，需在检查前4小时开始禁食； 使用显像剂$^{99m}Tc-MIBI$在注射药物后30分钟进脂肪餐	心肌梗死和心肌缺血的部位和范围
甲状腺吸碘功能测定	停服含碘食物及药物，停用甲状腺片、抗甲状腺药物2周，抗结核药、溴剂、激素和避孕药。检查日晨空腹服$Na^{131}I$后，禁食2小时	诊断甲状腺功能亢进症、甲状腺功能减退症等
胆系造影	禁食6小时，检查胆囊收缩功能时，胆囊显影后进脂肪餐	

第二节 呼吸系统疾病

一、常见症状护理

（一）咳嗽、咳痰

1. 咳嗽的特点 咳嗽是呼吸系统疾病最常见的症状，属于反射性防御反应，有助于清除呼吸道分泌物及异物，但频繁、剧烈咳嗽可对机体造成损害。不同性质咳嗽对应的常见疾病见表 2-11。

表2-11 不同性质咳嗽对应的常见疾病

咳嗽性质	常见疾病
急性干咳	上呼吸道炎症，气管异物，胸膜炎
刺激性呛咳	呼吸道刺激，支气管肺癌
起床咳嗽加剧	支气管扩张，肺脓肿
夜间咳嗽明显	左心衰竭，肺结核
长期慢性咳嗽	慢性支气管炎，支气管扩张，肺脓肿和肺结核
犬吠样咳嗽	百日咳，会厌、喉部疾病，气管受压或异物
金属音咳嗽	纵隔肿瘤，主动脉瘤或支气管肺癌压迫气管
嘶哑性咳嗽	声带或喉部病变

2. 痰液的特点　痰液的性质可分为黏液性、浆液性、脓性和血性等。不同性质的痰液对应的常见疾病见表2-12。痰液量：轻度咳痰＜10ml/d，中度咳痰10～150ml/d，重度咳痰＞150ml/d。

表2-12　不同性质痰液对应的常见疾病

痰液性质	常见疾病
透明黏液痰	支气管炎、支气管哮喘
黄脓痰	细菌性感染，如金黄色葡萄球菌感染
翠绿色痰	铜绿假单胞菌感染
铁锈色痰	肺炎链球菌肺炎
砖红色胶冻状痰	克雷伯杆菌肺炎
红色或红棕色痰	肺癌、肺结核、肺栓塞、支气管扩张
咖啡样痰	阿米巴肺脓肿
果酱样痰	肺吸虫病
粉红色泡沫痰	急性左心衰竭
恶臭痰	厌氧菌感染
白色黏稠拉丝痰	真菌感染

3. 护理措施

（1）环境护理：保持室内空气流通，温湿度适宜。避免诱因，戒烟，保暖。

（2）体位护理：采取坐位或半坐位，有助于改善呼吸和咳嗽排痰。年老体弱者取侧卧位，防止痰液引起窒息。

（3）饮食护理：保持每天饮水量1500ml以上，给予高热量、高蛋白、高维生素饮食。

（4）促进有效排痰：体位不佳、疲乏无力、无效咳嗽、支气管痉挛可引起清理呼吸道无效。

①有效咳嗽：适用于神志清醒，尚能咳嗽者。患者取坐位或立位，屈膝，上身前倾，深呼吸末屏气3～5秒后收缩腹肌，或用手按压上腹部，做2～3次短促有力的咳嗽。

②气道湿化：适用于痰液黏稠和排痰困难者。

③胸部叩击：适用于久病体弱、长期卧床、排痰无力者。患者取侧卧位或坐位，护士五指并拢，向掌心微弯曲呈空心掌状或握杯状（非扇形张开），自下而上，由外向内，迅速而有节律地叩击患者胸壁。频率120～180次/分，力量适中，以患者不感到疼痛为宜，避开乳房、心脏及骨突部位。每次叩击5～15分钟，应在餐后2小时至餐前30分钟完成，以免叩击引发呕吐。

④体位引流：适用于痰液量较多、呼吸功能尚好者，如支气管扩张、肺脓肿。

⑤机械吸痰：适用于痰液黏稠无力咳出、意识不清或建立人工气道者。可经患者的口腔、鼻腔、气管插管或气管切开处负压吸痰，每次吸引不超过15秒，两次吸痰间隔时间应大于3分钟，吸痰前、中、后提高吸氧浓度。

（5）用药护理：痰多、排痰困难、老年体弱者慎用强镇咳药，以免抑制咳嗽反射。

（二）咯血

在我国，引起咯血的前 3 位病因分别是肺结核、支气管扩张症和支气管肺癌。

1. **护理评估**　咯血量与受损血管的性质及数量有直接关系，与疾病严重程度不完全相关。根据咯血量不同，可分为痰中带血、少量咯血、中等量咯血和大量咯血（表 2-13）。

表2-13　咯血的评估

咯血量分级	划分标准
痰中带血	
少量咯血	＜100ml/d
中等量咯血	100～500ml/d
大量咯血	＞500ml/d，或一次＞300ml

2. **并发症**　窒息是咯血最严重的并发症，是直接致死的主要原因。患者出现咯血不畅、胸闷气促、面色灰暗、情绪紧张等提示窒息先兆，应紧急处理。若表现为表情恐怖，张口瞪目，双手乱抓，抽搐，大汗，神志突然丧失，提示窒息已发生。

3. **护理措施**

（1）休息活动护理：小量咯血者应静卧休息；大咯血者绝对卧床，避免搬动。取患侧卧位，出血部位不明者取仰卧位，头偏向一侧。

（2）饮食护理：大咯血者暂禁食，小量咯血宜进少量温凉、流质饮食，多饮水、多食富含纤维素的食物，保持大便通畅。

（3）心理护理：大咯血时，护士应守护在床旁，安慰患者，消除紧张。嘱患者不可屏气，以免诱发喉头痉挛。

（4）用药护理

①止血药：大咯血者遵医嘱使用血管加压素（垂体后叶素）静脉滴注，观察有无恶心、便意、心悸、面色苍白等不良反应。冠心病、高血压、心力衰竭及妊娠者禁用。

②镇咳药：咳嗽剧烈者给予可待因口服或皮下注射。但年老体弱、痰多、肺功能不全者慎用。

③镇静药：烦躁不安者肌注地西泮。禁用吗啡、哌替啶，以免抑制呼吸。

（5）窒息的抢救护理：大咯血者窒息时，首要的护理措施是维持呼吸道通畅。一旦发现窒息征象，立即取头低足高 45° 俯卧位，面向一侧，轻拍背部排出血块，或刺激咽部以咳出血块，或用吸痰管进行负压吸引，必要时在气管插管或气管镜下吸取血块。气道通畅后呼吸仍未恢复，应行人工呼吸。给予高流量吸氧或遵医嘱给予呼吸兴奋药，警惕再窒息的发生。不应立即使用镇静、镇咳药。

（三）肺源性呼吸困难

1. **分型**

（1）吸气性呼吸困难：表现为吸气费力，吸气时间显著延长，出现三凹征（即胸骨上窝、锁骨上窝和肋间隙或腹上角凹陷），由于上呼吸道部分梗阻所致。常见于喉头水肿、气管异物等患者。

（2）呼气性呼吸困难：表现为呼气费力，呼气时间显著延长，由于下呼吸道部分梗阻所致。常见于支气管哮喘、小支气管痉挛、慢性阻塞性肺疾病患者。

（3）混合性呼吸困难：吸气和呼气均感费力，呼吸表浅、频率增加。常见于重症肺炎、胸腔积液、大面积肺不张等。

2. 分度 分为轻度、中度、重度，详见第一章基础护理学第十七节危重患者的抢救和护理的相关内容。

3. 护理措施

（1）一般护理：保持室内环境清洁安静，维持合适的温湿度，避免不良刺激及过敏原。避免紧身衣或盖被过厚加重患者胸部的压迫感。严重者可住进重症监护室病房。

（2）饮食护理：给予高热量、高维生素、易消化饮食，保证足够的能量，避免易产气及刺激饮食，以防腹胀、便秘影响呼吸。

（3）病情观察：密切观察患者的症状及生命体征，判断患者呼吸困难的类型。观察氧疗的疗效、吸氧方式、浓度、时间等。

（4）氧疗护理：保持呼吸道通畅，及时清理患者呼吸道分泌物。根据呼吸困难类型及严重程度选择合适的氧疗方法，严格控制吸入高浓度氧气者的吸氧时间，一般不超过 24 小时。

（5）休息与活动：保证足够的休息，尽量减少患者在休息时不必要的护理操作，最好集中进行。根据患者的病情制定合理的活动计划，病情允许者可尝试适宜有氧运动。慢性阻塞性肺气肿患者行腹式呼吸和缩唇呼吸训练，详见本节慢性阻塞性肺疾病呼吸肌功能锻炼。

二、急性上呼吸道感染

急性上呼吸道感染简称上感，是指外鼻孔至环状软骨下缘，包括鼻腔、咽或喉部急性炎症的总称，是小儿最常见的疾病。

1. 病因 各种病毒和细菌均可引起，但90%以上为病毒，如鼻病毒、呼吸道合胞病毒、流感病毒等。病毒感染后可继发细菌感染，最常见的致病菌是溶血性链球菌，其次为肺炎链球菌、流感嗜血杆菌。淋雨、受凉、气候突变、过度劳累是重要诱因。

2. 病理 一般无明显病理学改变，也可出现上皮细胞破坏和少量单核细胞浸润。鼻腔和咽黏膜充血、水肿，扁桃体肿大，颌下与颈淋巴结肿大，有较多量浆液性及黏液性炎性渗出。继发细菌感染后，有中性粒细胞浸润和脓性分泌物。

3. 临床表现 根据主要感染部位的不同可分为急性鼻炎、急性咽炎、急性扁桃体炎等。冬、春季节多见，主要通过空气飞沫传播。

（1）普通感冒：成年人、年长儿以鼻部症状为主，喷嚏、鼻塞、流涕、干咳、咽痛或烧灼感，查体可见鼻咽部充血，扁桃体肿大，颌下与颈淋巴结肿大，肺部听诊一般正常。多于 5～7 天自然痊愈。

（2）急性病毒性咽炎和喉炎：多由鼻病毒、腺病毒、流感病毒等引起。急性咽炎表现为咽痒、烧灼感，咽痛不明显，咳嗽少见。急性喉炎以明显声嘶、说话困难、咳嗽时咽喉疼痛为特征，常有发热。查体可见咽喉部充血、水肿，颌下淋巴结肿大伴触痛，有时可闻及喉部喘息声。

（3）急性咽-扁桃体炎：病原体主要是溶血性链球菌，其次为流感嗜血杆菌、肺炎球菌、葡萄球菌。起病急，咽痛明显，伴畏寒、发热，体温可达 39℃以上。查体可见咽部明显充血，扁桃体肿大、充血，表面有黄色脓性分泌物，颌下淋巴结肿大伴压痛。

4. 辅助检查

（1）病毒感染者白细胞计数正常或偏低，中性粒细胞比例降低，淋巴细胞比例增高。病毒分离和血清学检查可明确病原。

（2）细菌感染者白细胞计数和中性粒细胞比例增高，核左移。在使用抗菌药物前行咽拭子培养可发现致病菌。

5．治疗要点　积极抗感染和对症处理。病毒感染者常选用利巴韦林等抗病毒药物；细菌感染者应用抗菌药物治疗，常选用青霉素类、头孢菌素类或大环内酯类。

6．护理措施

（1）休息活动护理：保持室温 18～22℃，湿度 50%～60%，每天定时通风，但应避免空气对流。注意休息，减少活动，做好呼吸道隔离。

（2）饮食护理：给予高蛋白、高热量、高维生素、清淡的流质或半流质饮食，少食多餐。多饮水，入量不足者适当静脉补液。使用退热药后应多饮水，以免大量出汗引起虚脱。

（3）病情观察：密切观察体温的变化，每 4 小时测量体温一次，出汗后及时更换衣服。

三、支气管哮喘

支气管哮喘简称哮喘，是气道的一种慢性变态反应性炎症性疾病。

1．病因

（1）遗传因素：哮喘发病具有家族集聚现象。

（2）环境因素：是哮喘的激发因素，包括变应原性因素和非变应原性因素。

①变应原性因素：室内变应原如尘螨、家养宠物的毛、蟑螂，室外变应原如花粉等，职业性变应原如油漆、饲料，食物有海鲜、蛋、奶粉等，药物有阿司匹林、普萘洛尔、卡托普利、某些抗生素等。

②非变应原性因素：如环境污染（二氧化硫、氨气）、呼吸道感染、吸烟、运动、肥胖、妊娠、精神因素、气候改变等。

2．发病机制

（1）气道炎症：哮喘主要由接触变应原触发或引起，哮喘的本质是免疫介导的气道慢性炎症。

（2）气道高反应性：气道对各种刺激因子如变应原、运动等呈高敏状态，妾触时出现过强或过早的收缩反应。

（3）气道重构：使哮喘患者对吸入激素的敏感性降低，是哮喘的重要病理特征。

（4）神经机制：β 肾上腺素受体功能低下，胆碱能神经兴奋性增加，导致支气管口径缩小，引起哮喘发作。

3．临床表现

（1）症状：典型表现为反复发作性伴哮鸣音的呼气性呼吸困难，气急、胸闷、干咳或咳大量白色泡沫痰。发作严重时，表现为张口抬肩、大汗、喘气费力、烦躁不安，甚至发绀，患者常被迫坐起或端坐呼吸。持续数分钟至数小时或更长，可经药物控制或自行缓解。哮喘大多有季节性，在夜间或清晨发作和加重是哮喘的特征之一。

（2）体征：典型体征是胸部呈过度充气状态，双肺闻及广泛哮鸣音，呼吸音为主。严重者有心率增快、奇脉、胸腹反常运动、发绀、意识障碍等表现。缓解期可无任何症状或体征。

（3）重症哮喘及哮喘持续状态：用药后哮喘发作持续 24 小时不缓解称为哮喘持续状态。严重哮喘发作时，气道极度收缩且被黏液栓堵塞，哮鸣音反而减弱，甚至消失，表现为"沉默肺"；若全身情况不见好转，呼吸浅快，甚至神志淡漠和嗜睡，提示病情危重，随时可能发生心搏和呼吸骤停。一般经支气管扩张药物治疗后仍有缺氧症状，如发绀。

（4）并发症：哮喘发作时可出现自发性气胸、纵隔气肿和肺不张等，长期反复发作和感染易并发 COPD。

4．辅助检查

（1）痰液检查涂片：可见大量嗜酸性粒细胞。

（2）呼吸功能检查：发作期第 1 秒用力呼气容积（FEV_1）、第 1 秒用力呼气容积占用力肺活量比值（$FEV_1/FVC\%$）均减少，残气容积、功能残气量和肺总量增加，残气容积/肺总量增高。判断气流受限最重要的指标是 $FEV_1/FVC\% < 70\%$ 或 FEV_1 低于正常预计值 80%。

（3）胸部 X 线检查：发作时两肺透明度增加（短暂肺气肿），合并感染时肺纹理增粗。

（4）动脉血气分析：可有不同程度的低氧血症。引起反射性过度通气导致 $PaCO_2$ 降低，表现为呼吸性碱中毒。重症哮喘气道严重阻塞，可有 PaO_2 降低而 $PaCO_2$ 增高，表现为呼吸性酸中毒。如缺氧明显，可合并代谢性酸中毒。

（5）特异性变应原检测：缓解期检测，有利于判断变应原。

（6）血常规：发作时嗜酸性粒细胞增高。

5. 治疗要点

（1）脱离变应原：是防治哮喘最有效的方法。避免和消除过敏原及各种诱发因素，发作时应尽快使患者脱离变应原。

（2）药物治疗：哮喘治疗药物分为控制性药物（需长期使用的药物）和缓解性药物（按需使用的药物），见表 2-14。

表2-14 支气管哮喘治疗常用药物

药物种类	常用药物	药理机制	临床应用
β_2 受体激动剂	沙丁胺醇（舒喘灵）特布他林	舒张气道平滑肌，减少肥大细胞等释放颗粒和介质，缓解哮喘症状	吸入法为首选；沙丁胺醇是轻度哮喘的首选药
糖皮质激素	倍氯米松 布地奈德 氟替卡松 甲泼尼龙 氢化可的松	是目前控制哮喘最有效的抗炎药物，机制为抑制气道变应性炎症，降低气道的高反应性	吸入法：是目前推荐长期抗炎治疗哮喘的首选方法；口服给药：用于吸入法无效或需要短期加强者；静脉给药：适用于哮喘持续状态、重症或用支气管舒张药不能缓解者
茶碱类	氨茶碱 茶碱缓释片	舒张支气管平滑肌，强心，利尿等	口服：适用于夜间哮喘；静脉给药：适用于危重症哮喘
抗胆碱药	异丙托溴铵	与气道平滑肌上的 M_3 受体结合，舒张支气管	吸入法；对夜间哮喘及痰多患者更有效
抗变态反应药	色甘酸钠	稳定肥大细胞膜，抑制过敏反应介质释放	预防运动及过敏性哮喘发作
白三烯调节剂	孟鲁斯特	抗炎，舒张支气管平滑肌	单独应用可控制哮喘发作，尤其适用于阿司匹林、运动及过敏性鼻炎引起的哮喘

（3）抗感染：有呼吸道感染者，可应用磺胺类或青霉素等抗菌药。

（4）哮喘的长期治疗：哮喘急性发作经治疗控制症状后，其哮喘的慢性病理基础仍然存在，因此必须以患者的病情严重程度为基础，根据其控制水平制订合理的长期治疗方案。

6．护理措施

（1）休息活动护理：哮喘发作时，协助患者取端坐位或半坐位。保持室温在 18 ～ 22℃，湿度 50% ～ 60%，保持室内空气清洁、流通，避免在室内放置花、草，防止灰尘飞扬。

（2）饮食护理：提供清淡、易消化、足够热量的饮食。禁食某些过敏性食物及刺激性食物，以免引起哮喘发作。

（3）病情观察：严密观察患者的呼吸、意识状态、面容，及有无出汗、发绀等，注意监测呼吸音、哮鸣音的变化及各项检查结果。

（4）促进排痰，改善缺氧状态：指导患者有效咳嗽，协助翻身拍背。鼓励患者多饮水，每天饮水 2500ml 以上，哮喘持续状态静脉补液 2500 ～ 3000ml 以稀释痰液。重症患者给予持续低流量吸氧。应用支气管解痉药物和抗炎药物，严重者可用负压吸引器吸痰。

（5）持续家庭氧疗：哮喘发作时患者常伴有不同程度的低氧血症，应遵医嘱给予鼻导管或面罩吸氧，氧流量 1 ～ 3L/min，氧浓度 < 40%。吸氧时呼吸道应湿化，避免寒冷、干燥的气流刺激。给氧过程中监测动脉血气，如 $PaO_2 < 60mmHg$，$PaCO_2 > 50mmHg$，应准备机械通气。

（6）用药护理

① β_2 受体激动剂：易产生耐受性，不宜长期规律单独使用，应按需服药。口服沙丁胺醇或特布他林时，注意观察心悸和骨骼肌震颤等不良反应。

②糖皮质激素：长期使用应注意不良反应，如声音嘶哑、白色念珠菌感染、骨质疏松、消化道溃疡等。指导患者正确的吸入方法，两种吸入剂同时使用时，一般先用 β_2 受体激动剂，后用糖皮质激素。

③茶碱类：该类药的血药浓度与中毒浓度接近，用量过大或静脉注射过快易引起严重心律失常、出现头晕、心悸、血压剧降、抽搐，严重者导致心脏骤停。氨茶碱有较强碱性，局部刺激性较强，不宜肌内注射，急性心肌梗死及血压降低的患者禁用，妊娠、发热、小儿或老年人及心、肝、肾功能异常者慎用。

④抗胆碱药：可引起口干等不良反应，注意多饮水。早期妊娠者及青光眼、前列腺肥大的患者应慎用。

⑤色甘酸钠：咽喉不适，恶心，呛咳，胸部紧迫感。

（7）疾病知识及预防指导：指导患者遵医嘱正确用药，慎用阿司匹林等易诱发哮喘的药物，不应自行停药或更改药物剂量。提高患者治疗的依从性和自我管理能力，缓解期应加强体育锻炼，加强保暖，注意避免上呼吸道感染。学会记录哮喘日记，并用峰流速仪监测最大呼气峰流速，学会如何进行紧急自我处理。

四、慢性阻塞性肺疾病

慢性阻塞性肺疾病（COPD）简称慢阻肺，是以持续气流受限为特征的可以预防和治疗的疾病，其气流受限多呈进行性发展。COPD 多由慢性支气管炎发展而来。

1．病因

（1）个体因素：如遗传因素（α_1- 抗胰蛋白酶缺乏），免疫功能紊乱，气道高反应性，年龄增大等。

（2）环境因素

①吸烟：是最重要的环境发病因素。

②呼吸道感染：是病情加剧发展的重要因素。包括病毒（流感病毒，鼻病毒等）、支原体、细菌（常继发于病毒感染，以肺炎链球菌、流感嗜血杆菌等为常见）感染。

③大气污染。

④职业粉尘和化学物质。

⑤气候因素：冷空气刺激。

2. 发病机制

（1）炎症机制：气道、肺实质及肺血管的慢性炎症是 COPD 的特征性改变，中性粒细胞的活化和聚集是炎症过程的重要环节。

（2）蛋白酶 - 抗蛋白酶失衡机制：蛋白酶增多或抗蛋白酶不足均可导致组织结构破坏，发生肺气肿。

（3）其他机制：如氧化应激增加、自主神经功能失调、营养不良、气温变化等。

3. 临床表现

（1）慢性支气管炎："咳、痰、喘、炎"。长期反复咳嗽、咳痰为其最突出的症状。

①症状：典型症状为慢性咳嗽、咳痰或伴有喘息及反复发作。晨间咳嗽较重，排痰较多，痰多为白色黏液或泡沫状，偶可带血。合并感染时为黏液脓性或黄色脓性痰。喘息明显者称为喘息性支气管炎，部分可能伴发支气管哮喘。

②体征：早期多无异常体征。急性发作期可在背部或双肺底听到干、湿啰音，咳嗽后可减少或消失。如伴发哮喘可闻及广泛哮鸣音并伴呼气期延长。

③并发症：支气管肺炎、支气管扩张症等。

（2）COPD：特征性症状是慢性和进行性加重的呼吸困难，咳嗽和咳痰。

①症状：慢性咳嗽、咳痰，气短或呼吸困难，喘息和胸闷，均较慢性支气管炎更重。标志性症状是气促，最初表现为活动后气促，晚期患者静息时也气促，并伴食欲缺乏和体重下降等。

②体征：早期可无异常。随疾病进展出现桶状胸，呼吸变浅、频率增快，严重者可有缩唇呼吸。双侧语颤减弱。叩诊呈过清音，心浊音界缩小，肺下界和肝浊音界下降。听诊两肺呼吸音减弱，呼气延长，部分患者可闻及湿啰音和（或）干啰音，心音遥远。如剑突下可见心脏搏动，且心音较心尖部增强，提示并发早期肺源性心脏病。

③病情分期：急性加重期和稳定期。

④并发症：以慢性肺心病最常见，另外有慢性呼吸衰竭，自发性气胸等。

4. 辅助检查

（1）血常规：慢阻肺合并细菌感染时，外周血白细胞增高，核左移。

（2）痰液检查：痰培养可查出病原菌。

（3）X 线检查：两肺纹理增粗、紊乱。肺气肿时两肺野透亮度增加，肋间隙增宽。X 线胸片对确定肺部并发症及与其他肺疾病鉴别具有重要意义。

（4）动脉血气分析：PaO_2 下降，$PaCO_2$ 升高。可出现呼吸性酸中毒，pH 降低。

（5）肺功能检查：是判断气流受限的主要客观指标，对 COPD 的诊断、严重程度评价、疾病进展状况、预后及治疗反应判断等都有重要意义。

① COPD 时，残气容积增加，残气容积 / 肺总量＞ 45%。

②吸入支气管扩张药后的第 1 秒用力呼气量 / 肺活量（FEV_1/FVC）＜ 70% 可确定为不能完全可逆的气流受限，是 COPD 诊断的一项敏感指标，可检出气流轻度受限。

③第 1 秒用力呼气容积占预计值百分比（FEV_1 预计值）＜ 80% 是中、重度气流受限的良好指标。

5. 治疗要点

（1）稳定期治疗

①教育与管理：戒烟，脱离污染环境。

②支气管扩张药：β_2 受体激动剂沙丁胺醇、特布他林、沙美特罗、福莫特罗，抗胆碱药异丙托溴铵和茶碱类药。

③糖皮质激素：吸入制剂有沙美特罗加氟替卡松、福莫特罗加布地奈德，可减少急性发作频率，

增加运动耐量，提高生活质量。

④祛痰药：如盐酸氨溴索、N-乙酰半胱氨酸等。

⑤长期家庭氧疗：指征为 $PaO_2 \leq 55mmHg$，或 $SaO_2 \leq 88\%$，有或没有高碳酸血症；合并肺动脉高压、右心衰竭者 PaO_2 为 $55 \sim 70mmHg$，或 $SaO_2 < 89\%$ 也是氧疗的指征。氧疗的目的是使患者在静息状态下，达到 $PaO_2 \geq 60mmHg$ 和（或）使 SaO_2 升至 90% 以上。

（2）急性加重期治疗

①控制性氧疗：发生低氧血症者可用鼻导管或面罩吸氧。一般吸入氧流量 $1 \sim 2L/min$，氧浓度 28% $\sim$ 30%，避免吸入浓度过高引起二氧化碳潴留。

②抗感染治疗：根据病原菌及药敏结果选用抗菌药，如 β 内酰胺类、大环内酯类或喹诺酮类。

③平喘、祛痰、止咳：解痉平喘药有 β_2 受体激动剂、氨茶碱、异丙托溴铵、糖皮质激素等。祛痰药有盐酸氨溴索、溴己新等。对年老体弱及痰多者，不应使用可待因等强镇咳药。

6. 护理措施

（1）休息活动护理：急性加重期患者应卧床休息。视病情安排活动，以不感到疲劳、不加重症状为宜。

（2）饮食护理：给予高热量、高蛋白、高维生素、易消化饮食，维生素A、维生素C缺乏可降低免疫力。少量多餐，避免因饱胀而影响呼吸运动。避免进食产气和易引起便秘的食物，多饮水。

（3）病情观察：观察咳嗽、咳痰及呼吸困难的程度，包括痰的颜色、量、性状及咳痰是否顺畅。监测动脉血气分析和水、电解质、酸碱平衡情况。

（4）用药护理：注意观察药物疗效和不良反应。给予镇静药时注意观察有无抑制呼吸中枢现象。

（5）保持呼吸道通畅：湿化气道，有效咳嗽，协助排痰。痰多黏稠、难以咳出的患者需多饮水（2000ml/d 以上），使痰液稀释易于咳出。雾化吸入可消除炎症。

（6）合理氧疗：COPD 为 Ⅱ 型呼衰，给予鼻导管持续低流量给氧，氧流量 $1 \sim 2L/min$，一般吸入氧浓度 28% $\sim$ 30%，每天吸氧时间 > 15 小时，夜间不可间断。氧疗有效的指标：呼吸困难减轻、呼吸频率减慢、发绀减轻、心率减慢、活动耐力增加。

（7）呼吸肌功能训练

①缩唇呼吸：患者闭嘴，经鼻吸气，缩唇（吹口哨样）缓慢呼气，同时收缩腹部，以能将距面前 $15 \sim 20cm$ 处、与口唇等高水平的蜡烛火焰吹摇动而不灭为宜。缩唇缓慢呼气可提高支气管内压，防止呼气时小气道过早塌陷，利于肺泡气排出。

②腹式呼吸：取立位、平卧位或半卧位。用鼻吸气，经口呼气，呼吸缓慢均匀。吸气时腹肌放松，腹部鼓起；呼气时腹肌收缩，腹部下陷。呼气与吸气时间比为（$2 \sim 3$）：1，呼吸约10次/分，每天训练 2 次，$10 \sim 15$ 分钟每次，熟练后可增加训练次数和时间。通过训练可减低呼吸阻力，增加肺泡通气量，提高呼吸效率。

（8）疾病知识指导：戒烟、防治呼吸道感染。流感疫苗、肺炎链球菌疫苗、卡介菌多糖核酸等对预防 COPD 反复感染有益。指导患者及家属了解疾病的相关知识，避免诱发因素，防寒保暖。进行呼吸肌功能锻炼。制订个体化锻炼计划，循序渐进。如床上运动、散步、慢跑、太极拳、家务劳动等。

五、慢性肺源性心脏病

慢性肺源性心脏病简称慢性肺心病，是由肺组织、肺血管或胸廓的慢性病变引起肺组织结构和（或）功能异常，造成肺血管阻力增加，肺动脉压力增高，继而右心室结构和（或）功能改变的疾病。

1. 病因

（1）慢性支气管炎并发 COPD：是慢性肺心病最主要的病因。

（2）其他：支气管哮喘、支气管扩张、胸廓运动障碍性疾病、肺血管疾病等也可引起。

2. 发病机制

（1）肺动脉高压形成：是慢性肺心病发病的关键环节。呼吸性酸中毒、高碳酸血症、肺气肿、慢性缺氧与肺动脉高压形成有关。其中，缺氧是肺动脉高压形成的最主要因素。

（2）心脏病变和心力衰竭：肺动脉高压早期右心的代偿引起右心肥厚、扩张，随着肺动脉压持续升高，右心失代偿导致心力衰竭。

3. 临床表现 常在冬、春季节和气候变化时急性发作。男女患病率无明显差异，吸烟者、地处寒冷地区患病率较高。

（1）肺、心功能代偿期

①症状：咳嗽、咳痰、气促，活动后心悸、呼吸困难等，偶见胸痛或咯血。

②体征：发绀，肺气肿，肺动脉高压时肺动脉第二心音（P_2）亢进。右心室肥厚时三尖瓣区有收缩期杂音，剑突下可见心脏搏动增强。部分患者可出现颈静脉充盈甚至怒张。

（2）肺、心功能失代偿期

①症状：以呼吸衰竭为主要表现，肺血管疾病引起的肺心病则以心力衰竭为主。失代偿期最突出的表现为呼吸困难加重，夜间尤甚，严重者出现谵妄、嗜睡、躁动、抽搐等肺性脑病的表现，是肺心病死亡的首要原因。心力衰竭以右心衰竭为主，表现为心悸、气短、恶心、腹胀等。

②体征：明显发绀，球结膜充血、水肿，严重时可有视神经乳头水肿等颅内压增高的表现。因 CO_2 潴留可出现周围血管扩张的表现如皮肤潮红、多汗；腱反射减弱或消失。心力衰竭时可见肝大、颈静脉怒张，肝颈静脉反流征阳性，心率增快，心律失常，剑突下可闻及收缩期杂音，下肢或全身水肿，重者有腹水。

4. 辅助检查

（1）血常规：红细胞和血红蛋白增高，合并感染时白细胞总数增高，中性粒细胞比例增加。

（2）血气分析：失代偿期可出现低氧血症和高碳酸血症。

（3）X 线检查：急性肺部感染体征、肺动脉高压征、肺部基础疾病体征等。右下肺动脉干扩张，中心肺动脉扩张，外周分支纤细。

（4）心电图检查：诊断慢性肺心病的主要依据是电轴右偏、肺型 P 波、右束支传导阻滞及低电压图形等。

（5）超声心动图检查：主要表现为右心房增大，右心室肥厚、增大等，诊断肺心病的阳性率高。

5. 治疗要点 肺心病的治疗以治肺为本、治心为辅为原则。

（1）急性加重期

①控制感染：抗菌药物的选择应根据感染环境、痰培养和药物敏感结果确定。常用抗菌药物有青霉素类、氨基糖苷类、喹诺酮类及头孢菌素类等。注意有无真菌感染的可能。

②维持呼吸道通畅：合理氧疗，采用低浓度、低流量持续给氧，氧流量 1～2L/min，24 小时持续不间断地吸氧。同时，应给予扩张支气管、祛痰等治疗，必要时给予无创正压通气或气管插管有创正压通气治疗。

③控制和纠正心力衰竭：心力衰竭一般在控制感染、改善缺氧后得到改善。若上述治疗无效，需使用利尿药、正性肌力药或扩血管药物。选用温和的利尿药，小剂量、短疗程使用，如氢氯噻嗪，大剂量利尿可致痰液黏稠不易咳出。正性肌力药的选用应慎重，因肺心病缺氧易致洋地黄中毒，原则上选用作用快、排泄快的洋地黄类药物，小剂量静脉给药；注意不应依据心率快慢作为洋地黄毒性反

应的观察指标，因缺氧和低钾血症都可使心率加快。钙通道阻滞剂有一定的降低肺动脉压效果，能减轻右心负荷。

④控制心律失常及抗凝治疗：可用普通肝素或低分子肝素抗凝。

（2）缓解期：可采用中西医结合治疗的方法，坚持长期家庭氧疗，营养支持，同时增强免疫力，避免诱发因素。

6. 护理措施

（1）休息活动护理：失代偿期应绝对卧床休息，取半卧位或坐位。代偿期适量活动，以不引起疲劳及加重症状为原则。

（2）饮食护理：给予高热量、高蛋白、高纤维、清淡、易消化的饮食。避免含糖高的食物，以免引起痰液黏稠。水肿患者应限制水、钠摄入，每天饮水不超过 1500ml，钠盐 < 3g。

（3）病情观察：监测生命体征和意识状态。注意观察呼吸的频率、节律、幅度等变化及咳嗽、咳痰情况。

（4）氧疗护理：持续低流量（1 ～ 2L/min）、低浓度（25% ～ 29%）给氧，保持 PaO_2 在 60mmHg 以上，防止高浓度吸氧抑制呼吸，加重缺氧和二氧化碳潴留。

（5）皮肤护理：卧床患者应每 2 小时翻身一次，防止骶尾部压疮，水肿患者限制水、钠摄入，记录 24 小时液体出入量。

（6）疾病预防指导：劝导患者戒烟，积极预防 COPD 等慢性支气管肺疾病。加强营养，适当体育锻炼和呼吸功能锻炼，增强免疫力，预防呼吸道感染，但不可通过长期服用抗菌药物预防，以免发生菌群失调或耐药。避免吸入尘埃等有害物质。注意保暖，预防感染。

六、支气管扩张症

支气管扩张症是继发于急、慢性呼吸道感染和支气管阻塞后，由于反复发作支气管炎症，致使支气管管壁结构破坏，引起支气管异常和持久性扩张。

1. 病因与发病机制

（1）支气管 - 肺感染：包括细菌、真菌和病毒的感染，如儿童期的麻疹和百日咳感染。

（2）免疫缺陷：低免疫球蛋白血症，长期服用免疫抑制药物，HIV 感染。

（3）先天性疾病：α_1- 抗胰蛋白酶缺乏等。

（4）先天性结构受损。

（5）其他：气道堵塞、毒性物质吸入等。

2. 病理

位于段或亚段支气管管壁的破坏和炎性改变。受累管壁的结构包括软骨、肌肉和弹性组织被破坏并被纤维组织替代，管腔逐渐扩张。扩张的形态分为柱状和囊状两种，常合并存在。早期柱状扩张的管壁破坏较轻，随着病情进展，出现囊状扩张。

3. 临床表现

（1）症状：长期咳嗽和咳大量脓痰是最主要的症状。痰量与体位有关，常在晨起和夜间卧床时，由于体位改变致气管内痰液易流出而加重。痰液收集于玻璃瓶中静置后分为 3 层，上层为泡沫，中层为浑浊黏液，下层为脓性黏液和坏死组织沉淀物。如有厌氧菌感染，呼吸和痰液均有臭味。多数患者可发生咯血，反复肺感染。可出现发热、乏力、食欲缺乏等症状。

（2）体征：气道内有较多分泌物时，体检可闻及湿啰音和干啰音。病情较重或继发感染时，在病变部位听到局限性、固定的小水泡音。病情严重尤其是合并慢性缺氧、肺心病、右心衰竭者可出现杵状指（趾）。

4．辅助检查

（1）X 线检查：囊状支气管扩张的气道表现为显著的囊腔，腔内可存在气液平面，典型者可见蜂窝状透亮阴影或沿支气管的卷发状阴影。纵切面可显示"双轨征"，横切面显示"环形阴影"，并可见气道壁增厚。

（2）胸部 CT：是确诊支气管扩张的检查，可显示扩张的征象，明确病变部位、范围及性质。

（3）纤维支气管镜检查：有助于发现患者的出血部位或阻塞原因。

5．治疗要点

（1）治疗基础疾病。

（2）控制感染：感染急性加重时须针对性地应用抗生素，根据痰培养结果选择敏感抗生素，常用药物有阿莫西林、克拉霉素或头孢类抗生素，铜绿假单胞菌感染可联合应用氨基糖苷类或喹诺酮类抗菌药，如有厌氧菌混合感染可加用甲硝唑、替硝唑等。

（3）清除气道分泌物

①体位引流和理疗：常用振动、拍背和体位引流等。加强痰液引流是减少肺部继发感染和全身中毒症状最关键的措施，根据病变部位采取相应体位引流，头低足高位。

②雾化吸入：常用生理盐水、α- 糜蛋白酶和脱氧核糖核酸酶等，有喘息者加用支气管扩张药。

③祛痰药：常用复方甘草合剂、盐酸氨溴索或溴己新。盐酸氨溴索（沐舒坦）可促进呼吸道内黏稠分泌物的排出，减少黏液的滞留，显著促进排痰。溴己新有较强的溶解黏痰作用，降低痰液黏度。

（4）外科治疗：仅限于支气管扩张局限而内科治疗仍顽固反复者或大咯血者。

6．护理措施

（1）休息活动护理：大咯血者绝对卧床，取患侧卧位。维持病室适宜的温湿度。

（2）饮食护理：给予高热量、高蛋白、高维生素、易消化的饮食。保持口腔清洁。多饮水，每天1500ml 以上。

（3）用药护理：遵医嘱使用抗生素、祛痰药和支气管舒张药，指导患者掌握药物的疗效、剂量、用法和不良反应。

（4）体位引流

①早晨清醒后立即进行效果最好，或餐后 1 ～ 2 小时进行，每次引流 15 ～ 20 分钟。

②引流前 15 分钟给予支气管舒张药，必要时雾化吸入，测量生命体征。

③抬高病灶部位的位置，引流支气管开口向下，借重力的作用使痰排出。

④注意观察和记录引流出痰液的量及性状。

⑤一旦出现咯血、发绀、出汗等，应立即停止引流。

⑥高血压、呼吸衰竭、心力衰竭患者，高龄及危重患者，均禁止体位引流。

七、肺　炎

（一）肺炎病因、病理及分类

肺炎是指发生在终末气道、肺泡和肺间质的炎症。

1．病因与发病机制　肺炎可由多种病原体、理化因素、免疫损伤、过敏及药物所致，以细菌性肺炎最常见。病原体数量多、毒力强或机体抵抗力降低时可导致肺炎，引起肺泡毛细血管充血、水肿，肺泡内纤维蛋白渗出和细胞浸润。

2．病理　肺炎治愈后多不留瘢痕，其结构和功能可恢复正常。

3. 分类

（1）根据解剖位置分类：（表2-15）。

（2）根据病因分类：（表2-16）。

（3）根据患病环境分类：（表2-17）。

表2-15　根据解剖位置的肺炎分类

类　型	常见病原体	特　点
大叶性（肺泡性）肺炎	肺炎链球菌	主要表现为肺实质炎症
小叶性（支气管性）肺炎	肺炎链球菌，葡萄球菌，病毒，肺炎支原体	多继发于其他疾病或长期卧床的危重患者，常有湿啰音，无肺实变体征
间质性肺炎	细菌，支原体，衣原体，病毒，肺孢子菌	以肺间质炎症为主，呼吸道症状较轻，体征较少

表2-16　根据病因的肺炎分类

类　型	常见病原或病因
细菌性肺炎（最常见）	肺炎链球菌，金黄色葡萄球菌，溶血性链球菌，肺炎克雷伯杆菌
非典型病原体所致肺炎	军团菌，支原体，衣原体
病毒性肺炎	冠状病毒，腺病毒，呼吸道合胞病毒，流感病毒，麻疹病毒
肺真菌病	白色念珠菌，曲霉菌，放线菌
其他病原体	立克次体，弓形虫，寄生虫
理化因素	放射性物质，化学物质、药物、液体、食物或呕吐物吸入

表2-17　根据患病环境的肺炎分类

类　型	定　义	病　原
社区获得性肺炎	在医院外罹患，包括具有明确潜伏期的病原体感染，入院后平均潜伏期内发病	肺炎链球菌最常见，支原体、衣原体、流感嗜血杆菌、呼吸道病毒等
医院获得性肺炎	入院时不存在，不处于潜伏期，入院48小时后在医院内发生	无感染高危因素者以肺炎链球菌常见；有感染高危因素者多为金黄色葡萄球菌、铜绿假单胞菌、大肠埃希菌

（二）成人肺炎链球菌肺炎

成人肺炎链球菌肺炎是肺炎链球菌感染引起的肺炎，居社区获得性肺炎发病率的首位。

1. 病因与发病机制　肺炎链球菌为上呼吸道正常菌群。当机体免疫力受损时，肺炎链球菌可入侵下呼吸道而致病。肺炎链球菌在干燥痰中可存活数月，但经阳光直射1小时或加热至52℃10分钟即可杀灭，对苯酚等消毒剂也较敏感。常见诱因有受凉、淋雨、疲劳、醉酒、精神刺激、上呼吸道感染、

COPD、糖尿病、大手术等。

2.临床表现 好发于冬季、初春，以既往健康的青壮年男性、老年人或婴幼儿多见。

（1）症状：常有上呼吸道感染的前驱症状。典型表现为急性起病，寒战、高热、咳嗽、咳痰、呼吸急促和胸痛。体温高峰在下午或傍晚，多呈稽留热，伴头痛和全身肌肉酸痛。咳嗽，早期干咳，继之出现脓痰，呈铁锈色。胸痛常见，可放射至肩部或下腹部，深呼吸或咳嗽时加剧。食欲明显减退，伴有恶心、呕吐、腹胀、腹泻等表现。

（2）体征：急性病容，面颊绯红，鼻翼扇动，发绀，口角和鼻周有单纯疱疹，严重者出现发绀。早期肺部无明显体征，肺实变时表现为患侧呼吸运动减弱，语颤增强，叩诊浊音，听诊呼吸音减低，累及胸膜时可有胸膜摩擦音，消散期常有湿啰音。

3.并发症 主要为感染性休克，老年人好发，多见于发病24～72小时。休克型肺炎最突出的症状是血压降至80/50mmHg以下，还可出现四肢湿冷，面色苍白，冷汗，发绀，脉搏细速，少尿或无尿，意识模糊、嗜睡、谵妄、昏迷等症状。

4.辅助检查

（1）血常规：白细胞计数升高至（10～30）×10^9/L，中性粒细胞比例＞0.8，可见中毒颗粒及核左移。

（2）X线检查：早期仅见肺纹理增粗，实变期可见斑片状或大片状均匀一致的浸润阴影。

（3）痰培养：发现肺炎链球菌即可明确诊断。

5.治疗要点

（1）支持和对症治疗：卧床休息，增加营养，高热患者给予物理降温，低氧血症患者给予吸氧，胸痛患者给予少量镇痛药。

（2）控制感染：首选青霉素，对青霉素过敏或耐药者，应用喹诺酮类或头孢菌素类抗菌药。抗菌药疗程一般为5～7天，或热退后3天停药，或由静脉用药改口服，维持数天。

（3）休克型肺炎的抢救：广谱抗生素早期、联合、大剂量给药的同时，补充血容量，纠正酸中毒，给予血管活性药物和糖皮质激素。

6.护理措施

（1）休息活动护理：急性期卧床休息，采取半卧位，给氧，流量2～4L/min。胸痛时取患侧卧位，以减轻疼痛，改善健侧通气。

（2）饮食护理：提供高热量、高蛋白、高维生素、易消化的流质或半流质饮食，多饮水，每天1500～2000ml，以利于排痰。

（3）对症护理：畏寒、寒战时注意保暖。高热时给予物理降温，使用冰袋局部冷敷，温水或乙醇拭浴。降温时避免使用阿司匹林等解热药，必要时酌情小剂量应用，以免大量出汗导致虚脱。定时翻身拍背，痰液黏稠不易咳出时，多饮水并给予雾化吸入。鼓励患者经常漱口，加强口腔护理。对吸烟、免疫功能低下者（如糖尿病、血液病、HIV感染、肝硬化等）及COPD、支气管扩张者，根据天气变化随时增减衣服，重点加强肺炎的预防。

（4）休克型肺炎的护理

①严密观察生命体征、意识状态、皮肤黏膜及尿量变化。

②休克者绝对卧床，采取中凹卧位，给予中、高流量吸氧，氧流量4～6L/min。迅速建立静脉通路，遵医嘱应用抗休克和抗感染药物。注意限制输液速度，以免发生急性心力衰竭。

③休克好转的指标：神志逐渐清醒，口唇红润，脉搏有力，呼吸平稳，肢端温暖，收缩压＞90mmHg，尿量＞30ml/h。

八、肺结核

肺结核是结核分枝杆菌引起的肺部慢性传染性疾病。

1. **病原**　主要为人型结核分枝杆菌，具有抗酸性，生长缓慢，对干燥、冷、酸、碱等抵抗力强，可在干燥痰内存活 6 ~ 8 个月，但对热、紫外线和乙醇等较敏感，75% 乙醇 2 分钟、烈日曝晒 2 小时或煮沸 1 分钟可使其灭活。

2. **发病机制**　大量毒力强的结核菌侵入机体而免疫力又下降时易发病。

3. **临床表现**

（1）全身症状：由结核杆菌毒素所致，以发热最常见，多表现为长期午后低热。可伴有乏力、食欲缺乏、消瘦、盗汗，女性月经失调或闭经。

（2）呼吸系统症状

①咳嗽、咳痰：浸润型肺结核咳嗽轻微，干咳或仅有少量黏液痰；空洞型肺结核痰量增加，若伴继发感染，痰可呈脓性。

②咯血：1/3 ~ 1/2 患者有小量咯血，严重者可大咯血，发生窒息或失血性休克。肺结核是临床引起咯血最常见的原因。

③胸痛：病变累及壁层胸膜时发生，呼吸运动和咳嗽时加重。

④呼吸困难：多见于干酪样肺炎、空洞型肺结核或大量胸腔积液患者。

（3）体征：早期可无异常体征。病变范围较大或干酪样坏死者，患侧呼吸运动减弱，语颤增强，叩诊浊音，听诊呼吸音减低。慢性纤维空洞型肺结核或胸膜粘连时，患侧胸廓凹陷，纵隔及气管向患侧移位。因肺结核好发于肺尖，肩胛间区或锁骨上下部位于咳嗽后闻及湿啰音，对诊断有重要意义。

4. **辅助检查**

（1）痰结核杆菌检查：痰中找到结核杆菌是确诊肺结核最特异的方法，也是制订化疗方案和判断化疗效果的重要依据，以直接涂片镜检最常用。

（2）结核菌素（PPD）试验：常用于结核感染的流行病学指标，也是卡介苗接种后效果的验证指标。

（3）X 线检查：可早期发现肺结核。有助于明确诊断，判断分型，指导治疗及了解病情变化。

（4）纤维支气管镜检查：对诊断有重要价值。

5. **治疗要点**

（1）化学药物治疗：是治疗和控制疾病、防止传播的主要手段。

①治疗原则：早期、联合、适量、规律和全程治疗。

②一线化疗药物：全杀菌剂：异烟肼、利福平；半杀菌剂：链霉素、吡嗪酰胺；抑菌剂：乙胺丁醇。

③化疗方案：分为强化和巩固两个阶段。总疗程 6 ~ 8 个月，初治强化期 2 个月，巩固期 4 个月；复治强化期 3 个月，巩固期 5 个月。

（2）对症治疗

①全身中毒症状：经有效抗结核治疗 1 ~ 3 周可消退，无须特殊治疗。症状严重者短期加用糖皮质激素，以减轻炎症和变态反应。

②咯血：痰中带血或小量咯血者，应卧床休息，口服止血药。注意年老体弱、肺功能不全者慎用强镇咳药，防止抑制咳嗽和呼吸。中、大量咯血应严格卧床，保持呼吸道通畅。大量咯血者静脉给予垂体后叶素。

（3）手术治疗。

6. **护理措施**

（1）休息活动护理：有明显中毒症状、咯血或大量胸腔积液者应卧床休息，恢复期可适当增加活动。

长期慢性患者或轻症患者可正常工作和生活，避免劳累和重体力活动。

（2）饮食护理：给予高热量、高蛋白、高维生素的易消化饮食。多饮水，每天不少于1500～2000ml。每周测量并记录体重1次。

（3）用药护理：注意观察抗结核药物的主要不良反应（表2-18）。

表2-18 常用抗结核药物不良反应

药　物	不良反应
链霉素	耳毒性和肾毒性：听力障碍、眩晕、口周麻木、肾损害及过敏反应
利福平	胃肠道不适、肝损害（ALT升高和黄疸）、过敏反应
异烟肼	周围神经炎、肝损害（ALT升高）
吡嗪酰胺	药物性肝炎（ALT升高和黄疸）、高尿酸血症常见，皮疹、胃肠道反应少见
对氨基水杨酸	胃肠道反应、过敏反应、肝损害
乙胺丁醇	球后视神经炎、胃肠道反应

（4）咯血的护理：咯血时禁止屏气，取患侧卧位，有利于健侧通气，并防止病灶扩散。咯血量多时采取患侧半卧位，保持气道通畅。有窒息先兆应立即通知医生，取头低足高位，迅速排出血块。大咯血者暂禁食，小量咯血给予少量温凉的流质饮食。垂体后叶素给药速度不宜过快，注意观察不良反应。

（5）预防感染传播

①管理传染源：关键在于早期发现和彻底治愈肺结核患者。

②切断传播途径：做好呼吸道隔离，单人病室，保持空气对流，每天使用紫外线消毒病室。咳嗽或打喷嚏时用双层纸巾遮掩。将痰吐在纸上用火焚烧是最简便有效的处理方法，或留置于容器的痰液经灭菌处理后再弃去。接触痰液后用流水清洗双手。餐具煮沸消毒，被褥、书籍曝晒6小时以上。

③保护易感人群：接种卡介苗是最有效的预防措施，可使人体产生对结核菌的获得性免疫力。对于高危人群，如与新发现的排菌肺结核患者密切接触的儿童及结核菌素试验新近转阳性者，应预防性给予异烟肼6～12个月。

九、自发性气胸

胸膜腔内积气称为气胸。根据病因，气胸分为自发性气胸和损伤性气胸。根据胸膜腔内压力情况，气胸分为闭合性气胸、开放性气胸和张力性气胸。

1．病因与发病机制 肺组织及脏层胸膜因肺部疾病或靠近肺表面的肺大疱等突然自发破裂，肺及支气管内气体进入胸膜腔形成气胸。

（1）继发性气胸：常继发于慢性阻塞性肺疾病、肺结核、支气管哮喘等肺部基础疾病，在这些疾病的基础上形成的肺大疱破裂或病变直接损伤胸膜导致气胸。

（2）原发性气胸：常发生于瘦高的青壮年男性，肺部无明显病变。在无防护的作业（如航空、潜水等）、用力抬举重物、剧烈运动、大笑及高低压环境间突然转变的情况下，胸膜下的肺大疱容易破裂，形成气胸。

2．临床表现

（1）起病急骤，多数于日常活动或休息时发作，也可见于剧咳、持重物、屏气、剧烈体力活动时。最常见的症状是突感一侧胸痛，刀割样或针刺样，持续时间短，继之出现胸闷、气促、刺激性咳嗽，咳嗽为气体刺激胸膜所致，严重者可因呼吸困难而不能平卧；如侧卧，被迫健侧卧位，以减轻呼吸困难。

（2）少量气胸时体征不明显。大量气胸时，患侧胸部隆起，气管向健侧移位；呼吸运动和触觉语颤减弱；叩诊呈过清音或鼓音，心浊音界缩小、肝浊音界下移甚至消失；听诊呼吸音减弱或消失。

3．辅助检查

（1）X线检查：可见患侧透光度增强，无肺纹理，肺被压向肺门，呈球形高密度影，纵隔和心脏移向健侧。

（2）胸部CT：比X线检查更加准确。可见胸膜腔内极低密度气体影，有不同程度的肺组织萎缩改变。

4．治疗要点

（1）一般治疗：卧床休息，适当吸氧。根据患者病情给予镇静、镇痛、镇咳、扩张支气管等处理。

（2）排气治疗：促进患侧肺复张是自发性气胸的首要治疗目标。消除病因，避免诱因，减少复发。

5．护理措施

（1）病情观察：随时巡视，观察患者呼吸频率、节律、幅度等，有使用呼吸机者应观察呼吸机工作是否正常。一旦出现呼吸极度困难、发绀等异常状况应立即报告医生并协助处理。

（2）减轻疼痛

①告知患者不能因担心疼痛而不敢咳嗽，可用双手按压患侧胸壁，以减轻疼痛。

②遵医嘱给予镇痛药。

③转移患者注意力。

（3）胸腔闭式引流的护理：见第三章外科护理学第十八节胸部损伤的相关内容。

（4）预防感染

①密切观察患者体温、伤口变化。

②指导患者进行有效咳嗽、咳痰。

③遵医嘱合理使用抗生素。

④严格无菌操作，避免交叉感染。

⑤协助患者翻身、叩背、下床活动等。

⑥保持室内定期通风，温湿度适宜。

（5）疾病知识指导：指导患者注意避免抬举重物、剧烈咳嗽、屏气、用力排便等动作，禁止乘坐飞机，须肺完全复张1周后方可乘坐。多吃水果、蔬菜等富含粗纤维的食物，防治便秘。指导患者学会有效咳嗽、咳痰及深呼吸运动，不宜参加剧烈的运动，运动时间宜在气胸治愈1个月后。

十、原发性支气管肺癌

原发性支气管肺癌简称肺癌，是起源于支气管黏膜上皮的恶性肿瘤，发病率居男性恶性肿瘤的首位。

1．病因与发病机制

（1）吸烟：是最重要的危险因素。烟草中含有苯并芘、尼古丁和亚硝胺等致癌物质。开始吸烟年龄越早，吸烟时间越长，吸烟量越大，肺癌的发病率越高。

（2）职业因素：长期接触石棉、砷、煤烟、焦油和石油等。

（3）空气污染：室内污染、汽车废气、工业废气、公路沥青含苯并芘等致癌物质。

（4）电离辐射：长期、大剂量电离辐射。

（5）饮食与营养：较少食用含 β 胡萝卜素的蔬菜和水果。

（6）其他：遗传因素、病毒感染、真菌感染、某些慢性肺部疾病等。

2. **分类**

（1）按解剖学部位分类：中央型肺癌多为鳞癌和小细胞癌；周围型肺癌多为腺癌。

（2）按组织学分类

①鳞癌最常见，以中央型肺癌为主，多见于老年男性，与吸烟关系最密切。

②腺癌女性多见，以周围型肺癌为主，对化疗、放疗敏感性较差。

③大细胞癌恶性程度较高。

④小细胞癌 40 岁左右吸烟男性多见，恶性程度最高。

3. **临床表现**　40 岁以上好发，男性多见。

（1）原发肿瘤症状

①咳嗽：是出现最早的症状，多为刺激性干咳或少量黏液痰。癌肿引起支气管狭窄时，咳嗽加重，为持续性高调金属音或刺激性呛咳。

②血痰或咯血：以中央型肺癌多见，常为痰中带血或间断血痰。癌肿侵犯大血管时可引起大咯血。

③喘鸣：因肿瘤部分阻塞支气管所致，胸痛和呼吸困难是晚期患者最突出的症状。

④其他：低热、体重减轻、食欲减退等。

（2）肿瘤压迫症状

①侵袭胸膜、胸壁、肋骨易致胸痛。

②侵犯或压迫食管引起吞咽困难。

③压迫喉返神经可致声音嘶哑。

④压迫上腔静脉发生上腔静脉压迫综合征，表现为面部、颈部、上肢及前胸部静脉怒张。

⑤肺尖肿瘤压迫颈交感神经可引起 Horner 综合征，出现患侧上睑下垂、瞳孔缩小、眼球内陷、额部少汗等。

（3）远处转移症状

①转移至中枢神经系统，引起头痛和颅内压增高。

②转移至骨骼，可有骨痛和病理性骨折，如股骨局部破坏。

③转移至肝，引起肝区疼痛和肝大、黄疸等。④转移至淋巴结，导致淋巴结肿大。

（4）副癌综合征：骨关节痛，杵状指，库欣综合征（水肿、高血压、血糖增高），男性乳房发育，重症肌无力，多发性肌肉神经痛，钙、磷代谢紊乱。

4. **辅助检查**

（1）影像学检查：是最基本、最主要、应用最广泛的检查方法，中央型肺癌可有不规则的肺门增大阴影，周围型肺癌可见边缘不清或呈分叶状。

（2）痰脱落细胞检查：是简易有效的普查和早期诊断方法，找到癌细胞即可确诊。

（3）纤维支气管镜检查：是诊断肺癌最可靠的手段。

5. **治疗要点**　小细胞癌主要进行化学治疗和放射治疗。非小细胞癌（鳞癌、腺癌、大细胞癌）采取以手术治疗为主，辅以化学治疗和放射治疗的综合治疗。

（1）手术治疗：是肺癌最重要和最有效的治疗手段，早期肺癌的首选。

（2）放射治疗：小细胞癌最敏感，其次为鳞癌，腺癌最低。

（3）化学治疗：小细胞癌疗效较好，采用联合、间歇、短程用药。

（4）其他：靶向治疗、免疫治疗及中医中药治疗。

6. 护理措施

（1）饮食护理：给予高热量、高蛋白、高维生素、易消化饮食。必要时可静脉营养或鼻饲。

（2）疼痛的护理：减少诱发疼痛的因素，可用手或枕头护住胸部。遵医嘱给予药物止痛，注意观察药物的不良反应。

（3）化疗期间的护理：做好保护性隔离，注意口腔卫生，预防感染。做好静脉的保护，化疗药物多有胃肠道反应，做好饮食护理。

（4）保持呼吸道通畅：指导患者深呼吸，有效咳嗽，并协助其翻身、叩背，遵医嘱吸氧。痰液黏稠者，可行超声雾化。咳痰无力者，必要时吸痰。

（5）疾病知识及预防指导：戒烟并避免被动吸烟，改善工作环境。高危人群定期进行胸部X线普查。督促患者坚持化疗或放疗，定期门诊复查，出现伤口疼痛、剧烈咳嗽及咯血等症状，应尽快就诊。

十一、慢性呼吸衰竭

（一）呼吸衰竭概述

呼吸衰竭简称呼衰，指各种原因引起的肺通气和（或）换气功能严重障碍，使静息状态下亦不能维持足够的气体交换，导致低氧血症伴（或不伴）高碳酸血症，进而引起一系列的病理生理改变和相应临床表现的综合征。

呼吸衰竭是临床急危重症，按照动脉血气结果，分为Ⅰ型和Ⅱ型呼吸衰竭；按照发病急缓，分为急性和慢性呼吸衰竭；按照发病机制，分为泵衰竭和肺衰竭。

1. Ⅰ型呼衰　仅存在缺氧而无二氧化碳潴留，即 $PaO_2 < 60mmHg$，而 $PaCO_2$ 正常或低于正常。见于肺换气功能障碍（通气/血流比例失调、弥散功能损害和肺动-静脉分流等）疾病，如急性呼吸窘迫综合征、严重肺部感染、间质性肺疾病、急性肺栓塞等。

2. Ⅱ型呼衰　缺氧伴二氧化碳潴留，即 $PaO_2 < 60mmHg$ 且 $PaCO_2 > 50mmHg$，多由于肺泡通气不足所致，如慢性阻塞性肺疾病。

（二）慢性呼吸衰竭

慢性呼吸衰竭是指由于呼吸或神经肌肉系统的慢性疾病，引起呼吸功能的损害逐渐加重，经过较长时间发展形成的呼吸衰竭。

1. 病因

（1）呼吸系统疾病：如呼吸道疾病、肺组织病变、胸廓病变、肺血管疾病等，导致肺通气不足、通气/血流比例失调或弥散障碍等，发生低氧血症或高碳酸血症。其中以支气管-肺疾病（如COPD、哮喘、肺炎、肺间质纤维化）最为多见。

（2）神经肌肉病变：如脑血管病变、重症肌无力、破伤风、有机磷农药中毒等。

2. 临床表现

（1）症状

①原发病症状：如COPD的表现，如咳嗽、咳痰、喘息。

②呼吸困难：是最早、最突出的症状。表现为呼吸费力伴呼气延长，严重者可有浅快呼吸。CO_2 潴留严重时，可出现 CO_2 麻醉现象，呼吸由浅快转为浅慢，甚至潮式呼吸。

③发绀：是缺氧的主要表现，当血氧饱和度低于90%时出现，最早因缺氧发生损害的组织器官是大脑。

④精神神经症状：智力及定向力障碍是主要表现。轻度缺氧和二氧化碳潴留可使脑血管扩张，脑血流增加；严重缺氧可使脑间质和脑细胞水肿，颅内压增高，甚至发生脑疝。

a．缺氧的表现：早期表现注意力分散、智力和视力轻度减退，缺氧加重可出现搏动性头痛、烦躁不安、定向力和记忆力障碍、精神错乱、嗜睡甚至昏迷。

b．CO_2 潴留的表现：先兴奋、后抑制，兴奋表现为失眠、躁动、昼睡夜醒；严重潴留时抑制神经中枢，可出现神志淡漠、嗜睡、昏迷、抽搐、扑翼样震颤、腱反射减弱或消失等肺性脑病的表现。

⑤心血管系统症状：CO_2 过多可引起体表小静脉扩张，皮肤充血，颜面潮红，球结膜水肿，四肢及皮肤温暖潮湿。早期可反射性地使心肌收缩力加强、血压升高、心率增快；严重的缺氧和 CO_2 潴留可直接抑制心血管中枢，使血压下降、心动过缓，可出现严重心律失常、右心衰竭。

⑥消化和泌尿系统症状：肝、肾功能损害，尿量减少，上消化道出血等。

（2）体征：体格检查可见静脉充盈、皮肤潮红、血压先升后降、心率增快，右心衰竭时常有体循环淤血体征。

3．辅助检查

（1）血 pH：代偿性酸中毒或碱中毒时，pH 正常。失代偿性酸中毒时 pH < 7.35；失代偿性碱中毒时，pH > 7.45。

（2）电解质：呼吸性酸中毒合并代谢性酸中毒时，可伴高钾血症。合并代谢性碱中毒时，可伴低钾和低氯血症。

4．治疗要点　处理原则是保持呼吸道通畅，迅速纠正缺氧，改善通气，积极治疗原发病，消除病因，纠正酸碱平衡失调及维持重要脏器的功能。

（1）缓解支气管痉挛：使用支气管扩张药，常用药物有氨茶碱、β_2 受体激动剂等。

（2）控制感染：选用有效抗菌药，如第三代头孢菌素、氟喹诺酮类等。

（3）呼吸中枢兴奋药：最常用的是尼可刹米（可拉明），洛贝林（山梗菜碱）。

（4）氧疗：给予低浓度（< 35%）持续吸氧，不可给予高浓度氧，因高浓度氧可解除缺氧对外周化学感受器的刺激，使呼吸受到抑制，造成通气恶化。

5．护理措施

（1）休息活动护理：卧床休息，并尽量避免自理活动和不必要的操作。取半卧位或坐位，促进肺膨胀，有利于改善呼吸。

（2）饮食护理：意识清醒者给予高热量、高蛋白、易消化的流食或半流食。昏迷患者给予鼻饲。

（3）病情观察：密切观察呼吸困难的程度、生命体征及神志改变，准确记录出入量，监测血气分析结果。一旦出现肺性脑病的表现，应立即报告医生并协助处理。

（4）氧疗护理：当慢性呼吸衰竭患者的 PaO_2 < 60mmHg 时，应及时给予氧疗。常用鼻导管或面罩给氧。根据呼吸衰竭类型选择给氧浓度。若出现 CO_2 潴留加重的表现，如意识障碍加深，呼吸过度表浅、缓慢，应遵医嘱及时调整吸氧浓度和氧流量。吸氧前先清除鼻内分泌物。吸氧过程中应经常检查导管是否通畅，每天更换鼻导管一次，两侧鼻孔宜交替使用，以免一侧长时间吸入冷空气，使鼻黏膜干燥、出血。湿化瓶内蒸馏水应每天更换一次。

（5）对症护理：清醒患者指导有效咳嗽、咳痰，意识不清、咳痰无力者给予吸痰，建立人工气道和机械通气支持，保持呼吸道通畅。吸痰时动作应轻柔，每 2 小时一次，严格执行无菌操作，防止感染。

（6）用药护理：遵医嘱正确使用抗生素，注意预防"二重感染"。给予支气管舒张药、呼吸兴奋药，注意输液速度不宜过快，以免因呼吸兴奋药过量，导致颜面潮红、面部肌肉震颤、烦躁不安等现象，一旦出现应遵医嘱减量或停药，并协助医生处理。对烦躁不安的患者慎用吗啡等镇静药，以免引起呼吸抑制。应用呋塞米快速利尿时，可能使原有大量痰液突然减少、黏稠度增加而使排痰困难加重，应注意预防。

第三节　循环系统疾病

一、常见症状护理

1. 心源性呼吸困难

（1）原因：左心功能不全时，肺淤血导致肺的通气和换气功能异常，肺内氧分压降低、二氧化碳分压升高，呼吸中枢受到兴奋刺激，从而机体感到呼吸费力。

（2）临床表现

①劳力性呼吸困难：是左心衰竭最早出现的症状。运动使回心血量增加，左心房内压力增大，加重肺淤血。

②夜间阵发性呼吸困难：是心源性呼吸困难最典型的表现，患者入睡后突然因憋气而惊醒，被迫坐起，重者可出现哮鸣音，也称为心源性哮喘。其发生机制为睡眠平卧使回心血量增加，迷走神经兴奋剂增高使小支气管痉挛，膈肌抬高使肺活量减小等。

③端坐呼吸：肺淤血达到一定程度，患者不能平卧，因平卧位会使回心血量增多，肺静脉压力增高，加重肺水肿，也可使膈肌抬高，而引起呼吸困难。

（3）护理措施

①病情观察：观察呼吸困难的程度、持续时间、有无其他伴随症状、生命体征及治疗后的反应。

②体位护理：根据不同病情调整舒适的体位，如心衰患者夜间睡眠取半卧位、急性肺水肿患者取坐位。

③休息与活动：保证足够的睡眠时间。减少体力活动，根据心功能情况逐当休息。卧床患者应在床上活动四肢，防止静脉血栓形成。病情缓解后，应进行适当活动，以利于提高心脏储备力，如平地散步、打太极拳等，但应避免剧烈运动。

④正确用氧：根据缺氧程度调节氧流量。

2. 心前区疼痛

（1）原因：常由心绞痛、心肌梗死引起，发生的机制为各种因素刺激支配心脏、主动脉或肋间神经的传出纤维。

（2）临床表现：（见表2-19）。

表2-19　不同疾病的心前区疼痛的临床表现

疾　病	表　现
心绞痛	胸骨后上中段或心前区，含服硝酸甘油可缓解
心肌梗死	胸骨后上中段或心前区，含服硝酸甘油多不能缓解
急性主动脉夹层动脉瘤	胸骨后或心前区撕裂样剧痛或灼烧痛
急性心包炎、胸膜炎	可因咳嗽、呼吸困难加重疼痛，呈刺痛
心血管神经症	与患者的情绪变化有关，疼痛部位不固定

（3）护理措施：观察疼痛的部位、性质、持续时间、伴随症状等，必要时遵医嘱给予镇痛药。做

好患者的心理护理。

3. 心悸

（1）原因：各种原因均可引起，如心律失常、器质性心脏病、低血糖反应、大量饮酒或浓茶等。

（2）护理措施：观察并记录患者的脉搏、心率及心律的变化。严重者应卧床休息，做好心电监护，出现异常及时告知医生。做好患者的心理护理，减少其焦虑等不良心理，必要时遵医嘱用药。

4. 心源性水肿

（1）原因：常由右心衰竭或全心衰竭引起。由于体循环静脉压力增高所致。

（2）临床表现：是右心衰竭的典型体征，早期出现在身体低垂部位，为凹陷性，长期卧床患者以腰骶尾部最明显。常在下午出现或加重，休息一晚可减轻或消失，常伴有尿量减少，甚至电解质紊乱症状。

（3）护理措施：根据病情限制水、盐的摄入，保证足够的营养。维持体液及酸碱平衡，勤换衣物，保持清洁、干燥，避免感染，做好皮肤的护理，阴囊水肿患者可用拖带支托阴囊。

5. 心源性晕厥

（1）原因：可由严重心律失常、主动脉瓣狭窄、急性心肌梗死等引起。

（2）护理措施：发作时注意保持呼吸道通畅，积极治疗相关疾病，了解患者发作前的情况，如发作前的表现、既往史等，避免诱发因素（紧张、疲劳、体位改变等）。由于心排血量突然下降而出现的晕厥称为阿 - 斯综合征。

二、心力衰竭

心力衰竭是由于心脏结构或功能异常，导致心室充盈和（或）射血能力受损，肺循环和（或）体循环静脉淤血，主要表现为呼吸困难及液体潴留的一组临床综合征。按左心室射血分数降低或保留可分为收缩性心力衰竭和舒张性心力衰竭；按发生的部位可分为左心衰竭、右心衰竭和全心衰竭；按发生的速度和严重程度可分为急性心力衰竭和慢性心力衰竭，以慢性心力衰竭居多。

（一）慢性心力衰竭

慢性心力衰竭是指在原有慢性心脏疾病基础上逐渐出现心衰的症状和体征。其特征性的症状为呼吸困难和体力活动受限，特征性的体征为水肿。

1. 病因

（1）原发性心肌损害：冠心病、心肌梗死是引起心衰最常见的原因，其他还有心肌炎、心肌疾病等。

（2）心脏负荷过重

①压力负荷（后负荷）过重：左、右心室收缩期射血阻力增加的疾病。左心室后负荷增加的疾病有原发性高血压、主动脉瓣狭窄等。右心室后负荷增加的疾病有肺动脉高压、肺动脉瓣狭窄等。

②容量负荷（前负荷）过重：二尖瓣、主动脉瓣关闭不全，血液反流。左、右心分流或动静脉分流先天性心脏病。伴有全身血容量增多的疾病，如甲状腺功能亢进症、慢性贫血等。

2. 诱因

（1）感染：呼吸道感染是最常见、最重要的诱因，可加重心衰；其次为感染性心内膜炎。

（2）心律失常：心房颤动是器质性心脏病最常见的心律失常，也是心衰最重要的诱因。

（3）血容量增加：钠盐摄入过多，输液过快、过多。

（4）生理或心理压力过大：妊娠、过度劳累、剧烈运动、情绪激动等。

（5）治疗不当：如不恰当地停用利尿药或降压药等。

（6）原有心脏疾病加重或合并其他疾病：如冠心病发生急性心肌梗死，合并甲状腺功能亢进症或贫血等。

3. **病理生理** 心肌的病理性重构是心衰发生发展的基本病理机制。心衰发生后，心肌代偿性肥厚，能量供应不足导致心肌细胞死亡、纤维化，形成恶性循环。交感神经兴奋性增强，副交感神经功能障碍；肾素 - 血管紧张素 - 醛固酮系统（RAAS）激活，精氨酸加压素（抗利尿激素）水平升高，致水、钠潴留，加重心脏前负荷，进一步促进心肌的病理性重构。

4. **心功能评估**

（1）心功能分级：见表 2-20。

表2-20　纽约心脏病协会（NYHA）心功能分级及活动指导

分级	心功能表现	活动指导
I 级	体力活动不受限，日常活动（一般活动）不引起明显的气促、乏力或心悸	注意休息，不限制一般的体力活动，适当锻炼，但应避免剧烈运动和重体力劳动
II 级	体力活动轻度受限，休息时无症状，日常活动（一般活动）如平地步行200～400m或以常速上3层以上楼梯的高度时，出现气促、乏力和心悸	适当限制体力活动，可从事轻体力活动和家务劳动，增加午睡时间，劳逸结合
III 级	体力活动明显受限，稍事活动或轻于日常活动（一般活动）如平地步行100～200m或以常速上3层以下楼梯的高度时，即引起显著气促、乏力或心悸	限制日常体力活动，以卧床休息为主，鼓励或协助患者自理日常生活
IV 级	体力活动重度受限，休息时也有气促、乏力或心悸，稍有体力活动症状即加重，任何体力活动均会引起不适	无需静脉给药者为IV a级，可在室内或床边略活动；需静脉给药者为IV b级，应绝对卧床休息；日常生活由他人照顾完成，卧床时应做肢体被动运动

（2）心衰分度：测定 6 分钟步行距离，要求患者在走廊内尽可能快走，用于测定心衰患者的运动耐力。步行距离＜ 150m 为重度心衰，150 ～ 450m 为中度心衰，＞ 450m 为轻度心衰。

（3）心衰分期：分为 4 个阶段。前心衰阶段患者尚无心脏结构或功能异常，也无心衰的表现，患者为心衰的高危人群，如高血压、冠心病、糖尿病等。前临床心衰阶段患者虽无心衰的表现，但已经发展为结构性心脏病，如左心室肥厚。临床心衰阶段患者已有基础结构性心脏病，以往或目前有心衰的表现。难治性终末期心衰阶段患者有进行性结构性心脏病，虽经积极治疗，休息时仍有心衰的表现，需特殊干预。

5. **临床表现**

（1）左心衰竭：主要表现为肺循环淤血和心排血量降低。

①不同程度的呼吸困难：是左心衰竭最主要的症状。

a. 劳力性呼吸困难：是左心衰竭最早出现的症状。运动使回心血量增加，左心房内压力增大，加重肺淤血。

b. 夜间阵发性呼吸困难：是心源性呼吸困难最典型的表现，患者入睡后突然因憋气而惊醒，被迫坐起，重者可出现哮鸣音，也称为心源性哮喘。其发生机制为：睡眠平卧使回心血量增加，迷走神经兴奋剂增高使小支气管痉挛，膈肌抬高使肺活量减小等。

c. 端坐呼吸：肺淤血达到一定程度，患者不能平卧，因平卧位会使回心血量增多，肺静脉压力增高，加重肺水肿，也可使膈肌抬高，而引起呼吸困难。

　　d. 急性肺水肿：是左心衰竭呼吸困难最严重的情况。

　　②咳嗽、咳痰、咯血：是肺泡和支气管黏膜淤血、气道受刺激的表现。夜间加重，而站位、立位时减轻。

　　a. 咳白色浆液性泡沫样痰：原因是肺毛细血管压增高，浆液样分泌物渗出。

　　b. 痰带血丝：是由于肺微血管破损。

　　c. 咳粉红色泡沫样痰：是急性肺水肿的表现，由于血浆渗入肺泡所致。

　　d. 大咯血：长期慢性肺淤血可导致肺循环和支气管循环之间形成侧支，曲张破裂可致咯血。

　　③其他症状：心排血量降低，出现倦怠、乏力、头晕、失眠、嗜睡、烦躁等症状。重者可有少尿及肾功能损害、肾前性肾衰竭。

　　④一般体征：心率加快，血压下降，脉压减小，呼吸急促。

　　⑤肺部湿啰音：是左心衰竭的主要体征，由于肺毛细血管压力增高，液体渗出到肺泡所致，随着肺淤血的加重，湿啰音可由局限于双肺底扩大到全肺，可伴哮鸣音。

　　⑥心脏体征：左心室扩大，可闻及舒张早期奔马律，肺动脉瓣区第二心音亢进；心尖部可闻及收缩期杂音是左心室扩大引起相对性二尖瓣关闭不全所致。交替脉是左心衰竭的重要体征，常见于高血压、冠心病引起的心衰。

　　（2）右心衰竭：主要表现为体循环静脉淤血。

　　①消化道症状：恶心、呕吐、食欲缺乏、腹胀、肝区胀痛等是右心衰竭最常见的症状，是由胃肠道长期慢性淤血所致。肝大伴压痛，是由肝淤血肿大，肝包膜被牵拉所致。严重者可发展为心源性肝硬化。

　　②呼吸困难：继发于左心衰的右心衰，呼吸困难已经存在。单纯右心衰的呼吸困难是由于右心室扩大，限制了左心室充盈而引起肺淤血所致。发绀是由于体循环静脉淤血，血流缓慢，血液中的还原血红蛋白增多所致。

　　③颈静脉征：颈静脉充盈、怒张是右心衰竭的最早征象，怒张与静脉压升高程度成正比。肝颈静脉反流征阳性是指按压右上腹时，使回心血量增加，出现颈外静脉充盈，是右心衰竭的特征性体征。

　　④水肿：是右心衰竭的典型体征，由于体循环静脉压力增高所致。水肿从足、踝开始，逐渐向上蔓延，呈对称性、凹陷性，晚期出现全身性水肿，长期卧床患者以腰骶尾部最明显。

　　⑤胸水和腹水：双侧胸水，右侧更明显，与体循环和肺循环压力增高、胸膜毛细血管通透性增大有关。腹水是由心源性肝硬化所致。

　　⑥心脏体征：右心室扩大，胸骨左缘或剑突下可见心脏搏动。三尖瓣听诊区可闻及收缩期杂音，是由于相对性三尖瓣关闭不全所致。

　　（3）全心衰竭：右心衰竭继发于左心衰竭而形成全心衰竭。但当右心衰竭出现时，右心排血量减少，呼吸困难等肺淤血的临床表现反而减轻。

　　6. 辅助检查

　　（1）血浆脑钠肽：是心力衰竭诊断及预后判断的重要指标，未经治疗者水平正常可排除心力衰竭，而已经治疗者水平高则提示预后差。

　　（2）X线：是确诊心力衰竭肺淤血的主要依据。肺静脉压力增高表现为肺门血管影增强，肺动脉压力增高表现为右下肺动脉增宽，肺间质水肿表现为肺野模糊。Kerley B 线表现为肺野外侧清晰可见的水平线状影，由肺小叶间隔内积液所致，是慢性肺淤血的特征性表现。

　　（3）超声心动图：是心力衰竭诊断中最有价值的检查，简便、无创，且适合于床旁检查。通过测量收缩末及舒张末的容量差，来计算左心室射血分数（正常应＞50%）。左心室射血分数是评价心脏功能的主要指标。超声心动图还可以测量各心腔大小改变、评估心脏舒张功能等。

（4）心电图检查：可提供既往心肌梗死、左心室肥厚及心律失常等信息。

（5）放射性核素检查：可相对准确地判断心腔大小和左心室射血分数，计算左心室最大充盈速率。

（6）有创性血流动力学检查：经静脉将漂浮导管插入至肺小动脉，计算心脏指数和肺小动脉楔压，直接反映左心功能。正常心脏指数应 > 2.5L/（min·m^2），肺小动脉楔压 < 12mmHg。

7. 治疗要点

（1）病因治疗：治疗原发疾病，去除诱发因素。

（2）一般治疗

①减轻心脏负荷：失代偿期患者应休息，限制体力活动，减轻焦虑情绪，降低心脏负荷。

②给氧：仅用于急性心衰。无肺水肿的患者给氧反而会使血流动力学情况恶化。

（3）药物治疗原则：已经从传统采用强心、利尿、扩血管药物，转变为采用神经内分泌抑制剂，并积极应用非药物的器械治疗。治疗目标不仅是改善症状，提高生活质量，更重要的是延缓心肌重构的发展，从而降低心衰的病死率和住院率。

（4）利尿药：合理使用利尿药是其他心力衰竭药物治疗取得成功的基础，但单独使用利尿药并不能有效治疗心力衰竭。分排钾和保钾两类。

①排钾利尿药

a. 袢利尿药：首选呋塞米（速尿）、布美他尼等，利尿作用强，适用于有明显液体潴留和肾功能不全的患者。

b. 噻嗪类利尿药：常用药为氢氯噻嗪（双氢克尿噻），口服利尿、降压，仅适用于轻度液体潴留、伴高血压且肾功能正常的患者。

②保钾利尿药：醛固酮受体拮抗剂类药物有螺内酯（安体舒通）、依普利酮。肾小管二皮细胞钠通道阻滞剂类药物氨苯蝶啶、阿米洛利。

（5）血管紧张素转换酶抑制剂（ACEI）：常用药物有卡托普利、依那普利、福辛普利等。ACEI 是目前治疗和改善慢性心力衰竭预后的首选药。

（6）β 受体阻滞剂：常用药物有美托洛尔（倍他乐克）、比索洛尔、卡维地洛等。

（7）醛固酮受体拮抗剂：常用药物有螺内酯、依普利酮等。醛固酮除具有保钠排钾的作用外，还可促进心肌纤维化和重构，使心衰恶化。因此，醛固酮受体拮抗剂可抑制心肌纤维化和重构，改善预后，降低病死率。

（8）血管紧张素 Ⅱ 受体拮抗剂（ARB）：常用药物有氯沙坦、缬沙坦、坎地沙坦等。ARB 与 ACEI 的药理作用基本相同，当患者因 ACEI 引起的干咳不能耐受时，可改用 ARB。

（9）洋地黄类药物：又称为强心苷，作为正性肌力药的代表，可显著缓解轻、中度心力衰竭患者的症状，提高运动耐量，改善生活质量，但对降低心力衰竭患者的病死率无明显改善。

①药理作用：在增强心肌收缩力的同时，不增加心肌耗氧量，是临床最常用的强心药物。强心苷还有减慢心率的作用。

②常用药物

a. 地高辛：常用其口服制剂，适用于中度或慢性心力衰竭的维持治疗。

b. 毛花苷丙（毛花苷 C，西地兰）：常用其静脉注射制剂，适用于急性心力衰竭或慢性心力衰竭加重时。

③适应证：已使用 ACEI（或 ARB）、β 受体阻滞剂、醛固酮受体拮抗剂和利尿药之后，心力衰竭的症状仍不能改善者，尤其适用于心力衰竭伴心室率快的房颤患者。

④禁忌证：绝对禁忌证为强心苷中毒或过量者。重度二尖瓣狭窄、严重房室传导阻滞、肥厚型梗

阻性心肌病等禁用。急性心肌梗死等缺血性心脏病、肺源性心脏病应慎用。

⑤强心苷治疗心力衰竭有效的指标：呼吸困难缓解，水肿消退，尿量增加，发绀减轻。

（二）急性心力衰竭

临床最常见的是急性左心衰竭。急性左心衰竭是指急性发作或加重的心肌收缩力明显降低，造成急性心排血量骤降、肺循环压力突然升高，引起急性肺淤血、肺水肿，以及伴组织器官灌注不足的心源性休克的一种临床综合征。

1. 病因　最常见的是慢性心衰急性加重。

（1）新发心衰的主要原因：急性广泛心肌梗死、重症心肌炎等。

（2）可能导致心衰迅速恶化的因素：严重心律失常、急性冠脉综合征、急性肺栓塞、高血压危象、心包填塞等。

（3）慢性心衰急性失代偿的诱因：感染（包括感染性心内膜炎），贫血，肾功能不全，使用非甾体抗炎药、糖皮质激素、化疗药等，未经控制的高血压，甲状腺功能亢进或减退等。

2. 临床表现

（1）症状：突发严重呼吸困难，呈端坐呼吸，强迫坐位，双臂支撑协助呼吸，呼吸频率增快（达30～40次/分），咳嗽频繁并咳出大量粉红色泡沫样血痰，烦躁不安，伴恐惧感。

（2）体征：心率和脉率增快，第一心音减弱，两肺布满湿啰音和哮鸣音，心尖区可闻及舒张期奔马律。

（3）心源性休克：持续性低血压（收缩压＜90mmHg），皮肤湿冷，面色苍白，口唇发绀，尿量减少甚至无尿，意识障碍。

3. 治疗要点

（1）体位：取坐位，双腿下垂以减少静脉回流，减轻肺淤血，降低心脏前负荷。

（2）吸氧：使氧饱和度≥95%，高流量氧气吸入，氧流量为6～8L/min，使肺泡内压力增高，减少肺泡内毛细血管渗出液产生；同时给予20%～30%乙醇湿化，因乙醇能减低肺泡内泡沫的表面张力，使泡沫破裂消散，从而改善肺泡通气，迅速缓解缺氧症状。

（3）基础用药

①镇静药：阿片类药物如吗啡静脉注射，可减少急性肺水肿患者的焦虑及呼吸困难引起的痛苦。此类药物还具有扩血管的功能，主要降低心脏前负荷，同时降低交感系统兴奋性。

②强心药：毛花苷丙缓慢静脉注射。

（4）利尿药：袢利尿药如呋塞米、布美他尼等，先静脉推注，继而连续静脉滴注。除可减轻容量负荷，还具有扩张静脉的作用。

（5）血管扩张药：通过降低心室充盈压和全身血管阻力，减轻心脏负荷。扩张容量血管（小静脉）可减轻心脏前负荷，扩张外周阻力血管（小动脉）可减轻心脏后负荷。收缩压＞110mmHg是使用该类药物的前提，90～110mmHg应慎用，＜90mmHg应禁用。静脉滴注，常使用硝酸甘油和硝普钠，一般不推荐使用钙通道阻滞剂（CCB）和ACEI类药物。

①硝酸甘油：主要扩张小静脉，降低心脏前负荷。特别适合急性冠脉综合征伴心力衰竭的患者。

②硝普钠：扩张小动脉和小静脉，降低心脏后、前负荷。特别适合严重心衰、由心脏后负荷增加所导致的心力衰竭。

（6）非洋地黄类正性肌力药

①β受体兴奋剂：常用药物有多巴胺和多巴酚丁胺。特别适用于急性心肌梗死伴心力衰竭者。应短时间使用，主要帮助慢性心力衰竭加重时的患者渡过难关，长时间使用反而增加病死率。

②磷酸二酯酶抑制剂：常用药有米力农和氨力农。适用于重症或顽固性心衰时的短期治疗，长期

使用病死率反而更高。

（7）血管收缩药：收缩外周血管，调整血液到重要脏器。常用去甲肾上腺素、肾上腺素等。应用血管收缩药的前提是已使用正性肌力药后仍存在心源性休克及低血压。

（三）心力衰竭的护理

1. 护理措施

（1）心理护理：抑郁、焦虑和孤独在心衰病情恶化中起重要作用。综合性情感干预可改善心功能，并酌情应用抗焦虑或抗抑郁药物。医护人员在抢救时保持镇静、忙而不乱，使患者产生信任与安全感。避免在患者面前讨论病情。

（2）休息与活动护理：失代偿期需卧床休息，多做被动运动以预防深部静脉血栓形成。病情缓解或稳定后，鼓励适当活动，防止肌肉废用性萎缩。慢性心衰患者病情稳定者，可每天步行多次，每次 5～10 分钟。

（3）饮食护理：少食多餐，限制总热量，避免增加心脏负担；进食低盐、低脂、易消化、高维生素、高纤维素、高蛋白质、不胀气的食物，戒烟，严重消瘦者应给予营养支持。心衰急性发作或有容量负荷过重的患者应严格限制水、钠摄入量，限制钠盐摄入＜2g/d，严重低钠血症者液体摄入量一般＜2000ml/d，严重心衰患者液体摄入量控制在 1500～2000ml。但轻、中度心衰或稳定期心衰患者，严格限水、限制钠盐摄入对肾功能及神经体液调节机制不利，反而无益处。出现肝区肿胀、胃肠道淤血等症状时，应避免粗纤维饮食，以免刺破胃肠道血管引起出血。

（4）病情观察：观察呼吸困难加重、心率增快、烦躁、面色苍白、尿量减少情况。观察水肿的消长情况，每天测体重，准确记录液体出入量。大便时勿用力，必要时使用缓泻药，但禁忌大剂量灌肠，以免增加心脏负担。控制输液速度，一般 20～30 滴/分，小儿＜5ml/（kg·h）。

2. 用药护理 遵医嘱服药，不随意增减或撤换药物。

（1）利尿药：应从小剂量开始，间断使用，液体潴留纠正后可短期停用利尿药，防止电解质紊乱和利尿药抵抗。

①袢利尿药、噻嗪类利尿药

a. 主要不良反应是易引起低钠、低钾、低氯、低钙、低镁血症性碱中毒，其中低钾血症最危险。应用排钾利尿药时严密观察水、电解质变化，低钾血症易诱发洋地黄中毒和心律失常，故应同时补充氯化钾或与保钾类利尿药同时使用。含钾丰富的食物有深色蔬菜、柑橘、瓜果、大枣、菇类、豆类等。

b. 可引起高尿酸血症，痛风患者慎用。

②保钾利尿药：使用后定期监测血钾和肾功能，如血钾＞5.5mmol/L，应减量或停用。螺内酯可引起男性乳房增生，停药后可消失。

（2）ACEI：与血管紧张素Ⅱ被抑制有关的不良反应有首剂低血压、高钾血症、肾功能损害等；与缓激肽积聚有关的不良反应有无痰干咳、血管神经性水肿等。无痰干咳是 ACEI 较常见的不良反应，也是被迫停药的主要原因。出现血管神经性水肿应立即停药。此外，ACEI 还有低血糖、引起胎儿畸形、皮疹，白细胞减少及恶心、呕吐等消化道反应和头晕、头痛等中枢神经系统反应。治疗应从小剂量开始，耐受后逐渐加量，直至达到目标剂量，终生用药，避免突然撤药。应注意监测血压、血钾及肾功能情况。

（3）β受体阻滞剂：常见恶心、呕吐、轻度腹泻等胃肠道反应，偶见过敏性皮疹。应用不当还可引起低血压、液体潴留及心衰恶化、窦性心动过缓、房室传导阻滞等；诱发哮喘是其严重的不良反应，机制是阻滞 β_2 受体，使支气管收缩。故支气管哮喘、心动过缓、房室传导阻滞、重度心力衰竭患者禁用。长期应用还可影响脂肪代谢和糖代谢，血脂异常及糖尿病患者慎用。为避免初始用药抑制心肌收缩力而可能加重或诱发心衰的不良影响，起始剂量须小，递增剂量须慢，达到目标剂量后长期维持，才能发挥其治疗心衰的作用。突然停药可致反跳现象，应避免。

（4）强心苷：治疗剂量和中毒剂量接近，易发生中毒，使用后应重点观察其中毒反应。

①心脏毒性反应：是强心苷较严重的毒性反应，主要表现为各种心律失常。

a．快速心律失常：最常见和最早出现的是室性期前收缩，如二联律、三联律甚至室颤。

b．慢速心律失常：房室传导阻滞或窦性心动过缓。

c．心电图特征性表现：ST 段出现鱼钩样改变。

②加强用药监测：严格遵医嘱用药，用药前应先测量心率。静脉给药时务必稀释后缓慢静注，观察患者用药后的反应，同时监测心律、脉率、心电图及血压变化。当患者心律或脉搏节律由规则变为不规则，或由不规则变为规则（如长期心房颤动患者的不规则心律在使用强心苷后心律变得规则），心率或脉搏＜ 60 次 / 分，均提示强心苷中毒，应暂停用药并通知医生。

③毒性反应处理：一旦发现中毒，应立即停用强心苷，严格卧床，半卧位；同时停用排钾利尿药，积极补钾，快速纠正心律失常。

a．快速心律失常：给予苯妥英钠或利多卡因抗心律失常。一般不使用电复律，因易致室颤。

b．缓慢心律失常：使用阿托品治疗。

④配伍禁忌：注意不与奎尼丁、普罗帕酮（心律平）、维拉帕米（异搏定）、胺碘酮、钙剂、阿司匹林等药物合用。与钙剂合用时，需间隔 4 小时，以免导致心律失常。

三、心律失常

心律失常是指心脏冲动的频率、节律、起源部位、传导速度或激动次序的异常。心电图表现是诊断心律失常主要的诊断依据。

（一）窦性心律失常

正常窦性心律的冲动起源于窦房结，频率为 60 ～ 100 次 / 分。窦性心律失常是指由于窦房结冲动发放频率的异常或窦性冲动向心房的传导受阻而导致的心律失常。

1．窦性心动过速

（1）定义：成人窦性心率＞ 100 次 / 分，称窦性心动过速。频率大多在 100 ～ 150 次 / 分，偶可高达 200 次 / 分。

（2）病因：可见于健康人吸烟、饮酒、饮用含咖啡因的饮料或茶、剧烈运动、情绪激动等情况下。某些病理状态如发热、贫血、甲状腺功能亢进等，应用某些药物如阿托品、肾上腺素等，也可引起。

（3）心电图特点：窦性 P 波规律出现，频率＞ 100 次 / 分，PP（或 RR）间期＜ 0.6 秒（图 2-3）。

（4）治疗：针对病因，去除诱发因素。刺激迷走神经可使其频率逐渐减慢。必要时可应用 β 受体阻滞剂如美托洛尔或钙通道阻滞剂地尔硫草治疗。

图2-3　窦性心动过速

2. **窦性心动过缓**

（1）定义：成人窦性心率 < 60 次 / 分，称窦性心动过缓。

（2）病因：见于健康的青年人、运动员、睡眠状态。某些病理状态如颅内压增高、严重缺氧、高钾血症、窦房结病变、急性下壁心肌梗死、甲状腺功能减退、阻塞性黄疸等，应用某些药物如 β 受体阻滞剂、非二氢吡啶类钙通道阻滞剂、胺碘酮、拟胆碱药及洋地黄中毒等，也可引起。

（3）心电图特点：窦性 P 波规律出现，频率 < 60 次 / 分，PP（或 RR）间期 > 1 秒（图 2-4）。

（4）治疗：无症状时一般无须治疗。如因心率过慢、出现排血量不足的症状，可使用阿托品、异丙肾上腺素等药物，或者采用心脏起搏治疗。

图2-4　窦性心动过缓

3. **窦性心律不齐**

（1）定义：窦性心率，但快慢不规则称窦性心律不齐。

（2）病因：常见于儿童、青年、感染后恢复期及自主神经不稳定的患者，一般无重要临床意义。多数窦性心律不齐与呼吸周期有关，称呼吸性窦性心律不齐。吸气时，迷走神经兴奋性降低，心率增快；而呼气时迷走神经兴奋性增高，心率减慢。

（3）心电图特点：窦性 P 波，PP（或 RR）间期长短不一，相差 0.12 秒以上（图 2-5）。

图2-5　窦性心律不齐

（二）期前收缩

期前收缩是指由于窦房结以外的异位起搏点兴奋性增高，过早发出冲动引起的心脏搏动，也称为早搏，是临床上最常见的心律失常。根据异位起搏点部位的不同，可分为房性、房室交界区性和室性期前收缩。

1. **病因**

（1）房性期前收缩：简称房性早搏或房早。是指起源于窦房结以外的心房任何部位的激动。多为非器质性，正常人 24 小时心电检测多数有房性期前收缩发生。常发生在情绪激动、吸烟和饮酒、饮浓茶和咖啡等情况下。各种器质性心脏病，如冠心病、心肌疾病、肺心病等，房性期前收缩多发，且易引发其他心律失常。

（2）室性期前收缩：简称室性早搏或室早，是最常见的一种心律失常。是指房室束分叉以下部位过早发生的期前收缩。常见于有器质性心脏病的患者，如高血压、冠心病、风湿性心脏病、先天性心脏病等；使用洋地黄、奎尼丁等药物也可引起，低钾血症、精神紧张、过量烟酒也可诱发。还可见于正常健康人。

2．临床表现　　偶发期前收缩者大多无症状，可有心悸、失重感或代偿间歇后心脏有力的搏动感。听诊室性期前收缩后出现较长的停歇，脉搏减弱或不能触及。室性期前收缩可孤立，也可规律出现，每隔 1 个正常搏动后出现 1 次期前收缩称二联律，每隔 2 个正常搏动后出现 1 次期前收缩称三联律，连续发生 2 个期前收缩称成对期前收缩。

3．心电图特点

（1）房性期前收缩：P′波提早出现，其形态与窦性 P 波不同；PR 间期 ≥ 0.12 秒，QRS 波群形态与正常窦性心律的 QRS 波群相同，期前收缩后有一不完全代偿间歇（图2-6）。

（2）室性期前收缩：QRS 波群提前出现，形态宽大畸形，QRS 时限 > 0.12 秒，其前无相关的 P 波；T 波常与 QRS 波群的主波方向相反；期前收缩后有完全代偿间歇（图2-7）。

图2-6　房性期前收缩

图2-7　室性期前收缩

4．治疗要点

（1）房性期前收缩：通常不需要特殊治疗，主要的措施是充分休息，放松心情，劝导患者戒烟、限酒，避免饮用浓茶和咖啡。触发室上性心动过速时可应用 β 受体阻滞剂、普罗帕酮等。

（2）室性期前收缩

①无器质性心脏病：室性期前收缩并不会增加心脏性死亡的危险性，如无明显症状可不必使用药物治疗；如心悸症状明显，影响工作及生活者，治疗以对症为主，避免诱发因素如烟酒、浓茶、咖啡，药物可选用 β 受体阻滞剂、美西律、普罗帕酮等。

②急性心肌缺血：急性心肌梗死 24 小时内心室颤动与室性期前收缩并无直接联系，因此，出现室性期前收缩后不主张预防性应用利多卡因等抗心律失常药。如合并窦性心动过速，早期应用 β 受体阻滞剂可减少心室颤动的危险。严重心力衰竭并发室性期前收缩，应警惕有无洋地黄中毒或电解质紊乱（低钾、低镁）。

（三）扑动和颤动

1．心房扑动和心房颤动　　心房扑动简称房扑，可表现为阵发性或持续性发作。心房颤动简称房颤，分为初发、阵发、持续、长期和永久性 5 种类型。房扑和房颤均为心房激动频率快的心律失常。

（1）病因：常发生于器质性心脏病，如心脏瓣膜病、冠心病、高血压性心脏病、甲状腺功能亢进性心脏病、肺源性心脏病、肺栓塞、慢性心力衰竭、心肌疾病、急性酒精中毒等。房颤也可见于正常人，在情绪激动、运动或大量饮酒后发生。

（2）临床表现

①心房扑动：阵发性房扑的症状较轻，有心慌和胸闷。但心室率较快的房扑或合并二尖瓣狭窄，可诱发心源性休克或急性肺水肿。

②心房颤动：临床表现与发作的类型、心室率快慢、是否形成心房附壁血栓等有关。急性房颤心悸、气促、胸闷等表现明显。并发器质性心脏病、心室率极快者（＞150次/分），可诱发急性肺水肿或心源性休克。

（3）心电图特点

①心房扑动：窦性P波消失，代之以振幅和间期较恒定、呈规律的锯齿状的扑动波，称为F波，频率250～350次/分。房扑波常以2：1的比例传导到心率，心室率规则或不规则，取决于房室传导比例，一般情况下QRS波群形态正常（图2-8）。

图2-8 心房扑动

②心房颤动：窦性P波消失，代之以小而不规则的基线波动（f波），频率350～600次/分，一般情况下QRS波群形态正常。心室率极不规则，通常在100～160次/分（图2-9）。

图2-9 心房颤动

（4）治疗要点：房扑和房颤的治疗原则基本相同。

①转复并维持窦性心律：首选胺碘酮，因其很少引起致命性心律失常，特别适合于器质性心脏病的患者。奎尼丁、普罗帕酮可诱发致命性心律失常，现已很少用。

②控制心室率：治疗药物有β受体阻滞剂、钙通道阻滞剂（维拉帕米、地尔硫䓬）或洋地黄类药物。

③直流电复律：是终止房扑最有效的方法。房颤伴急性心力衰竭或低血压时，应紧急施行电复律治疗。

④抗凝治疗：房扑和房颤的栓塞发生率高，尤其对合并瓣膜病者，应给予华法林抗凝。

2．心室扑动和心室颤动 心室扑动简称室扑，是指心室快而弱的无效性收缩。心室颤动简称室颤，是指心室各部位不协调的颤动，是最严重、最危险的致命性心律失常，对血流动力学的影响相当于心脏骤停。

（1）病因：最常见于急性心肌梗死,室颤往往是心肌梗死早期（24 小时内）导致死亡的最常见原因。抗心律失常药、严重缺氧、电击伤等也可引起。

（2）临床表现：意识丧失、发绀、抽搐、呼吸停止，甚至死亡。查体心音消失，脉搏触不到，血压测不到。

（3）心电图特点：室扑呈正弦波形,波幅大而规则,频率 150 ～ 300 次 / 分（图 2-10）。室颤的波形、振幅和频率完全无规则，无法辨认 QRS 波群与 T 波（图 2-11）。

（4）治疗要点：心室扑动和心室颤动可致心脏骤停,治疗见外科护理学第 6 章心肺复苏的相关内容。

图2-10　心室扑动

图2-11　心室颤动

（四）心律失常的护理

1. **休息活动护理**　无器质性心脏病者，应注意劳逸结合，避免感染，鼓励其从事正常工作，维持正常生活，可不必卧床休息。对持续性室性心动过速、持续性房颤、二度Ⅱ型及三度房室传导阻滞等严重心律失常患者，应绝对卧床休息，协助其做好生活护理。心动过缓者嘱其勿屏气，以免刺激迷走神经加重病情。

2. **体位护理**　心律失常发作导致胸闷、心悸、头晕时，应采用高枕卧位、半卧位，避免左侧卧位，因左侧卧位会加重其不适。

3. **饮食护理**　宜选择低脂、高蛋白、高维生素、易消化饮食，避免过饱及刺激性食物，戒烟、酒及咖啡、浓茶，保持大便通畅。

4. **病情观察**　密切观察生命体征,测量脉搏或心率的时间不少于 1 分钟。注意观察神志、面色（发绀或苍白）的变化，出现呼吸困难、晕厥等表现应立即通知医生。监测心电图、血氧饱和度、电解质的变化。频发、成联律的室性期前收缩，室速，持续性房颤，二度Ⅱ型或三度房室传导阻滞等严重心律失常，有潜在猝死的危险，应加强监护。出现室颤，应按心脏骤停做好抢救。

5. **用药护理**

（1）胺碘酮：化学结构与甲状腺素相似，其作用与不良反应与甲状腺素受体有关。可抑制多种离子通道，主要用于抗心律失常，可减慢心脏传导；还可治疗心绞痛，具有舒张血管平滑肌、扩张冠状动脉、降低心肌耗氧量的作用。对房扑、房颤、室上速、室速均有效，还常用于急性心肌梗死后心律失常的治疗。常见不良反应有窦性心动过缓、房室传导阻滞，静脉给药时低血压常见，很少引起致命性心律失常，故应用较广。心外毒性最严重的为肺纤维化，长期使用可致死亡，应严密监测呼吸功能，及早发现肺损伤。长期应用还可发生角膜色素沉积，停药可恢复，不影响视力。少数患者可出现甲状腺功能亢进或减退。胃肠道反应有恶心、呕吐、便秘等。静脉给药时应选择大血管，观察穿刺局部情况，防止药液外渗。

（2）利多卡因：为钠通道阻滞剂，对因缺血或洋地黄中毒引起的心律失常有较强的抑制作用，对房性心律失常效果差，常用于治疗室性心律失常，如室性期前收缩、室速和室颤。肝功能不全的患者静脉注射过快，可出现头晕、嗜睡。大剂量可引起房室传导阻滞和低血压。眼球震颤是利多卡因中毒的早期症状。

（3）奎尼丁：对心脏毒性较严重，避免夜间给药，白天给药剂量较大时，应严密监测血压、心律变化，如血压明显下降、心率减慢或心律不规则，须暂停用药，报告医生。奎尼丁还会引起恶心、呕吐、腹痛、腹泻等消化道不良反应。

（4）腺苷：静脉快速推注，注射后迅速降低窦性心率，减慢房室传导，主要用于室上速的治疗。静脉注射速度过快可引起短暂心脏停搏。治疗剂量可有胸部压迫感、呼吸困难、面色潮红等反应。支气管哮喘患者禁用。

四、心脏瓣膜病

心脏瓣膜病是由于各种原因引起的单个或多个瓣膜的功能或结构异常，导致瓣口狭窄和（或）关闭不全。在我国，最常见于风湿性心脏病患者，与 A 组 β 型（A 族乙型）溶血性链球菌反复感染有关。其中，二尖瓣最常受累，其次为主动脉瓣。最常见的联合瓣膜病是二尖瓣狭窄合并主动脉瓣关闭不全。

急性风湿热是全身结缔组织的非化脓性炎症，主要侵犯心脏和关节。患者感染链球菌后产生异常免疫反应，链球菌抗原与抗链球菌抗体可形成循环免疫复合物，沉积于人体关节滑膜、心肌、心瓣膜，激活补体成分产生炎性病变。

（一）二尖瓣狭窄

1. 症状

（1）呼吸困难：是最常见也是最早期的症状，在运动、情绪激动、妊娠、感染等情况下易诱发。原因为左心衰竭。随着病情的进展，可出现夜间阵发性呼吸困难，严重时可导致急性肺水肿。

（2）咳嗽、咳痰：多在夜间睡眠或劳动后出现。起初为无痰干咳或泡沫痰，发生急性肺水肿时咳粉红色泡沫痰。

（3）咯血：突然大咯血是由于严重二尖瓣狭窄使左心房压力增高，继而肺静脉压力增高，支气管静脉曲张破裂出血导致。痰中带血或血痰可能与支气管炎、肺部感染有关。

（4）其他症状：晚期右心衰竭时可有食欲减退、腹胀、下肢水肿等体循环静脉淤血的表现。扩大的左心房压迫喉返神经引起声音嘶哑。

2. 体征
典型体征为"二尖瓣面容"，双颧绀红，口唇轻度发绀。出现右心衰竭时可有颈静脉怒张、肝颈静脉反流征阳性等。特征性的心脏杂音为心尖区舒张中晚期低调的隆隆样杂音，伴舒张期震颤。心尖区第一心音亢进，出现肺动脉高压时可有肺动脉瓣区第二心音（P_2）亢进、分裂。

3. 并发症

（1）心房颤动：是最常见的心律失常，也是相对早期的常见并发症，可能是患者就诊的首发症状。

房颤的原因是左心房扩大及房壁纤维化。

（2）左心衰竭：是晚期最常见的并发症，也是死亡的主要原因。突然出现的急性肺水肿常由房颤引起。

（3）血栓栓塞：以脑栓塞最多见。栓子多来自于扩大的左心房伴心房颤动者。右心房血栓脱落可导致肺栓塞。

（4）右心衰竭：为晚期常见并发症。右心衰竭时，右心排出量减少，使肺淤血症状减轻，呼吸困难反而缓解。

（5）感染性心内膜炎：较少见。

（6）肺部感染：肺淤血易合并肺部感染，感染后诱发或加重心力衰竭。

4．辅助检查

（1）超声心动图：是明确诊断瓣膜病最可靠的方法，可评估二尖瓣的病理改变和狭窄的严重程度，还可提供房室大小、心室功能、室壁厚度和运动、肺动脉压等方面的信息。

（2）心电图检查：重度二尖瓣狭窄患者可出现二尖瓣型 P 波，P 波宽度 > 0.12 秒，伴切迹。

（3）X 线检查：左心缘变直，左心房增大，肺动脉段隆起，主动脉结缩小，间质性肺水肿。左心房、右心室显著增大时，心影呈梨形（二尖瓣型心脏）。

（二）二尖瓣关闭不全

1．症状 轻度二尖瓣反流常无症状，严重反流心排血量少，表现为疲劳、乏力。病程长，呼吸困难出现晚，心力衰竭一旦发生进展迅速。

2．体征 心脏搏动呈抬举样，向左下移位。心尖部全收缩期吹风样杂音是典型体征，在心尖区最响，伴有震颤。第一心音减弱或不能闻及。

3．并发症 与二尖瓣狭窄相似，常有房颤。相比二尖瓣狭窄，感染性心内膜炎常见，体循环栓塞较少见。

（三）主动脉狭窄

1．症状 无症状期长。瓣口严重狭窄时出现主动脉狭窄典型三联征，即呼吸困难、心绞痛和晕厥。

（1）呼吸困难：劳力性呼吸困难是晚期常见的首发症状，继而出现左心衰竭的其他呼吸困难。

（2）心绞痛：是重度主动脉狭窄的最早、最常见的症状，因心肌缺血所致，常由运动诱发。

（3）晕厥：因心排血量减少导致，常由劳力诱发。休息时晕厥常由心律失常如房颤引起。

2．体征 心尖区可触及收缩期抬举样搏动。收缩压降低，脉压减小，脉搏细弱。胸骨右缘第 2 肋间（主动脉瓣听诊区）可闻及粗糙、响亮的收缩期吹风样杂音是最主要的体征，向颈部传导。

3．并发症 主要有房颤、心力衰竭和胃肠道出血。心脏性猝死、感染性心内膜炎和体循环栓塞较少见。

（四）主动脉关闭不全

1．症状 轻症者无症状时间长，出现心悸、心前区不适、头部动脉搏动感与心排血量增大有关。晚期可出现左心代偿性肥大和扩张、左心衰竭、肺淤血、呼吸困难。有效心排血量降低时患者出现疲劳、乏力和体位性头晕，重度主动脉瓣反流可引起晕厥甚至猝死。

2．体征 面色苍白，头随心搏摆动。特征性体征为主动脉第二听诊区（胸骨左缘第 3、4 肋间）可闻及高调叹气样舒张期杂音，轻度反流者只有坐位前倾、呼气末才能听到。严重主动脉瓣反流患者收缩压升高、舒张压降低、脉压增大，出现周围血管征，如点头征、水冲脉、毛细血管搏动征、股动脉枪击音等。

3. 并发症　感染性心内膜炎、左心衰竭、室性心律失常较常见，心脏性猝死少见。心脏瓣膜病鉴别见表2-21。

表2-21　心脏瓣膜病鉴别

	二尖瓣狭窄	二尖瓣关闭不全	主动脉瓣狭窄	主动脉瓣关闭不全
早期症状	劳力性呼吸困难	无症状或疲劳、乏力	无明显症状	无症状或心悸、心尖区不适
严重症状	急性肺水肿常见	呼吸困难出现较晚	呼吸困难、心绞痛、晕厥三联征	呼吸困难
杂音听诊部位	心尖区	心尖区	胸骨右缘第2肋间	胸骨左缘第3、4肋间
杂音时期	舒张中晚期	全收缩期	收缩期	舒张期
杂音性质	隆隆样	粗糙吹风样	粗糙、响亮吹风样	高调叹息样
最常见并发症	房颤	房颤	房颤	感染性心内膜炎
其他并发症	左心衰竭、血栓栓塞、右心衰竭、肺炎、感染性心内膜炎	左心衰竭、感染性心内膜炎、体循环栓塞	左心衰竭、胃肠道出血	左心衰竭、室性心律失常

（五）心脏瓣膜病的治疗与护理

1. 治疗要点

（1）内科治疗：早期以内科治疗为主。预防风湿性心瓣膜病最根本的措施是积极防治 A 组 β 型溶血性链球菌感染，控制病情进展，改善心功能，防治并发症。有风湿活动的患者应长期应用苄星青霉素。β 受体阻滞剂和非二氢吡啶类钙通道阻滞剂可改善运动耐量；避免重体力活动，预防感染性心内膜炎，出现心力衰竭、心律失常等并发症时，给予相应治疗。

（2）介入或外科治疗：外科手术或介入手术是治疗心脏瓣膜病的根本性措施。主要的手术方法有经皮球囊瓣膜成形术、瓣膜修补术、瓣膜分离术及人工瓣膜置换术。

（3）并发症治疗

①二尖瓣狭窄并发急性心力衰竭时，不主张使用洋地黄，仅在急性房颤伴快速心室率时可静注毛花苷丙，减慢心室率。

②慢性房颤可考虑电复律治疗，电复律前、后应口服华法林，预防血栓栓塞。药物复律可给予β 受体阻滞剂如艾司洛尔、非二氢吡啶类钙通道阻滞剂如地尔硫䓬。

2. 护理措施

（1）休息活动护理：风湿活动期卧床休息，病情好转后逐渐增加活动。有血栓形成者应绝对卧床休息，以防血栓脱落造成栓塞。协助卧床患者做好生理护理，预防下肢深静脉血栓形成。

（2）饮食护理：给予高热量、高蛋白、高维生素、清淡易消化饮食，少食多餐，避免过饱，多食新鲜蔬菜、水果，保持大便通畅。

（3）病情观察：观察有无风湿活动的表现，如皮肤环形红斑、皮下结节、关节红肿及疼痛不适等。观察有无乏力、呼吸困难、心悸、胸痛、肝大、下肢水肿等症状，积极纠正心律失常，防止病情加重。

（4）用药护理：遵医嘱用药，如应用抗心律失常、抗血小板聚集及抗凝药物，预防附壁血栓形成和栓塞。一旦发生栓塞，立即报告医师，遵医嘱给予溶栓、抗凝治疗，配合抢救。应用阿司匹林和华法林时，应密切观察有无出血倾向，如鼻出血、牙龈出血、血尿、柏油样便等，定期复查凝血酶原时间。

（5）预防感染：防寒保暖，预防感冒，避免呼吸道感染，发生感染应及时用药治疗。适当锻炼，加强营养，提高抵抗力。改善居住环境，避免阴暗、潮湿。在拔牙、内镜检查、导尿术、分娩、人工流产等手术操作前，应告诉医生自己有风湿性心脏病病史，预防性使用抗生素。反复发生扁桃体炎者在风湿活动控制后 2 ～ 4 个月手术切除扁桃体。

五、冠状动脉粥样硬化性心脏病

冠状动脉粥样硬化性心脏病是指冠状动脉粥样硬化后造成血管腔狭窄、阻塞，导致心肌缺血、缺氧或坏死引起的心脏病，简称冠心病，又称为缺血性心脏病。是引起心脏骤停的常见心脏病。1979年 WHO 将冠心病分为 5 型，分为隐匿型或无症状性冠心病、心绞痛、心肌梗死、缺血性心肌病、猝死。

本病的主要危险因素：年龄（＞ 40 岁）、血脂异常、高血压、吸烟、糖尿病或糖耐量异常、肥胖、家族遗传。其他危险因素还包括 A 型性格、口服避孕药、性别、缺少体力活动（久坐不动）、饮食不当等。

（一）稳定型心绞痛

稳定型心绞痛也称劳力性心绞痛，是在冠状动脉固定性严重狭窄的基础上，由于心肌负荷增加引起心肌急剧的、暂时的缺血缺氧的临床综合征，可伴心功能障碍，但没有心肌坏死。

1．病因与发病机制 冠状动脉发生粥样硬化、痉挛或小动脉病变，使冠状动脉出现固定狭窄或部分闭塞。心脏对机械性刺激并不敏感，但心肌缺血缺氧则引起疼痛。在体力劳动、情绪激动、饱餐、寒冷、吸烟等因素诱发下，心脏负荷突然增加，心肌耗氧量增加，而冠状动脉的供血却不能相应增加以满足心肌对血液的需求时，即可引起心绞痛。冠状动脉狭窄程度＞ 70% 才会导致心肌缺血。

2．临床表现

（1）典型症状：发作性胸痛和胸部不适。

（2）疼痛部位：主要在胸骨体上、中段之后及心前区，范围有手掌大小。

（3）放射方式：多至左肩，沿左臂尺侧达无名指和小指，向上可达颈、咽部和下颌部。

（4）疼痛特点：压迫、发闷、紧缩感，也可有烧灼感，偶伴濒死、恐惧感。不会有针刺或刀割样锐痛。

（5）持续时间：疼痛逐步加重，然后逐渐消失，一般持续 3 ～ 5 分钟。发作时，患者往往不自觉地停止原来的活动，一般会在原来诱发疼痛的活动停止后缓解。

（6）好发时段：清晨和上午，与晨间痛阈低、交感神经兴奋性增高等昼夜节律变化有关。

（7）体征：发作时可见患者心率增快、血压升高、表情焦虑、出冷汗。

3．辅助检查

（1）心电图检查：是诊断心绞痛最常用的方法。发作期可见 ST 段压低≥ 0.1mV，T 波倒置。

（2）冠状动脉造影：可发现狭窄性病变的部位及程度，管腔直径狭窄达 50% ～ 70% 出现症状。

4．治疗要点

（1）发作时治疗

①休息与给氧：一般停止活动后症状即逐渐消失。持续给氧，流量 2 ～ 4L/min。

②药物治疗：硝酸酯类药物是最有效、作用最快终止心绞痛发作的药物，可扩张冠状动脉，降低

冠脉阻力,增加冠状动脉血流量;同时扩张外周静脉,减少静脉回流心脏的血量,减轻心脏容量负荷和需氧量,从而缓解心绞痛。硝酸甘油 0.5mg,舌下含化,1 ~ 2 分钟开始起效,30 分钟后作用消失。硝酸异山梨酯(消心痛)舌下含化 2 ~ 5 分钟起效,作用持续 2 ~ 3 小时。

(2)缓解期治疗

①避免诱发因素:调整生活方式,饮食不宜过饱,戒烟限酒,避免精神紧张,保持适当体力活动,一般不需要卧床休息。

②药物治疗

a.改善缺血,减轻症状:β 受体阻滞剂可减慢心率,减弱心肌收缩力,降低血压,从而降低心肌耗氧,提高运动耐量。硝酸酯类药物可减少心肌耗氧和改善心肌灌注。钙通道阻滞剂可抑制心肌收缩,减少心肌耗氧,解除冠脉痉挛。

b.预防心肌梗死,改善预后:阿司匹林、氯吡格雷可抑制血小板聚集。他汀类药物如洛伐他汀、普伐他汀、辛伐他汀等降低血脂,延缓斑块进展。β 受体阻滞剂、血管紧张素转换酶抑制剂可显著降低心血管病死亡的危险。

③血管重建:经皮冠状动脉介入治疗,冠状动脉旁路移植术。

5.护理措施

(1)休息与活动:发作时立即卧床休息。24 小时内应鼓励患者做床上被动运动,防止下肢静脉血栓形成。下肢静脉血栓形成及血栓性静脉炎多因术后长期卧床或下肢静脉多次输注高渗液体和刺激性药物等引起,血栓脱落最容易栓塞的器官是肺。发生静脉血栓后,应停止患肢静脉输液;抬高患肢并制动,局部硫酸镁湿热敷,配合理疗和全身性抗生素治疗;禁忌局部按摩,以防血栓脱落。

(2)饮食护理:给予低热量、低脂、低胆固醇、低盐、高维生素饮食,少食多餐,避免暴饮暴食及刺激性饮食。戒烟限酒。

(3)用药护理:硝酸酯制剂常有头部胀痛、面色潮红、心悸等血管扩张的不良反应,嘱患者含药后应立即平卧,以防直立性低血压的发生;静脉用药时要控制滴速,不可擅自调节,随时监测血压变化。随身携带硝酸甘油,以备发作时急救。硝酸甘油见光易分解,应避光放在棕色瓶内。药瓶开封后每 6 个月更换一次,确保疗效。

(二)急性心肌梗死

急性心肌梗死(简称急性心梗)是指在冠状动脉病变的基础上,发生冠状动脉血供急剧减少或中断,使相应心肌严重、持久地缺血而导致的部分心肌急性坏死。本节主要讲解急性 ST 段抬高型心肌梗死。

1.病因

(1)基本病因:冠状动脉在粥样斑块的基础上形成血栓,出现固定狭窄或部分闭塞;极少数情况下虽无严重粥样硬化,因痉挛也可使管腔闭塞。而侧支循环未充分建立,一旦血供急剧减少或中断,使心肌严重而持久地发生急性缺血达 20 ~ 30 分钟以上,即可发生急性心肌梗死。

(2)诱因:晨起 6 时至中午 12 时交感神经活动增强,心率快,血压高,冠状动脉张力高。饱餐特别是进食大量脂肪后,血清胆固醇增高、重体力活动、情绪过分激动、用力大便等,使左心室负荷过重,促使冠脉斑块破裂出血或血栓形成,发生急性心梗。

2.临床表现　多数患者在发病前数天有乏力、胸部不适、活动时心悸等心绞痛的前驱症状。或者心绞痛发作更加频繁,持续更久,硝酸甘油疗效变差等。

(1)症状

①疼痛:心前区剧烈疼痛是最早出现和最突出的症状,其部位和性质与心绞痛相同,但诱因不明

显，常发生于安静时，程度更加剧烈，持续时间 10 ～ 20 分钟以上，经休息和含服硝酸甘油不能完全缓解。患者常伴有大汗、呼吸困难、恐惧和濒死感。少数患者症状不典型，一开始即发生心力衰竭或猝死。

②胃肠道症状：有时伴恶心、呕吐、上腹胀，重者可有呃逆，由迷走神经受坏死心肌刺激导致。有时疼痛位于上腹部，易误诊为急腹症，多见于下壁心梗。

③全身症状：发热出现在梗死后 24 ～ 48 小时，一般 38℃左右，持续 1 周，由心肌坏死组织被吸收引起。

④心律失常：多数患者会在发病 1 ～ 2 天出现心律失常，尤其是 24 小时内，以室性心律失常最多见。如频发室早（每分钟 5 次以上）、成对期前收缩、短阵室速、多源性室早或 RonT 室早，为室颤的先兆。室颤常是急性心梗早期，特别是入院前患者死亡最主要的原因，半数患者在发病 1 小时内死于院外。下壁心梗常易发生完全性房室传导阻滞；前壁心肌梗死如发生房室传导阻滞，说明梗死范围广泛。

⑤心源性休克：胸痛发作中血压下降常见，未必是休克。如疼痛缓解后收缩压仍低于 80mmHg，同时伴有烦躁不安、面色苍白、皮肤湿冷、脉搏细速、尿量减少，则为休克表现。

⑥急性心衰：主要是急性左心衰，发生的原因是梗死后导致心脏舒缩能力减弱或不协调。

（2）体征：心脏轻度或中度扩大，心率多增快，血压下降。心尖部第一心音减弱，出现第四心音奔马律。少数患者起病第 2 ～ 3 天出现心包摩擦音，为反应性纤维性心包炎所致。心绞痛与急性心梗鉴别见表 2-22。

表2-22　心绞痛与急性心梗鉴别

	心绞痛	急性心梗
典型症状	发作性胸痛和胸部不适	心前区剧烈疼痛是最早出现和最突出的症状
胸痛特点	压榨、憋闷、紧缩、烧灼或窒息感	
濒死、恐惧感	偶伴	常伴
胸痛部位	胸骨后上中段或心前区	
放射	多至左肩，沿左臂尺侧至无名指和小指；向上可至颈、咽部和下颌部	
持续时间	一般3～5分钟，不超过30分钟	10～20分钟以上
诱因	体力劳动、情绪激动、饱餐、寒冷、吸烟	一般无明显诱因
好发时段	早晨和上午	
含服硝酸甘油	1～2分钟开始起效，10分钟以上不缓解考虑非心绞痛	无效
消化道症状	无	恶心、呕吐、上腹胀，重者可有呃逆
全身症状	无	发热，38℃左右
体　征	心率增快，血压下降	心率多增快，血压下降，第四心音奔马律
严重表现	无	心律失常、猝死、休克、心衰

（3）并发症：乳头肌功能不全或断裂、心脏破裂、栓塞、心室壁瘤等。

3. 辅助检查

（1）心电图检查：是急性心肌梗死最有意义的辅助检查。

特征性改变：在面向透壁心肌坏死区的导联上出现宽而深的 Q 波（病理性 Q 波），ST 段弓背向上抬高，T 波倒置。而在背向梗死区的导联上出现 R 波增高，ST 段压低，T 波直立并增高。多数患者 T 波倒置和病理性 Q 波永久存在。

（2）血清心肌坏死标志物：是诊断心肌梗死的敏感指标。

①肌钙蛋白（cTn）：cTnT 或 cTnI 的出现和增高是反映心肌急性坏死的指标。cTn 是诊断心肌坏死最特异和敏感的首选标志物，是诊断急性心梗最有意义的心脏生物标志物。但因其持续时间长（7～14 天），对判断是否有新的梗死不利。

②肌酸激酶同工酶（CK-MB）：发生急性心梗后，CK-MB 升高较早（4～6 小时），恢复也较快（3～4 天），对判断心肌坏死的临床特异性也较高，适用于诊断再发心梗，其峰值是否前移还可判定溶栓治疗后梗死冠脉是否再通。因 CK-MB 广泛存在于骨骼肌，特异性较肌钙蛋白差。

③肌红蛋白：在急性心梗后出现最早、最敏感，恢复也快，但特异性不强。

④其他：肌酸磷酸激酶（CPK）、乳酸脱氢酶（LDH）、天冬氨酸氨基转移酶（AST）等特异性和敏感性均较差，已不用于诊断急性心梗。

（3）其他实验室检查：可有反应性白细胞增高、中性粒细胞分类增高、C 反应蛋白增高、血沉增快等。

4. 治疗要点　及早发现，尽早住院，加强住院前的就地处理。力争在患者入院 10 分钟内完成首份心电图，30 分钟内开始溶栓，90 分钟内完成球囊扩张。尽快恢复心肌的血液灌注，防止梗死扩大。及时处理严重心律失常、泵衰竭和各种并发症，防止猝死，使患者度过急性期，尽可能多地保留有功能的心肌。

（1）住院后初步处理

①吸氧：改善心肌缺氧，减轻疼痛。氧流量为 4～6L/min。对发生严重肺水肿者应采用持续面罩加压给氧或气管插管并机械通气。

②监护：在冠心病监护病房密切监测心电图、生命体征及血氧饱和度。除颤仪随时备用。

③迅速有效止痛：吗啡静脉注射或哌替啶（度冷丁）肌内注射。

（2）溶栓治疗：具有快速、简便、经济、易操作的特点。无条件实施经皮冠状动脉介入治疗的患者，应立即（30 分钟内）行溶栓疗法。在发病 3 小时内行溶栓治疗，梗死血管的开通率增高，病死率明显降低。常用药物有链激酶、尿激酶、人重组组织型纤溶酶原激活剂（阿替普酶）等，联合肝素治疗，防止再闭塞。

（3）经皮冠状动脉介入治疗（PCI）：具备介入治疗条件的医院，在患者抵达急诊室明确诊断之后，对需施行直接 PCI 者边给予常规治疗和做术前准备，边将患者送至心导管室，能在患者住院 90 分钟内施行 PCI。

（4）抗血小板治疗：阿司匹林、氯吡格雷抑制血小板聚集。

（5）抗凝治疗：凝血酶是使纤维蛋白原转变为纤维蛋白最终形成血栓的关键环节，因此抑制凝血酶至关重要。普通肝素可作为溶栓治疗最常用的辅助用药。

（6）抗心肌缺血治疗

①硝酸酯类药物：扩张冠状动脉，增加心肌血供；扩张外周静脉，减轻心脏前负荷。不宜用于明显的低血压患者。

②β受体阻滞剂：通过降低交感神经兴奋性、减慢心率，降低体循环血压和减弱心肌收缩力，以

减少心肌耗氧量和改善缺血区的氧供需失衡，缩小心肌梗死面积；还可预防室颤等恶性心律失常，对降低急性期病死率的疗效非常确切。

③血管紧张素转换酶抑制剂（ACEI）：通过影响心肌重构、减轻心室过度扩张而减少充血性心力衰竭的发生，降低远期病死率。

（7）抗心律失常治疗

①无症状室早和非持续性室速：一般不需要抗心律失常药物治疗。

②持续性室速和室颤：治疗同心肺复苏。

③室上性快速心律失常：房颤可增加脑卒中和心衰的危险，治疗原则为控制心室率和转复窦性心律，可选用钙通道阻滞剂如维拉帕米、β受体阻滞剂等。

④缓慢心律失常：窦性心动过缓可使用阿托品。严重的窦性心动过缓和房室传导阻滞应安装临时心脏起搏器。

（8）急性心力衰竭治疗：发病24小时内不可使用洋地黄，因其有增加室性心律失常的危险。合并快速房颤时，可选用胺碘酮治疗。

5. 护理措施

（1）休息与活动：发病12小时内绝对卧床休息，搬运时，用担架车护送，保持环境安静，谢绝探视，解除焦虑。休息可降低心肌耗氧量和交感神经兴奋性，避免增加心脏负担。对疑有心肌梗死的入院患者，应尽可能减少相关性不大的辅助检查（如X线检查），以免加重患者心脏负担。

（2）饮食护理：急性心梗患者需禁食至胸痛消失，然后给予流质、半流质饮食，逐步过渡到普通饮食。给予低钠、低脂、低热量、低胆固醇、清淡、易消化饮食，少量多餐，避免饱餐。

（3）防治便秘：急性心梗患者适当增加纤维素类食物，必要时使用缓泻药及通便药如开塞露，以防止便秘时用力排便导致心律失常或心力衰竭，甚至心脏破裂。

（4）病情观察：急性心梗患者立即送入监护病房，连续心电监护，监测心率、心律、血压、呼吸的变化，发现心律失常、猝死、心力衰竭和休克的征兆，应及时通知医生给予处理。

（5）用药护理

①吗啡或哌替啶：注意有无呼吸抑制、血压下降等表现。

②抗栓药、抗凝药及溶栓药：应用阿司匹林、氯吡格雷、肝素等药物，使用过程中应严密观察有无出血倾向。应用尿激酶等溶栓药物应严密监测出凝血时间和纤溶酶原，注意观察有无皮肤和牙龈出血。行冠状动脉旁路手术术前3天停用抗凝药，防止术中出血不止。

③他汀类药物：可引起肝损害和肌病，用药期间应严密监测血清转氨酶及肌酸激酶。

（6）PCI术后护理：停用肝素4小时后，患者继续卧床24小时，术肢制动，加压包扎。观察足背动脉搏动情况，术区有无出血、血肿。

六、病毒性心肌炎

病毒性心肌炎是由病毒侵犯心肌引起的以心肌细胞的变性和坏死为病理特征的疾病。有时病变也可累及心包或心内膜。

1. 病因 以肠道和呼吸道感染的病毒最常见，尤其是柯萨奇病毒B组，占发病的半数以上，其次为埃可病毒、脊髓灰质炎病毒、腺病毒、轮状病毒等。

2. 发病机制 病毒直接对心肌的损害及病毒感染后产生的自身免疫反应。

3. 临床表现 临床表现差异很大，预后大多数良好，轻者可无明显症状，重者可猝死。

（1）前驱症状：在起病前数日或发病前1～3周，多有上呼吸道感染或肠道病毒感染病史，表现为发热、乏力、食欲缺乏、咽痛、肌痛、腹痛或腹泻等。

（2）心肌炎症状：轻者可无症状而仅有心电图异常。一般病例常出现心悸、胸闷、呼吸困难、心前区隐痛、乏力等表现。严重者甚至出现心力衰竭、严重心律失常、心源性休克等。少数患儿呈慢性病程，演变为扩张型心肌病。

（3）体征：心脏正常或轻度扩大，第一心音减弱，可出现奔马律和交替脉等心力衰竭的体征。心律失常，心动过速与发热程度不平行。伴心包炎可闻及心包摩擦音。重症患儿可出现血压下降或心源性休克。

4．辅助检查

（1）实验室检查：血清肌酸激酶及其同工酶增高，肌钙蛋白增高。病毒中和抗体效价测定恢复期较急性期增高 4 倍。白细胞增高、血沉增快、C 反应蛋白增高。

（2）心电图检查：常见各种心律失常，包括室性期前收缩、室上性和室性心动过速，可有 R 波降低，病理性 Q 波出现。心肌受累明显时可出现 ST-T 段改变，T 波降低。

5．治疗要点　为自限性疾病，尚无特殊治疗手段，主要是减轻心脏负担，改善心肌代谢，促进心肌修复。

（1）抗病毒治疗：早期应用利巴韦林、阿昔洛韦、干扰素等药物，但疗效不确定。

（2）营养心肌、促进心肌代谢治疗：大剂量维生素 C 以葡萄糖稀释成 10% ～ 25% 的浓度静脉注射；能量合剂治疗的药物有三磷酸腺苷、辅酶 A 等。1,6 二磷酸果糖可改善心肌能量代谢，促进受损心肌修复。辅酶 Q_{10} 具有保护心肌和清除自由基的作用。丹参或黄芪等中药治疗。重症患儿可使用大剂量丙种球蛋白。

6．护理措施　重点是充分休息，加强营养。

（1）休息活动护理：卧床休息至体温稳定后 3 ～ 4 周，保证充分睡眠，待症状消失，心肌酶、病毒中和抗体、白细胞等实验室检查指标及体征正常后，方可逐渐增加活动。恢复期继续限制活动，总休息时间不少于 6 个月。病情好转后半年至 1 年内避免重体力劳动，以减少心肌耗氧量。

（2）饮食护理：加强营养，应给予易消化、富含维生素和优质蛋白质的饮食，心力衰竭者限制钠盐摄入，避免刺激性食物，如浓茶、浓咖啡等，戒烟、酒。保持情绪稳定。

（3）病情观察：进行心电监护，注意有无心律失常和心功能改变，发现多源性期前收缩、频发室性期前收缩、高度或完全性房室传导阻滞、心动过速、心动过缓时应立即报告医生，采取紧急处理措施。心肌炎患儿对洋地黄类药物敏感，易中毒，应减少药量。

七、原发性高血压

高血压是一种以体循环动脉收缩压和（或）舒张压持续升高为主要表现的临床综合征。可分为原发性高血压（高血压病）及继发性高血压（症状性高血压）两类。其中，原发性高血压占绝大多数。

依据《中国高血压防治指南 2010》，高血压定义为在未使用降压药物的情况下，非同日 3 次测量血压，均有收缩压 ≥ 140mmHg 和（或）舒张压 ≥ 90mmHg。患者既往有高血压史，目前正在使用降压药物，血压虽然低于 140/90mmHg，也诊断为高血压。家庭自测血压 ≥ 135mmHg 和（或）舒张压 ≥ 85mmHg 也可诊断为高血压。高血压分类水平和定义见表 2-23。

1．病因　原发性高血压的病因为多因素，尤其是遗传和环境因素交互作用的结果。有关因素为遗传（基因显性遗传和多基因关联遗传两种方式）、饮食（高盐低钾、高蛋白质、高饱和脂肪酸、饮酒、缺乏叶酸等）、精神应激、吸烟、肥胖、药物（口服避孕药、糖皮质激素、非甾体抗炎药）、睡眠呼吸暂停低通气综合征等。

表2-23　高血压分类水平和定义（mmHg）

分　类	收缩压	舒张压
正常血压	<120和	<80
正常高值	120~139和（或）	80~89
高血压	≥140和（或）	≥90
1级高血压（轻度）	140~159和（或）	90~99
2级高血压（中度）	160~179和（或）	100~109
3级高血压（重度）	≥180和（或）	≥110
单纯收缩期高血压	≥140和	<90

注：当收缩压和舒张压分属于不同级别时，以较高的分级为准；家庭自测血压135/85mmHg相当于诊室的140/90mmHg。一般右上肢血压高于左上肢10~20mmHg，下肢血压高于上肢20~40mmHg。

2. 发病机制　高血压的血流动力学特征主要是总外周阻力增高，心脏后负荷加重。

（1）神经机制：高级神经中枢功能失调在高血压发病中占主导地位，机制为交感神经系统活动亢进，血浆儿茶酚胺浓度升高，阻力小动脉收缩增强而导致高血压。

（2）肾脏机制：各种原因引起肾性水、钠潴留，血压升高成为维持体内水、钠平衡的一种代偿方式。

（3）激素机制：肾素-血管紧张素-醛固酮系统（RAAS）激活。肾小球入球动脉的球旁细胞分泌肾素，促进血管紧张素Ⅱ生成，血管紧张素Ⅱ使小动脉平滑肌收缩，并进一步刺激醛固酮分泌增加，均可使血压升高。

（4）血管机制：年龄增长、血脂异常、血糖升高、吸烟等因素损伤血管内皮功能，动脉弹性下降，致收缩压升高，舒张压降低，脉压增大。

（5）胰岛素抵抗：继发性高胰岛素可使交感神经系统活动亢进，动脉弹性减退，使血压升高。

3. 病理生理与病理　心脏和血管是高血压作用的主要靶器官。高血压早期可无明显病理改变。长期高血压可引起左心室肥厚和扩大，血管病变则主要是全身小动脉壁/腔比值增加、管腔内径缩小，导致心、脑、肾等重要器官缺血。血管内皮功能障碍是高血压最早、最重要的血管损害。

4. 临床表现

（1）症状：多数起病隐匿，症状不明显，仅在测量血压或出现心、脑、肾等并发症后才被发现。常见症状有头痛、头晕、心悸、后枕部或颞部搏动感。还有的表现为失眠、健忘、注意力不集中、情绪激动易怒、耳鸣等神经症状。症状严重程度并不一定与血压水平成正比。

（2）体征：长期持续高血压可有左心室肥厚，主动脉瓣区第二心音（A_2）亢进。

（3）并发症

①心血管病：长期高血压使左心室后负荷加重，左心室肥厚、扩大，久之可致充血性心力衰竭。高血压还可促进冠状动脉粥样硬化的形成和发展，是冠心病的重要危险因素。

②脑血管病：包括脑出血、脑血栓形成、短暂性脑缺血发作、腔隙性脑梗死等。长期高血压使脑血管形成微动脉瘤，破裂可发生脑出血。

③慢性肾衰竭：长期高血压会使肾小动脉硬化，晚期出现慢性肾衰竭。

④视网膜病变：视网膜小动脉痉挛、硬化。

⑤主动脉夹层。

（4）高血压脑病：血压急剧增高，导致脑血管痉挛或脑血管充血扩张而致脑水肿。表现为剧烈头痛、恶心呕吐、视物模糊等。

5. **原发性高血压心血管危险分层**　见表2-24。

表2-24　原发性高血压心血管危险分层

其他危险因素和病史	高血压		
	1级	2级	3级
无	低危	中危	高危
1～2个其他危险因素	中危	中危	很高危
≥3个其他危险因素或靶器官损害	高危	高危	很高危
临床合并症或合并糖尿病	很高危	很高危	很高危

6. **辅助检查**　包括血液生化（钾、空腹血糖、总胆固醇、甘油三酯、高密度脂蛋白胆固醇、低密度脂蛋白胆固醇和尿酸、肌酐等）、全血细胞计数、血红蛋白和红细胞比积、尿液检查、心电图、动态血压监测等。

7. **治疗要点**

（1）治疗基本原则：高血压常伴有其他危险因素、靶器官损害或临床疾病，需要进行综合干预。大多数患者需长期甚至终生坚持治疗。定期测量血压，规范治疗，尽可能坚持长期平稳有效地控制血压。

（2）治疗目标：最大限度地降低心脑血管并发症发生和死亡的总体危险，对低、中危患者进行更积极的治疗，以防止或延缓此疾病发展进入高危阶段。一般情况下应将血压降至140/90mmHg以下，合并糖尿病、心力衰竭、冠心病或肾脏疾病者应降至130/80mmHg，老年收缩期高血压患者一般控制在150mmHg以下。

（3）非药物治疗：即治疗性生活方式干预。健康的生活方式在任何时候、对任何高血压患者（包括正常高值血压）都是有效的治疗方法。1级高血压的治疗以促进身心休息为主，经过数周的生活方式干预后，血压仍≥140/90mmHg时，再开始降压药物治疗。

①减少钠盐摄入：＜6g/d。增加钾盐摄入。

②控制体重：体重指数（BMI）＜24kg/m² 为正常。男性腰围＜90cm，女性＜85cm。

③合理膳食：少吃或不吃肥肉和动物内脏，多食新鲜蔬菜和水果。

④不吸烟，限制饮酒。每天白酒＜50ml，啤酒＜300ml。

⑤体育运动：每天体力活动约30分钟，每周有3次以上有氧体育锻炼。

⑥减轻精神压力，保持心理平衡。

（4）药物治疗：遵循4个原则，即从小剂量开始，优先选择长效制剂，联合2种或2种以上药物，个体化治疗。治疗的主要对象为2级或2级以上高血压、高血压合并糖尿病或已有心脑肾等靶器官损害及经生活方式干预效果不理想的患者。老年人、病程较长、已有靶器官损害或并发症的患者，降压速度应适度缓慢。目前常用的一线降压药物有5类。

①利尿药：常用药有氢氯噻嗪。尤其适用于老年高血压、单独收缩期高血压或伴心力衰竭患者，也是难治性高血压的基础药物之一。

②β受体阻滞剂：常用药有美托洛尔、阿替洛尔等（××洛尔）。

③钙通道阻滞剂（CCB）：又称为钙拮抗剂、钙离子拮抗剂。常用药有二氢吡啶类的硝苯地平（××地平）和非二氢吡啶类的维拉帕米、地尔硫䓬等。扩张外周阻力血管，可用于治疗高血压；可治疗高血压脑病及脑血管栓塞、痉挛等疾病。

④血管紧张素转换酶抑制剂（ACEI）：如卡托普利（××普利）、依那普利、贝那普利、福辛普利等。另外 ACEI 还具有保护血管内皮细胞、增敏胰岛素受体等作用，从而改善胰岛素抵抗，减少尿蛋白，特别适合伴有心力衰竭、蛋白尿、糖耐量异常等情况的高血压患者。

⑤血管紧张素 II 受体拮抗剂（ARB）：常用药有氯沙坦（××沙坦）、缬沙坦、厄贝沙坦等。可以避免 ACEI 类药物的不良反应。

除以上 5 类药物外，还有抑制交感神经的药物如利血平和可乐定，直接松弛血管平滑肌的药物肼屈嗪等，α_1 受体阻滞剂哌唑嗪等。但以上药物因不良反应较严重，已不主张单独使用。

（5）高血压急症的治疗：实施抢救，持续监测血压，立即进行降压治疗以阻止靶器官进一步损害。数分钟至 1 小时血压降低幅度不超过治疗前水平的 25%，在随后的 2～6 小时内降至 160/100mmHg 左右，24～48 小时内降至正常水平。

①硝普钠：通常为首选药物；可同时扩张动脉和静脉，分别降低心脏的后、前负荷。

②硝酸甘油：常用于高血压急症伴急性心力衰竭或急性冠脉综合征时。

③尼卡地平：钙通道阻滞剂。主要用于高血压急症伴急性脑血管病时。

④拉贝洛尔：兼有 α 受体阻滞作用的 β 受体阻滞剂。主要用于高血压急症伴妊娠或肾功能衰竭时。

⑤地尔硫䓬：钙通道阻滞剂。可控制快速室上性心律失常。

⑥脱水药：甘露醇，快速静滴。

⑦镇静药：伴烦躁、抽搐者应用镇静类药物。

（6）高血压亚急症的治疗：可在 24～48 小时将血压缓慢降至 160/100mmHg。

8. 护理措施

（1）休息活动护理：合理安排休息、工作与活动，根据年龄及身体状况选择运动，持之以恒循序渐进。1 级高血压患者可适当休息，保证充足睡眠；若血压较高，患者出现头晕、眼花、耳鸣等症状时，应卧床休息。保持病室安静，减少探视，治疗和护理操作集中进行，保证患者充足的休息、睡眠。

（2）饮食护理：给予低脂、低胆固醇饮食，限制动物脂肪、内脏、甲壳类食物的摄入，补充适量蛋白质，多吃新鲜蔬菜、水果。多食含钾丰富的蔬菜（油菜、香菇、红枣等）、水果（柑橘、香蕉等），防止便秘。

（3）直立性低血压护理：服降压药后如有眩晕、恶心、乏力时，立即平卧，取头低足高位，增加脑部供血。指导患者改变体位要缓慢，禁止长时间站立，防止直立性低血压。避免用过热的水洗澡或洗蒸汽浴，防止周围血管扩张导致晕厥。

（4）高血压急症护理

①避免危险因素：保持心情舒畅，遵医嘱服药，避免过劳和寒冷刺激。

②病情监测：加强生命体征监测，静滴降压药过程中，每 5～10 分钟测量血压一次。发现血压急症，应立即通知医生，保持病室安静，给氧，连接好心电、血压、呼吸监护。做好心理护理。

（5）用药护理

①钙通道阻滞剂：常见不良反应为颜面潮红、头痛、眩晕、心悸、踝部及胫前水肿、牙龈增生等，踝部及胫前水肿非因水钠潴留，而是由毛细血管扩张所致。

②硝普钠：不良反应有恶心、呕吐、精神不安、肌肉痉挛、头痛、皮疹、发热等。口服不吸收，静脉给药后 5 分钟即见效，停药后作用仅维持 3～5 分钟，故只可静脉滴注。

9. 健康教育

（1）疾病知识指导：向患者及家属解释高血压对健康的危害，以引起重视。坚持长期的饮食、运动、药物治疗。家庭血压监测一般在每天早晨起床排尿后、服用降压药物之前或晚上临睡前测量。每次测 2～3 遍，取平均值。测量前应安静休息 5 分钟，禁止吸烟、饮咖啡和茶 30 分钟。

（2）饮食指导：高钠饮食可加重体内水钠潴留，使血压升高，故应指导患者将钠盐摄入量逐步降至＜6g/d，减少每天总热量摄入，控制体重。超重、肥胖患者有计划地减少体重是降低血压非常有效的方法，一般以每周减重 0.5～1kg 为宜。

（3）生活习惯指导：戒除不良嗜好，戒烟，限酒。劳逸结合，保证充足睡眠，保持乐观情绪。

（4）运动指导：根据年龄及病情选择适当的体育锻炼，因人而异，量力而行。最适宜的运动为慢跑、步行、太极拳、游泳、体操等，避免竞技性运动和力量型运动，如球类比赛、举重、俯卧撑、冬泳、攀岩、跳绳等。判断运动量是否合适的简单方法为：运动中的心率＝170－年龄，或者运动后休息 10 分钟，心率、呼吸应恢复到正常或接近正常，否则考虑运动强度过大。当运动中出现头晕、心慌、气急等症状时应就地休息。清晨血压较高，也是心血管事件的高发时间段，因此选择下午或傍晚运动最佳。

（5）用药指导：告知患者及其家属有关降压药的名称、剂量、用法、作用与不良反应，强调终身治疗的重要性。教育患者服药剂量必须遵医嘱执行，按时按量，不可随意增减药量或突然撤换药物，不可漏服或补服上次漏下的剂量。

（6）复诊指导：低危或中危者，每 1～3 个月随访一次；高危者至少每 1 个月随访一次。经治疗后血压达标者可每 3 个月随访一次；血压未达标者，建议每 2～4 周随访一次；当出现血压异常波动或有症状者，随时就诊。

第四节　消化系统疾病

一、常见症状护理

1. 恶心、呕吐

（1）原因：在消化系统疾病中常见于胃部及十二指肠疾病。

（2）临床表现：表 2-25。

表2-25　不同疾病的恶心、呕吐的表现

疾　病	表　现
急性胃炎	有时伴有上腹部不适或疼痛，呕吐后缓解
慢性胃炎	较急性胃炎更明显
幽门梗阻	呕吐严重且量大，含有隔夜食物及腐臭味
急性肠炎	呕吐同时伴有腹泻

注：①肠梗阻、急性阑尾炎，肝、胆、胰腺疾病，均有恶心、呕吐表现。
②剧烈而频繁的呕吐可使胃液大量丢失，引起水、电解质、酸碱平衡紊乱。

（3）护理措施

①保持呼吸道通畅：呕吐时将患者头偏向一侧，避免误吸。

②病情观察：观察患者呕吐的量、次数、颜色、气味及性质，记录患者的生命体征及液体出入量，注意有无脱水、酸碱平衡失调等症状。

2. 腹胀

（1）原因：多种原因引起，如胃炎、消化性溃疡、肠炎、肠梗阻、肠麻痹、低钾血症。

（2）临床表现：腹部胀满、膨隆，排气过多，严重可有胀痛感、腹水。

（3）护理措施

①排气的护理：可多活动，促进肠道蠕动，也可采取肛管排气、灌肠或软便剂导泻、薄荷油腹部热敷等方法缓解不适。

②饮食护理：少食多餐，食用蔬菜等高纤维食物，避免易产气、便秘饮食。有腹水患者根据病情限制饮水及盐的摄入。

③腹穿的护理：穿刺前说明注意事项，测量腹围、体重、生命体征，排空膀胱。穿刺后束紧腹带，避免腹内压骤然下降，并用无菌敷料覆盖穿刺部位，注意有无渗血、渗液。准确记录抽出腹水的颜色、性质和量。

3. 腹痛　常分为急性、慢性。

（1）原因：急性多见于炎症及空腔脏器扭曲、梗死。慢性可见于消化性溃疡、溃疡性结肠炎、肝炎、胃癌、肝癌等。

（2）临床表现

①腹腔内实质性脏器病变：持续性、进行性加剧。

②腹腔内空腔脏器病变：阵发性，表现为隐痛、钝痛、灼痛、胀痛、刀割样痛、绞痛等。

（3）护理措施

①病情观察：密切观察患者疼痛的性质、特点，观察患者的神志、面容、生命体征，了解患者的主诉，判断疼痛的严重程度。

②减轻疼痛：采取利于减轻患者疼痛的体位，针对病因，采取减轻疼痛的方法，并告知患者避免诱发因素。

③用药护理：必要时遵医嘱用药，但诊断未明确时避免随意使用镇痛药，以免掩盖病情，最好禁食。

4. 腹泻　大便次数超过 3 次 / 天，且稀薄、容量及水分增加。

（1）原因：肠黏膜炎症、溃疡、消化不良、肠道吸收功能不良、胃肠道水和电解质分泌过多或吸收受抑制等引起。

（2）临床表现：（表 2-26）。

表2-26　不同原因引起腹泻的表现

疾　　病	表　　现
肠黏膜炎症、溃疡	含大量水，伴有脓血、黏液
消化不良、肠道吸收功能不良	含有不消化食物、泡沫及恶臭味，禁食后可缓解
胃肠道水和电解质分泌过多或吸收受抑制	水样便、量大

（3）护理措施

①调整饮食：腹泻时如果限制饮食过久，会导致营养不良，使抵抗力下降，致腹泻迁延不愈。故

应继续饮食，满足生理需要，补充疾病消耗。

②皮肤护理：保持肛周皮肤及会阴部清洁干燥，每次便后用温水清洗臀部并拭干，局部皮肤发红应涂以 5% 鞣酸软膏或 40% 氧化锌油。涂油或药膏时，应使用棉签在皮肤上轻轻滚动，不可上下刷抹，避免造成皮肤损伤。

③病情观察：观察腹泻和大便情况，发现异常及时采集送检。观察生命体征，出现异常应及时报告医生。观察水、电解质紊乱及酸碱失衡情况，及时发现脱水、低钾血症等。

5. 呕血和黑便 上消化道出血的特征性表现。

（1）原因：上消化道出血均有黑便，但不一定有呕血。出血部位在幽门以上者常有呕血和黑便，若出血量少而速度慢时仅见黑便。出血部位在幽门以下多仅有黑便，若出血量大且速度快可因血液反流入胃，表现为呕血。

（2）临床表现：出血量＞ 400ml 出现头晕、心悸、乏力等症状；短时间内出血量＞ 1000ml 出现休克表现。出血速度是评估上消化道出血严重性的最关键指标。

①呕血：多为棕褐色，呈咖啡渣样。若出血量大而速度快，血液未经胃酸混合即呕出，则呈鲜红色或血块。

②黑便：常呈柏油样，黏稠而发亮，由血红蛋白中的铁与肠内硫化物作用形成黑色的硫化铁所致。出血量大时，粪便可呈暗红或鲜红色。

（3）护理措施：详见本节上消化道出血的相关内容。

6. 黄疸

（1）原因：胆红素超过 34.2μmol/L 时，临床出现黄疸。常见于肝炎、肝硬化、胆道阻塞性疾病、阻塞性黄疸。

（2）临床表现：巩膜、黏膜和皮肤黄染，可伴有全身瘙痒。还可出现乏力、发热、食欲减退等症状。

（3）护理措施：注意观察患者尿液及粪便的颜色，皮肤黄染的分布，保证足够的休息及营养，做好皮肤的护理。

二、胃　炎

（一）急性单纯性胃炎

1. 病因 细菌毒素或微生物污染（沙门菌属、嗜盐菌最常见）的食物、刺激性饮食、长期服用药物或浓茶、普通肠道病毒感染等因素可引起，合并肠炎时称为急性胃肠炎。若不治疗，可长期存在并发展为慢性胃炎。一般预后良好。

2. 临床表现

（1）症状：发病快，可有中上腹不适、腹痛、食欲减退、恶心、呕吐等表现，严重者可有发热、脱水、酸中毒，甚至引起休克。

（2）体征：腹部有压痛、肠鸣音亢进。

3. 辅助检查 胃肠炎患者粪便常规检查为阳性。

4. 治疗要点 针对病因进行治疗，可暂时禁食，鼓励饮水，严重者可能发生水、电解质、酸碱平衡紊乱，注意观察，疼痛剧烈者遵医嘱用药。

（二）急性糜烂性胃炎

1. 病因与发病机制

（1）饮酒：高浓度酒可直接破坏胃黏膜，胃内的氢离子进入胃黏膜加重损害，最终导致胃黏膜糜烂和出血。

（2）药物：长期服用某些药物直接破坏胃黏膜，从而引起胃黏膜糜烂、出血。

（3）应激状态：严重创伤、烧伤、大手术、休克等应激状态引起胃黏膜缺血、缺氧，胃黏膜受损，从而引起临床表现。

2．临床表现　上消化出血为主要表现。部分患者症状轻，或有腹部不适、恶心、呕吐等症状。

3．辅助检查

（1）粪便检查：大便隐血试验阳性。

（2）胃镜检查。

4．治疗要点　针对病因进行治疗，避免诱发因素，可使用保护胃黏膜药物。

（三）急性腐蚀性胃炎

1．病因与发病机制　是一种由于服用强酸、强碱或其他腐蚀剂引起的急性胃黏膜炎症。

2．临床表现

（1）疼痛：口腔、咽喉及上腹部剧痛，可伴有吞咽疼痛或困难。

（2）灼痂：腐蚀剂不同，在唇、口腔等处可出现不同颜色灼痂。硫酸为黑色痂、盐酸为灰棕色痂、硝酸呈深黄色痂、醋酸或草酸为白色痂，强碱呈透明水肿。

3．治疗要点　有休克者优先行抗休克治疗。禁食，禁忌洗胃，使用有针对性解毒药物，可应用抗生素预防感染。

（四）慢性胃炎

慢性胃炎指多种原因引起的胃黏膜慢性炎症。分为非萎缩性、萎缩性和特殊类型 3 类。炎症仅累及胃小弯和黏膜固有层的表层，未累及腺体，称为慢性浅表性胃炎。如炎症累及到腺体深部，并使腺体破坏，数量减少，黏膜萎缩、变薄，称为慢性萎缩性胃炎。萎缩性胃炎又分为多灶性和自身免疫性两类。

1．病因与发病机制

（1）幽门螺杆菌（Hp）感染：幽门螺杆菌感染是最主要的病因，长期感染可导致胃黏膜萎缩和化生，易发生与遗传也有一定关系。病变多位于胃窦和胃小弯。

（2）自身免疫：患者血液中存在壁细胞抗体和内因子抗体。壁细胞抗体破坏壁细胞，导致胃酸分泌减少；内因子抗体破坏内因子，缺乏内因子使维生素 B_{12} 不能与其结合，维生素 B_{12} 被胃酸破坏，发生恶性贫血。

（3）十二指肠 - 胃反流：由于幽门括约肌功能不全，胆汁、胰液和肠液反流入胃，削弱胃黏膜的屏障功能。吸烟也可影响幽门括约肌的功能。

（4）胃黏膜损伤因素：长期食用过冷、过热、高盐、粗糙的食物，饮浓茶，酗酒，服用非甾体抗炎药、糖皮质激素等，均可引起胃黏膜损害。

2．临床表现　大多数患者无任何症状。有症状者的典型表现是上腹饱胀不适，钝痛、烧灼痛，餐后常加重，伴反酸、嗳气、食欲缺乏、恶心等消化不良的表现。体征不明显，可有上腹轻压痛。自身免疫性胃炎患者还可出现贫血、厌食、体重减轻等症状。

3．辅助检查

（1）幽门螺杆菌检测：$^{13}C-$ 或 $^{14}C-$ 尿素呼气试验，是幽门螺杆菌检查最常用的方法，不依赖内镜，准确性较高，是检测的金标准之一。取活组织做病理检查时也可查幽门螺杆菌，方法为快速尿素酶试验、胃黏膜组织切片染色镜检及细菌培养等。

（2）胃镜及活组织检查：胃镜检查是慢性胃炎最可靠的诊断方法，胃镜下取活组织还可作出病理诊断。

（3）血清学检查：自身免疫性胃炎壁细胞抗体和内因子抗体阳性。

4. 治疗要点　原则是消除病因、缓解症状、控制感染、防治癌前病变。

（1）根除幽门螺杆菌：联合应用多种药物治疗，可有效根治幽门螺杆菌。

①标准三联疗法：质子泵抑制剂＋克拉霉素＋阿莫西林或甲硝唑（二选一）。

②经典四联疗法：质子泵抑制剂＋铋剂＋四环素＋甲硝唑。四联疗法中的两种抗生素还可以选择阿莫西林、克拉霉素、呋喃唑酮、左氧氟沙星等药物。

（2）胃肠动力药：由十二指肠 - 胃反流引起的慢性胃炎，治疗常用助消化、改善胃肠动力的药物。

（3）自身免疫性胃炎引起的恶性贫血：应用维生素 B_{12}。

（五）急、慢性胃炎的护理

1. 休息活动护理　胃炎急性发作或伴有消化道出血者应卧床休息。病情缓解后适当锻炼，避免过度劳累，提高抵抗力。

2. 饮食护理　避免食用过咸、过甜、过硬、生冷、刺激性食物（如辣椒）或饮料（如浓茶、咖啡）、粗纤维食物（如芹菜、韭菜）和油炸食品。胃酸缺乏者可酌情食用酸性食物如山楂、食醋、浓肉汤、鸡汤等。

3. 腹痛护理　避免精神紧张，采取转移注意力、腹部按摩、深呼吸等方法缓解疼痛。在排除急腹症的前提下，遵医嘱给予局部热敷。

4. 用药护理　禁用或慎用阿司匹林、糖皮质激素如强的松等药物，减少对胃黏膜的损伤。

5. 健康教育　向患者及家属介绍本病的病因，及时根治幽门螺杆菌感染，避免诱发因素。避免过冷、过热、辛辣等刺激性食物及浓茶、咖啡。避免使用对胃黏膜有刺激的药物，必须使用时应同时服用抗酸药或胃黏膜保护药。

三、消化性溃疡

消化性溃疡是指发生在胃或十二指肠，被胃酸、胃蛋白酶消化而造成的慢性溃疡。

1. 病因与发病机制　消化性溃疡发生的基本机制是对胃和十二指肠黏膜有损害作用的侵袭因素与黏膜自身的防御修复因素之间失去平衡。胃溃疡的发生主要是防御修复因素减弱，十二指肠溃疡主要是侵袭因素增强。高浓度胃酸和能水解蛋白质的胃蛋白酶是主要的侵袭因素，在消化性溃疡尤其是十二指肠溃疡的发病机制中起主导作用，而胃蛋白酶的活性又受胃酸制约，故胃酸是消化性溃疡发生的决定性因素。

（1）幽门螺杆菌（Hp）：幽门螺杆菌感染是消化性溃疡的主要原因。幽门螺杆菌一方面损害黏膜防御修复，破坏胃、十二指肠的黏膜屏障；另一方面增强侵袭因素，引起高胃泌素血症，使胃酸和胃蛋白酶分泌增加，促使胃、十二指肠黏膜损害，形成溃疡。

（2）非甾体抗炎药等药物：阿司匹林、布洛芬、吲哚美辛等非甾体抗炎药及糖皮质激素、氯吡格雷、化疗药等均可直接损伤胃黏膜。非甾体抗炎药引起消化性溃疡的机制是因其可抑制环氧合酶，使对黏膜细胞有保护作用的内源性前列腺素合成减少，削弱胃、十二指肠黏膜的防御功能。

（3）吸烟：可影响溃疡愈合，促进溃疡复发。

（4）遗传易感性。

（5）胃、十二指肠运动异常：胃排空延迟可刺激胃酸分泌。十二指肠 - 胃反流，反流液中的胆汁、

167

胰液对胃黏膜有损伤作用。

（6）应激和心理因素：长期精神紧张、焦虑或情绪波动使消化性溃疡更易发。机制是通过迷走神经影响胃酸分泌和黏膜血流的调控。

（7）饮食：烈性酒、高盐饮食、浓茶、咖啡及某些刺激性饮料除直接损伤黏膜外，还能增加胃酸分泌。

2. **临床表现**　以慢性、周期性发作、节律性上腹部疼痛为特点，伴反酸、嗳气、烧心、恶心、食欲减退等消化不良症状，但缺乏特异性。部分患者无症状。十二指肠溃疡比胃溃疡更多见，周期性和节律性更明显，秋冬和冬春之交更易发病，常可被进食或服用抗酸药所缓解。胃溃疡与十二指肠溃疡的鉴别见表2-27。

表2-27　胃溃疡与十二指肠溃疡的鉴别

	胃溃疡	十二指肠溃疡
好发人群	中壮年男性	青壮年男性
好发部位	胃小弯，胃角或胃窦	球部，前壁较常见
胃酸分泌	正常或偏低	增高
发病机制	防御修复因素减弱为主	侵袭因素增强为主
疼痛部位	中上腹或剑突下稍偏左	中上腹或稍偏右
疼痛性质	烧灼、隐痛、钝痛、胀痛或饥饿样不适感	
疼痛节律	"进餐—餐后疼痛—空腹缓解"规律，即餐后30分钟至1小时疼痛，1~2小时后缓解，下次进餐后再重复上述规律	"进餐—餐后缓解—空腹疼痛"规律，即餐后3~4小时疼痛，若不服药或进餐则持续至下次进餐后才缓解
空腹痛	无	有
午夜痛	少有	多有（半数患者）
可否癌变	可能	极少

3. **常见并发症**

（1）出血：消化性溃疡最常见的并发症是上消化道出血，消化性溃疡也是上消化道出血最常见的病因。

（2）急性穿孔：常见于十二指肠溃疡。既往有溃疡病史，近日症状加重，部分患者穿孔前数天有服用阿司匹林等非甾体抗炎药、糖皮质激素和（或）饮食不当、情绪波动、过度疲劳等诱因。典型表现为骤发刀割样剧烈腹痛，持续性或阵发性加重，初始位于上腹部，很快波及全腹，有时伴肩胛部牵涉痛。患者出现恶心、呕吐、面色苍白、四肢冰冷、出冷汗、脉搏快、呼吸浅等。病情进一步发展还可出现血压下降、发热、白细胞增高等全身感染中毒表现及腹胀、肠麻痹症状。查体见急性痛苦面容，取屈曲体位，仰卧拒动，腹式呼吸减弱或消失，出现全腹压痛、反跳痛、腹肌紧张呈"木板样"强直等急性腹膜炎的体征。叩诊肝浊音界缩小或消失，移动性浊音阳性。听诊肠鸣音减弱或消失。B超示腹腔有液性暗区。腹部立位X线检查见膈下新月状游离气体影最具特征性，是急性穿孔最重要的诊断依据。腹腔穿刺可抽出黄色浑浊液体或食物残渣。

（3）瘢痕性幽门梗阻：溃疡引起幽门梗阻的原因为痉挛、水肿和瘢痕，十二指肠球后溃疡更易引起梗阻。呕吐是最为突出的症状，呕吐物为发酵隔夜食物，且量往大，有大量黏液，不含胆汁，有腐败酸臭味。典型体征为上腹可见胃型及自左肋下向右腹的蠕动波、晃动上腹部时可闻及振水声。

（4）癌变：少数胃溃疡患者可发生癌变，十二指肠溃疡则一般不会癌变。发生癌变时，疼痛节律可变为无规律性。对 45 岁以上、溃疡久治不愈、大便隐血试验阳性者，应高度警惕。

4. 辅助检查

（1）幽门螺杆菌检测。

（2）胃镜及活组织检查：胃镜检查是消化性溃疡最可靠的首选诊断方法，也是最可靠和最有价值的检查方法。胃镜下可直接观察溃疡部位、病变大小、性质，取活组织还可作出病理诊断。消化性溃疡出血 24～48 小时行急诊纤维胃镜检查，可判断溃疡的性质、出血的原因，确定出血部位，还可以在内镜下进行止血治疗。

（3）X 线钡剂检查：龛影是溃疡的直接征象，是诊断溃疡较可靠的依据。

（4）胃液分析：主要用于胃泌素瘤的辅助诊断。胃溃疡患者胃酸分泌正常或稍低于正常，十二指肠溃疡患者则常有胃酸分泌增高。

（5）大便隐血试验：隐血试验阳性提示溃疡有活动。如胃溃疡患者隐血试验持续阳性，且伴疼痛节律性改变，提示有癌变的可能。溃疡处于缓解期时，大便隐血试验可为阴性。

5. 治疗要点

（1）药物治疗：目的在于去除病因、控制症状、促进溃疡愈合、预防复发和防治并发症。见表 2-28。

（2）手术治疗：胃大部切除术是消化性溃疡的主要术式，适用于非手术治疗无效或并发穿孔、出血、幽门梗阻、癌变者。

6. 护理措施

（1）一般护理

①休息活动护理：溃疡活动期、症状严重或有并发症的患者应卧床休息；溃疡缓解期可适当活动，劳逸结合，活动以不感到劳累和诱发疼痛为原则，避免餐后剧烈运动。

②饮食护理

a. 进餐方式：指导患者规律进食，定时定量，少量多餐，细嚼慢咽，每天进餐 4～5 次，以中和胃酸。避免餐间零食，避免急食及过饱，以减少胃酸分泌。症状控制后尽快恢复正常的饮食规律。

b. 食物选择：溃疡活动期以清淡、营养丰富、无刺激的饮食为主。缓解期给予高热量、高蛋白、高维生素、易消化的饮食。症状较重者以面食为主，因面食柔软易消化，且其因含碱，可有效中和胃酸。不习惯面食者，以软饭、米粥代替。如有少量出血，可给予温牛奶、米汤等温凉、清淡流质饮食，以中和胃酸，利于黏膜恢复；如合并大出血、穿孔、幽门梗阻，应禁食。避免食用过咸、过甜、过硬、生冷、刺激性食物（如辣椒）或饮料（如浓茶、咖啡）、粗纤维食物（如芹菜、韭菜）和油炸食品。戒烟、禁酒。两餐之间可给适量的脱脂牛奶，蛋白质可中和胃酸，但牛奶中的钙质有刺激胃酸分泌的作用，不宜多饮。脂肪可引起胃排空减慢，致胃酸分泌增多，故摄取应适当。

③疼痛护理：观察上腹部疼痛的部位、性质、节律及与进食的关系，有无恶心、呕吐、黑便、呕血。突发剧烈腹痛，考虑是否穿孔，监测患者的脉搏、血压、意识状态和腹部体征；停用非甾体抗炎药及糖皮质激素类药物；遵医嘱服用抑制胃酸分泌、弱碱抗酸及保护胃黏膜等药物，十二指肠溃疡进食碱性食物如苏打饼干后腹痛可缓解。无出血的患者也可采用局部热敷或针灸止痛。

④用药护理：见表 2-28。

（2）非手术治疗护理

①急性穿孔护理

a. 最重要的护理措施是禁食和胃肠减压。胃肠减压可抽出胃肠道内容物和气体，减少消化道内容物继续流入腹腔，减少胃肠内积液、积气，减少胃酸、胰液等消化液分泌，改善肠壁血运。

b. 无休克者取半卧位，使腹腔内渗液流入盆腔，有利于炎症局限和引流，减轻中毒症状，减轻腹胀对呼吸和循环的影响，放松腹肌，减轻疼痛。合并休克者应采取平卧位。

c. 监测生命体征，密切观察腹痛、腹膜刺激征及肠鸣音的变化。建立静脉通路，遵医嘱合理使用抗生素控制感染，给予镇痛治疗，缓解患者恐惧心理。吸氧，高热患者给予降温，加强营养支持。静脉补充液体和电解质，维持有效循环血量。进行抗休克治疗的同时做好急症手术准备。

表2-28 消化性溃疡治疗用药

类　别	药　物	机制及作用	不良反应	服药时间
H_2受体拮抗剂	××替丁（西咪/法莫/雷尼）	阻止组胺与H_2受体相结合，抑制胃酸分泌	头晕、嗜睡、腹泻、腹胀、皮疹、肝损害、骨髓抑制、心律失常	餐中或餐后即刻/睡前，与抗酸药间隔1小时以上
质子泵抑制剂	××拉唑（奥美/兰索/艾司奥美）	抑制H^+-K^+-ATP酶，是最强的抑制胃酸分泌药	头晕（避免开车及其他高度集中注意力的工作）、荨麻疹、口苦	晨起吞服或早晚各服1次，不可咀嚼
铋剂	枸橼酸铋钾 胶体果胶铋	形成胃黏膜保护屏障，兼有抗Hp的作用	便秘和粪便变黑，恶心，一过性转氨酶升高，过量蓄积会引起神经毒性，需经肾脏排泄，有肾毒性	餐前半小时，不可与抗酸药同时服
胃黏膜保护药	硫糖铝	保护胃黏膜，刺激内源性前列腺素合成，增加黏膜血流量	便秘、口干、眩晕、嗜睡	餐前1小时及睡前嚼服
弱碱抗酸药	氢氧化铝 铝碳酸镁（达喜）	使胃内酸度降低	胃肠不适、消化不良、便秘，避免与奶制品同服	餐前0.5～1小时或疼痛嚼服 餐后1～2小时或睡前嚼服
促胃肠动力药	西沙必利 多潘立酮（吗丁啉）	5-HT_4受体激动剂（西）多巴胺受体拮抗剂（多）促进胃肠动力，治疗反流性疾病	心律失常甚至猝死（西）头晕、嗜睡、泌乳（多）	早餐前或睡前（西）餐前半小时（多）
硝咪唑类	甲硝唑/替硝唑	抗厌氧菌/抗滴虫/抗阿米巴原虫	胃肠道反应为主，苦味、金属味感，干扰乙醛代谢，服药期间严格禁酒	餐后半小时
青霉素类	阿莫西林	敏感菌所致的呼吸道、尿路、胆道感染；抗肺炎链球菌、幽门螺杆菌效果好	恶心、呕吐、腹泻等消化道反应和皮疹为主，少数有血清转氨酶升高	餐后
大环内酯抗生素	克拉霉素/红霉素/阿奇霉素	治疗葡萄球菌、肺炎链球菌、肺炎支原体、流感嗜血杆菌、淋球菌等感染	呕吐、腹泻、腹痛，肝功能损害	多于餐后，但阿奇霉素空腹

②急性出血护理：取平卧位，下肢抬略高，以保证脑部供血；呕吐时头偏向一侧，防止窒息或误吸。密切监测生命体征，特别注意观察血压变化。具体措施见本章十、上消化道出血。

③幽门梗阻护理：不完全梗阻者给予无渣半流食，完全梗阻者术前禁食。观察呕吐情况，给予输液和营养支持，纠正低氯低钾性碱中毒。完全梗阻者术前 3 天每晚用 300 ～ 500ml 温等渗盐水洗胃，以减轻胃壁水肿和炎症，利于术后吻合口愈合。

四、溃疡性结肠炎

溃疡性结肠炎是一种由多种病因引起的、异常免疫介导的直肠和结肠慢性非特异性炎症性疾病。

1. 病因与发病机制 病因尚未完全清楚，与免疫因素、遗传因素、感染因素、精神因素、氧自由基损伤有关。环境因素作用于遗传易感者，在肠道菌群的参与下，启动了难以停止的、发作与缓解交替的肠道天然免疫及获得性免疫反应，导致肠黏膜屏障损伤、溃疡经久不愈、炎性增生等病理改变。多见于 20 ～ 40 岁，男女无明显差别。

2. 病理 病变主要位于大肠，呈连续性、弥漫性分布，多数在直肠和乙状结肠，可扩展到降结肠和横结肠，也可累及全结肠，甚至回肠末端。肉眼可见大肠黏膜弥漫性充血、水肿、溃疡，由于病变局限于黏膜和黏膜下层，一般不会导致结肠穿孔。少数重症患者病变累及结肠壁全层，可发生中毒性巨结肠，表现为肠腔膨大，肠壁重度充血、变薄，如溃疡进一步累及肌层至浆膜层，可致急性穿孔。

3. 临床表现 反复发作的腹泻、黏液脓血便及腹痛是溃疡性结肠炎的典型症状。多数呈慢性经过，发作与缓解交替，少数症状持续并逐渐加重，甚至急性或暴发性起病。

（1）症状

①腹泻及黏液脓血便：腹泻是最主要的症状，黏液脓血便是本病活动期的重要表现。轻者每天排便 2 ～ 4 次，粪便成糊状，便血轻或无便血。重者每天排便达 10 次以上，大量脓血，甚至呈稀水样血便。

②腹痛：多有轻或中度腹痛，为左下腹或下腹的阵痛，亦可波及全腹。有疼痛—便意—便后缓解的规律，大多伴有里急后重，为直肠炎症刺激所致。若并发中毒性巨结肠或腹膜炎，则腹痛持续且剧烈。其他症状可有腹胀、食欲减退、恶心、呕吐等。

③全身表现：轻型患者全身表现不明显。中、重型患者活动期有低热或中度发热，高热多提示有并发症或急性暴发型。重症患者可出现衰弱、消瘦、贫血、低白蛋白血症、水和电解质平衡紊乱等表现。

④肠外表现：结节性红斑、关节炎、眼脉络膜炎、口腔复发性溃疡等。

（2）体征：轻、中型患者仅有左下腹轻压痛，有时可触及痉挛的降结肠和乙状结肠。重者常有明显腹部压痛和鼓肠。

（3）并发症：中毒性巨结肠、肠道大出血、急性肠穿孔、肠梗阻、结肠癌等。中毒性巨结肠多由低钾血症、钡剂灌肠或肠镜检查、使用抗胆碱药物等引起，表现为病情急剧恶化，可出现肠型、腹部压痛、肠鸣音减弱或消失等表现，易引起急性肠穿孔。

4. 辅助检查

（1）血液检查：血红蛋白降低。白细胞在活动期增高。血沉增快和 C 反应蛋白增高是溃疡性结肠炎活动期的标志。重症患者可有血清白蛋白降低。

（2）粪便检查：肉眼可见黏液和脓血，镜检可见多量红细胞和脓细胞。粪便病原学检查的目的是排除感染性结肠炎，是诊断本病的重要步骤，需反复多次。

（3）结肠镜检查：是本病诊断和鉴别诊断最重要的检查，可直接观察病变黏膜并取组织活检行病理学检查，患者黏膜脆、易出血，活检时应注意。

（4）X 线钡剂灌肠检查：黏膜皱襞粗乱或有细颗粒改变，也可呈多发性小龛影或充盈缺损，肠管缩短、变硬，结肠袋消失，呈铅管状。病情严重者不宜做此检查，以免诱发中毒性巨结肠。

5. 治疗要点　控制急性发作，促进黏膜愈合，维持症状缓解，减少病情复发，防治并发症。

（1）5-氨基水杨酸：在胃肠道几乎不被吸收，对肠道炎症的治疗效果显著。柳氮磺吡啶是治疗溃疡性结肠炎的首选，适用于轻型、中型或经糖皮质激素治疗已缓解的重型患者。同类药物还有奥沙拉嗪和美沙拉嗪。

（2）糖皮质激素：对急性发作者的疗效较好。适用于应用氨基水杨酸制剂疗效不佳的轻、中型患者，特别是重型活动期患者及急性暴发型患者。常用药物有泼尼松口服，氢化可的松、甲泼尼龙静脉给药，琥珀酸氢化可的松、地塞米松保留灌肠等。

（3）免疫抑制药：巯嘌呤、环孢素等。

（4）腹痛、腹泻治疗：抗胆碱药物阿托品可减轻平滑肌痉挛，缓解腹痛。止泻可给予地芬诺酯。重症患者禁用，以免诱发中毒性巨结肠。

（5）手术治疗：并发大出血、肠穿孔、中毒性巨结肠、结肠癌或经内科治疗无效者。

6. 护理措施

（1）休息活动护理：活动期患者应充分休息，重症者卧床休息。

（2）饮食护理：急性活动期给予无渣流质或半流质软食。急性暴发型患者应禁食，遵医嘱给予静脉高营养。病情缓解后应给予质软、易消化、富含营养、高热量的少渣软食。避免进食冷、硬、含纤维素多及刺激性食物，禁食牛奶和乳制品。

（3）病情观察：观察每天排便的次数，粪便的量和性质。观察腹痛的性质、部位及生命体征变化。如腹痛性质突然改变，应警惕肠穿孔、肠出血等并发症。

（4）腹泻护理：见第一章基础护理学第十一节排泄护理的相关内容。

（5）用药护理：柳氮磺吡啶的不良反应有恶心、呕吐、食欲减退、头痛等，餐后服药可减轻胃肠道反应；另外有皮疹、粒细胞减少、再生障碍性贫血等，服药期间应定期复查血象。

五、肝硬化

肝硬化是由一种或多种原因引起的、以肝组织弥漫性纤维化、假小叶和再生结节为组织学特征的慢性进行性肝病。

1. 病因　在我国，最常见的病因是病毒性肝炎；而欧美国家则以慢性酒精中毒多见。

（1）病毒性肝炎：乙型、丙型和丁型病毒性肝炎均可发展为肝硬化，以乙型病毒性肝炎最常见；甲型和戊型肝炎一般不会发展为肝硬化。

（2）慢性酒精中毒：长期大量饮酒导致肝硬化的机制是乙醇及其中间代谢产物直接损伤肝细胞，引起脂肪沉积及肝脏纤维化，最终发展为酒精性肝硬化。

（3）非酒精性脂肪性肝炎：多由肥胖、糖尿病、高酯血症等引起。

（4）胆汁淤积：任何原因引起肝内、外胆道阻塞，持续胆汁淤积，均可引起肝细胞损害，从而导致胆汁性肝硬化。

（5）循环障碍：慢性右心力衰竭、缩窄性心包炎、肝静脉或下腔静脉阻塞等致肝长期淤血，肝细胞变性、坏死和纤维化，造成淤血性肝硬化。

（6）营养障碍：长期营养不足或饮食不均衡，以及多种慢性疾病导致消化吸收不良，可降低肝细胞对致病因素的抵抗力，成为肝硬化的直接或间接病因。

（7）药物或化学毒物：长期服用甲氨蝶呤、双醋酚丁、甲基多巴、异烟肼等损害肝脏的药物，或长期接触磷、砷、四氯化碳等化学毒物，可引起中毒性肝炎，最终导致肝硬化。

（8）遗传和代谢性疾病：由铜代谢障碍引起的肝豆状核变性、铁代谢障碍引起的血色病、半乳糖血症及 α_1- 抗胰蛋白酶缺乏症等疾病，可导致某些代谢产物沉积于肝脏，造成肝细胞坏死和结缔组织增生，演变为肝硬化。

（9）免疫紊乱：自身免疫性肝炎和多种累及肝脏的风湿免疫性疾病均可导致肝硬化。

（10）血吸虫病：反复或长期感染血吸虫者，虫卵及其毒性产物沉积在门静脉分支附近，引起肝纤维化和门静脉高压，最终形成肝硬化。

2. 病理　肝硬化进展的基本特点是肝细胞坏死、再生、肝纤维化和肝内血管增生、循环紊乱。广泛的肝细胞变性坏死，引起正常肝小叶结构破坏。弥漫性增生的纤维组织分割原来的肝小叶并包绕成大小不等的圆形或类圆形的肝细胞团，称为假小叶，是典型的肝硬化组织病理形态。

3. 临床表现　好发于 35 ～ 50 岁青壮年男性，发病隐匿，病程缓慢，可分为肝功能代偿期和失代偿期。

（1）代偿期：早期无症状或症状轻微，以乏力、食欲缺乏、低热为主要表现，可伴有腹部不适、恶心、厌油腻、腹胀、腹泻等症状。常因劳累、精神紧张或伴随其他疾病而出现，经休息或治疗可缓解。患者营养状况一般或消瘦，脾脏轻、中度肿大，肝功能检查正常或轻度异常。

（2）失代偿期：主要表现为肝功能减退和门静脉高压引起的症状和体征。

①肝功能减退的临床表现

a. 全身表现：一般情况较差，消瘦、乏力、精神不振、面色灰暗黝黑（肝病面容）、皮肤巩膜黄染、皮肤干枯粗糙、夜盲、口角炎、不规则发热等。

b. 消化系统症状：食欲减退是最常见症状，常伴恶心、呕吐，厌油腻，餐后加重，荤食后易腹泻，多由门静脉高压时胃肠道淤血水肿、消化吸收障碍和肠道菌群失调等所致。

c. 出血倾向和贫血：与肝合成凝血因子减少、脾功能亢进和毛细血管脆性增加有关。常表现为鼻出血、牙龈出血，皮肤黏膜瘀点、瘀斑、消化道出血和月经过多等症状。营养不良、肠道吸收障碍、消化道出血和脾功能亢进等因素常导致患者不同程度的贫血。

d. 内分泌失调：雌激素增多（肝对雌激素的灭活功能减退）、雄激素减少，男性出现性欲减退、毛发脱落、不育及乳房发育；女性出现月经失调、闭经、不孕等。雌激素增多的突出体征有蜘蛛痣和肝掌。蜘蛛痣主要分布在面颈部、上胸、肩背和上肢等上腔静脉引流区域。肝掌表现为手掌大小鱼际和指端腹侧部位皮肤发红。肾上腺皮质激素减少，常表现为面部和其他暴露部位皮肤色素沉着。醛固酮和抗利尿激素增多，导致腹水形成。

e. 皮肤瘙痒：与肝功能受损导致血清胆红素增高有关。

f. 低白蛋白血症：常有下肢水肿和腹水。

②门静脉高压的临床表现

a. 腹水：腹水是失代偿期最突出的临床表现。形成机制主要为：门静脉压力增高（为决定性因素）、有效循环血容量不足、低蛋白血症、肝脏对醛固酮和抗利尿激素灭活作用减弱、肝淋巴液生成过多。腹水出现前，常有餐后腹胀。大量腹水时，腹部膨隆，呈蛙状腹，腹壁紧张发亮，叩诊有移动性浊音，出现呼吸困难、心悸等。

b. 侧支循环的建立与开放：当门脉高压达到 200mmH$_2$O 以上时，持续的门静脉高压引起回心血液流经肝脏受阻，使门静脉交通支开放并扩张，形成侧支循环。常见的侧支循环有食管 - 胃底静脉曲张、腹壁静脉曲张、痔静脉扩张、腹膜后吻合支曲张、脾肾分流等。

c. 脾大、脾功能亢进：脾因长期淤血而肿大。继而出现脾功能亢进，表现为白细胞、红细胞、血小板等全血细胞减少，易并发感染及出血。

③肝脏体征：早期肝增大，表面尚平滑，质地稍硬；晚期肝缩小，表面可呈结节状，质地坚硬。

（3）并发症

①上消化道出血：多由食管-胃底静脉曲张破裂出血所致，是最常见的并发症。

②胆石症：随着肝功能失代偿的程度加重，胆石症发生率增高。

③感染：抵抗力降低、门-腔静脉侧支循环开放等易导致细菌感染。如胆道感染，肺部、肠道及尿路感染，自发性腹膜炎等。自发性腹膜炎的致病菌以革兰阴性杆菌为主。

④肝性脑病：是晚期肝硬化的最严重并发症，是最常见的死亡原因。呼吸有肝臭味，提示肝昏迷。

⑤原发性肝癌：若短期内病情迅速恶化，肝脏进行性增大，表面凹凸不平，持续性肝区疼痛，腹水增多且为血性，有不明原因的发热、消瘦等，应怀疑并发原发性肝癌。

⑥肝肾综合征：又称功能性肾衰竭，主要表现为在难治性腹水基础上出现少尿、无尿及氮质血症，肾脏无明显器质性损害。

⑦肝肺综合征：严重肝病伴肺血管扩张和低氧血症。表现为呼吸困难、发绀和杵状指。

⑧电解质和酸碱平衡紊乱：常有低钠血症、低钾低氯血症与代谢性碱中毒。

⑨门静脉血栓形成或海绵样变：血栓缓慢形成多无明显症状；急性或亚急性发展时，表现为腹胀、剧烈腹痛、脾大、顽固性腹水、呕血、便血。

4．辅助检查

（1）血液检查：代偿期多正常，失代偿期红细胞或"三系"血细胞减少。合并感染时，白细胞计数可升高。凝血酶原时间延长。

（2）尿液检查：代偿期多正常，失代偿期常有蛋白尿、血尿和管型尿。有黄疸时尿中可出现胆红素，尿胆原增加。

（3）肝功能检查：代偿期正常或轻度异常，失代偿期转氨酶常有轻、中度增高，肝细胞受损时多以ALT（GPT）增高较显著，但肝细胞严重坏死时AST（GOT）增高会比ALT明显。白蛋白降低，球蛋白增高，白蛋白/球蛋白比值降低或倒置。

（4）免疫功能检查：血清IgG显著增高；T淋巴细胞数常低于正常。病毒性肝炎肝硬化者，乙型、丙型或丁型肝炎病毒标记可呈阳性。

（5）腹水检查：一般为漏出液。若合并自发性腹膜炎时，可呈渗出液。腹水呈血性，应怀疑癌变可能。

（6）影像学检查：X线钡剂检查显示食管下段虫蚀样充盈缺损，胃底菊花样充盈缺损。B超、CT和MRI检查可显示肝、脾、肝内门静脉、肝静脉及腹水情况。

（7）内镜检查：上消化道内镜检查可观察有无食管-胃底静脉曲张，以及曲张的程度和范围，并明确上消化道出血的病因和部位。腹腔镜检查可直接观察肝、脾情况，并穿刺做活组织检查明确诊断。

5．治疗要点 代偿期治疗旨在延缓肝功能失代偿，预防肝细胞性肝癌；失代偿期治疗主要是对症治疗，改善肝功能及处理并发症。

（1）药物治疗：进行抗肝炎病毒治疗，去除或减轻病因，避免应用损害肝脏的药物，适当使用保肝药物，如葡萄糖醛酸内酯、维生素及助消化药物，但不宜滥用，以免加重肝脏负担。

（2）腹水的治疗

①限制钠、水的摄入：限制钠盐1.2～2.0g/d，24小时液体入量＜1000ml。若合并低钠血症，应限制在500ml以内。

②利尿药：是目前临床应用最广泛的治疗腹水方法。首选醛固酮受体拮抗剂螺内酯，因肝硬化患者醛固酮浓度升高，使肾小管对钠的重吸收增加。同时应合用排钾利尿药呋塞米。

③提高血浆胶体渗透压：定期输注血浆、新鲜血或白蛋白。

④放腹水、输注白蛋白：适用于无并发症（如肝性脑病）、肝代偿功能尚可、凝血功能正常的难治性腹水者，在1～2小时内放腹水4～6L，同时每升腹水补充白蛋白6～8g。

⑤腹水浓缩回输：将放出的腹水经超滤或透析浓缩后，回输至患者静脉内，已较少使用。

⑥经颈静脉肝内门腔分流术：通过介入手术在肝内门静脉属支与肝静脉间建立分流通道，降低门静脉压力。

6. 护理措施

（1）体位护理：少量腹水者取平卧位，并可抬高下肢，以增加肝、肾血流量，减轻水肿；大量腹水者取半卧位，以减轻呼吸困难和心悸。阴囊水肿者可用托带托起阴囊，促进水肿消退。避免剧烈咳嗽、用力排便等腹内压骤增的动作。

（2）休息活动护理：代偿期适当减少活动，可参加轻体力工作。失代偿期应以卧床休息为主，适当活动，活动量以不感到疲劳为宜。肝硬化并发感染应绝对卧床休息。

（3）饮食护理：给予高热量、高蛋白质、高维生素、易消化饮食，禁止饮酒，适当摄入脂肪。肝功能显著损害或有肝性脑病先兆时，应限制或禁食蛋白质，病情好转后逐渐增加摄入量，并以植物蛋白为主。有腹水时限制钠、水的摄入。食管-胃底静脉曲张者避免食用粗纤维多和坚硬、粗糙的食物，以免曲张静脉破裂出血。

（4）病情观察：密切观察生命体征、精神状态，观察呕吐物和排泄物的颜色、性质和量，注意有无休克、肝性脑病和上消化道出血。有腹水者每天测腹围1次，每周测体重1次，准确记录液体出入量。注意监测血常规、肝肾功能、血清电解质和酸碱度的变化。

（5）用药护理：注意利尿速度不宜过快，每天体重减轻不超过0.5（无水肿）～1kg（有下肢水肿），防止诱发肝性脑病和肝肾综合征。

（6）腹腔穿刺放腹水的护理：术前说明注意事项，测量腹围、体重、生命体征，排空膀胱。术后束紧腹带，避免腹内压骤然下降，并用无菌敷料覆盖穿刺部位，注意有无渗血、渗液。准确记录抽出腹水的颜色、性质和量，标本及时送检。

六、原发性肝癌

1. 病因 肝癌是发生于肝细胞与肝内胆管上皮细胞的癌。好发于40～50岁，男性多见。

（1）病毒性肝炎：在我国，肝癌最常见的病因是乙型肝炎及其导致的肝硬化。肝癌患者常有乙型肝炎病毒感染→慢性肝炎→肝硬化→肝癌的病史。

（2）黄曲霉毒素：主要来源于霉变的玉米和花生等。

（3）亚硝胺类化合物：在腌制食物中含量较高。

（4）其他：饮酒、饮水污染、遗传因素、毒物、寄生虫等。

2. 病理 按大体病理类型可分为结节型、巨块型和弥漫型3类，以结节型多见。

3. 临床表现 早期缺乏典型表现，中晚期可有局部和全身症状。

（1）症状

①肝区疼痛：是最常见和最主要的症状，也是半数以上患者的首发症状，多为持续性胀痛、钝痛或刺痛，夜间或劳累后加重。癌肿坏死、破裂可致腹腔内出血，表现为突发右上腹剧痛，有腹膜刺激征等急腹症表现。

②全身与消化道症状：无特异性，表现为消瘦、乏力、低热、食欲缺乏、腹胀等，晚期还可出现贫血、黄疸、腹水及恶病质等表现。

③伴癌综合征：较少见，如低血糖、红细胞增多症、高胆固醇血症及高钙血症等。

（2）体征

①肝大和肿块：为中、晚期肝癌最主要的体征。肝进行性肿大，质地坚硬，边缘不规则，表面凹

凸不平，有明显结节，可伴有压痛。

②黄疸和腹水：晚期出现。

（3）并发症

①肝性脑病：为肝癌终末期最严重的并发症，约 1/3 的患者因此死亡。

②上消化道出血：约占肝癌死亡原因的 15%。多因食管 - 胃底静脉曲张破裂出血所致。

③肝癌结节破裂出血：约 10% 的患者因此致死。

④继发感染。

4．辅助检查

（1）甲胎蛋白（AFP）：是诊断肝癌的特异性指标，是肝癌的定性检查，有助于诊断早期肝癌，广泛用于普查、诊断、判断治疗效果及预测复发。血清 AFP ＞ 400μg/L，并能排除妊娠、活动性肝病、生殖腺胚胎瘤等，即可考虑肝癌的诊断。

（2）B 超检查：是肝癌筛查和早期定位的首选检查，具有方便易行、经济、无创等优点。能显示直径为 1cm 以上的肿瘤，可作为高危人群的普查手段。

（3）CT 和 MRI：具有较高的分辨率，可提高直径＜ 1.0cm 小肝癌的检出率，是诊断及确定治疗策略的重要手段。

（4）选择性肝动脉造影：是创伤性检查，必要时才采用。作为肝癌诊断的重要补充手段，常用于小肝癌的诊断。

（5）肝穿刺或组织检查：细针穿刺行组织学检查是确诊肝癌最可靠的方法。

5．治疗要点　早期诊断，早期采用以手术切除为主的综合治疗，是提高肝癌长期治疗效果的关键。

（1）手术治疗：以手术切除为首选，是目前根治原发性肝癌的最有效方法。

（2）肿瘤消融：具有微创、安全、简便和易于多次施行的特点。适合于瘤体较小而又无法或不宜手术切除者，特别是肝切除术后早期肿瘤复发者。

（3）肝动脉化疗栓塞（TACE）：是肝癌非手术疗法中的首选方法。

（4）其他治疗：包括放射治疗、分子靶向治疗、生物治疗、中医中药治疗等。

6．护理措施

（1）疼痛护理：观察疼痛特点，帮助患者减轻疼痛，必要时应用镇痛药物。

（2）肝动脉栓塞化疗患者护理

①术前护理：行各种术前检查及碘过敏试验。术前 1 天给予易消化饮食，术前 6 小时禁食、禁水。术前半小时可遵医嘱给予镇静药并测量血压。

②术后护理：取平卧位，术后 24 ～ 48 小时卧床休息。穿刺部位压迫止血 15 分钟再加压包扎，沙袋压迫 6 ～ 8 小时，保持穿刺侧肢体伸直 24 小时，并观察穿刺部位和肢体远端皮肤情况。禁食 2 ～ 3 天，从流质饮食开始，少量多餐。术后 4 ～ 8 小时体温可升高，持续约 1 周，高温者应采取降温措施。术后 1 周后，因肝缺血影响肝糖原储存和蛋白质合成，遵医嘱静脉补充白蛋白和葡萄糖液。

七、肝性脑病

肝性脑病是由严重肝病或门体分流引起的、以代谢紊乱为基础的中枢神经系统功能失调的综合征。

1．病因　各型肝硬化，尤其是肝炎后肝硬化是导致肝性脑病的最主要原因。此外，门体分流术、重症肝炎、暴发性肝功能衰竭、原发性肝癌、妊娠期急性脂肪肝、严重胆道感染等均可引起肝性脑病。

2．诱因　常见诱因包括上消化道出血（最常见）、高蛋白饮食、饮酒、便秘、感染、尿毒症、低血糖、严重创伤、外科手术、大量排钾利尿、过多过快放腹水、应用催眠镇静药和麻醉药等。

3. 发病机制

（1）氨中毒：是肝性脑病的重要发病机制。

①氨主要在结肠部位以非离子型（NH_3）弥散入肠黏膜内而被吸收。游离的 NH_3 有毒性，且能透过血 - 脑屏障；NH_4^+ 不能透过血 - 脑屏障，可随粪便排出。

②氨中毒的主要机制是干扰大脑的能量代谢，阻碍脑细胞的三羧酸循环，使大脑细胞能量供应不足。氨还可增加脑对中性氨基酸的摄取，抑制脑功能；增加谷氨酰胺的合成，导致脑细胞肿胀；直接干扰神经的电活动。

（2）神经递质变化

① γ - 氨基丁酸 / 苯二氮䓬（GABA/BZ）：弥散入大脑的氨可上调脑星形胶质细胞 BZ 受体表达，GABA/BZ 复合体被激活，促使氯离子内流而抑制神经传导。

②假神经递质：肝功能衰竭时，食物中的芳香族氨基酸不能被肝脏清除而进入大脑，形成与去甲肾上腺素化学结构相似的假性神经递质，即 β- 羟酪胺和苯乙醇胺。假性神经递质被脑细胞摄取并取代正常递质，使神经传导发生障碍，造成意识障碍甚至昏迷。

4. 临床表现 主要表现为高级神经中枢的功能紊乱以及运动和反射异常。根据意识障碍程度、神经系统表现和脑电图改变，将肝性脑病分为 5 期（表 2-29）。肝性脑病最具有特征性的体征是扑翼样震颤。

表2-29 肝性脑病的临床分期

分 期	意识障碍程度	神经系统表现	脑电图改变	有无扑翼样震颤
0期（潜伏期）	无	心理或智力测试轻微异常	正常	无
1期（前驱期）	无	轻度性格改变和行为异常	多数正常	有
2期（昏迷前期）	嗜睡	行为异常、言语不清、书写障碍、定向力障碍	特征性异常	有
3期（昏睡期）	昏睡	精神错乱，神经体征持续存在或加重	异常	有
4期（昏迷期）	昏迷	浅昏迷肌张力、腱反射亢进；深昏迷降低或消失	明显异常	无法引出

（1）0 期（潜伏期）：仅在心理测试或智力测试时有轻微异常。

（2）1 期（前驱期）：临床表现不明显，仅有轻度性格改变和行为异常，如焦虑、欣快、激动、淡漠少言等。

（3）2 期（昏迷前期）：以嗜睡、行为异常、言语不清、书写障碍、定向力障碍为主要表现。多有睡眠时间倒错，可出现幻觉、恐惧、躁狂等严重精神症状，衣冠不整或随地便溺，腱反射亢进、肌张力增高、踝阵挛及锥体束征阳性。

（4）3 期（昏睡期）：以昏睡和精神错乱为主，可唤醒，醒后能回答问话，常有神志不清和幻觉。各种神经体征持续存在或加重，肌张力增高，锥体束征阳性。

（5）4 期（昏迷期）：不能唤醒。浅昏迷时，对疼痛等强刺激仍有反应，腱反射和肌张力亢进；深昏迷时，各种反射消失，肌张力降低，可出现阵发性惊厥、踝阵挛和换气过度。

5. 辅助检查

（1）血氨：慢性肝性脑病，尤其是门体分流性脑病，常有血氨增高。急性肝性脑病血氨多正常。

（2）脑电图检查：2～4期表现为节律变慢，对0期和1期的诊断价值较小。

（3）心理智能测验：主要用于筛选轻微肝性脑病。

6. 治疗要点

（1）及早识别和去除诱因：纠正电解质和酸碱平衡紊乱；止血和清除肠道积血；预防和控制感染；避免使用镇静药及损害肝功能的药物。

（2）减少肠内毒物的生成和吸收

①开始数天内禁食蛋白质，因蛋白质进行入体内后可分解产生 NH_3。

②使用生理盐水或弱酸溶液（如稀醋酸溶液）清洁灌肠或导泻。

③口服乳果糖或乳梨醇：酸化肠道，有利于不产尿素酶的乳酸杆菌生长，使肠道细菌产氨减少。同时，肠道的酸性环境可减少氨的吸收，促进血液中的氨渗入肠道并排出体外。乳果糖也可稀释后保留灌肠。

④口服抗菌药：抑制肠内细菌生长，减少氨的形成和吸收。常用的抗菌药有利福昔明、新霉素、甲硝唑。利福昔明是非氨基糖苷类肠道抗菌药，具有广谱、强效的抑制肠道细菌生长作用，口服不吸收，只在胃肠道局部起作用。

（3）促进有毒物质的代谢清除

① L-鸟氨酸-L-天冬氨酸：鸟氨酸可通过鸟氨酸循环（尿素循环）合成尿素而降低血氨，天冬氨酸可促进谷氨酰胺合成酶的活性。

② L-精氨酸、谷氨酸钾或谷氨酸钠：以往在临床应用广泛，但疗效无法证实。精氨酸为酸性，适用于碱中毒时。

（4）减少或拮抗假神经递质：支链氨基酸制剂可竞争性抑制芳香族氨基酸进入大脑，从而减少假神经递质的形成。

（5）其他治疗：肝移植，人工肝，药用炭（活性炭）、树脂等血液灌流可清除血氨。

7. 护理措施

（1）休息活动护理：绝对卧床休息，昏迷者需专人护理，过意识清醒者加强巡视。保持病房安静，定期通风，限制探视。对烦躁不安者加用床挡，必要时使用约束带。

（2）饮食护理

①急性期发作首日禁食蛋白质，减少蛋白质分解而产生的氨。每天供给足量的热量和维生素，即无蛋白、高热量饮食，以糖类为主，限制摄入脂肪类食物。

②昏迷患者鼻饲25%葡萄糖液供给热量，以减少体内蛋白质代谢产氨。

③清醒后可逐渐增加蛋白质饮食，最好给予植物性蛋白如豆制品，含支链氨基酸较多，有利于保护结肠的正常菌群及酸化肠道，减少氨的生成。慢性肝性脑病患者不需禁食蛋白质。

④禁用维生素 B_6，以免多巴在外周神经处转为多巴胺，影响多巴进入脑组织，减少中枢神经系统正常递质的传导。

⑤显著腹水者给予无盐低钠饮食，24小时摄入液体量为前一天尿量+1000ml。

（3）去除和避免诱发因素

①积极预防和控制上消化道出血，出血停止后也应继续灌肠和导泻，以清除肠道内积血，减少氨的吸收。

②保持大便通畅。口服或鼻饲25%硫酸镁导泻，也可用生理盐水或弱酸溶液灌肠，禁用肥皂水等碱性溶液灌肠，以免增加氨的吸收。导泻时密切观察患者血压、脉搏、尿量及排便量等4个指标。

③避免应用催眠镇静药、麻醉药和对肝脏有毒性作用的药物等。出现烦躁不安或抽搐时，禁用吗啡、水合氯醛、哌替啶及巴比妥类药物，可用地西泮、氯苯那敏等，使用量为常规用量的1/3～1/2，并减少给药次数。

④避免快速利尿和过快过多放腹水，在放腹水的过程中突然出现昏迷，应立即停止放腹水。

八、急性胰腺炎

急性胰腺炎是由多种病因导致胰酶在胰腺内被激活，引起胰腺组织自身消化，导致水肿、出血甚至坏死等炎性损伤，是一种化学炎症。

1. 病因　在我国，胆道疾病是最常见的病因，西方国家多由大量饮酒导致。

（1）胆道疾病（胆道梗阻）：胆石症、胆道感染或胆道蛔虫是急性胰腺炎的主要病因，其中以胆石症最多见。

（2）酗酒和暴饮暴食：大量饮酒和暴饮暴食均引起胰液分泌增加，并刺激 Oddi 括约肌痉挛，造成胰管内压增高，损伤腺泡细胞，是急性胰腺炎的第二位病因和重要诱因，也是导致其反复发作的主要原因。

（3）胰管阻塞：常见病因是胰管结石，其次胰管狭窄、蛔虫及肿瘤均可引起胰管阻塞，胰管内压过高。

（4）十二指肠液反流：球后穿透溃疡、十二指肠憩室、胃大部切除术后输入袢梗阻等可引起十二指肠内压力增高，十二指肠液向胰管内反流。

（5）手术创伤：腹腔手术、腹部钝挫伤、ERCP 等。

（6）内分泌与代谢障碍：高钙血症、高脂血症可导致胰管钙化，胰液内脂质沉着。

（7）药物：农药、磺胺类、噻嗪类、糖皮质激素及硫唑嘌呤等。

（8）感染：继发于急性流行性腮腺炎、甲型流感、柯萨奇病毒感染等，常随感染痊愈而自行缓解。

2. 临床表现

（1）症状

①腹痛：是主要表现和首发症状，多于暴饮暴食或酗酒后突然发作。疼痛剧烈而持续，可有阵发性加剧。腹痛多位于中、左上腹，向腰背部呈带状放射，取弯腰屈膝侧卧位可减轻疼痛，进食后疼痛加重，一般胃肠解痉药不能缓解。水肿型腹痛 3～5 天可缓解，坏死型腹部剧痛且持续时间较长，极少数年老体弱患者腹痛极轻微或无腹痛。

②腹胀：与腹痛同时存在，早期为反射性，继发感染后由腹膜后的炎症刺激引起。患者可停止排便、排气。

③恶心、呕吐：恶心、呕吐早期即可出现，呕吐物多为胃十二指肠内容物，偶有血液，呕吐后腹痛不缓解。

④发热：常为中度以上发热，持续 3～5 天。如持续不退 1 周以上且白细胞升高，应考虑有胰腺脓肿或胆道炎症等继发感染。

⑤水、电解质及酸碱平衡紊乱：呕吐频繁者出现代谢性碱中毒。重症者可有脱水和代谢性酸中毒，伴有低钾、低镁、低钙，血糖增高。严重低血钙可导致手足抽搐，提示预后不良。

（2）体征

①轻症急性胰腺炎：中上腹压痛，但无反跳痛、肌紧张，肠鸣音减弱，轻度脱水貌，与腹痛程度不相符。

②重症急性胰腺炎：急性重病面容，痛苦表情，脉搏增快，呼吸急促及血压下降。全腹压痛明显，

有肌紧张和反跳痛。可出现移动性浊音，腹水多呈血性。胰酶、血液及坏死组织液穿过筋膜和肌层渗入腹壁下，可导致腰部两侧皮肤呈暗灰蓝色（Grey-Turner 征），或脐周皮肤出现青紫（Cullen 征）。胰头水肿压迫胆总管可引起黄疸。

（3）并发症

①局部并发症：胰瘘、胰腺脓肿和假性囊肿。

②全身并发症：心力衰竭、急性肾衰竭、急性呼吸窘迫综合征、消化道出血、高血糖、DIC、脓毒症和菌血症等。其中休克最为常见。

3．辅助检查

（1）血常规检查：白细胞计数和中性粒细胞明显增高，核左移。

（2）淀粉酶测定：是胰腺炎早期最常用和最有价值的检查方法。血清淀粉酶在发病后数小时开始升高，8～12 小时标本最有价值，24 小时达高峰，持续 4～5 天后恢复正常。血清淀粉酶超过正常值 3 倍即可诊断。尿淀粉酶于 24 小时才开始升高，48 小时达高峰后缓慢下降，1～2 周后逐渐降至正常。淀粉酶升高的幅度和病情严重程度不成正比。

（3）血清脂肪酶测定：血清脂肪酶常在发病后 24～72 小时开始升高，持续 7～10 天。脂肪酶超过正常值 3 倍即可诊断。

（4）C 反应蛋白（CRP）：是组织损伤和炎症的非特异标志物，发病 48 小时＞150mg/L 提示病情较重。

（5）其他生化检查：持续空腹血糖＞10mmol/L 提示可能有胰腺坏死，预后不良。血钙降低程度与病情严重程度成正比，＜1.5mmol/L 提示预后不良。

（6）影像学检查：腹部超声为常规初筛检查，腹部 X 线片显示"哨兵襻"和"结肠切割征"为胰腺炎的间接指征。增强 CT 扫描是最具诊断价值的影像学检查，能鉴别是否合并胰腺组织坏死。

4．治疗要点　治疗原则为减轻腹痛，减少胰液分泌，防治并发症。

（1）减少胰液分泌：减少胰液分泌是治疗急性胰腺炎最主要的措施，而减少胰液分泌最主要的措施是禁食、禁水和胃肠减压。

①禁食、禁水、胃肠减压：减少胃酸分泌，从而降低胰液分泌，减轻自身消化，减轻腹胀，降低腹内压。

②抗胆碱药及抑制胃酸分泌药：如阿托品、山莨菪碱（654-2）、H_2 受体拮抗剂或质子泵抑制剂等。

③抑制胰腺外分泌：生长抑素、奥曲肽可抑制生长激素释放，还可抑制胃酸、胰腺内分泌（胰岛素和胰高血糖素）及外分泌（胰酶），对胰腺有保护作用。生长抑素、奥曲肽还常用于严重急性上消化道出血如消化性溃疡出血、食管-胃底静脉曲张破裂出血的治疗，ERCP 和胰腺手术前的预防性用药。

（2）解痉止痛：在诊断明确的情况下给予解痉止痛药，常用药物有山莨菪碱、阿托品等。但抗胆碱药可诱发或加重肠麻痹，严重腹胀和肠麻痹者不宜使用。严重腹痛者可遵医嘱肌内注射哌替啶，但禁用吗啡，以免引起 Oddi 括约肌痉挛，加重病情。

（3）抗感染：早期使用对革兰阴性菌和厌氧菌敏感的抗生素，如喹诺酮类、头孢类或甲硝唑。还可应用 33% 硫酸镁或芒硝导泻清洁肠道，减少肠内细菌过生长，促进肠蠕动。

（4）静脉输液和营养支持：补充液体，抗休克，纠正水、电解质和酸碱平衡紊乱，加强营养支持。禁食期主要靠完全肠外营养，病情缓解后应尽早过渡到肠内营养。

（5）抑制胰酶活性：仅用于重症胰腺炎的早期，常用药物有抑肽酶、加贝酯。

（6）内镜下 Oddi 括约肌切开术、取石术：适用于胆源性胰腺炎，可迅速缓解症状，改善预后，防止急性胰腺炎复发。

（7）并发症的处理：对急性坏死型胰腺炎伴腹腔内大量渗液者，或伴急性肾衰竭者，给予腹膜透析治疗；急性呼吸窘迫综合征者及时做气管切开或机械通气；并发糖尿病者可进行胰岛素治疗。

5. 护理措施

（1）休息活动护理：绝对卧床休息，协助患者取弯腰屈膝侧卧位，以减轻疼痛。因剧痛辗转不安者，做好安全防护，防止坠床，避免周围放置危险物品。

（2）饮食护理：禁食 3 ～ 5 天，明显腹胀者行胃肠减压。轻症胰腺炎恢复饮食的条件是症状消失、体征缓解、肠鸣音恢复正常、出现饥饿感，而不需要等待淀粉酶完全恢复正常。开始可给予少量无脂、低蛋白流质饮食。

（3）防治低血容量性休克：禁食期间保证每天超过 3000ml 以上的液体摄入量。若患者出现血压下降、神志不清、尿量减少、面色苍白、皮肤湿冷等低血容量性休克的表现，立即配合医生进行抢救。

①协助患者平卧，给氧并注意保暖。

②迅速建立静脉通路，遵医嘱补充液体、血浆或全血。

③迅速准备好抢救用物，如静脉切开包、人工呼吸器、气管切开包等。

④如血压仍不回升，遵医嘱应用血管活性药物。

九、结核性腹膜炎

结核性腹膜炎是一种由结核分枝杆菌感染引起的慢性弥漫性腹膜炎症。根据病理解剖特点可分为渗出型、粘连型、干酪型。

1. 病因与发病机制　由结核分枝杆菌感染腹膜引起，多继发于肺结核或体内其他部位结核。在腹腔内结核病灶以直接蔓延为主要感染途径，肠系膜淋巴结结核、输卵管结核、肠结核等为常见的原发病灶，少数可由血行播散引起。

2. 临床表现　一般起病缓慢，早期症状轻；少数起病急，主要表现为急性腹痛、高热。

（1）症状

①发热、盗汗：多为低热、中等热，约 1/3 患者为弛张热，少数为稽留热。高热伴有明显毒血症者，主要见于渗出型、干酪型，或伴有粟粒型肺结核、干酪样肺炎等严重结核病的患者。

②腹痛：疼痛多位于脐周、下腹，也可发生于全腹。腹痛的发生可能与进餐引起胃肠反射或肠内容物通过炎症、狭窄肠端，引起局部肠痉挛有关。早期腹痛不明显，症状轻者可始终没有明显腹痛或为持续性隐痛、钝痛。偶可表现为急腹症，系肠系膜淋巴结结核、腹腔内其他结核的干酪样坏死病灶破溃，或肠结核急性穿孔所致。并发肠梗阻者可有阵发性绞痛。

③腹水：多为少量、中量。

④其他：常有腹泻症状，多为炎症致胃肠功能紊乱所致，呈糊状，一般 ≤ 3 ～ 4 次 / 天。后期有消瘦、水肿、贫血、舌炎、口角炎等营养不良表现。

（2）体征

①柔韧感：腹部触诊有柔韧感，即"揉面感"，是结核性腹膜炎的典型体征，是由于腹膜受轻度刺激或有慢性炎症所致。缺乏特异性。

②腹部压痛：一般压痛轻微，少有反跳痛。

③腹部肿块：常位于脐周，多见于粘连型或干酪型。肿块大小不一，边缘不整，表面不平，有时呈结节感，活动度小，多由增厚的大网膜、肿大的肠系膜淋巴结、粘连成团的肠曲或干酪样坏死脓性物积聚而成。

（3）并发症：肠梗阻、肠瘘等。其中肠梗阻较常见，表现为呕吐、腹胀，停止排便，肠鸣音亢进。

3．辅助检查

（1）血液检查：病程长且有活动性病变患者有轻度至中度贫血。活动期血沉增快。

（2）腹水检查：鉴别腹水病因有重要价值。结核性腹膜炎患者腹水为渗出型，多为草黄色或草绿色，少数为淡血色，偶有乳糜样，静置后可有自然凝固块。结核分枝杆菌培养的阳性率很低（＜15%）。

（3）结核菌素试验：结果为强阳性对诊断有帮助。

（4）X线检查：有辅助价值，查可发现肠粘连、肠结核、肠瘘、肠腔外肿块等征象。

（5）腹腔镜检查：对诊断困难者有价值，但腹腔有广泛性粘连者禁用。活检组织病理检查具有确诊价值。

4．治疗要点

（1）抗结核药物治疗：及早给予合理、足够疗程的抗结核化学药物治疗，是治疗本病的关键，以达到早日康复、避免复发和防止并发症的目的。渗出型强调全程规则治疗；粘连型或干酪型必要时可加强抗结核化疗的联合应用（以四联为宜）及适当延长抗结核治疗的疗程。

（2）放腹水治疗：可减轻症状。

（3）手术治疗：适用于诊断困难或并发严重、并发完全性肠梗阻、治疗不见好转者。

（4）辅助治疗：注意休息及营养的补充，以增加机体抵抗力，调整全身情况。

5．护理措施

（1）休息活动：活动发热期应卧床休息，保证足够的睡眠，降低代谢率。

（2）饮食护理：保证足够的营养，增加机体抵抗力，给予高热量、高蛋白、高维生素、易消化饮食，少食多餐。

（3）病情观察：观察患者疼痛的部位、性质及持续时间。记录患者的体温、脉搏等生命体征，注意观察有无其他并发症，发现异常及时告知医生。

（4）腹水护理：穿刺前测量腹围、体重、生命体征，排空膀胱。穿刺后束紧腹带，避免腹内压骤然下降，并用无菌敷料覆盖穿刺部位，注意有无渗血、渗液。准确记录抽出腹水的颜色、性质和量。

（5）用药护理：向患者及家属告知抗结核药多有耳毒性、肾毒性、胃肠道反应等不良反应，注意定期检查。坚持用药，不可私自停药或更改服用剂量。

（6）出院指导：定时复诊，以便及时了解病情发展。

十、上消化道出血

上消化道出血是指屈氏韧带以上的消化道，包括食管、胃、十二指肠、胰腺、胆道及胃空肠吻合术后的空肠病变引起的出血。上消化道急性大量出血是指在数小时内失血量超过1000ml或循环血容量的20%。

1．病因　消化性溃疡、食管-胃底静脉曲张、急性糜烂出血性胃炎、胃癌等是最为常见的病因。

（1）上胃肠道疾病：食管疾病和损伤，胃、十二指肠疾病和损伤，空肠疾病。

（2）肝门静脉高压：食管-胃底静脉曲张破裂出血或门静脉高压性胃病。

（3）上消化道邻近器官或组织的疾病：胆道出血，胰腺疾病，主动脉瘤破入食管、胃或十二指肠等。

（4）全身性疾病：血液病、尿毒症、血管性疾病、结缔组织病、应激性溃疡、急性感染性疾病。

2．临床表现

（1）呕血与黑便：是上消化道出血的特征性表现。

①呕血与黑便的关系：上消化道大出血均有黑便，但不一定有呕血。出血部位在幽门以上者常有呕血和黑便，若出血量少而速度慢时仅见黑便。出血部位在幽门以下多仅有黑便，若出血量大且速

度快可因血液反流入胃，表现为呕血。

②呕血与黑便的特点：呕血多为棕褐色，呈咖啡渣样。若出血量大而速度快，血液未经胃酸混合即呕出，则呈鲜红色或血块。黑便常呈柏油样，黏稠而发亮，由血红蛋白中的铁与肠内硫化物作用形成黑色的硫化铁所致。出血量大时，粪便可呈暗红或鲜红色。

（2）失血性周围循环衰竭：大出血早期表现为头晕、心悸、乏力、口渴、晕厥等组织缺血的表现。处理不及时可发展为休克状态，出现面色苍白、血压下降、脉搏细速、呼吸急促、四肢湿冷、尿量减少等。

（3）发热：大量出血后，部分患者在 24 小时内出现低热，一般不超过 38.5℃，持续 3～5 天后可恢复正常。

（4）出血程度的评估：见表 2-30。

表2-30 上消化道出血程度的评估

出血量	临床表现
＞5ml	大便隐血试验阳性
＞50ml	出现黑便
胃内积血＞250ml	出现呕血
1次出血量＜400ml	不出现全身症状
出血量＞400ml	出现头晕、心悸、乏力等症状
短时间内出血量＞1000ml	出现休克表现

3. 辅助检查

（1）血常规：出血 3～4 小时后出现贫血。急性出血者为正细胞正色素性贫血，慢性失血为小细胞低色素性贫血。出血 24 小时内网织红细胞增高，出血停止后逐渐恢复正常。白细胞计数在出血后 2～5 小时增高，出血停止后 2～3 天降至正常。

（2）氮质血症：大量血液中的蛋白质在肠道被吸收，血中尿素氮浓度增高，称为肠氮质血症。在出血后数小时血尿素氮增高，24～48 小时达高峰，一般不超过 14.3mmol/L，3～4 天降至正常。

（3）大便隐血试验：阳性。

（4）内镜检查：是诊断上消化道出血病因、部位和出血情况的首选检查方法。一般在上消化道出血后 24～48 小时进行胃镜或结肠镜检查，可直接观察病灶情况，明确病因，并进行紧急上血治疗。

（5）X 线钡剂造影检查：适用于有胃镜检查禁忌证或不愿进行胃镜检查者，应在出血停止数天及病情基本稳定后进行。

（6）选择性动脉造影：选择性血管造影适用于内镜未能发现病灶、估计有消化道动脉性出血者，若见造影剂外溢，则是消化道出血最可靠的征象。

4. 治疗要点

（1）急救措施：卧位休息，保持呼吸道通畅，必要时吸氧，活动性出血期间禁食。

（2）补充血容量：立即配血，可以先输平衡溶液或葡萄糖盐水，必要时及早输入浓缩红细胞或全血，保持血红蛋白在 90～100g/L 为佳。肝硬化患者需输新鲜血，以免诱发肝性脑病。

（3）止血措施

①非曲张静脉上消化道大量出血：以消化性溃疡出血最常见。

a. 药物止血：常用 H_2 受体拮抗剂或质子泵抑制剂，抑制胃酸分泌，大出血时静脉给药。

b. 内镜治疗：适用于活动性出血或暴露血管的溃疡，注射肾上腺素或硬化剂、电凝及使用止血夹等。

c. 介入治疗：通过血管介入栓塞胃十二指肠动脉。

②曲张的食管 - 胃底静脉破裂出血

a. 药物止血：常用血管活性药物，如生长抑素、奥曲肽及血管加压素（垂体后叶素），减少门静脉血流量，降低门静脉压而控制出血。其中，生长抑素和奥曲肽是治疗食管 - 胃底静脉曲张出血的最常用药物。

b. 气囊压迫止血：在药物治疗无效的大出血时暂时使用。因患者痛苦、并发症多、早期再出血率高，不可长期使用，不推荐为首选措施。

c. 内镜止血：常通过注射硬化剂、套扎食管曲张静脉等方法止血。

5. 护理措施

（1）休息活动护理：大出血时绝对卧床休息，取平卧位并将下肢略抬高，以保证脑部供血。呕血时头偏向一侧，防止误吸，保持呼吸道通畅，必要时吸氧。

（2）饮食护理：大量出血者暂禁食，消化性溃疡出血停止 24 小时后再给予温流质饮食；食管 - 胃底静脉破裂出血停止 48 ～ 72 小时后再提供半量冷流质饮食。少量出血、无呕吐者，给予温凉流质饮食，出血停止后改为营养丰富、易消化、无刺激性半流质、软食，少量多餐。避免生、冷、硬、粗糙、刺激性的食物，戒烟酒。食管 - 胃底静脉曲张破裂出血者，止血后限制钠和蛋白质的摄入量，以免加重腹水或诱发肝性脑病。

（3）病情观察：严密观察患者生命体征，出血速度是评估上消化道出血严重性的最关键指标。

（4）继续或再次出血的判断：以下表现提示有活动性出血或再出血。

①反复呕血，甚至呕吐物由咖啡色转为鲜红色。

②黑便次数及量增多，或排出暗红色甚至鲜红色血便，伴肠鸣音亢进。

③血红蛋白、红细胞计数、血细胞比容测定继续降低，网织红细胞计数持续升高。

④经充分输液、输血仍不能稳定血压和脉搏，或暂时好转后又恶化。

⑤在补液足够、尿量正常的情况下，血尿素氮持续或再次增高。

⑥原有肝门静脉高压的患者，在出血后脾暂时性缩小，若不见脾恢复提示有继续出血。出血停止的表现为患者血压、脉搏稳定在正常水平，大便转黄色，血尿素氮恢复正常。

（5）三腔二囊管的护理：经鼻腔或口腔插管至 65cm 时抽取胃液，检查管端确定在胃内，并抽出胃内积血。先向胃囊内注气 150 ～ 200ml 至囊内压 50 ～ 70mmHg，向外加压牵引，以压迫胃底。如未能止血，再向食管囊内注气约 100ml 至囊内压 35 ～ 45mmHg。为防止黏膜糜烂，气囊充气加压 12 ～ 24 小时应放松牵引，放气 15 ～ 30 分钟，必要时可重复注气压迫。出血停止后，放气并保留管道继续观察 24 小时，未再出血可考虑拔管。气囊压迫一般为 3 ～ 4 天，继续出血者可适当延长时间。

第五节　泌尿系统疾病

一、常见症状护理

1. 常见症状

（1）肾源性水肿：是肾疾病最常见的症状，可分为肾炎性水肿和肾病性水肿，两者鉴别见表2-31。

（2）肾性高血压：按病因可分为肾血管性和肾实质性，按发生机制又可分为容量依赖型和肾素依赖型，两者鉴别见表2-32。

表2-31 肾炎性水肿和肾病性水肿鉴别

	肾炎性水肿	肾病性水肿
发生机制	肾小球滤过率下降→水钠潴留	大量蛋白尿→血浆蛋白降低→胶体渗透压下降
水肿开始部位	眼睑及颜面部	下肢
凹 陷	不明显	明显
伴随症状	血压增高	无高血压及循环淤血

表2-32 容量依赖型和肾素依赖型高血压鉴别

	容量依赖型	肾素依赖型
发生机制	水钠潴留引起血容量增加	肾素-血管紧张素-醛固酮系统兴奋
常见疾病	急、慢性肾炎和多数肾功能不全	肾血管疾病和少数慢性肾衰竭晚期
治疗原则	限制水钠，使用利尿药	使用ACEI、ARB、钙通道阻滞剂类药物降压

（3）尿量异常：肾小球滤过率可受有效滤过压、肾血流量、滤过膜的通透性及滤过面积影响。肾小球毛细血管血压、血浆胶体渗透压、肾小囊内压共同构成有效滤过压。滤过率增加，可发生蛋白尿、血尿；滤过率降低，可出现少尿甚至无尿。

①正常尿量：成年人24小时尿量为1000～2000ml。

②少尿或无尿：尿量＜400ml/24h或17ml/h为少尿，＜100ml/24h为无尿。少尿可因肾前性（血容量不足等）、肾性（急、慢性肾衰竭等）及肾后性（尿路梗阻等）引起。

③多尿：尿量＞2500ml/24h。

④夜尿增多：是指夜尿量超过白天尿量或夜尿持续＞750ml。夜尿持续增多，尿比重低而固定可提示肾小管浓缩功能减退。

（4）蛋白尿：每天尿蛋白含量持续超过150mg，尿蛋白定性检查呈阳性称为蛋白尿。

（5）血尿：新鲜尿沉渣每高倍视野红细胞＞3个或1小时尿红细胞计数＞10万个，称镜下血尿。尿液外观为洗肉水样或血样即为肉眼血尿，提示1L尿液中含有1ml以上血液。

①初始血尿：提示病变在尿道。

②终末血尿：提示病变在后尿道、膀胱颈部或膀胱三角区。

③全程血尿：提示病变在膀胱、输尿管或肾脏。

（6）白细胞尿、脓尿和菌尿：新鲜离心尿液每高倍视野白细胞＞5个，或新鲜尿液白细胞计数＞40万个，称为白细胞尿或脓尿。中段尿涂片镜检每个高倍视野均可见细菌，或尿培养菌落计数超过10^5/ml称为菌尿，仅见于泌尿系统感染。

（7）管型尿：肾小球发生病变后，由蛋白质、细胞及其碎片在肾小管内凝聚而成，包括细胞管型、颗粒管型、透明管型等。白细胞管型是活动性肾盂肾炎的特征；红细胞管型提示急性肾小球肾炎，蜡样管型提示慢性肾衰竭。

（8）尿路刺激征：包括尿频、尿急、尿痛，排尿不尽感及下腹坠痛。

①尿频：单位时间内排尿次数增多而每次尿量减少。正常一般白天排尿 4～6 次，夜间 0～2 次。

②尿急：有尿意即迫不及待需要排尿，难以控制。

③尿痛：排尿时感觉会阴、下腹部疼痛或烧灼感。

（9）肾区疼痛及肾绞痛：急、慢性肾疾病常表现为肾区胀痛或隐痛、肾区压痛和叩击痛，多由于肾包膜受牵拉所致。肾绞痛由输尿管内结石、血块等移行所致，表现为患侧发作性剧烈绞痛，并向下腹部、大腿内侧及会阴部放射，多伴有血尿。

（10）排尿困难：排尿时须增加腹压才能排出，病情严重时增加腹压也不能排出而形成尿潴留，见于膀胱以下尿路梗阻。

（11）尿潴留：膀胱排空不完全或停止排尿，可分为急性和慢性尿潴留。急性尿潴留见于膀胱出口以下尿路严重梗阻，突然短时间内不能排尿，膀胱迅速膨胀。慢性尿潴留见于膀胱颈部以下尿路不完全性梗阻或神经源性膀胱。正常情况下残余尿量＜5ml，＞50～100ml 则为异常。

（12）尿失禁：尿不能控制而自行排出。

2. 肾源性水肿的护理措施

（1）休息活动护理：轻度水肿者休息与活动可交替进行，限制活动量。严重水肿者应卧床休息，增加肾血流量和尿量，缓解水钠潴留。眼睑、面部水肿者，休息时抬高头部；下肢水肿者抬高下肢；阴囊水肿者用吊带托起；胸腔积液者取半卧位。

（2）饮食护理：合理的饮食可减轻肾脏负担，改善肾功能。

①水：尿量＞1000ml/d，不需严格限水。尿量＜500ml/d 或严重水肿者，严格限制水的摄入，量出为入，每天摄入量≤前 1 天尿量 + 不显性失水量（约 500ml）。

②钠盐：低盐饮食，以 2～3g/d 为宜，避免进食含钠丰富的食物及饮料，如腌制食物、味精、汽水等，可用糖、醋或柠檬等增进食欲。

③蛋白质：严重水肿伴低蛋白血症患者，可给予正常量的优质蛋白质饮食，以 0.8～1g/（kg·d）为宜，不应给予高蛋白饮食。有氮质血症的水肿患者，应限制蛋白质的摄入，给予 0.6～0.8g/（kg·d），低蛋白饮食可延缓肾小球硬化及肾功能减退。慢性肾衰竭者根据 GFR 调节蛋白质摄入量。

④热量：保证热量充足，防止发生负氮平衡，摄入量≥30kcal/（kg·d）。

（3）病情观察：肾源性水肿最重要的护理措施是准确记录 24 小时液体出入量。密切观察水肿消长情况，监测生命体征和腹围，观察有无急性心力衰竭和高血压脑病的表现，定期测量体重变化。

（4）用药护理：遵医嘱使用利尿药、糖皮质激素或其他免疫抑制药等，注意药物的疗效及不良反应。长期使用利尿药应定期监测血清电解质和酸碱平衡情况。

（5）皮肤护理：保持皮肤清洁、干燥，每天温水拭浴或淋浴，但清洁时勿过分用力。衣着柔软、宽松。长期卧床者经常变换体位，以防压疮。阴囊水肿者可用丁字带将阴囊托起。严重水肿尽量静脉给药，避免肌内注射，防止注射部位渗液而发生感染。

二、慢性肾小球肾炎

慢性肾小球肾炎简称慢性肾炎，是一组以蛋白尿、血尿、高血压和水肿为临床特征的肾小球疾病，起病方式各有不同，病情迁延，病变缓慢进展，伴有不同程度的肾功能减退，最终可导致慢性肾衰竭。

1. 病因与发病机制 多数起病即为慢性，少数由急性肾小球肾炎发展所致。发病的起始因素主要是免疫介导的炎症。非免疫性因素也可导致病程慢性化，如应用肾毒性药物、高血压、高蛋白或高脂饮食等。

2．**临床表现**　可发生于任何年龄，以青中年男性为主，起病缓慢、隐匿，蛋白尿、血尿、高血压和水肿为基本表现。

（1）蛋白尿：是本病必有的表现。多为轻度蛋白尿，部分患者出现大量蛋白尿。

（2）血尿：多为镜下血尿，也可出现肉眼血尿。

（3）水肿：可有可无，一般不严重，多为眼睑和（或）下肢凹陷性水肿，晚期持续存在。

（4）高血压：血压正常或轻度升高，部分患者出现血压（特别是舒张压）持续性中等以上程度升高。

（5）肾功能损害：呈慢性进行性损害，可出现夜尿增多。感染、劳累、妊娠、血压升高、肾毒性药物、预防接种及高蛋白、高脂或高磷饮食可诱发肾功能急剧恶化，去除诱因后肾功能可有一定程度的缓解。慢性肾功能不全为其终末期并发症。

3．**辅助检查**

（1）尿液检查：蛋白尿＋～＋＋＋，24小时尿蛋白定量 1～3g。镜下可见多形性红细胞和红细胞管型。

（2）血液检查：早期血常规多正常或轻度贫血。晚期红细胞计数和血红蛋白明显下降。

（3）肾功能检查：内生肌酐清除率明显下降，血尿素氮、血肌酐增高。

（4）B超检查：双肾缩小，皮质变薄。

（5）肾穿刺活体组织检查：可确定慢性肾炎的病理类型。

4．**治疗要点**　目的在于防止和延缓肾功能进行性减退，改善症状及防治严重合并症，而不以消除尿蛋白和血尿为目标。一般不使用激素和细胞毒药物，多采取综合治疗。

（1）控制高血压和减少尿蛋白：是两个重要的治疗环节，因高血压和蛋白尿可加速肾小球硬化，促进肾功能恶化。血压最好控制在 ＜130/80mmHg，尿蛋白＜1g/d。首选药物为血管紧张素转换酶抑制剂（ACEI）或血管紧张素Ⅱ受体拮抗剂（ARB），既可降低血压，又能减少蛋白尿，保护肾脏功能。

（2）休息与饮食：休息可增加肾血流量，增加尿量，改善肾功能，减少蛋白尿。肾功能不全者采取优质低蛋白、低磷饮食，以减轻肾小球高灌注、高压力和高滤过状态，延缓肾小球硬化和肾功能减退。

（3）利尿：水肿较明显者，选用氢氯噻嗪、呋塞米等利尿药。

（4）抗血小板药物：可改善微循环，降低尿蛋白，延缓肾功能衰退。

（5）避免加重肾脏损害的因素：避免妊娠、感染、劳累及肾毒性药物等。

5．**护理措施**

（1）休息活动护理：注意休息和睡眠，适度活动，避免体力活动、受凉，防止感染。为预防下肢静脉血栓形成，可被动运动肢体。

（2）饮食护理：采取低量优质蛋白、低磷饮食，蛋白质以 0.6～0.8g/（kg·d）为宜。保证热量足够，充分补充维生素及矿物质。长期低优质蛋白饮食者注意补充必需氨基酸。水肿明显和高血压者给予低盐饮食，详见本章常见症状护理的相关内容。

（3）病情观察：重点关注血压变化，中度以上的高血压如控制不佳，肾功能恶化较快，预后较差。准确记录24小时出入液量，监测尿量、体重，观察水肿、贫血及肾功能减退程度等情况。及时发现肾衰竭。

（4）预防感染：遵医嘱应用抗生素 1～2 周，以免发生感染。

（5）用药指导：遵医嘱长期正确用药，使用降压药时不宜降压过快、过低，注意观察药物疗效和不良反应。避免应用有肾毒性作用的药物如氨基糖苷类（庆大霉素、链霉素、卡那霉素、妥布霉素、新霉素、阿米卡星）、磺胺类、两性霉素B、第一代头孢菌素等。

三、原发性肾病综合征

原发性肾病综合征是由各种肾疾病所致的，以大量蛋白尿（尿蛋白＞3.5g/d）、低白蛋白血症（血浆白蛋白＜30g/L）、水肿、高脂血症为临床表现的一组综合征。其中，前两项为诊断本病的必备条件。

1. 病因与发病机制　肾病综合征不是独立的疾病，可分为原发性和继发性。原发性肾病综合征是指原发于肾脏本身的肾小球疾病，其发病机制为免疫介导性炎症所致的肾损害。继发性肾病综合征是指继发于全身或其他系统疾病的肾损害，如糖尿病肾病、狼疮性肾炎、过敏性紫癜等。

2. 病理生理

（1）大量蛋白尿：因肾小球滤过膜屏障功能受损，导致原尿中蛋白含量增多，形成大量蛋白尿。大量蛋白尿是肾病综合征的起病根源，是最根本和最重要的病理生理改变，也是导致其他三大临床表现的基本原因，对机体的影响最大。

（2）低白蛋白血症：因大量蛋白从尿中丢失所致。肝代偿性合成白蛋白不足，胃黏膜水肿影响蛋白质吸收可进一步加重低蛋白血症。

（3）水肿：低白蛋白血症导致血浆胶体渗透压下降是水肿的主要原因。

（4）高脂血症：其发生与低白蛋白血症刺激肝合成脂蛋白增加和脂蛋白分解减少有关。

3. 临床表现　起病缓急与病理类型有关，患儿起病或复发前常有呼吸道感染。

（1）大量蛋白尿：大量蛋白尿是肾病综合征的起病根源，是最根本和最重要的病理生理改变，也是导致其他三大临床表现的基本原因，对机体的影响最大。

（2）低白蛋白血症：因大量蛋白从尿中丢失所致。肝代偿性合成白蛋白不足，胃黏膜水肿影响蛋白质吸收可进一步加重低蛋白血症。低白蛋白血症导致血浆胶体渗透压下降是水肿的主要原因。

（3）水肿：是肾病综合征患者最常见和最突出的体征，是患者入院后护理最重要的评估内容。

（4）高脂血症：以高胆固醇血症最为常见，其发生与低白蛋白血症刺激肝合成脂蛋白增加和脂蛋白分解减少有关。

（5）并发症

①感染：是常见的并发症和致死原因，也是导致肾病综合征复发及疗效不佳的主要原因，其发生与蛋白质营养不良、免疫功能紊乱及应用糖皮质激素等有关。最常见的感染部位依次为呼吸道、泌尿道及皮肤。

②血栓、栓塞：多数患者血液呈高凝状态，易发生血管内血栓形成和栓塞，以肾静脉血栓最常见，可使肾病综合征加重，是直接影响疗效和预后的重要原因。

③肾衰竭：是肾病综合征导致肾损伤的最终后果。

④蛋白质及脂肪代谢紊乱。

4. 辅助检查

（1）尿液检查：尿蛋白定性＋＋＋～＋＋＋＋，尿蛋白定量＞3.5g/d，尿中有红细胞、颗粒管型。

（2）血液检查：血浆白蛋白＜30g/L，血胆固醇、甘油三酯、低密度脂蛋白及极低密度脂蛋白均增高，血沉明显增快。

（3）肾功能检查：血尿素氮、肌酐可升高，内生肌酐清除率降低。

（4）肾活检病理检查：可以明确肾小球的病变类型，指导治疗及判断预后。

（5）B超检查：双肾正常或缩小。

5. 治疗要点

（1）一般治疗：注意休息，合理饮食。

（2）对症治疗

①利尿消肿：噻嗪类利尿药与保钾利尿药合用。

②减少尿蛋白：血管紧张素转换酶抑制剂（ACEI）或血管紧张素Ⅱ受体拮抗剂（ARB），可直接降低肾小球内高压，减少尿蛋白。

（3）抑制免疫与炎症反应

①糖皮质激素：抑制免疫炎症反应，减少醛固酮和抗利尿激素分泌，是原发性肾病综合征首选的治疗药物。

②细胞毒药物：以环磷酰胺最常用，常与激素合用。

③环孢素A：适用于激素及细胞毒药物治疗无效的难治性肾病综合征。

（4）并发症防治

①感染：用激素治疗时无须预防性使用抗生素，以免诱发真菌双重感染。一旦发生感染，及时应用敏感、强效及无肾毒性的抗生素治疗。

②血栓及栓塞：当血浆白蛋白＜20g/L时，提示存在高凝状态，可预防性应用肝素并辅以抗血小板药。

③急性肾衰竭：利尿无效且达到透析指征时应进行血液透析。

（5）中医中药治疗：雷公藤具有抑制免疫和系膜细胞增生、减少尿蛋白的作用。

6. 护理措施

（1）休息活动护理：全身严重水肿、胸腹腔积液者，易引起呼吸困难，需绝对卧床休息，取半卧位，以增加肾血流量，从而增加尿量。床上适度活动，防止关节僵硬、挛缩及肢体血栓形成。水肿减轻后可下床室内活动，尿蛋白＜2g/d可进行室外活动，恢复期避免剧烈活动。高血压者应限制活动量。

（2）饮食护理：一般给予正常量的优质蛋白（动物蛋白），摄入量以0.8～1.0g/（kg·d）为宜。肾功能不全时根据内生肌酐清除率调整蛋白质摄入量。保证足够的热量，以30～35kcal/（kg·d）为宜。为减轻高脂血症，应少进富含饱和脂肪酸的食物，多吃不饱和脂肪酸及富含可溶性纤维食物。水肿时限制钠盐＜3g/d，避免腌制食品。轻度水肿无须严格限水，严重水肿或每天尿量＜500ml者严格限制水的摄入。

（3）皮肤护理：详见本节常见症状护理的相关内容。

（4）预防感染：保持病室环境清洁，定期空气消毒。加强口腔护理。严格无菌操作，保持全身皮肤和会阴清洁。加强营养和休息，注意保暖。尽量减少探视，预防交叉感染。

（5）用药护理

①利尿药：定期复查电解质，遵医嘱补钾，肾衰竭者禁用保钾利尿药。注意利尿不宜过快、过猛，以免血容量不足而加重血液高凝，诱发血栓、栓塞并发症。

②糖皮质激素：严格遵医嘱用药，长期使用应注意有无消化道溃疡、继发感染、骨质疏松、高血压、糖尿病、满月脸及向心性肥胖等不良反应。用药应遵循起始足量、缓慢减药、长期维持的原则。可采取全天量顿服或维持用药期间两天量隔天一次顿服，以减轻不良反应。中程疗法总疗程6个月，长程疗法9个月。

③环磷酰胺：不良反应有出血性膀胱炎、骨髓抑制、胃肠道反应、中毒性肝损害、脱发及性腺抑制（尤其男性）等。

④环孢素A：长期应用存在肝肾毒性、高血压、高尿酸血症、多毛及牙龈增生等不良反应，停药后易复发。

四、肾盂肾炎

1．病因与发病机制

（1）病原体：以革兰阴性杆菌为主，最常见的致病菌为大肠埃希菌。

（2）感染途径

①上行感染是最常见的感染途径，致病菌经尿道进入膀胱，甚至沿输尿管播散至肾脏，致病菌多为大肠埃希菌。

②血行感染，较少见，多为体内感染灶的致病菌侵入血液循环后累及泌尿系统，致病菌多为金黄色葡萄球菌。

③淋巴感染，更少见，致病菌经淋巴管传播至泌尿系统。

④直接感染，偶见外伤或肾周围器官发生感染时，致病菌直接侵入所致。

（3）诱发因素

①梗阻因素，如泌尿系统结石、肿瘤等。

②机体抵抗力降低，如糖尿病或长期应用免疫抑制药的患者等。

③女性尿道短、直而宽，括约肌收缩力弱，尿道口与肛门、阴道邻近，易发生尿路感染。女性月经期、妊娠期、绝经期因内分泌等因素改变而更易发病。

④医源性因素，如留置导尿、做逆行肾盂造影等，可导致尿道黏膜损伤，致病菌侵入深部组织而发病。

2．临床表现

（1）急性肾盂肾炎：最典型的症状为突发高热和膀胱刺激征，合并全身中毒症状，可有单侧或双侧腰痛、肾区叩击痛及脊肋角压痛。

（2）慢性肾盂肾炎：大多数因急性肾盂肾炎治疗不彻底发展而来。病程长，迁延不愈，反复发作，多见于老年人和孕妇。部分患者有"无症状性菌尿"。

（3）并发症：多见于严重急性肾盂肾炎，可有肾周围炎、肾乳头坏死、肾脓肿、脓毒症等。

3．辅助检查

（1）尿常规：可见白细胞管型，对肾盂肾炎有诊断价值，但不会出现大量蛋白尿。

（2）血常规：急性期血白细胞计数增高，中性粒细胞核左移，血沉增快。

（3）细菌培养：可采用清洁中段尿、导尿及膀胱穿刺尿做细菌培养，其中膀胱穿刺尿培养结果最可靠。尿细菌定量培养 $\geq 10^5$/ml 为真性菌尿，可确诊尿路感染。$10^4 \sim 10^5$/ml 为可疑阳性，需复查。$< 10^4$/ml 则可能是污染。

（4）肾功能检查：慢性肾盂肾炎肾功能受损时可出现肾小球滤过率下降、血肌酐升高等。

4．治疗要点

（1）急性肾盂肾炎

①一般治疗：休息，多饮水，勤排尿，保持每天尿量在 2500ml 以上。保持外阴清洁，也是最简单的预防措施。

②抗菌药物治疗：应用抗菌药物，首选对革兰阴性杆菌有效的药物，如喹诺酮类（氧氟沙星等）、青霉素及头孢菌素类。一般疗程为 10～14 天，尿检阴性后再用药 3～5 天。如尿菌仍阳性，则应参考药敏试验结果选用敏感性药物继续治疗 4～6 周。治愈后不提倡长期应用抗菌药物，以免诱发耐药。

③碱化尿液：碳酸氢钠片口服，以碱化尿液，增强药物抗菌活性，避免尿路结晶形成。

（2）慢性肾盂肾炎：治疗的关键是积极寻找并去除易感因素，提高机体免疫力；急性发作时的治疗原则同急性肾盂肾炎。

5. 护理措施

（1）休息活动护理：急性期需卧床休息，慢性肾盂肾炎患者不宜从事重体力活动。

（2）饮食护理：给予高热量、高蛋白、高维生素饮食。鼓励多饮水，每天饮水 2000ml 以上，每 2 小时排尿 1 次，通过增加尿量起到冲洗尿路的作用，促进细菌和毒素排出，减少炎症对膀胱和尿道的刺激。多饮水、勤排尿是最简便有效的预防尿路感染的措施。

（3）高热护理：遵医嘱应用抗菌药物，口服复方磺胺甲噁唑时嘱患者多饮水，并同时服用碳酸氢钠，以碱化尿液、增强疗效、减少磺胺结晶形成，避免引起肾损伤。可进行物理降温，必要时按医嘱药物降温。

五、慢性肾衰竭

慢性肾衰竭简称慢性肾衰，是各种慢性肾疾病进行性发展的最终结局，以肾功能减退，代谢产物潴留，水、电解质紊乱及酸碱平衡失调和全身各系统症状为主要表现的临床综合征。

1. 病因　在我国以原发性慢性肾小球肾炎最多见。在发达国家，糖尿病肾病、高血压肾小动脉硬化为主要病因。

2. 临床表现　起病隐匿，早期仅有原发病表现。当发展至肾衰竭失代偿期时，才出现明显症状。尿毒症期时出现全身各器官功能失调的表现。

（1）水、电解质和酸碱平衡失调：常出现水肿或脱水、低钠或高钠血症、低钾或高钾血症、低钙血症、高磷血症及代谢性酸中毒，以代谢性酸中毒和水钠平衡紊乱最多见。

（2）消化系统：食欲减退是最早期和最常见的症状，还可出现恶心、呕吐、腹胀、腹泻、消化道出血，尿毒症晚期因唾液中的尿素被分解成氨，呼气有尿臭味。

（3）心血管系统：心血管病变是慢性肾衰的常见并发症和最主要的死因。

①高血压和左心室肥大：存在不同程度的高血压，主要与水钠潴留有关。

②心力衰竭：是尿毒症患者最常见的死亡原因。与高血压、水钠潴留、尿毒症性心肌病等有关。

③尿毒症性心包炎：是病情危重的表现之一，其发生多与尿毒症毒素蓄积、低蛋白血症和心力衰竭有关。轻者无症状，典型者表现为胸痛及心包积液体征，心包积液多为血性。

④动脉粥样硬化：与高血压、脂质代谢紊乱有关，动脉粥样硬化发展迅速，也是主要的致死因素。

（4）血液系统

①贫血：所有患者必有轻、中度贫血，为正细胞性、正色素性贫血，发生原因主要为肾脏促红细胞生成素减少，致红细胞生成减少和破坏增加。

②出血倾向：常有皮下出血、鼻出血、月经过多等。

（5）呼吸系统：出现气促、气短，酸中毒时呼吸深而长。晚期可出现"尿毒症肺水肿"，肺部 X 线显示"蝴蝶翼"征。

（6）精神、神经系统：早期常疲乏、失眠、注意力不集中，后期可出现性格改变、抑郁、记忆力下降，尿毒症时表现为谵妄、幻觉、昏迷等。

（7）骨骼病变：由于活性维生素 D_3 不足、低血钙症和高磷血症、继发性甲状旁腺功能亢进等因素可致肾性骨营养不良症，以高转化性骨病最多见。

（8）皮肤表现：皮肤瘙痒是最常见症状之一，与继发性甲亢引起的钙沉着于皮肤有关。尿毒症患者的特征性面容表现为面色苍白或黄褐色，与贫血、尿素霜的沉积有关。

（9）内分泌失调：常有性功能障碍，女性患者闭经、不孕，男性患者阳痿、不育。

（10）代谢紊乱：可出现糖耐量异常、高甘油三酯血症、高胆固醇血症和血浆白蛋白水平降低等。

（11）继发感染：其发生与免疫系统功能低下和白细胞功能异常有关，以肺部、泌尿和皮肤感染多见，为主要死亡原因之一。

（12）临床分期：根据肾功能损害程度，慢性肾衰竭可分为 4 期（表 2-33）。

表2-33　慢性肾衰竭的临床分期

分　期	肌酐清除率（ml/min）	血肌酐（μmol/L）	临床表现
肾功能代偿期	50～80	133～177	无症状
肾功能失代偿期	25～50	178～450	轻度贫血、乏力和夜尿增多
肾衰竭期	10～25	451～707	中度贫血，消化道症状，夜尿增多，轻度水、电解质、酸碱平衡紊乱
尿毒症期	<10	≥707	明显贫血，消化道症状，水、电解质和酸碱平衡紊乱，神经系统症状

3．辅助检查

（1）血常规：红细胞计数和血红蛋白浓度降低，白细胞与血小板正常或偏低。

（2）尿液检查：尿量正常但夜尿增多，尿渗透压降低。尿比重测定是判断肾功能最简单的方法，严重者尿比重固定在 1.010～1.012。蜡样管型对诊断有意义。

（3）肾功能检查：内生肌酐清除率降低出现较早，血肌酐、尿素氮、尿酸增高。

（4）影像学检查：双肾缩小。

4．治疗要点

（1）早期防治：治疗原发病和去除导致肾功能恶化的因素，是慢性肾衰竭防治的基础，也是保护肾功能和延缓慢性肾脏病进展的关键。

（2）饮食治疗：限制蛋白饮食是治疗的重要环节，能减少含氮代谢产物生成，减轻症状及相关并发症，延缓病情进展。适当应用必需氨基酸，避免负氮平衡。

（3）对症治疗

①高血压：严格、有效控制血压是延缓慢性肾衰竭进展的重要措施之一。肾素依赖型应首选血管紧张素转换酶抑制剂（ACEI）或血管紧张素 II 受体拮抗剂（ARB）。

②感染：结合细菌培养和药物敏感试验，及时应用无肾毒性或毒性低的抗生素治疗。

③代谢性酸中毒：在纠正酸中毒过程中同时补钙，防止低钙引起的手足抽搐。

④贫血：重组人红细胞生成素是治疗肾性贫血的特效药，血红蛋白< 100g/L 可开始使用。

（4）透析疗法：适用于尿毒症患者经药物治疗无效时。

（5）肾移植：是目前最佳的肾脏替代疗法，为治疗终末期肾衰竭最有效的方法。

5．护理措施

（1）休息活动护理：以休息为主，避免过度劳累。病情较重或合并心力衰竭、严重贫血者，应绝对卧床休息，并协助患者做好各项生活护理。病情较轻、能起床活动者，应适当活动，以不出现心慌、气急、乏力和头晕为宜。长期卧床患者应适当床上活动，避免肢体血栓形成或肌肉萎缩。

（2）饮食护理：给予低量优质蛋白（动物蛋白）、高热量、低磷、低钾、高钙、高维生素的易消化饮食。根据肾小球滤过率调整蛋白质的摄入量，一般为 0.4～0.8g/（kg·d）。血液透析患者的蛋白质摄入量为 1.0～1.2g/（kg·d）。主食最好采用麦淀粉，以及其他热量高、蛋白质低的食物，如藕粉、粉丝、薯类等。避免摄取含钾量高的食物。

（3）病情观察：最重要的是每天准确记录24小时液体出入量。密切监测患者生命体征及意识状态，每天定时测量体重，注意有无并发症的表现，尤其注意防止高钾血症，禁食含钾高的食物及使用含钾的药物，如青霉素钾、螺内酯等药物。禁止输库存血，因库存血含钾量较高。

（4）预防感染：监测患者体温变化，评估导致感染的危险因素及部位。严格执行无菌操作，避免不必要的侵入性检查和治疗。加强对皮肤、口腔及外阴的护理，卧床患者定期翻身。注意保暖，尽量少去人群密集的公共场所。血液透析者可行乙肝疫苗接种，并尽量减少输血。

（5）水肿护理：详见本章常见症状护理的相关内容。

（6）用药护理：遵医嘱正确用药，注意观察药物疗效和不良反应。应用促红细胞生成素皮下注射时，应定期更换注射部位。避免应用庆大霉素等有肾毒性作用的药物。

（7）皮肤护理：保持皮肤清洁、干燥，避免使用刺激性液体洗澡。勤换衣服，衣着柔软、宽松。经常更换卧位，按摩受压部位，防止压疮。

第六节　血液及造血系统疾病

一、常见症状护理

血液由血细胞和血浆组成，血细胞包括红细胞、白细胞及血小板。红细胞进入血液循环后的平均寿命约120天，中性粒细胞平均寿命2～3天，嗜酸性粒细胞8～12天，嗜碱性粒细胞12～15天，血小板7～14天。正常成人红细胞计数，男性为（4.0～5.5）×10^{12}/L，女性为（3.5～5.0）×10^{12}/L。

1. 血液病常见症状

（1）贫血：是血液病最常见的症状之一。血红蛋白浓度是反映贫血最重要的检查指标。在海平面地区，成年男性Hb＜120g/L，女性Hb＜110g/L即可诊断为贫血。

①分类

a. 红细胞和血红蛋白生成不足性贫血：造血物质缺乏，如营养性缺铁性贫血；骨髓造血功能障碍，如再生障碍性贫血；慢性感染、肾病伴发的贫血等。

b. 溶血性贫血：如遗传性球形红细胞增多症、新生儿溶血病等。

c. 失血性贫血：各种急性和慢性失血性贫血。

②临床表现：疲乏、困倦和软弱无力是贫血最常见和最早出现的症状。皮肤黏膜苍白是贫血最突出的体征和患者就诊的主要原因，以眼结膜、口唇、甲床多见。神经系统对缺氧最敏感，常有头晕、头痛、失眠多梦、注意力不集中等。

（2）继发感染

①常见原因：急性白血病、再生障碍性贫血、淋巴瘤等血液病引起白细胞数减少和功能缺陷，免疫抑制药的应用及贫血或营养不良等。

②临床表现：发热是感染最常见的症状。感染部位以口腔、牙龈、咽峡最常见，其次为呼吸系统、皮肤、泌尿系统等，严重者可发生败血症。

（3）出血或出血倾向：由止血和凝血功能障碍而引起自发性出血或轻微创伤后出血不止的一种症状。

①常见原因：血小板数量减少或功能异常，血管脆性增加，凝血因子缺乏，血液中抗凝血物质增加。

②临床表现：可发生在全身任何部位，以口腔、鼻腔、牙龈最常见。颅内出血最严重，可导致患者死亡。

2．血液病患者的护理

（1）出血倾向

①休息活动护理：仅有皮肤黏膜出血且症状轻微，无须限制活动。若血小板计数＜50×10^9/L，宜减少活动，增加卧床休息时间。严重出血或血小板计数＜20×10^9/L者，绝对卧床休息，协助生活护理。

②饮食护理：给予高热量、高蛋白、高维生素、少渣软食。保持大便通畅，必要时应用缓泻药。加强口腔护理，餐前、餐后可用冷的苏打漱口水含漱。

③病情观察：定时测血压、心率，注意意识状态。严密观察出血部位、出血范围、出血量等，及时识别重症出血及其先兆。

④皮肤出血的护理：保持皮肤清洁，避免搔抓皮肤，避免肢体碰撞或外伤。护理操作动作要轻稳，尽量少用注射药物，注射或穿刺后延长按压时间，直至止血。

⑤鼻出血的护理：避免用力擤鼻或用手挖鼻痂，可用液状石蜡滴鼻，防止黏膜干裂出血。少量鼻出血可用干棉球或1∶1000肾上腺素棉球填塞止血，并局部冷敷。出血严重可用凡士林油纱条做鼻孔填塞压迫止血。

⑥口腔、牙龈出血的护理：用软毛牙刷，勿用牙签剔牙，避免食用煎炸、坚硬的食物。牙龈渗血时，可用肾上腺素棉球吸收，明胶海绵片贴敷牙龈或局部压迫止血。并可用棉签蘸漱口液清洁牙齿。

⑦密切观察止血药的疗效和不良反应：遵医嘱输血及应用血液制品，做好"三查八对"。

（2）发热

①休息活动护理：维持适宜的温湿度，定期通风。卧床休息，取舒适体位，必要时吸氧。

②饮食护理：给予高蛋白、高热量、高维生素、易消化饮食，多饮水，每天饮水至少2000ml以上，必要时遵医嘱静脉补液。

③病情观察：注意观察生命体征、意识状态及进食情况，尤其是体温的变化。

④降温护理：物理降温可在颈部、腋下及腹股沟等大血管处放置冰袋，血液病或有出血倾向者禁用乙醇或温水拭浴，以免局部血管扩张造成皮下出血。大量出汗时，及时更换衣物，保持皮肤清洁干燥，防止受凉和虚脱。

⑤预防感染：定期进行病室消毒，限制探视人员，以防交叉感染。白细胞＜1×10^9/L时应实行保护性隔离。

二、贫　血

（一）缺铁性贫血

缺铁性贫血是体内储存铁缺乏，导致血红蛋白合成减少而引起的一种小细胞低色素性贫血，是最常见的贫血。

1．铁代谢

（1）铁的来源：造血所需的铁主要来自衰老破坏的红细胞。食物也是铁的重要来源。

（2）铁的吸收：吸收铁的主要部位是十二指肠及空肠上端。

2．病因与发病机制

（1）铁摄入不足：是妇女、小儿缺铁性贫血的主要原因。多见于婴幼儿、青少年、妊娠期和哺乳期妇女。

（2）铁吸收不良：由胃酸分泌不足或肠道功能紊乱影响铁的吸收。常见于胃大部切除、慢性胃肠道疾病等。

（3）铁丢失过多：慢性失血是成年人缺铁性贫血最常见和最重要的病因，如消化性溃疡出血、痔出血、月经过多、钩虫病等。

3. 临床表现

（1）原发病表现：血尿、黑便、月经过多等。

（2）贫血共有表现：皮肤黏膜苍白（无发绀）、乏力、头晕、心悸、气短等。只有贫血而无出血，不存在血小板下降。

（3）缺铁性贫血的特殊表现

①组织缺铁表现：皮肤干燥、萎缩、无光泽，毛发干枯易脱落，指（趾）甲扁平、脆薄易裂，出现反甲或匙状甲。黏膜损害常有舌炎、口角炎、舌乳头萎缩，严重者吞咽困难。

②神经、精神系统异常：儿童较明显，如易激惹、烦躁、注意力不集中。少数患者有异食癖，喜吃泥土、生米等。

4. 辅助检查

（1）血象：典型血象为小细胞低色素性贫血，血红蛋白降低较红细胞更明显，白细胞、血小板正常或减低。

（2）骨髓象：增生活跃或明显活跃，以中、晚幼红细胞为主，骨髓铁染色可反映体内储存铁情况，可作为诊断缺铁的金指标。

（3）其他：血清铁和铁蛋白降低，血清铁蛋白检查能早期诊断储存铁缺乏，血清可溶性转铁蛋白受体测定是目前反映缺铁性红细胞生成的最佳指标。

5. 治疗要点

（1）去除病因：是根治贫血，防止复发的关键环节。

（2）补充铁剂：首选口服铁剂，如硫酸亚铁、富马酸亚铁等。也可用铁剂肌内注射。

6. 护理措施

（1）饮食护理：给予高蛋白、高维生素、含铁丰富的饮食。含铁丰富的食物主要有动物肝、肾、血、瘦肉及蛋黄、海带、紫菜、木耳、豆类、香菇等，其中动物食物的铁更易吸收。谷类、蔬菜、水果含铁较低，乳类含铁最低。避免偏食或挑食，提倡均衡饮食。进食定时、定量，必要时少量多餐。多吃富含维生素 C 的食物，有利于铁吸收。纠正不良饮食习惯，婴幼儿宜母乳喂养，及时添加辅食。早产儿出生后 2 个月开始预防性补铁。妊娠期及哺乳期妇女多食含铁丰富的食物。

（2）病情观察：观察原发病和贫血症状、体征，评估其活动耐力。定期检测红细胞计数、血红蛋白浓度、网织红细胞等指标变化。

（3）用药护理

①口服铁剂的护理：最常见的不良反应是恶心、呕吐、胃部不适和黑便等胃肠道反应，应从小剂量开始，于两餐之间服用。可与维生素 C 或各种果汁同服，但避免与茶、咖啡、牛奶、植酸盐等同服，以免影响铁吸收。口服液体铁剂使用吸管，服后漱口，避免牙齿染黑。

②注射铁剂的护理：需深层肌内注射并经常更换注射部位，减少疼痛与硬结形成。注射时应注意不要在皮肤暴露部位注射。抽取药液后，更换针头注射。可采用"Z"形注射法，以免药液溢出导致皮肤染色。注射后 10 分钟至 6 小时内，密切观察不良反应，主要有注射局部肿痛、硬结形成、皮肤发黑和过敏反应等。

③疗效判断：一般补充铁剂 12 ～ 24 小时后患者自觉症状好转，精神症状减轻，食欲增加。网织红细胞能最早反映其治疗效果，用药 1 周左右开始上升，10 天左右达到高峰。2 周后血红蛋白开

始升高，通常 1 ～ 2 个月恢复至正常。铁剂治疗应在血红蛋白恢复正常后继续服用 3 ～ 6 个月，以增加铁储存。

（二）再生障碍性贫血

1. 病因与发病机制

（1）药物及化学物质：是最常见的致病因素。氯霉素、磺胺药、四环素、链霉素、异烟肼、保泰松、吲哚美辛、阿司匹林、抗惊厥药、抗甲状腺药、抗肿瘤药等均可导致再生障碍性贫血（再障）。以氯霉素最多见，其致病作用与剂量无关，但与个人敏感有关。

（2）物理因素：长期接触各种电离辐射。

（3）病毒感染：病毒性肝炎与再障的关系较明确，EB 病毒、流感病毒、风疹病毒等也可引起再障。

2. 临床表现 主要表现为进行性贫血、出血、反复感染而肝、脾、淋巴结多无肿大。按临床表现的严重程度和发病缓急可分为重型和非重型（表 2-34）。

表2-34　重型再障和非重型再障的临床表现

	重型再障	非重型再障
病　程	起病急，进展快，病情重	起病缓，进展慢，病情较轻
首发症状	出血与感染	以贫血为主，偶有出血
贫　血	进行性加重	首发和主要表现
感　染	持续高热，难以控制，呼吸道感染最多见	高热少见，感染易控制
出　血	除皮肤黏膜外，常有内脏出血	以皮肤黏膜出血为主
骨髓象	多部位增生极度低下	增生减低或活跃，可有增生灶
预　后	不良，多于6～12个月死亡	较好，经治疗可长期存活

3. 辅助检查

（1）血象：呈正细胞正色素性贫血，全血细胞减少，但三系细胞减少的程度不同。网织红细胞绝对值低于正常。白细胞计数减少，以中性粒细胞减少为主。血小板减少。

（2）骨髓象：为确诊再障的主要依据，骨髓颗粒极少，脂肪滴增多。

4. 治疗要点

（1）去除病因：去除或避免可能导致骨髓损害的因素，禁用对骨髓有抑制的药物。

（2）支持和对症治疗：加强保护措施，预防感染，重型再障需保护性隔离，避免诱发或加重出血。止血，输血，应用广谱抗生素，再根据细菌培养结果，选择敏感抗生素。

（3）免疫抑制治疗：常用抗淋巴 / 胸腺细胞球蛋白和环孢素。

（4）促进骨髓造血：雄激素为治疗非重型再障的首选药物，常用司坦唑醇、十一酸睾酮和丙酸睾酮等，疗效判断指标为网织红细胞或血红蛋白升高。

（5）造血干细胞移植：年龄 40 岁以下，无感染及其他并发症是最佳移植对象。

5. 护理措施

（1）休息活动护理：重度以上贫血，血红蛋白＜ 60g/L 时，应绝对卧床休息，协助自理活动。中轻度贫血应休息与活动交替进行。

（2）出血护理：注意观察生命体征、皮肤黏膜及内脏出血的表现，一旦发生头痛、呕吐、烦躁不安等颅内出血征象，立即报告医生并配合抢救。

（3）感染护理：密切观察体温变化，发热常提示有感染存在。限制探视人数及次数，严格执行无菌操作。粒细胞绝对值 $\leq 0.5 \times 10^9/L$ 者，实行保护性隔离。加强营养支持和口腔护理，督促患者进餐后及晨起、睡前根据口腔 pH 值选用适当的口腔护理溶液漱口。保持皮肤清洁干燥，睡前、便后用 1∶5000 高锰酸钾溶液坐浴。

（4）用药护理：丙酸睾酮为油剂，不易被吸收，注射局部易形成硬块，需采用长针头深层、缓慢、分层注射，经常更换注射部位，发现硬块要及时理疗。长期应用的不良反应有肝功能损害和女性男性化，如毛须增多、声音变粗、痤疮、女性闭经等。

三、特发性血小板减少性紫癜

特发性血小板减少性紫癜（ITP）是一种由免疫介导的血小板过度破坏所致的出血性疾病，是最常见的血小板减少性疾病，临床上以自发性皮肤、黏膜及内脏出血为主要表现。

1．病因与发病机制

（1）免疫因素：是 ITP 发病的重要原因，血小板自身抗体形成导致血小板破坏。

（2）感染：多数急性 ITP 患者，在发病前 2 周左右有上呼吸道感染史。慢性 ITP 患者常因感染而使病情加重。

（3）肝、脾与骨髓因素：以脾脏最为重要。

（4）雌激素：慢性型多见于年轻女性，可能与体内雌激素水平较高有关。

2．临床表现

（1）急性型：多见于儿童，常有呼吸道病毒感染的前驱症状，起病急骤，常伴畏寒、发热。皮肤黏膜出血较重，全身皮肤现瘀点、紫癜及大小不等的瘀斑，好发于四肢，以下肢为多见。颅内出血是患者死亡的主要原因。急性型多为自限性，在 4～6 周可恢复。

（2）慢性型：多见于育龄期妇女。起病缓慢隐匿。出血症状较轻，多为反复发作的皮肤黏膜瘀点、瘀斑，女性患者常以月经过多为主，甚至是唯一症状。

3．辅助检查

（1）血象：血小板减少，功能一般正常。红细胞和血红蛋白下降，白细胞多正常。

（2）骨髓象：巨核细胞数量正常或增加，有血小板形成的巨核细胞显著减少，粒、红两系正常。

（3）其他：束臂试验阳性，出血时间延长，血块回缩不良。

4．治疗要点

（1）糖皮质激素为首选药物。

（2）静脉输注丙种球蛋白。

（3）脾切除：适用于糖皮质激素无效者。

（4）输血和输血小板：适用于血小板 $< 20 \times 10^9/L$，出血严重而广泛，疑有或已存在颅内出血者。

5．护理措施

（1）休息护理：血小板计数 $> 50 \times 10^9/L$ 者，可适当活动，避免外伤。血小板 $\leq 50 \times 10^9/L$ 以下者，减少活动，增加卧床休息时间。血小板 $\leq 20 \times 10^9/L$ 时，绝对卧床，避免严重出血或颅内出血。

（2）饮食护理：给予高热量、高蛋白、高维生素、少渣清淡饮食。

（3）病情观察：出现嗜睡、头痛、呕吐、视物模糊、瞳孔不等大、昏迷等，提示可能有颅内出血，应重点监测患者的血小板计数。

（4）症状护理：皮肤出血者不可搔抓，保持皮肤清洁。鼻腔出血不止，可用油纱条填塞。

（5）用药护理：餐后服药，长期使用糖皮质激素会引起身体外形的变化、胃肠道出血、诱发感染、骨质疏松等。

6. 健康教育

（1）疾病知识指导：介绍 ITP 治疗和护理的相关知识，避免使用阿司匹林等损伤血小板的药物。告知患者睡眠充足、情绪稳定、大小便通畅和有效控制高血压是预防颅内出血的有效措施。

（2）病情监测指导：定期门诊复查，并教会患者及家属识别出血征象，一旦发现皮肤黏膜出血加重或内脏出血的征象，应及时就诊。

（3）用药指导：指导患者遵医嘱按时、按量、按疗程服药，不可自行停药或增减药物用量。教会患者自我监测药物的不良反应。服药期间注意保暖，去公共场所时戴口罩，避免感冒以防加重病情或复发。

四、白血病

白血病是一类造血干细胞的恶性克隆性疾病，其克隆的白血病细胞因自我更新增强、增殖失控、分化障碍、凋亡受阻，而滞留在细胞发育的不同阶段，使正常造血受抑制并广泛浸润其他组织和器官。

（一）急性白血病

1. 临床表现 起病急缓不一，急者多为高热或严重出血，缓者多为面色苍白、疲乏、低热、轻微出血等。

（1）贫血：常为首发症状，呈进行性加重。贫血的原因包括正常红细胞生成减少及无效性红细胞生成、溶血、出血等，最主要机制是骨髓中白血病细胞极度增生与干扰，造成正常红细胞生成减少。

（2）发热：为早期表现，也是最常见的症状。高热常提示有继发感染，引起感染的原因主要是成熟粒细胞缺乏或功能缺陷。感染可发生在全身任何部位，以口腔炎最多见，其次是呼吸道及肛周皮肤。最常见的致病菌为革兰阴性杆菌，如肺炎克雷伯杆菌、铜绿假单胞菌、大肠埃希菌等。疾病后期常伴真菌感染，与长期应用广谱抗生素、激素、化疗药物有关。

（3）出血：最主要原因是血小板减少。可发生在全身任何部位，以颅内出血最严重，出现头痛、呕吐、瞳孔大小不等，甚至突然死亡。

（4）白血病细胞浸润的表现

①肝、脾及淋巴结肿大。

②骨骼和关节：胸骨下段局部压痛对白血病诊断有一定价值，关节、骨骼疼痛以儿童多见。骨膜受累可形成粒细胞肉瘤（绿色瘤），以眼眶部位最常见，可引起眼球突出、复视或失明。

③中枢神经系统：最常见的髓外浸润部位，主要原因是化疗药物不易通过血 - 脑屏障。表现为头痛、呕吐、颈强直，甚至抽搐、昏迷。

④睾丸：一侧睾丸无痛性肿大，是仅次于中枢神经系统的髓外复发的根源。

2. 辅助检查

（1）血象：多数患者白细胞计数增多，少数白细胞数正常或减少。血涂片检查数量不等的原始和幼稚白细胞是血象检查的主要特点。有不同程度的正常细胞性贫血。早期血小板轻度减少或正常，晚期极度减少。当血小板计数＜20×10^9/L 时应警惕颅内出血。

（2）骨髓象：是确诊白血病的主要依据和必做检查，对临床分型、指导治疗、疗效判断和预后评估等意义重大。多数患者骨髓象增生明显活跃或极度活跃，以原始细胞和幼稚细胞为主，正常较成熟的细胞显著减少。

（3）其他：细胞化学、免疫学等检查有助于确定白血病的类型。

3. 治疗要点

（1）对症治疗

①紧急处理高白细胞血症：当白细胞＞100×10⁹/L时，应紧急使用血细胞分离机。

②防治感染：严重感染是白血病主要的死亡原因，患者宜住隔离病室或无菌层流室。

③控制出血：血小板＜20×10⁹/L者，输浓缩血小板悬液或新鲜血。

④纠正贫血：积极争取白血病缓解是纠正贫血最有效的方法。严重贫血可吸氧、输浓缩红细胞，维持Hb＞80g/L。

⑤预防尿酸肾病：由于化疗药物造成大量白血病细胞破坏，血清及尿液中尿酸浓度明显增高，尿酸结晶的析出可阻塞肾小管，严重者可致肾衰竭。应要求患者多饮水，最好24小时持续静脉补液，使每小时尿量＞150ml/m² 并保持碱性尿。还可给予别嘌醇抑制尿酸合成。

（2）化学药物治疗：是目前白血病治疗最主要的方法，也是造血干细胞移植的基础，可分为诱导缓解及缓解后治疗两个阶段。长春新碱（VCR）和泼尼松（P）组成的VP方案是急性淋巴细胞白血病的基础用药。急性髓系白血病最常用的是去甲氧柔红霉素（IDA）、阿糖胞苷（A）组成的IA方案和柔红霉素（DNR）、阿糖胞苷（A）组成的DA方案。

（3）中枢神经系统白血病的防治：可行药物鞘内注射，常用药物是甲氨蝶呤、阿糖胞苷，可同时加地塞米松。

（4）其他：骨髓或外周干细胞移植。

4. 护理措施

（1）休息活动护理：以休息为主，缓解期和化疗间歇期可适当活动。化疗及病情较重者，应绝对卧床休息。

（2）饮食护理：给予高热量、高蛋白、高维生素、适量纤维素、清淡、易消化饮食，以半流质为主，少量多餐。避免高糖、高脂、产气和刺激性的食物，避免化疗前后2小时内进食，避免进餐后立即平卧。

（3）病情观察：密切观察生命体征的变化，有无感染，皮肤黏膜淤血或出血点。重点警惕发生颅内出血等严重并发症。

（4）化疗不良反应的护理

①预防组织坏死：多数化疗药物对组织刺激大，多次静脉注射可引起静脉炎。若药液外渗可引起局部组织坏死、蜂窝织炎，故仅用于静脉注射。首选中心静脉或深静脉置管，若使用外周浅表静脉，宜选择粗直的大血管。静脉给药前，最重要的注意事项是告知患者，并要求签署化疗同意书。此后用生理盐水冲管，确保针头在静脉内，推注速度要慢，边推边抽回血，以保证药液无外渗。输注完毕后再用生理盐水冲管后拔针。联合应用多种药物时，先用刺激性弱的药物。

若静脉穿刺处疼痛，首先考虑是否发生药液外渗。药液一旦外渗，应立即停止给药，保留针头接注射器回抽后，注入解毒剂再拔针，之后应用地塞米松或利多卡因局部封闭，间断冰敷24小时，肢体抬高48小时，报告医师并记录。

②保护静脉：药物适当稀释，以减轻对血管壁的刺激。长期治疗需制订静脉使用计划，左、右臂交替使用。发生静脉炎的局部血管禁止输液，患处避免受压，给予热敷，硫酸镁湿敷或理疗。

③骨髓抑制：抗肿瘤药物多数均有不同程度的骨髓抑制不良反应，应定期查血象，每次疗程结束后复查骨髓象。化疗期间最主要的观察项目就是血常规，如白细胞＜3.5×10⁹/L，或血小板＜80×10⁹/L时，应暂停化疗，预防感染。白细胞＜1×10⁹/L，实行保护隔离。血小板＜20×10⁹/L，绝对卧床休息，协助做好生活护理。

④预防感染：对重度骨髓抑制者，置于无菌室或层流无菌室内。若无层流室，置于单人病房，定期严格消毒，禁止探视，避免交叉感染。加强口腔、皮肤及肛周护理。

⑤胃肠道反应：化疗期间给予清淡、易消化和富有营养的饮食，少食多餐。出现恶心、呕吐时，应暂缓或停止进食，加强口腔护理。呕吐频繁可用止吐镇静药。必要时静脉补充营养。

⑥常见化疗药不良反应及护理：见表2-35。

表2-35　常见化疗药不良反应及护理

常见不良反应	常见药物	护理措施
心脏毒性	柔红霉素 多柔比星（阿霉素） 高三尖杉酯碱	用药前后监测心率、心律及血压，用药时缓慢静滴，速度＜40滴/分
肝功能损害	巯嘌呤 甲氨蝶呤 门冬酰胺酶	观察有无黄疸，定期监测肝功能
出血性膀胱炎	环磷酰胺（烷化类）	多饮水，每天超过3000ml，以稀释尿中药物浓度
周围神经炎 手足麻木感	长春新碱	停药后可逐渐消失
口腔黏膜溃疡	甲氨蝶呤	加强口腔护理，每天2次，用0.5%普鲁卡因含漱
脱　发	大多数化疗药	化疗结束后可再生，戴冰帽，减少药物到达毛囊

（二）慢性髓系白血病

慢性髓系白血病也称为慢性粒细胞白血病，简称慢粒，是一种发生在多能造血干细胞的恶性骨髓增生性肿瘤，主要涉及髓系。

1. **临床表现**　起病缓慢，早期常无自觉症状。

（1）慢性期：一般持续1～4年，主要有乏力、消瘦、低热、多汗或盗汗等代谢亢进的表现。脾大为最突出的体征，可达脐或脐以下，质地坚实、平滑、无压痛。但脾梗死时，有明显压痛。多数患者可有胸骨中、下段压痛和肝脏中度肿大。

（2）加速期：多表现为高热、体重下降、虚弱、脾进行性肿大，骨骼疼痛及逐渐出现的贫血、出血，对原来有效的药物发生耐药，可维持数月到数年。

（3）急性变期：表现与急性白血病相似，预后极差。

2. **辅助检查**

（1）血象：白细胞数显著增加，各阶段中性粒细胞均增多，以中幼、晚幼、杆状核粒细胞为主。晚期血红蛋白和血小板明显降低。

（2）骨髓象：增生明显或极度活跃。以粒细胞为主，中幼、晚幼粒细胞明显增多，原始粒细胞＜10%。巨核细胞正常或增多，晚期减少。

（3）染色体检查及其他：绝大多数慢粒患者血细胞中出现 Ph 染色体。少数患者 Ph 染色体呈阴性，预后较差。

3. **治疗要点**　着重于慢性期早期治疗，避免疾病转化，力争细胞遗传学和分子生物学水平的缓解。

（1）分子靶向治疗：首选伊马替尼，需终身服用。

（2）化疗药物：首选羟基脲，其次为白消安（马利兰）。

（3）α干扰素：治疗效果较好，多数患者可获缓解。

（4）靛玉红：为我国独创，是从青黛中提取的成分。

（5）异基因造血干细胞移植：是唯一可治愈慢粒的方法。

4. 护理措施

（1）休息活动护理：血红蛋白60g/L以下的贫血患者，以休息为主。

（2）饮食护理：给予高热量、高蛋白、高维生素饮食，如瘦肉、新鲜蔬菜及水果，少量多餐以减轻腹胀。化疗期间每天饮水量＞3000ml，以利于尿酸的稀释和排泄。

（3）脾胀痛护理：保持环境安静、舒适，尽量卧床休息，减少活动，取左侧卧位。避免弯腰和碰撞腹部，防止脾破裂。

（4）化疗药物不良反应护理

①伊马替尼：消化道反应、水肿、肌肉骨骼疼痛、肝损害。

②靛玉红：腹泻、腹痛、便血。

（5）病情观察：注意观察患者有无原因不明的发热、骨痛、贫血、出血加重及脾迅速肿大。一旦出现异常，及时就诊。

第七节　内分泌代谢性疾病

一、常见症状护理

1. 身体外形改变

（1）消瘦：实测体重低于标准体重的10%～20%，或体重指数＜18.5kg/m²。常由于营养物质分解代谢增强、胃肠功能紊乱所致，多见于糖尿病、甲状腺功能亢进、肾上腺皮质功能低下者。

（2）肥胖：实测体重超过标准体重的20%，或体重指数≥28kg/m²。可分为单纯性肥胖和继发性肥胖。单纯性肥胖与摄入过多或消耗过少有关。继发性肥胖多见于甲状腺功能减退症、2型糖尿病、肾上腺皮质增生、垂体功能不全等疾病。实测体重占理想体重营养评价标准表见基础护理学第十节营养与饮食的相关内容。

（3）身材过高或矮小：身材过高见于巨人症，身材矮小见于侏儒症、呆小症。侏儒症由生长激素缺乏引起，身体比例适当，无智力障碍。呆小症因甲状腺激素分泌不足导致，下肢短，上部量＞下部量，骨龄落后，性发育迟缓，智力低下。

（4）面容改变：甲状腺功能亢进症患者常有眼球突出、颈部增粗。甲状腺功能减退症可见黏液性水肿面容，颜面水肿、目光呆滞。库欣综合征常有满月脸、痤疮和多血质貌等。

（5）皮肤变化

①皮肤或黏膜色素量增加或色素颜色增深：多见于肾上腺皮质疾病患者。

②紫纹和痤疮：紫纹是库欣综合征特征之一，病理性痤疮见于库欣综合征、先天性肾上腺皮质增生症。

2. 生殖发育及性功能异常　包括生殖器官发育迟缓或过早，性欲减退或丧失，女性月经紊乱、溢乳、闭经或不孕，男性勃起功能障碍或乳房发育。

3.其他症状体征 进食或营养异常、高血压、疲乏、排泄异常、骨痛与自发性骨折等。

4.护理措施

（1）体重过低

①饮食护理：给予高热量、高蛋白、高维生素饮食，制定合适的饮食计划，可针对具体疾病设计饮食计划。少食多餐，对食欲缺乏者应尽量提高其食欲，选择患者喜爱的食物，注意食物的搭配。必要时可行营养支持或鼻饲。

②休息活动：多卧床休息，保证足够的睡眠，减少代谢率。

③预防感染：保持皮肤清洁、干燥，做好口腔护理。

（2）肥胖

①饮食护理：给予低脂、低热量、少盐、粗纤维、高维生素饮食，根据患者的每天的热量制定合适的饮食计划。

②休息活动：鼓励患者运动治疗，消耗能量达到减轻体重的目的。

③药物治疗：遵医嘱使用抑制食欲类药物或其他药物治疗。

④对症治疗：伴有其他症状者，注意同时改善其他症状，做好心理护理，消除其因外形改变而产生焦虑、自卑等不良心理。

二、弥漫性毒性甲状腺肿甲状腺功能亢进症

甲状腺毒症是指血循环中甲状腺激素过多，引起以神经、循环、消化等系统兴奋性增高和代谢亢进为主要表现的一组临床综合征。其中由于甲状腺腺体本身功能亢进，合成和分泌甲状腺激素增加所导致的甲状腺毒症称为甲状腺功能亢进症，简称甲亢。

1.病因 可分为 Graves 病、多结节性甲状腺肿伴甲亢、甲状腺自主性高功能腺瘤、碘甲亢等，其中以 Graves 病最为常见，属自身免疫性甲状腺疾病，有遗传倾向。此外，细菌感染、性激素、应激、精神刺激和锂剂等环境因素对本病有促发作用。

2.临床表现 以青、中年女性高发。多数起病缓慢，少数在感染或精神创伤等应激后急性起病。

（1）甲状腺毒症表现

①高代谢综合征：由于 T_3、T_4 分泌增多，导致交感神经兴奋性增高和新陈代谢加速，常有心悸、乏力、怕热、多汗、消瘦、食欲亢进等。

②神经系统：神经过敏，多言好动，紧张焦虑，焦躁易怒，失眠不安，注意力不集中，记忆力减退，手、眼睑震颤，腱反射亢进。

③心血管系统：心悸、胸闷、气短，第一心音亢进。心搏出量增加可致收缩压增高，外周血管扩张，血管阻力下降，可致舒张压下降，导致脉压增大。窦性心动过速，心律失常以房性期前收缩最常见。合并甲状腺毒症心脏病时，可出现心脏增大和心力衰竭，心律失常则以心房颤动多见。

④消化系统：胃肠蠕动增快，食欲亢进，消瘦，排便频繁。重者可有肝大、肝功能异常，偶有黄疸。

⑤肌肉与骨骼系统：可伴发周期性麻痹和近端肌肉进行性无力、萎缩。也可伴发重症肌无力及骨质疏松。

⑥生殖系统：女性常有月经减少或闭经。男性有勃起功能障碍，偶有乳腺发育。

⑦造血系统：淋巴细胞、单核细胞增高，但白细胞总数减低。伴发血小板减少性紫癜。

⑧血 ACTH 及 24 小时尿 17- 羟皮质类固醇升高，继而受过高 T_3/T_4 抑制而下降。

（2）甲状腺肿：程度不等的甲状腺肿大，呈弥漫性、对称性，质地中等，无压痛。甲状腺上下极

可触及震颤，闻及血管杂音，为本病重要的体征。

（3）突眼征：可分为单纯性和浸润性突眼两类。

①单纯性突眼：与甲状腺毒症导致的交感神经兴奋性增高有关。

②浸润性突眼：称为 Graves 眼病，与眶周组织的自身免疫炎症反应有关。表现为眼内异物感、胀痛、畏光、流泪、视力下降。检查见突眼，眼睑肿胀，结膜充血水肿，眼球活动受限。严重者可形成角膜溃疡、全眼炎，甚至失明。

（4）甲状腺危象：也称为甲亢危象，表现为所有甲亢症状的急剧加重和恶化，多发生于较重甲亢未予治疗或治疗不充分，导致大量 T_3、T_4 释放入血的患者。

①诱因：应激状态（感染、手术、放射性碘治疗等），严重躯体疾病，口服过量 TH 制剂，严重精神创伤，手术中过度挤压甲状腺。

②临床表现：原有甲亢症状加重，继而出现高热或过高热（体温 $\geqslant$ 39℃），大汗，心动过速（$\geqslant$ 140 次 / 分），常有心房颤动或心房扑动，烦躁，焦虑不安，谵妄，恶心，呕吐，腹泻，危重患者可有心力衰竭、休克及昏迷，病死率在 20% 以上。

3. 辅助检查

（1）血清促甲状腺素（TSH）：是诊断甲亢的首选指标，可作为单一指标进行甲亢筛查。

（2）血清甲状腺激素测定：血清 T_3、T_4 增高是甲亢最有意义的检查。血清游离 T_4（FT_4）和游离 T_3（FT_3）能更准确地反映甲状腺的功能状态。

（3）基础代谢率（BMR）测定：基础代谢率 % =（脉压 + 脉率）- 111。正常值为 $\pm$10%，+20% ~ +30% 为轻度甲亢，+30% ~ +60% 为中度甲亢，+60% 以上为重度甲亢。测定应在禁食 12 小时、睡眠 8 小时以上，静卧空腹状态下进行。

（4）三碘甲状腺原氨酸抑制试验（T_3 抑制试验）：用于鉴别单纯性甲状腺肿和甲亢。也可作为抗甲状腺药物治疗甲亢的停药指标。

4. 治疗要点

（1）一般治疗：注意休息，补充足够热量和营养，如糖、蛋白质和 B 族维生素。失眠可给苯二氮䓬类镇静药。心悸明显者可给 β 受体阻滞剂。

（2）硫脲类抗甲状腺药物：适用于病情轻、甲状腺轻至中度肿大及不宜手术和放射性碘治疗的患者，如儿童、青少年、年老体弱或兼有重要脏器疾病者。其作用机制为通过扣制甲状腺内过氧化物酶系及碘离子转化为新生态碘或活性碘，抑制酪蛋白的碘化和耦联，使氧化碘不能与甲状腺球蛋白结合，从而阻断甲状腺激素的合成。主要药物有咪唑类的甲巯咪唑（他巴唑）和硫氧嘧啶类的丙硫氧嘧啶，优先选择甲巯咪唑，因丙硫氧嘧啶肝毒性较强。但因甲巯咪唑可致胎儿皮肤发育不良，妊娠期（1 ~ 3 个月）甲亢应首选丙硫氧嘧啶。

（3）^{131}I 治疗：现已成为欧美国家治疗成人甲亢的首选疗法，简单、经济，治愈率高。适用于：甲状腺肿大 Ⅱ 度以上；对抗甲状腺药物过敏；药物治疗或手术治疗后复发；甲亢合并心脏病；甲亢伴白细胞减少、血小板减少或全血细胞减少；甲亢合并肝、肾等脏器功能损害；拒绝手术治疗或者有手术禁忌证。禁用于妊娠和哺乳期妇女、肝肾功能差及活动性结核等。永久性甲状腺功能减退是 ^{131}I 治疗甲亢后的主要并发症，常难以避免。

（4）手术治疗：是治疗甲亢的有效方法。

（5）碘剂：小剂量碘剂是合成甲状腺激素的原料，可预防单纯性甲状腺肿；但大剂量碘剂可产生抗甲状腺作用，通过抑制蛋白水解酶，减少甲状腺球蛋白分解，主要抑制甲状腺激素的释放，且作用迅速，还可抑制其合成。碘剂还可减少甲状腺的血流量，使腺体充血减少，因而缩小变硬。仅在手术前和甲状腺危象时使用。常用药物有复方碘化钠或碘化钾液（卢戈液）。

203

（6）β受体阻滞剂：作用机制是从受体部位阻断儿茶酚胺的作用，改善甲亢所致的心率加快、心肌收缩力增强等交感神经激活症状，还可抑制外周 T_4 转化为 T_3。常用药为普萘洛尔。

（7）甲状腺危象的防治：去除诱因，积极治疗甲亢是预防甲状腺危象的关键。首选丙硫氧嘧啶，作用迅速，可抑制外周组织将 T_4 转变为 T_3。给予抗甲状腺药物1小时后使用碘剂。糖皮质激素静滴可防止肾上腺皮质功能低下，必要时可选用腹膜透析、血液透析或血浆置换等，迅速降低血浆甲状腺激素浓度。

（8）浸润性突眼的防治：轻度以局部治疗和控制甲亢为主，如戴有色眼镜或棱镜，使用人工泪液，抬高床头，戒烟。中度和重度在上述治疗基础上强化治疗。视神经受累是本病最严重的表现，可导致失明，应给予糖皮质激素、眶放射治疗和眶减压手术。

5. 护理措施

（1）休息活动护理：将患者安置在安静、通风良好、室温恒定的环境中，避免嘈杂，限制探视时间，治疗、护理集中进行。轻症患者可照常工作和学习，活动以不感疲劳为度，适当增加休息时间。病情重、有心力衰竭或严重感染者应严格卧床休息。大量出汗者，应随时更换衣服及床单，防止受凉。

（2）饮食护理：经常测量体重，根据患者体重变化情况调整饮食计划。给予高热量、高蛋白、高维生素及矿物质丰富的饮食。主食应足量，可增加奶类、蛋类、瘦肉类等优质蛋白，以纠正负氮平衡。多饮水，每天饮水2000～3000ml以补充出汗、腹泻、呼吸加快等丢失的水分，但对并发心脏疾病者应避免大量饮水。禁止摄入刺激性的食物及饮料，以免引起精神兴奋，戒烟、酒。减少粗纤维的摄入，以免加重腹泻。避免进食含碘丰富的食物，应食用无碘盐，忌食海带、紫菜等海产品，慎食卷心菜、甘蓝等易致甲状腺肿的食物。

（3）病情观察：观察患者心率、脉压和基础代谢率的变化，以判断甲亢的严重程度。观察患者体重和症状的发展变化。观察患者精神状态和手指震颤情况，注意有无焦虑、烦躁等甲亢加重的表现，必要时使用镇静药。

（4）眼部护理：采取保护措施，预防眼睛受到刺激和伤害。睡眠或休息时抬高头部，减轻球后水肿。外出戴深色眼镜，减少光线、灰尘和异物的侵害。使用眼药水湿润眼睛，避免过度干燥。睡前涂抗生素眼膏，眼睑不能闭合者用无菌纱布或眼罩覆盖双眼。眼睛有异物感、刺痛或流泪时，勿用手直接揉眼睛，可用0.5%甲基纤维素或0.5%氢化可的松溶液滴眼。限制钠盐摄入，遵医嘱适量使用利尿药，以减轻组织充血、水肿。定期眼科角膜检查，有畏光、流泪、疼痛、视力改变等角膜炎、角膜溃疡先兆，应立即复诊。

（5）用药护理：护士应指导患者正确用药，不可自行减量或停药，并密切观察药物的不良反应，及时处理。

①硫脲类抗甲状腺药物的不良反应有粒细胞减少、皮疹、皮肤瘙痒、中毒性肝病和血管炎等。粒细胞缺乏是最严重的不良反应，可发生在服药的任何时间，表现为发热、咽痛、全身不适等，严重者可出现菌血症或脓毒症，甚至死亡。治疗中应定期复查血象，如白细胞< $3.0×10^9$/L 或中性粒细胞< $1.5×10^9$/L 应停药，并遵医嘱给予促进白细胞增生药。严密监测肝功能，预防暴发性肝坏死。一般药疹用抗组胺药控制，不必停药。严重皮疹则应立即停药。

②^{131}I 治疗前和治疗后1个月内避免服用含碘的药物和食物。空腹服用，2小时内不可进食固体食物，服药后24小时内避免咳嗽、咳痰，以减少 ^{131}I 丢失。服药后多饮水，增加排尿，并注意定期复查，以免导致永久性甲状腺功能减退。服药后第1周避免用手按压甲状腺。服药后患者的排泄物、衣服、被褥及用具等需单独存放，待放射作用消失后再做清洁处理。

③β受体阻滞剂用药过程中须注意观察心率，以防心动过缓。有哮喘病史的患者禁用。

（6）甲状腺危象的护理

①避免诱因。

②休息活动护理：绝对卧床休息，避免一切不良刺激。烦躁不安者遵医嘱给予适量镇静药。呼吸困难时取半卧位，立即给氧。

③用药护理：及时、准确给药，迅速建立静脉通路。注意碘剂过敏反应，如出现口腔黏膜发炎、腹泻、恶心、呕吐、鼻出血等症状，应立即停药，通知医师配合处理。准备好抢救药物，如镇静药、血管活性药物、强心药等。

④对症护理：体温过高者给予冰敷或乙醇拭浴降温。禁用阿司匹林，该药可与甲状腺球蛋白结合而释放出游离的甲状腺激素，加重病情。躁动不安者使用床档。昏迷者加强皮肤、口腔护理。腹泻严重者应注意肛周护理，预防肛周感染。

三、糖尿病

糖尿病是一组由多病因引起的以慢性高血糖为特征的代谢性疾病，由胰岛素分泌和（或）作用缺陷引起。

1. 病因与发病机制　糖尿病分为 4 型，包括 1 型糖尿病、2 型糖尿病、其他特殊类型糖尿病和妊娠糖尿病，其中以 2 型糖尿病为主。

（1）1 型糖尿病：多于儿童或青少年起病，胰岛 B 细胞被破坏而导致胰岛素绝对缺乏，具有酮症倾向，需胰岛素终身治疗。

（2）2 型糖尿病：主要与遗传有关，有家族史，多见于 40 岁以上成人，多数为超重者，从胰岛素抵抗为主伴相对胰岛素缺乏，逐渐发展为胰岛素缺乏为主伴胰岛素抵抗。

2. 临床表现

（1）代谢紊乱综合征："三多一少"，即多尿、多饮、多食和体重减轻。血糖升高后因渗透性利尿引起多尿，继而口渴多饮。外周组织对葡萄糖利用障碍，脂肪分解增多，蛋白质代谢负平衡，出现乏力、消瘦，儿童生长发育受阻。患者易感饥饿、多食。可有皮肤瘙痒，特别是外阴瘙痒，四肢酸痛、麻木、腰痛、性欲减退、阳痿不育、月经失调、便秘、视物模糊等表现。部分患者无明显症状，仅于体检或因各种疾病就诊化验时发现高血糖。

（2）糖尿病急性并发症

①糖尿病酮症酸中毒（DKA）：为最常见的糖尿病急症。糖尿病代谢紊乱加重时，脂肪动员和分解加速，大量脂肪酸在肝脏经 β 氧化产生大量乙酰乙酸、β- 羟丁酸和丙酮，三者统称为酮体。乙酰乙酸和 β- 羟丁酸均为较强的有机酸，在体内蓄积过多，可发生代谢性酸中毒。1 型糖尿病有自发 DKA 的倾向，2 型糖尿病常见的诱因有急性感染、胰岛素不适当减量或突然中断治疗、饮食不当、严重疾病、创伤、手术、妊娠、分娩、精神刺激等。早期三多一少症状加重，酸中毒失代偿后出现疲乏、恶心、呕吐、头痛、嗜睡、呼吸深大（库斯莫呼吸），呼气中有烂苹果味（丙酮味）。后期严重失水，尿少、血压下降、心率加快。血酮体多在 3.0mmol/L 以上，血糖一般为 16.7 ～ 33.3mmol/L。

②高渗高血糖综合征（HHS）：以严重高血糖而无明显酮症、血浆渗透压显著升高、脱水和意识障碍为特征，多见于老年 2 型糖尿病患者，多数患者原来并无糖尿病病史。与 DKA 相比，失水更严重，神经精神症状更突出。血糖多在 33.3mmol/L 以上，血钠多升高至 155mmol/L 以上。血浆渗透压显著增高是 HHS 的重要特征和诊断依据。

（3）糖尿病慢性并发症

①感染：糖尿病由于机体细胞及体液免疫功能减退、血管及周围神经病变等原因易并发各种感染，血糖控制差者更易发生也更严重。肾盂肾炎和膀胱炎常见，尤其多见于女性，常反复发作，疖、痈等

皮肤化脓性感染可致菌血症或脓毒症。皮肤真菌感染如足癣、体癣也常见。肺结核发病率高，进展快，易形成空洞。

②血管病变：大血管病变是糖尿病最严重而突出的并发症，主要表现为动脉粥样硬化，可引起冠心病、脑血管病、肾动脉硬化、肢体外周动脉硬化等。微血管病变是糖尿病的特异性并发症，以肾脏和视网膜病变最为严重。糖尿病肾病表现为蛋白尿，眼睑或下肢水肿，高血压，肾功能减退、肾衰竭，血尿素氮和肌酐升高等。糖尿病视网膜病变多见于病程超过10年者，是糖尿病患者失明的主要原因之一。

③神经病变：以周围神经病变最为常见，呈对称性，下肢较上肢严重，表现为四肢麻木、刺痛感、蚁走感、袜套样感，感觉过敏或消失。

④糖尿病足：由于神经病变、血管病变和感染导致足部的溃疡和坏疽，是糖尿病最严重和治疗费用最多的慢性并发症之一，是糖尿病非外伤性截肢的最主要原因。

3．辅助检查

（1）尿糖测定：尿糖阳性是诊断糖尿病的重要线索。但尿糖阳性只提示血糖值超过肾糖阈（大约10mmol/L），尿糖阴性不能排除糖尿病可能。

（2）血糖测定：空腹及餐后2小时血糖升高是诊断糖尿病的主要依据，是判断糖尿病病情和控制情况的主要指标（表2-36）。

（3）口服葡萄糖耐量试验（OGTT）：适用于血糖高于正常范围而又未达到诊断糖尿病标准者。OGTT在无任何热量摄入8小时后，清晨空腹进行，成人口服75g葡萄糖，溶于水，5～10分钟饮完，2小时后测静脉血浆葡萄糖（表2-36）。注意OGTT受试者不喝茶及咖啡，不吸烟，不做剧烈运动，以免影响测定的准确性。

表2-36　糖尿病血糖测定标准（mmol/L）

	正常血糖	糖尿病前期	诊断糖尿病
空腹血糖	3.9～6.0	6.1～6.9	≥7.0
OGTT或餐后2小时血糖	<7.8	7.8～11.0	≥11.1
诊断糖尿病的标准	有糖尿病症状加空腹血糖≥7.0 或随机血糖≥11.1 或OGTT、餐后2小时血糖≥11.1		

（4）糖化血红蛋白（HbA1c）测定：可反映取血前8～12周血糖的总水平，可稳定而可靠地反映患者的预后。HbA1c≥6.5%可作为诊断糖尿病的参考。

（5）血浆胰岛素和C肽测定：主要用于胰岛B细胞功能（包括储备功能）的评价。

（6）尿蛋白测定：已确诊的糖尿病患者，均应密切随访尿蛋白，尤其尿微量白蛋白，是诊断糖尿病肾病的标志，尿微量白蛋白排泄率（UAER）是早期诊断糖尿病肾病最有价值的检查。血肌酐常不能准确反映糖尿病患者的肾功能状态，因糖尿病患者营养不良和肌容量减少，肌酐产生量下降。

4．治疗要点　糖尿病应坚持早期、长期、综合治疗及治疗方法个体化的原则，以适当的饮食治疗和运动锻炼为基础，根据病情结合药物治疗。

（1）饮食治疗：控制饮食是治疗糖尿病最基本的措施，凡糖尿病患者都需要饮食治疗。饮食治疗应以控制总热量为原则，实行低糖、低脂（以不饱和脂肪酸为主）、适当蛋白质、高纤维素（可延缓血糖吸收）、高维生素饮食。

①制订总热量：根据患者理想体重、工作性质、生活习惯计算每天所需总热量。理想体重（kg）= 身高（cm）- 105。成年人休息状态下每天需要热量 25 ~ 30kcal/kg，轻体力劳动 30 ~ 35kcal/kg，中等体力劳动 35 ~ 40kcal/kg，重体力劳动 40kcal/kg 以上。儿童、孕妇、乳母、营养不良及消耗性疾病患者相应增加 5kcal/kg，过重或肥胖者相应减少 5kcal/kg。

②食物组成：总热量糖类占 50% ~ 60%，蛋白质 10% ~ 15%，保证优质蛋白摄入超过 50%，脂肪不超过 30%，饱和脂肪、多不饱和脂肪与单不饱和脂肪的比例应为 1 : 1 : 1，胆固醇摄入量 < 300mg/d。每克糖类和蛋白质可提供热量 4kcal，每克脂肪可提供热量 9kcal。

③热量分配：应定时定量，按每日三餐 1/5、2/5、2/5 或各 1/3 分配，对注射胰岛素或口服降糖药且病情有波动的患者，可于两餐中或睡前加餐，但应包括在总热量中。

（2）运动锻炼：成年糖尿病患者每周至少 150 分钟（如每周运动 5 天，每次 30 分钟）中等强度（心率 =170 - 年龄，运动时有点用力，心搏和呼吸加快但不急促）的有氧运动。最佳的运动时间是餐后 1 小时。适宜的运动方式包括快走、打太极拳、骑车、乒乓球、羽毛球和高尔夫球等。运动前后要加强血糖监测，血糖 > 14mmol/L，应减少活动，增加休息。

（3）口服药物治疗：2 型糖尿病一经诊断，首选生活方式干预和二甲双胍治疗。生活方式干预是 2 型糖尿病的基础治疗措施，应贯穿于糖尿病治疗的始终。如果单纯生活方式（饮食和运动）不能使血糖控制达标，应开始药物治疗。口服药物联合治疗而血糖仍不达标者，可加用胰岛素治疗。口服降糖药可分为以促进胰岛素分泌为主要作用的药物（磺脲类、格列奈类）和通过其他机制降低血糖的药物（双胍类、噻唑烷二酮类、葡萄糖苷酶抑制剂）等（表 2-37）。

表2-37　常用口服降糖药物的药理作用及适用情况

药物分类	常用药物	药理作用	适用情况
双胍类	二甲双胍 苯乙双胍	减少肝脏葡萄糖输出；抑制肝脏糖异生（非糖物转化为糖的过程）；增加外周组织（如骨骼肌）对葡萄糖的摄取、利用和无糖酵解；延缓葡萄糖从胃肠道吸收入血；改善外周组织对胰岛素的敏感性，降低胰岛素抵抗	2型糖尿病首选二甲双胍，是联合用药中的基础用药
磺酰脲类	格列本脲（优降糖）格列吡嗪 格列喹酮 格列美脲	主要通过刺激胰岛B细胞分泌胰岛素，增加体内的胰岛素水平而降低血糖	残存一定胰岛功能者；新诊断的2型糖尿病非肥胖患者、用饮食和运动治疗控制血糖不理想时
格列奈类	瑞格列奈 那格列奈	刺激胰岛素的早时相分泌而降低餐后血糖	控制餐后高血糖
噻唑烷二酮类	罗格列酮 吡格列酮	增强靶组织对胰岛素的敏感性，改善胰岛素抵抗，而降低血糖	肥胖、胰岛素抵抗明显者
葡萄糖苷酶抑制剂	阿卡波糖（拜唐苹）米格列醇 伏格列波糖	抑制小肠α-葡萄糖苷酶而延缓糖类的吸收，降低餐后高血糖	以糖类为主要食物成分和餐后血糖升高的患者

（4）胰岛素治疗

①适应证：1型糖尿病终身替代治疗；2型糖尿病患者在生活方式和口服降糖药联合治疗的基础上，血糖仍未达到控制目标；各种严重的糖尿病急性或慢性并发症；手术、妊娠和分娩；新发病且与1型糖尿病鉴别困难的消瘦糖尿病患者；新诊断的2型糖尿病伴有明显高血糖；或在糖尿病病程中无明显诱因出现体重显著下降者；某些特殊类型糖尿病。

②制剂类型：胰岛素制剂一般为皮下或静脉注射液体，按作用快慢和维持作用时间长短可分为速效、短效、中效、长效、预混胰岛素5类。

③使用原则：胰岛素应在一般治疗和饮食治疗的基础上进行。从小剂量开始，根据血糖水平逐渐调整至合适剂量，应力求模拟生理性胰岛素分泌模式。

（5）手术治疗。

（6）胰腺和胰岛移植。

（7）DKA治疗

①补液：是治疗的首要和关键环节。应先快后慢，并根据血压、心率、尿量及周围循环状况决定输液量和输液速度。

②胰岛素治疗：一般采用小剂量胰岛素静脉注射，调整血糖。

③纠正电解质及酸碱平衡失调：治疗前血钾低于正常或血钾正常、尿量＞40ml/h立即补钾。血钾正常、尿量＜30ml/h，应暂缓补钾，待尿量增加后再开始补钾。

④处理诱因和防治并发症：包括休克、严重感染、心力衰竭、心律失常、肾衰竭、脑水肿、急性胃扩张等。

（8）HHS治疗：治疗原则基本同DKA。严重失水时，补液量可达到6000～10 000ml/24h。

5. 护理措施

（1）休息运动护理：血糖＞14mmol/L、有糖尿病急性并发症、明显低血糖症、各种器官严重慢性并发症者不宜运动，增加休息。病情稳定者应安排有规律的合适运动，循序渐进，长期坚持。运动不宜在空腹时进行，防止低血糖发生。运动时应随身携带糖果等，当出现低血糖症状时及时食用并暂停运动。

（2）饮食护理：控制饮食的关键在于控制总热量。在保持总热量不变的原则下，增加一种食物时应同时减去另一种食物。出现饥饿时，可增加蔬菜、豆制品等副食。严格定时进食并限制甜食。每周定期测量体重，如果体重改变＞2kg，应报告医师。

（3）口服降糖药护理：遵医嘱按时用药，不可擅自增减药物剂量或停药。用药期间监测血糖，观察药物不良反应及注意事项（表2-38）。

（4）胰岛素治疗护理：准确执行医嘱，做到制剂、剂量准确，按时注射。

（5）低血糖反应护理：服用胰岛素促泌剂和注射胰岛素等药物后，通常在没有进餐的情况下，可出现心悸、疲乏、饥饿感、出冷汗、脉速、恶心、呕吐，重者抽搐、昏迷，甚至死亡。发生低血糖反应后，意识清楚者可用白糖以温水冲服。意识障碍者静脉注射50%葡萄糖溶液20～40ml，清醒后再进食，防止再昏迷。

（6）预防感染：注意观察患者体温、脉搏等变化。

①皮肤护理：保持皮肤清洁，洗澡水温不可过热，香皂以中性为宜，内衣棉质、宽松、透气。皮肤瘙痒患者嘱其不要搔抓。如有皮肤感染，应选敏感抗生素，严格执行无菌技术。

②呼吸道护理：注意保暖，室内通风，避免接触上呼吸道感染人员，做好口腔护理。

③泌尿道护理：注意会阴清洁，防止和减少瘙痒和湿疹发生。

（7）糖尿病足护理：每天检查双足，观察有无水疱、皮肤破损等。保持足部清洁，避免感染。每天洗脚，水温＜37℃，不宜用热水袋、电热器等物品直接对足部保暖。避免赤脚行走、赤脚穿凉鞋和拖鞋，选择干净、透气、柔软的鞋袜。每天采用步行、腿部运动等多种方法促进肢体血液循环。足部出现鸡眼、水疱、溃疡等破损不可自搽药物，应请医生处理。戒烟。

表2-38　常用口服降糖药物的不良反应及用药注意事项

药物分类	给药原则	不良反应
双胍类	餐中或餐后服，小剂量开始，每天最大剂量不超过2g	主要不良反应为恶心、呕吐、腹胀、腹泻、腹痛、消化不良等胃肠道反应，乳酸性酸中毒罕见但最严重。双胍类药物单独应用极少引起低血糖
磺酰脲类	从小剂量开始，于早餐前半小时口服	低血糖反应最重要，常见于用药剂量过大、进食少、活动量大者及老年人，还可出现体重增加、胃肠道反应、皮疹、肝功能损害等
格列奈类	餐前即刻服用	低血糖反应，体重增加
噻唑烷二酮类	每天1次，固定时间	单独使用时不会导致低血糖反应，常有体重增加、水肿；罗格列酮还可导致心血管事件、脑卒中、骨折等，已禁用；吡格列酮长期应用有增加膀胱癌的风险
葡萄糖苷酶抑制剂	与第一口饭嚼服	单独服用不会发生低血糖反应，不会增加体重，甚至有使体重下降的趋势。主要不良反应为胃肠道反应

第八节　风湿性疾病

一、常见症状护理

1. **关节疼痛与肿胀**　关节疼痛是关节受累最常见的首发症状，也是患者就诊的主要原因。不同风湿性疾病常见的关节疼痛特点（表2-39）。

表2-39　不同风湿性疾病常见的关节疼痛特点

疾病	疼痛部位、性质	伴随症状	预后
风湿热	游走性	红、肿、热	预后好，无关节破坏
类风湿关节炎	腕、掌指、近端指关节，活动后减轻	发热、乏力	关节损伤，甚至畸形
骨关节炎	累及远端指间关节，膝关节痛于活动后减轻	行走失衡、活动受限	
系统性红斑狼疮	近端指关节、腕、足、膝、踝	多脏器损害	关节畸形

注：除痛风外其余风湿性疾病多为缓慢起病。

2. **多器官系统损害**　可累及皮肤、肺、肾、心脏等各个器官系统。如系统性红斑狼疮可有肾脏、神经、消化、心血管等系统等损害。

二、系统性红斑狼疮

系统性红斑狼疮（SLE）是一种具有多系统、多脏器损害表现，有明显免疫紊乱的慢性自身免疫性结缔组织疾病，血清中存在以抗核抗体为代表的多种致病性自身抗体。

1. **病因与发病机制**　病因尚不明确，可能与遗传、雌激素、日光、食物（芹菜、香菜、无花果、蘑菇及烟熏食物等）、药物（氯丙嗪、普鲁卡因胺、异烟肼、青霉胺、甲基多巴等）、病原微生物和精神刺激等因素有关。发病机制主要为免疫复合物的形成及沉积。外来抗原促发异常的免疫应答，持续产生大量的免疫复合物和致病性自身抗体，造成组织损伤。

2. **病理**　主要病理改变为血管炎。受损器官的特征性改变包括：

（1）狼疮小体（苏木紫小体）：是细胞核受抗体作用变性为嗜酸性团块，是诊断 SLE 的特征性依据。

（2）"洋葱皮样"病变：指小动脉周围有显著向心性纤维增生，以脾中央动脉最明显。

3. **临床表现**　好发于 20 ～ 40 岁的育龄女性。典型表现为面部蝶形红斑，反复发作，病程迁延。临床症状复杂多样，早期表现不典型，后期多个器官可同时受累，病程多呈发作与缓解交替。

（1）全身症状：活动期患者常表现为长期低、中度发热，疲倦、乏力、体重下降等。

（2）皮肤黏膜表现：多数患者出现皮肤黏膜损害，其中最具特征性的皮肤损害是蝶形红斑，好发于鼻梁和双颧颊部。还常发生光敏感、脱发、甲周红斑、网状青斑、雷诺现象等，各种皮疹多无明显瘙痒。活动期可见口腔和鼻黏膜的痛性溃疡。

（3）肌肉关节表现：关节痛是首发症状，以指、腕、膝关节最常见，常出现对称性多关节肿痛，较少伴有红肿和畸形。也可出现肌痛、肌无力和肌炎。

（4）肾脏表现：狼疮性肾炎是最常见和最严重的临床表现，是 SLE 患者死亡的常见原因，几乎所有患者均有肾损害。

（5）心血管表现：以心包炎最为常见，可为纤维蛋白性心包炎或渗出性心包炎。也可发生心肌炎、心内膜炎和心肌缺血。

（6）肺部表现：常出现胸腔积液、发热、活动后气促、干咳、低氧血症等。

（7）消化系统表现：常有食欲减退、腹痛、腹泻、消化道出血、急性腹膜炎、肝大等。

（8）神经系统表现：常有情绪障碍、认知功能减退、抽搐、偏瘫、昏迷等。提示疾病处于活动期，病情危重、预后不良。

类风湿关节炎与系统性红斑狼疮的病因、临床表现、辅助检查及治疗等多方面有很多相反或相同的特点，鉴别见表 2-40。

4. **辅助检查**

（1）一般检查：呈正色素性正细胞性贫血，白细胞和血小板减少。活动期血沉增快，C 反应蛋白升高。蛋白尿、血尿及管型尿，肝肾功能异常等。

（2）免疫学检查：血清中可查到多种自身抗体，其临床意义是 SLE 诊断的标记、疾病活动性的指标及提示可能出现的临床亚型。

①抗核抗体：可见于几乎所有的 SLE 患者，是 SLE 首选的筛选检查，但特异性低。

②抗 Sm 抗体：特异性高达 99%，是 SLE 的标志抗体之一，与活动性无关，有助于早期和不典型患者的诊断或回顾性诊断。

③抗双链 DNA 抗体：特异性高达 95%，是 SLE 的标志抗体之一，多见于活动期，其滴度与疾

病活动性密切相关，与疾病预后有关。

（3）其他：CT、X线等影像学检查有助于早期发现器官损害。肾病理对狼疮肾炎的诊断、治疗和估计预后均有意义。

表2-40 类风湿关节炎与系统性红斑狼疮鉴别

	类风湿关节炎	系统性红斑狼疮
病因	免疫因素	
诱因	寒冷潮湿	阳光照射
好发人群	年轻女性	
病理	滑膜炎和血管炎	血管炎
关节痛	对称分布（晨僵是活动性指标）	对称分布
关节畸形	有（致残）	无
肾脏损害	无	有（常见死亡原因）
皮肤表现	类风湿结节	蝶形红斑
贫血	正色素性正细胞性贫血	有
免疫学检查	类风湿因子（活动性和严重性成正比）	抗核抗体筛选，抗Sm抗体特异
首选药物	阿司匹林	糖皮质激素

5. 治疗要点 尚不能根治，肾上腺皮质激素加免疫抑制药是主要的治疗方案。

（1）一般原则：急性活动期应卧床休息，避免强阳光曝晒和紫外线照射，积极控制感染，治疗并发症，避免使用可能诱发狼疮的药物（如避孕药等）。缓解期可适当工作，注意避免过劳。

（2）轻型狼疮：症状轻微，无重要脏器损害、发热及关节痛者可用非甾体抗炎药（阿司匹林等），以皮肤损害为主者可用抗疟药（如氯喹）。

（3）重型狼疮：病情严重、病情活动程度较高及实验室检查明显异常。

①糖皮质激素：是目前治疗重症 SLE 的首选药，具有显著抑制炎症反应和抗免疫作用。在炎症急性期可减轻充血、水肿和渗出，减少炎症介质释放，改善红、肿、热、痛等症状；在炎症慢性期可防止组织粘连和瘢痕，减轻炎症后遗症。一般给予泼尼松规律用药，病情稳定后 2 周或疗程 6 周内，缓慢减量。

②细胞免疫抑制药：有助于更好地控制 SLE 活动，减少复发，减少长期激素的需要量和不良反应。首选环磷酰胺或霉酚酸酯，维持应用 6 个月以上。

（4）急性暴发性危重 SLE

①激素冲击治疗：应用大剂量甲泼尼龙静脉滴注 3 ～ 5 天，适用于肺泡出血、急性肾衰竭、癫痫发作或明显精神症状、严重溶血性贫血等重要脏器急性进行性损伤时。

②血浆置换：适用于危重患者或经多种治疗无效者。

（5）缓解期治疗：病情缓解后，调整用药，并长期维持缓解治疗，保护重要脏器功能和减少药物不良反应。

6. 护理措施

（1）休息活动护理：急性活动期应卧床休息，慢性期或病情稳定者可逐渐增加活动量，适当参与社会活动和日常工作，注意避免劳累，预防感染。

（2）饮食护理：给予高热量、高蛋白、高维生素、低脂肪、易消化的饮食，少食多餐，避免刺激性食物，避免食用含补骨脂素的食物，如芹菜、香菜、蘑菇、无花果等。

（3）皮肤、头发护理：保持皮肤清洁干燥，可用温水冲洗或擦洗，避免使用碱性肥皂和化妆品，防止刺激皮肤。外出时注意遮阳，避免阳光直接照射裸露皮肤，必要时穿长袖衣裤，戴遮阳帽、打伞，禁忌日光浴。

（4）口腔护理：保持口腔清洁，口腔黏膜破损者晨起、睡前、进餐前后用漱口液漱口，防止感染。

（5）用药护理：遵医嘱准确用药，不可自行增减或停用药物，以免反跳。非甾体抗炎药最主要的不良反应是胃肠道反应，宜餐后服用。大剂量甲泼尼龙冲击治疗时，宜加用氢氧化铝凝胶，防止急性上消化道出血。

（6）生育指导：SLE 好发于育龄女性，非缓解期的患者注意避孕，病情稳定及心、肺、肾功能正常者可在医生指导下妊娠。环磷酰胺、甲氨蝶呤、硫唑嘌呤等药物可能影响胎儿的生长发育，必须停用 3 个月以上方可妊娠。

三、类风湿关节炎

类风湿关节炎是以慢性侵蚀性、对称性多关节炎为主要表现的异质性、全身性自身免疫性疾病，是导致成年人丧失劳动能力及致残的主要病因之一。

1. 病因与发病机制　可能与遗传、环境、感染、代谢障碍、营养不良及不良心理社会因素等有关。常见的诱发因素有创伤、寒冷潮湿、性激素紊乱、吸烟和饮用咖啡等。免疫紊乱是类风湿关节炎主要的发病机制。抗原进入人体后，与细胞膜的 HLA-DR 分子结合形成复合物，并引起一系列免疫反应。

2. 病理　基本病理改变是滑膜炎和血管炎，滑膜炎是关节表现的基础，血管炎是关节外表现的基础，炎症破坏软骨和骨质，最终可致关节畸形和功能丧失。

3. 临床表现　可发生在任何年龄，以 35～50 岁女性最常见。

（1）全身表现：在出现明显关节症状前，常有乏力、全身不适、发热、食欲减退和手、足发冷等表现。

（2）关节表现

①关节痛：是最早出现的症状，表现为对称性、持续性多关节炎，时轻时重，伴有压痛。常累及小关节，以近端指间关节、掌指关节及腕关节最常见，大关节也可受累。

②关节肿：关节腔内积液、关节周围软组织炎症或滑膜肥厚引起，与关节痛部位相同，常呈对称性。近端指间呈梭形肿胀是类风湿关节炎的特征性表现。

③晨僵：是类风湿关节炎的突出症状，为观察本病活动性的重要指标，持续时间常超过 1 小时，活动后缓解。

④关节畸形：是本病的结局，最常见的关节畸形有腕和肘关节强直、手指尺侧偏斜、掌指关节半脱位、天鹅颈样及纽扣花样改变等。

⑤关节功能障碍：急性期多因关节肿痛而限制关节活动。晚期多由关节畸形所致。

（3）关节外表现：常累及浆膜、心、肺、眼等器官。

①类风湿结节：为最常见的特异性皮肤表现，提示本病处于活动期。好发于前臂伸面、肘鹰嘴突附近、枕部、跟腱等关节隆突部及经常受压部位的皮下，大小不等，坚硬如橡皮，无压痛，对称性分布。

②类风湿血管炎：可发生于任何部位，常累及中小血管。眼受累多为巩膜炎，严重者可影响视力。

③肺部表现：男性居多，肺间质病变是最常见的肺病变。还可出现结节样改变、胸膜炎、肺动脉高压等。

④心脏表现：以心包炎最常见，多数无相关临床表现。

⑤神经系统表现：周围神经病变，最常累及正中神经、尺神经以及桡神经。

⑥血液系统表现：为正细胞正色素性贫血。Felty 综合征患者合并有脾大、白细胞减少和（或）贫血、血小板减少。

⑦干燥综合征：常有口干、眼干症状。

4．辅助检查

（1）血液检查：轻、中度贫血，白细胞计数及分类多正常。活动期血小板增高。血沉增快、C反应蛋白增高，与本病的活动性相关。

（2）免疫学检查：类风湿因子的滴度与本病活动性和严重性成正比，临床主要检测的类风湿因子的抗体类型为 IgM。还可检查抗角蛋白抗体谱和免疫复合物。

（3）关节滑液检查：正常人关节腔内的滑液量≤3.5ml。关节有炎症时滑液量增多，黏稠度差，滑液中白细胞明显升高，以中性粒细胞为主。

（4）X线检查：有助于诊断类风湿关节炎、监测疾病进展和判断疾病分期，以手指及腕关节的X线平片最有价值。

（5）类风湿结节活检：有助于本病的诊断。

5．治疗要点　尚无根治和预防的有效方法，早期诊断和早期治疗是治疗的关键。治疗目标在于控制炎症，减轻关节肿痛、晨僵及关节外症状，控制病情发展，保持受累关节功能，促进已破坏的关节骨修复。

（1）非甾体抗炎药：是类风湿关节炎非特异性对症治疗的首选药物，常用阿司匹林，也可应用布洛芬、吲哚美辛、美洛昔康等药物。

（2）改变病情抗风湿药物：首选甲氨蝶呤（MTX），其他常用药物有来氟米特、柳氮磺吡啶、羟氯喹和氯喹、环磷酰胺、环孢素等。常与非甾体抗炎药合用。

（3）糖皮质激素：具有强大的抗炎作用，适用于活动期关节外症状或关节炎明显而非甾体抗炎药无效者，应用小剂量、短疗程糖皮质激素治疗。

6．护理措施

（1）休息活动护理：活动期发热或关节疼痛明显时应卧床休息，限制受累关节活动，保持正确的体位，但不宜绝对卧床。

（2）体位护理：病变发展至关节强直时，应保持关节功能位，以保持肢体生理功能。可使用矫形支架和夹板，双侧腕、指关节肿胀畸形应保持腕关节背伸20°～30°，指关节掌屈，半握拳；膝关节维持伸直位，足底置护足板以防足下垂。

（3）晨僵及疼痛护理：晨僵患者戴手套保暖，晨起后温水浴或用热水泡手15分钟。对受累关节采取局部按摩、热敷、热水浴、红外线等理疗方法改善血液循环，缓解肌肉痉缩，缓解疼痛。也可用谈话、听音乐等形式分散疼痛注意力。

（4）功能锻炼：病情缓解后，鼓励患者及早进行功能锻炼，运动量要适当，循序渐进，由被动运动过渡到主动运动，防止关节僵硬和肌肉萎缩。注意训练手的灵活性和协调性，练习手部抓握、搓揉动作，伸腰、踢腿及其他全身性伸展运动等。

（5）病情观察：密切观察关节肿痛、畸形和活动受限情况，注意有无关节外症状。评估患者自理能力和心理状况。

（6）用药护理：遵医嘱定时、定量服药，不可自行增减药量或停药。非甾体抗炎药在服用后易出现胃肠道反应，应餐后服药，多饮水。改变病情抗风湿药的不良反应主要有胃肠道反应、脱发、口腔溃疡、肝损害和骨髓抑制等，应密切观察血象变化，加强口腔护理。

7. 健康教育

（1）指导患者居住环境应干燥、安静，避免感染、寒冷、潮湿、过劳等诱因，注意保暖。生活有规律，保证充分的休息与睡眠。

（2）加强营养，给予高蛋白、高维生素、富含钾和钙的清淡、易消化饮食，多吃水果、蔬菜。禁食海鲜、柿子、花生、牛奶、咖啡及油腻、辛辣刺激性食物。注意控制体重，减轻关节负担。

（3）强调休息和治疗性锻炼两者兼顾的重要性。缓解期有计划地进行功能锻炼，强度以不引起关节疼痛加重为度，循序渐进。

（4）生活和工作中注意保护关节。避免剧烈使用小关节，尽量使用大关节。避免关节长时间保持一个姿势，经常变换体位，睡觉时保持膝、髋关节伸展。

（5）指导患者定期复查血、尿常规及肝肾功能等。如有严重的不良反应，应立即停药并及时就诊。

第九节　理化因素所致疾病

一、概　论

急性中毒是指有毒的化学物质短时间内或一次超量进入人体而造成组织、器官器质性或功能性损害。根据毒物的毒性、量和时间，将毒物分为急性中毒和慢性中毒。急性中毒发病急、病情重、变化快，如不及时救治，常危及生命。慢性中毒起病缓慢、病程长、缺乏特异性的临床表现。急性中毒患者的处理原则为：

1. 立即终止接触毒物　环境安全的情况下，迅速脱离有毒环境，吸入性中毒患者应转移至空气清新处，解开衣物；接触性中毒患者应从中毒现场搬移，将污染的衣物去除，除去肉眼可见的毒物。

2. 清除尚未吸收的毒物

（1）保持呼吸道通畅，清除呼吸道分泌物，呼吸新鲜空气，必要时吸氧治疗，多用于吸入性中毒患者。

（2）接触性中毒患者用大量清水冲洗接触部位的皮肤、毛发、指甲，特殊毒物也可使用酒精、肥皂水等，若为眼部接触毒物，使用药物可发生化学反应，造成损伤，仍应用清水或等渗盐水。冲洗时避免使用热水和擦洗，以防促进局部血液循环，促进毒物的吸收。冲洗时间应达到15～30分钟。

（3）催吐

①适应证：神志清楚没有催吐禁忌证的食入性中毒者均可做催吐处理，可以及早将胃内大部分毒物排出。

②禁忌证：昏迷、惊厥者；腐蚀性毒物中毒者；食管胃底静脉曲张、主动脉瘤、消化性溃疡者；年老体弱、妊娠、高血压、冠心病、休克者。

③方法：取左侧卧位，头放低，臀部略高，幼儿则俯卧。胃溶物黏稠不易咳出或空腹服毒者可先饮用微量温清水、盐水、解毒液体后再催吐。催吐时注意保持呼吸道通畅，避免误吸，引起吸入性肺炎等。

（4）洗胃

①对于毒物不明者，护士在洗胃前应抽取毒物立即送检以明确毒物的种类和性质，然后根据检验结果做对症处理，选择合适的洗胃液清除尚未吸收的毒物。

②急性中毒时宜尽早、彻底洗胃，以清除胃内毒物或刺激物，减少毒物吸收，于服毒 6 小时内洗胃效果最好。

③洗胃时根据患者情况选择合适卧位，每次灌入量以 300 ～ 500ml 为宜，不可超过 500ml。详见基础护理学第十七节危重患者的抢救技术和护理的相关内容。

（5）导泻：常用硫酸钠或硫酸镁。一般不用油脂类药物，以免促进脂溶性毒物吸收。严重脱水及口服强腐蚀性毒物患者禁止导泻。

（6）灌肠：一般用温盐水、清水或肥皂水连续多次灌肠，适用于口服中毒超过 6 小时或导泻无效者（强腐蚀性毒物中毒者除外）。

3．促进已吸收毒物的排出

（1）利尿：用于原形由肾脏排泄的毒物，包括补液、使用利尿药、碱化或酸化尿液。

（2）吸氧：一氧化碳中毒时，吸氧可加速一氧化碳排出，高压氧疗为其特效疗法。

（3）血液净化：血液透析、血液灌流、血浆置换等。

4．使用解毒剂

（1）金属中毒

①依地酸钙钠：铅中毒。

②二硫基丙醇：二硫基丙醇其活性巯基可与某些金属物形成无毒、难解离、可溶的螯合物并由尿排出。此外，还能夺取已与酶结合的重金属，使酶恢复活力，达到解毒目的。主要用于治疗砷、汞、金、锑中毒。

③二硫丙磺钠：砷、汞、铜、锑中毒。

④二硫丁二钠：砷、汞、铜、锑、铅中毒。

（2）高铁血红蛋白症：小剂量亚甲蓝（美蓝）。

（3）氰化物中毒：亚硝酸盐—硫代硫酸钠疗法。

（4）有机磷杀虫药中毒：阿托品、碘解磷定、氯解磷定、双复磷等。

（5）中枢神经系统中毒：纳洛酮、氟马西尼等。

5．对症治疗和护理

（1）积极对症支持治疗是毒物中毒患者重要的抢救措施，如惊厥者使用抗惊厥药物，心脏骤停者立即行心肺复苏，休克者应积极抗休克治疗。

（2）严格遵守有关毒物毒物的防护和管理制度，是预防中毒的重要措施。

二、有机磷农药中毒

1．分类　有机磷农药属于有机磷酸酯或硫代磷酸酯类化合物，有大蒜臭味，除敌百虫外，一般难溶于水，在碱性环境中易分解失效。根据有机磷农药毒性大小，可分为 4 类。剧毒类：甲拌磷（3911）、内吸磷（1059）、对硫磷（1605）、丙氟磷。高毒类：甲基对硫磷、甲胺磷、氧化乐果、敌敌畏。中度毒类：乐果、美曲磷酯（敌百虫）、乙硫磷（碘依可酯）。低毒类：马拉硫磷、辛硫磷和氧硫磷等。

2．病因与发病机制

（1）病因

①职业性中毒：主要发生于杀虫药精制、出料和包装过程。

②使用性中毒：多发生于施药人员喷洒期间。

③生活性中毒：多由于误服、误用或自杀等原因。

（2）发病机制：有机磷农药的主要中毒机制是抑制体内胆碱酯酶的活性。有机磷农药能与体内胆碱酯酶迅速结合成稳定的磷酰化胆碱酯酶，使胆碱酯酶丧失分解能力，导致大量乙酰胆碱蓄积，引起毒蕈碱样、烟碱样和中枢神经系统症状和体征，严重者可因呼吸衰竭而死亡。

3．临床表现

（1）发病情况：急性中毒发病时间和症状与农药毒性大小、剂量、侵入途径和机体状态相关。不同侵入途径的发病时间不同。有机磷农药中毒无论表现轻重均有特殊大蒜气味。

（2）主要症状

①毒蕈碱样症状：又称 M 样症状，由副交感神经末梢过度兴奋引起，出现最早。主要表现为平滑肌痉挛，如瞳孔缩小、腹痛、腹泻等；腺体分泌增加，如多汗、全身湿冷、流泪和流涎；气道分泌物增多，如咳嗽、气促、呼吸困难、肺水肿等；括约肌松弛，如大小便失禁。可用阿托品对抗。

②烟碱样症状：又称 N 样症状，由横纹肌运动神经过度兴奋所致，出现颜面、眼睑、舌肌、四肢和全身肌纤维颤动，甚至强直性痉挛。患者常有全身紧缩和压迫感，后期可发生肌力减退和瘫痪。呼吸肌麻痹时常引起呼吸衰竭。刺激交感神经节，节后纤维末梢释放儿茶酚胺，表现为血压升高和心律失常。

③中枢神经系统症状：脑中乙酰胆碱酯酶浓度＜60%时，逐渐出现头晕、头痛、烦躁不安、谵妄、抽搐及昏迷等表现。

（3）中毒程度：可分为 3 级（表 2-41）。

表2-41　有机磷农药中毒程度的分级

分　　级	胆碱酯酶活力	临床表现
轻度中毒	70%～50%	以M样症状为主
中度中毒	50%～30%	M样症状加重，出现N样症状
重度中毒	＜30%	具有M、N样症状，并伴有肺水肿、抽搐、昏迷、呼吸衰竭和脑水肿

（4）迟发症和并发症

①迟发性多发神经病：急性中度和重度中毒患者症状消失后 2～3 周出现感觉、运动型多发性神经病变。表现为肢体末端的烧灼感、疼痛、麻木及下肢无力、瘫痪、四肢肌肉萎缩等症状。多由有机磷农药抑制神经靶酯酶并使其老化引起。

②中间综合征：急性中毒症状缓解后和迟发性神经病发生前，多在急性中毒后 24～96 小时和复能药用量不足的患者突然病情加重，主要表现为肌无力，出现屈颈肌、四肢近端肌无力、眼睑下垂、眼外展障碍、面瘫和呼吸肌麻痹等，多与胆碱酯酶长期受抑制，导致神经肌肉接头处传递受阻有关。

③并发症：肺水肿、脑水肿、呼吸衰竭。

4．辅助检查

（1）全血胆碱酯酶活力测定：是诊断有机磷农药中毒的特异性指标，对判断中毒程度、疗效和预后极为重要。胆碱酯酶活性降至正常人的 70% 以下即可诊断。

（2）尿中有机磷代谢产物测定。

（3）血、胃内容物、粪便中有机磷测定。

5．治疗要点

（1）迅速清除毒物

①立即脱离中毒现场，迅速脱去污染衣服。

②清洗：用肥皂水冲洗皮肤、头发和指甲，禁用热水或乙醇。眼部污染用清水、生理盐水、2%碳酸氢钠溶液或3%硼酸溶液冲洗。

③催吐：适用于神志清、能合作者，昏迷、惊厥、服腐蚀剂者禁用。

④洗胃：口服中毒者要用清水、生理盐水、2%碳酸氢钠（敌百虫禁用,会增加其毒性）或1∶5000高锰酸钾（对硫磷、乐果禁用）反复洗胃，直至洗出液清亮为止。

⑤导泻：洗胃后常用硫酸镁口服导泻，观察30分钟后，可追加用药。一般不用油脂类泻药，以免促进脂溶性毒物的吸收。

（2）紧急复苏：并发肺水肿、呼吸肌麻痹、呼吸中枢衰竭的患者，应清除呼吸道分泌物，及时行气管插管或气管切开，以维持呼吸道通畅。不可应用氨茶碱和吗啡。心脏骤停应行心肺复苏。

（3）抗胆碱药：阿托品是最常用的药物。主要作用是减少腺体（唾液腺、汗腺、泪腺、呼吸道腺体等）分泌；散大瞳孔；增加心率；松弛内脏（胃肠道、膀胱、尿道、支气管等）平滑肌。

（4）胆碱酯酶复能剂：常用碘解磷定和氯解磷定。

（5）对症治疗：有机磷中毒主要的死亡原因是呼吸衰竭，应保持呼吸道通畅，正确氧疗。发生肺水肿时以阿托品治疗为主。休克者应用血管活性药物。脑水肿者及时使用脱水药。为防止复发，症状消失后至少留院观察3～7天。

6. 护理措施

（1）迅速评估中毒情况：毒物接触史；临床症状和体征；毒物送检,迅速采集剩余毒物及各种标本，如呕吐物、唾液、胃内容物、血液、尿、粪及其他可疑物品等送检。

（2）病情观察：密切监测生命体征、尿量、瞳孔和意识改变，及时发现并发症的表现。

（3）清除未吸收毒物：洗胃应尽早、彻底、反复进行，洗胃后保留胃管24小时以上，以防洗胃不彻底，注意洗出液体有无蒜臭味。洗胃过程中应注意观察患者生命体征，如出现呼吸、心搏骤停应立即停止洗胃并紧急抢救。

（4）保持呼吸道通畅：清醒者取半卧位，昏迷者平卧位，肩部垫高，或头偏一侧，注意随时清除痰液和呕吐物，以防误吸。必要时行气管插管或气管切开，禁用吗啡、巴比妥类等抑制呼吸的药物。

（5）吸氧护理：持续高流量吸氧，每天更换鼻导管和吸氧鼻孔。

（6）用药护理

①阿托品的用药原则：早期、联合、足量、反复给药，直至M样症状明显好转，或有阿托品化表现为止。

②阿托品的用药护理：阿托品不可作为预防用药。阿托品中毒和阿托品化的剂量接近，因此用药过程中应密切观察，阿托品化和阿托品中毒的区别见表2-42。阿托品中毒可使用毛果芸香碱或新斯的明拮抗。

表2-42　阿托品化和阿托品中毒的鉴别

	阿托品化	阿托品中毒
瞳孔	较前扩大	极度扩大
神志	意识清楚或模糊	烦躁不安、谵妄、抽搐、昏迷
心率	快而有力，≤120次/分	心动过速，甚至室颤
皮肤	颜面潮红，皮肤干燥	颜面紫红，皮肤干燥
体温	正常或轻度升高	高热，>40℃

③胆碱酯酶复能剂的用药原则：在洗胃的同时尽早应用，首次足量、联合、重复用药。轻度中毒可仅用复能剂，中度以上中毒必须合用阿托品，但减少阿托品剂量。

④胆碱酯酶复能剂的用药护理：常见不良反应有一过性眩晕、视物模糊、复视、口苦、咽痛、恶心、颜面潮红、血压升高、全身麻木和灼热感等。复能剂稀释后缓慢静注或静滴，如用量过多、注射太快或未经稀释，可抑制胆碱酯酶活力，导致呼吸抑制。复能剂在碱性溶液中易水解为有剧毒的氰化物，应避免与碱性药物配伍使用。碘解磷定刺激性强，注射时确保针头在血管内，不宜肌内给药。

7. 健康教育

（1）加强宣传有机磷农药中毒的相关知识。生产和加工农药过程中，应严格执行安全操作规程。喷洒农药时，加强个人防护，应顺风操作，穿质厚的长袖上衣及长裤，扎紧袖口、裤管，戴帽子、口罩和手套。衣服被污染时，应及时更换并彻底清洗皮肤。

（2）接触农药过程中，一旦出现头晕、胸闷、流涎、恶心、呕吐等症状，应立即就诊。

三、急性一氧化碳中毒

1. 病因与发病机制

（1）病因：职业性中毒，如炼钢、炼焦等生产过程中炉门关闭不严、煤气管道漏气或煤矿瓦斯爆炸。生活性中毒，以家庭煤炉取暖及煤气泄漏最常见。

（2）发病机制：主要引起氧输送和氧利用障碍。一氧化碳（CO）可与血红蛋白（Hb）结合，形成稳定的碳氧血红蛋白（COHb）。CO与Hb的亲和力比氧与Hb亲和力大240倍，COHb不能携氧且不易解离，发生组织和细胞缺氧。大脑对缺氧最敏感，故最先受累。

2. 临床表现

（1）急性中毒：与空气中CO、血液中COHb浓度及患者中毒前的健康状况有关。按中毒程度，可分为3级（表2-43）。

表2-43　急性一氧化碳中毒的临床表现

分 级	临床表现	血液COHb浓度	预 后
轻度中毒	搏动性剧烈头痛，头晕，恶心，呕吐，无力，心悸	10%~20%	脱离中毒环境，吸入新鲜空气或氧疗，症状很快消失
中度中毒	面色潮红，口唇樱桃红色，脉快，多汗，意识模糊或浅昏迷	30%~40%	氧疗后患者可恢复正常，无明显并发症
重度中毒	深昏迷，呼吸抑制，休克，肺水肿，心律失常或心力衰竭	>50%	病死率高，清醒后多有并发症

（2）迟发性脑病（神经精神后发症）：多见于中度、重度中毒患者清醒，经过2～60天的"假愈期"后。主要表现为：

①精神意识障碍，出现痴呆木僵、谵妄状态或去皮质状态。

②锥体外系神经障碍，出现震颤麻痹综合征，表现为表情淡漠、肌张力增强、静止性震颤、慌张步态等。

③锥体系神经损害，出现偏瘫、病理反射阳性或小便失禁。

④大脑局灶性功能障碍，出现失明、失语及继发性癫痫等。

3. **辅助检查** 血液 COHb 测定是诊断 CO 中毒的特异性指标，需在脱离中毒现场 8 小时内采集标本。脑电图检查可见缺氧性脑病波形。

4. **治疗要点**

（1）现场急救：立即切断煤气来源，将患者迅速转移到空气新鲜处，保持呼吸道通畅。

（2）纠正缺氧：氧疗是治疗 CO 中毒最有效的方法。头痛、恶心、COHb 浓度 > 40% 者可行高压氧舱治疗。高压氧舱是 CO 中毒者最好的给氧方式。无高压氧舱治疗指征者给予高浓度吸氧治疗。

（3）防治脑水肿：给予 20% 甘露醇快速静脉给药。也可应用糖皮质激素减轻脑水肿。控制频繁抽搐的首选药物为地西泮。

（4）防治并发症及后遗症。

5. **护理措施**

（1）休息活动护理：昏迷者取平卧位，头偏向一侧，保持呼吸道通畅，及时清理呼吸道分泌物。清醒后应休息 2 周，警惕迟发性脑病的发生。

（2）病情观察：密切监测生命体征，注意观察神经系统功能的改变。

（3）吸氧护理：立即给予面罩或鼻导管高浓度吸氧，流量 8 ～ 10L/min。给氧时间尽量不超过 24 小时，以免氧中毒和二氧化碳潴留。重症患者尽早行高压氧舱治疗，以中毒后 4 小时内进行为佳。必要时做气管插管或气管切开。

（4）对症护理：高热者给予物理降温，惊厥者遵医嘱使用镇静药，防止坠床和自伤。

四、中 暑

中暑是指在高温、湿度大及无风的环境中，因体温调节中枢功能障碍、汗腺功能衰竭和水、电解质丧失过多，导致以中枢神经系统和心血管功能障碍为主要表现的热损伤性疾病。

1. **病因与发病机制**

（1）病因

①环境温度过高：高温环境作业、室温 > 32℃、烈日曝晒环境下。

②产热增加：重体力劳动、发热、甲亢及应用某些药物（苯丙胺、阿托品等）。

③散热障碍：湿度大（> 60%）、肥胖、穿透气不良衣服或通风不良等。

④汗腺功能障碍：人体主要通过汗腺散热，硬皮病、广泛皮肤瘢痕、先天性汗腺缺乏症、使用抗胆碱药物或滥用毒品可抑制排汗。

⑤诱发因素：年老体弱、产妇、营养不良、慢性疾病、睡眠不足、工作时间过长、劳动强度过大、过度疲劳等易诱发中暑。

（2）发病机制：正常人通过下丘脑体温调节中枢控制产热和散热，以维持体温的相对稳定。当外界环境温度超过体表时，辐射、传导和对流散热受限，以蒸发为主要的散热方式，可引起机体散热绝对或相对不足，汗腺疲劳，继而导致体温调节中枢功能障碍，造成体温急剧升高。

2. **临床表现**

（1）先兆中暑：在高温环境下活动一定时间后，出现乏力、多汗、口渴、头晕、胸闷、恶心、心悸，体温正常或略有升高，不超过 38℃。

（2）轻度中暑：先兆中暑症状加重，同时体温 > 38℃，常有面色潮红或苍白，皮肤灼热，烦躁不安、大汗淋漓、皮肤湿冷、血压下降、脉搏增快等早期循环衰竭表现。

（3）重度中暑：根据发病机制和临床表现不同，分为热衰竭、热痉挛和热射病（表 2-44）。

3. **辅助检查** 血常规白细胞计数增高，以中性粒细胞为主，血小板减少，凝血功能异常。尿常规可见尿蛋白及管型，血尿素氮、乳酸脱氢酶等增高。严重患者可出现肝、肾、胰腺和横纹肌损害。

表2-44 重度中暑的临床表现

	热衰竭	热痉挛	热射病
发病机制	体液和钠盐丢失过多，外周血管扩张，血容量不足	大量出汗和饮用低张液体后，引起低钠、低氯血症	热应激机制失代偿，使中心体温骤升，导致中枢神经系统和循环系统功能障碍
临床表现	最常见类型，好发于老年人、产妇、儿童和慢性病患者。表现为面色苍白、大汗淋漓、脉搏细速、血压下降、晕厥甚至休克	头痛、头晕、四肢、腹部和背部肌肉痉挛和疼痛，以腓肠肌最常见，呈对称性和阵发性	最严重类型，主要表现为高热、无汗和意识障碍，出现颜面潮红、皮肤干燥无汗、谵妄、昏迷、抽搐，严重者可有休克、脑水肿、肺水肿、DIC及多器官功能衰竭等严重并发症
直肠体温	≤40℃	正常	≥41℃
神志障碍	无	无	明显

4. 治疗要点 快速降温是治疗的基础和关键，降温速度决定患者预后。

（1）先兆中暑与轻症中暑：先兆中暑及时脱离高温环境，转移到阴凉通风处，口服淡盐水或含盐清凉饮料，安静休息即可恢复正常。轻症中暑除上述处理外，对有循环功能紊乱者，缓慢静脉滴注5%葡萄糖溶液，加强观察，可在3～4小时恢复。

（2）重症中暑

①热衰竭：纠正血容量不足，补充生理盐水或5%葡萄糖溶液，适当补充血浆。

②热痉挛：补充氯化钠，可静滴生理盐水或葡萄糖盐水。若痉挛性疼痛反复发作，在补钠的基础上缓慢静脉注射10%葡萄糖酸钙。

③热射病：迅速采取各种降温措施见表2-45。应在1小时内将直肠温度降至38.0℃左右。

表2-45 中暑患者的降温措施

分 类	降温措施
环境降温	转移至通风阴凉处，使用电风扇或空调，维持室温20～25℃
体表降温	冰袋冷敷，冷水或乙醇拭浴，按摩四肢及躯干皮肤，促进血液循环，加速散热
体内降温	热射病伴休克时最适宜的降温措施是动脉快速推注4℃的5%葡萄糖盐水，也可用冰盐水注入胃内或灌肠
药物降温	热射病患者使用解热镇痛药无效，常用氯丙嗪、山莨菪碱和人工冬眠疗法

5. 护理措施

（1）休息活动护理：卧床休息，休克患者取中凹卧位，头偏向一侧，保持呼吸道通畅。

（2）饮食护理：给予高热量、高蛋白、高维生素、低脂肪的清淡、半流质饮食，加强口腔护理和皮肤护理。

（3）病情观察：严密监测肛温，每15～30分钟测量1次。无论何种降温方法，肛温38℃时即可暂停降温，避免体温过低。注意观察生命体征、皮肤出汗和末梢循环情况，出现呼吸抑制、深昏迷、血压下降则停用药物降温。

（4）降温护理：乙醇拭浴应以拍打式手法擦拭背、臀及四肢，减少产热。冰袋冷敷或冷水拭浴应用力按摩四肢及躯干，促进散热。

（5）用药护理：氯丙嗪降温时，严格遵医嘱控制滴速，注意观察血压变化。静脉给药时，输液速度不可过快，以免发生肺水肿。

第十节　神经系统疾病

一、常见症状护理

1. **头痛** 是指外眦、外耳道与枕外隆突连线以上部位的疼痛。

（1）病因：颅内疾病，如颅内感染、血管病变、占位性病变等。头颅邻近器官或组织疾病，如五官、颈椎、颈肌病变。全身性疾病，如发热性疾病、高血压、缺氧等。神经症及癔症等。

（2）头痛的评估：应评估头痛的部位、性质、程度、先兆及伴随症状、发生与持续时间、发作频率、加重或缓解的因素，与体位、饮食、情绪、睡眠、咳嗽、屏气及排便等的关系。

（3）一般护理：非器质性头痛者增加休息和睡眠。器质性头痛者绝对卧床，减少头部活动。颅内压增高者抬高床头 $15°$ ～ $30°$ ，头偏向一侧。

（4）减轻头痛：指导缓慢深呼吸、听轻音乐、引导式想象、冷敷或热敷、理疗及按摩等。

（5）用药护理：告知药物作用与不良反应，大量应用止痛药可致依赖或成瘾。

2. **意识障碍** 是对外界环境刺激缺乏反应的一种精神状态。通过患者言语反应、针刺的痛觉反应、瞳孔反射、角膜反射等来判断意识障碍的程度。

（1）意识状态：根据意识障碍的程度可分为嗜睡、意识模糊、昏睡及昏迷，详见内科护理学第一节绪论的相关内容。

（2）生活护理：定时翻身，保持外阴清洁，防止尿路感染和压疮。鼻饲高热量、高维生素饮食，补充足够水分。每天口腔护理 2 次，张口呼吸的患者口部覆盖温湿纱布。注意观察体温、呼吸和痰液性状，预防坠积性肺炎。谵妄躁动者应专人看护，加床栏，必要时使用约束带。

（3）病情观察：严密监测并记录生命体征、意识及瞳孔变化，观察有无恶心、呕吐及呕吐物的性状与量，及时发现消化道出血和脑疝。

（4）保持呼吸道通畅：取平卧位，头偏向一侧，以防误吸。肩下垫高，颈部伸展，防止舌后坠。准备吸引器，做好气管切开和使用呼吸机的准备。

3. **感觉障碍** 是指机体对各种形式的刺激无感知、感知减退或异常的一组综合征。

（1）生活护理：保持床单整洁、干燥、无渣屑，避免高热或过冷刺激，慎用热水袋或冰袋。肢体保暖需用热水袋时，外包毛巾，水温不超过 50℃。感觉过敏者尽量避免不必要的刺激。

（2）知觉训练：可进行肢体被动运动、按摩、理疗、针灸和各种冷、热、电的刺激。如每天用温水擦洗感觉障碍的部位，用砂纸、棉絮丝等刺激触觉。

4. **运动障碍** 指运动系统的任何部位受损所导致的骨骼肌活动异常，分为瘫痪、不随意运动及共济失调等。随意运动是评估肢体有无瘫痪的重要检查。

（1）按病变部位和瘫痪的性质，分为上运动神经元性瘫痪（痉挛性／中枢性瘫痪）和下运动神经元性瘫痪（弛缓性 / 周围性瘫痪），见表 2-46。

表2-46　上、下运动神经元性瘫痪的特点

	上运动神经元性瘫痪	下运动神经元性瘫痪
瘫痪分布	整个肢体为主	肌群为主
肌张力	增高	减低
腱反射	增强	减低或消失
病理反射	阳性	阴性
肌萎缩	无或轻度失用性萎缩	明显
肌束颤动	无	有

（2）按瘫痪的形式，分为单瘫、截瘫、交叉性瘫、偏瘫、四肢瘫等（表 2-47）。

表2-47　瘫痪的常见形式

瘫痪形式	临床表现	常见病因
单　瘫	单个肢体瘫痪	大脑半球、周围神经或肌肉病变
截　瘫	双下肢瘫痪	脊髓横贯性损伤
交叉瘫	病变侧脑神经麻痹和对侧肢体瘫痪	一侧脑干病变
偏　瘫	一侧面部和肢体瘫痪	一侧大脑半球病变
四肢瘫	四肢不能运动或肌力减退	高颈段脊髓病变、周围神经病变

　　（3）生活护理：评估患者生活自理能力受限的程度，给予相应协助。卧床患者采取舒适体位，尽量避免半卧位。鼓励患者合理饮食，加强口腔护理。协助患者洗漱、进食、如厕、沐浴等日常活动。指导患者学会使用便器，勿拖拉和用力过猛，以免损伤皮肤。防治压疮。排尿困难患者予以膀胱按摩。便秘者适当运动和按摩腹部，养成定时排便的习惯。

　　（4）安全护理：防止坠床和跌倒是运动障碍者最重要的护理措施。病床高度适中，应安装保护性床栏。走廊、厕所装有扶手，地面要平整干燥，防湿、防滑。患者应穿防滑鞋，衣着宽松。患者行走时不要分散其注意力。呼叫器及经常使用的物品应置于患者伸手可及处。行走不稳者应选择合适的助行工具，并有人陪伴，防止受伤。

　　（5）功能锻炼：告知患者及家属早期功能锻炼的重要性，强调合理、适度，循序渐进，主动与被动相结合，床上运动与床下运动相结合，肢体功能与其他功能锻炼相结合的原则。

二、急性脑血管疾病

（一）脑血栓形成

1. 病因与发病机制　脑血栓形成是脑梗死最常见的类型，是因脑动脉粥样硬化等血管病变，脑

动脉主干或分支管腔狭窄、闭塞或形成血栓，造成该动脉供血区血流中断而发生脑组织缺血、缺氧性坏死，引起相应的神经症状和体征。脑动脉粥样硬化是最常见和基本的病因，常伴有高血压。高血糖、高血脂、肥胖可加速脑动脉硬化的进程。

2. 临床表现

（1）多见于 50 岁以上的中老年人。

（2）起病缓慢，一般有前驱症状，如头晕、头痛、肢体麻木及短暂脑缺血发作等。

（3）多在休息或睡眠时发病，可能与此时血压下降、血流减慢、血黏度增加有关。

（4）神经症状取决于梗死灶的大小和部位，如偏瘫、失语、偏身感觉障碍和共济失调等，多无意识障碍。

（5）病情轻者，经治疗短期可缓解，无后遗症。病情重者可并发昏迷、颅内压增高等。

3. 辅助检查

（1）头颅 CT：是最常用的检查，早期多无改变，24 小时后出现低密度灶脑梗死区。

（2）脑血管造影：是脑血管病变检查的金标准，可显示血栓形成的部位、程度及侧支循环。

（3）脑脊液正常。

4. 治疗要点　应遵循超早期、个体化和整体化治疗的原则。

（1）急性期治疗

①早期溶栓：是目前最重要的恢复血流措施。在发病 6 小时内，采用 rt-PA、尿激酶使血管再通，尽快恢复缺血区的血流灌注，缩小梗死灶。

②调整血压：应遵循个体化、慎重、适度原则。急性期血压应维持在较平时稍高的水平，以保证脑部灌注。只有当血压＞ 200/110mmHg 时，才需降压治疗。

③防治脑水肿：严重脑水肿和颅内压增高是急性重症脑梗死的常见并发症和主要死亡原因。常用 20% 甘露醇 125 ～ 250ml 快速静滴，也可用呋塞米、甘油果糖等。

④控制血糖：原有糖尿病或应激反应使血糖升高。当超过 10mmol/L 时，应立即予以胰岛素治疗。

⑤抗血小板治疗：未溶栓者在发病后 48 小时内，服用阿司匹林、氯吡格雷等。

⑥抗凝治疗：用于长期卧床、合并高凝状态者，常用药物有肝素、华法林。

⑦脑保护治疗：常用自由基清除剂、钙通道阻滞剂等。但重症急性期患者，不宜口服桂利嗪和倍他司汀，因其虽有扩血管作用，但不利于脑缺血的改善。

⑧其他治疗：高压氧舱治疗、中医中药治疗、外科或手术治疗等。

（2）恢复期治疗：目的在于促进神经功能恢复，系统地进行运动功能和语言功能的康复锻炼。通常发病 2 周后即进入恢复期。

5. 护理措施

（1）休息活动护理：急性期患者卧床休息，取平卧位。头部禁止放置冰袋及冷敷，以免脑血管收缩使血流量减少。

（2）饮食护理：给予低脂、低盐、高维生素、高纤维素的无刺激饮食。若有吞咽困难，可予糊状流食或半流食，必要时鼻饲。

（3）病情观察：密切观察生命体征、意识状态及瞳孔变化，出现脑缺血加重和颅内压增高征象时，立即报告医生并快速使用脱水药。

（4）满足患者基本生活需要，指导早期功能锻炼。

（二）脑栓塞

1. 病因与发病机制　各种栓子随血流进入颅内动脉，使血管腔急性闭塞或严重狭窄引起脑缺血坏死及功能障碍。心源性栓子为脑栓塞最常见的病因，其中又以风湿性心瓣膜病患者房颤时附壁血栓脱落最多见。

2．临床表现

（1）任何年龄阶段均可发生，青壮年多见。

（2）多在活动中急骤发病，多无前驱症状，为起病最快的脑血管病。

（3）意识障碍较轻且恢复快，神经系统表现与脑血栓形成相似，但更易复发和出血。

（4）多有导致栓塞的原发病和同时并发的脑外栓塞表现。

3．辅助检查

（1）头颅 CT：早期多无改变，24～48 小时后出现低密度灶脑梗死区。

（2）脑血管造影可显示脑栓塞的部位、程度及侧支循环。

（3）脑脊液压力一般正常，大面积梗死压力可增高，应尽量避免此检查。

（4）心电图检查：作为确定心肌梗死和心律失常的依据。

4．治疗要点 脑栓塞治疗同脑血栓形成。原发病治疗和抗栓治疗。

5．护理措施 同脑血栓形成。

（三）脑出血

1．病因 高血压并发细小动脉硬化为脑出血最常见的病因。颅内动脉瘤。脑动静脉畸形。其他如脑淀粉样血管病、血液病、抗凝及溶栓治疗等。

2．发病机制 动脉硬化或产生小动脉瘤，当血压骤然升高时易造成血管破裂。高血压脑出血好发部位为基底节区，此处豆纹动脉从大脑中动脉近端呈直角发出，受高压血流冲击最大，最易破裂出血。

3．临床表现

（1）临床特点

①多见于 50 岁以上男性患者，常有高血压史，冬季易发。

②活动中或情绪激动时突然发生，无前驱症状。

③有肢体瘫痪、失语等局灶定位症状和颅内压增高表现，意识障碍出现迅速。

④发病后血压多有明显升高。

（2）基底节区出血：是最多见的脑出血。累及内囊表现为"三偏症"，即病灶对侧肢体偏瘫、对侧偏身感觉障碍和同向偏盲。丘脑出血累及优势半球常伴失语，也可有丘脑性痴呆。出血量小，临床症状较轻。出血量大可有意识障碍，易引起脑疝，甚至死亡。

（3）脑干出血：多数为脑桥出血。小量出血无意识障碍，可出现交叉性瘫痪和共济失调性偏瘫。大量出血累及脑桥后，患者立即昏迷，双侧面部和肢体瘫痪，两侧瞳孔缩小如针尖（脑桥出血的特征性表现）、中枢性高热、呼吸衰竭，多于 48 小时内死亡。

（4）小脑出血：少量出血常有眩晕、呕吐、枕部头痛、共济失调等，无肢体瘫痪。出血量较多形成枕骨大孔疝而死亡。

脑梗死和脑出血的鉴别见表 2-48。

4．辅助检查

（1）影像学检查：CT 检查是诊断脑出血的首选方法，具有确诊价值。MRI 和脑血管造影能检出更细微病变。

（2）脑脊液检查：血性脑脊液，压力增高。重症可确诊者不宜进行，防止诱发脑疝。

5．治疗要点 处理原则是脱水降颅压，调整血压，防止再出血，促进神经功能恢复和防治并发症。

表2-48　脑梗死和脑出血鉴别

	脑梗死	脑出血
发病年龄	多为60岁以上	多为60岁以下
起病状态	休息或睡眠	活动或情绪激动
颅内压增高	轻或无	多见
意识障碍	轻或无	多见且较重
CT检查	24小时后低密度病灶	即刻出现高密度病灶
脑脊液	无色透明	可有血性

（1）一般治疗：卧床休息2～4周，避免情绪激动和血压升高，吸氧，保持肢体的功能位，预防感染，维持水、电解质平衡等。

（2）降低颅内压：是脑出血急性期处理的重要环节，常用20%甘露醇125～250ml静脉滴注。

（3）调控血压：脑出血急性期一般不首先使用降压药物，因患者血压升高是在颅内压增高的情况下，为了保证脑组织供血出现的脑血管自动调节反应，当颅内压下降后，血压也随着下降，故首先应先脱水，降低颅内压。但是，当血压≥200/110mmHg时，为防止出血加重，可在降低颅内压的同时慎重地采用降压治疗，但幅度不可过大，防止发生颅内低灌注。

（4）其他治疗：止血和凝血治疗、手术治疗、亚低温疗法及康复治疗等。

6. 护理措施

（1）休息活动护理：绝对卧床休息，取侧卧位，头胸抬高15°～30°，减轻脑水肿。发病24～48小时避免搬动患者，治疗、护理操作集中进行，避免各种引起颅内压增高的因素，病室保持安静。

（2）饮食护理：急性脑出血患者在发病24小时内禁食，24小时后如病情平稳、无颅内压增高和严重消化道出血时，给予高蛋白、高维生素、高纤维素、低盐、低脂的半流质饮食。进食时患者取坐位或高侧卧位（健侧在下），进食应缓慢，食物应送至口腔健侧近舌根处，以利于吞咽。进餐后应保持坐位30～60分钟，吞咽困难的患者不能用吸管喝水或喝汤。如用水杯喝水，应喝至半杯处，防止水位过低患者仰头喝水误吸。必要时可行鼻饲流质饮食或静脉营养。

（3）病情观察：定时监测生命体征、意识状态及瞳孔变化，有无颅压增高、脑疝早期、上消化道出血的表现。

（4）脑疝护理：保持呼吸道通畅，给予吸氧。迅速开放静脉，遵医嘱快速静滴脱水药，甘露醇应在15～30分钟滴完，避免药液外渗。备好气管切开包、脑室穿刺引流包、呼吸机、监护仪和抢救药品等。

（四）蛛网膜下腔出血

1. 病因与发病机制　先天性脑动脉瘤是最常见病因，其次为动静脉畸形、颅内肿瘤、血液疾病等。用力、情绪激动、酗酒等为常见诱因。

2. 临床表现　以中青年多见，起病急骤，持续性剧烈头痛，喷射性呕吐。可出现脑膜刺激征，是最具特征性的体征。一般无定位性神经系统体征及肢体瘫痪。蛛网膜下腔出血与脑出血的鉴别见表2-49。

表2-49　蛛网膜下腔出血与脑出血鉴别

	蛛网膜下腔出血	脑出血
病　因	先天性动脉瘤，动静脉畸形	高血压、动脉粥样硬化
发病年龄	先天性动脉瘤40～60岁；动静脉畸形青少年多见	50岁以上
血　压	正常或增高	显著升高
头　痛	极常见剧烈	常见较剧烈
脑膜刺激征	多见	少见
神经系统定位体征	无	偏瘫、偏身感觉障碍、偏盲等
脑脊液	均匀一致血性	可有血性

3．辅助检查

（1）头颅 CT：是首选的检查方法，蛛网膜下腔显示高密度影像。

（2）脑血管造影：是确诊病因的最有价值和最具定位意义的检查。

（3）腰椎穿刺：是最具诊断价值和特征性的检查，脑脊液呈均匀一致血性，压力增高。但对 CT 检查已明确诊断者，不作为常规检查。

4．治疗要点　治疗原则为防治再出血，降低颅内压，防治脑血管痉挛，减少并发症，治疗原发病和预防复发。

（1）预防再出血：避免血压和颅内压增高的因素。适当调控血压，使用 6- 氨基己酸、氨甲苯酸等抗纤溶药物。头痛和躁动不安者予以镇痛、镇静药。

（2）降低颅内压：常用甘露醇 125 ～ 250ml 快速静脉滴注，30 分钟滴完。

（3）解除脑血管痉挛：维持血容量和血压，避免过度脱水。可应用钙通道阻滞剂，如尼莫地平。

（4）手术治疗：动静脉畸形及颅内动脉瘤可行手术治疗、血管内介入治疗。

5．护理措施

（1）休息活动护理：绝对卧床 4 ～ 6 周，抬高床头 15°～ 20°，改变体位或转头时动作缓慢，避免搬动和过早下床活动。

（2）缓解疼痛：指导患者放松技术，转移患者注意力，必要时给予镇静、镇痛药物。

（3）用药护理：甘露醇低温出现结晶时，需加温溶解后再用，定期监测肾功能和电解质。尼莫地平可致皮肤发红、多汗、胃肠不适、血压下降等不良反应，应适当控制输液速度。

（4）预防并发症：蛛网膜下腔出血再发率较高，以首次出血后 1 个月内再出血的危险最大，2 周再发率最高。若病情稳定后，突然再次剧烈头痛、呕吐、昏迷、脑膜刺激征明显加重等，应及时报告医生。

（五）短暂性脑缺血发作

1．病因与发病机制　短暂性脑缺血发作（TIA）是由颅内动脉病变致脑动脉一过性供血不足引起的短暂性、局灶性脑或视网膜功能障碍。主要病因是动脉粥样硬化。发病机制有微栓塞、血流动力学改变学说、脑血管狭窄或痉挛等。

2．临床表现　好发于中老年男性，发作突然，持续短暂 5 ～ 30 分钟，一般在 1 小时内恢复，最多不超过 24 小时，为局灶性神经功能丧失，不留神经功能缺失，反复发作。短暂性脑缺血发作、脑血栓形成与脑栓塞的鉴别见表 2-50。

表2-50　缺血性脑血管疾病鉴别

	短暂性脑缺血发作	脑血栓形成	脑栓塞
病　因	脑动脉粥样硬化	脑动脉粥样硬化	风湿性心瓣膜病
起病时间	突发	缓慢	急骤
起病状态	反复发作	休息或睡眠，有前驱症状	活动后，多无前驱症状
意识障碍	无	多无	轻且恢复快
局灶定位症状	24小时内完全恢复	常见	常见

3．治疗要点

（1）病因治疗：是预防短暂性脑缺血发作复发的关键。

（2）药物治疗

①抗血小板治疗：常用阿司匹林、双嘧达莫、氯吡格雷等。

②抗凝治疗：适用于频繁发作、发作持续时间长、症状逐渐加重且无禁忌者，常用肝素、华法林。

③其他：扩容治疗、溶栓治疗、钙通道阻滞剂、中医药治疗等。

（3）外科治疗。

4．护理措施

（1）休息活动护理：发作时卧床休息，枕头不宜太高。转头应缓慢且幅度不宜太大。频繁发作者避免重体力劳动，沐浴和外出应有家人陪伴，防止跌倒和外伤。

（2）饮食指导：低盐、低脂、低钙、低糖、足量蛋白和高维生素饮食，戒烟酒，避免刺激性食物和暴饮暴食，避免过分饥饿。

（3）病情观察：频繁发作者密切观察和记录每次发作的持续时间、间歇时间及伴随症状，警惕完全性缺血性脑卒中的发生。

（4）用药护理：按医嘱正确服药，不能随意调整、更改和终止用药，注意观察药物疗效和不良反应。

三、癫痫

癫痫是指多种原因导致的大脑神经元高度同步化异常放电所引起的短暂大脑功能失调的临床综合征。

1．病因　癫痫不是独立的疾病，引起癫痫的病因非常复杂，根据病因不同分为以下 3 类：

（1）特发性癫痫：可能与遗传因素有关，多数患者在儿童或青年期首次发病。

（2）症状性癫痫：由各种明确的中枢神经系统结构损伤或功能异常，如颅脑外伤、感染、颅内肿瘤、脑血管病和遗传代谢性疾病引起。

（3）隐源性癫痫：病因不明，但临床提示为症状性癫痫。

2．临床表现

（1）部分性发作：为最常见的类型，源于大脑半球局部神经元的异常放电。

①单纯部分性发作：发作时程短，一般不超过 1 分钟，起始与结束均较突然，表现为一侧肢体局部肌肉感觉障碍或节律性抽搐征，可出现幻觉，但无意识障碍。

②复杂部分性发作：也称精神运动性发作，可有意识障碍、自动症、运动症状，临床表现为无理吵闹、唱歌、脱衣裸体等，事后不能回忆。

③部分性发作继发全面性发作：单纯部分性发作可发展为复杂部分性发作，单纯或复杂部分性发作均可发展为全面性强直阵挛发作。

（2）全面性发作：起源于双侧脑部，多在初期就有意识丧失。

①全面强直 - 阵挛发作：旧称大发作，为最常见的发作类型之一，以意识丧失和全身对称性抽搐为特征。早期出现意识丧失、跌倒，发作前可有瞬间疲乏、麻木、恐惧或无意识动作等先兆表现。随后的发作分为强直期（全身骨骼肌持续性收缩）、阵挛期（肌肉交替性收缩与松弛）和发作后期（以面肌和咬肌为主的短暂阵挛）三期。

强直期表现为眼球上翻或凝视，咀嚼肌收缩可咬伤舌头，喉肌收缩可致患者发出一声尖叫，口吐白沫，躯干先屈曲后反张，持续 10 ～ 20 秒后进入阵挛期。

每一次阵挛后有一短暂间歇。强直期和阵挛期均有呼吸停止、血压升高、瞳孔散大及分泌物增多等表现。

发作后期牙关紧闭，大小便失禁。呼吸首先恢复，随后瞳孔、血压、心率恢复正常。从发作到意识恢复历经 5 ～ 15 分钟。

醒后常有头痛、嗜睡、全身酸痛，对发作不能回忆，此时强行约束患者可发生伤人或自伤。

②强直性发作：多见于弥漫性脑损害儿童，睡眠中发作较多，发作持续数秒至数十秒。

③阵挛性发作：婴幼儿为主，重复阵挛性抽动伴意识丧失为主要特征，表现为双侧对称或某一肢体为主的抽动。

④失神发作：意识短暂丧失，持续 3 ～ 15 秒，无先兆或局部症状，持续时间短，发作后仍继续原有的动作。

⑤肌阵挛发作：表现为快速、短暂、触电样肌肉收缩，可见于任何年龄。

⑥失张力发作：部分或全身肌肉张力突然降低导致点头、张口、肢体下垂或跌倒等，持续数秒至1 分钟，发作后立即清醒。

（3）癫痫持续状态：新的定义是指一次全面强直 - 阵挛发作持续 5 分钟以上。旧定义是指若发作间歇期仍有意识障碍，或癫痫发作持续 30 分钟以上，或在短时间内频繁发作。癫痫持续状态是内科常见急症，若治疗不及时可导致永久性脑损害，致残率和病死率均很高。

3. 辅助检查

（1）脑电图：是诊断癫痫最重要的检查方法，对发作性症状的诊断有很大价值，有助于明确癫痫的诊断、分型和确定特殊综合征。

（2）头部 CT、MRI 检查：可确定脑结构异常或病变，对癫痫及癫痫综合征诊断和分类有帮助。

（3）脑血管造影：可发现颅内血管畸形和动脉瘤、血管狭窄或闭塞，颅内占位性病变。

4. 治疗要点

（1）病因治疗：对症状性癫痫应积极治疗原发病，对颅内占位性病变首先考虑手术。

（2）发作期治疗：癫痫发作有自限性，多数患者不需特殊处理。给予吸氧，保持呼吸道通畅，对症治疗，降温，运用甘露醇和呋塞米减少脑水肿，同时应预防和控制感染。多次发作首选苯巴比妥肌内注射。

（3）癫痫持续状态治疗

①苯二氮䓬类药物：地西泮、劳拉西泮、氯硝西泮、咪达唑仑等。迅速制止癫痫发作，首选地西泮 10 ～ 20mg 缓慢静脉注射，速度不超过 2mg/min，复发者可在 30 分钟内重复应用。或者以60 ～ 100mg 在 12 小时内缓慢静脉滴注。苯二氮䓬类药物用药速度过快会抑制呼吸，必要时可同时使用呼吸兴奋药。

② 10% 水合氯醛：成人 25 ～ 30ml，儿童 0.5 ～ 0.8ml/kg，加等量植物油保留灌肠。

③苯妥英钠：250mg 溶于生理盐水 20 ～ 40ml 缓慢静脉注射，速度不超过 50mg/min，时间不少于 5 分钟，每天的极限用量不超过 500mg。体重小于 30kg 小儿按每天 5ml/kg 给药。苯妥英钠溶于葡萄可产生沉淀，应选择生理盐水作为溶媒。

④异戊巴比妥钠：0.3 ～ 0.5g 溶于注射用水 10ml 静注，速度不超过 0.1g/min。

⑤苯巴比妥（鲁米那）：发作控制后，100 ～ 200mg，肌内注射，巩固疗效。

⑥对症处理：保持呼吸道通畅，吸氧，建立静脉通道。

（4）发作间期治疗用药：常用药物有卡马西平、苯妥英钠、乙琥胺、丙戊酸、托吡酯、拉莫三嗪、加巴喷丁等。

①强直性发作、部分性发作和部分性发作继发全面性发作首选卡马西平。

②全面强直 - 阵挛发作、典型失神发作、肌阵挛发作、阵挛性发作首选丙戊酸。

（5）发作间期的药物治疗原则

①半年内发作 2 次以上者，一经诊断即应进行药物治疗。

②从小剂量开始，单一用药为主，尽量避免联合用药。

③坚持长期服药，定时服用，不可随意增减药物剂量、停药或换药，停药应遵医嘱缓慢、逐渐减量，不少于 1 ～ 1.5 年。

④撤换药物时应遵循一增一减的原则，不宜过快，需要有 5 ～ 10 天的过渡期。

⑤强直 - 阵挛性发作完全控制 4 ～ 5 年后再停药，并定期测量血中药物浓度。

⑥临床无癫痫症状而仅表现为脑电图异常、偶尔发病、年龄小于 5 岁及每次发作均有发热的儿童，一般不服用抗癫痫药物。

5. 护理措施

（1）保持呼吸道通畅：是癫痫发作时的首要护理措施。应取头低侧卧或平卧头侧位，下颌稍向前。松开领带、衣扣和裤带，防止过紧压迫呼吸。取下活动性义齿，必要时使用吸引器，将舌拉出，防止舌后坠阻塞呼吸道。吸痰，必要时气管切开。不可强行喂药、喂水，防止误吸。

（2）安全护理

①发作期有前驱症状时立即平卧，动态发作时，应抱住患者缓慢就地放倒。癫痫发作勿用力按压抽搐肢体，防止骨折及关节脱位，使用牙垫或压舌板防止舌咬伤，放置保护性床挡。

②发作间期创造安全、安静的休养环境，保持室内光线柔和、无刺激。

（3）病情观察：严密监测生命体征及神志、瞳孔变化，注意观察发作类型，发作的时间及次数，发作过程中有无心率增快、血压升高、呼吸减慢、大小便失禁等。

（4）癫痫持续状态的护理：密切监测患者生命体征。按医嘱给予抗惊厥药。控制输液量和速度，必要时输入脱水药、吸氧，尽快控制抽搐，防治脑水肿，纠正水、电解质失衡。保持环境安静，避免强光刺激。

（5）用药护理：多数常见不良反应为短暂性反应，缓慢减量即可明显减少，餐后服药可减少恶心反应。服药前应做血、尿常规和肝肾功能检查。按医嘱坚持长期有规律服药，避免突然停药、减药、漏服药及自行换药。

①卡马西平：胃肠道反应、眩晕、复视、骨髓抑制、皮疹及肝损伤等。

②苯妥英钠：胃肠道反应、牙龈增生、毛发增多、面容粗糙、粒细胞减少、智能及行为改变等。

③丙戊酸：肥胖、震颤、恶心、呕吐、体重增加、毛发减少、肝损害及胰腺炎等。

④苯巴比妥：嗜睡、小脑征、复视、认知和行为异常。

⑤托吡酯：震颤、头痛、头晕、小脑征、胃肠道反应、体重减轻等。

⑥拉莫三嗪：头晕、嗜睡、恶心、皮疹等。

⑦加巴喷丁：嗜睡、头晕、复视、健忘、感觉异常等。

（6）生活指导：规律生活，适度运动，劳逸结合，保持睡眠充足；减少精神和感觉刺激；合理饮食，宜进食清淡、无刺激、营养丰富的食物，保持大便通畅，避免过饥过饱，戒烟酒。禁止从事高风险活动：如跑步、攀登、游泳、驾驶及在炉火旁、高压电机旁作业、单独外出，以免发作时危及生命。

四、急性炎症性脱髓鞘性多发性神经病

急性炎症性脱髓鞘性多发性神经病又称吉兰-巴雷综合征，是一种自身免疫介导的周围神经病，主要损害多数脊神经根和周围神经，也常累及脑神经。

1. 病因与发病机制　病因尚未完全明确，可能与空肠弯曲菌感染有关，也可能与病毒感染有关。本病是免疫介导的迟发型超敏反应，而病毒感染可能对免疫反应起一种启动作用。主要侵犯脊神经根、脊神经和脑神经，导致淋巴细胞对髓鞘敏感，出现髓鞘损伤和神经脱髓鞘现象，运动、感觉神经冲动传导速度减慢甚至停滞。

2. 临床表现　急性起病，好发于夏、秋季节，以学龄前期、学龄期儿童多见。发病前1～3周常有发热等呼吸道或胃肠道感染症状。

（1）运动障碍：肢体对称性弛缓性肌无力为首发症状。自肢体远端开始呈上行性麻痹进展，由双下肢开始逐渐累及躯体肌、脑神经。急性起病者在24小时内可因呼吸肌瘫痪导致呼吸困难，是本病死亡的主要原因。

（2）脑神经受损：可表现为对称或不对称的脑神经麻痹，儿童常有吞咽困难、饮水呛咳、声音嘶哑等。

（3）感觉障碍：感觉障碍症状相对轻微，很少有感觉缺失者，主要表现为神经根痛和皮肤感觉异常。患者可出现肢体烧灼感、麻木、刺痛和（或）手套、袜子型感觉减退或缺失。

（4）自主神经障碍：症状轻微，主要表现为多汗、便秘、皮肤潮红、手足肿胀、一过性尿潴留、血压升高及心律失常等。

3. 辅助检查

（1）脑脊液检查：典型的脑脊液检查为细胞数正常而蛋白质明显增高，称蛋白-细胞分离现象。

（2）血清免疫球蛋白IgM显著增高。

（3）神经肌电检查：神经传导速度减慢或正常，运动神经反应电位波幅明显减低。

4. 治疗要点

（1）支持治疗：摄入足够的水、能量及电解质，吞咽困难者给予鼻饲。

（2）呼吸肌麻痹的抢救：及时气管切开或气管插管，必要时使用机械通气以保证有效的通气和换气。

（3）免疫调节治疗：静脉注射大剂量免疫球蛋白，应用24～48小时病情可停止进展。

（4）血浆置换疗法：清除血中抗体及免疫复合物、炎性物质、补体等。

（5）激素疗法。

5. 护理措施

（1）休息活动护理：急性期保持瘫痪肢体于功能位，协助患者做肢体被动运动，防止发生足下垂、爪形手等。恢复期鼓励患者做主动运动，加强对自理生活能力的训练。

（2）饮食护理：提供高蛋白、高热量、高维生素的易消化饮食。根据患者吞咽和咀嚼能力选择流食、半流食或鼻饲饮食等。

（3）改善呼吸功能：保持室内通风，观察患者生命体征，呼吸困难者给予持续低流量氧吸入，做好气管插管或机械通气的准备。

第三章　外科护理学

第一节　水、电解质、酸碱代谢紊乱

一、正常体液平衡

（一）水平衡

1. **体液的含量与分布**　人体内体液总量与性别、年龄及体重有关。肌肉组织含水量较多，脂肪细胞不含水分。体液可分为细胞内液和细胞外液。细胞外液分为血浆和组织间液两部分，细胞外液占 20%，组织间液为 15%，血浆为 5%；小儿间质液的比例较成人高。

2. **24 小时液体出入量的平衡**　显性失水为尿、粪和失血等的总和，不显性失水为皮肤和呼吸道挥发的水分，一般为 600 ～ 1000ml/d。内生水为体内代谢所产生的水分，约 300ml/d。

3. **体液平衡的调节**　体液的正常渗透压通过下丘脑 - 神经垂体 - 抗利尿激素系统来恢复和维持，血容量的恢复和维持是通过肾素 - 醛固酮系统。

（二）电解质平衡

1. **Na^+ 的平衡**　Na^+ 是细胞外液的主要阳离子，正常值为 135 ～ 145mmol/L。

2. **K^+ 的平衡**　体内 K^+ 总含量 98% 存在于细胞内，是细胞内液主要的阳离子。血清 K^+ 正常值为 3.5 ～ 5.5mmol/L。K^+ 的作用极其重要，可参与、维持细胞的正常代谢，维持细胞内液的渗透压和酸碱平衡，维持神经肌肉组织的兴奋性，以及维持心肌正常功能等。

3. **Cl^- 和 HCO_3^-**　Cl^- 和 HCO_3^- 是细胞外液中的主要阴离子，二者含量有互补作用，以维持细胞外液阴离子的平衡。

4. **Ca^{2+} 的平衡**　血清 Ca^{2+} 浓度为 2.25 ～ 2.75mmol/L。Ca^{2+} 的生理功能包括：构成骨髓和牙齿的重要成分；调节心脏和神经的传导以及肌肉的收缩；参与凝血过程；是多种酶的激活剂；降低毛细血管和细胞膜的通透性。

5. **磷的平衡**　血清磷正常值为 0.96 ～ 1.62mmol/L。磷是核酸、磷脂及高能磷酸键的基本成分，此外，磷还参与蛋白质的磷酸化、参与细胞膜的组成，以及参与酸碱平衡等。

6. **Mg^{2+} 的平衡**　Mg^{2+} 是细胞内的主要阳离子，正常血清 Mg^{2+} 浓度为 0.70 ～ 1.10mmol/L。Mg^{2+} 可影响神经活动的控制、神经肌肉兴奋性的传递、肌肉收缩及心脏激动性。

（三）酸碱平衡

1. **血液缓冲系统**　最重要的是 HCO_3^-/H_2CO_3，正常比值为 20：1。

2. **肺**　通过呼吸，肺将 CO_2 排出，使血中 $PaCO_2$ 下降，调节血中的 H_2CO_3。

3. **肾**　是调节酸碱平衡的重要器官。肾脏通过改变排出固定酸及保留碱性物质的量，来维持正常的血浆 HCO_3^- 浓度，保持血浆 pH 稳定。

二、水和钠代谢紊乱

临床将水、钠代谢紊乱分为 4 种类型：等渗性脱水、低渗性脱水、高渗性脱水和水中毒（表 3-1）。最常见的为等渗性脱水。

表3-1　不同性质脱水的临床特点及治疗

	等渗性	低渗性	高渗性	水中毒
血 钠（mmol/L）	135～150	＜135	＞150	
病 因	消化液或体液急性丧失，如大量呕吐、肠瘘、肠梗阻、烧伤等	消化液持续丢失，长期胃肠减压失钠；限盐的肾脏、心脏疾病反复利尿；大面积烧伤慢性渗液；等渗性脱水补水过多等	摄入水分不足，如食管癌吞咽困难鼻饲高浓度营养液；高热大量出汗；大面积烧伤暴露疗法等	机体水分摄入量超过排出量，如肾功能不全；各种原因导致的抗利尿激素分泌过多；大量摄入不含电解质的液体或静脉补充水分过多等
水、钠丢失比例	水、钠等比例丢失	失钠多于失水	失水多于失钠	
主要丧失液区	细胞外液	细胞外液	细胞内液	
临床表现	恶心、乏力、少尿，但不口渴；眼窝凹陷，皮肤干燥；体液丢失达体重5%，可有脉速、肢冷等血容量不足表现，体液丢失达体重的6%～7%可有休克	初期无口渴，恶心、视物模糊、乏力、站立性晕倒；严重者神志不清，肌痉挛性抽痛，腱反应消失，昏迷、休克；尿钠、氯低，尿比重低，早期尿量正常或略增多	体液丢失达体重2%～4%为轻度，口渴明显，无其他症状；4%～6%为中度，极度口渴，烦躁，乏力，眼窝凹陷，尿少，尿比重高；＞6%为重度，躁狂，幻觉，谵妄，昏迷	急性水中毒起病急骤，可出现神经、精神症状，重者发生脑疝；慢性水中毒发病缓慢，易被原发疾病掩盖，出现体重增加、软弱无力、恶心、呕吐、嗜睡等表现
治疗原则	消除病因是关键，补液可选用平衡盐溶液或等渗盐水	静脉输注含盐溶液或高渗盐水，以纠正细胞外液的低渗状态及补充血容量	5%葡萄糖、低渗（0.45%）或等渗氯化钠	立即停止水分摄入，进行脱水治疗，如甘露醇、呋塞米（速尿）等

三、电解质代谢紊乱

（一）钾代谢异常

钾的代谢异常有低钾血症和高钾血症，以低钾血症常见。钾代谢紊乱的临床特点及治疗见表3-2。

表3-2　钾代谢紊乱的临床特点及治疗

	低钾血症	高钾血症
血钾浓度	<3.5mmol/L	>5.5mmol/L
病因	①长期进食不足 ②丢失过多：严重呕吐、腹泻，持续胃肠减压，肠瘘，长期使用排钾利尿药（呋塞米等）、盐皮质激素（醛固酮），急性肾衰多尿期等 ③钾向细胞内转移：大量注射葡萄糖和胰岛素、代谢性或呼吸性碱中毒、纠正酸中毒的过程中	①排钾减少：急性肾衰竭、长期使用保钾利尿药（螺内酯） ②补钾过多：补过量、过快、浓度过高，输入大量库存血 ③钾向细胞外转移：严重组织损伤、溶血、缺氧、休克、代谢性酸中毒等
临床表现	①心脏：心肌收缩无力，心音低钝，心动过速，室颤，心衰，猝死 ②骨骼肌：最早出现的是肌无力，腱反射迟钝或消失，呼吸肌受累致呼吸困难或窒息 ③胃肠道及泌尿道平滑肌：恶心，食欲缺乏，肠蠕动减弱，腹胀，肠鸣音减弱，便秘，肠麻痹；尿潴留 ④泌尿系统：低钾、低氯性碱中毒，出现反常性酸性尿 ⑤神经系统：表情淡漠，反应迟钝，定向力差，昏睡、昏迷	①心脏：抑制心脏传导系统，抑制心肌收缩，心动过缓，房室传导阻滞，心脏停搏 ②骨骼肌：四肢软弱无力，腱反射迟钝或消失，严重者呈弛缓性瘫痪 ③神经系统：精神萎靡，嗜睡
心电图	T波低平，ST段下降，QT间期延长，出现u波	T波高尖，PR间期延长，P波下降或消失，QRS波群增宽，ST段升高
治疗原则及护理	①轻度缺钾首选口服补钾，最安全，一般用量3～6g/d，即可使血钾浓度升高1.0～1.5mmol/L ②中度、重度缺钾需静脉补钾，静滴浓度<0.3%（40mmol/L） ③严重低钾者每天补钾<15g，速度<20mmol/h ④尿量>40ml/h方可补钾特别重要 ⑤禁止静脉推注补钾，补钾浓度过高会抑制心肌致停搏并刺激静脉致疼痛	①立即停止口服和静脉补钾，避免进食水果等含钾高的食物，停用保钾利尿药及含钾的药物 ②静脉缓慢推注10%葡萄糖酸钙或5%氯化钙，对抗钾离子对心肌的抑制作用 ③促进钾向细胞内转移：5%碳酸氢钠碱化细胞外液，快速静滴；葡萄糖加胰岛素快速静滴；支气管扩张药沙丁胺醇吸入 ④加速排钾：排钾利尿药呋塞米，阳离子交换树脂，腹腔或血液透析

（二）磷代谢异常

人体内的磷85%存在于骨骼中，细胞外液中含量很少。磷代谢异常分为低磷血症和高磷血症。

1. 低磷血症

（1）血磷浓度 < 0.96mmol/L。

（2）病因：长期经静脉或胃肠途径补充不含磷的营养物；急性酒精中毒、甲亢、肾小管性酸中毒、使用糖皮质激素或利尿药等；大量葡萄糖及胰岛素输入、呼吸性碱中毒时磷向细胞内转移。

（3）临床表现：无特异性，可有神经肌肉症状，如重者出现抽搐、昏迷、精神障碍，更甚者因呼吸肌无力而死亡。

（4）治疗要点：积极处理原发病；对因甲亢引起者，可考虑手术治疗；经静脉或口服补磷。

2. 高磷血症

（1）血磷浓度 > 1.62mmol/L。

（2）病因：可见于急性肾衰竭、甲状旁腺功能减退、过量服用维生素D、挤压伤、糖尿病酮症酸中毒等。

（3）临床表现：不典型，有低钙血症、肾功能受损的表现。

（4）治疗要点：积极处理原发病；减少磷的摄入，针对低钙血症进行治疗。

四、酸碱平衡紊乱和液体疗法

正常血液的pH为7.35～7.45，pH < 7.35为酸中毒，pH > 7.45为碱中毒。酸碱平衡的本质是体液保持一定的H^+浓度。人体代谢过程中不断产生的酸性和碱性物质，必须通过体内缓冲系统及肺、肾的调节作用使pH稳定在正常范围。

（一）代谢性酸中毒

代谢性酸中毒是最常见的酸碱平衡紊乱，主要由于细胞外液的H^+增加或HCO_3^-丢失导致。

1. 常见病因 碱性物质从消化道或肾脏丢失，如腹泻、胆管引流等；摄入过多的酸性物质；酸性代谢产物堆积。

2. 临床表现 依据HCO_3^-测定结果，分为轻、中、重3度。轻度酸中毒症状不明显；典型的酸中毒表现为精神萎靡或烦躁不安，呼吸深快，呼气带酮味、面红或口唇樱桃红色，腹痛，呕吐，腱反射减弱或消失，嗜睡甚至昏迷。酸中毒时通过H^+-K^+交换使细胞外K^+增高，导致心律失常。

3. 治疗要点 积极治疗腹泻、缺氧、组织低灌注等原发病，轻度代谢性酸中毒多可自行纠正，不必使用碱性药物。重症酸中毒患者首选5%碳酸氢钠，加5%葡萄糖稀释为1.4%碳酸氢钠。酸中毒时，血Ca^{2+}增多，即使患者原有低钙血症，也不会出现手足抽搐，但纠正酸中毒后，血Ca^{2+}降低，发生低钙血症；快速纠正酸中毒时，可使大量血K^+转移至细胞内，引起低钾血症，故纠正酸中毒的同时应注意补钾、补钙。

（二）代谢性碱中毒

1. 常见病因

（1）胃液丢失过多：最常见于外科患者，幽门梗阻严重呕吐或胃肠道手术后长期胃肠减压，丢失大量H^+和Cl^-；Cl^-减少使肾近曲小管代偿性重吸收HCO_3^-，加重碱中毒；胃液丢失时还常有Na^+丢失，机体在保留Na^+的代偿过程中，排出K^+和H^+，造成低钾性碱中毒。

（2）碱性物质摄入过多：如大量输入库存血，抗凝剂入血后转化为HCO_3^-。

（3）低钾血症：使细胞内的 K^+ 和细胞外的 Na^+、H^+ 交换，引起细胞外碱中毒。呋塞米等排钾利尿药可导致低钾低氯性碱中毒。

2. 临床表现　一般无明显症状。有时有呼吸变浅、变慢，嗜睡、精神错乱，常伴有低钾血症和脱水的表现，严重者可昏迷。

3. 治疗要点　积极治疗原发疾病。由胃液丢失引起的，等渗盐水或葡萄糖盐水是轻症代谢性碱中毒最佳的治疗选择，同时可纠正低氯血症。碱中毒几乎都会合并低钾血症，同时补充氯化钾可以终止反常性酸性尿，加速纠正碱中毒。严重碱中毒时，可应用稀释的盐酸溶液经中心静脉导管缓慢滴入，但不可经外周静脉输入，一旦渗漏会引起软组织坏死，后果严重。

（三）呼吸性酸中毒

1. 常见病因　抑制呼吸系统，如应用麻醉药或镇静药、颅内损伤等；气道梗阻或肺实质病变，如慢性阻塞性肺疾病、哮喘等；胸廓、胸膜病变，如气胸、血胸；人工呼吸机使用不当。

2. 临床表现　胸闷，呼吸困难，躁动不安，头痛。CO_2 潴留先兴奋、后抑制，兴奋表现为失眠、躁动、昼睡夜醒；体表小静脉扩张，皮肤充血，颜面潮红，球结膜水肿，四肢及皮肤温暖潮湿。慢性严重 CO_2 潴留时抑制神经中枢，可出现神志淡漠、嗜睡、昏迷、抽搐、扑翼样震颤、腱反射减弱或消失等肺性脑病的表现。

3. 治疗要点　积极治疗原发病，改善通气功能。

（四）呼吸性碱中毒

1. 常见病因　主要为通气过度。癔症、疼痛、发热、创伤、呼吸机辅助过度通气等。

2. 临床表现　呼吸加快，神经肌肉兴奋性增高，急性轻者可有口唇、四肢发麻、刺痛，肌肉颤动；重者有眩晕、昏迷、视力模糊、抽搐，可伴胸闷、胸痛、口干、腹胀等。

3. 治疗要点　积极治疗原发病。用纸袋罩住口鼻，增大呼吸道死腔，减少 CO_2 呼出。使用呼吸机通气过度者应调整呼吸频率和潮气量。

（五）液体疗法

1. 液体疗法实施

（1）补液量

①补充累积损失量：是指补充自发病以来累积损失的液体量。

②补充继续丢失量：是指补充治疗过程中因呕吐、腹泻、胃肠引流等引起液体的继续丢失。

③供给生理需要量：包括尿（占60%）、大便（5%）在内的显性失水和通过皮肤、呼吸在内的不显性失水（35%）。不显性失水在发热时增加，体温每增加1℃，不显性失水增加12%。

（2）补液原则：先盐后糖，先晶后胶，先快后慢，液种交替，见尿补钾。详见儿科护理学第五节消化系统疾病的相关内容。

2. 补液观察与监测　观察脱水是否改善，注意观察生命体征、精神状态、尿量等。体液过多时应限制入量，脱水利尿。

第二节　外科营养支持

一、概　述

临床营养包括肠内营养（EN）与肠外营养（PN），是指由肠内或肠外补充患者需要的营养，包括氨基酸、脂肪、糖类、维生素、微量元素等，与普通的食物有根本的区别。

1. **手术、创伤、严重感染后营养代谢特点**　外科感染、手术创伤等应激情况下，机体发生一系列代谢改变，表现为静息能量消耗增高，糖、蛋白质、脂肪分解代谢加强，合成减少，此时能量需求可增加 100% ～ 200%。

2. **营养不良的分类**　主要分为消瘦型营养不良、低蛋白型营养不良、混合型营养不良。

3. **营养不良的诊断**

（1）人体测量

①体重：体重下降 10% 有意义，表明可能存在营养不良。

②体重指数（BMI）：BMI= 体重（kg）/ 身高 ^{2}（m^2）。中国成人 BMI 正常参考值为 $18.5kg/m^2 \leqslant BMI < 24kg/m^2$。

③其他：三头肌皮褶厚度、臂肌围、握力测定等。

（2）实验室检查

①血浆蛋白：包括球蛋白、转铁蛋白、前白蛋白等，是营养不良早期诊断和效果评价的敏感指标。

②氮平衡实验：判断体内蛋白质代谢情况。氮的摄入量大于排出量为正氮平衡，反之为负氮平衡。氮平衡＝摄入氮 [静脉输入氮量或口服蛋白质（g）/6.25] —排出氮（尿中尿素氮 +4g）。

③免疫指标：淋巴细胞计数、迟发性皮肤超敏实验等。

4. **营养疗法的适应证**　近期体重下降超过正常体重的 10%；血清白蛋白 < 30g/L；连续 7 天以上不能正常进食；已确诊为营养不良；可能发生高分解代谢的应激状态患者。

二、肠内营养

肠内营养是指经消化道提供全面营养素的营养支持方式。

1. **适应证**　患者因原发疾病或治疗需要不能或不愿经口摄食，或摄食量不足以满足机体需要时，宜采用肠内营养。

2. **禁忌证**　胃肠道梗阻、有活动性出血、腹泻及休克患者等。

3. **制剂分类**

（1）非要素制剂：以整蛋白为主，溶液的渗透压接近等渗（约 320mmol/L），口感较好，适用于胃肠道功能较好的患者。

（2）要素制剂：由氨基酸、蛋白质、脂肪、维生素、矿物质、微量元素等组成，无需消化即可直接或接近直接吸收，适用于胃肠道消化、吸收功能部分受损者。

（3）组件制剂：以某种或某类营养素为主，对完全型肠内营养制剂进行补充或强化，以适应患者的特殊需要。

（4）疾病专用制剂：根据疾病的不同特点给予患者个体化的营养支持，如糖尿病、肾病、肝病、婴幼儿等专用制剂。

4. 给予方法

（1）供给途径

①口服：能经口摄食且耐受者可采用口服。

②鼻胃管或鼻肠管：简单易行，临床使用最多的方法。适用于短期（＜2～3周）营养支持的患者。

③胃及空肠造瘘管：适用于长期营养支持的患者。采用手术或经皮内镜辅助放置胃/空肠造瘘管。

（2）输注方式

①按时多次给予：用注射器将营养液分次缓慢注入，每次100～300ml左右，每天6～8次。

②间隙重力滴注：将配制好的营养液经输液管与肠道喂养管连接，借助重力缓慢滴注。每次250～500ml，每天4～6次。此方法类似正常饮食，患者有较多自由活动时间。

③连续经泵输注：应用输液泵在12～24小时均匀持续输注，是临床上推荐的肠内营养输注方式，便于监控管理，胃肠道不良反应较少，营养效果好。

5. 护理措施

（1）预防误吸

①管道护理：选择管径适宜的喂养管，妥善固定；输注前确定喂养管位置，不可上移。

②体位护理：宜取半卧位，防止反流和误吸。

③评估胃内残留量：经胃进行肠内营养时每隔4小时评估1次胃内残留量，若超过150ml时，应减慢或暂停输注。

（2）提高胃肠道耐受性：输液速度应循序渐进；防止营养液污染，营养液现用现配，暂不用时置于4℃冰箱保存，24小时内用完。输注时保持营养液温度接近体温，口服温度一般为37℃左右，鼻饲及经造瘘口注入时的温度宜为41～42℃。

（3）保护皮肤黏膜：使用材质细软的喂养管；用油膏涂抹鼻腔黏膜，保持鼻腔润滑；造瘘口周围皮肤保持清洁、干燥。

（4）防止并发症

①胃肠道并发症：表现为恶心呕吐、腹胀腹泻等。应控制营养液的浓度、渗透压、输液速度、温度等。

②感染性并发症：吸入性肺炎、急性腹膜炎等。严格无菌操作，防止反流与误吸；出现不适应立即停止输注，遵医嘱合理使用抗生素。

③代谢性并发症：水、电解质、酸碱代谢紊乱，各脏器功能异常等。

三、肠外营养

肠外营养是经静脉途径提供营养素的营养支持方式。所有营养素完全经肠外获得的营养支持方式称为全肠外营养（TPN）。

1. 适应证 1周以上不能进食、因胃肠道功能障碍、不能耐受肠内喂养者；通过肠内营养无法达到机体需要的目标量时采用肠外营养。

2. 制剂分类

（1）葡萄糖：是肠外营养的主要能源物质。供给量一般为3～3.5g/（kg·d）。

（2）脂肪乳剂：是肠外营养中较理想的能源物质，可提供能量、生物合成碳原子及必需脂肪酸。

（3）氨基酸：是肠外营养的唯一氮源，摄入量一般为1.2～1.5g/（kg·d）。

（4）电解质：补充钾、钠、钙、镁及磷等，以维持水电解质酸碱平衡。

（5）其他：维生素、矿物质及微量元素。

3. 输注方法

（1）输注途径：经周围静脉肠外营养支持，操作较简单、安全性高、并发症较少，适用于肠外营养时间＜2周、部分补充营养素的患者。经中心静脉肠外营养支持，适用于长期肠外营养、营养素需要量较多及营养液的渗透压较高的患者。

（2）输注方式：全营养液混合液输注又称全合一（AIO）营养液，其优点是减少了代谢性并发症的发生，可经周围静脉输注，简化过程和减少感染机会。单瓶输注不具备全营养混合液输注条件时，可采用单瓶输注。由于各营养素非同时输注，易造成浪费。

4. 并发症　气胸、空气栓塞、感染、糖代谢紊乱、肝功能异常、血栓性静脉炎等。

5. 护理措施

（1）控制输液速度，葡萄糖输注速度应控制在 5mg/（kg·min）以下；输液浓度也应由较低浓度开始，逐渐增加。

（2）静脉营养导管严禁输入其他液体、药物及血液，也不可在此处采集血标本或测中心静脉压。

（3）出现感染者，取营养液做细菌培养，每天 1 次。

（4）密切观察患者的临床表现，注意有无并发症的发生；严格无菌操作。

第三节　外科休克

一、概　述

休克是机体受到强烈的致病因素侵袭后，引起有效循环血容量锐减、组织灌注不足、细胞代谢紊乱和功能受损为特征的病理性综合征。氧供给不足和需求增加是休克的本质，产生炎症介质是休克的特征。

1. 病因与分类　根据病因分类可分为 5 类（表3-3）。低血容量性休克和感染性休克在外科最常见。

表3-3　休克的病因与分类

分　类	病　因
低血容量性休克	失血性、创伤性休克：消化道大出血，严重损伤，骨折，肝、脾破裂出血等
心源性休克	心排出量急剧减少所致，如大面积急性心梗、严重心律失常等
感染性休克	细菌及毒素作用所致，如严重胆道感染、急性化脓性腹膜炎、脓毒症等
过敏性休克	药物、血清制剂或疫苗等过敏所致
神经源性休克	剧烈疼痛、高危脊髓麻醉或损伤引起血管运动中枢抑制

2. 病理生理　有效循环血量锐减、组织灌注不足及产生炎症介质是各类休克共同的病理生理基础。

（1）微循环的变化

①微循环收缩期：又称为缺血缺氧期，毛细血管前括约肌收缩，后括约肌相对开放，动静脉间短路开放，微循环处于"只出不进"的低灌注状态。

②微循环扩张期：又称为淤血缺氧期，毛细血管前括约肌舒张，后括约肌收缩，微循环处于"只进不出"的再灌注状态，血液滞留，进一步减少回心血量。

③微循环衰竭期：又称为弥散性血管内凝血期，血液浓缩、高凝，形成微血栓，甚至 DIC，微循环处于"不进不出"的停滞状态。凝血因子大量消耗和纤维蛋白溶解系统激活，易导致严重出血倾向。多系统器官功能障碍（MODS）是休克患者主要的死亡原因。

（2）内脏器官的继发性损害

①肺：低灌注和缺氧状态下可损伤肺毛细血管的内皮细胞和肺泡上皮细胞，血管壁通透性增加，导致肺间质水肿。肺泡表面活性物质生成减少，肺泡表面张力升高，可继发肺泡萎陷，出现局限性肺不张，进而出现急性呼吸窘迫综合征（ARDS）。

②肾：休克时肾血管收缩、血流量减少，肾小球滤过率降低，尿量减少。同时肾内血流重新分布，使血流主要转向髓质，滤过尿量减少，肾皮质肾小管发生缺血坏死，引起急性肾衰竭。

③心：休克早期一般无心功能异常。休克加重后，因心率过快使舒张期过短，舒张压下降，冠状动脉血流量明显减少，心肌因缺氧和酸中毒而受损。心肌微循环内血栓形成可引起局灶性心肌坏死和心力衰竭。此外，休克时缺血 - 再灌注损伤、高钾血症可加重心肌损害。

④脑：休克早期脑的血液供应基本能够保证。随着休克的发展，脑灌注压下降和血流量减少，导致脑缺氧。严重者形成脑疝。

⑤胃肠道：休克时血液进行重新分布，使胃肠道最早发生缺血和酸中毒，胃肠道黏膜发生糜烂、出血或应激性溃疡。同时可出现肠源性感染或毒血症。

⑥肝：休克时肝血流量减少，肝细胞因缺血、缺氧而明显受损。肝脏的解毒和代谢能力下降，可发生内毒素血症，严重时出现肝性脑病和肝衰竭。

（3）炎症介质释放和细胞损伤：严重损伤、感染等可刺激机体释放大量炎性介质，形成"瀑布样"连锁放大反应。

3. 临床表现　按照休克的发病过程，可分为休克代偿期和休克抑制期，又称为休克早期和休克期（表 3-4）。血压是最常用的监测指标，收缩压＜ 90mmHg、脉压＜ 20mmHg 提示休克。心率改变出现在血压下降之前，是早期最敏感的观察指标。尿量是反映组织灌流情况最佳的定量指标，便于观察病情变化。

4. 治疗原则　尽早去除病因，迅速恢复有效循环血量，改善微循环障碍，恢复正常代谢，防治MODS 是纠正休克的关键。

（1）紧急处理：创伤制动，大出血止血，保证呼吸道通畅。安置患者于休克体位，抬高头胸20°～ 30°，抬高下肢 15°～ 20°，以增加回心血量。尽早建立静脉通路，注意保暖，尽量减少搬动，适当给予镇痛药。

（2）补充血容量：是纠正组织低灌注和缺氧的关键，迅速建立 2 条以上静脉通路。根据血压、尿量、中心静脉压等监测指标，估算输液量及判断补液效果。一般先补充扩容迅速的晶体液，首选平衡盐溶液，再补充扩容作用持久的胶体液。

（3）积极处理原发病：积极抗休克的同时，及早手术处理原发病。

（4）纠正酸碱平衡失调：休克都存在不同程度的酸中毒。轻度酸中毒无须纠正，微循环改善后即可缓解。休克严重、酸中毒明显、经扩容后效果不佳者，需给予碱性药物，常用 5% 碳酸氢钠。

（5）应用血管活性药物：常用血管收缩药、血管扩张药及强心药物。血管扩张药使用前必须充分补足血容量。

表3-4　休克的临床表现

程　度	休克代偿期	休克抑制期	
	轻度	中度	重度
失血量	<20%	20%～40%	>40%
神　志	清楚，紧张或烦躁不安	反应迟钝，表情淡漠	意识模糊或昏迷
皮肤颜色	苍白	苍白或发绀	显著苍白，肢端青紫
皮肤温度	正常或湿冷	发凉、潮湿	厥冷（肢端明显）
心　率	<100次/分，尚有力	100～200次/分，较弱	很弱或摸不清
血　压	正常或稍升高，脉压减小	收缩压70～90mmHg，脉压<20mmHg	收缩压<70mmHg或测不到
尿　量	正常或稍少	减少	极少或无尿

　　（6）改善微循环：治疗DIC，诊断明确的DIC应立即用肝素治疗。还可应用抗纤溶药物及抗血小板聚集药物如阿司匹林等。

　　（7）应用糖皮质激素和其他药物：适用于感染性休克和严重休克，主张大剂量应用，静脉滴注，一般只用1～2次。

二、低血容量性休克

　　1. **病因、病理**　低血容量性休克常因大量出血、体液丢失或体液积聚在第三间隙，使有效循环血量减少引起。包括失血性休克和创伤性休克。

　　2. **临床表现**　低血容量性休克的主要表现为中心静脉压降低、回心血量减少、心排血量下降所造成的低血压；经神经内分泌机制作用引起外周血管收缩、血管阻力增加和心率加快；以及由微循环障碍造成的各种组织器官功能不全和病变。

　　3. **治疗原则**　及时补充血容量、治疗病因和制止继续失血、失液。补液首选等渗盐水。

三、感染性休克

　　1. **病因、病理**　常继发于腹腔内感染、泌尿系统感染等，也可由污染的手术或输液等引起。主要致病菌为革兰阴性菌，因该类细菌可释放大量内毒素而导致休克，故又称为内毒素休克。内毒素可促使体内多种炎性介质释放，引起全身炎症反应综合征。

　　2. **临床表现**　感染性休克的血流动力学有低动力型和高动力型改变。临床表现见表3-5。

　　3. **治疗原则**　见本节治疗原则内容。

表3-5　感染性休克的临床表现

	低动力型（冷休克）	高动力型（暖休克）
神志	烦躁不安、淡漠或嗜睡	清醒
皮肤颜色	苍白或发绀	淡红或潮红
皮肤温度	湿冷、冷汗	温暖、干燥
毛细血管充盈时间	延长	1～2秒
脉搏	细速	慢而有力
脉压（mmHg）	<30	>30
尿量（ml/h）	<25	>30
临床病例	多见	少见

四、休克的护理

1. **补充血容量**　原则是及时、快速、足量。常根据血压和中心静脉压指导补液（表3-6）。中心静脉压（CVP）代表右心房或胸段腔静脉内的压力变化，在反映全身血容量及心功能状态方面早于动脉压。CVP 的正常值为 5 ～ 12cmH₂O，< 5cmH₂O 提示血容量不足，> 15cmH₂O 提示心功能不全，> 20cmH₂O 提示存在充血性心力衰竭。严密观察病情变化，定时监测生命体征及中心静脉压改变，注意观察患者意识改变、皮肤颜色及温度。准确记录 24 小时出入量，为后续治疗的依据。尿量 > 30ml/h 提示休克好转。

2. **改善组织灌注**　取休克体位，必要时使用抗休克裤。抗休克裤既能控制腹部和下肢出血，又能增加血液回流，改善组织灌流。休克纠正后须由腹部开始缓慢放气，每 15 秒测量血压 1 次，若血压下降超过 5mmHg，应停止放气，并重新注气，以免引起低血压。

表3-6　血压、中心静脉压与补液的关系

血　压	中心静脉压	原　因	处理原则
低	低	血容量严重不足	充分补液，加快输液速度
正常	低	血容量不足	适当补液
低	高	心功能不全或血容量相对过多	给予强心药，纠正酸中毒，舒张血管
正常	高	容量血管过度收缩	舒张血管
低	正常	心功能不全或血容量不足	补液试验

3. **保持呼吸道通畅**　神志淡漠或昏迷患者，头偏向一侧，防止窒息。密切观察呼吸改变，及时清除呼吸道分泌物。常规给氧，予以氧浓度 40% ～ 50%。必要时行气管插管或气管切开。

4. **用药护理**　小剂量、低浓度缓慢使用血管活性药物，直至血压平稳后逐渐停药。注意避免药物外渗，若注射部位出现红肿、疼痛，应立即更换滴注部位，并用普鲁卡因行局部封闭。遵医嘱给予增强心肌功能的药物，注意观察心率变化及药物不良反应。

5. 调节体温　每4小时监测一次体温，通过加盖棉被、毛毯和调节室温等方法进行保暖，但禁用热水袋、电热毯等体表加温方法，避免烫伤，并防止皮肤血管扩张导致休克加重和耗氧量增加。出现高热时可采用物理或药物方法进行降温。一般室内温度以20℃左右为宜。

6. 预防感染　严格无菌操作；合理使用抗生素；根据病情留置导尿管，以测尿量及比重，了解肾血流灌注情况；尿量＞40ml/h方可补钾。

7. 预防意外损伤　勤翻身，预防压疮。烦躁或神志不清者，应加床边护栏以防坠床，必要时用约束带固定四肢。

第四节　多器官功能障碍综合征

在急性危重病情况下，出现两个或者两个以上器官或系统同时或先后发生功能不全或衰竭，临床上称其为多器官功能障碍综合征（MODS）。

多器官功能障碍中最常见的器官是肺脏。其次是肾、肝、心、中枢神经系统、胃肠、免疫系统以及凝血系统。严重的损伤感染、心脏骤停复苏后、重症胰腺炎、各种原因引起的休克、原有基础疾病加重以及免疫功能低下均可引起MODS。输血、输液、用药或呼吸机使用不当也可引起MODS。

一、急性呼吸窘迫综合征

急性呼吸窘迫综合征（ARDS）是指由肺内、肺外因素导致的急性弥漫性肺损伤，以及由此而发展的急性呼吸衰竭。急性肺损伤（ALI）和ARDS为同一疾病过程的两个阶段，ALI代表早期和病情相对较轻的阶段，ARDS代表后期病情较严重的阶段。

1. 病因与发病机制　可分为肺内因素（直接损伤）和肺外因素（间接损伤）两类。ARDS的本质是肺部炎症反应，即系统性炎症反应综合征（SIRS）的肺部表现。常见的危险因素包括肺炎、大面积创伤、吸入性肺损伤、非心源性休克、药物过量、输血相关急性肺损伤、溺水等。

2. 病理　弥漫性肺泡损伤是ARDS的病理改变。病理过程的3个阶段（渗出期、增生期和纤维化期）常重叠存在。

（1）渗出期：肺泡和（或）肺血管内皮受损，血管通透性增高，肺泡渗出液中富含蛋白质，导致肺间质和肺泡水肿，肺泡内透明膜形成，炎症细胞浸润，常伴肺泡出血。大体表现为暗红或紫红肝样变，有"湿肺"之称。肺水肿和肺泡萎陷，导致功能残气量和肺泡数量相对减少，称为"小肺"。以上变化导致严重的通气/血流比例失调、肺内分流和弥散障碍，从而造成顽固性低氧血症和呼吸窘迫。

（2）增生期和纤维化期：1～3周后可见Ⅱ型肺泡上皮细胞、成纤维细胞增生；部分肺泡透明膜经吸收而消散，也有部分形成肺泡纤维化。

3. 临床表现

（1）症状：ARDS发病迅速，多在原发病后的72小时内发生，病程一般不超过7天。除原发病的表现外，最早出现的症状是呼吸加快，呼吸困难进行性加重等呼吸窘迫表现，伴烦躁、焦虑、多汗等。呼吸深快、呼吸费力，伴明显发绀，不能用氧疗法改善，也不能用其他原发心肺疾病解释。

（2）体征：早期体检无明显异常体征，或仅闻少量细湿啰音。后期听诊双肺可有中小水泡音、管状呼吸音。

4．辅助检查

（1）X 线胸片：类似肺水肿的特点，快速多变。早期无异常，肺纹理可增多；进展期 X 线胸片有广泛性点、片状阴影。

（2）动脉血气分析：是疾病诊断与病情判断的重要检查。PaO_2 降低、$PaCO_2$ 降低、pH 升高是典型的变化。氧合指数（PaO_2/FiO_2）是指在吸入某一氧浓度（FiO_2）时的 PaO_2 与该 FiO_2 的比值，$PaO_2/FiO_2 \leqslant 300mmHg$ 是 ARDS 诊断的必备条件，$PaO_2/FiO_2 \leqslant 300mmHg$ 为轻度低氧血症，$PaO_2/FiO_2 \leqslant 200mmHg$ 为中度，$PaO_2/FiO_2 \leqslant 100mmHg$ 为重度。

（3）肺功能监测：肺顺应性降低，无效腔通气量比例增加。

（4）血流动力学监测：一般仅用于左心衰鉴别时。

5．治疗要点及护理

（1）治疗原发病：积极寻找原发病灶并彻底治疗。

（2）氧疗：迅速纠正缺氧是抢救 ARDS 最重要的措施。一般需高浓度（＞ 50%）、高流量面罩给氧，使 $PaO_2 \geqslant 60mmHg$ 或 $SaO_2 \geqslant 90\%$。

（3）机械通气：改善肺泡通气功能，尽早进行机械通气，维持适当的气体交换，选用呼气末正压（PEEP）模式。

（4）液体管理：控制输液速度，合理限制液体入量，早期除非有低蛋白血症，不建议输注胶体溶液。失血较多者应给予新鲜血，液体出入量可轻度负平衡。

（5）营养支持治疗：提倡全胃肠营养。根据呼吸、循环及水、电解质、酸碱平衡等及时调整营养治疗方案。给予高热量、高蛋白、易消化、产气少的饮食。昏迷患者给予鼻饲或静脉提供足够的营养。人工气道拔除 24 小时后可进流食，逐渐过渡到半流质及普食。

6．护理措施

（1）休息活动护理：取半卧位或坐位，改善呼吸状态，躁动患者应防止意外伤害。

（2）病情观察：持续监测患者的心率、血压变化。观察呼吸的频率、幅度、类型等，注意有无皮肤颜色、温度改变。监测尿量，合理补液，监测中心静脉压的变化。

（3）保持呼吸道通畅：协助患者翻身叩背，遵医嘱给予相应药物化痰，指导患者做深呼吸和有效咳嗽，保持人工通气管的湿化。

（4）预防感染：严格无菌操作，气管插管每天更换位置，气管切开处每天换药 1 次。危重患者加强肺部护理，减少肺部并发症的发生。

（5）用药护理：使用呼吸兴奋药时，应注意观察患者有无面色潮红、烦躁不安、恶心呕吐等剂量过大的表现。

（6）病情监测指导：一旦出现呼吸困难、气促、发绀等异常情况，应立即就诊。

二、急性肾衰竭

急性肾衰竭又称急性肾损伤，是指由各种原因引起的短时间内肾功能急剧下降而出现的临床综合征。

1．病因、病理 　根据病变发生的解剖部位不同，可分为肾前性、肾后性和肾性 3 种（表 3-7）。

2．临床表现

（1）起始期：未发生明显的肾实质损伤，急性肾衰竭尚可预防，持续数小时至几天。

（2）维持期（少尿期）：一般持续 7 ～ 14 天，出现一系列尿毒症表现。

①全身表现：消化系统症状常为首发症状，还可出现咳嗽、呼吸困难、高血压、心力衰竭、意识模糊、抽搐、出血倾向、感染（主要的死亡原因之一）、多脏器功能衰竭等症状。

表3-7　急性肾衰竭的病因与发病机制

	肾前性肾衰	肾性肾衰	肾后性肾衰
发病机制	肾血流灌注不足，导致肾小球滤过率降低	肾实质损伤	急性尿路梗阻
常见疾病	血容量不足：大量脱水、出血；心输出量减少：严重心脏疾病；周围血管扩张：降压过快、感染性休克；肾血管阻力增加：使用去甲肾上腺素等	急性肾小管坏死：如挤压伤，是最常见的急性肾衰竭类型；急性间质性肾炎；肾小球或肾微血管疾病；肾大血管疾病	前列腺增生、肿瘤、输尿管结石、腹膜后肿瘤压迫

②水、电解质和酸碱平衡失调：可表现为代谢性酸中毒、高钾血症、低钠血症、水过多等，以代谢性酸中毒和高钾血症最常见。高钾血症可致各种心律失常，严重者发生心室颤动或心脏骤停，是最主要的电解质紊乱和最危险的并发症，是少尿期的首位死因。

（3）恢复期：持续 1～3 周，可有多尿表现，每天尿量可达 3000～5000ml，随后逐渐恢复正常。多尿期早期仍可有高钾血症，后期可出现低钾血症。

3.治疗要点　尽早明确诊断，及时纠正可逆的病因是恢复肾功能的关键，维持体液稳定，营养支持，防治并发症及肾脏替代治疗等。透析治疗是治疗高钾血症最有效的方法。

4.护理措施

（1）休息活动护理：少尿期应绝对卧床休息，以减轻肾脏负担。下肢水肿者抬高下肢，促进血液回流。当尿量增加、病情好转时，可逐渐增加活动量。

（2）饮食护理：在少尿期 3 天以内，不宜摄入蛋白质，严禁含钾食物，如橘子、榨菜、紫菜、菠菜、香蕉、香菇、薯类、山药、坚果等。少尿期 3～4 天之后，给予低蛋白、高热量、高维生素的清淡流质或半流质饮食，严格禁止摄入含钾食物或药物等。限制蛋白质 0.8g/（kg·d），以优质蛋白（肉类、蛋类、奶类）为宜。不能进食者可鼻饲或静脉营养，尽量减少钠、钾、氯的摄入量。

（3）维持水平衡：少尿期患者严格限制液体入量，坚持"量出为入，宁少勿多"的补液原则。严格记录 24 小时液体出入量，每天补充液量＝前 1 天总排出量 +500ml。恢复期患者，初期补充排出水分的 1/3～1/2，注意多饮水和及时补充钾、钠。

（4）病情观察：密切监测患者的生命体征、尿量、肾功能及电解质的变化，注意观察有无体液过多的表现，包括：皮下水肿，体重增加＞ 0.5kg/d，血钠偏低且无失盐，中心静脉压＞ 12cmH$_2$O，胸部 X 线显示肺充血征象，心率增快、呼吸急促、血压增高但无感染等。

（5）高钾血症的护理：当血钾＞ 6.5mmol/L，应配合医生紧急处理。

①10% 葡萄糖酸钙 10～20ml 稀释后缓慢静脉推注(不少于 5 分钟)，以拮抗钾离子对心肌的抑制作用。

②11.2% 乳酸钠或 5% 碳酸氢钠静脉滴注，纠正酸中毒并促进钾离子向细胞内移动。

③50% 葡萄糖和胰岛素缓慢静脉注射，促进糖原合成，使钾离子向细胞内移动。

（6）预防感染：遵医嘱适当应用抗生素，做好呼吸道护理及尿管护理。

（7）疾病预防指导：慎用肾毒性药物，避免使用大剂量造影剂。加强劳动防护，避免接触重金属、工业毒物等。误服毒物时，应立即洗胃或导泻，并及时应用有效解毒剂。

（8）病情监测：指导患者避免诱因，自我监测，定期复查肾功能。

三、弥散性血管内凝血

弥散性血管内凝血（DIC）是以微血管体系损伤为病理基础，凝血及纤溶系统被激活，导致机体弥散性微血栓形成、凝血因子大量消耗并继发纤溶亢进，从而引起全身性出血和微循环障碍的临床综合征。

1. 病因与发病机制

（1）严重感染：最多见，包括细菌、病毒、立克次体等。

（2）严重创伤与恶性肿瘤：休克、急性白血病、淋巴瘤、前列腺癌、胰腺癌、大面积烧伤、严重挤压伤、大手术等。

（3）其他：严重疾病、中毒、产科意外、输血反应、移植排斥等。

2. 病理

（1）高凝期：血液呈高凝状态，循环血液中有血栓形成。护士抽血取化验标本时发现血液不易抽出、易凝固，重者皮肤出现瘀点或紫斑。血液凝血时间缩短，血小板黏附性增高。

（2）消耗性低凝期：血管内凝血消耗大量的凝血因子和血小板，使血液转入低凝状态。以出血为主要表现，全身各个部位均可发生。实验室检查表现为出、凝血时间和凝血酶原时间延长，凝血因子减少。

（3）继发性纤溶期：由于大量纤溶酶与纤维蛋白（原）降解产物的纤溶和抗纤凝作用，此期血液凝固性更低，出血倾向更为明显，表现为严重出血和渗血、休克等。实验室检查见血浆鱼精蛋白副凝固试验（3P试验）阳性。

3. 临床表现

（1）出血：是DIC最常见的症状。表现为突然发生的自发性、多发性的出血，部位可遍及全身，多见于皮肤黏膜、伤口及穿刺部位。

（2）低血压、休克或微循环障碍：轻症多为血压降低，重症则出现休克或微循环障碍，早期即可出现多个重要器官功能不全，但休克程度与出血量常不成比例。顽固性休克是DIC病情严重及预后不良的先兆。

（3）栓塞：浅层的皮肤、消化道黏膜栓塞可使浅表组织缺血。内脏栓塞常见于肾、肺、脑等，可引起肾衰竭、呼吸衰竭、颅内高压等。

（4）溶血：溶血一般较轻，早期不易察觉。常表现为进行性贫血，贫血程度与出血量不成比例。

4. 治疗要点

（1）消除诱因，治疗原发病：是终止DIC最关键和根本的治疗措施。

（2）抗凝疗法：应在有效治疗原发病的前提下，与补充凝血因子同步进行。

①肝素是DIC首选的抗凝治疗药物。

②其他抗凝及抗血小板聚集药物，如阿司匹林、低分子右旋糖酐等。

（3）补充凝血因子和血小板。

（4）抗纤溶治疗。

5. 护理措施

（1）一般护理：卧床休息，吸氧。休克患者取中凹位，呼吸困难严重者取半坐卧位。加强皮肤护理和排泄护理。给予流质或半流质饮食，必要时禁食。

（2）病情观察：密切观察生命体征、神志和尿量的变化，及时识别休克。观察有无持续、多部位的出血或渗血，注意出血部位、范围和出血量。

（3）急救护理：快速开放静脉通道，及时补液。按医嘱给药，纠正酸中毒，维持血压。肝素主要的不良反应是出血，应用时最常见的临床监测指标是部分凝血活酶时间，凝血时间在20分钟左右为宜。肝素过量可用鱼精蛋白解救。DIC患者若使用血液制品，应使用纤维蛋白原。

（4）疾病知识指导：强调反复做实验室检查的重要性和必要性。

第五节　麻　醉

一、全身麻醉

　　麻醉是指用药物或其他方法使患者全身或局部暂时失去感觉，达到有效消除疼痛和不适感，并使局部肌肉松弛，为手术治疗或其他医疗检查提供条件。可分为局部麻醉、椎管内麻醉和全身麻醉。
　　麻醉药经呼吸道吸入或静脉、肌内注射进入人体内，产生中枢神经系统的抑制，表现为神志消失、全身的痛觉丧失、遗忘、反射抑制和一定程度的肌肉松弛，这种方法称为全身麻醉。
　　1. **吸入麻醉**　麻醉药经呼吸道吸入到体内，产生全身麻醉作用，称为吸入麻醉。常用的吸入麻醉药有氟烷、恩氟烷、异氟烷、氧化亚氮、七氟烷、地氟烷等。
　　2. **静脉麻醉**　将麻醉药直接经静脉注入血液循环，作用于中枢神经系统，产生全身麻醉的方法称为静脉麻醉。硫喷妥钠为超短效巴比妥类药，15～30秒即可使患者入睡，常用于麻醉诱导。其他药物还有氯胺酮、咪达唑仑、丙泊酚、芬太尼、肌松药琥珀胆碱、筒箭毒碱等。
　　3. **复合全身麻醉**　指两种或两种以上的全麻药或方法同时应用，以达到最佳麻醉效果。
　　4. **全身麻醉并发症的观察与护理**
　　（1）反流与误吸：误吸大量胃内容物后的死亡率极高，完全呼吸道梗阻可立即导致窒息，危及生命；误吸胃液可引起肺水肿和肺不张。预防的主要措施有：术前应禁食、禁水，促进胃排空，提高胃液的pH值，加强呼吸道防护；术后去枕平卧，头偏向一侧。全麻清醒的可靠指征是能准确地回答问题。
　　（2）呼吸道梗阻
　　①上呼吸道梗阻：是指声门以上的呼吸道梗阻。主要原因为舌后坠、异物及口腔分泌物阻塞，喉头水肿或喉痉挛等。
　　②下呼吸道梗阻：是指声门以下的呼吸道梗阻。主要原因为气管导管扭折、导管斜面紧贴在气管壁上、误吸等。轻者出现肺部啰音，重者出现呼吸困难、发绀、心率加快、血压下降。一旦发现，立即报告医生处理。
　　（3）通气不足：由麻醉药产生的中枢性或外周性呼吸抑制所致。应给予机械通气。吸入麻醉应警惕发生肺膨胀不全。
　　（4）低氧血症：主要原因为吸入氧浓度过低、气道阻塞、肺不张、肺水肿及误吸等。表现为呼吸急促、发绀、躁动不安等。应及时给氧，必要时给予机械通气。
　　（5）低血压：多因麻醉过深、失血过多、过敏反应、牵拉内脏引起迷走神经反射等。处理应先减浅麻醉，补充血容量，必要时暂停手术，给予阿托品，待血压平稳后再继续手术。
　　（6）高血压：主要原因为麻醉过浅、镇痛药用量不足、未能及时控制手术刺激引起的应激反应有关。主要的处理措施是根据手术刺激程度调整麻醉深度。
　　（7）心律失常：窦性心动过速常为麻醉过浅的表现，应适当加深麻醉。手术牵拉内脏可因迷走神经反射致心动过缓，严重时可致心脏骤停，应暂停手术操作，必要时给予阿托品。
　　（8）高热、抽搐和惊厥：主要由全身麻醉药引起中枢性体温调节紊乱有关。处理应给予物理降温，特别是头部降温，防止脑水肿。

二、椎管内麻醉

1. **蛛网膜下腔阻滞** 简称腰麻，是将局部麻醉药注入蛛网膜下腔，使脊神经根的前根和后根神经传导暂时阻滞的麻醉方法。适用于 2～3 小时的下腹部、盆腔、下肢、肛门会阴部的手术，如阑尾切除术，疝修补术等。优点是局麻药用量小，全身毒性作用较轻。

2. **硬脊膜外阻滞** 是将局麻药注入硬脊膜外腔，暂时阻滞脊神经根神经传导的麻醉方法。适用于横膈以下各种腹腔、盆腔及下肢的手术。优点是可通过置管连续给药，使麻醉时间根据手术需要延长；缺点是局麻药用量大，可导致全身反应。

3. **并发症的观察与护理**

（1）蛛网膜下腔阻滞麻醉

①头痛：是最常见的并发症，主要因脑脊液经穿刺孔漏出，引起颅内压下降、颅内血管扩张所致。去枕平卧 6～8 小时，可防止因脑脊液外漏致头痛。典型的头痛常位于枕部、顶部或颞部，呈搏动性，抬头或坐起时加重。轻度头痛经卧床 2～3 天可自行消失；中度头痛治疗可采取平卧或头低位，补液，应用小剂量镇静、镇痛药；严重头痛可采用硬膜外间隙充填疗法。

②尿潴留：主要由支配膀胱的骶 2～4 神经被阻滞后恢复较迟、手术后切口疼痛、下腹部手术时膀胱的直接刺激及患者不习惯在床上排尿的体位等所致。

③神经并发症：脑神经受累，假性脑脊膜炎，粘连性蛛网膜炎，马尾神经综合征等。

（2）硬脊膜外腔阻滞麻醉

①全脊麻：指全部脊神经受阻滞，是硬膜外阻滞最危险的并发症。原因为穿刺针或导管误入蛛网膜下腔而未被及时发现，将超量局麻药注入而产生异常广泛的神经根阻滞。主要表现为注药后迅速出现低血压，意识丧失，呼吸、循环停止，全部脊神经支配区域无痛觉，处理不及时可发生心脏骤停。预防应严格操作规程，不能省略"试验剂量"。发生全脊麻后，应维持呼吸和循环功能，输液，机械通气，应用升压药；心脏骤停应立即行心肺复苏。

②穿刺针或导管误入血管：硬膜外间隙有丰富的血管丛，尤其是足月妊娠者，因静脉怒张更易刺入血管，故注药前务必回抽。一旦误入血管将发生毒性反应，出现抽搐或心血管症状。处理应给予吸氧，静脉注射地西泮或硫喷妥钠抗惊厥，同时维持有效的循环和呼吸。

③血压下降：常因交感神经被阻滞所致。应去枕平卧 4～6 小时，防止血压波动，加快输液速度，给予升压药物等。

④呼吸抑制：因肋间肌及膈肌运动被抑制所致。预防应减少局麻药用量，严密观察病情变化，给氧，做好急救准备。

⑤硬膜外血肿：由硬膜外间隙静脉丛穿刺出血所致，凝血功能障碍及使用抗凝药物的患者发生血肿的风险增加。硬膜外血肿少见，却是并发截瘫的首要原因。一经确诊，尽早（8 小时内）手术清除血肿。超过 12 小时再手术恢复的可能性极小。

⑥其他并发症：脊神经根损伤，脊髓损伤，导管折断，硬膜外脓肿等。

三、局部麻醉

局部麻醉简称局麻，是指麻醉药只作用于周围神经系统，主要使某些或某一神经的感觉神经传导被暂时阻滞的麻醉方法。局麻简便易行，安全有效，患者的神志清楚，并发症较少，适用于浅表部位的手术。局部麻醉方法包括表面麻醉、局部浸润麻醉、区域阻滞、神经及神经丛阻滞。

1. **常用局部麻醉药物**

（1）酯类：常用药有普鲁卡因、氯普鲁卡因、丁卡因等。酯类局麻药在体内的代谢产物可成为半抗原，引起变态反应，导致少数患者出现过敏。局部浸润麻醉常用普鲁卡因。

（2）酰胺类：常用药有利多卡因、布比卡因等。酰胺类局麻药在体内代谢后不形成半抗原，过敏反应极罕见。

2. 局部麻醉药物中毒

（1）原因：局麻药过量，单位时间内药物吸收过快，药物误注入血管内，患者全身情况差。

（2）临床表现：舌或口唇麻木、头晕、耳鸣、视物模糊、抽搐、惊厥、昏迷，甚至呼吸停止等中枢神经系统毒性反应。心律失常、心肌收缩力减弱、血压下降，甚至心脏骤停等心血管系统毒性反应。

（3）预防

①根据需要选择不同浓度、不同剂量的局麻药，防止过量。

②注射局麻药前须行回抽试验，证实无气、无血、无脑脊液后方可注射。

③局麻药液中加肾上腺素，可使局部血管收缩，延长局麻药吸收，减少局麻药用量。但手指、足趾和阴茎等处的局麻手术或甲亢、心律失常、高血压及周围血管疾病等患者，不应加肾上腺素。

（4）治疗：一旦发生应立即停药；支持循环和呼吸功能，给氧；遵医嘱给予地西泮；控制抽搐或惊厥可用2.5%硫喷妥钠。

3. 局部麻醉的护理

（1）一般护理：局麻术后休息片刻，无异常反应方可离去。告知患者如有不适随时就诊。

（2）过敏反应及护理

①表现：在使用少量局麻药后，出现荨麻疹、喉头水肿、支气管痉挛、低血压及血管神经性水肿，严重者危及生命。

②处理：一旦发生应立即停药；保持呼吸道通畅，给氧；遵医嘱给予肾上腺素、糖皮质激素及抗组胺药。

四、麻醉期护理

1. 麻醉前准备

（1）择期手术患者术前8～12小时禁食，4小时开始禁水。

（2）改善患者体质，使患者各器官功能处于良好的状态，提高身体的耐受力。

（3）做好心理护理，缓解患者恐惧焦虑的情绪。

2. 术前用药

（1）镇痛药：提高痛阈，镇静，镇痛。与全身麻醉药起协同作用，减少全身麻醉药的用量。常用药物有吗啡、哌替啶等。

（2）苯二氮䓬类药物：镇静，催眠，抗惊厥，抗焦虑，预防局麻药毒性。常用药物有地西泮、咪达唑仑等。

（3）巴比妥类药物：主要抑制大脑皮质，有镇静、催眠、抗惊厥作用，并可减少局麻药的毒性反应。常用苯巴比妥（鲁米那）。

（4）抗胆碱药：可抑制呼吸道腺体和唾液腺分泌，以保持呼吸道通畅。还可抑制迷走神经反射，提升心率。常用药物有阿托品、东莨菪碱等，但目前不主张常规使用。

（5）H_2受体阻断剂：有抗组胺作用，可减少胃液量，提高胃内pH值。常用于急腹症及临产妇未能做空腹准备者，可减少术中胃液反流和误吸的风险。

3. 麻醉后苏醒期的护理

（1）气管插管的拔管条件：意识、肌力、自主呼吸、咽喉反射恢复良好，无呼吸困难，鼻腔、口腔及气管内无分泌物。

（2）麻醉恢复室的工作：观察和评价生命体征、转送患者。

（3）患者回普通病房的条件

①神经系统：意识、肌力恢复，可做指定动作，如握手、睁眼等。

②呼吸系统：已拔除气管内插管，呼吸频率、肺听诊正常，无呼吸道梗阻。

③循环系统：生命体征、心电图正常。

④其他：血气分析结果正常，血容量充足。

4．术后镇痛

（1）方法

①传统方法：传统的术后镇痛方法有口服药物，肌内、皮下、静脉注射药物和直肠给药等。缺点较多，如镇痛效果不满意，不能及时止痛，不能个体化用药等。

②现代方法：目前以患者自控镇痛法（PCA）较好。患者感到疼痛时，可自行按压 PCA 装置的给药键，按设定的剂量注入镇痛药，以达到止痛效果。

（2）并发症及处理

①呼吸抑制：加强生命体征的检测。患者出现呼吸异常时，应加以关注。选择适宜的体位，保持呼吸道通常。

②内脏运动减弱：病情稳定应鼓励患者起床活动预防肠粘连。发生尿潴留时留置导尿。甲氧氯普胺能促进胃肠道运动，使消化道排气延迟的症状得以改善，减轻胃潴留。

③其他：恶心、呕吐、皮肤瘙痒等。给予清淡饮食，重者应查明原因，对因治疗；皮肤瘙痒时做好皮肤护理，防止抓挠。

第六节　心肺脑复苏

一、概　述

1．心跳、呼吸骤停的类型

（1）心搏停止：心脏处于舒张状态，心肌张力低，心电图呈一直线。

（2）心室纤颤：心室不协调连续颤动，心电图呈不规则的室颤波。

（3）快速型心律失常：包括室性心动过速与室上性心动过速，需紧急处理。

（4）无脉电活动：包括心电机械分离、室性自主节律等。

2．心跳、呼吸骤停的诊断　典型三联征包括：突发意识丧失、呼吸停止和大动脉搏动消失。

心跳、呼吸骤停的临床表现包括：突然倒地，意识丧失。大动脉搏动消失，触摸不到颈动脉或股动脉。呼吸停止或呈叹息样呼吸。双侧瞳孔散大，对光反射消失。脑缺氧常引起抽搐和大小便失禁。皮肤苍白或青紫。听诊心音消失、血压测不出、脉搏摸不到。

二、心肺复苏

心肺复苏是针对心跳、呼吸骤停所采取的急救措施，包括运用胸外心脏按压、人工呼吸等方法恢复患者的自主心脏搏动和自主呼吸，达到挽救生命的目的。

1. 心肺复苏时间 因大脑对缺血缺氧耐受力最差，最先受到损害。心脏骤停后10秒意识丧失，突然倒地，大小便失禁；20～30秒断续或无效呼吸；60秒自主呼吸逐渐停止，瞳孔散大；3分钟开始出现脑水肿；超过4～6分钟大脑即可发生不可逆的损害。因此，要求心肺脑复苏应在呼吸、心脏骤停后4～6分钟内实施，避免脑细胞死亡。

2. 基础生命支持（BLS） 关键步骤包括：立即识别心脏骤停，启动急救反应系统，早期心肺复苏，快速除颤。

（1）识别心脏骤停

①发现意识丧失突然倒地者，应在评估环境安全、做好自我防护的情况下，快速判断心脏骤停。如环境无不安全因素，尽可能不要搬动患者。

②首先拍打患者双肩并大声呼叫患者，如无反应，接下来同时判断呼吸和检查脉搏，可以在患者没有呼吸或不能正常呼吸（仅有喘息）的情况下开始心肺复苏。

③检查呼吸的最佳方法是暴露胸腹部皮肤，直接观察胸腹部有无起伏，5～10秒。即将传统"一看二听三感觉"简化为"一看"，不再推荐将耳朵贴近患者口鼻听呼吸和感觉呼气的方法。

④识别心搏骤停最可靠的临床征象是意识丧失伴大动脉搏动消失。通常成人检查颈动脉，儿童检查股动脉，婴儿检查肱动脉。但是，检查脉搏对非专业人员存在困难，且医务人员检查脉搏也会花费较长时间，故医务人员如需检查脉搏，时间不应超过10秒，如果无法明确触摸到脉搏，就应开始心肺复苏，切不可因反复测脉搏、观察瞳孔变化等而贻误复苏时机。

（2）启动急诊医疗服务：单人施救者，在判断患者心脏骤停后应拨打急救电话求助，并立刻返回患者身边开始心肺复苏。两人以上施救者，一人拨打电话，另一人即开始心肺复苏。

（3）胸外按压（chest compressions，C）：胸外心脏按压是心脏骤停后急救处理的第一个步骤。有效的胸外心脏按压可产生60～80mmHg的动脉压，对成功复苏极为关键。

①复苏体位：将患者放置于仰卧位，平躺在坚实平面上。

②按压部位：胸骨下段，即胸骨下1/3处，乳头连线与胸骨交界处。

③按压手法：施救者跪在患者一侧，双手掌根部相叠，十指交叉相扣，身体稍前倾，肩、肘、腕关节呈一条直线，以上身的重力垂直按压。按压应快速、用力。为保证每次按压后胸廓完全回弹，放松时手掌应离开胸壁，施救者不可倚靠患者，也不得采用冲击式按压。

④按压频率和深度：按压频率100～120次/分，使胸骨下陷5～6cm。

⑤按压通气比例：单人施救时，应首先从进行30次按压开始心肺复苏，之后再给予2次通气。每个周期5组，大约2分钟。成人不论两人施救还是单人施救，均为30∶2。

⑥按压和放松时间：比例为1∶1时，心排血量最大。

⑦施救轮换：胸外按压时，施救者易疲劳，故两人或两人以上施救时，应每2分钟（即5个按压呼吸周期）轮换一次，以保持按压的质量。每次轮换应在5秒内完成，按压中断的时间应不超过10秒。

（4）开放气道（airway，A）：解开患者衣领、皮带，清除口鼻分泌物、呕吐物及义齿。

①仰头提颏法：在患者无明显头、颈部外伤时采用。施救者一手置于患者前额，另一手的食指与中指于下颏骨部向上抬起，使下颌尖和耳垂的连线与地面垂直。以解除呼吸道梗阻。

②推举下颌法：在怀疑有头、颈部外伤时采用。施救者跪于患者头顶侧，肘部支撑在患者躺的平面上，两手拇指置于患者口角，其余四指托住下颌，在保证头、颈部位置固定的前提下，用力将患者下颌向上抬起，使下齿高于上齿。

（5）人工呼吸（breathing，B）：非窒息性心脏骤停后的最初几分钟，通气并不重要，不能因为给予通气而延误或中断心脏按压。但为了维持一定水平的血氧含量，人工呼吸是必需且有效的。方法有口对口（鼻）人工呼吸、口对屏障装置呼吸、球囊-面罩通气、高级气道通气（气管插管）等。

①口对口（鼻）人工呼吸：最简易、有效、及时的人工呼吸法是口对口（鼻）人工呼吸。施救者捏闭患者鼻孔，以口唇包紧患者口部，口对口密闭施行人工呼吸。每次吹气应持续1秒以上，看见患者胸廓抬起方为有效。潮气量500～600ml。平均每5～6秒给予一次人工通气，即频率为10～12次/分；建立高级气道后，可6～8秒给予一次人工通气，即频率为8～10次/分。在通气时不可停止胸外按压。口对口吹气时，施救者应正常呼吸，而不是深呼吸，防止深呼吸造成施救者头晕及患者肺充气过度、胃扩张、反流或误吸，过度通气还会增加患者胸内压，减少静脉回流至心脏等。

②口对屏障装置呼吸：通过口对口通气而传播疾病危险的可能性微乎其微，且使用防护装备也并不能有效减少传染病的传播风险，因此，用或不用屏障装置进行人工呼吸都是合理的，施救者不可因此延误胸外按压。

③球囊-面罩通气：需要大量练习才能熟练使用，仅在具备2名训练熟练的施救者时才可使用，一名施救者开放气道并将面罩紧贴患者面部，另一名挤压球囊。挤压一次的空气量约500～1000ml。

④气管插管：要求具有熟练的操作技能和经验，在心脏骤停的急救中失败率高。

（6）早期除颤：成人心脏骤停时，最初发生较为常见且较容易治疗的心律失常为室颤。单纯心肺复苏一般不可能终止室颤而恢复有效循环灌注，迅速除颤是治疗室颤最好的方法。一旦除颤仪准备就绪，应立即实施非同步直流电除颤。但在等待除颤仪的过程中，应进行心肺复苏。

（7）复苏成功的标志

①神志：出现眼球运动、对光反射、手足抽动、发出呻吟等意识恢复表现。

②面色及口唇颜色：由发绀转为红润。

③大动脉搏动：若停止按压，脉搏依然存在，说明患者已恢复自主心跳。

④瞳孔：缩小。

⑤自主呼吸恢复：出现较强的自主呼吸。

（8）复苏过程中的家属情感支持：为患者复苏时，应尽可能提供患者家属在场的机会，安排专门的医务人员回答患者家属提供的问题，有助于增强患者家属在复苏期间及其后终止复苏时理解和支持。

3. 高级生命支持（ACLS） ACLS是以基础生命支持为前提，借助医疗仪器和特殊技术，建立和维持更为有效的通气和循环功能，识别及治疗心律失常，建立静脉通路并应用药物，改善并维持心肺功能及治疗原发疾病的一系列救治措施。

（1）建立给药途径：心脏骤停时给药途径以静脉给药为主，有条件者建立中心静脉通路。无法建立静脉通路时，可选择骨髓腔给药，也可用气管内给药。

（2）常用药物

①肾上腺素：是心脏复苏的首选药物，通过兴奋α肾上腺素受体，激发心肌自主收缩，增强心肌收缩力，升高血压，加快心率，使心排血量增加；通过收缩外周血管，从而保证心脏及重要脏器的血供；并可使心室纤颤由细颤转为粗颤，使电除颤易于生效。当患者的心律失常不适合电除颤时，应尽早给予肾上腺素，可增加存活率，减少神经系统损伤。常用剂量为1mg，每3～5分钟重复使用一次。

②血管加压素：即抗利尿激素。可引起皮肤、骨骼肌、小肠等的血管强烈收缩，而对冠状动脉和肾小血管的收缩作用相对较轻，对脑血管有扩张作用。复苏效果与肾上腺素相比没有优势，故已不作为推荐用药。

③胺碘酮：是目前临床应用最广泛的抗心律失常药，用于治疗对心肺复苏、除颤和血管加压药物无反应的室颤或无脉性室速。

④利多卡因：在无法获得胺碘酮时考虑使用。

⑤硫酸镁：是用于治疗或防止尖端扭转型室性心动过速复发的辅助药物，不建议常规使用。

⑥阿托品：可减弱心肌迷走神经反射，提高窦房结的兴奋性，促进房室传导，对心动过缓有较好

疗效。

⑦碳酸氢钠：只在心脏骤停前已存在代谢性酸中毒、高钾血症、三环类抗抑郁药物过量等情况下适当补充，不作为常规用药。

（3）控制气道与氧疗。

4. 早期除颤　除颤是利用除颤仪在瞬时释放高压电流经胸壁到心脏，使心肌细胞瞬间同时除极，终止导致心律失常的异常折返或异位兴奋灶，从而恢复窦性心律。心肺复苏的关键起始措施是胸外按压和早期除颤。

三、脑复苏及复苏后处理

心搏呼吸骤停引起脑损害的基本病理是脑缺氧和脑水肿。脑复苏是防治脑缺血缺氧、减轻脑水肿、保护脑细胞、恢复脑功能到心搏骤停前水平的综合措施。心脏骤停后 60 秒即出现脑细胞损害，故应尽早实施脑复苏。

1. 脑复苏的主要治疗和护理措施

（1）降温治疗：低温可减少脑耗氧量，将体温降至 32 ～ 34℃，维持 12 ～ 24 小时。

（2）维持适当的血压：维持正常或稍高于正常水平的血压，保证有足够的脑灌注压维持脑血流。

（3）脱水治疗：20% 甘露醇或 25% 山梨醇，每次 200 ～ 250ml，快速（15 ～ 30 分钟）静脉滴注。可防治脑水肿。

（4）糖皮质激素：可降低颅内压，抑制血管内凝血，降低毛细血管通透性，维持血脑屏障的完整性，防止细胞自溶和死亡。

（5）解除脑血管痉挛：常用钙通道阻滞剂。

（6）高压氧治疗。

2. 脑复苏后的主要治疗和护理措施

（1）专人监护心率、心律：理想心率为 80 ～ 120 次 / 分。对心动过缓、过速或心律失常应及时采取防治措施。

（2）维持良好的呼吸功能：保持呼吸道通畅，及时清除呼吸道分泌物。

（3）防治肾衰竭：监测尿量及血生化改变，防治肾衰竭。

（4）确保有效循环稳定：理想血压为 80 ～ 90/50 ～ 60mmHg。

（5）防治并发症：及时发现并治疗肋骨骨折、血气胸等严重并发症。注意观察神经系统变化，头部抬高 10°～ 30°，以利于头部的静脉回流，预防脑水肿。

（6）预防感染，复苏后应常规使用抗生素。

（7）定时翻身，预防压疮。

第七节　外科重症监护

一、概　述

重症监护病房（ICU）亦称加强监护病房，是将疑难、危重患者集中进行监测和治疗的单位，配备有专业医护人员及各种最先进的监测和治疗手段。

1．ICU 设置及仪器设备

一般认为，病床在 500 张以下的综合性医院可设综合性 ICU，500 张床位以上的医院应设重症医学科。其床位数可占医院病床数的 3% ～ 6%。

ICU 的基本监测治疗设备包括：多功能监测仪、心排血量测定仪、有创动、静脉测压装置、脉搏血氧饱和度仪、呼气末 CO_2 测定仪、血气分析仪、呼吸机、氧治疗用具、心电图机、除颤器、输液泵、注射泵及各种急救用具等。

2．ICU 的人员结构及要求

ICU 护士总数与床位数的比例为 3 ～ 4：1，护士长 1 ～ 2 名，负责护理培训和护士培训工作，并参与行政管理。

合格的 ICU 护士应具备以下条件：从事临床护理工作 2 年以上或经过 ICU 培训的执业护士；具有独立工作和处理应急问题的能力；良好的身体素质、较强的责任心、准确的判断力及工作沉着冷静、动作敏捷；具有一定的外语基础，善于学习及更新知识；掌握非语言沟通的技巧；熟练掌握各种仪器的使用方法、故障排除及保管方法，掌握心肺脑复苏及监测技术，能识别正常和常见的异常心电图，诊断及处理一般心律失常等。

基础监护内容包括：持续心电图、心率、呼吸频率检测；给氧、面罩、鼻导管或人工气道、呼吸机等；保证 2 条有效的静脉通路；置导尿管，观察尿量；安置好各种引流管及其他专科治疗装置；备好各种记录单及监测表；向清醒患者介绍主管医生及护士，向家属交待探视制度及联系方法。

3．收治对象

ICU 主要收治经过严密监测、积极治疗和加强护理后有可能恢复的各类重危患者，主要包括

（1）严重创伤、大手术及器官移植术后需要监测器官功能的患者。

（2）各种原因引起的循环功能失代偿，需要以药物或特殊设备支持的患者。

（3）有可能发生呼吸衰竭，需要严密监测呼吸功能，或需用呼吸机治疗的患者。

（4）严重水、电解质紊乱及酸碱平衡失调的患者。

（5）麻醉意外、心脏停搏复苏后需要继续治疗和护理的患者等。

二、重症患者的监测和护理

1．血流动力学的监测和护理

（1）血流动力学检测：常见参数见表 3-8。

（2）监测血流动力学静脉置管患者的护理

①预防感染：严格无菌操作，及时更换敷料。

②加强监测：出现静脉压升高、颈静脉怒张，心音遥远、心搏微弱，脉压小、动脉压降低，应考虑为 Beck 三联征。

③管道护理：妥善固定，连接紧密。

④中心静脉导管护理：每天更换输液管道，准确记录出入液量。严禁在中心静脉导管处输血、静脉取血。

⑤肺动脉漂浮导管测压期间的护理：防止气体进入引起气栓。检查肢体末梢循环情况，观察皮肤颜色、脉搏及微血管充盈程度的变化。

⑥拔管后的护理：局部加压固定后敷料覆盖，必要时用沙袋压迫。拔管后 24 小时内观察局部有无渗血及肢体肿胀等情况。

表3-8　血流动力学检测常用参数

参数	反映的功能	正常值
平均动脉压（MAP）	心动周期的平均血压	70～105mmHg
中心静脉压（CVP）	测定上、下腔静脉或右心房内的压力，评估血容量、右心前负荷及右心功能的重要指标	5～12cmH$_2$O
肺动脉楔压（PAWP）	较准确地反映整个循环情况，有助于判定左心室功能，反映血容量是否充足	6～12mmHg
肺毛细血管楔压（PCWP）	能较好地反映左心房平均压及左心室舒张末期压	5～12mmHg
平均肺动脉压（MPAP）	MPAP升高常见于肺血流量增加、肺血管阻力升高、二尖瓣狭窄、左心功能不全；MPAP降低见于肺动脉瓣狭窄	1.47～2.0kPa
心排血量（CO）	反映心泵功能的重要指标，尤其是左心功能	5～6L/min
每搏排血量（SV）	一次心搏由一侧心室射出的血量	60～90ml/beat
心脏指数（CI）	指每分钟每平方米体表面积的心排血量	（3.5±0.5）L/（min·m^2）
体循环阻力指数（SVRI）	是监测左心室后负荷的主要指标	
肺循环阻力指数（PVRI）	是监测右心室后负荷的主要指标	
左室做功指数（LVSWI）	反映左心室收缩功能	60g·m/m^2
右室做功指数（RVSWI）	反映右心室收缩功能	2～6g·m/m^2
Swan-Ganz肺动脉漂浮导管	对左、右心室的负荷进行量化测定	

2. 呼吸功能的监测　常见参数见表3-9。

表3-9　呼吸系统检测常用参数

参数	反映的功能	正常值
潮气量（V$_T$）	平静呼吸时，每次吸入或呼出的气体容量	8～12ml/kg
肺活量（VC）	平静呼气末吸气至不能吸为止，然后呼气至不能呼出时所能呼出的所有气体容量	65～75ml/kg
无效腔气量/潮气量（V$_D$/V$_T$）	反映肺泡有效通气量	20%～40%
肺内分流量（Q$_S$/Q$_T$）	测定氧含量	3%～5%
血pH	血浆酸碱度	7.35～7.45
动脉血氧分压（PaO$_2$）	是动脉血中物理溶解的O$_2$产生的压力，反映机体氧合状态	80～100mmHg

（续　表）

参数	反映的功能	正常值
动脉血二氧化碳分压（$PaCO_2$）	血液中物理溶解的CO_2所产生的压力，是衡量肺通气和判断酸碱失衡的重要指标	35～45mmHg
动脉血氧饱和度（SaO_2）	动脉血中血红蛋白实际结合的氧量与所能结合的最大氧量之比，是反映肺功能状况的指标	96%～100%

3. 其他系统及脏器功能的监护

（1）中枢神经系统功能监护：观察患者意识状态、瞳孔变化、反射活动等。对颅脑损伤的患者还应关注脑电图、颅内压、脑血流图等检查的变化。

（2）肝功能监护：加强肝功能指标的测定，如血清胆红素、白蛋白、腹水等。观察患者皮肤巩膜有无黄疸及神志改变，若患者出现嗜睡、神志恍惚、昏迷等表现，应警惕可能出现肝昏迷或肝性脑病。

（3）肾功能监护：准确记录尿液的量、颜色及性状。做好肾功能检测，如肾小球滤过率、血尿素氮、肾血流量测定、肾小管功能测定。出现急性肾衰竭时，应积极治疗原发病、控制发病环节，包括严格控制水、钠的入量，纠正水、电解质、酸碱平衡失调，透析治疗，控制感染等，出现高钾血症应立即处理。

第八节　手术前后患者护理

一、手术前患者护理

1. 护理评估

（1）一般资料：年龄、性别、职业背景、现病史、健康史、心理状况等。

（2）辅助检查：三大常规（血、尿、便），血液生化，肺功能，心电图，影像学，出、凝血功能检查。

2. 护理措施

（1）心理准备：手术前护理最重要的措施是消除患者的恐惧心理。建立良好的护患关系，鼓励患者表达感受，耐心倾听，取得其信任，帮助患者宣泄恐惧、焦虑等不良情绪，使其感受到被关心和重视。耐心解释手术的必要性，介绍医院技术水平和手术成功的例子，增强治疗的信心。

（2）身体准备：帮助患者完善必要的实验室、影像学等检查。

（3）手术区皮肤准备：手术前1天下午或晚上清洁皮肤。细菌密度较高的部位，如手、足及不能使用强刺激性消毒剂的部位，如面部和会阴部，术前用氯己定反复擦洗。根据手术部位备皮，重点是充分清洁手术野皮肤和剃除毛发，备皮范围包括切口皮肤至少15cm的区域。常见手术区备皮范围见表3-10。

（4）呼吸道准备：术后患者因伤口疼痛，不愿配合有效咳嗽和排痰，容易引起肺不张和肺炎。因此，应做好术前呼吸道准备。术前2周戒烟，肺部已有感染者术前3～5天起应用抗生素，痰液黏稠者给予超声雾化吸入。胸部手术者训练腹式呼吸，腹部手术者训练胸式呼吸。促进有效排痰。

（5）胃肠道准备：目的是减少麻醉引起的呕吐及误吸，也可以预防消化道手术中的污染。禁食禁饮，必要时胃肠减压。择期手术患者术前8～12小时禁食，术前4小时开始禁水。胃肠道手术前3天开始进流质饮食，手术当天早晨常规放置胃管。幽门梗阻患者术前3天每晚用生理盐水洗胃。结肠或直肠手术术前 3 天口服肠道不吸收抗生素，术前 1 天及手术当天行清洁灌肠或结肠灌洗。一般对局麻下的小手术，如脓性指头炎切开引流术，术前可不必禁食。

表3-10　常见手术区备皮范围

手术部位	备皮范围
颅脑手术	剃除除眉毛外全部头发及颈部毛发
颈部手术	上自唇下，下至乳头水平、两侧至斜方肌前缘
胸部手术	上自锁骨上及肩上，下至脐水平，包括患侧上臂和腋下，胸背均超过中线5cm以上
上腹部手术	上自乳头水平，下至耻骨联合，两侧至腋后线
下腹部手术	上自剑突，下至大腿上1/3前内侧及会阴部，两侧至腋后线，剃除阴毛
腹股沟手术	上自脐平线，下至大腿上1/3内侧，两侧至腋后线，包括会阴部，剃除阴毛
肾手术	上自乳头平线，下至耻骨联合，前后均过正中线
会阴部及肛门手术	上自髂前上棘，下至大腿上1/3，包括会阴部及臀部，剃除阴毛
四肢手术	以切口为中心包括上、下方各20cm以上，一般超过远、近端关节或为整个肢体

（6）排便练习：因多数患者不习惯在床上大小便，容易尿潴留和便秘，故术前应在床上练习排便。

（7）放置导尿管：排空小便，下腹部、盆腔手术及手术时间超过 4 小时的患者，应在手术当天早晨放置导尿管，避免术中误伤。

（8）其他准备：促进休息和睡眠。拟行大手术前，做好血型鉴定和交叉配血试验。术晨测量生命体征，如有发热、血压升高或女性患者月经来潮，及时通知医师。体温＞ 38.5℃者应考虑延期手术；血压＞ 160/100mmHg 者应给予降压药物，使血压得以有效控制，但不要求降至正常水平才手术。

3. 健康教育

（1）饮食：术前、术后应加强营养，进食富含蛋白质、能量、维生素和膳食纤维的食物。

（2）防感染：注意保暖，避免去人多吵杂的场所，预防上呼吸道感染。

二、手术后患者护理

1. 护理评估　了解术中情况，包括手术术式，麻醉类型，术中出血、输血、输液情况，术中病情变化，放置引流管情况等。

2. 护理措施

（1）体位护理

①全麻未清醒患者应去枕平卧，使头偏向一侧至清醒，防止口腔分泌物和呕吐物误吸。

②蛛网膜下腔阻滞麻醉者应去枕平卧 6 ～ 8 小时，防止因脑脊液外漏致头痛。

③硬脊膜外腔阻滞麻醉者应平卧 4 ～ 6 小时，防止血压波动。

④麻醉清醒，前提条件是血压平稳后，方可根据手术部位或病情需要调整体位。

（2）观察生命体征：全麻或大手术患者术后每 15 ～ 30 分钟测量一次脉搏、呼吸、血压及观察瞳孔、神志恢复情况，病情平稳后可改为每小时测量一次或遵医嘱定时测量。术后患者体温会略有升高，但一般低于38℃，1～2天后恢复正常体温。维持呼吸功能，保持呼吸道通畅，及时吸痰。维持有效循环血量和水电解质平衡，给予静脉补液。

（3）饮食护理：为促进术后恢复，禁食期间应补充足够的水、电解质及营养。局麻下实施的小手术，如体表或肢体手术，术后即可进食。经蛛网膜下腔或硬脊膜外腔阻滞麻醉的非胃肠道手术者，术后3～6小时即可进食；胃肠道手术者一般术后禁食24～48小时，待肠蠕动恢复、肛门排气后开始进水和少量流食，逐步过渡到半流食、普食。开始进食早期应避免食用牛奶、豆类等易产气的食物。

（4）休息活动护理：病情平稳后应鼓励患者早期床上活动，并尽早离床活动。术后早期活动可增加肺活量，促进肺的扩张和分泌物的排出，预防肺部并发症；可改善全身血液循环，促进伤口愈合，减少下肢静脉血流缓慢所致深静脉血栓形成；有利于肠道和膀胱功能恢复，减少腹胀和尿潴留的发生。但术后早期活动可加重伤口疼痛或出血，门脉分流术、肝叶切除术等患者，术后易导致出血，不宜早期下床活动；休克、心力衰竭、严重感染、出血、重度贫血、极度衰弱等患者，也不宜早期下床活动。

（5）术后不适及并发症的护理

①疼痛：麻醉作用消失后，患者开始感觉切口出现疼痛，此外，患者术后咳嗽、深呼吸以及进行功能锻炼等均可引起疼痛。遵医嘱给予镇静镇痛药，如哌替啶、地西泮等；指导患者分散注意力。

②恶心、呕吐：常见原因是麻醉反应，待麻醉作用消失后，即可停止。其他原因如药物影响、严重腹胀、肠梗阻等。观察呕吐物的性质及量，准确记录；取合适的体位，头偏向一侧，防止呕吐物误吸入气管，引起窒息或肺部并发症。可先给予镇静镇吐药物，查明原因后进行对因治疗。

③切口感染：术后3～4天，切口疼痛加重，出现红、肿、热、痛或波动感等，伴有体温升高、脉率加快和白细胞计数升高，应怀疑为切口感染。合理使用抗生素，勤换敷料；清除切口，引流脓液。为预防肺部感染，不宜使用镇咳药，以免痰液聚集在肺部，加重病情。

④切口裂开：多见于腹部及肢体邻近关节部位。常见原因包括营养不良、低蛋白血症、缝合不当、切口感染或腹内压突然增高，如剧烈咳嗽、打喷嚏、呕吐或严重腹胀等。术前加强营养；缝合时应在良好麻醉、腹壁松弛条件下缝合切口；术后延缓拆线时间，使用腹带加压包扎；及时处理腹胀、便秘等易引起腹内压增高的因素；切口位于肢体关节部位者，拆线后避免大幅度动作；切口完全裂开时，应使患者保持镇静，用无菌生理盐水覆盖切口，腹带包扎，通知医师重新手术缝合。

⑤肺不张：常发生在胸部、腹部大手术后，特别是老年人、有长期吸烟史、术前合并呼吸道感染者。术前应积极治疗原有肺部感染疾病，戒烟；术后取平卧位，头偏向一侧，防止误吸；协助患者翻身、体位排痰或给予药物化痰；病情稳定应鼓励患者自行咳嗽排痰；合理应用抗生素。

⑥尿潴留、尿路感染：尿潴留较多见。主要由麻醉后排尿反射受抑制、手术后切口疼痛、下腹部手术时膀胱的直接刺激及患者不习惯在床上排尿的体位等所致。稳定患者情绪；让患者听流水声，热敷、按摩腹部；无效时应行导尿术。尿路感染是尿潴留和未严格无菌操作导致。留置导尿时，应严格无菌操作；鼓励患者多饮水；合理应用抗生素，控制感染。

⑦深静脉血栓形成：多见于术后腹胀，长时间制动，长期卧床、活动减少的老年人或肥胖者。鼓励患者术后早期下床活动；穿弹力袜，促进下肢静脉回流；患肢禁忌输液、按摩；遵医嘱使用复方丹参片、阿司匹林等药物，以降低血液黏滞度，改善微循环。

第九节　手术室护理工作

一、概　述

1. 手术室的设置、布局和配置

（1）手术室的位置和要求：手术室应选择在空气清洁，自然环境较好的较高层。与手术科室、检验科、血库、病理科、消毒供应中心、复苏室、监护室等相邻。

（2）手术间的设置和配备：手术间的数量与手术科室床位比一般为 1 :（20 ～ 25）。手术室内温度应保持在 21 ～ 25℃，相对湿度 40% ～ 60%。手术室设计要求做到分区明确，洁污分流，门窗紧密，使用合理。手术间内只允许放置必需的器具和物品，且各种物品应有固定的放置地点。

2. 手术室的管理

（1）划区管理

①非限制区（污染区）：包括办公室、会议室、实验室、标本室、污物室、资料室、电视教学室、值班室、更衣室、更鞋室、医护人员休息室、手术患者家属等候室等，设在最外侧。

②半限制区（清洁区）：包括器械室、敷料室、洗漱室、消毒室、手术间清洁走廊（外走廊）、恢复室、石膏室等，设在中间。是非限制区进入限制区的过度区域。

③限制区（无菌区）：包括手术间、洗手间、手术间洁净走廊（内走廊）、无菌物品间、药品室、麻醉准备室等。洁净区要求严格，设在内侧。

（2）手术间的清洁和消毒：普通手术间应每天清晨湿式拖地（含消毒液），清洁手术间内物品，紫外线消毒 30 ～ 60 分钟。每台手术完毕和每天工作结束后，进行清洁及消毒。每周至少 1 次彻底大扫除，每周 1 次空气消毒。特殊感染手术时使用一次性物品，手术后对地面及物品消毒后再清洁。

（3）建立健全管理制度：认真执行各项消毒隔离制度；急救物品应准备齐全；定期消毒；择期手术前备好手术用物；严格执行查对制度与交接程序，防止医疗事故及差错等。

二、手术物品准备和无菌处理

1. 布类用品　布单类包括手术衣和各种手术单，应选用质地细柔且厚实的棉布，颜色以深绿色或深蓝色为宜。布单类均采用高压蒸汽灭菌，保存时间在夏季为 7 天、冬季为 10 ～ 14 天，过期应重新灭菌。HBsAg 阳性或恶性肿瘤患者手术用过的布类，需先用消毒剂浸泡 30 分钟后，再洗涤。

2. 敷料类　敷料类包括吸水性强的脱脂纱布和脱脂棉花。用于术中止血、拭血及压迫、包扎等。使用过的敷料按医疗垃圾处理。感染性手术用过的敷料用大塑料袋集中包好，袋外注明手术类别、日期、感染种类集中焚烧处理。

3. 器械类　包括基本器械和特殊器械。基本器械术后可用多酶溶液浸泡刷洗，去除器械上的血渍、油垢后，用流水冲净再消毒、干燥、高压蒸汽灭菌。特殊器械包括内镜类、吻合器类及其他精密仪器，较好的灭菌方法是环氧乙烷灭菌。

4. 缝线和缝针

（1）缝线：分为不可吸收和可吸收 2 类。不可吸收指不能被组织酶消化的缝线，如丝线、金属线、尼龙线等，最常用的缝线是黑色丝线；可吸收包括天然和合成 2 种，天然缝线有肠线和胶原线，合成缝线比肠线更易吸收，组织反应更轻，但价格较高。

（2）缝针：常用的有三角针和圆针 2 类。前者用于缝合皮肤或韧带等坚韧组织；后者对组织的损伤较小，用于缝合血管、神经、脏器、肌肉等软组织。缝针有直针和弯针 2 种，弧度、长短、粗细各异，可根据缝合的组织选择适当的种类。

5. 引流物　外科引流是指将人体组织间或体腔中积聚的脓、血或其他液体导流至体外的技术。引流物有乳胶片引流条、纱布引流条、烟卷式引流条、引流管等。

三、手术人员的准备

1. 术前一般性准备　手术人员应保持身体清洁，进入手术室时，先要换穿手术衣裤和手术室专用鞋，摘掉饰物，自身衣服不得外露。戴好口罩、手术帽，头发、口鼻不外露。剪短指甲，去除甲缘下的积垢。手臂皮肤有破损或化脓性感染时，不能参加手术。

2. 手臂的洗刷与消毒

（1）刷洗法：现已较少使用。

①用肥皂或洗手液清洗双手及手臂，流动水冲净。用无菌巾从手至肘上依次擦干，不能超过刷手范围区域，不能回擦。

②双手呈拱手姿势，自然待干，不得下垂，不能接触未经消毒的物品。

（2）冲洗法：取适量的手消毒剂揉搓双手的每个部位、前臂和上臂下 1/3 约 2 ～ 6 分钟，用流动水冲净，无菌巾彻底擦干。

（3）免冲洗法：取适量的手消毒剂涂抹双手的每个部位、前臂和上臂下 1/3，直至消毒剂干燥。

四、患者的准备

1. 一般准备　手术患者须提前送至手术室。手术室护士应按手术安排表仔细核实患者，确保手术部位、所带物品和药品准确无误。同时做好患者的心理准备，以配合手术的顺利进行。

2. 手术体位　巡回护士根据患者的手术部位，安置合适的手术体位。其要求是：最大限度保证患者的舒适与安全；充分暴露手术野，避免不必要的裸露；不影响呼吸、循环功能；体位垫（架）妥善固定，不能悬空；避免血管及神经受压、肌肉扭伤、压疮等并发症。常用的手术体位包括仰卧位、侧卧位、俯卧位、截石位、半坐卧位等。

3. 手术区皮肤消毒　消毒前先检查手术区域皮肤的清洁程度、有无破损及感染。碘伏属中效消毒剂，可直接用于皮肤、黏膜和切口消毒，用碘伏涂擦手术区域 2 遍。对婴幼儿皮肤、面部皮肤、口鼻腔黏膜、会阴部手术消毒一般采用 0.5% 安尔碘。植皮时，供皮区 70% 乙醇消毒 3 遍。高浓度碘酊可造成皮肤、黏膜损伤，擦拭后 1 分钟再用 75% 乙醇脱碘。消毒范围包括手术切口周围 15 ～ 20cm 的区域，若切口延长应扩大消毒范围。以手术切口为中心向四周涂擦；感染伤口或肛门会阴部皮肤消毒，应从外周向感染伤口或会阴肛门处涂擦；已接触污染部位的纱球不能回擦。

4. 手术区铺单法　除手术切开部位外，手术切口周围必须覆盖四层或四层以上无菌巾。铺巾原则是：先铺相对不洁区（如下腹部、会阴部），最后铺靠近操作者的一侧，并厌布巾钳将交角夹住，以防移动。无菌巾铺设完成，不可随便移动，如果位置不准确，只能由手术区向外移，不能由外向内移动。

五、手术配合

1. 器械护士　又称洗手护士。工作范围局限于无菌区内，按手术程序向医师直接传递器械，配合医师完成手术，其他工作还包括术前访视和术前准备。

具体包括：术前访视与准备；与巡回护士清点、核对物品；协助医师消毒皮肤和铺无菌巾；正确传递用物；保持器械和用物整洁；配合抢救；标本管理；协助医师包扎；整理用物。

2. **巡回护士**　又称辅助护士。工作范围是在无菌区外。主要任务是在台下负责手术全过程中用物准备和供给，配合手术和麻醉等。

具体包括：术前准备用物；核对患者信息；安置体位；与器械护士清点、核对物品；术中配合；术后整理手术间。

六、手术中的无菌原则

1. **无菌台的准备**　铺在台面上的无菌巾共6层，无菌单应下垂至少30cm。将器械按使用先后分类，有序地摆于器械桌上。若为备用无菌桌（连台手术），应用双层无菌巾盖好，有效期4小时。

2. **手术中的无菌原则**

（1）明确无菌范围：刷手后手臂不可接触未经消毒的物品，手臂保持在腰水平以上，肘部内收，靠近身体。手术衣的无菌范围为肩以下、腰以上、双手、双臂、腋中线以前的区域。不可接触手术床边缘及无菌桌桌缘以下的布单。

（2）保持物品呈无菌状态：无菌区内所有物品均应严格灭菌。疑有污染、破损、潮湿，应立即更换。一份无菌物品只供一位患者使用，打开后即使未用，也不能给其他患者使用，需重新包装、灭菌。无菌区的布单若被水或血湿透，应加盖干的无菌巾或更换新的无菌单。

（3）保护皮肤切口：切开皮肤前可先粘贴无菌塑料薄膜，再经薄膜切开皮肤，以保护切口。切开皮肤及皮下脂肪层后，切口边缘应以无菌大纱布垫或手术巾遮盖，仅显露手术野。凡与皮肤接触的刀片和器械不应再用，若需延长切口或缝合前，需用75%乙醇溶液再消毒皮肤1次。手术因故暂停时，切口应用无菌巾覆盖。

（4）正确传递物品和调换位置：不可在手术人员背后或头顶方向传递器械及手术用品，应由器械护士从器械升降台侧正面方向递给。手术人员应面向无菌区，在规定区域内活动。

（5）感染手术的隔离技术：进行胃肠道、呼吸道或宫颈等感染手术时，切开空腔脏器前，先用纱布垫保护周围组织，并随时吸除外流的内容物。被污染的用物应放在污染器械盘内，避免与其他器械接触。完成全部感染步骤后，手术人员应用灭菌用水冲洗或更换无菌手套，减少污染机会。

（6）减少空气污染：手术进行时应关闭门窗，尽量减少人员走动，以免扬起尘埃，污染手术室内空气。手术过程中保持安静，尽量避免咳嗽、打喷嚏，不得已时须将头转离无菌区。手术间参观人数不超过2人，参观手术人员不可过于靠近手术人员或站得太高，不可在室内频繁走动。

第十节　外科感染

一、概　述

外科感染是指需要外科干预治疗的感染，包括与创伤、烧伤以及与手术相关的感染。

1. **分类**

（1）按致病菌种类和病变性质分类

①非特异性感染：又称化脓性或一般性感染，如疖、痈、急性淋巴结炎、急性阑尾炎等。

②特异性感染：指由一些特殊的病菌、真菌等引起的感染。如结核、破伤风、气性坏疽、念珠菌病等。

（2）按病变进程分类：分为急性感染、亚急性感染与慢性感染3种。病程在3周之内为急性感染，超过2个月为慢性感染，介于两者之间为亚急性感染。

2. 病因与常见致病菌　外科感染发生的原因包括2个方面，即病原菌的致病因素和机体的易感因素。病原菌的数量和毒力直接影响了外科感染的病程及程度。正常情况下，人体天然免疫和获得性免疫共同参与抗感染的防御机制，当某些局部因素或全身因素导致防御机制受损时，就可能引起感染。常见致病菌包括革兰阴性杆菌、革兰阳性球菌、无芽胞厌氧菌、真菌等。葡萄球菌感染的脓液特点是脓液稠厚、黄色、不臭；链球菌脓液比较稀薄，淡红色，量较多；大肠埃希菌脓液无臭，如混合感染，特别是合并厌氧菌感染脓液气味恶臭；铜绿假单胞菌脓液为绿色，甜腥臭味；变形杆菌脓液有特殊恶臭。

3. 临床表现

（1）局部表现：红、肿、热、痛、功能障碍。

（2）全身症状：轻者无身症状；较重者可出现头痛头晕、精神不振、心悸出汗等全身不适的表现；重者可出现营养不良，代谢紊乱，肺、肝、肾、脑、心等重要器官的功能障碍，甚至并发感染性休克、脓毒症等。

（3）特异性表现：特异性感染的患者可因致病菌不同而出现不同的症状和体征。如破伤风可出现肌紧张性收缩及阵发性强烈痉挛。

4. 辅助检查

（1）实验室检查：血常规可见白细胞计数增加；做细菌培养可确定致病菌；深部的感染灶可行穿刺取得脓液进行培养；必要时可重复培养。

（2）影像学检查：B超、X线、CT和MRI。

5. 治疗要点　局部治疗与全身治疗并重。消除感染病因，祛除毒性物质，增强抗感染能力和促进组织修复。

（1）局部治疗：保护感染部位，抬高患处，避免感染扩散；局部物理疗法与用药；形成脓肿后应手术切开引流，积极处理感染病灶。厌氧菌感染伤口换药，应选用3%过氧化氢，过氧化氢具有强氧化作用，可以使伤口环境处于有氧环境，抑制厌氧菌的生长。

（2）全身治疗：合理应用抗生素；对症及支持疗法。

二、浅部软组织的化脓性感染

（一）疖

疖是单个毛囊及其周围组织的急性细菌性化脓性感染。

1. 病因　多由金黄色葡萄球菌感染所致，好发于毛囊与皮脂腺丰富的部位，如头面、颈项、背部等。多与皮肤不洁、擦伤、营养不良、环境温度高及免疫力下降（如糖尿病）等有关。多个疖同时或反复发生在身体不同部位称为疖病，营养不良和免疫力低下者多见。

2. 临床表现

（1）局部症状：早期为红、肿、热、痛的小硬结，直径<2cm。随后肿痛范围扩大，小硬结中央组织坏死而软化，出现黄白色的脓栓，触之有波动感。脓栓可自行脱落。脓液流尽后，炎症消退愈合。

（2）全身症状：一般无全身症状。但发生在血供丰富的部位，或机体免疫力降低时，可引起毒血症状。面疖，尤其是危险三角区，即上唇、鼻、鼻唇沟的疖，被挤压时，易致颅内化脓性海绵状静脉窦炎，出现颜面部进行性红肿、寒战、高热、头痛，甚至昏迷、死亡。

3．治疗要点

（1）红肿阶段可采用局部理疗、热敷、外用药物。

（2）出现脓头可在其顶点涂苯酚或碘酊，有波动感时应及时切开引流。

（3）消除全身炎症反应，宜应用青霉素、磺胺类（磺胺甲噁唑）等抗菌药，同时加强营养，增强机体抵抗力。

（4）保持皮肤清洁，积极治疗糖尿病。

（二）痈

痈是指相邻多个毛囊及其周围组织的急性细菌性化脓性感染，也可由多个疖融合而成。

1．病因 多由金黄色葡萄球菌感染所致。中、老年人多见，尤以糖尿病患者多发。好发部位为皮肤较厚的颈部和背部，与皮肤不洁、擦伤、机体免疫力低下有关。

2．临床表现 局部小片皮肤硬肿，色暗红，界限不清，其中可有数个脓点，疼痛较轻。随后脓点增大、增多，中央区皮肤坏死脱落，疮口呈蜂窝状如火山口，疼痛加剧，多伴寒战、发热、食欲缺乏、乏力等全身症状，严重者可因脓毒症或全身化脓性感染而危及生命。唇痈易导致颅内化脓性海绵状静脉窦炎，危险性更大。

3．治疗要点

（1）仅有红肿时可外敷鱼石脂软膏、金黄散等。

（2）出现多个脓点、表面紫褐色或已破溃时应及时切开引流，可采用"+"或"++"形切口，清除坏死组织。唇痈一般不切开引流。

（3）及时、足量使用青霉素或磺胺甲噁唑控制感染。

（4）控制糖尿病。

（三）急性蜂窝织炎

急性蜂窝织炎是发生在皮下、筋膜下、肌间隙或深部结缔组织的一种急性弥漫性化脓性感染。

1．病因 多由 A 组 β 溶血性链球菌、金黄色葡萄球菌所致，少数由厌氧菌和大肠埃希菌引起。其炎症不易局限，与周围正常组织分界不清，扩散迅速。

2．临床表现

（1）一般性皮下蜂窝织炎：局部疼痛、红肿，指压后可稍退色，边界不清，病变中央常缺血坏死。深部感染者，局部表现多不明显，但全身症状明显。

（2）产气性皮下蜂窝织炎：以厌氧菌为主，会阴部或下腹部多见。局部有捻发音，蜂窝组织及深筋膜坏死，脓液恶臭，全身症状严重。

（3）口底、颌下蜂窝织炎：多起源于口腔或面部，迅速波及咽喉部，易致喉头水肿、气管受压造成窒息。

（4）新生儿皮下坏疽：多发生在背部、臀部等经常受压的部位。

3．治疗要点

（1）早期一般性皮下蜂窝织炎：外敷用药，形成脓肿后切开引流。及时根据药物试验结果，应用有效抗菌药。首选青霉素或磺胺类药物，合并厌氧菌感染者加用甲硝唑。

（2）产气性皮下蜂窝织炎：须及时隔离，用 3% 过氧化氢冲洗伤口。

（3）口底、颌下蜂窝织炎：不等脓肿形成，及早切开减压，防止窒息。

（四）急性淋巴管炎和淋巴结炎

急性淋巴管炎是指病原菌经破损的皮肤或其他感染性病灶如疖、足癣等处侵入淋巴管，引起淋巴管及其周围组织的急性炎症。急性淋巴管炎波及所属淋巴结时，引起急性淋巴结炎。

1. **病因**　致病菌主要有 A 组 β 溶血性链球菌和金黄色葡萄球菌等。

2. **临床表现**

（1）急性淋巴管炎：可分为网状淋巴管炎（丹毒）和管状淋巴管炎。

①丹毒：由 A 组 β 溶血性链球菌经体表小伤口或足癣病灶处侵入所致，好发于下肢和面部。起病急，先有畏寒、发热等全身症状，随后出现局部片状红疹，色鲜红，略隆起，中央较淡，边界清楚，有灼痛感。红肿区可见水疱，附近淋巴结肿大、疼痛。病情严重可致全身脓毒症。下肢丹毒反复发作可使淋巴管水肿，发展为"象皮肿"。

②管状淋巴管炎：常见于四肢，以下肢最多见，常因足癣所致。浅层急性淋巴管炎会在表皮下形成红色线条，自原发病灶向近心端延伸，质硬、有压痛。深层淋巴管炎皮肤无红线，但患肢肿胀，沿淋巴管有压痛。

（2）急性淋巴结炎：好发于颈部、腋窝和腹股沟，也可见于肘内侧或腘窝处。轻者仅有淋巴结肿大、触痛，可与周围组织分界清楚；严重者可形成局部脓肿，疼痛加重，有波动感或破溃流脓，可伴全身症状。

3. **治疗要点**　注意休息，患肢抬高，局部及周围皮肤用 50% 硫酸镁湿热敷或 3% 碘酊涂擦。全身应用青霉素或磺胺类抗生素，至全身及局部症状消失后继续应用 3 ～ 5 天，以免复发。脓肿形成时，及时切开引流。丹毒要做好接触隔离。

三、手部急性化脓性感染

手部急性化脓性感染包括甲沟炎、脓性指头炎、腱鞘炎、滑囊炎和掌深间隙感染，致病菌多为金黄色葡萄球菌。

1. **病因**　甲沟炎多因手指的轻微外伤，如剪指甲过深、逆拔皮刺和微小刺伤等引起。脓性指头炎的发生多因甲沟炎加重或手指末节皮肤受损。

2. **临床表现**

（1）甲沟炎：早期常为一侧甲沟受累，表现为局部红、肿、热、痛。化脓时甲沟皮下可见白色脓点，有波动感，但不易破溃。脓液蔓延至对侧甲沟感染，形成半环形脓肿。再向深层发展易导致脓性指头炎和指甲下脓肿，出现甲下黄白色脓液，甲与甲床分离。处理不当还可引起慢性甲沟炎和慢性指骨骨髓炎。但多无全身症状。

（2）脓性指头炎：早期表现为指头红、轻度肿胀、针刺样疼痛，继而肿胀加重、剧烈疼痛。指动脉受压时，出现搏动样跳痛，患指下垂时为甚，常伴发热等全身症状。病情严重时，还可出现末节指骨缺血坏死和慢性骨髓炎。

（3）腱鞘炎：患指肿胀，指关节仅能轻微弯曲，被动伸直可引起剧烈疼痛。治疗不及时，感染蔓延到掌侧深部或肌腱发生坏死，均可能导致患指功能丧失。

（4）滑囊炎：桡侧化脓性滑囊炎常继发于拇指腱鞘炎，表现为鱼际和拇指腱鞘区肿胀、压痛，拇指不能外展和伸直。尺侧滑囊炎多继发于小指腱鞘炎，表现为小鱼际和小指腱鞘区肿胀、压痛；小指和无名指呈半屈曲状，被动伸指可引起剧痛。

（5）掌深间隙感染：包括掌中间隙感染和鱼际间隙感染。掌中间隙感染时，掌心凹消失，呈肿胀、隆起状，皮肤紧张、发白，压痛明显；中指、无名指和小指呈半屈状，被动伸指可引起剧痛。鱼际间隙感染时，掌心凹存在，鱼际和拇指指蹼处肿胀、疼痛；示指半屈，拇指外展略屈，活动受限不能做对掌运动，被动伸指可致剧痛。

3. **治疗要点**　未形成脓肿时，局部理疗、热敷、外敷，如鱼石脂软膏、黄金散等。早期悬吊前臂平置患手，避免下垂以减轻疼痛。甲沟炎形成脓肿后，在患指侧面纵行切开引流；甲下脓肿应分离拔除部分指甲，注意避免甲床损伤，以免新生指甲畸形。脓性指头炎一旦出现跳痛、肿胀，应及时切开减压引流。不可局部浸润麻醉，以免感染扩散。合理使用抗生素，控制感染。做好手部功能锻炼。

四、全身性感染

全身性感染是指致病菌侵入人体血液循环，并在体内生长繁殖或产生毒素而引起的严重的全身性感染中毒症状。全身性外科感染主要包括脓毒症和菌血症。

1. **病因**　全身性外科感染常继发于严重创伤后的感染或各种化脓性感染，感染的发生与致病菌数量、毒力和（或）机体抗感染能力低下有关。

2. **病理病生**

（1）革兰阴性杆菌感染：革兰阴性杆菌所致的脓毒症一般较严重，此类细菌的主要毒性在于内毒素。可出现"三低"现象（低温、低白细胞、低血压），早期即可发生感染性休克。

（2）革兰阳性球菌感染：较常见的有金黄色葡萄球菌、表皮葡萄球菌、肠球菌。其外毒素能使周围血管麻痹、扩张，易经血液播散，可在体内形成转移性脓肿，感染性休克出现较晚。

（3）无芽胞厌氧菌感染：易被忽略。厌氧菌感染有 2/3 同时有需氧菌。两类细菌有协同作用，能使坏死组织增多，形成脓肿。脓液可有粪臭样恶臭。常见的无芽胞厌氧菌包括拟杆菌、梭状杆菌、厌氧葡萄球菌和厌氧链球菌。

（4）真菌：可经血性播散，常同细菌感染混合存在，临床不易区别，容易漏诊、误诊。

3. **临床表现**　全身性感染起病急骤、发展迅速，体温可高达 40～41℃。出现头痛头晕、食欲缺乏、恶心呕吐、腹胀腹泻，神志淡漠、谵妄、甚至昏迷。心率加快、脉搏细速，呼吸急促甚至困难。肝、脾可肿大，出现肝、肾功能损害，重者有黄疸或皮下出血、瘀斑等。

菌血症热型多呈稽留热，血细菌培养为阳性，偶为阴性，一般不出现转移性脓肿；脓毒症热型多呈弛张热，转移性脓肿多发生在腰背部及四肢的皮下或深部软组织内。

4. **辅助检查**　血白细胞计数显著增高或降低，中性粒细胞核左移、幼稚型增多，出现中毒颗粒。寒战、高热时做血液细菌或真菌培养。

5. **治疗要点**　应采用控制感染和全身支持疗法，关键是处理原发感染灶。具体包括：及时彻底清除坏死组织和异物，充分引流；及时、有效、合理使用抗生素；补充血容量、纠正低蛋白血症；控制高热。

6. **护理措施**

（1）控制感染，维持正常体温：正确采集血标本做细菌培养；遵医嘱使用抗生素；做好物理降温或药物降温；严格无菌操作。

（2）营养支持：鼓励患者多饮水，给予高热量、高蛋白、易消化饮食；重者可输入白蛋白、血浆等。

五、特异性感染

（一）破伤风

破伤风是由破伤风梭菌经皮肤或黏膜伤口侵入人体，在缺氧环境中生长繁殖所导致的特异性感染，常继发于创伤后，尤其是窄而深的伤口，伤口分泌物无恶臭。

1. **病因、病理生理**　破伤风梭菌为专性厌氧菌，革兰染色阳性。其致病因素主要是外毒素（痉挛毒素和溶血毒素）。其中痉挛毒素是引起临床症状的主要毒素，可致全身横纹肌持续性收缩与阵发性痉挛，血压升高、心率加快、发热、大汗等。而溶血毒素可引起局部组织坏死和心肌损害。

2．临床表现

（1）临床分期

①潜伏期：长短不一，通常 7～8 天。潜伏期越短，预后越差。

②前驱期：症状无特异性，以张口不便为主要特征，出现乏力、头痛、头晕、咀嚼无力、反射亢进等前驱症状。

③发作期：典型症状是肌紧张性收缩及阵发性强烈痉挛，以咀嚼肌最先受累，随后依次为面部表情肌、颈、背、腹、四肢肌，最后为膈肌。出现相应的表现如咀嚼不能、张口困难，苦笑面容，颈项强直，角弓反张，累及膈肌可致呼吸困难，甚至呼吸暂停。轻微的刺激（声、光、疼痛、接触、饮水等）均可诱发强烈的阵发性痉挛。发作时患者神志清楚，表情痛苦，可持续数秒至数分钟。

④缓解期：病程多为 3～4 周，缓解期平均约 1 周，肌紧张与反射亢进可继续一段时间。恢复期精神症状多可自行恢复。

（2）并发症：主要并发症在呼吸道，如窒息、肺部感染。其他如骨折、尿潴留、呼吸骤停、水电解质紊乱和酸碱平衡失调等。主要死亡原因为窒息、心力衰竭和肺部感染。

3．治疗要点

（1）预防：关键在于创伤后早期彻底清创，改善局部循环。也可应用主动免疫和被动免疫进行有效预防。

（2）治疗：控制和解除痉挛是治疗的中心环节。

①清除毒素来源：主要措施为彻底清创、敞开伤口、充分引流，用 3% 的过氧化氢溶液冲洗伤口，短期应用青霉素或甲硝唑。

②中和游离毒素：损伤后早期注射破伤风抗毒素（TAT）。破伤风人体免疫球蛋白早期应用有效，一般只需一次肌内注射。

③控制并解除肌痉挛：可交替使用镇静药和解痉药。常用药物有 10% 水合氯醛、苯巴比妥钠、地西泮、冬眠 1 号等。痉挛发作频繁不易控制者，可缓慢静注硫喷妥钠，但须警惕喉痉挛和呼吸抑制。新生儿破伤风慎用镇静和解痉药物，可酌情使用呼吸兴奋药。

④防治并发症：保持呼吸道通畅，严重时尽早行气管切开和吸痰，防治肺部并发症。加强营养支持，及时补充水、电解质，定时翻身拍背。已发生肺部感染者，根据菌种选用抗生素，常选用青霉素。

⑤抗生素治疗：青霉素可抑制破伤风梭菌，也可给予甲硝唑。

4．护理措施

（1）休息活动护理：安置于单人隔离病室，保持室内安静，限制探视，尽量减少搬动患者，避免光、声、寒冷及精神等各类刺激。医护人员走路轻、语声低，治疗和护理操作尽量集中，多于应用镇静药 30 分钟内进行。室内急救药品和物品齐全，以便抢救窒息等严重并发症。病室温度以 15～20℃为宜。

（2）饮食护理：痉挛发作间歇期，给予高热量、高蛋白、高维生素饮食。病情稳定时可少量多次，以免呛咳或误吸。病情严重时应提供肠内、外营养。

（3）病情观察：专人护理，每 4 小时监测并记录患者的生命体征和神志，注意观察抽搐发作的次数、时间和症状。

（4）保持呼吸道通畅：定时翻身、拍背，痰液黏稠时给予雾化吸入，必要时吸痰。无法咳痰或有窒息危险者，尽早行气管切开。进食时注意避免呛咳、误吸，频繁抽搐者禁上经口进食。

（5）防止受伤：卧床休息，床边加护栏，必要时加用约束带，防止坠床。剧烈抽搐时禁止强行按压肢体，上下牙齿之间放置牙垫，避免舌咬伤。关节部位放置软垫保护，以防肌腱断裂和骨折。

（6）隔离护理：破伤风梭菌具有传染性，应严格执行接触隔离制度。所有器械、敷料均需专用，使用后灭菌处理，敷料应焚烧。定期进行病室消毒，尽可能使用一次性物品。重复使用的碗、筷、药杯等应用 0.1%～0.2% 过氧乙酸浸泡后，再煮沸消毒 30 分钟。排泄物经严格消毒后再处理。医护人员进入病室应穿隔离衣，戴帽子、口罩、手套等，体表有伤口者避免接触患者。

（7）用药护理：遵医嘱应用镇静、解痉药。每次抽搐发作后检查静脉通路，及时发现抽搐引起的静脉通路堵塞、脱落。

5. 健康教育

（1）注意自我保护，避免皮肤损伤，教会居民正确处理伤口的方法。普及科学接生，避免不洁接产，以防新生儿及产妇破伤风。

（2）一旦出现深窄伤口、伤口沾染粪便、未经消毒的急产或流产、陈旧性异物摘除术前，应接受破伤风主动免疫或被动免疫。

（3）破伤风的发病不能确保形成对破伤风的免疫，在确诊破伤风1个月后，应给予破伤风类毒素，完成主动免疫。儿童应定期注射破伤风类毒素或百白破三联疫苗，以获得主动免疫。

（二）气性坏疽

气性坏疽是由梭状芽胞杆菌引起的特异性感染，致病菌产生的外毒素可引起严重毒血症及肌肉组织的广泛坏死。

1. 病因 致病菌为革兰阳性的厌氧梭状芽胞杆菌，常为多种致病菌的混合感染，主要有产气荚膜杆菌、水肿杆菌、腐败杆菌和溶组织杆菌等。气性坏疽的发生除取决于梭状芽胞杆菌的存在外，还决定于人体抵抗力和伤口的缺氧环境。

2. 病理生理 梭状芽胞杆菌的致病因素主要是外毒素和酶。一部分酶有较强的分解糖和蛋白质的作用。病变开始，可沿肌束或肌群向上、下扩展，肌肉转为砖红色，外观似熟肉，失去弹性。如侵犯皮下组织，气肿、水肿与组织坏死可迅速沿筋膜扩散。

3. 临床表现

（1）潜伏期：潜伏期1～4天，常在伤后3天发病，可短至6～8小时。

（2）局部表现：患者早期自觉伤肢沉重，有包扎过紧感或疼痛感。不久后伤处出现"胀裂样"剧痛，为最早的症状，一般镇痛药不能缓解。患部肿胀呈进行性加重，压痛剧烈。伤口周围皮肤肿胀、苍白、发亮，很快变为紫红色，进而变为紫黑色，出现大小不等的水疱，轻压可有捻发感，有气泡从伤口溢出，并有稀薄、恶臭的浆液样血性分泌物流出。伤口内肌肉坏死，呈暗红色或土灰色，失去弹性。

（3）全身症状：头晕头痛、烦躁不安、高热、脉速、呼吸急促、贫血。晚期可出现感染性休克。

4. 治疗要点 一经诊断，应积极治疗，以挽救患者的生命，降低截肢率。

（1）彻底清创：在积极抗休克和防治并发症的同时行彻底清创术。清创范围达正常组织，切口敞开、不予缝合。若广泛感染、病变不能控制时，应果断进行截肢以挽救生命，残端不予缝合。术中、术后用氧化剂冲洗和湿敷伤口，经常更换敷料，必要时再次清创。

（2）应用抗生素：首选青霉素，大环内酯类和硝基咪唑也有疗效。

（3）高压氧治疗：提高组织间的含氧量，造成不适合细菌生长繁殖的环境。

（4）全身支持疗法：输血、纠正水电解质紊乱、营养支持和对症处理等。

5. 护理措施

（1）疼痛护理：遵医嘱给予镇痛药；观察疼痛的性质、程度。

（2）控制感染、维持正常体温：准确记录生命体征；遵医嘱合理使用抗生素；高热者做好物理降温或药物降温。

（3）伤口护理：做好皮肤护理，观察伤口分泌物性质；对切开或截肢后的敞开伤口，用3%过氧化氢溶液冲洗、湿敷，经常更换敷料。

（4）消毒隔离：严格执行消毒隔离制度，做好接触隔离。详见本节"破伤风"的消毒隔离护理。

（5）心理护理：鼓励患者正确看待截肢，增加生活信心，加强社会支持。指导患者正确使用假肢，进行适应性训练。

第十一节　损　伤

一、概　述

损伤是指各类致伤因素对人体所造成的组织结构完整性的破坏或功能障碍。

1. **分类**　按皮肤完整性，可分为闭合性和开放性损伤。

（1）闭合性损伤：损伤部位的皮肤黏膜完整，多由钝性暴力所致。具体类型及表现见表3-11。

表3-11　闭合性损伤的常见类型和表现

分　类	发生原因	表　现
挫　伤	最常见的软组织损伤，钝性暴力引起	局部肿胀、触痛，皮肤红或青紫
挤压伤	肌肉丰富部位受重物长时间挤压	挤压综合征，出现高钾血症和急性肾衰竭
扭　伤	间接暴力使关节超出生理活动范围	
爆震伤（冲击伤）	爆炸产生的强烈冲击波造成	体表无明显损伤，但脏器或鼓膜可出血、破裂或水肿

（2）开放性损伤：损伤部位的皮肤黏膜破损，深部组织经伤口与外界相通。具体类型及表现见表3-12。

表3-12　开放性损伤的常见类型和表现

分　类	发生原因	表　现
擦　伤	与表面较粗糙的物体快速摩擦造成	创面有擦痕、小出血点和浆液渗出
切割伤	锐利器械切割	创缘平整，创口小、深，易造成血管、神经、肌腱等深部组织损伤
刺　伤	尖锐物体刺入组织	伤口深而细小，可伤及深部器官
撕脱伤	浅表和深部组织撕脱、断裂	组织破坏较严重，出血多，易休克和感染。最严重的头皮损伤是头皮撕脱伤
裂　伤	钝器打击造成皮肤及皮下组织断裂	伤口不规则，创缘多不整齐
火器伤	枪弹或弹片所致	贯通或盲管伤，损伤范围大，坏死组织多；病情复杂，易感染

2. **病理生理**

（1）局部反应：主要表现为局部创伤性炎症反应，与一般炎症基本相同。

（2）全身反应：是非特异性应激反应，表现为发热、神经内分泌反应、分解代谢增强、免疫力下降。

3. 创伤的修复　组织修复的过程分为炎症反应阶段、组织增生和肉芽形成阶段及组织塑形阶段。愈合类型有一期愈合和二期愈合。

（1）一期愈合：又称原发愈合。组织修复以原来细胞为主，仅含少量纤维组织，伤口边缘整齐、严密、呈线状，组织结构和功能修复良好。

（2）二期愈合：又称瘢痕愈合。以纤维组织修复为主，修复较慢，瘢痕明显，愈合后对局部结构和功能有不同程度的影响。

（3）影响创伤愈合的因素包括：局部因素以伤口感染最常见；全身性因素包括老年、营养不良、大量使用细胞增生抑制剂、免疫功能低下、慢性疾病及全身严重并发症等。

4. 临床表现

（1）局部症状：疼痛、肿胀、功能障碍、伤口和出血（开放性损伤特有的征象）。伤口按清洁度可分为3类。

①清洁伤口：无菌手术切口或经清创术处理后的、无明显污染的创伤伤口。

②污染伤口：被异物或细菌沾染、但未发生感染的伤口，一般指伤后8小时以内的伤口。

③感染伤口：伤口有脓液、渗出液及坏死组织，周围皮肤红、肿、热、痛。

（2）全身症状：轻者无明显全身表现。重者可有发热、脉速、呼吸加快、食欲缺乏等全身炎症反应综合征的表现。

5. 治疗要点

（1）急救处理：处理原则为抢救生命、重点检查、止血包扎、妥善固定、速转快运。

（2）闭合性损伤：单纯软组织损伤者，应局部制动，抬高患肢。闭合性骨折和脱位者，先复位再固定。合并深部组织损伤者，行手术探查和修复处理。

（3）开放性损伤：最基本的手段是及早清创缝合。清创术将污染伤口变成清洁伤口，减少感染机会，为组织愈合创造良好条件。感染伤口应先引流再换药，是处理感染伤口的基本措施。伤后12小时内预防性使用破伤风抗毒素。

6. 并发症和防治　严重损伤后，易发生感染、休克、脂肪栓塞综合征、应激性溃疡、凝血功能障碍、器官功能障碍等。

7. 护理措施

（1）紧急护理

①对创伤患者最先采取的措施是抢救生命。评估伤情，立即就地抢救。必须优先抢救心搏和呼吸骤停、窒息、大出血、开放性或张力性气胸、休克、腹腔内脏脱出等特别危急患者。

②一旦发生心搏和呼吸骤停，应立即实施胸外心脏按压和口对口人工呼吸。

③保持呼吸道通畅：清理口鼻腔，开放气道，给氧。

④迅速有效止血：采用指压法、加压包扎（最常见）、填塞法、止血带法等迅速控制伤口大出血。胸部开放性伤口要立即封闭。使用止血带时，应注意正确的缚扎部位、方法和止血时间，以能止住出血为度，一般每隔1小时放松1～2分钟，一般不应超过4小时，防止肢体缺血坏死。

⑤补充血容量：有效止血后，迅速开放2～3条静脉输液通道。

⑥包扎：用无菌或清洁的敷料包扎伤口。腹腔内脏脱出者，先用干净器皿保护后再包扎。

⑦固定：肢体骨折或脱位应妥善固定。

⑧转运：搬动前对四肢骨折者应妥善固定。疑有脊柱损伤者，必须保持伤处稳定，可平卧于硬板床上，避免弯曲或扭动，以防加重损伤。胸部损伤重者，宜取伤侧向下的低斜坡卧位，促进健侧呼吸。运转途中患者头部朝后（与运行方向相反），避免脑缺血突然死亡。

（2）软组织闭合性损伤的护理：抬高患肢 15°～30°，局部制动，以减轻局部肿胀和疼痛。软组织创伤后 12 小时内局部冷敷，禁止热敷，以减少出血和肿胀。12 小时后热敷、红外线治疗和药物外敷，促进吸收和炎症消退。病情稳定后指导患者进行功能锻炼。

（3）软组织开放性创伤的护理

①污染伤口清创缝合后护理：严密观察伤口有无出血、感染及引流是否通畅。注意肢端循环情况，定时更换伤口敷料，遵医嘱使用抗生素预防感染。

②伤口换药：严格执行无菌操作，防止感染。详见本章二、清创术与更换敷料的相关内容。

二、清创术与更换敷料

（一）清创术

1. 概念

清创术是指伤后早期充分清除坏死或失去生机的组织、血块、异物等有害物质，控制伤口出血，为伤口早期愈合创造良好的局部条件。清创时间越早越好，伤后 6～8 小时是清创的最佳时间，一般都可达到一期愈合。但对污染较轻、头面部的伤口、早期已应用有效抗生素等情况，清创缝合的时限可延长至伤后 12 小时。若伤口污染较重或处理时间超过 8～12 小时，清创后伤口放置引流条并行延期缝合。

2. 清创步骤

（1）用无菌敷料覆盖伤口，用无菌刷和肥皂液清洗周围皮肤。

（2）去除伤口敷料后取出异物、血块及脱落的组织碎片，用生理盐水反复冲洗。

（3）常规消毒铺巾。

（4）沿原伤口切除创缘皮肤 1～2mm，必要时可扩大伤口，但肢体部位应沿纵轴切开，经关节的切口应作 S 形切开。

（5）由浅至深，切除失活的组织，清除血肿、凝血块和异物，对损伤的肌腱和神经可酌情进行修复或仅用周围组织掩盖。

（6）妥善止血。

（7）再次用生理盐水反复冲洗伤腔，污染重者可用 3% 过氧化氢溶液清洗后再以生理盐水冲洗。

（8）彻底清创后，伤后时间短和污染轻的伤口可予缝合，但不宜过密、过紧，以伤口边缘对合为度。缝合后消毒皮肤，外加包扎，必要时固定制动。

（二）更换敷料

更换敷料又称换药，是对经过初期治疗的伤口（包括手术切口）做进一步处理。能动态观察伤口变化，保持引流通畅，控制局部感染，使肉芽组织健康生长，利于伤口愈合，也可为植皮做好准备。

1. 换药室管理

（1）严格执行无菌操作，防止医院内感染。换药室应保持空气清洁，光线明亮。

（2）换药顺序为清洁伤口→污染伤口→感染伤口。

（3）换药次数：清洁伤口缝合后第 3 天换药 1 次，如无感染至拆线时再换。伤口分泌物不多，肉芽组织生长良好，可每天或隔天换药 1 次。放置引流的伤口，渗出较多应及时换药。伤口感染重、脓性分泌物多者，应每天更换数次。

2. 换药方法

（1）换药前准备

①患者准备：取合适体位，暴露创面，便于操作。严重损伤或大面积烧伤患者，必要时在换药前

应用镇静药或镇痛药。

②换药人员准备：按无菌操作原则穿戴整齐，清洁双手。了解患者伤口情况后准备换药用物。

③物品准备：无菌换药碗（盘）、消毒棉球、敷料、绷带、引流物及污物盘等，无菌镊2～3把。

（2）操作

①去除伤口敷料：用手揭去外层敷料，用无菌镊除去内层敷料。动作轻柔，防止用力揭开，引起疼痛、渗血及新生肉芽组织损伤。

②处理伤口：双手执镊操作。用乙醇棉球由外向内擦拭消毒伤口周围皮肤，消毒范围大于敷料范围，避免拭入伤口内。再以生理盐水棉球蘸吸除去伤口内的分泌物及脓液，坏死组织和痂皮予以剪除，根据伤口深度和创面情况置入引流物。

③包扎固定伤口：再次消毒周围皮肤后以无菌敷料覆盖创面及伤口，用胶布或绷带固定。

（3）换药后整理：换药完毕后，协助患者取舒适体位。整理用物，换下的敷料倒入污物桶内，器械经清洗消毒处理后集中消毒灭菌。特殊感染的敷料如破伤风、铜绿假单胞菌敷料应立即焚烧销毁，器械、器皿做特殊灭菌处理。

3．不同伤口的处理

（1）缝合伤口的处理：临床拆线时间比较见表3-13。术后3～4天若伤口出现疼痛或有发热，应检查伤口，以防出现感染。针眼周围发红可能出现了缝线反应，可用70%乙醇湿敷或红外线照射，使炎症吸收。线眼处出现小脓疱时，即刻拆去缝线并去除脓液，再涂碘酊。化脓时应拆除缝线，及早进行引流。

（2）肉芽创面的处理：见表3-14。

表3-13　拆线时间比较

类　型	拆线时间
头面颈部	4～5天
下腹及会阴部	6～7天
胸、上腹和背臀部	7～9天
四　肢	10～12天
减张伤口	14天
年老体弱、营养不良者	适当延迟拆线时间

表3-14　肉芽创面护理

类　型	护　理
健康肉芽组织	外敷等渗盐水或凡士林纱布
肉芽生长过度	将肉芽剪平后或用10%硝酸银烧灼后生理盐水湿敷
肉芽水肿	5%氯化钠溶液湿敷
伤面脓液量多而稀薄	0.02%呋喃西林溶液纱布湿敷
伤面脓液稠厚且坏死组织多	硼酸溶液湿敷

（3）脓腔伤口的处理：保持引流通畅，必要时冲洗脓腔。选用合适的引流物，浅部伤口常用凡士林或液状石蜡纱布；引流物不可堵塞外口，个别小的引流口需再切开扩大。

三、烧　伤

烧伤是指由火焰、热液、高温气体、激光、炽热金属液体或固体等所引起的组织损害。

1. 病理生理

（1）急性体液渗出期（休克期）：组织烧伤后立即发生的反应是体液渗出，一般以伤后 6～12 小时内最快，持续 24～48 小时，以后渐趋稳定并开始回吸收。也是导致患者死亡的最主要原因。大面积烧伤使毛细血管通透性增加，大量血浆外渗至组织间隙及创面，引起有效循环血量锐减，而发生低血容量性休克。

（2）急性感染期：严重烧伤由于皮肤、黏膜屏障功能受损，机体免疫功能受抑制，抵抗力降低，易感性增加，易发生全身性感染。

（3）创面修复期：创面的修复与烧伤的深度、面积及感染的程度密切相关。

（4）康复期：进行锻炼、工疗、体疗和整形以促进恢复。

2. 临床表现

（1）烧伤面积

①中国新九分法：将体表面积划分为 11 个 9% 的等份，另加会阴的 1%，构成 100% 的总体表面积，见表 3-15。

表3-15　新九分法估计烧伤面积

部　位		占成人体表面积		占儿童体表面积
头颈部	发	3%	9%	9%+（12－年龄）%
	面	3%		
	颈	3%		
双上肢	双手	5%	9%×2＝18%	18%
	双前臂	6%		
	双上臂	7%		
躯　干	腹侧	13%	9%×3＝27%	27%
	背侧	13%		
	会阴	1%		
双下肢	双臀	5%	9%×5+1%＝46%	46%－（12－年龄）%
	双足	7%		
	双小腿	13%		
	双大腿	21%		

注：①女性烧伤面积：双臀和双足各占 6%。
②记忆口诀：三三三上五六七，腹背十三会阴一，双臀男五女为六，下七十三二十一

②手掌法：患者本人五指并拢，单掌手掌的面积约为体表总面积的 1%，适用于小面积烧伤，也可辅助九分法评估烧伤面积。

（2）烧伤深度：通常采用三度四分法，见表 3-16。

（3）烧伤严重程度：按烧伤的总面积和烧伤的深度将烧伤程度分为 4 度（表 3-17）。

表3-16　烧伤深度的评估

深 度	烧伤深度	临床表现	预 后
Ⅰ度	伤及表皮角质层、透明层和颗粒层	皮肤红斑（红斑性烧伤），痛觉过敏，无水疱	3～7天愈合，不留痕迹
浅Ⅱ度	伤及真皮浅层（乳头层），部分表皮生发层（基底层）健在	创面红润潮湿，疼痛剧烈，大小不一的水疱（水疱性烧伤），疱壁较薄，含黄色澄清液体	2周左右愈合，有色素沉着，不留瘢痕
深Ⅱ度	伤及真皮乳头层以下，仍残留部分网状层	触之较韧，痛觉迟钝，有拔毛痛，创面苍白与潮红相间，有水疱，疱壁较厚	3～4周可自行愈合，留有瘢痕
Ⅲ度	伤及皮肤全层，皮下、肌肉或骨骼	痛觉消失，创面无水疱，干燥如皮革样或呈蜡白、焦黄、痂下可见树枝状栓塞的血管	3～4周后焦痂自然脱落，难愈合，须植皮

表3-17　烧伤严重程度的判断

严重程度	判断标准
轻度烧伤	Ⅱ度面积＜10%
中度烧伤	Ⅱ度面积11%～30%，或有Ⅲ度烧伤但面积＜10%
重度烧伤	总面积31%～50%，或Ⅲ度面积11%～20%，或并发休克、复合伤或吸入性烧伤
特重烧伤	总面积＞50%，或Ⅲ度面积＞20%，或已有严重并发症

（4）吸入性烧伤：又称呼吸道烧伤，常与头面部烧伤同时发生，由吸入浓烟、蒸汽、热气或吸入有毒、有刺激性的气体所致。多表现为口鼻有黑色分泌物、咳炭末样痰、声嘶、呛咳、呼吸困难、发绀等。因吸入性窒息，部分患者无体表烧伤即已死亡，故头面部烧伤的患者应重点观察呼吸情况。

3. 治疗要点

（1）现场救护主要目标是尽快消除致伤原因、脱离现场和施行生命救治。

（2）烧伤处理：正确处理创面是治愈烧伤和全身性感染的关键环节。

①初期清创：Ⅰ度和浅Ⅱ度小水疱不需要特殊处理，可自行消退。浅Ⅱ度大水疱抽去水疱液，疱皮破裂应剪除。深Ⅱ度创面的疱皮及Ⅲ度创面的坏死表皮须去除。

②包扎疗法：适用于面积小或四肢Ⅰ度和浅Ⅱ度烧伤、无条件暴露者。

③暴露疗法：适用于Ⅲ度烧伤、特殊部位（头面部、颈部、会阴部）烧伤、创面严重感染及大面积烧伤。创面可涂 1% 磺胺嘧啶银霜、碘伏等。磺胺嘧啶银具有磺胺嘧啶的抗菌作用和银盐的收敛作用，对铜绿假单胞菌感染也有效，用于预防、治疗Ⅱ度、Ⅲ度烧烫伤的创面感染，并可促使创面干燥、结痂和促进愈合。涂药后，遇光渐变成深棕色。

④去痂和植皮：适用于Ⅲ度烧伤。

（3）防治休克：液体疗法是主要措施。烧伤较轻者，可口服淡盐水或每100ml含氯化钠0.3g、碳酸氢钠0.15g的烧伤饮料。

（4）防治感染：及早使用抗生素药物和破伤风抗毒素。

4. 护理措施

（1）现场救护：迅速脱离热源。尽快脱离火场，脱去燃烧或沸水浸渍的衣物，就地翻滚、跳入水池或用非易燃物品覆盖，禁止用手扑打火焰、奔跑呼叫。中小面积烧伤，尤其是四肢烧伤立即用冷水连续冲洗或浸泡，既可减轻疼痛，又可防止余热继续损伤组织。抢救生命。防治休克。保护创面。尽快转送。

（2）休克期护理：大面积烧伤患者遵医嘱及时补液是休克期的首要护理措施。

①补液量：伤后第一个24小时补液量＝体重（kg）×Ⅱ、Ⅲ度烧伤面积（%）×1.5ml（小儿1.8ml，婴儿2ml）+生理日需量2000ml。补液总量的一半应在伤后8小时内输完，另一半在其后的16小时内输完。伤后第2个24小时，晶体液和胶体液为第1个24小时计算量的1/2，生理日需量不变。

②补液种类与安排：一般晶体液：胶体液为2：1（如1.5ml中电解质液1ml，胶体液0.5ml），特重度烧伤与小儿烧伤为1：1。补液原则一般是先晶后胶、先盐后糖、先快后慢，晶体液和胶体液交替输入。晶体液首选平衡盐溶液，适当补充碳酸氢钠溶液。胶体液首选血浆，也可用全血或血浆代用品。生理日需量常用5%～10%葡萄糖液。

③观察指标：监测每小时尿量是判断血容量是否充足的简便而可靠的指标，也是调整输液速度最有效的观察指标。尿量应达到每千克体重每小时1ml。此外，还应观察精神状态（无烦躁不安，无明显口渴）、皮肤黏膜颜色、血压（不低于90mmHg）和心率（不高于120次/分）等，有条件者应监测肺动脉压、中心静脉压（5～12cmH$_2$O）和心输出量，随时调整输液的量和成分。

（3）创面护理

①包扎疗法的护理：抬高患肢，维持各关节功能位，保持敷料清洁干燥。注意观察创面有无感染及肢体末梢血液循环情况。

②暴露疗法的护理：注意隔离，防止交叉感染。保持创面干燥，拭干渗液，表面涂抗菌药物。注意保护创面，定时翻身，避免创面长时间受压。

（4）防治感染：密切观察有无感染征象，若创面出现黄绿色分泌物伴有恶臭味或紫黑色出血性坏死斑，提示铜绿假单胞菌感染。遵医嘱选用有效抗生素，做好消毒隔离工作。

（5）饮食护理：加强营养，给予高蛋白、高热量、高维生素、清淡、易消化饮食，少量多餐。必要时肠内或肠外补充营养。

5. 健康教育

（1）创面愈合过程中，可出现皮肤干燥、瘙痒等，指导患者避免摩擦、抓挠。每天清洗局部，但避免使用刺激性肥皂清洗和接触过热的水。穿纯棉内衣，1年内避免太阳曝晒烧伤部位。

（2）指导患者进行正确的功能锻炼，以主动运动为主，被动运动为辅。注意保持各关节功能位，如颈部烧伤应取后伸位，四肢烧伤取伸直位，手部固定在半握拳的姿势，指关节掌屈，指间垫油纱以防粘连。

（3）指导患者坚持使用抑制瘢痕增生药物、持续加压包扎局部等辅助措施6个月至1年，以减少瘢痕增生。

第十二节　器官移植

一、概　述

1. 概念　移植术是指将某一个体有活力的细胞、组织或器官用手术或其他的方法移植到自体或另一个体（异体）的体表或体内某一部位。

2. 分类

（1）按供者和受者的遗传学关系分类

①同质移植：一卵双生的孪生兄弟、姐妹，其组织器官相互移植，能永久存活而不产生排斥反应。

②同种异体移植：供者和受者属同一种族，如人的组织或器官移植给另一人，是目前临床应用最广泛的移植方法。短时期内可存活，但以后有排斥反应。

③异种移植：以不同种族动物的组织进行移植，有强烈的排斥反应。

④自体移植：以自身的细胞、组织或器官进行移植，移植后不会引起排斥反应，可以永久存活。如断指（指）再植、自体皮肤移植等。

（2）按移植物植入的部位分类

①原位移植：移植物植入到原来的解剖部位，移植前需将受者原来的器官切除。如原位心脏移植、原位肝移植。

②异位移植：又称辅助移植，移植物植入到另一个解剖位置，不必切除受者原来器官，如将肾脏移植到髂窝内。

③原位旁移植：移植物植入到贴近受者同名器官的位置，不切除原来器官，如原位旁胰腺移植。

（3）按移植物的活力分类

①活体移植：移植物来源于活体供体，在移植过程中始终保持活力。

②结构移植：又称支架移植，指移植物已丧失活力，移植后仅提供支持性基质和机械性解剖结构。术后不会发生排斥反应。

（4）按移植的方法分类

①游离移植：移植物从供体取下时，完全断绝与供体的联系，移植至受体后重新建立血液循环。如游离皮片移植。

②带蒂移植：属于自体移植。移植物与供者始终带有主要血管以及淋巴或神经的蒂相连，以便转移到其他需要的部位，移植过程中始终保持有效血供，待移植物在受体建立了新的血液循环后，再切断该蒂。如各种皮瓣移植。

③吻合移植：利用血管吻合技术，将移植物中的血管与受体的血管吻合，使移植器官即刻得到血液供应。如心脏移植、肾移植和肝移植等。

④输注移植：将移植物制成具有活力的细胞或组织悬液，通过各种途径输入或注射到受者体内，例如输血、骨髓移植、胰岛细胞移植等。

（5）按移植物供体来源分类：包括活体供体移植与尸体供体移植。

二、器官移植术前准备

1. 供者的选择

（1）免疫学方面的选择：目前同种异体移植的最大障碍是免疫排斥反应。为防止排斥反应，移植前应完善各项检查。

①血型：供、受者若 ABO 血型不合，移植后发生超急性排斥反应，导致移植失败。

②预存抗体的检测：包括淋巴细胞毒交叉配合试验与群体反应性抗体（PRA）检测。若淋巴细胞毒交叉配合试验阳性（＞10%），提示移植后有发生超急性排斥反应或加速性急性排斥反应的风险。PRA 百分率高者交叉配型阳性率高，提示不容易找到合适的供体。

③人类白细胞抗原（HLA）配型：配型相容程度越好，移植器官存活率越高，但与肝移植相关性较小。

（2）其他方面的选择：移植器官功能正常。供者年龄应小于 50 岁，无其他病变。

2. 移植器官的保存

（1）保存原则：器官保存应遵循低温、预防细胞肿胀和避免生化损伤的原则，以保持器官的最大活力。器官摘除后迅速改变热缺血（在常温下无血液供应）为冷缺血（在低温下无血液供应）。

（2）保存方法：从器官切取时即开始保存器官的低温状态。超过 30 分钟器官可发生不可逆损害。用特制的 0～4℃器官灌注液对器官进行冷灌洗，以4℃为宜，使其迅速均匀降温，浸没并保存于 0～4℃保存液中直至移植。注意无菌操作。

3. 受者的准备

（1）心理准备：做好患者的心理护理，减少患者的恐惧与不安，增强信心。

（2）完善术前检查：除常规检查外，还包括肝、肾、心、肺和神经系统功能、肝炎病毒相关指标、HIV 及水电解质水平、尿及咽拭培养、血型和 HLA 配型等。

（3）应用免疫抑制药：具体用药应根据移植器官的种类及患者情况决定。

（4）预防感染：及时治疗呼吸道及泌尿道感染；遵医嘱预防性应用抗生素。

（5）其他：术前禁食 8 小时，禁饮 4～6 小时，术前一日晚可遵医嘱给予灌肠；保持皮肤清洁；注意保暖；加强营养，增加抵抗力；保持充足的睡眠，必要时使用镇静剂；术日晨测量体重。

4. 排斥反应 受体免疫系统对具有抗原特异性的供体器官抗原的特异性免疫应答反应。

（1）分类

①超急性排斥反应：主要发生在异种移植时，通常是由于受者体内预先存在针对供者特异性抗原的抗体。多发生于移植术后 24 小时之内。

②急性排斥反应：最常见，多发生于术后 1～2 周，主要是由细胞介导的免疫反应。

③慢性排斥反应：可能在术后几周至数年后发生，移植物被逐渐破坏而失去功能。

（2）排斥反应的防治

①组织配型：配型应首选血型相同者，其次进行组织配型试验。组织配型若相同，移植有可能获得成功。

②免疫抑制：采用免疫抑制的方法可推迟排斥反应的发生，以延长移植物的存活时间。

三、皮肤移植

皮肤移植又称植皮术，分为游离皮肤移植、皮瓣移植两大类。主要用于修复皮肤与皮下的组织缺损，以及矫正外部畸形等。

1. 分类

（1）按皮片的来源分类：自体皮肤移植、同种异体皮肤移植、异种异体皮肤移植、人造皮。

（2）按移植的方法分类：游离植皮、带蒂移植、吻合移植、点状植皮。

（3）游离植皮的分类

①表层皮片：是最薄的皮片。为表皮及少量真皮乳头层，成活率高，可在肉芽创面上生长。但因过薄，愈合后耐磨性差。易受皮下纤维组织收缩影响而变形。有色素沉着，不宜植入面部、手掌、足底等部位。适用于肉芽创面、血供较差的创面或用于大面积烧伤患者的治疗过程中。

②中厚皮片：又称断层皮片，是临床应用最多游离皮片。含表皮及部分真皮层，存活率高，但不易在肉芽创面上成活，愈合后功能好，不易收缩，色素变化不大。

③全厚皮片：又称全层皮片，包括全层皮肤，需在新鲜创面上移植，愈合后功能好，皮片成活后挛缩程度小，耐受摩擦和负重，质地柔软，活动度好，色泽变化较少，是游离植皮术中效果最佳的一种。由于供皮区切除皮片后必须缝合，故取皮面积应受到限制。

2. 护理措施

（1）术前准备：供皮区常规备皮。受皮区术前数天应勤换药，以抗生素溶液湿敷，减少分泌液。创面不能存有溶血性链球菌。大面积烧伤焦痂切除者要准备足够血液。

（2）植皮方法

①取皮：供皮区用 70% 乙醇消毒，碘酊可降低皮片存活率。以植皮刀取不同厚度皮片，浸泡在冷的等渗盐水中，皮片在热盐水中需氧高，易坏死。供皮区创面立即用凡士林纱布覆盖，外加多层干纱布加压包扎。如切取全厚皮片，必须将皮下脂肪修净。

②植皮：创面止血后放皮片，周边缝合固定，维持加压固定到适当时间。通常皮片需要固定 8～12 天，如皮片色泽红润，皮片与创面粘连紧密，表明皮片已经成活。

（3）术后护理

①植皮的肢体要制动，以免皮片移动影响存活率。不可抓摸创面，小儿双手应加约束；保持包扎敷料的清洁和干燥。皮下有脓液时，应剪开小口引流，切勿挤压。皮片若坏死，应及时剪去坏死部分。

②供皮区如无感染，可在术后 14 天更换敷料。

③若出现感染，除定时口腔护理外，每周做 1～2 次咽拭培养，观察咽峡、上颌及舌根有无白膜黏附，发现异常及时做涂片培养寻找真菌，真菌阳性可用制霉菌素。

四、肾移植

肾移植是治疗终末期肾病的有效方法。在各类器官移植中，肾移植开展较早，治疗效果好。

1. 适应证　适用于经其他治疗无效、需靠透析治疗才能维持生命的终末期肾病患者。如各种慢性肾炎、肾盂肾炎、高血压性肾硬化、糖尿病性肾病、多囊肾等疾病所致的不可逆的慢性肾衰竭。

2. 禁忌证　恶性肿瘤或转移性恶性肿瘤；慢性呼吸功能衰竭；严重心脑血管疾病；泌尿系统严重的先天性畸形；精神病和精神状态不稳定者；肝功能明显异常者；活动性感染，如活动性肺结核和肝炎等；活动性消化道溃疡；淋巴毒试验或 PRA 强阳性者。

3. 手术方式　肾移植手术基本采用异位移植，即髂窝内或腹膜后移植，以髂窝内移植多见。

4. 术前护理

（1）皮肤准备：保持皮肤清洁，做好备皮工作，术日前晚用消毒液擦身。

（2）营养支持：鼓励患者进食低钠、优质蛋白、高糖、高维生素饮食，必要时遵医嘱经肠内、外途径补充营养，以改善患者的营养状况，纠正低蛋白血症，提高手术耐受性。

（3）透析治疗：术前最后一次血液透析距手术时间不应超过 24 小时。

（4）完善术前检查：如血型、HLA 抗原、混合淋巴细胞培养、淋巴细胞毒性试验等。

5. 术后护理

（1）病情观察

①监测生命体征：开始时每小时测量 1 次，待平稳后逐渐减少测量次数。体温如＞38℃，应注意是否发生排斥反应或感染。

②监测尿量：尿量是反映移植肾功能状况及体液平衡的重要指标，术后早期维持在 200～500ml/h 为宜。保持尿管通畅。监测记录尿液的量、颜色、性质。尿毒症患者由于术前存在不同程度的水钠潴留和术后早期移植肾功能不全，多数患者肾移植术后早期（一般是 3～4 天内）出现多尿，尿量可达 1000ml/h 以上，每天尿量达到 5000～10 000ml，称为多尿期。尿量＜100ml/h，应及时通知医师。

③观察伤口：观察伤口有无红、肿、热、痛及分泌物，根据伤口渗出情况及时换药。观察并记录髂窝引流管引出液的色、质、量。若引出血性液体＞100ml/h，提示可能出现活动性出血。注意移植肾局部有无压痛。

（2）合理补液

①静脉选择：不在手术侧下肢和动静脉造瘘肢体建立静脉通道。建立两条静脉通道。

②输液原则：遵循"量出为入"的原则。根据尿量和 CVP 及时调整补液速度与量，保持出入量平衡。后 1 小时的补液量与速度依照前 1 小时排出的尿量而定。一般当尿量＜200ml/h、200～500ml/h、500～1000ml/h 和＞1000ml/h 时，补液量分别为等于尿量、尿量的 4/5、2/3 和 1/2。血容量不足时应加速扩容。24 小时出入量差额一般不能超过 1500～2000ml。

③输液种类：除治疗用药外，以糖和盐交替或 0.45% 氯化钠溶液补给。当尿量＞300ml/h 时，应加强盐的补充，盐、糖的比例为 2：1。术后早期一般不补钾，出现低钙血症应适当补钙。

（3）免疫抑制药的应用与监测

①免疫抑制药的应用常规：常用的肾移植三联免疫抑制治疗方案为：环孢素 A/他克莫司＋吗替麦考酚酯/西罗莫司/硫唑嘌呤＋激素。

②术前使用抗体诱导者，继续按疗程使用抗淋巴细胞球蛋白（ALG）等。

③免疫抑制浓度监测：定期测定血药浓度，以防因血药浓度过低或过高引起排斥反应或药物中毒。服药前 30 分钟测血药浓度谷值，服药后 2 小时测血药浓度峰值，抽血剂量要准确。

（4）饮食指导与营养支持：术后第 2 天如胃肠道功能恢复，可给予少量饮食，以后逐渐加量。对肾功能恢复较好的患者给予高蛋白、到热量、易消化的饮食，提高机体免疫力。严格记录饮食和饮水量。

（5）并发症的护理

①出血：常于术后 72 小时内发生。监测患者生命体征、出血情况等。适当活动，预防吻合口破裂。加快输液速度，遵医嘱使用止血药、升压药及输血等。做好手术探查的准备。

②感染：是器官移植最常见的致命并发症。以预防为主，合理使用抗生素，严格无菌操作，做好基础护理，预防交叉感染，定期做各项检查，及早发现感染症状。

③急性排斥反应：多发生于术后 1～2 周。观察患者的生命体征、尿量、肾功能及移植肾区的情况，及早发现排斥反应。遵医嘱行抗排斥反应的冲击治疗，观察用药效果。如体温下降至正常，尿量增多，体重稳定，移植肾肿胀消退、质变软、无压痛，全身症状缓解或消失，血肌酐、尿素氮下降，提示排斥逆转。

④泌尿系统并发症：若引流出尿液样液体且超过 100ml，提示尿漏的可能。若引流出乳糜样液提示淋巴漏。

6．健康教育

（1）心理指导：指导患者正确认识疾病，避免重体力劳动。合理安排作息时间，防止外伤。保持心情愉悦。

（2）用药指导：指导患者正确、准时服用各种药物，强调长期、按时服用免疫抑制药的重要性，不能自行增减或替换药物，不宜服用对免疫抑制药有拮抗或增强作用的药物和食品。指导患者学会观察排斥反应的表现和各种药物的不良反应。

（3）饮食指导：正常进食后应少量多餐，予以高糖、高蛋白、丰富维生素、低脂、易消化及少渣饮食，早期应禁食酸性、高糖水果，避免生冷及刺激性食物，禁烟酒。禁止服用增强免疫功能的滋补品。

（4）预防感染：注意个人卫生。防寒保暖，预防感冒。适当锻炼身体，增加机体抵抗力。不到人群密集区域。

（5）自我保健：指导患者学会自我监测，控制体重，每天定时测量体温、体重、血压、尿量。

（6）育龄期女患者的生活指导：采取有效的避孕措施，延迟妊娠到移植术后至少1年。

（7）定期随访：一般术后3个月内每周门诊随访1次，术后4～6个月每两周门诊随访1次，6个月～1年每月1次。以后每年至少要有2次门诊随访，如有不适及时就诊。

第十三节　肿　瘤

一、概　述

肿瘤是各种始动与促进因素引起组织细胞异常增生和分化而形成的新生物。其生长不受正常生理调节，可破坏正常组织与器官。

1．分类　按肿瘤的形态和对机体的影响，可分为良性肿瘤和恶性肿瘤两大类（表3-18）。良性肿瘤一般称为"瘤"。恶性肿瘤来自上皮组织称为"癌"，来自间叶组织称为"肉瘤"。此外，少数肿瘤形态上属良性，但浸润性生长，易复发，甚至转移，称为交界性肿瘤；癌变细胞局限于上皮层，未突破基底膜的早期癌为原位癌。各种肿瘤因其组织和器官来源部位不同而冠以不同的名称。同一器官可出现不同细胞类型的肿瘤，同一细胞类型的肿瘤又因细胞分化程度不同进行区分。

2．病因、病理

（1）致癌因素（外源性因素）

①环境因素，包括化学、物理、生物因素等。

②不良生活方式。

③慢性刺激和炎症。

（2）促癌因素（内源性因素）：遗传因素，内分泌因素，免疫因素，心理社会因素。

（3）转移途径：常见病理类型、转移途径及部位见表3-19。

①直接蔓延：肿瘤细胞以原发灶为中心扩散生长，侵入毗邻组织。

②淋巴转移：肿瘤细胞沿淋巴管转移到邻近区域淋巴结，或出现"跳跃式"越级转移。

③血行转移：肿瘤细胞沿血液循环转移到远处部位。

④种植性转移：肿瘤细胞脱落后在体腔或空腔脏器内的转移，以胃肠种植转移最常见。

（4）分期：目前常用的为国际抗癌联盟提出的TNM分期法：T指原发肿瘤，N指区域淋巴结，M指远处转移。根据不同TNM的组合，诊断为Ⅰ、Ⅱ、Ⅲ、Ⅳ期。

表3-18　良性肿瘤和恶性肿瘤鉴别

	良性肿瘤	恶性肿瘤
细胞分化程度（根本区别）	高，成熟	低，不成熟
生长速度	缓慢	较快
生长方式	膨胀性生长有包膜，与周围组织分界清楚，能推动；外生性生长	浸润性生长无包膜，与周围组织分界不清，不能推动；外生性生长常伴侵袭性生长
继发改变	很少发生坏死、出血	常发生出血、坏死、溃疡
转　移	无	常有
复　发	很少	容易
对机体影响	局部压迫或阻塞	局部压迫、阻塞，破坏原发处和转移处组织，造成恶病质和死亡

表3-19　恶性肿瘤的常见病理类型、转移途径及转移部位

肿　瘤	常见病理类型	转移途径	转移部位
甲状腺癌	乳头癌	淋巴途径	颈部淋巴结
食管癌	鳞癌	淋巴途径	颈部、左锁骨上、纵隔、膈下、胃周及肺门淋巴结
胃　癌	腺癌	淋巴途径（主要）血行途径	胃旁、胸导管、左锁骨上淋巴结肝
原发性肝癌	大体：结节型组织：肝细胞型	门静脉系统血行途径肝外血行途径	肝内转移肺、骨、脑
胰腺癌	导管细胞腺癌	淋巴途径血行途径	锁骨上淋巴结（晚期）肝
大肠癌	大体：溃疡型组织：腺癌	淋巴途径（主要）血行途径	肠系膜血管周围淋巴结肝
肾　癌	成人：肾细胞癌（腺癌）小儿：肾母细胞瘤	淋巴途径血行途径	肾蒂淋巴结肺
膀胱癌	上皮性肿瘤	淋巴途径（最主要）血行途径（晚期）	盆腔淋巴结肝
子宫颈癌	大体：外生型组织：鳞癌	直接浸润（最常见）淋巴途径血行途径（极少见）	阴道壁子宫旁及子宫颈旁
子宫内膜癌	内膜样腺癌	直接浸润淋巴途径（主要）	输卵管、宫颈管及阴道腹主动脉旁、腹股沟淋巴结

（续 表）

肿 瘤	常见病理类型	转移途径	转移部位
卵巢癌	上皮性肿瘤	直接浸润、腹腔种植 淋巴途径	盆、腹腔内广泛转移灶
侵蚀性葡萄胎、 绒毛膜癌	滋养细胞肿瘤	血行途径	肺转移（最常见） 最主要的死亡原因是脑转移
乳腺癌	导管上皮癌	淋巴途径（最主要） 早期已有血行转移	同侧腋窝淋巴结 骨、肺、肝
骨肿瘤	骨肉瘤	血行途径	肺
支气管肺癌	鳞癌、腺癌	淋巴途径 血行途径	同侧颈部、右锁骨上淋巴结 骨、脑、肝

3．临床表现

（1）局部表现

①肿块：是诊断肿瘤的重要依据，也是体表或浅表肿瘤的首要症状。

②疼痛：出现局部隐痛、跳痛、灼热痛或放射痛，夜间明显。晚期疼痛常难以忍受。

③溃疡：体表或空腔器官的肿瘤易发生溃疡，可有恶臭及血性分泌物。

④出血：肿瘤自身破溃或侵犯血管可致出血，如呕血、黑便、血尿、咯血等。

⑤阻塞：常发生于空腔脏器，也可因肿瘤直接压迫邻近器官所致。

（2）全身表现：良性及早期恶性肿瘤多无明显全身症状，或仅有非特异性表现，如低热、贫血、乏力、消瘦等，晚期可出现全身衰竭、恶病质。

4．辅助检查 病理检查是确定肿瘤直接而可靠的方法，包括细胞学检查和组织学检查。

5．治疗要点 良性肿瘤及临界性肿瘤以手术切除为主。恶性肿瘤大多采用以手术治疗为主的综合治疗，包括化学治疗、放射治疗、生物治疗和中医治疗等。

（1）手术疗法：手术切除对实体肿瘤是首选的、最有效的治疗方法。

①预防性手术：用于治疗癌前病变，防止其发生恶变或发展为进展期癌。

②诊断性手术：包括切除活检术、切取活检术、剖腹探查术，为治疗提供可靠依据。

③根治手术：切除全部肿瘤组织及肿瘤可能累及的周围组织和区域淋巴结，适用于早、中期肿瘤。

④姑息手术：非彻底切除肿瘤，仅解除或减轻症状，适用于部分晚期肿瘤。

⑤减瘤手术：适用于原发病灶大部切除后，残余肿瘤能用其他治疗方法有效控制者。

（2）化学疗法：是中、晚期肿瘤患者综合治疗中的重要手段，分为全身给药（静脉、肌注、口服）和局部给药（外敷、手术区冲洗、腔内或瘤内注射）。化疗药多为联合用药。常用化疗药物分类及其主要不良反应见表3-20。

（3）放射疗法：是利用放射线破坏或杀灭肿瘤细胞，对肿瘤和正常组织器官产生同样的破坏作用。不同肿瘤对放射线的敏感性有所区别，见表3-21。

6．预防

（1）一级预防：为病因预防，是指消除或减少可能致癌的因素，降低发病率。如保护环境，控制大气、水源、土壤等污染。改变不良的饮食习惯、生活方式。减少职业性暴露于致癌物。接种疫苗。避免持续过度的精神紧张及压力。

表3-20　常用化疗药物分类及其主要不良反应

分　类	常用药物	主要不良反应
影响核酸生物合成药		
二氢叶酸还原酶抑制剂	甲氨蝶呤	骨髓抑制；消化道反应如口腔炎；肝、肾损害
嘌呤核苷酸互变抑制剂	巯嘌呤	骨髓抑制和消化道黏膜损害；黄疸、肝损害
胸苷酸合成酶抑制剂	氟尿嘧啶	骨髓抑制和消化道毒性大，严重腹泻，脱发
核苷酸还原酶抑制剂	羟基脲	骨髓抑制和轻度消化道反应，致畸胎
DNA多聚酶抑制剂	阿糖胞苷	骨髓抑制严重，胃肠道反应，静脉炎，肝损害
影响DNA结构与功能药		
烷化剂	氮芥 环磷酰胺 白消安	恶心、呕吐，骨髓抑制，脱发，听力损害 骨髓抑制，消化道反应，脱发，出血性膀胱炎 消化道反应，骨髓抑制，肺纤维化
破坏DNA的铂类配合物	顺铂 卡铂	消化道反应，骨髓抑制，大剂量致持久肾毒性 骨髓抑制
破坏DNA的抗生素类	丝裂霉素 博来霉素	骨髓抑制明显，消化道反应，心、肝、肾毒性 肺毒性最严重，发热，脱发，过敏反应
拓扑异构酶抑制剂	喜树碱	泌尿道刺激，消化道反应，骨髓抑制，脱发
干扰转录过程和阻止RNA合成药		
	放线菌素 多柔比星 柔红霉素	骨髓抑制，消化道反应，漏出血管致组织坏死 心脏毒性最严重，骨髓抑制，消化道反应，脱发 骨髓抑制，消化道反应，心脏毒性
抑制蛋白质合成和功能药		
微管蛋白活性抑制剂	长春新碱 紫杉醇	外周神经毒性，静脉炎及致组织坏死，骨髓抑制轻 骨髓抑制，神经毒性，心脏毒性，过敏反应
干扰核蛋白体功能药	高三尖杉酯碱	骨髓抑制，消化道反应，脱发，偶有心脏毒性
影响氨基酸供应药	L-门冬酰胺酶	过敏反应，肝损害，胰腺炎，消化道反应
分子靶向药	维A酸	头痛、头晕，口干，脱屑

表3-21　常见肿瘤对放射线的敏感程度

敏感程度	常见肿瘤
高度敏感	淋巴造血系统肿瘤、性腺肿瘤、多发性骨髓瘤
中度敏感	基底细胞癌、鼻咽癌、乳腺癌、食管癌、肺癌
低度敏感	胃肠道腺癌、软组织及骨肉瘤

（2）二级预防：是指早期发现、早期诊断、早期治疗，以提高生存率，降低死亡率。

（3）三级预防：是指治疗后的康复，以提高生存质量、减轻痛苦、延长生命。

二、常见体表肿瘤

1. **皮肤乳头状瘤**　为常见的皮肤良性肿瘤。见于全身各部位，以躯干、四肢及会阴处多见。呈乳头状突起，有蒂，单发或多发。表面常有角化，时伴溃疡。质坚韧，偶有恶变，如阴茎乳头状瘤极易癌变为乳头状鳞状细胞癌。手术切除是首选的治疗方法。

2. **黑痣与黑色素瘤**

（1）黑痣：又称色素痣，为色素斑块。包括皮内痣、交界痣和混合痣。皮内痣最多见，位于真皮区，有时带有汗毛；交界痣位于表皮与真皮交接处，生长活跃，色素较深，一般无毛发生长，可恶变；混合痣位于表皮基层和真皮浅层，部分有恶变倾向，可行完整切除治疗。

（2）黑色素瘤：可由黑痣恶变而来，也可自行发生。黑痣若迅速增大、色素加深、痛痒不适、溃烂、出血，周围出现色素环或卫星状小瘤，应考虑为黑色素瘤。黑色素瘤发展快，妊娠时发展更快，较早转移。一旦明确诊断，首选手术切除。切忌活检。

3. **脂肪瘤**　为最常见的良性肿瘤之一，好发于四肢、躯干。多见于皮下，单发或多发，圆形、扁圆或分叶状，大小不定，边界清楚，质软，无压痛。常需手术切除。小的脂肪瘤若无症状，可不处理。

4. **纤维瘤**　位于皮肤及皮下的纤维结缔组织肿瘤。可发生于全身各部位，单发或多发，瘤体多不大，质硬，圆形或卵圆形，表面光滑，可自由推动，生长缓慢。

5. **血管瘤**　临床常见，多发生于皮肤、皮下。血管瘤的类型常见有3类，具体特点见表3-22。

表3-22　血管瘤的特点

名称	临床表现	分类	治疗
毛细血管瘤	好发于颜面、肩、头皮和颈部，女性多见。早期见皮肤有小红点或小红斑，逐渐增大，红色加深并且隆起。真性肿瘤增大的速度比婴儿发育要快、瘤体境界分明，压之可稍退色	真性肿瘤、错构瘤	早期可予手术切除或冷冻治疗，效果良好。瘤体增大时可用^{32}磷敷贴或X线照射治疗。生长范围较广的毛细血管瘤，可用泼尼松治疗
海绵状血管瘤	由小静脉和脂肪组织构成。生长在皮下组织内、肌内，少数可在骨或内脏等部位。皮肤颜色正常或呈青紫色。肿块质地柔软、边界欠清，可有钙化结节和触痛	皮下海绵状血管瘤、肌肉海绵状血管瘤	及早手术切除
蔓状血管瘤	由较粗的迂曲血管构成，范围较大。发生于皮下、肌组织、骨组织。表现为蜿蜒的血管，有压缩性和膨胀性，偶可闻及血管杂音或触及硬结		及早手术切除。术前必须做血管造影检查，了解病变范围

三、肿瘤的护理

1. 肿瘤患者的心理特点　包括否认期、愤怒期、抑郁期、协议期、接受期5个心理变化过程。详见基础护理学第十八节临终护理的相关内容。

2. 肿瘤手术治疗患者的护理

（1）术前准备：为患者备皮时，动作轻柔。便秘者遵医嘱行灌肠。教会患者锻炼的方法，术后及早开始锻炼。

（2）术后锻炼

①乳腺癌根治术：进行握拳、屈腕、屈肘、上举和肩关节活动范围的锻炼。注意开始活动的时间。详见外科护理学第十七节乳房疾病的相关内容。

②开胸手术：术后患者因怕痛而不敢活动，鼓励患者加强患侧手臂上举及肩关节活动，注意纠正肩下垂。

③颈淋巴结清扫术：伤口愈合后进行肩关节及颈活动范围的锻炼，特别注意随时保持术侧肩略高于健侧。

④截肢术：患者术前学会使用拐，锻炼手臂拉力，预防失用性萎缩，做好安装义肢的准备，此外，应做好患者的心理护理。

⑤全喉切除术：术后训练患者自行吸痰、清洗气管导管，更换喉垫的方法，指导患者练习食管发音或使用人工喉。

3. 肿瘤放射治疗患者的护理

（1）放疗前的护理：有针对性地进行心理疏导，减轻患者的焦虑和恐惧情绪。

（2）放疗中的护理：调整治疗方法及剂量，保护不必照射的部位。

（3）放疗后的护理：保持局部皮肤清洁干燥，清洗时应轻柔，禁用力擦洗和使用肥皂，避免摩擦、搔抓及冷、热、日光直射等理化刺激。

（4）放疗反应的护理

①皮肤反应的护理：皮肤反应可分为3度，其临床表现及护理措施见表3-23。

②黏膜反应的护理：加强局部黏膜清洁，如口腔漱口、阴道冲洗、鼻咽用抗生素及润滑剂滴鼻等。

③器官反应的护理：治疗期间加强对照射器官功能状态的观察，对症护理，反应严重时报告医生，暂停放疗。

表3-23　放疗皮肤反应的表现及护理

	一度反应（干反应）	二度反应（湿反应）	三度反应
临床表现	红斑，烧灼和刺痒感，继续照射变为暗红色，有脱屑	高度充血、水肿，水疱形成，有渗出液，糜烂	溃疡形成或坏死，难以愈合
护理措施	涂0.2%薄荷淀粉或羊毛脂止痒	涂2%甲紫或氢化可的松乳膏，不必包扎。有水疱时，涂硼酸软膏，包扎1～2天，待渗出吸收后改用暴露疗法	

4. 肿瘤化学治疗患者的护理

（1）给药方法：大剂量冲击疗法、中剂量短程疗法、小剂量长程给药法。

（2）给药途径

丁震医学教育 010-88453168 www.dzyxedu.com　　北京航空航天大学出版社　BEIHANG UNIVERSITY PRESS

①静脉：一般刺激性药物宜静脉推注，注药时要确保针头在血管内，注药完毕抽少量回血，保持注射器内有一定的负压再拔针，压迫针眼 1～2 分钟；强刺激性药物宜静脉冲入；抗代谢药宜静脉点滴，一般静滴 4～8 小时。

②肌内注射：肌内注射宜深，适于对组织无刺激性的药物。

③口服：减轻药物对胃黏膜的刺激，防止被胃酸破坏。

④腔内注射：主要用于癌性胸、腹水和心包积液。

⑤动脉注射：直接将药物注入供应肿瘤的动脉，适于某些晚期不宜手术或复发而局限性肿瘤。注意保持导管通畅，防止动脉血回流，预防气栓、血栓、缺血性坏死和感染。

（3）常见毒性反应和护理：化疗药物的常见毒性反应见表3-24。

表3-24　化疗药物的常见毒性反应

系统或器官	常见毒性反应	常见药物
造血系统	骨髓抑制，白细胞和血小板减少	绝大多数化疗药均有不同程度的骨髓抑制
消化系统	恶心、呕吐	大多数抗肿瘤药最常见的毒性反应
头发	脱发	大多数抗肿瘤药都可引起不同程度的脱发
心脏	心肌退行性变和心肌间质水肿	多柔比星（阿霉素），柔红霉素，高三尖杉酯碱
呼吸系统	间质性肺炎和肺间质纤维化	博来霉素，白消安，丝裂霉素，甲氨蝶呤
肝脏	肝脏损害	L-门冬酰胺酶，甲氨蝶呤，巯嘌呤，放线菌素
泌尿系统	出血性膀胱炎 肾小管损害	环磷酰胺 顺铂
神经系统	外周神经病变	长春新碱，顺铂，甲氨蝶呤，氟尿嘧啶
免疫系统	过敏反应	L-门冬酰胺酶，博来霉素
血管或局部组织	组织坏死和血栓性静脉炎	长春新碱，多柔比星，丝裂霉素

①组织坏死和血栓性静脉炎：预防组织坏死，保护静脉。掌握静脉穿刺及注射刺激性药物的技术。药液不慎溢出需立即停止注药或输液，保留针头接注射器回抽后，皮下注入解毒剂再拔针，局部涂氢化可的松，冰敷 24 小时，做好记录。刺激性药物应加以稀释，长期治疗时应交替使用左右臂，促进静脉恢复。

②胃肠道反应：提供营养丰富、可口的饮食。重者可在饭后给予镇静止吐药。

③骨髓抑制：定期查血常规。白细胞计数降至 3.5×10^9/L，血小板计数降至 80×10^9/L时，需暂停药，给补血药物，增加营养；白细胞计数降至 1.0×10^9/L，做好保护隔离，预防感染；重度骨髓抑制的患者应住无菌室或层流无菌室。

④口腔黏膜反应：保持口腔清洁。合并真菌感染时，可用 1%～4% 碳酸氢钠溶液、制霉菌素漱口。

⑤皮肤反应：叮嘱患者不要抓挠，瘙痒时可用炉甘石洗剂止痒。

⑥脱发：做好心理护理，指导患者正确对待脱发。注药前可在头部放置冰帽，注药后待 30 分钟左右摘除，宜减少药物对毛囊的刺激。

（4）复诊指导：在恶性肿瘤治疗后最初 2 年内，每 3 个月至少随访 1 次，以后每半年复查 1 次，超过 5 年后每年复查 1 次直至终生。

第十四节 颅内压增高

一、颅内压增高

颅内压增高是指在病理状态下，颅腔内容物体积增加或颅腔容积减小，超出颅腔可代偿调节的范围，导致颅内压力超过 200mmH$_2$O（2.0kPa），常以头痛、呕吐、视神经乳头水肿为三主征，是颅内多种疾病所共有的临床综合征。

1. 病因 脑组织体积增大（脑水肿）、脑脊液增多（脑积水）、颅内血容量增多、颅内占位性病变、先天性颅腔畸形等。

2. 病理生理 正常成人颅内压为 70～200mmH$_2$O，儿童为 50～100mmH$_2$O。颅腔内容物体积增大或颅腔容量缩减可导致颅内压增高。颅腔内容物主要包括脑组织、血液和脑脊液。脑脊液是这 3 种内容物中最容易改变的成分，颅内压的调节主要依靠脑脊液量的增减来实现。

3. 临床表现

（1）头痛：是最常见的症状，以早晨或晚间较重，多位于额部及颞部，表现为胀痛和撕裂痛，可从颈枕部向前放射至眼眶。程度可随颅内压增高而进行性加重，咳嗽、打喷嚏、用力、弯腰或低头活动时易加重。

（2）呕吐：呈喷射性，由迷走神经受激惹所致，常于剧烈头痛时发生，易发生于餐后。

（3）视神经乳头水肿：是颅内压增高的客观体征。表现为视神经乳头充血、边缘模糊、中央凹陷变浅或消失，视网膜静脉怒张、纡曲，严重时乳头周围可见火焰状出血。长期、慢性颅内压增高可致视神经乳头颜色苍白、视野向心缩水，引起视神经继发性萎缩，甚至失明。

（4）意识障碍：慢性颅内压增高时进展缓慢，有时不一定出现，表现为意识淡漠，嗜睡，反应迟钝。急性颅内压增高时出现早而明显，呈进行性意识障碍，甚至昏迷。

（5）生命体征变化：代偿期出现典型生命体征改变（库欣反应），"两慢一高"，即脉搏减慢，呼吸深慢，血压升高，尤其是收缩压增高、脉压增大。继而出现潮式呼吸，血压下降，脉搏细弱，最终死于呼吸循环衰竭。

（6）其他症状和体征：复视、头晕、猝倒、头皮静脉怒张等。小儿患者可有头颅增大、囟门饱满、颅缝增宽或分离。头颅叩诊可呈破罐声。

4. 辅助检查

（1）CT 或 MRI：首选 CT 进行定位和定性诊断，在 CT 不能确认时进一步行 MRI。

（2）脑血管造影或数字减影血管造影：判断脑血管是否有畸形。

（3）头颅 X 线摄片：慢性颅内压增高时可见脑回压迹增多、加深，蝶鞍扩大，颅骨局部破坏或增生。小儿可见颅缝分离。

（4）腰椎穿刺：可直接测出颅内压。有明显颅内压增高者禁止腰穿，以免引起枕骨大孔疝。

5. 治疗要点

（1）病因治疗：去除病因是最根本的治疗原则，如手术切除颅内肿瘤、清除颅内血肿、处理大片凹陷性骨折等。可行脑脊液分流术或脑室穿刺引流术缓解颅内高压。颅内压增高已出现急性脑疝时，应进行紧急手术处理。

（2）脱水治疗：病因不明或一时不能解除病因时应首先限制液体入量，以起到降低颅内压的作用。

常用高渗性脱水药 20% 的甘露醇 250ml，15～30 分钟静脉滴注完毕，若同时使用利尿性脱水药如呋塞米，降颅压效果好。

（3）激素治疗：糖皮质激素可通过稳定血 - 脑屏障，改善血管通透性，减少脑脊液生成，从而减轻脑水肿，缓解颅内压增高。

（4）预防或控制感染：伴有颅内感染者，根据致病菌药物敏感试验选用抗菌药物。术中、术后预防性应用广谱抗菌药物。

（5）冬眠低温疗法或亚低温疗法：降低脑的新陈代谢，减少脑组织氧耗，减轻脑水肿。

6. 护理措施

（1）一般护理：床头抬高 15°～30°，以利于颅内静脉回流，减轻脑水肿；吸氧，改善脑缺氧，使脑血管收缩，减少脑血流量。控制液体摄入量，不能进食者，每天静脉入量在 1500～2000ml，每天尿量不少于 600ml。控制输液速度，防止输液过快加重脑水肿。遵医嘱使用抗生素预防感染。躁动不安者不可强制约束，以免患者挣扎导致颅内压增高。

（2）防止颅内压骤然升高：安静休息，避免情绪激动，防止血压骤升而升高颅内压。保持呼吸道通畅，避免剧烈咳嗽和用力排便。及时控制癫痫发作，一旦发生及时抗癫痫治疗。

（3）药物治疗的护理：使用脱水药物时控制好输液速度，观察脱水治疗效果，准确记录液体出入量。为防止颅内压反跳现象，停药前应逐渐减药或延长给药间隔时间。使用糖皮质激素治疗期间，应注意观察有无应激性溃疡出血、感染等药物不良反应。

（4）冬眠低温治疗的护理：使患者的体温维持于亚低温状态，从而降低脑组织新陈代谢，减轻脑水肿，降低颅内压。病房光线宜暗，室温 18～20℃。先给予足量冬眠药物，患者御寒反应消失后加用物理降温措施，以肛温 32～34℃、腋温 31～33℃ 为理想。避免体温大起大落，在冬眠期间尽量减少体位改变。若脉搏＞100 次 / 分，收缩压＜100mmHg，呼吸减慢或不规则，应及时停止或更换冬眠药物。疗程常为 3～5 天，治疗结束时先停物理降温，再逐渐停用冬眠药物，任其自然复温。

（5）脑室引流的护理

①引流管的连接和位置：见图 3-1。严格无菌状态下连接固定引流瓶，引流管开口高于侧脑室平面 10～15cm，以维持正常的颅内压。搬动患者时暂时夹闭引流管，防止脑脊液反流而致颅内感染。

②观察引流速度和量：术后早期引流速度不宜过快，正常脑脊液每天分泌 400～500ml，故每天引流量宜不超过 500ml，颅内感染患者可适当增加引流量。可通过抬高或降低引流瓶的位置来控制引流速度和量。

图3-1 脑室引流装置

③观察脑脊液的颜色、量及性状：正常脑脊液无色透明，术后 1～2 天可略呈血性，后逐渐转为淡黄色。脑脊液量多呈血性提示脑室内出血，脑脊液浑浊提示颅内感染。脑室引流时间不宜过长，一般不超过 5～7 天，否则易增加颅内感染的风险。

④保持引流通畅：引流管不受压、成角、扭曲或折叠。可根据管内液面随患者的呼吸上下波动来判断引流管是否通畅。若引流管阻塞，可将血块等阻塞物挤出或用注射器抽吸，禁止用生理盐水冲洗。每天更换引流袋或引流瓶，但不必每天更换、冲洗或消毒引流管，脱出也不可重新插入，防止引起颅内感染或损伤脑组织。

⑤拔除引流管：无菌操作下拔管前可先试行抬高或夹闭引流管 2 小时，以了解脑脊液循环是否通畅，观察有无颅内压再次升高的表现。拔管后注意观察是否有颅内压反跳症状。

7. 健康教育　患者出现不明原因的、进行性加重的头痛，或头部外伤后剧烈头痛伴呕吐时，应及时就诊排除颅内压增高。避免剧烈咳嗽、用力排便、提举重物等使颅内压骤然升高的因素。

二、急性脑疝

由于颅内压增高导致脑组织从高压区向低压区移位，部分脑组织被挤入颅内生理空间或裂隙，当移位超过一定的解剖界限时，产生相应的临床症状，称为脑疝。脑疝是神经系统疾病最严重的症状之一，是颅内压增高的危象和引起死亡的主要原因。

1. 解剖概要　颅腔有 3 个彼此相通的分腔，被大脑镰、小脑幕分隔。小脑幕上腔容纳大脑，被大脑镰分为大脑左、右半球，小脑幕下腔容纳小脑、脑桥、延髓。颅腔与脊髓相连处的出口为枕骨大孔，延髓经此孔与脊髓相连，小脑扁桃体位于延髓下端的背侧，其下与枕骨大孔后缘相对。

2. 分类　小脑幕切迹疝（小脑幕裂孔疝或颞叶钩回疝）、枕骨大孔疝（小脑扁桃体疝）、大脑镰下疝（扣带回疝），见图 3-2。

3. 临床表现

（1）小脑幕切迹疝

①颅内压增高症状：进行性加重的剧烈头痛，伴躁动不安，出现与进食无关的频繁喷射性呕吐。

②进行性意识障碍：意识是判断病情进展的重要指标，反映大脑皮质和脑干的功能状态。

图3-2　脑疝形成示意

③瞳孔改变：可判断病变部位的指标，主要表现为一侧瞳孔进行性散大。脑疝初期由于患侧动眼神经受刺激导致患侧瞳孔缩小，随着脑疝进行性恶化，脑干血供受影响，动眼神经麻痹致患侧瞳孔散大，直接、间接对光反应消失，伴眼睑下垂及眼球外斜。脑疝晚期对侧动眼神经受脑干移位也受到推挤，表现为双侧瞳孔散大固定，对光反应消失。

④运动障碍：钩回疝压迫大脑脚导致锥体束受累，病变对侧肢体肌力减弱或瘫痪，病理征阳性，甚至出现去大脑强直发作，是脑干受损严重的信号。

⑤生命体征变化：先出现库欣反应，脑干受压后生命中枢功能紊乱或衰竭，可出现血压忽高忽低、脉搏快弱、心律不齐，呼吸浅而不规则，高热或体温不升，甚至死亡。

（2）枕骨大孔疝：为小脑幕下的小脑扁桃体及邻近小脑组织经枕骨大孔向椎管内移位。病情变化更快，常有进行性颅内压增高的临床表现，因脑干缺氧，瞳孔可忽大忽小，剧烈头痛、频繁呕吐、颈项强直或强迫头位，生命体征紊乱出现早，意识障碍出现较晚。因呼吸中枢受损严重，患者早期即可突发呼吸骤停而死亡。

4. 治疗要点　关键在于及时发现和处理。

（1）小脑幕切迹疝：患者出现典型的脑疝症状，首要的治疗措施为脱水降颅压，输入脱水药物，维持呼吸道通畅。确诊后尽快手术，去除病因，如清除颅内血肿或切除脑肿瘤。

（2）枕骨大孔疝：凡枕骨大孔疝诊断明确者，宜尽早术切除病变；症状明显且有脑积水者，应及时做脑室穿刺并给予脱水药物，待病情缓解后手术切除颅内病变。呼吸骤停患者应及时给予气管插管辅助呼吸，紧急开颅切除原发病灶。

5. 急救护理

（1）快速脱水降颅压，静脉输入甘露醇、山梨醇、呋塞米、糖皮质激素等药物。保持呼吸道通畅、吸氧，以保证适当的血氧浓度。呼吸功能障碍时立即行气管插管或人工辅助呼吸。

（2）密切观察病情变化，尤其注意意识变化、呼吸、心搏及瞳孔改变。

（3）迅速做好各项术前准备。

6. 健康教育　保持大便通畅，必要时使用缓泻药或开塞露。颅骨缺损者要戴好帽子外出，并有家属陪护，防止发生意外。颅骨修补需在脑外伤手术的 6 个月后。遵医嘱用药，不可自行停药、换药。

第十五节　颅脑损伤

一、颅骨骨折

颅骨骨折是指颅骨受暴力作用引起颅骨结构的改变。其严重性并不在于骨折本身，而在于可能同时并发脑、脑膜、颅内血管和脑神经的损伤。

1. 解剖概要　颅盖由额骨、枕骨和顶骨构成，底由中部的蝶骨、后方的枕骨、两侧的颞骨、前方的额骨和筛骨构成。颅顶部骨折易形成硬脑膜外血肿。颅底有颅前窝、颅中窝和颅后窝，呈阶梯状。颅底部的硬脑膜与颅骨贴附紧密，颅底骨折时易撕裂硬脑膜形成脑脊液漏，也是导致颅内感染的原因。

按骨折部位分为颅盖骨折和颅底骨折。按骨折是否与外界相通分为开放性骨折和闭合性骨折。按骨折形态分为线形骨折和凹陷性骨折。

2. 临床表现

（1）颅盖骨折

①线性骨折：发生率最高，常有局部压痛、肿胀，伴局部骨膜下血肿。

②凹陷性骨折：好发于额、顶部，局部可扪及颅骨下陷，骨折片损伤脑功能区，可出现相应的病灶症状和局限性癫痫。并发颅内血肿，可导致颅内压增高表现。

（2）颅底骨折：以线性骨折为主，易撕裂硬脑膜，产生脑脊液外漏，为开放性骨折。根据骨折部位分为颅前窝骨折、颅中窝骨折和颅后窝骨折（表 3-25）。

3. 辅助检查　颅盖骨折主要依靠 X 线确诊，诊断颅底骨折最可靠的是有脑脊液漏的临床表现。

表3-25　颅底骨折的临床表现

	颅前窝骨折	颅中窝骨折	颅后窝骨折
脑脊液漏部位	鼻漏	鼻漏和耳漏	无
瘀斑部位	眶周、球结膜下瘀斑（熊猫眼）	乳突区瘀斑（Battle征）	乳突区、枕下部、咽后壁瘀斑
可能损伤的脑神经	视、嗅神经	面、听神经	第Ⅸ～Ⅻ对脑神经

4. 治疗要点

（1）颅盖骨折：线形骨折或凹陷性骨折下陷较轻，无须特殊处理。手术治疗适应证主要包括：凹陷深度＞1cm；位于重要功能区；骨折片刺入脑内；骨折引起瘫痪、失语等功能障碍或局限性癫痫；开放性粉碎性凹陷性骨折。

（2）颅底骨折：若为闭合性，骨折本身一般不需处理。若为开放性骨折，合并脑脊液漏，应使用TAT及抗菌药物预防感染。多数漏口于伤后1～2周自行愈合。超过1个月仍未愈合者，可行手术修补硬脑膜。若骨折片或血肿压迫视神经，应在12小时内行手术减压。

5. 护理措施

（1）预防颅内感染：预防因脑脊液逆行导致颅内感染是护理的重点。

①体位护理：绝对卧床，取半卧位，头偏向患侧，直至脑脊液漏停止3～5天后改为平卧位，目的是借重力作用使脑组织移向颅底，促进漏口封闭。

②保持局部清洁：每天2次清洁、消毒口腔、鼻腔或外耳道，注意棉球不可过湿，避免挖鼻、抠耳，禁止堵塞鼻腔和外耳道。

③预防颅内继发感染：脑脊液漏者，禁止经鼻腔或耳道冲洗、滴药，禁止经鼻腔吸痰、放置胃管及鼻导管给氧等护理操作，禁止做腰椎穿刺。

④避免颅内压骤升：避免咳嗽、擤鼻涕、打喷嚏、用力屏气排便等动作，防止颅内压骤升导致气颅或脑脊液逆流。

⑤密切观察有无颅内感染征象，如体温增高和脑膜刺激征等，遵医嘱使压抗菌药物及TAT。

（2）病情观察

①明确有无脑脊液外漏。

②记录24小时浸湿的棉球数，估计脑脊液外漏量。

③严密观察患者的意识、瞳孔、生命体征及肢体活动情况，及早识别颅内继发性损伤。

④注意有无剧烈头痛、呕吐、眩晕、脉搏细弱、血压偏低等颅内低压综合征的表现，头痛在立位时加重，卧位时缓解。

（3）心理护理：加强心理支持，安慰、疏导患者，缓解其焦虑紧张情绪。小儿颅骨骨折时，可允许家长进入留观室陪伴，以稳定患儿情绪。

6. 健康教育　加强休息，促进愈合。线性骨折一般成年人需2～5年，小儿需1年；颅骨缺陷者避免局部碰撞，可在伤后半年左右做颅骨成形术。

二、脑损伤

按损伤后脑组织是否与外界相通，脑损伤分为开放性脑损伤和闭合性脑损伤。开放性脑损伤主要表现为头皮裂伤、颅骨骨折、硬脑膜破裂、脑脊液漏等。以下主要介绍闭合性脑损伤。

（一）脑震荡

1. 临床表现　伤后立即出现短暂的意识障碍，一般不超过半小时。清醒后大多出现逆行性遗忘。意识障碍期间可有皮肤苍白、血压下降、心动徐缓、呼吸浅慢、肌张力降低、各生理反射迟钝或消失。此后可出现头痛、头晕、恶心、呕吐等症状。

2. 辅助检查　神经系统检查无阳性体征，脑脊液中无红细胞，CT检查颅内无异常，无明显器质性改变。

3. 治疗要点　一般卧床休息，无须特殊治疗，短期内可自行好转。

（二）脑挫裂伤

1. 临床表现

（1）意识障碍：是脑挫裂伤最突出的表现。伤后立即出现，绝大多数在半小时以上，重症者可长期持续昏迷。

（2）局灶症状和体征：受伤时当即出现，依损伤的部位和程度而不同。

（3）颅内压增高和脑疝：头痛与呕吐。

（4）原发性脑干损伤：是脑挫裂伤最严重的类型。受伤后立即出现长时间深度昏迷，可不伴有颅内压增高表现。

2. 辅助检查
CT 或 MRI 检查可了解脑挫裂伤的部位、范围，脑水肿的程度，有无脑室受压及中线结构移位。

3. 治疗要点

（1）吸氧，严密病情观察，预防和控制感染，对症支持治疗。

（2）防治脑水肿。

（3）促进脑功能恢复。

（4）行脑减压术或局部病灶清除术，以处理颅内压增高、脑疝。

（三）颅内血肿

颅内血肿是颅脑损伤中最常见、最严重的继发病变。按血肿的来源和部位，分为硬膜外血肿、硬膜下血肿和脑内血肿。按血肿引起颅内压增高或早期脑疝所需时间分型，分为急性型（72 小时以内）、亚急性型（3 天至 3 周）和慢性型（3 周以上）。

1. 临床表现

（1）硬膜外血肿：多由颅盖部特别是颞部的直接暴力导致，出血以脑膜中动脉最常见。血肿引起的意识障碍可有以下 3 种类型。

①伤后昏迷有中间清醒期为典型表现，原发性脑损伤最初短时昏迷，之后中间意识清醒，后因脑疝形成继之昏迷。

②若原发性脑损伤较重，血肿形成迅速，则伤后昏迷进行性加重或持续昏迷。

③若无原发性脑损伤，早期可无意识障碍，当血肿引起脑疝时才出现意识障碍。

（2）硬膜下血肿：是临床最常见的颅内血肿类型。

①急性硬脑膜下血肿：多见于额颞部，常合并脑挫裂伤及继发的脑水肿，出血多来自挫裂的脑实质血管，表现为进行性加深的意识障碍，无中间清醒期。

②亚急性硬脑膜下血肿：脑挫裂伤较轻，血肿形成较慢，可有意识好转期。

③慢性硬脑膜下血肿：好发于老年人，有轻微或无明显外伤史，其血肿形成完整包膜，缓慢增大，进而出现颅内压增高症状。

（3）脑内血肿：多因脑挫裂伤致脑实质内血管破裂引起，常与硬脑膜下血肿同时存在，多伴有颅骨凹陷性骨折。表现为进行性加重的意识障碍，若血肿累及重要脑功能区，可出现偏瘫、失语、癫痫等症状。

2. 辅助检查

（1）硬膜外血肿：CT 示颅骨内板与脑表面间双凸镜形或弓形高密度影。

（2）硬膜下血肿：CT 示颅骨内板下新月形或半月形高密度、等密度或混合密度影。

（3）脑内血肿：CT 示脑挫裂伤灶附近或脑深部白质圆形或不规则形高密度影，周围有低密度水肿区。

3. 治疗要点　颅内血肿一经确诊，原则上应手术清除血肿，彻底止血。若血肿较小，患者无意识障碍和颅内压增高症状，可在严密病情观察的同时采用脱水等非手术治疗。

三、颅脑损伤的护理

1. 护理措施

（1）现场急救：争分夺秒地积极抢救患者生命，查明有无颅脑以外的合并伤，如开放性气胸、大出血等伤情。保持呼吸道通畅，补充血容量防治休克。开放性损伤时要妥善保护伤口或膨出的脑组织。

（2）一般护理：意识清醒患者适当抬高床头，以利于静脉回流，减轻脑水肿。昏迷患者去枕侧卧位或侧俯卧位，清除呼吸道分泌物及其他污物以免误吸。早期禁食，采用肠外营养，待肠蠕动恢复后，过渡到肠内营养支持。对躁动患者不可强加约束，避免因过分挣扎使颅内压升高。慎用镇痛、镇静药，以免影响病情观察。

（3）病情观察

①意识状态：采用格拉斯哥昏迷计分法（GCS），对睁眼、言语和运动 3 个方面评分，用相同程度的语言和疼痛刺激，对患者的反应作动态分析。最高 15 分表示意识清醒，低于 8 分表示昏迷，分数越低意识障碍越严重（表 3-26）。

表3-26　格拉斯哥昏迷计分法（GCS）

睁眼反应	计分	言语反应	计分	运动反应	计分
自动睁眼	4	回答正确	5	遵嘱活动	6
呼唤睁眼	3	回答错误	4	刺痛定位	5
刺痛睁眼	2	胡言乱语	3	躲避刺痛	4
不能睁眼	1	只能发声	2	刺痛肢屈	3
		不能发声	1	刺痛肢伸	2
				不能活动	1

②生命体征：出现库欣反应提示颅内压增高。伤后 1 周持续高热提示有继发感染。

③瞳孔改变：伤后立即出现一侧瞳孔散大提示原发性动眼神经损伤。伤后瞳孔正常，以后一侧瞳孔先缩小继之进行性散大，伴对光反射减弱或消失是小脑幕切迹疝的眼征。脑干损伤时双侧瞳孔时大时小，对光反射消失。脑桥出血时瞳孔呈针尖样。临终患者双侧瞳孔散大，对光反射消失，眼球固定。

④神经系统体征：原发性脑损伤表现为伤后立即出现一侧肢体运动障碍且相对稳定，为对侧大脑皮质运动区受损。继发性脑损伤表现为伤后一段时间才出现一侧肢体运动障碍且进行性加重，多由中脑受压、锥体束受损引起。

（4）手术护理：术前止血及补充血容量，严密评估颅内血肿的进展情况，完善术前准备。术后送 ICU 病房严密监护，继续实施降低颅内压的措施，常用药物有甘露醇、糖皮质激素及利尿药等。做好创口和引流管的护理，引流管护理应严格无菌操作，保持通畅。注意有无颅内再出血迹象。

（5）预防并发症

①皮肤护理，预防压疮。

②加强会阴护理，留置导尿管不宜超过 3 ～ 5 天。

③做好气道管理，预防肺部感染。

④眼睑不能闭合者涂眼膏，预防角膜炎或角膜溃疡。

⑤预防失用综合征，每天行四肢关节被动活动及肌肉按摩。

（6）用药指导：嘱定期服用抗癫痫药物，不可突然停药，避免单独外出，以防意外发生。

（7）康复指导：协助制订康复计划，指导功能锻炼，鼓励患者脑损伤后遗留的语言、运动或智力障碍在伤后有部分恢复的可能。

（8）随诊指导：一般 3 ～ 6 个月门诊复查，如出现头痛、呕吐、抽搐、不明原因发热等应及时就诊。一般术后半年可行颅骨修补。

第十六节　颈部疾病

一、解剖生理概要

1. **解剖**　甲状腺是人体最大的内分泌腺，位于颈下部、气管上部的双侧和前方，呈"H"形，分为左右两叶，中间以峡部相连。甲状旁腺常位于甲状腺两叶背侧，上、下各 1 对。甲状腺的血液供应主要来自两侧的甲状腺上动脉和甲状腺下动脉。

2. **生理**　甲状腺腺体被结缔组织分割成许多小叶，每个小叶均由许多滤泡构成，滤泡是甲状腺结构和分泌的功能单位，产生并分泌甲状腺素（T_4）和小部分三碘甲状腺原氨酸（T_3）。甲状腺激素是体内唯一储存在细胞外的内分泌激素，能促进机体的新陈代谢和生长发育，特别对脑和骨骼的正常发育和功能有重要的作用。甲状腺激素分泌不足可引起婴幼儿的呆小症、成人的黏液性水肿，分泌过多可致甲状腺功能亢进。滤泡旁细胞分泌的降钙素有促进成骨的作用，并有对抗甲状旁腺素的作用，使血钙浓度降低。

甲状旁腺分泌甲状旁腺素，能升高血钙，调节钙、磷代谢，与降钙素共同维持血钙稳定。如甲状腺手术时不慎误切，可引起血钙下降，手足抽搐。

二、甲状腺功能亢进症

甲状腺腺体本身功能亢进，合成和分泌甲状腺激素增加所导致的甲状腺毒症称为甲状腺功能亢进症，简称甲亢。

1. **病因**　可分为 Graves 病、多结节性甲状腺肿伴甲亢、甲状腺自主性高功能腺瘤、碘甲亢等，其中以 Graves 病最为常见，属自身免疫性甲状腺疾病，有遗传倾向。此外，细菌感染、性激素、应激、精神刺激和锂剂等环境因素对本病有促发作用。

2. **分类**

（1）原发性甲亢：在甲状腺肿大的同时，出现功能亢进症状。患者年龄多在 20 ～ 40 岁之间。表现为腺体弥漫性、两侧对称肿大，常伴有眼球突出，又称"突眼性甲状腺肿"。

（2）继发性甲亢：较少见，如继发于结节性甲状腺肿的甲亢。发病年龄多在 40 岁以上。腺体呈结节状肿大，两侧多不对称，无突眼，易发生心肌损害。

（3）高功能腺瘤：少见，甲状腺内有单或多个自主性高功能结节，无突眼，结节周围的甲状腺组织呈萎缩改变。

3. 治疗要点　手术治疗是治疗甲亢的有效方法。适用于：

①中、重度甲亢长期药物治疗无效或效果不佳。

②停药后复发，甲状腺较大。

③结节性甲状腺肿伴甲亢。

④对周围脏器有压迫或胸骨后甲状腺肿。

⑤疑与甲状腺癌并存者。

⑥儿童甲亢用抗甲状腺药物治疗效果差者。

⑦妊娠期甲亢药物控制不佳者，可以在妊娠中期（第 13 ～ 24 周）进行手术治疗。

青少年、病情较轻者及老年人或伴有其他严重疾病者不宜手术。内科治疗详见内科护理学第七节内分泌代谢性疾病的相关内容。

4. 术前护理

（1）休息活动护理：减少活动，适当卧床，以免体力消耗。

（2）饮食护理：给予高热量、高蛋白、高维生素的饮食。

（3）术前检查：除常规检查外，还包括颈部摄片，了解气管有无受压或移位。心电图检查。喉镜检查，确定声带功能。测定基础代谢率。测定血钙和磷，了解神经肌肉的应激反应及甲状旁腺功能。

（4）用药护理：是术前用于降低基础代谢率的重要环节，可提高患者对手术的耐受性，预防术后并发症，也是甲亢术前最重要的护理措施。

①通常用碘剂进行术前准备。每天 3 次，第 1 天每次 3 滴，第 2 天每次 4 滴，依此逐日每次增加 1 滴至每次 16 滴止，然后维持此剂量。服药 2 ～ 3 周后甲亢症状可得到基本控制，表现为患者情绪稳定，睡眠好转，体重增加，脉率稳定在每分钟 90 次以下，脉压恢复正常，基础代谢率 +20% 以下，便可进行手术。碘剂具有刺激性，可在饭后经凉开水稀释服用，或把碘剂滴在饼干、面包片上吞服，以减少对口腔和胃黏膜的刺激。由于碘剂主要抑制甲状腺素的释放，凡不准备施行手术治疗的甲亢患者不宜服用碘剂。

②对于甲亢严重者可遵医嘱先选用硫脲类药物治疗，待甲亢症状基本控制，再单独服用碘剂 1 ～ 2 周后行手术。由于硫脲类药物能使甲状腺肿大充血，增加手术出血的可能，而碘剂能减少甲状腺的血流量，减少腺体充血，使腺体缩小变硬，因此服用硫脲类药物后必须加用碘剂。

③对碘剂或硫脲类药物不耐受或无反应的患者，主张单用普萘洛尔或与碘剂合用做术前准备。用药后不引起腺体充血、增大变脆，有利于手术操作。最后 1 次须在术前 1 ～ 2 小时服用，术后继续口服 4 ～ 7 天。术前不用阿托品，以免引起心动过速。

（5）其他措施：术前练习将头放低、肩垫高，使患者能够适应术时颈过伸的体位。指导患者深呼吸及有效咳嗽,有助于术后保持呼吸道通畅。患者送往手术室后备麻醉床,床旁备引流装置、无菌手套、拆线包及气管切开包等。

5. 术后护理

（1）体位与休息活动护理：术后取平卧位，待血压平稳或全麻清醒后取半卧位，以利于呼吸和引流积血。变换体位、起身活动时可用手置于颈后以支撑头部。深呼吸、咳嗽时可用手固定颈部以减少震动。

（2）饮食护理：患者清醒、无呕吐即可给予少量温或凉水。若无误吸、呛咳等不适，可进温凉流质饮食，避免过热饮食刺激腺体充血、出血，少食慢咽。术后第 2 天可给予半流质饮食，并逐步过渡到软食和普食。若患者因疼痛不愿进食，可在进食前 30 分钟给予止痛药。

（3）引流护理：常规引流 24 ～ 48 小时，术后伤口引流量一般不超过 100ml，注意观察引流液的量、颜色和性质。

（4）用药护理：甲亢患者术后继续服用复方碘化钾溶液，每天 3 次，以每次 16 滴开始，逐日每次减少 1 滴，直至病情平稳。年轻患者术后常口服甲状腺素，以抑制促甲状腺激素的分泌和预防复发。

（5）术后并发症的观察与护理

①呼吸困难和窒息：是最危急的并发症，多发生于术后 48 小时内。常见原因有切口内出血，喉头水肿，气管塌陷，双侧喉返神经损伤等。临床表现为烦躁，进行性呼吸困难，发绀，甚至窒息。须立即进行床边抢救，剪开缝线，敞开伤口，迅速除去血肿，结扎出血的血管，必要时行气管切开、给氧。待病情好转，再送手术室作进一步检查、止血和其他处理。喉头水肿者立即应用大剂量糖皮质激素。

②喉返神经损伤：多因手术处理甲状腺下极时损伤。术中切断、缝扎可引起永久性损伤，立即出现症状。术中挫夹、牵拉、血肿压迫多为暂时性，术后数日出现症状，在 3～6 个月内可逐渐恢复。单侧喉返神经损伤引起声音嘶哑，可由健侧声带向患侧过度内收而代偿。双侧喉返神经损伤可引起两侧声带麻痹、失声或呼吸困难，甚至窒息，需立即行气管切开。

③喉上神经损伤：多在处理甲状腺上极时损伤喉上神经所致。若损伤外支，可使环甲肌瘫痪，引起声带松弛、声调降低。若损伤内支，则使喉部黏膜感觉丧失，患者饮水时易发生误咽或呛咳。喉上神经损伤者应取坐位或半坐位进食，试进半流质或干食，吞咽不可过快。一般经理疗后可自行恢复。

④手足抽搐：多于术后 1～2 天出现。与手术时甲状旁腺被误伤引起甲状旁腺功能低下、血钙浓度下降有关。多数患者仅有面部、唇部或手足部的针刺感、麻木感或强直感，经 2～3 周后症状可消失。严重者可出现面肌和手足伴有疼痛的持续性痉挛，甚至窒息死亡。预防的关键在于切除甲状腺时注意保留腺体背面的甲状旁腺。一旦发生，应适当限制肉类、乳品和蛋类等高磷食物，以免影响钙的吸收。症状轻者口服钙剂，并加用维生素 D_3；症状较重者，最有效的治疗是口服双氢速甾醇油剂，能迅速提高血钙含量。抽搐发作时，立即遵医嘱静脉注射 10% 葡萄糖酸钙或氯化钙 10～20ml，可重复使用。

⑤甲状腺功能低下：须长期补充甲状腺素。按时服药，不可自行停药或调整用药剂量，出现心慌、多汗、乏力、精神萎靡、嗜睡、食欲减退等甲状腺激素过多或过少的表现时，应及时报告医生。每年复查 1 次，调整药物剂量。

⑥用药指导：告知患者遵医嘱按剂量、按疗程服药，不可随意减量或停药。服用抗甲状腺药物的开始 3 个月，每周查血象 1 次，每隔 1～2 个月做甲状腺功能测定，每天清晨起床前自测脉搏，定期测量体重。脉搏减慢、体重增加是治疗有效的标志。

⑦生育指导：妊娠可加重甲亢，宜治愈后再妊娠。妊娠期甲亢者，宜选用抗甲状腺药物治疗，禁用 [131]I 治疗，慎用普萘洛尔，加强胎儿监测。产后如需继续服药，则不宜哺乳。

三、单纯性甲状腺肿

单纯性甲状腺肿也称为非毒性甲状腺肿，是指非炎症和非肿瘤原因导致的不伴有临床甲状腺功能异常的甲状腺肿。

1. 病因

（1）地方性甲状腺肿：最常见的原因是碘缺乏，多见于山区和远离海洋的地区。

（2）散发性甲状腺肿：原因复杂，包括食物中的碘化物、致甲状腺肿物质和药物、儿童先天性甲状腺激素合成障碍等。

2. 预防 多食海带、紫菜等含碘丰富的食物，避免过多食用卷心菜、萝卜、菠菜及花生等抑制甲状腺激素合成的食物。

3．治疗要点

（1）碘剂治疗：碘缺乏者应补充碘剂。

（2）甲状腺制剂治疗：可用于无明显原因的单纯性甲状腺肿。

（3）手术治疗：适用于出现压迫症状、药物治疗无好转或疑有甲状腺结节癌变者。

4．护理措施

（1）术前、后护理：详见甲状腺功能亢进症手术的护理措施。

（2）健康教育：在地方性甲状腺肿流行地区，推行食盐加碘。嘱患者遵医嘱准确、长期服药，以免停药后复发。

四、甲状腺肿瘤

1．概述

（1）甲状腺腺瘤：是最常见的甲状腺良性肿瘤。多见于40岁以下的妇女。按形态可分为滤泡状和乳状囊性腺瘤两种，滤泡状腺瘤多见。颈部出现圆形或椭圆形结节，多为单发，稍硬，表面光滑，无压痛，随吞咽上下移动。大部分患者无任何症状，腺瘤生长缓慢。当乳头状囊性腺瘤因囊壁血管破裂发生囊内出血时，肿瘤可在短期内迅速增大，局部出现胀痛。

（2）甲状腺癌：是最常见的甲状腺恶性肿瘤。组织学分型主要包括乳头状癌、滤泡状癌、未分化癌及髓样癌4类。

①乳头状癌：最多见，多数成人及全部儿童均属此类型。30～45岁女性多见，低度恶性，较早出现颈部淋巴结转移，但预后较好。

②滤泡状癌：50岁左右女性多见，中度恶性，有侵犯血管倾向，常有血行转移，预后较乳头状癌差。

③未分化癌：70岁左右老年人多见，高度恶性，50%早期发生颈淋巴结转移，也常血行转移至肺、骨等处，预后最差。

④髓样癌：来源于滤泡旁细胞，恶性程度中等，较早发生淋巴和血行转移，预后较乳头状癌及滤泡状癌差，但较未分化癌好。

发病早期多无明显症状，腺体内单发肿块，固定、质硬、表面高低不平、边界不清，增长较快，吞咽时上下活动度降低。晚期可压迫气管、食管或神经而出现呼吸困难、吞咽困难、声音嘶哑、Horner综合征（患侧上睑下垂、瞳孔缩小、眼球内陷、额部少汗等）等。可有颈淋巴结肿大及远处器官转移症状。髓样癌组织可产生激素样活性物质（5-羟色胺和降钙素等），常有腹泻、心悸、颜面潮红和血钙降低等症状。

2．治疗要点

手术切除是各型甲状腺癌（除未分化癌）的基本治疗方法。手术治疗包括甲状腺本身的切除及颈淋巴结的清扫。未分化癌转移早、恶性程度高，多采用放射线外照射治疗。甲状腺次全或全切除后应终身服用左甲状腺素，预防甲状腺功能减退。

3．护理措施

（1）术前护理：指导患者练习术时体位，即将软枕垫于肩部，保持头低、颈过伸位。术前1天剃除患者耳后毛发并清洗干净。术前晚遵医嘱适当应用镇静催眠药。

（2）术后护理

①休息活动护理：术后取平卧位。待麻醉清醒、血压平稳后，改半卧位，以利于呼吸和引流。鼓励床上活动，促进血液循环和切口愈合。

②饮食护理：麻醉清醒、病情平稳后，给予少量饮水。若无不适感，鼓励进食或经吸管吸入流质饮食，逐步过渡为半流食及软食。禁忌过热饮食。

③病情观察：严密监测生命体征，尤其是呼吸、脉搏情况。注意识别并发症，观察有无呼吸困难、声音嘶哑、音调降低、误咽、呛咳等症状。及时发现创面渗血情况，并估计渗血量。

④保持呼吸道通畅，预防肺部并发症。

⑤遵医嘱补充水、电解质。

⑥术后并发症护理：详见本节甲状腺功能亢进症的相关内容。

3. 健康教育

（1）功能锻炼：头颈部制动一段时间后，可开始逐步练习活动，促进颈部功能恢复。颈淋巴结清扫术后，在切口愈合后应加强颈部和肩关节功能锻炼，随时保持患侧上肢高于健侧，以防肩下垂。功能锻炼至少持续至出院后 3 个月。

（2）复查指导：出院后定期门诊复查，检查颈部、肺部及甲状腺功能等。教会患者自行检查颈部的方法。若发现结节、肿块，应及时就诊。

五、常见颈部肿块

（一）甲状舌管囊肿

甲状舌管囊肿是与甲状腺发育有关的先天性畸形。多见于 15 岁以下儿童，男性为女性的 2 倍。表现为在颈前区中线、舌骨下方有直径 1 ～ 2cm 的圆形肿块，境界清楚，表面光滑，有囊性感，能随吞咽或伸、缩舌而上下移动。治疗宜手术切除。

（二）颈淋巴结结核

颈淋巴结结核多见于儿童和青年人。颈部一侧或两侧有多个大小不等的肿大淋巴结，初期，肿大的淋巴结较硬，无痛，可推动。病变发展可发生淋巴结周围炎，淋巴结相互粘连，融合成团，形成不易推动的结节性肿块。晚期淋巴结发生干酪样坏死、液化，形成寒性脓肿，脓肿破溃后形成经久不愈的窦道或慢性溃疡。少部分患者可有低热、盗汗、食欲缺乏、消瘦等全身中毒症状。全身治疗适当注意营养和休息，口服异烟肼半年至 1 年。局部治疗可考虑手术切除局限的、较大的、可推动的淋巴结；寒性脓肿未穿破者，可行穿刺抽吸治疗；溃疡或窦道继发感染不明显，可行刮除术。寒性脓肿继发化脓性感染者，需先行切开引流，待感染控制后，必要时再行刮除术。

（三）慢性淋巴结炎

多继发于头、面、颈部的炎症病灶。肿大的淋巴结分散在颈侧区或颌下、颏下区。黄豆大小、较扁平，质软或中等，表面光滑、活动，可有或无压痛需与恶性病变鉴别，必要时应切除肿大淋巴结作病理检查。

（四）恶性淋巴瘤

包括霍奇金病和非霍奇金淋巴瘤，是来源于淋巴组织恶性增生的实体瘤，多见于男性青壮年。肿大的淋巴结可表现单侧或双侧可粘连成团，生长迅速，伴腋窝、腹股沟等全身淋巴结肿大，肝脾肿大，发热。淋巴结组织学病理检查可确诊。

（五）转移性肿瘤

发病率仅次于慢性淋巴结炎和甲状腺疾病。以鼻咽癌和甲状腺癌转移最为多见。肿大的淋巴结坚硬，表面不平、固定。锁骨上窝转移性淋巴结的原发灶多在胸腹部，胃肠道、胰腺、妇科恶性肿瘤多经胸导管转移至左锁骨上淋巴结。

第十七节　乳房疾病

一、解剖生理概要

1. 乳房的解剖　成年女性乳房是两个半球形的性征器官，位于胸大肌浅面，约在第 2～6 肋骨水平的浅筋膜浅、深层之间。乳头位于乳房的中心，周围的色素沉着区为乳晕。

乳腺有 15～20 个腺叶，每一腺叶分成很多腺小叶，腺小叶由小乳管和腺泡组成，是乳腺的基本单位。每一腺叶有其单独的导管（乳管），腺叶和乳管均以乳头为中心呈放射状排列。小乳管汇至乳管，乳管开口于乳头，乳管靠近开口的 1/3 段略为膨大，为输乳管窦，是乳管内乳头状瘤的好发部位。腺叶、小叶和腺泡间有结缔组织间隔，腺叶间还有与皮肤垂直的纤维束，上连浅筋膜浅层，下连浅筋膜深层，称 Cooper 韧带。

2. 乳腺的生理　乳腺是许多内分泌腺的靶器官，其生理活动受腺垂体、卵巢及肾上腺皮质等分泌的激素影响。妊娠及哺乳时乳腺明显增生，腺管延长，腺泡分泌乳汁。哺乳期后，乳腺又处于相对静止状态。平时，育龄期妇女在月经周期的不同阶段，乳腺的生理状态在各激素影响下呈周期性变化。绝经后腺体渐萎缩，为脂肪组织所替代。

乳房的淋巴网甚为丰富，其淋巴液输出有 4 个途径：

（1）乳房大部分淋巴液经胸大肌外侧缘淋巴管回流至腋窝淋巴结，再流向锁骨下淋巴结。部分乳房上部淋巴液可经胸大、小肌间淋巴结，直接到达锁骨下淋巴结。通过锁骨下淋巴结后，淋巴液继续流向锁骨上淋巴结。

（2）部分乳房内侧的淋巴液通过肋间淋巴管流向胸骨旁淋巴结。

（3）两侧乳房间皮下有交通淋巴管，一侧乳房的淋巴液可流向另一侧。

（4）乳房深部淋巴网可沿腹直肌鞘和肝镰状韧带通向肝。

二、急性乳腺炎

急性乳腺炎是乳腺的急性化脓性感染，常见于产后哺乳期妇女，以初产妇居多。

1. 病因

（1）乳汁淤积：为发病的主要原因，淤积的乳汁是理想的培养基，有助于细菌生长繁殖。

（2）细菌入侵：乳头破损或皲裂导致细菌沿淋巴管入侵是感染的主要途径，主要致病菌为金黄色葡萄球菌。

2. 临床表现　患侧乳房局部变硬、红肿、发热，有压痛及搏动性疼痛。脓肿形成时，可有波动感，肿胀明显。常伴患侧腋窝淋巴结肿大、压痛。全身中毒症状可有寒战、高热、脉搏加快等。

3. 辅助检查

（1）白细胞计数及中性粒细胞数均明显升高。

（2）B 超检查可显示脓腔的大小和部位。

（3）诊断性穿刺于乳房肿块波动最明显或压痛最明显处，抽出脓液即可明确诊断。

4. 治疗要点　治疗原则为消除感染、排空乳汁。

（1）未形成脓肿期：以抗生素治疗为主。

①患侧乳房暂停哺乳，用吸乳器吸尽乳汁，去除乳汁淤积因素，局部用25%硫酸镁溶液湿敷或理疗，促进炎症消散。

②抗生素控制感染，首选青霉素类抗生素。避免四环素、氨基糖苷类、磺胺类及甲硝唑等损害婴儿健康的药物。

（2）脓肿形成期：及时切开引流，排出积脓。做放射状切口，乳晕下脓肿可沿乳晕边缘做弧形切口，避免损伤乳管引起乳瘘。脓腔较大时，脓腔最低部位放引流条，必要时另加切口做对口引流。

5．护理措施

（1）一般护理：给予高蛋白、高热量、高维生素、低脂肪饮食，多饮水，注意休息，适当活动。

（2）预防乳汁淤积：避免乳汁淤积是预防乳腺炎的关键，每次哺乳之后将剩余的乳汁吸空。患侧乳房暂停哺乳，可用吸乳器，或用手、梳子背从乳房四周向乳头方向加压按摩，使乳管通畅。

（3）促进局部血液循环：用宽松胸罩托起乳房，减轻疼痛和肿胀。做好局部热敷和理疗的护理。

（4）控制感染：防止乳头皲裂、破损，可用自身乳汁涂抹。保持乳头清洁，哺乳前后用温开水清洗乳头。遵医嘱早期应用抗生素。高热者给予物理或药物降温。

6．健康教育

（1）保持乳头清洁，纠正乳头内陷，妊娠期和哺乳期每天挤捏、提拉乳头。

（2）养成良好的哺乳习惯，定时哺乳，每次尽量将乳汁吸净，有淤积时用吸乳器或按摩排空乳汁。避免婴儿含乳头睡眠，注意婴儿口腔卫生。

（3）及时处理乳头破损，乳头皲裂或破损时应暂停哺乳，用吸乳器吸出乳汁喂养婴儿。局部用温水清洗后使用抗生素软膏，待愈合后再行哺乳。

三、乳房良性肿块

常见乳房良性肿块及其对比见表3-27。

表3-27　常见乳房良性肿块

疾病	病因病理	好发部位	临床特点	治疗要点
乳腺纤维腺瘤	可能与纤维细胞所含雌激素受体的量或质的异常有关。好发于20～25岁青年女性	乳房外上象限	无痛肿块，圆形或扁圆形，质坚韧，表面光滑或结节状，分界清楚，活动度大	手术切除
乳腺囊性增生病	女性激素代谢障碍，特别是雌、孕激素比例失调；部分乳腺实质成分中女性激素受体的质和量异常。好发于中年妇女	乳房外上象限或分散于整个乳房	肿块大小与质地可随月经周期变化，增厚区与周围组织分界不明显。周期性乳房胀痛，月经前疼痛加重，月经来潮后减轻或消失	首选非手术治疗，如中医中药；乳房切除术
乳管内乳头状瘤	与癌的发生有一定的关系，是乳腺癌发生的危险因素之一。好发于40～50岁的经产妇	大乳管近乳头的壶腹部	瘤体很小，常不可触及，带蒂，有绒毛，血管壁薄，易出血。乳头溢液为血性、暗棕色或黄色液体	手术切除

四、乳腺癌

乳腺癌是主要由乳腺导管上皮发生的恶性肿瘤，是女性最常见的恶性肿瘤之一，也是女性最常见的肿瘤死亡原因。

1. 病因

（1）遗传因素：有家族聚集的特征。

（2）激素分泌紊乱：雌激素（雌酮和雌二醇）对乳腺癌的发病有直接关系。

（3）月经婚育史：月经初潮早（＜12岁）、绝经期晚（＞52岁）、不孕或初次足月产迟（＞35岁）均与乳腺癌发病有关。

（4）乳腺良性疾病。

（5）饮食与营养：营养过剩、肥胖、高脂饮食。

（6）环境和生活方式。

2. 病理

分为非浸润性癌、早期浸润癌、浸润性特殊癌和浸润性非特殊癌。其中，浸润性非特殊癌最常见，分化低，预后差。转移途径有直接浸润、淋巴转移和血行转移。淋巴转移为主要的转移方式，最易累及患侧腋窝淋巴结。血行转移最常见的转移部位依次为骨、肺、肝。

3. 临床表现

多发于40～60岁的女性。

（1）乳房肿块：为最常见的症状，早期为无痛、单发的小肿块，质硬，表面不光滑，与周围组织分界不清，活动度差，以乳房外上象限最常见。

（2）乳房外形改变

①"酒窝征"：癌细胞累及Cooper韧带，使其缩短而致皮肤表面凹陷，是乳腺癌的特征性体征。

②乳头改变：癌细胞侵入乳管使之缩短，把乳头牵向癌肿方向，造成乳头内陷、扁平、回缩而致两侧乳头不对称。

③"橘皮样"改变：癌细胞堵塞皮下淋巴管，导致局部淋巴回流障碍。

④铠甲胸：晚期结节彼此融合，弥漫成片，延伸至背部和对侧胸壁，使胸壁紧缩，呈铠甲状，限制呼吸。

⑤卫星结节：晚期出现多个坚硬小结节，呈卫星样围绕原发病灶。

⑥皮肤破溃：晚期癌肿侵及皮肤，易出血，伴恶臭。

（3）疼痛和乳头溢液：晚期累及骨膜或神经后疼痛明显。少数患者乳头溢出血性分泌物。

（4）转移症状：出现转移部位的相应症状。

4. 分期

目前常用的临床分期方法是国际抗癌联盟（UICC）制定的TNM分期。

5. 治疗要点

早期以手术治疗为首选，中、晚期以综合治疗为主。手术治疗是乳腺癌最根本的治疗方法，常见的手术方式有乳腺癌根治术、乳腺癌扩大根治术、乳腺癌改良根治术、全乳房切除术和保留乳房的乳腺癌切除术5种。目前以保留乳房的术式最常用。

6. 护理措施

（1）术前护理

①一般护理：给予营养丰富、易消化食物，以储备能量。保持大便通畅，必要时应用缓泻药。妊娠期及哺乳期患者应立即停止妊娠或哺乳，以减轻激素的作用。

②术前准备：做好术前常规检查和准备。局部皮肤破溃者应注意保持清洁，遵医嘱应用抗生素。

③心理护理：鼓励患者表达自己的顾虑与担心，有针对性地提供心理支持。

（2）术后护理

①休息活动护理：生命体征平稳后取半卧位，以利呼吸和引流。

②病情观察：严密观察生命体征及切口敷料有无渗血、渗液。向患者解释胸壁加压包扎可致呼吸压迫感。乳腺癌扩大根治术损伤胸膜易致气胸，术后应加强观察，若出现胸闷、呼吸困难，及时报告医生。

③维持有效引流：术后皮瓣下常规放置引流管，持续负压吸引，及时、有效地吸出残腔内的积液、积血，使皮瓣紧贴胸壁，便于皮瓣建立新的血液循环。妥善固定引流管，保持引流通畅，密切观察引流液的量、颜色和性质。术后 4～5 天每天引流量 < 10～15ml，按压伤口周围皮肤无空虚感，即可拔除引流管。如出现皮瓣下积液，应及时穿刺或引流，加压包扎。若皮瓣边缘发黑坏死，应及时报告医生将其切除，后期植皮。

④预防患侧上肢肿胀：术后患侧腋窝淋巴结切除后，易发生上肢淋巴回流不畅。避免在患侧上肢测血压、抽血、静脉穿刺或皮下注射，避免患肢过度负重或受伤。术后患侧上肢用软枕垫高 10°～15°，按摩患侧上肢或进行握拳、屈腕、伸肘运动，以促进淋巴回流。肿胀严重者，可使用弹力袖或弹力绷带，以利于回流。局部感染者，遵医嘱给予抗生素。

⑤防止皮瓣坏死：手术部位加压包扎，使皮瓣紧贴胸壁，便于皮瓣建立新的血液循环，防止皮瓣坏死，维持 7～10 天。包扎松紧度要适当，以能容纳 1 指、维持正常血运、不影响呼吸为宜。若绷带松脱，应及时重新加压包扎。术后 3 天内患侧肩部制动，以免皮瓣移动影响愈合。下床活动时用吊带或健侧手托扶患肢，需他人扶持时只能扶健侧，防止皮瓣移动。

⑥功能锻炼：早期功能锻炼可减少瘢痕牵拉，恢复术侧上肢功能。术后 24 小时内开始做手指和腕部的屈曲和伸展运动。术后 1～3 天，进行上肢肌肉等长收缩运动，开始屈肘、伸臂活动，促进血液和淋巴回流。术后第 4 天开始做肩关节的小范围前屈、后伸活动。术后 4～7 天，鼓励患者自行用患侧手洗脸、刷牙、进食，用患侧手摸到对侧肩部或同侧耳朵。术后 1～2 周，待皮瓣基本愈合后，开始活动肩关节，以肩部为中心，前后摆臂。术后 10 天，皮瓣黏附较牢固后开始全范围的肩关节活动，抬高患侧上肢，手指爬墙运动（直至患侧手指能高举过头），梳理头发。以患侧手能越过头顶摸到对侧耳朵为功能锻炼的理想目标。注意术后 7 天内不上举、10 天内不外展肩关节，避免患侧肢体支撑身体。

⑦心理护理：指导患者改善自我形象的方法，缓解患者的焦虑情绪。

7. 健康教育

（1）康复指导：出院后坚持患侧上肢的功能锻炼，避免患肢搬动、提举重物。

（2）用药指导：鼓励患者坚持放疗、化疗，定期检查血常规和肝肾功能。抗雌激素制剂三苯氧胺可抑制肿瘤细胞生长，应至少服用 3 年，不良反应有潮热、恶心、呕吐、静脉血栓形成、阴道干燥或分泌物增多等。

（3）义乳或乳房重建术：出院时佩戴无重量的义乳，有重量的义乳在治愈后佩戴。义乳宜与健侧乳房大小相似，注意清洁。乳房根治术后 3 个月可行乳房重建术，但有肿瘤转移或乳腺炎者严禁植入假体。

（4）避孕指导：术后 5 年内应避免妊娠，减少乳腺癌复发。

（5）自我检查指导：自我检查是最重要的出院指导，最好在月经后的 7～10 天进行。绝经者选择每个月固定的 1 天检查。洗澡时站立位对着镜子观察，从乳房外上象限开始检查，依次为外上、外下、内下、内上象限，然后检查乳头、乳晕，最后检查腋窝。40 岁以上女性或乳腺癌术后应每年定期行钼靶 X 线检查。

第十八节　胸部损伤

一、解剖生理概要

1. **解剖**　胸部的骨性胸廓支撑保护胸内脏器，参与呼吸功能，由胸壁、胸膜及胸腔内脏器组成。胸壁由胸椎、胸骨和肋骨组成的骨性胸廓以及附着在其外面的肌群、软组织和皮肤组成。胸部的上口由胸骨上缘和第 1 肋组成，下口为膈所封闭。

胸腔分右肺间隙、左肺间隙和纵隔三部分。纵隔在胸腔中央，上为胸腔入口，下为膈肌，两侧为左、右肺间隙，前有胸骨，后抵胸椎；纵隔有食管、气管、大血管、心脏和心包。

2. **生理**　胸膜是附着于胸壁内面和覆盖于肺表面的浆膜。脏胸膜被覆在肺的表面，与肺紧密结合，伸入叶间裂内。壁胸膜贴附于胸内筋膜内面、膈上面和纵隔侧面，向上突至颈根部。胸膜腔为脏、壁胸膜在肺根处相互延续共同围成左、右各一的密闭窄隙，腔内为负压，并有少量浆液，起润滑作用。腔内保持 - 0.78 ～ - 0.98kPa（- 8 ～ - 10cmH$_2$O）的压力，吸气时负压增大，呼气时减小；稳定的负压可以维持正常的呼吸，且能防止肺萎缩。

二、肋骨骨折

1. **病因、病理**　肋骨骨折的病因有外来暴力和病理因素，是最常见的胸部损伤。

（1）肋骨骨折的特点：因第 4 ～ 7 肋骨长而薄，最易折断，故第 4 ～ 7 肋骨骨折最多见。第 1 ～ 3 肋短粗，且被锁骨保护，不易骨折。第 8 ～ 10 对假肋及第 11、12 对浮肋的弹性大，也不易骨折。

（2）连枷胸：单根或多根肋骨单处骨折时对呼吸影响不大，若刺破壁胸膜、肺组织和肋间血管可出现明显症状。相邻多根、多处肋骨骨折使局部胸壁失去完整肋骨的支撑而软化，可导致连枷胸，是最严重的肋骨骨折。患者常发生吸气时软化区胸壁内陷，呼气时外突，这种现象称为反常呼吸运动。若软化区范围较大，可致呼吸时双侧胸腔内压力不平衡，造成纵隔左右摆动，重者可出现呼吸和循环衰竭。

2. **临床表现**

（1）症状：局部疼痛，咳嗽、深呼吸或变换体位时加重。疼痛及反常呼吸可引起胸闷、气促、呼吸困难、发绀、休克等，此时呼吸情况是最重要的评估内容。

（2）体征：受伤胸壁肿胀、畸形，局部压痛明显，间接挤压疼痛加重（胸廓挤压征阳性），有助于与软组织挫伤鉴别。可产生骨摩擦音或摩擦感。骨折断端向内移位可刺破胸膜、肺组织，产生气胸、血胸或皮下气肿。多根多处肋骨骨折时，伤侧胸壁可见反常呼吸运动，导致纵隔扑动。

3. **辅助检查**　胸部 X 线和 CT 检查可见肋骨骨折断裂线、断端错位及血气胸等，但不能显示前胸肋软骨骨折。

4. **治疗要点**　处理原则为有效控制疼痛，肺部物理治疗和早期活动。

（1）闭合性单根或多根单处肋骨骨折：重点是镇痛、固定胸廓和防治并发症。可采用多头胸带或弹性胸带固定胸廓。

（2）闭合性多根多处肋骨骨折：首要措施是控制反常呼吸运动，胸壁软化区加压包扎。

①现场急救用坚硬的垫子或手掌施压于胸壁软化部位。再用包扎（小范围）、牵引（大范围）和

内固定法（骨折错位明显）固定软化胸壁。

②镇痛：通过口服镇痛镇静药、硬膜外镇痛、静脉镇痛、1%普鲁卡因封闭、肋间神经阻滞等方法，缓解疼痛。

③建立人工气道：咳嗽无力、不能有效排痰或呼吸衰竭者，尽早气管插管或气管切开。

④应用抗生素，预防感染。

（3）开放性肋骨骨折：尽早清创，行骨折内固定，应用抗生素防治感染。胸膜穿破者，行胸膜腔闭式引流术。

三、损伤性气胸

胸膜腔内积气称为气胸。多由利器或肋骨断端刺破胸膜、肺及支气管后，胸膜腔与外界沟通，外界空气进入所致。根据胸膜腔内压力情况，气胸分为闭合性气胸、开放性气胸和张力性气胸。

1. 病理病生

（1）闭合性气胸：胸膜腔内压低于大气压。空气通过胸壁或肺的伤口进入胸膜腔后，伤口立即闭合，患侧肺组织部分受压。

（2）开放性气胸：胸膜腔内压几乎等于大气压。胸壁存在开放性伤口，患侧胸膜腔与大气直接相通，空气自由进入胸膜腔，胸膜腔内负压消失，肺组织萎陷。由于呼吸时两侧胸膜腔的压力发生变化，可出现吸气时纵隔向健侧移位，呼气时又移回患侧，导致纵隔位置随呼吸而左右摆动，称为纵隔扑动。

（3）张力性气胸：胸膜腔内压高于大气压。较大的肺泡或支气管破裂、肺裂伤等形成的裂口所产生的单向活瓣与胸膜腔相通，吸气时开启，呼气时关闭，使胸膜腔内积气不断增加、患侧胸膜腔内压力进行性增高，患侧肺严重萎陷，从而使呼吸和循环功能发生严重障碍。同时也会造成皮下气肿等。

2. 临床表现

（1）闭合性气胸：根据胸膜腔内积气的量与速度，小量气胸（肺萎陷30%以下）患者可无症状；中量、大量气胸（肺萎陷超过30%）患者有明显呼吸困难。体检可发现患侧胸廓饱满，气管向健侧移位，语颤减弱，叩诊呈鼓音，听诊呼吸音减弱或消失。

（2）开放性气胸：患者可出现明显的呼吸困难、口唇发绀、颈静脉怒张、鼻翼扇动等表现，严重者休克。外界空气自由进出胸膜腔，呼吸时可闻及吸吮样的声音，称为胸部吸吮伤口。气管、心脏向健侧移位，患侧胸壁叩诊呈鼓音，听诊呼吸音减弱或消失。

（3）张力性气胸：是可迅速致死的危急重症。患者有严重或极度的呼吸困难，大汗淋漓、发绀、烦躁不安、意识障碍，严重者出现休克或窒息。气管明显移向健侧，颈静脉怒张，皮下气肿明显，患侧胸部饱满，肋间隙增宽，叩诊呈高度鼓音，听诊呼吸音消失。

3. 辅助检查

（1）闭合性气胸：胸部X线检查可显示不同程度的肺萎陷和胸膜腔积气，有时伴有少量胸腔积液。

（2）开放性气胸：胸部X线检查示患侧肺明显萎缩，患侧胸壁大量积气，气管、心脏及纵隔明显移位。

（3）张力性气胸：胸部X线检查示胸膜腔严重积气，患侧肺完全萎缩，伴有纵隔和皮下气肿。胸膜腔穿刺有高压气体外推针筒活塞，气管和心脏向健侧移位。

4. 治疗要点

（1）对症治疗：卧床休息，适当吸氧。根据患者病情给予镇静、镇痛、镇咳、扩张支气管等处理。

（2）损伤性气胸治疗要点

①闭合性气胸：小量气胸者不需要特殊处理，积气一般可在1～2周自行吸收。大量气胸者需行

胸膜腔穿刺或胸腔闭式引流术。

②开放性气胸：应立即将开放性气胸转变为闭合性气胸，可用无菌敷料或清洁器材等在患者呼气末封盖伤口。

③张力性气胸：应立即行胸腔穿刺排气。进一步处理包括胸腔闭式引流，应用抗生素预防感染，对症处理等。

四、损伤性血胸

胸膜腔内积血称为血胸。血胸与气胸同时存在，称为血气胸。

1. **病因、病理**　胸膜腔积血多来源于心脏、胸内大血管及其分支、肺组织和胸壁、膈肌等出血。肺裂伤出血多能自行停止；肋间血管、胸廓内血管或动脉出血不易自行停止；心脏和大血管受损出血易造成循环衰竭。血胸的发生可引起循环功能障碍，压迫肺组织，使呼吸面积减少。纵隔因血胸偏移，可导致健侧肺受压，静脉回流受阻。

2. **临床表现**　与出血速度、出血量及个人体质有关。

（1）少量血胸（成人在 500ml 以下）可无明显症状。

（2）中量（500～1000ml）和大量（1000ml 以上）血胸，尤其是急性出血时，患者可出现面色苍白、脉搏细速、血压下降等低血容量性休克的表现，同时可出现呼吸急促、肋间隙饱满等胸腔积液的表现。当血胸合并感染时，患者可有高热、寒战、出汗和疲乏等表现。

（3）进行性血胸：持续脉搏加快，血压下降或补充血容量后仍不稳定。胸腔闭式引流血量≥200ml/h，持续 3 小时。血红蛋白量、红细胞计数、血细胞比容进行性降低。

（4）感染性血胸：全身感染表现，常有畏寒、高热等。1ml 胸腔积液中加入 5ml 蒸馏水出现浑浊。白细胞计数增加。细菌培养发现致病菌。

（5）凝固性血胸：当胸腔内迅速积聚大量血液，超过肺、心包和膈肌运动所起的去纤维蛋白作用时，胸腔内积血发生凝固，形成凝固性血胸。

3. **辅助检查**

（1）血常规：白细胞计数升高。

（2）胸部 X 线检查：小量血胸肋膈角消失，大量血胸可见胸膜腔有大片积液阴影，纵隔可向健侧移位。

（3）胸膜腔穿刺抽得不凝血液。

4. **治疗要点**

（1）非进行性血胸：小量血胸可自行吸收；中、大量血胸尽早行胸膜腔穿刺及胸腔闭式引流，排出积血，促进肺膨胀。

（2）进行性血胸：应及时开胸探查，止血、输液、输血。

（3）感染性血胸：改善胸腔引流，排除积血或脓液。

（4）凝固性血胸：稳定后尽早行剖胸手术清除积血和血块，也可进行纤维组织剥脱术。

五、胸部损伤的护理

1. **胸部损伤患者的护理**

（1）现场急救：开放性气胸应立即封闭伤口，张力性气胸立即进行胸膜腔穿刺排气或胸腔闭式引流。

（2）维持有效气体交换

①保持呼吸道通畅，清理分泌物或呕吐物，及时供氧。

②必要时行气管插管等辅助呼吸。

③协助患者取半坐卧位。

④遵医嘱给予化痰药物，协助患者进行雾化治疗。

（3）病情观察：随时巡视，观察患者呼吸频率、节律、幅度等，有使用呼吸机者应观察呼吸机工作是否正常。一旦出现呼吸极度困难、发绀等异常状况应立即报告医生并协助处理。

（4）减轻疼痛：告知患者不能因担心疼痛而不敢咳嗽，可用双手按压患侧胸壁，以减轻疼痛。遵医嘱给予镇痛药。转移患者注意力。

（5）预防感染

①密切观察患者体温、伤口变化。

②指导患者进行有效咳嗽、咳痰。

③遵医嘱合理使用抗生素。

④严格无菌操作，避免交叉感染。

⑤协助患者翻身、叩背、下床活动等。

⑥保持室内定期通风，温湿度适宜。

（6）胸腔穿刺抽气的护理

①穿刺部位常为患侧胸部锁骨中线第 2 肋间。

②选用 50ml 或 100ml 注射器。

③注意抽气时注射器应与针头柄的胶管相连，防止空气进入；一次抽气量以不超过 1000ml 为宜，每天或隔天一次。

2．胸膜腔闭式引流患者的护理

（1）原理及目的：根据胸膜腔生理性负压机制设计。其目的是引流胸膜腔内积液、积血及积气；重建胸膜腔内负压，促进肺复张；维持纵隔的正常位置；防止感染。

（2）置管种类、位置：引流气体应选择管径为 1cm 的塑料管，放置在患侧锁骨中线第 2 肋间或腋前线第 4、5 肋间处，引流管侧孔深入胸腔内 2 ～ 3cm。引流液体应选择管径 1.5 ～ 2cm 的橡皮管，放置在患侧腋中线与腋后线之间第 6 ～ 8 肋间。脓液引流应放置于脓液积聚的最低位置。

（3）装置：见图 3-3。

图3-3　胸膜腔闭式引流装置及体位

①单瓶水封闭式引流：广口无菌引流瓶容量 2000 ～ 3000ml，盛 500ml 无菌生理盐水，水封瓶橡

胶塞上的长玻璃管为引流通路，应插入液面下 3～4cm，保证外界气体进入胸腔需要克服 3～4cmH$_2$O 的压力，从而维持引流装置密闭。短玻璃管为空气通路，应远离液面 5cm 以上，保持与外界空气相通。引流橡皮管两端分别连接长玻璃管与患者身上的胸腔闭式引流管，接通后可见长玻璃管内水柱上升至液面上 8～10cm，即胸膜腔内负压为 8～10cmH$_2$O，并随呼吸上下移动，这是观察闭式胸膜腔引流是否通畅的最简单方法。

②双瓶水封闭式引流：在水封瓶的前端增加一个集液瓶。集液瓶插入的两根短管分别与患者的胸腔引流管及水封瓶的长管相连。

③三瓶水封闭式引流：在双瓶的基础上增加一个负压调压瓶，位于水封瓶后端，调节瓶橡皮塞上安装的两根短管分别接水封瓶和负压吸引，长管下端插入液面下 10～20cm，上端与大气相通。调节插入液面深度可调节抽吸的负压，压力调节管不断有气泡逸出，说明其调节压力的作用有效。

（4）保持管道密闭

①正确安装引流装置，保证衔接处密封良好。

②更换引流瓶或患者移动时，应先用止血钳夹闭引流管。

③在引流管周围用油纱布包盖皮肤。

④若引流管脱出胸腔，应立即用手捏住伤口周围皮肤，再用凡士林纱布封闭；若引流管连接处脱落，应立即用双钳夹闭并更换引流装置。

（5）保持引流通畅

①观察是否有气体或液体排出，引流瓶长管中的水柱是否随呼吸上下波动。

②保证水封瓶直立，低于胸部。

③患者宜取半坐卧位，鼓励其咳嗽、有效咳痰和深呼吸，促进气体和液体排出。

④定时挤捏引流管，防止阻塞、扭曲和受压，但切不可冲洗。

（6）严格无菌操作：引流瓶低于胸腔引流口 60～100cm，定时更换引流瓶及外接的引流管，保持引流口处敷料干燥、清洁，有渗液应及时更换，操作过程中时刻注意无菌原则。

（7）观察和记录：观察长玻璃管水柱波动的情况，记录引流液的颜色、性质和量。水柱波动范围超过 4～6cm，提示可能存在肺不张，无波动提示肺膨胀良好或引流不通。每天引流量不应超过 500ml，若有大量气泡、血性液体或引流量过少，提示引流不畅，应立即报告医生并协助处理。

（8）拔管护理

①拔管指征：置管 48～72 小时后，无气体逸出且引流液颜色变浅，24 小时液量＜50ml 或脓液＜10ml，X 线检查肺膨胀良好，患者无呼吸困难。

②拔管方法：拔管时嘱患者深吸气后屏气，拔管后并立即用凡士林纱布和厚敷料封闭伤口并包扎固定。

③拔管观察：拔管后 24 小时内注意观察患者有无胸闷、呼吸困难、渗液、出血和皮下气肿等。

3．健康教育

（1）向患者讲明气胸的病因、诱因及自救措施。指导患者注意避免抬举重物、剧烈咳嗽、屏气、用力排便等动作，禁止乘坐飞机，须肺完全复张 1 周后方可乘坐。多吃水果、蔬菜等富含粗纤维的食物，防治便秘。

（2）指导患者学会有效咳嗽、咳痰及深呼吸运动。

（3）指导患者适量活动，不宜参加剧烈的运动，运动时间宜在气胸治愈 1 个月后。

（4）出院后短期内尽量不去人多的公共场所，预防感染。

（5）定期复诊。

第十九节　脓　胸

胸膜腔内积存有脓液称为脓胸。根据致病菌不同分为化脓性脓胸、结核性脓胸及特异病原性脓胸；根据病变范围分为全脓胸和局限性脓胸；根据病理发展过程分为急性脓胸和慢性脓胸。脓胸可发生于任何年龄，以幼儿及年老体弱者多见。

一、急性脓胸

1. 病因　多为继发性感染，最主要的原发病灶是肺部感染，常见的致病菌为金黄色葡萄球菌，其他如肺炎双球菌、链球菌、大肠埃希菌、真菌、结核杆菌和厌氧菌等。

致病菌侵入胸膜腔并引起感染的途径

（1）直接侵入：化脓病灶侵入或破入胸膜腔，如肺脓肿或邻近组织的脓肿破裂。

（2）间接感染：外伤、异物存留、手术污染或血肿引起继发感染。

（3）淋巴途径：如膈下脓肿、肝脓肿、纵隔脓肿、化脓性心包炎等，通过淋巴管侵犯胸膜腔。

（4）血源性播散：在败血症、脓毒血症时，致病菌经血液循环进入胸膜腔。

2. 病理生理

（1）浆液性渗出期：感染侵犯胸膜后，引起大量炎性胸水渗出。早期渗出液稀薄，含有白细胞和纤维蛋白，呈浆液性。若排尽脓液，肺能完全膨胀。

（2）脓性渗出期：随着病程进展，脓细胞及纤维蛋白增多，渗出液逐渐由浆液性转为脓性，纤维蛋白沉积于脏、壁胸膜表面。病变局限者为局限性脓胸；病变广泛，脓液布满全胸膜时为全脓胸。

（3）脓腔形成期：初期纤维素膜附着不牢固，易脱落，随着纤维素层的不断加厚，韧性增强而易粘连，使脓液局限，形成局限性或包裹性脓胸。脓液被分割为多个脓腔时称多房脓胸；若伴有气管、食管瘘，脓腔内有气体，出现液平面，形成脓气胸。脓胸穿破胸壁，成为自溃性脓胸或外穿性脓胸。

3. 临床表现

（1）症状：常有高热、脉速、食欲缺乏等，胸痛、咳嗽、咳痰及全身不适，积脓较多时，患者感觉胸闷、呼吸急促等，严重者可伴有发绀和休克。

（2）体征：患侧呼吸运动减弱，肋间隙饱满，叩诊呈浊音，纵隔向健侧移位，呼吸音减弱或消失。脓气胸者上胸部叩诊呈鼓音，下胸部叩诊呈浊音。

4. 辅助检查

（1）影像学：X线检查可见患侧胸腔呈均匀一致的密度增高影、CT有助于判断脓腔大小、部位。超声检查可确定胸腔积液部位及范围，有助于脓胸穿刺定位。

（2）胸腔穿刺：抽出脓液可确立诊断。

5. 治疗要点　急性脓胸的治疗原则是控制感染，积极排尽胸膜腔积脓，尽快促使肺膨胀及支持治疗。

（1）支持疗法：给予高维生素、高蛋白饮食。纠正贫血及水、电解质的平衡。

（2）控制感染：根据致病菌对药物的敏感性，合理、有效使用抗生素。

（3）排除脓腔积脓及促使肺复张：是治疗急性脓胸的关键。常用方法包括：行胸腔穿刺、胸腔闭式引流、脓胸廓清除术。

二、慢性脓胸

一般急性脓胸的病程超过 3 个月，即进入慢性脓胸期。

1. 病因

（1）急性脓胸引流不及时，引流部位不当，或过早拔出引流管，脓液未能排尽。

（2）异物存留于胸膜腔内。

（3）伴有支气管胸膜瘘或食管瘘。

（4）出现结核、真菌及寄生虫等感染。

（5）邻近组织有慢性感染，如肋骨骨髓炎、膈下脓肿、肝脓肿等。

2. 病理生理　在急性脓胸的基础上发展而来，毛细血管及炎性细胞形成肉芽组织，纤维蛋白沉着机化并在脏、壁胸膜上形成韧厚致密的纤维板，构成脓腔壁。纤维板日益增厚，机化形成瘢痕而固定紧束肺组织，牵拉胸廓使之内陷，纵隔向患侧移位，并限制胸廓的活动，降低呼吸功能。由于壁胸膜变厚，使肋间肌萎缩、肋间隙变窄，可出现肋骨畸形及脊椎侧凸。

3. 临床表现　低热、食欲减退、消瘦、贫血、低蛋白血症、气促、咳嗽、咳脓痰等症状。体检见胸廓内陷，呼吸运动减弱，肋间隙变窄，气管及纵隔偏向患侧，听诊呼吸音减弱或消失，杵状指（趾）等。

4. 辅助检查

（1）X 线：见胸膜增厚，肋间隙变窄及大片密度增强模糊阴影，膈肌升高，纵隔移向患侧。

（2）胸腔穿刺：脓腔穿刺行化验检查，做细菌培养及药敏试验。

（3）脓腔造影或瘘管造影：明确脓腔范围和部位，支气管胸膜瘘者慎用或禁忌。

5. 治疗要点

（1）改善营养：去除病因，加强营养支持治疗，提高机体抵抗力。保存和恢复肺功能。

（2）脓腔引流：促进脓腔排出，为手术治疗做好准备。

（3）手术治疗：胸膜纤维板剥脱术；胸廓成形术；胸膜肺切除术。

三、脓胸的护理

1. 术前护理

（1）加强营养：进食高蛋白、高热量及富含维生素的食物。对贫血和低蛋白血症者，可少量多次输入新鲜血或血浆。

（2）皮肤护理：协助患者翻身，保持衣被平整干净，按摩背部及骶尾部皮肤，预防压疮。

（3）减轻疼痛：指导患者作腹式深呼吸，减少胸廓运动、减轻疼痛；必要时给予镇静、镇痛处理。

（4）降低体温：高热者给予物理降温，鼓励患者多饮水，必要时应用药物降温。

（5）改善呼吸功能

①体位：半坐卧位利于呼吸和引流。有支气管胸膜瘘者取患侧卧位，以免脓液流向健侧或发生窒息。

②保持呼吸道通畅：协助患者排痰，行体位引流等，使用化痰剂促进排痰。合理给氧。

③协助医师进行治疗：急性脓胸者为控制感染及改善呼吸，应尽早行胸腔穿刺抽脓，每天或隔天 1 次。抽脓后，胸腔内注射抗生素。脓液多时，可分次抽吸，每次抽脓量不宜超过 1000ml。脓液黏稠、抽吸困难、经治疗脓液不见减少，或伴有支气管胸膜瘘者应行胸腔闭式引流。已行胸腔闭式引流者，若引流情况较差，可改为胸腔插管开放引流。待脓腔容积少于 10ml 时，可拔出引流管，瘘管自然愈合。

2. 术后护理

（1）病情观察：监测患者生命体征，注意观察患者的呼吸状况、引流液的性状和量，出现异常及时通知医师。

（2）维持有效呼吸

①控制反常呼吸：行胸廓成形术后患者应取术侧向下卧位，加压包扎，松紧适宜，根据肋骨切除范围，在胸廓下垫一硬枕或用 1 ～ 3kg 沙袋压迫，控制反常呼吸。

②呼吸功能训练：鼓励患者有效地咳嗽、排痰、吹气球等，促使肺充分膨胀，增加通气容量。

（3）保持引流管通畅：急性脓胸患者若能及时彻底排除脓液，一般可治愈。护理慢性脓胸患者时，引流管不能过细，引流位置适当，以免影响脓液排出。若脓腔明显缩小，脓液不多，可将闭式引流改为开放式引流，注意保持局部清洁，及时更换敷料，妥善固定，防止滑脱。引流口周围皮肤涂氧化锌软膏，防止发生皮炎。行胸膜纤维板剥脱术患者术后易发生大量渗血，若患者血压下降、脉搏增快、尿量减少、烦躁不安且呈贫血貌或胸腔闭式引流术后 2 ～ 3 小时引流量大于 100 ～ 200ml/h 且呈鲜红色时，立即报告医师，遵医嘱快速输新鲜血，给予止血药，必要时再次开胸止血。

（4）康复训练：患者应采取直立姿势，练习头部前后左右回转运动、上半身的前屈运动及左右弯曲运动。自术后第 1 天起即开始上肢运动，可能恢复到术前的活动水平。

第二十节　肺癌外科治疗

1. 病因　肺癌的病因尚未完全明确，吸烟是最重要的危险因素。其他危险因素包括职业因素（长期接触石棉、砷、煤烟、焦油和石油等）、空气污染、电离辐射、饮食与营养、某些慢性肺部疾病等。

2. 分类及病理

（1）按解剖学部位分类：中央型肺癌多为鳞癌和小细胞癌；周围型肺癌多为腺癌。分布以右肺多于左肺，上叶多于下叶。

（2）按组织学分类

①鳞癌最常见，以中央型肺癌为主，多见于老年男性，与吸烟关系最密切。

②腺癌女性多见，以周围型肺癌为主，对化疗、放疗敏感性较差。

③大细胞癌恶性程度较高。

④小细胞癌 40 岁左右吸烟男性多见，恶性程度最高。

（3）转移途径：有直接扩散、淋巴转移及血行转移 3 种转移方式。淋巴转移最常见，常转移至同侧颈部、右锁骨上淋巴结。晚期可发生血行转移，累及骨、脑、肝等。

3. 临床表现

（1）原发肿瘤症状：咳嗽、血痰、咯血、喘鸣、低热、体重减轻、食欲减退等。其中咳嗽是出现最早的症状，多为刺激性咳嗽，痰中带血。

（2）肿瘤压迫症状：胸痛、吞咽困难、声音嘶哑、腔静脉压迫综合征、Horner 综合征等。

（3）远处转移症状：头痛、颅内压增高、骨痛、病理性骨折、肝区疼痛、肝大、黄疸、淋巴结肿大等。

（4）副癌综合征：骨关节痛，杵状指，库欣综合征，男性乳房发育，重症肌无力，多发性肌肉神经痛，钙、磷代谢紊乱。

4. 辅助检查　影像学检查是最基本、最主要、应用最广泛的检查方法。痰脱落细胞检查是简易有效的普查和早期诊断方法。纤维支气管镜检查是诊断肺癌最可靠的手段。

5. **治疗要点**　非小细胞癌（鳞癌、腺癌、大细胞癌）采取以手术治疗为主，辅以化学治疗和放射治疗的综合治疗。小细胞癌主要进行化学治疗和放射治疗。

（1）手术治疗：是肺癌最重要和最有效的治疗手段。

（2）放射治疗：小细胞癌最敏感，其次为鳞癌，腺癌最低。

（3）化学治疗：小细胞癌疗效较好，采用联合、间歇、短程用药。

（4）其他：靶向治疗、免疫治疗及中医中药治疗。

6. **术前护理**　术前戒烟 2 周。加强营养，注意口腔卫生，合并慢性支气管炎、肺内感染、肺气肿者遵医嘱应用抗生素。指导患者练习腹式深呼吸及有效咳嗽，预防肺部并发症的发生。介绍术后放置胸膜腔引流管的意义及注意事项。

7. **术后护理**

（1）体位护理：麻醉未清醒时取平卧位，头偏向一侧。麻醉清醒、血压稳定后改为半坐卧位。肺段切除术或楔形切除术者，采用健侧卧位，促进患侧肺扩张。一侧肺叶切除者，采取健侧卧位，但呼吸功能较差者，宜选平卧位，避免健侧肺受压而影响通气。一侧全肺切除术者，避免过度侧卧，采取 1/4 侧卧位，防止纵隔移位和压迫健侧肺。血痰或支气管瘘管者，取患侧卧位。注意定时变换体位，避免头低足高位。

（2）休息活动护理：尽早下床活动，预防肺不张，改善呼吸循环功能。但术后 3 天内（年老体弱、心脑血管疾病者术后 7 天内）应在床上排泄，避免体位性低血压。加强手臂和肩关节运动，预防术侧肩关节强直、胸壁肌肉粘连及失用性萎缩。全肺切除术后取直立的功能位。

（3）病情观察：术后 2 ～ 3 小时每 15 分钟测量 1 次生命体征，心率和血压平稳后改为 0.5 ～ 1 小时测量 1 次。定时观察呼吸情况并呼唤患者，注意有无呼吸窘迫的现象。24 小时内最常见的并发症为出血，出现异常应立即报告医生。

（4）保持呼吸道通畅：指导患者深呼吸，有效咳嗽，并协助其翻身、叩背，必要时进行吸痰。常规给予鼻导管吸氧 2 ～ 4L/min。痰液黏稠者，可用糜蛋白酶、地塞米松等药物行超声雾化。咳痰无力者，必要时吸痰。

（5）营养与输液：严格掌握输液总量和速度，以免发生肺水肿。全肺切除术后，限制钠盐摄入量，24 小时补液量＜ 2000ml，速度以 20 ～ 30 滴 / 分为宜。患者意识恢复且无恶心症状，拔除气管插管后即可饮水。肠蠕动恢复后，开始给予清淡流质或半流质饮食，逐渐过渡到高蛋白、高热量、高维生素、易消化的普食。左肺切除术后，因胃体升高易致胃扩张，术后应禁食 1 ～ 2 天。

（6）减轻疼痛：避免加重疼痛的因素，咳嗽时协助固定胸廓，适当给予镇痛药。

（7）维持胸腔引流通畅：按胸腔闭式引流常规进行护理。若引流血性液体每小时 100 ～ 200ml，色鲜红，伴有低血容量的表现，怀疑有活动性出血，应立即通知医生处理。术后 3 ～ 14 天持续引出大量气体应警惕支气管胸膜瘘，立即报告医师，取患侧卧位，使用抗生素，必要时做好开胸修补准备。

（8）复查指导：定期门诊复查，出现伤口疼痛、剧烈咳嗽及咯血等症状，应尽快就诊。

8. **纤维支气管镜检查的护理**

（1）术前 4 小时禁食，防止误吸。术前半小时肌内注射阿托品，以减少呼吸道分泌，并给予地西泮镇静。

（2）术中取仰卧位，肩部略垫高。密切观察生命体征和反应。

（3）术后 2 小时内禁食、禁水。待麻醉作用消失后可小口饮水，无呛咳再进少量温凉流质或半流质食物。术后数小时内避免吸烟、谈话和咳嗽。有少量咯血及痰中带血不必担心，轻轻咳出即可。

第二十一节　食管癌

一、解剖生理概要

食管是连接咽和胃的细长肌性管道，功能是把食物和唾液等运送到胃内。成年人食管长约25cm，切牙距食管起点约15cm。食管有3处生理狭窄：第1处在食管入口处，第2处在食管与左主支气管交叉处，第3处在食管穿过膈肌的裂孔处。这3处狭窄是食管异物滞留及食管癌的多发处。食管壁由黏膜、黏膜下层和肌层组成，没有浆膜层，故食管癌等病变易扩散至纵隔。

二、食管癌

1. 病因

（1）吸烟与重度饮酒是重要原因。

（2）亚硝胺及真菌。

（3）遗传因素。

（4）营养不良及微量元素缺乏。

（5）不良饮食习惯，食物过烫或过硬，进食过快。

（6）食管炎症及黏膜损伤等。

2. 病理　食管癌以鳞癌为主，好发于胸中段食管，下段次之，上段较少。按病理形态可分为髓质型、蕈伞型、溃疡型、缩窄型，以髓质型最常见。可通过直接扩散、淋巴、血行3条途径转移，其中淋巴转移最主要，血行转移较晚。

3. 临床表现　40岁以上好发，男性多于女性。

（1）早期：症状不明显，最典型的早期表现为吞咽粗硬食物时偶有不适感，如哽噎感、胸骨后烧灼样、针刺样或牵拉摩擦样疼痛。

（2）中晚期：典型症状为进行性吞咽困难。患者逐渐消瘦、脱水、无力。晚期有恶病质，侵袭邻近器官或远处转移时，出现相应症状，如声音嘶哑、胸痛、呛咳等。癌肿侵入气管，形成食管气管瘘；癌肿穿透大血管可出现致死性大呕血。

4. 辅助检查

（1）脱落细胞学检查：为我国首创，适用于普查。

（2）食管吞钡造影：出现皱襞粗糙或中断，充盈缺损、管腔狭窄等。

（3）纤维食管镜检查：合并病理学检查，有确诊价值。

（4）CT：能显示食管癌侵犯的范围及淋巴结转移情况。

5. 治疗要点　以手术治疗为主，辅以放射治疗、化学治疗等综合疗法。手术是治疗食管癌的首选方法。手术切除范围为癌肿及上下各5～8cm以上的食管及所属区域淋巴结。切除后常用胃、结肠、空肠重建食管，以胃为常用。对晚期食管癌或不能根治者，可行姑息性减压手术。放射疗法可用于术前或术后，或单独用于颈段、胸上段癌或晚期癌的治疗。化学疗法主要用于辅助治疗及缓解晚期病情进展。

6. 护理措施

（1）手术前护理

①心理护理：交代手术、其他治疗与护理的大致过程、配合与注意事项，缓解患者焦虑与恐惧情绪，必要时使用镇静、镇痛药。

②饮食护理：给予高热量、高蛋白、高维生素、清淡无刺激的流质或半流质饮食，必要时提供肠内、肠外营养。

③消化道准备：术前3天流质饮食，术前1天禁食。出现梗阻和炎症者，术前1周口服抗生素，如新霉素或甲硝唑。拟行结肠代食管手术者，术前3～5天口服肠道不吸收的抗生素，如甲硝唑、庆大霉素或新霉素等。术前2天进食无渣流质，进食后有滞留或反流者，术前1天晚用抗生素生理盐水冲洗食管，以减轻充血水肿，减少术中污染，预防吻合口瘘。术前晚行清洁灌肠或全肠道灌洗后禁饮禁食。手术日晨留置胃管，梗阻部位不可强行插入。

④呼吸道准备：术前2周严格戒烟，训练有效咳嗽和腹式深呼吸。

（2）手术后护理

①病情观察：术后2～3小时，严密监测生命体征的变化，待平稳后改为每30分钟至1小时测量1次。

②饮食护理：是术后护理的重点。术后应严格禁饮、禁食3～4天。待肛门排气、引流量减少后，拔除胃管。拔管24小时后先试饮少量水，术后5～6天可给全清流质饮食。术后3周可进普食，避免进食生、硬、冷食物，并少食多餐。饭后2小时内勿平卧，以免食物反流。反流严重者，睡眠时半卧位，并服用减少胃酸分泌的药物。

③呼吸道护理：清醒后应半卧位，减轻伤口缝合处张力，也便于观察呼吸型态、频率和节律。鼓励患者深呼吸、吹气球，促进肺膨胀。协助患者咳痰，必要时吸痰，保持气道通畅。

④胃肠减压护理：持续胃肠减压3～4天，观察并记录引流液的量、性状及颜色。经常挤压胃管，避免管腔堵塞。胃管不通畅时，给予少量生理盐水冲管并及时回抽，避免胃扩张增加而并发吻合口瘘。胃管脱出后立即通知医生，不应再盲目插入，以免戳穿吻合口。

⑤食管重建术后护理：保持减压管通畅，注意观察腹部体征，有无术后并发症。加强口腔卫生，粪便气味因结肠逆蠕动所致，半年后可逐渐缓解。

⑥胃造口术后护理：妥善固定，防止脱出、阻塞，保护局部皮肤。灌食初期胃造口管可每天更换1次，及时更换渗湿敷料，造口周围涂氧化锌软膏或置凡士林纱布保护皮肤。

⑦并发症的预防和护理

a. 吻合口瘘：是术后最严重的并发症，多发生在术后5～10天，表现为呼吸困难、胸腔积液和全身中毒症状。一旦发生应立即通知医生并嘱患者禁食，行胸腔闭式引流，应用抗生素并加强营养支持，严密观察生命体征，必要时做好术前准备。

b. 乳糜胸：为损伤胸导管所致，多发生在术后2～10天。乳糜液积聚在胸腔内，压迫肺及纵隔向健侧移位，出现胸闷、气急、心悸，甚至血压下降。应给予胸腔闭式引流，持续负压吸引，肠外营养支持。治疗无效时行胸导管结扎术。

第二十二节　心脏疾病

一、概　述

1. **解剖生理**　心脏是血液循环的射血器官，具有泵的功能。似倒置的圆锥体，有4个腔：左心房、右心房、左心室和右心室。心脏是血液循环的动力装置，它将来自静脉系统未氧合的血液经右心室泵入肺，再流回左心房，形成肺循环；并将已氧合的血液经左心室泵入全身组织器官（包括心肌），最终返回右心房，形成体循环，从而供应全身组织代谢所需的氧和营养素，以保证人体新陈代谢的正常进行，维持生命活动和血压。

（1）右心的入、出口及瓣膜：右心房、右心室之间由三尖瓣相通，当右心室收缩时，三尖瓣的瓣膜关闭，防止血液反流至右心房。右心室的出口称肺动脉口，与肺动脉干之间由肺动脉瓣相通。

（2）左心的入、出口及瓣膜：左心房、左心室之间由二尖瓣相通，当左心室收缩时，二尖瓣的瓣膜关闭，防止血液反流至左心房。左心室的出口位于左房室口的右前方，称主动脉口，与主动脉之间由主动脉瓣相通。主动脉瓣与肺动脉瓣的结构相同，防止血液反流至心室。

（3）心壁：由内向外可分为心内膜、心肌层和心外膜 3 层。心外膜与心包壁层形成心包腔，心包腔内液体有 15 ～ 50ml，可起到润滑的生理作用。

（4）心的血管：心脏自身的血液供应主要来自于冠状动脉，有左、右冠状动脉两支。

（5）心传导系：包括窦房结、结间束、房室结、房室束（希氏束）、左右束支和 Purkinje 纤维网。窦房结是心的正常起搏点，位于上腔静脉与右心房交界处的心外膜下。

2. 心脏疾病的特殊检查方法

（1）心导管检查术：目的是明确诊断心脏和大血管病变的部位与性质、病变是否引起了血流动力学改变及其程度，为采用介入性治疗或外科手术提供依据。可以发现心内畸形；测量心血管各部位的压力；在各部位采血标本测量氧饱和度，明确异常分流；做心血管造影、描记心内心电图、计算心排出量等。方法：局麻后自股静脉、上肢贵要静脉或锁骨下静脉（右心导管术）或股动脉（左心导管术）插入导管到达相应部位。连续测量并记录压力，必要时采血行血气分析。

（2）心导管造影术：可检查心脏和大血管的形态及缺损。根据不同的检查目的，选择左心室、右心室、肺动脉、升主动脉及其分支进行造影。方法：将造影剂经心导管注入心脏或血管内，快速 X 线摄片或录像。

（3）冠状动脉造影术：可以提供冠状动脉病变的部位、性质、范围、侧支循环状况等的准确资料，有助于选择最佳治疗方案，是诊断冠心病最可靠的方法。方法：用特形的心导管经股动脉、肱动脉或桡动脉送到主动脉根部，分别插入左、右冠状动脉口，注入造影剂使冠状动脉及其主要分支显影。

（4）各项心内检查，尤其是冠状动脉造影术，均可能引起各种并发症，甚至死亡，故做好术前、后的护理措施十分重要，主要包括：

①操作前备好心肺复苏术及各种抢救所需要的药品、物品与器械。

②目前常用碘造影剂，过敏反应为常见的不良反应，重者可出现过敏性休克和惊厥，故用前应进行过敏试验。

③术中严密观察病情，极少数患者注入造影剂后出现皮疹、寒战，地塞米松可缓解，因此应警惕因造影剂过敏而发生过敏性休克。

④术后用沙袋压迫穿刺部位并妥善固定，以防出血。观察局部渗血情况，出现异常时及时报告医师。

⑤术后常规静脉滴注抗生素，预防心内膜感染。

⑥术后卧床时间：右心检查后 6 ～ 12 小时；左心检查后 12 ～ 24 小时。

二、冠状动脉粥样硬化性心脏病

1. **病因**　主要危险因素包括年龄（＞ 40 岁）、血脂异常、高血压、吸烟、糖尿病或糖耐量异常、肥胖、家族遗传。其他危险因素还包括 A 型性格、口服避孕药、性别、缺少体力活动、饮食不当等。

2. **病理病生**　冠状动脉血流量是影响心肌供氧最主要的因素。当冠状动脉粥样硬化使管腔狭窄时，冠状动脉血流量减少，心肌供氧和需氧失去平衡，此时心肌需氧量增加，但冠状动脉供血量不能相应增加，临床上呈现心肌缺血的症状。长时间心肌缺血可导致心肌细胞坏死。

3. 临床表现

（1）稳定型心绞痛：在胸骨体上、中段之后及心前区，出现手掌大小的发作性胸痛和胸部不适。多至左肩，沿左臂尺侧达无名指和小指，向上可达颈、咽部和下颌部。休息及口服硝酸甘油可缓解，一般持续 3～5 分钟。

（2）急性心肌梗死：最早出现和最突出的症状是心前区剧烈疼痛，其部位和性质与心绞痛相同，但诱因不明显，常发生于安静时，程度更加剧烈，持续时间 10～20 分钟以上，经休息和含服硝酸甘油不能完全缓解。常伴有大汗、呼吸困难、恐惧和濒死感。有时伴发热、恶心、呕吐、上腹胀，重者可有呃逆。亦可出现心律失常、心源性休克、急性心衰等。

4. 辅助检查

（1）冠状动脉造影术：是临床诊断冠心病的"黄金标准"，有助于选择最佳治疗方案及判断预后。

（2）超声心动图：可提供冠状动脉、心肌、心腔结构及血管、心脏的血流动力学检查结果。

5. 治疗要点
手术治疗可以改善心肌供血、供氧，缓解心绞痛及心肌梗死等症状。常用的术式为冠状动脉旁路移植术。

6. 护理措施

（1）术前护理

①术前用药护理：术前 3～5 天停用抗凝剂、利尿药、洋地黄、奎尼丁等药物，以防术中出血不止、洋地黄毒性反应等。

②活动与休息：指导患者深呼吸、有效咳嗽、床上功能锻炼等，避免劳累，保证充足的睡眠时间；做好心理护理，避免情绪波动。

③合理膳食：多食高维生素、粗纤维素、低脂、低盐的食物，防止便秘发生。心功能不足者应限盐。

④给氧：间断或持续氧气吸入，以保证重要器官的氧供，预防组织缺氧。

⑤戒烟：术前戒烟 3 周，有呼吸道感染者应积极抗感染治疗。

（2）术后护理

①加强循环和呼吸功能的监测：观察生命体征、心率、心律、心电图的变化，防止出现心律失常及心肌梗死；监测呼吸功能、血氧饱和度及动脉氧分压。

②抗凝治疗的护理：术后遵医嘱使用抗凝、抗血小板聚集药物，避免形成吻合口血栓。观察用药后反应、皮肤状况及凝血酶原时间，出现异常及时通知医师。

③取静脉的手术肢体的护理：术后局部加压包扎，观察足背动脉搏动情况及末梢循环状况，注意保暖。

④术后功能锻炼：术后 2 小时手术肢体可以进行下肢、脚掌和趾的被动功能锻炼；坐位时注意抬高患肢，避免足下垂；术后根据患者病情鼓励下床运动，勿站立过久；根据患者耐受程度，逐渐进行肌肉被动、主动运动。

三、体外循环

1. 概述
体外循环指将回心的上、下腔静脉血和右心房静脉血引出体外，经人工心肺机进行氧合并排出 CO_2，经过调节温度和过滤后，再由人工心泵输回体内动脉继续血液循环的生命支持技术。

2. 人工心肺机的主要部件

（1）血泵（人工心）：取代心脏，具有泵血功能，驱动氧合器内的氧合血输回体内动脉，参与循环。

（2）氧合器（人工肺）：代替肺的功能，氧合静脉血，排出 CO_2。

（3）变温器：用于降低和升高血液温度。

（4）过滤器：过滤血液中的血小板、纤维素等碎屑。

（5）血液浓缩器：滤出水分和小于半透膜孔隙的可溶性中小分子物质，如蛋白质。

3. 体外循环后的病理生理变化

（1）凝血机制紊乱：主要为红细胞破坏、血红蛋白下降、溶酶激活、纤维蛋白原和血小板减少等，常引起凝血机制紊乱，造成术后大量渗血。

（2）水、电解质与酸碱平衡：酸碱失衡主要为代谢性酸中毒和呼吸性碱中毒。前者是由于组织灌注不良、代谢产物堆积所致；后者则常因过度换气所致。电解质失衡主要为低血钾，多见于术前长期服用强心、利尿药物而转流过程中尿量多者。

（3）重要器官功能减退：体外循环可对心肌细胞产生损害；长时间的低血压、低灌注量、酸中毒造成脑损伤和脑循环障碍；低灌注量和大量游离血红蛋白可影响肾脏功能，造成肾衰竭；微栓、氧自由基等毒性物质的释放、炎性反应引起的肺间质水肿、出血和肺泡萎缩等可导致呼吸功能不全，甚至呼吸功能衰竭。

4. 体外循环术后处理原则　维持血流动力学稳定，保持血容量平衡；应用呼吸机辅助呼吸，促进有效通气；及时纠正水、电解质和酸碱失衡；应用抗生素预防感染。

5. 护理措施

（1）术前护理

①改善心功能：术前多休息、少活动，保证充足的睡眠。对心悸、气喘、水肿者，内科治疗无效时应考虑手术。遵医嘱服用改善心功能药物。

②预防和控制感染：注意保暖与防寒，预防呼吸道感染。吸烟患者应戒烟 3 周以上。注意口腔、皮肤卫生，避免黏膜和皮肤破损。积极治疗感染病灶。

③加强营养支持：术前鼓励患者进食，摄入高热量、高蛋白及维生素丰富的食物，以增强机体对手术的耐受力。冠心病患者应进食低脂、低胆固醇饮食。心功能欠佳者，限制钠盐摄入。进食较少者，必要时进行静脉高营养治疗。低蛋白血症及贫血者，遵医嘱给予白蛋白、新鲜血浆、全血等。

④完善术前护理：术前完善各种检查。如备皮、血常规、尿常规、交叉配血、药物过敏试验、心电图等，测量身高、体重、计算体表面积等。

⑤特殊护理：对心导管及造影患者，应严密观察患者伤口出血情况、血压、心率、心律等情况。术后应按压穿刺部位，沙袋压迫止血。

（2）术后护理

①交接患者，安置合适体位：向手术医师以护士了解术中情况。保持管道通畅，记录引流液的量及性质。未清醒患者取平卧位，头偏一侧。加强约束，防止患者躁动挣脱各种管道。

②改善心功能，维持有效循环

a. 持续心电监护：观察血压、心率、心律、中心静脉压、血氧饱和度的变化，出现异常时通知医师。

b. 观察周围循环情况：注意保暖，观察患者皮肤颜色、体温、末梢循环及足背动脉搏动情况。

c. 补充血容量：补充液体，必要时补充新鲜血、血浆等。肝素过量可用鱼精蛋白解救。

③加强呼吸道管理，维持有效通气

a. 观察病情：观察患者的呼吸状态，有无发绀、鼻翼煽动，呼吸频率、节律的改变。监测动脉血气分析。气管导管气囊每 4～6 小时放气一次，防止呼吸道黏膜因长时间压迫、缺血而糜烂、出血。

b. 气管插管拔除前护理：妥善固定，定期吸氧。清理呼吸道，有效吸痰，保持呼吸道通畅。

c. 气管插管拔除后护理：患者完全清醒、生命体征平稳、自主呼吸恢复后可拔出。拔管后取半坐卧位，鼓励患者咳嗽，吸氧，定时协助患者翻身、拍背，指导患者进行深呼吸锻炼，注意保暖。

④维持正常体温：每 30 分钟测量体温一次，防寒保暖，做好物理降温，必要时遵医嘱行药物降温。

⑤维持水、电解质和酸碱平衡：记录 24 小时出入量。积极处理低血钾。补充 5% 碳酸氢钠以纠正代谢紊乱。

⑥心包纵隔引流管的护理：保持引流管通畅，每 2 小时挤压一次。定期局部消毒。记录引流液的性质和量。若单位时间内引流量减少，伴有中心静脉压升高、血压下降，提示引流不畅、心脏压塞，立即通知医师；若 3～4 小时内，10 岁以下的小儿血性引流量 > 50ml/h，成人 > 100ml/h，引流液呈鲜红色，有较多血凝块，伴有低血容量的表现，应考虑有活动性出血的可能。

⑦并发症的护理

a. 急性心脏压塞：保持引流通畅，记录引流液的性质和量，维持中心静脉压在正常范围内，出现异常及时通知医师。

b. 低心排综合征：监测心输出量、体循环阻力、肺循环阻力等数值，补充血容量，遵医嘱使用正性肌力药物及血管活性药物，观察用药效果。

c. 感染：严格无菌操作，合理使用抗生素，监测体温，加强营养支持，注意口腔及皮肤卫生。

d. 肾功能不全：术后留置导尿管，维持尿量 1ml/（kg·h），密切监测肾功能，每小时测 1 次尿量，每 4 小时测尿 pH 及比重，注意尿色的改变，有无血红蛋白尿等。发生血红蛋白尿，应给予高渗性利尿药或静脉滴注 4% 碳酸氢钠溶液以碱化尿液。尿量减少时及时找出原因。怀疑肾衰竭者限制水和电解质、高钾食物的摄入。若为急性肾衰竭，应考虑做透析治疗。

e. 脑功能障碍：观察患者意识状态、痛苦、肢体活动等情况。患者出现神经系统的阳性体征时，及时通知医师处理。

第二十三节　腹外疝

疝是指体内脏器或组织离开其正常解剖部位，通过先天或后天形成的薄弱点、缺损或孔隙进入另一部位，好发于腹部，以腹外疝最常见。腹外疝是由腹腔内的脏器或组织连同壁腹膜，经腹壁薄弱点或孔隙向体表突出而形成的。

1. **病因**　腹壁强度降低和腹内压力增高是腹外疝的两个主要原因。

（1）腹壁强度降低：某些组织穿过腹壁部位的自然通道；腹白线发育不全；腹部手术切口愈合不良、腹壁外伤、感染等引起腹壁缺损；老年、久病、过度肥胖导致腹肌萎缩。

（2）腹内压力增高：慢性咳嗽、长期便秘、排尿困难、腹水、妊娠、搬运重物、婴儿经常啼哭等。

2. **病理**　典型的腹外疝由疝囊、疝内容物和疝外被盖组成。

（1）疝囊：是壁腹膜经疝环向外突出的憩室样或囊袋状物，疝囊颈是疝囊比较狭窄的部分，疝环即在此部位，疝环是疝内容物突向体表的门户，是腹壁的薄弱或缺损处。

（2）疝内容物：是进入疝囊的腹内脏器或组织，以小肠最多见，其次是大网膜。

（3）疝外被盖：是覆盖在疝囊外的各层组织，多由筋膜、皮下组织和皮肤等组成。

3. **分类**　分为易复性疝、难复性疝、嵌顿性疝和绞窄性疝。

（1）易复性疝：疝内容物在患者站立、行走、腹内压增高时突出进入疝囊，平卧、休息或用手轻推即可回纳腹腔者。

（2）难复性疝：疝内容物不能或不能完全回纳腹腔内，但不引起严重症状的疝。疝内容物多为大网膜，多因疝内容物反复突出致损伤粘连、疝内容物多和滑动性疝引起。病程长、疝环大的腹外疝，因疝内容物进入疝囊时产生的下坠力量，导致盲肠、乙状结肠、膀胱等随腹膜滑入疝囊，并成为疝囊壁的一部分，即为滑动性疝。

（3）嵌顿性疝：疝环较小而腹内压突然增高时，疝内容物强行扩张囊颈而进入疝囊，因疝囊颈的弹性收缩，将内容物卡住，使其不能回纳。可有某些临床症状，如腹痛和消化道梗阻等表现，但尚未发生血运障碍。若不能及时解除嵌顿，终将发展成为绞窄性疝。

（4）绞窄性疝：嵌顿时间过久，肠管及其系膜受压程度不断加重可使动脉血流减少，甚至完全阻断，疝内容物缺血坏死，导致绞窄性疝。若处理不及时，可发生肠穿孔、腹膜炎等严重并发症。继发感染还可引起疝外被盖组织的急性蜂窝织炎，甚至脓毒症。

4. 临床表现　根据其发生部位，腹外疝可分为腹股沟疝、股疝、脐疝、切口疝、白线疝等，以腹股沟斜疝最多见。常见腹外疝的临床特点见表3-28。

表3-28　腹外疝的临床特点鉴别

	腹股沟斜疝	腹股沟直疝	股　疝	脐　疝
好发人群	儿童、青壮年男性	老年男性	40岁以上妇女	婴儿、中年以上妇女
突出途径	经腹股沟管突出，可进阴囊	由直疝三角突出，不进阴囊	经股管向股部卵圆窝突出	经脐环突出
疝块外形	椭圆或梨形，上部呈蒂柄状	半球形，基底较宽	半球形	球形
嵌顿机会	较多	极少	最易绞窄	婴儿极少，成人较易

（1）腹股沟斜疝：是腹内脏器或组织自腹股沟管深环（内环），向内、向下、向前斜行经腹股沟管，穿出腹股沟管浅环（皮下环），突向阴囊或大阴唇者。精索在疝囊后方，疝囊颈在腹壁下动脉外侧，回纳疝块后压住深环疝块不再突出。腹股沟斜疝是最多见的腹外疝，多见于男性，儿童、青少年多见。行走、咳嗽、强力劳动或排便等腹内压骤增是其主要原因，疝块呈椭圆形或梨形，上部呈蒂柄状，易发生嵌顿。腹股沟斜疝发生绞窄时，肠系膜动脉搏动消失，动脉血流减少，肠壁逐渐失去蠕动能力，疝内容物出血坏死，疝囊内液变为淡红色或暗红色（红褐色），若继发感染，囊液的性质则为脓性，表现为淡黄色。

（2）腹股沟直疝：多见于老年男性或体弱者，是腹内脏器或组织经腹壁下动脉内侧的直疝三角区突出而形成的疝，精索在疝囊前外方，疝囊颈在腹壁下动脉内侧，回纳疝块后压住深环疝块仍可突出。患者站立时，在腹股沟内侧端、耻骨结节外上方出现一半球形肿块，不伴有疼痛或其他症状；因疝囊颈宽大，平卧后肿块多能自行消失；直疝不进入阴囊，故极少发生嵌顿。

（3）股疝：腹内脏器或组织自股环、经股管向股部卵圆窝突出形成的疝，称为股疝。疝块不大，多在腹股沟韧带下方卵圆窝处有一半球形的突起。多见于40岁以上妇女，妊娠导致的腹内压增高是引起股疝的主要原因。平卧回纳内容物后，疝块可消失或不完全消失。股疝极易嵌顿主要是因为股管解剖特点，股管几乎垂直，疝块在卵圆窝处向前转折时形成一锐角，且股环本身较小，周围又多坚韧的韧带，因此股疝容易嵌顿，一旦嵌顿又可迅速发展为绞窄性疝。嵌顿后除引起局部明显疼痛外，常伴有明显的急性机械性肠梗阻症状。

（4）脐疝：疝囊通过脐环突出的疝称脐疝。婴儿脐疝多属先天性，成人一般是后天性。脐疝多属易复性，极少发生嵌顿和绞窄。有时小儿脐疝可因外伤或感染而溃破。啼哭是小儿腹压增高的常见原因，在成年人则以过于肥胖、妊娠为多。疝内容物在脐疝早期多为大网膜。

5．治疗要点

（1）腹股沟疝

①非手术治疗：1 岁以下婴幼儿可暂不手术，观察病情发展情况，腹肌强壮后疝可自行消失。年老体弱或伴有其他严重疾病而不能耐受手术者，可在回纳疝内容物后佩戴医用疝带，防止疝内容物脱出。

②手术治疗：腹股沟疝最有效的治疗方法是手术。手术方法有传统疝修补术、无张力疝修补术和经腹腔镜疝修补术 3 种。

a．传统疝修补术：婴幼儿或儿童可进行单纯的疝囊高位结扎术。成年人在疝囊高位结扎的基础上，加强或修补腹股沟管管壁。

b．无张力疝修补术：在无张力情况下，利用人工高分子修补材料进行缝合修补，具有创伤小、术后疼痛轻、康复快、复发率低等优点。

c．经腹腔镜疝修补术。

③嵌顿性疝与绞窄性疝的处理原则

a．手法复位：仅适用于嵌顿性疝时间在 3 ～ 4 小时，局部压痛不明显，无腹膜刺激征者；或年老体弱或伴有其他较严重疾病而估计肠祥尚未绞窄坏死者。复位手法应轻柔，严禁粗暴。手法复位后密切观察腹部体征变化，一旦出现腹膜炎或肠梗阻的表现，应尽早手术探查。

b．手术治疗：除上述情况，嵌顿性疝原则上应紧急手术治疗，预防疝内容物坏死，并解除肠梗阻。绞窄性疝的内容物已坏死，更须紧急手术治疗。

（2）股疝：股疝诊断明确后，应及时手术治疗。发生嵌顿性或绞窄性股疝者，更应进行紧急手术。

（3）脐疝：未闭锁的脐疝迟至 2 岁时多能自行闭锁，故小儿 2 岁前可采取非手术疗法。回纳疝块后用一大于脐环的、外包纱布的硬币或小木片抵住脐环，并用胶布或绷带加以固定，6 个月以内的婴儿疗效较好。满 2 岁后脐环直径仍大于 1.5cm 者应手术治疗，5 岁以上儿童的脐疝均应采取手术治疗。

6．护理措施

（1）术前护理

①休息活动护理：疝块较大者，应卧床休息，减少活动或活动时用疝带压住疝环口，防止发生嵌顿。

②病情观察：密切观察腹部症状，若出现明显腹痛，疝块突然增大、紧张发硬且触痛明显，不能回纳，应怀疑嵌顿性疝的发生，立即报告医生并配合紧急处理。

③消除引起腹内压增高的因素：有慢性咳嗽、长期便秘、排尿困难等腹内压增高因素者，给予对症处理，待症状控制后方可手术。术前 2 周戒烟，注意保暖。多饮水、多吃水果蔬菜等粗纤维食物，保持大便通畅。

④术前备皮、备血，术前 7 天停用抗凝药，便秘者术前 1 天晚灌肠，进入手术室前排空小便或留置尿管。年老体弱、腹壁肌肉薄弱或复发疝的患者，术前加强腹壁肌肉锻炼，练习卧床排便。

⑤嵌顿疝和绞窄性疝术前禁食、胃肠减压，做好急诊手术准备；若未发生嵌顿和绞窄，可不必放置胃管和胃肠减压。

（2）术后护理

①体位护理：术后取平卧，髋关节微屈，腘窝下垫枕，以降低腹股沟切口的张力和腹内压力，并利于切口愈合和减轻伤口疼痛。

②活动护理：术后 1 ～ 2 天卧床期间鼓励床上翻身及活动肢体，一般术后 3 ～ 5 天下床活动，

无张力疝修补术后次日即可下床活动。年老体弱、复发性疝、绞窄性疝、巨大性疝者可适当延迟下床时间。

③饮食护理：术后 6 ～ 12 小时无恶心、呕吐者可给予流食，次日可进软食或普食；肠切除吻合术后暂禁食，胃肠道功能恢复后方可开始进食。

④病情观察：严密观察生命体征，注意有无伤口渗血、感染和阴囊血肿的表现。

⑤预防阴囊血肿：最主要的护理措施是在斜疝修补术后，伤口部位压沙袋 12 ～ 24 小时，用丁字带或阴囊托托起阴囊，减轻渗血，促进淋巴回流和吸收。

⑥预防腹内压增高：术后注意保暖，以免受凉而致咳嗽。咳嗽时指导患者用手掌按压保护切口，以免缝线撕脱。保持排便通畅，便秘者遵医嘱适当应用通便药物，避免用力排便。

⑦预防切口感染：切口感染是疝复发的主要原因，术前严格备皮，术后遵医嘱应用抗生素，保持切口敷料清洁干燥，及时更换污染或脱落的敷料。

⑧尿潴留的护理：针灸或肌内注射氨甲酰胆碱促进排尿，必要时导尿。

7. 健康教育

（1）活动指导：出院后逐渐增加活动量，3 个月内应避免重体力劳动或提举重物。

（2）复查指导：积极治疗引起腹内压增高的原发病，定期门诊复查。若出现腹外疝复发征象，应及时就诊。

第二十四节　急性腹腔感染

一、解剖生理概要

1. 解剖　腹膜可分为相互连续的脏腹膜和壁腹膜。脏腹膜覆盖于腹、盆腔脏器表面，壁腹膜衬贴于腹壁、盆壁内面，脏腹膜与壁腹膜之间形成腹膜腔。腹膜由壁层移行于脏层或由一个脏器移行至另一个脏器的过程中，形成网膜、系膜、韧带和皱襞等。这些结构不仅对脏器起着连接和固定的作用，也是血管、神经、淋巴管的出入处及腹、盆腔内疾患的播散途径。

壁腹膜主要受体神经支配，对机械、温热、化学物质等刺激引起的痛觉十分敏锐，受炎性刺激时，可出现反射性的腹肌紧张或强直性收缩，局部还可出现压痛和反跳痛体征。脏腹膜受自主神经支配，对机械、温热等刺激不敏感，但对牵拉、膨胀、压迫等刺激比较敏感。因此腹腔手术时应尽可能避免过度牵拉内脏，以免引起患者的不适或恶心呕吐等。

2. 生理　腹膜具有分泌、吸收、修复和防御等功能。

（1）分泌功能：在正常情况下，腹膜分泌少许浆液，以减少脏器间的摩擦。如在病理状态下分泌过多的液体则可出现腹水。

（2）吸收功能：各部腹膜均有吸收功能，一般认为上腹部腹膜吸收能力较强，这与膈下腹膜面积较大，以及呼吸运动的影响有关。在腹、盆腔手术后，通常是让患者采取半卧位，使腹膜渗出液流入盆腔，以减缓有害物质的吸收。

（3）修复功能：腹膜的粘着再生能力强，对胃、肠损伤后有很强的快速修复能力。在腹腔探查或手术中，应注意要操作仔细，完善止血，尽量保护腹膜，减少对腹膜的损伤和刺激，以免引起术后粘连，甚至导致粘连性肠梗阻等。

（4）防御和抵抗功能：由于腹膜表面的间皮细胞能分化为巨噬细胞等，故腹膜具有消灭细菌的能力。

二、急性化脓性腹膜炎

急性化脓性腹膜炎是一种常见的急腹症，可由细菌感染、化学性、物理性损伤等引起。按病因可分为细菌性和非细菌性两类；按发病机制可分为原发性和继发性两类；按临床经过可分为急性、亚急性和慢性三类；按累及的范围可分为弥漫性和局限性两类。

1. 病因与发病机制

（1）继发性化脓性腹膜炎：是最常见的化脓性腹膜炎。病因主要有消化道急性穿孔、腹腔内急性炎症与感染、急性肠梗阻、腹部外伤和医源性如胃肠吻合口瘘、术后急性腹腔内出血、异物存留等。引起腹膜炎的细菌主要是胃肠道内的常住菌群，其中以大肠埃希菌最为多见，其次为厌氧拟杆菌、链球菌、变形杆菌等。一般都是混合性感染，故毒血症状严重。

（2）原发性腹膜炎：又称自发性腹膜炎，腹腔内无原发病灶，多为单一细菌感染，致病菌多为溶血性链球菌、肺炎双球菌或大肠埃希菌。其发生往往与原有疾病密切相关，如肝硬化腹水、慢性肾病、恶性肿瘤、自身免疫性疾病、菌血症等。细菌进入腹腔途径有：血行播散、直接扩散、来自女性生殖道的细菌上行感染、肠道细菌移位、淋巴途径等。

2. 病理生理

腹膜炎的结局依赖两方面，一方面是患者全身和局部的免疫能力，另一方面是污染细菌的性质、数量和时间。细菌及其产物（内毒素）刺激患者的细胞免疫机制，激活许多炎性介质，这些炎性介质在腹腔渗出液中浓度更高，早期对细菌和毒素的破坏作用占主导。在疾病后期，腹腔内细胞因子具有损害器官的作用，能阻断三羧酸循环而致细胞氧化供能过程停止，并会导致多器官功能衰竭甚至死亡。此外，腹内脏器浸泡在大量脓液中，将吸收大量有毒物质，腹膜严重充血、水肿并大量渗液，引起有效血容量减少、水电解质紊乱、血浆蛋白降低以及贫血。肠管因麻痹而扩张、胀气，可使膈肌抬高而影响心肺功能，使血液循环和气体交换受到影响，加重休克，进而导致死亡。

3. 临床表现　腹膜炎的症状可以是突然发生，也可能是逐渐出现的。

（1）症状

①腹痛：是最主要的临床表现，深呼吸、咳嗽、转动身体时疼痛加剧。疼痛先从原发病变部位开始，随炎症扩散至全腹腔。

②恶心、呕吐：腹膜受到刺激，可引起反射性恶心、呕吐。发生麻痹性肠梗阻时可吐出黄绿色胆汁或棕褐色粪便状肠内容物。

③体温、脉搏：开始正常，以后体温逐渐升高、脉搏逐渐加快。脉搏多加快，若脉搏快体温反降，提示疾病恶化。

④感染中毒症状：可出现高热、脉速、呼吸浅快、大汗、口干等症状。病情进一步发展，可有呼吸急促、口唇发绀、体温骤升或下降、血压下降、神志恍惚或不清等表现，表示已有重度脱水、代谢性酸中毒及休克。

（2）体征：腹部压痛、腹肌紧张和反跳痛是腹膜炎的标志性体征，尤以原发病灶所在部位最为明显。若有穿孔，可引起强烈的腹肌紧张，甚至呈"木板样"强直。幼儿、老人及极度虚弱患者腹肌紧张不明显。腹部叩诊时胃肠胀气呈鼓音。

4. 辅助检查

（1）常规检查：白细胞计数及中性粒细胞比例增高。

（2）腹部立位平片：小肠普遍胀气，且有多个小液平面的肠麻痹征象。

（3）超声检查：可显示腹内有不等量的液体，但不能鉴别液体的性质，可协助诊断。

（4）CT检查：对腹腔内实质性脏器病变的诊断帮助较大，对评估腹腔内渗液量有一定帮助。

5．治疗原则

（1）非手术治疗／术前：适用于病情较轻，或病程较长超过 24 小时，且腹部体征已减轻或有减轻趋势者，或伴有心肺等脏器疾患而禁忌手术者。

（2）手术治疗：可消除污染来源，清理感染病灶，去除腹腔内感染积液和降低细菌数量。

三、腹腔脓肿

脓液在腹腔内积聚，由肠袢、内脏、肠壁、网膜或肠系膜等粘连包围，与游离腹腔隔离，形成腹腔脓肿。腹腔脓肿可分为膈下脓肿、盆腔脓肿、肠间隙脓肿。一般均继发于急性腹膜炎或腹腔内手术，原发性感染少见。

（一）膈下脓肿

1．**病理病生**　患者平卧时膈下部位最低，急性腹膜炎时腹腔内的脓液易积聚此处。膈下感染可引起胸膜炎或穿入胸腔引起脓胸，个别的可穿透结肠形成内瘘，也有因脓肿腐蚀消化道管壁而引起消化道反复出血、肠瘘或胃瘘者。当患者的身体抵抗力低下时，有发生脓毒血症的风险。

2．**临床表现**

（1）全身症状：发热，初为弛张热，脓肿形成后多为持续高热。脉率增快、乏力、衰弱、盗汗、厌食、消瘦、白细胞计数升高、中性粒细胞比例增加。

（2）局部症状：脓肿部位可有持续钝痛，深呼吸时加重。脓肿刺激膈肌时可引起呃逆。膈下感染可引起胸膜、肺反应，出现胸水、咳嗽、胸痛。严重时出现局部皮肤凹陷性水肿，皮肤温度升高。

3．**辅助检查**

（1）X 线透视：可见患侧膈肌升高，随呼吸活动度受限或消失，肋膈角模糊，积液。

（2）X 线平片：显示胸膜反应、胸腔积液、肺下叶部分不张等，膈下可见占位阴影。

（3）超声检查或 CT 检查：对膈下脓肿的诊断及鉴别诊断帮助较大。超声指引下行诊断性腹腔穿刺，不仅可帮助定性诊断，而且对于小的脓肿可在吸脓后注入抗生素进行治疗。

4．**治疗要点**

（1）经皮穿刺插管引流术：较多采用，优点是手术创伤小、可在局部麻醉下施行。一般不会污染游离腹腔，且引流效果较好，适用于与体壁贴近的、局限的单房脓肿。

（2）切开引流术：根据脓肿位置选择适当切口。

（二）盆腔脓肿

盆腔处于腹腔最低位，腹内炎性渗出物或腹膜炎的脓液易积聚于此而形成脓肿。因盆腔腹膜面积小，吸收毒素能力较低，故盆腔脓肿时全身中毒症状较轻。

1．**临床表现**　急性腹膜炎治疗过程中、阑尾穿孔或结直肠手术后，出现体温下降后又升高、典型的直肠或膀胱刺激症状，如里急后重、大便频而量少、有黏液便、尿频、排尿困难等，应考虑盆腔脓肿。

2．**辅助检查**

（1）直肠指检：可发现肛管括约肌松弛，在直肠前壁触及直肠腔内膨出，有触痛，偶有波动感。

（2）阴道检查：适用于已婚妇女，盆腔炎性肿块或脓肿，可通过后穹窿穿刺抽脓有助于诊断。

（3）超声检查或 CT 检查：有助于进一步明确诊断。

3．**治疗要点**　脓肿较小或未形成时，可以采用非手术治疗。包括应用抗生素，辅以热水坐浴，中药煎服或灌肠，温热水灌肠及物理透热等疗法，某些脓肿患者脓液可自行完全吸收。脓肿较大者，须切开引流。

（三）肠间脓肿

1. 临床表现　可为单发或多个大小不等的脓肿。若脓肿周围广泛粘连，可发生不同程度的粘连性肠梗阻。

2. 辅助检查　可行超声、X 线和 CT 检查。

3. 治疗要点　应用抗生素、物理透热及全身支持治疗。若非手术治疗无效或发生肠梗阻时，应考虑剖腹探查解除梗阻，清除脓液并行引流术。

四、急性腹腔感染的护理

1. 术前护理 / 非手术治疗护理

（1）一般护理：观察腹部症状和体征的变化。

（2）体位活动：取半卧位，利于腹腔渗液流入盆腔，减轻中毒症状。休克患者取中凹卧位。

（3）饮食护理：腹腔脓肿患者应鼓励多饮水和高营养饮食，以改善全身中毒症状。胃肠道穿孔患者禁食，并持续胃肠减压。

（4）纠正水、电解质紊乱：遵医嘱补充液体和电解质等，以纠正水、电解质及酸碱失衡。必要时输入全血、血浆或白蛋白。感染中毒症状明显或休克患者，给予抗休克治疗。

（5）用药护理：高热患者采取物理降温或药物降温，遵医嘱给予有效抗生素。疼痛严重者，给予镇静处理，对于已经确诊者，可使用哌替啶类镇痛剂；对于不明确或需要进行观察的患者，慎用镇痛剂，以免掩盖病情。

2. 术后护理

（1）一般护理：密切监测生命体征，记录 24 小时出入量，危重者注意循环、呼吸。肾功能的监测。注意腹部体征变化，观察肠蠕动的恢复情况，如有异常，及时通知医师处理。保持引流通畅，防止引流管折叠、扭曲、堵塞。保持伤口清洁干燥，及时更换敷料，预防伤口感染。

（2）体位活动：术后全麻清醒前，采取去枕平卧位，头偏向一侧，防止呕吐物堵塞呼吸道。清醒后取平卧位，6 小时后，待血压、脉搏平稳，改为半卧位。

（3）饮食护理：术后禁食、胃肠减压，根据营养状况，给予肠外营养支持，待胃肠蠕动恢复后可逐步经口饮食。空肠造口者可给予肠内营养。禁食期间做好口腔护理，每天 2 次。

（4）纠正水、电解质紊乱：遵医嘱补充水、电解质，必要时输血，维持有效循环血量。

（5）用药护理：预防并发症，合理使用有效抗生素，预防和控制感染。

3. 健康教育

（1）饮食指导：指导患者术后饮食从流质饮食开始，逐步过渡到普食，少量多餐，进食富含蛋白质、热量和维生素的食物，促进机体恢复和伤口愈合。

（2）运动指导：鼓励患者术后在卧床期间床上翻身活动，早期下床活动，促进肠功能恢复，防止肠粘连。

（3）复诊指导：定期复诊，若出现腹胀、腹痛、恶心、呕吐等消化道症状，应立即就诊。

第二十五节　腹部损伤

1. **分类与病因**　分为开放性和闭合性两大类（表3-29）。

表3-29　腹部损伤的分类与病因

	病　因	受损内脏
开放性损伤	利器或火器伤	肝、小肠、胃、结肠、大血管等
闭合性损伤	钝性暴力	脾、肾、小肠、肝、肠系膜等

2. **临床表现**

（1）单纯腹壁损伤：局限性腹壁疼痛、压痛、肿胀和皮下瘀斑。

（2）实质脏器损伤：主要表现为腹腔内（或腹膜后）出血。常出现面色苍白、脉率加快或微弱，血压不稳，甚至休克。

（3）空腔脏器损伤：主要表现是弥漫性腹膜炎。多出现持续性剧烈腹痛，恶心、呕吐。伴全身性感染症状，最突出的体征是腹膜刺激征。

3. **辅助检查**

（1）实验室检查：实质脏器损伤时，红细胞、血红蛋白、血细胞比容进行性下降。空腔脏器损伤时，白细胞、中性粒细胞明显升高。

（2）影像学检查：X线检查显示腹腔内游离气体是胃肠道破裂的主要证据。B超、CT检查主要用于诊断实质脏器损伤。

（3）诊断性腹腔穿刺和灌洗术：对疑有腹部损伤的患者，诊断性腹腔穿刺是最有意义的检查。抽到不凝血，提示为实质性器官或血管破裂所致的内出血。抽到血液迅速凝固，提示误入血管或血肿。穿刺液中淀粉酶含量增高，提示胰腺或胃十二指肠受损。

4. **治疗与护理措施**

（1）急救护理：首先处理危及生命的症状，如心搏呼吸骤停、大出血、张力性气胸等，及时补液抗休克，并紧急手术。内脏脱出时，不能强行纳回腹腔。诊断未明确前，禁用镇痛药。而诊断明确者，使用镇痛药可减轻疼痛，防止神经源性休克。

（2）非手术治疗的护理措施：绝对卧床休息，不随便搬动伤者。病情稳定者取半卧位，有利于引流和呼吸。病情不稳定时取平卧或休克卧位。严格执行外科急腹症的"四禁"，即禁食禁饮、禁忌灌肠、禁用泻药、禁用吗啡等镇痛药物。明显腹胀或疑有空腔脏器损伤者，尽早行胃肠减压，减少胃肠内容物漏出，减轻腹痛。密切观察生命体征、腹部症状和体征。补充足够的液体，并遵医嘱使用抗生素。

（3）手术前护理：禁食、胃肠减压，进行常规术前准备。

（4）术后护理

①休息活动护理：全麻清醒或硬膜外麻醉平卧6小时后，血压平稳者改为半卧位，有利于引流和改善呼吸。及早下床活动，促进肠蠕动恢复，预防肠粘连。

②饮食护理：术后继续禁食禁饮，胃肠减压。肛门排气后，可拔除胃管，摄入少量流质饮食，逐渐过渡到半流质饮食或普食。

③病情观察：定时监测生命体征，观察腹部症状体征、腹腔引流和伤口敷料情况。

④预防感染：遵医嘱使用抗生素，指导有效咳嗽，翻身拍背，痰液黏稠时多饮水，防止肺部感染。

⑤腹腔引流护理：妥善固定，保持引流通畅。普通引流袋每天更换，严格执行无菌操作。注意观察并记录引流液的性质和量。

第二十六节　胃、十二指肠疾病

一、解剖生理概要

1. 胃的解剖生理　在中等程度充盈时，大部分位于左季肋区，小部分位于腹上区。胃分为贲门、胃底、胃体和幽门4部分，是消化道中最膨大的部分，可容纳食物约1500ml。胃的主要功能是暂时储存食物，排空时间为4～6小时。胃与食管连接处为贲门，与十二指肠连接处为幽门。幽门窦位于胃的最低部，胃溃疡和胃癌多发生于胃的幽门窦近胃小弯处。幽门括约肌的功能是控制胃内容物进入十二指肠的速度并阻止其反流入胃。胃壁分为黏膜、黏膜下层、肌层和浆膜层。

2. 十二指肠的解剖生理　十二指肠呈C形包绕胰头部，长约25cm，上接幽门，下续空肠，分为上部、降部、水平部和升部4段。十二指肠上部近侧与幽门相连接的一段肠管长约2.5cm，由于其肠壁薄，管径大，黏膜面光滑平坦，无环状襞，被称为十二指肠球部，是十二指肠溃疡及穿孔的好发部位。降部内后侧壁有一圆形隆起，称十二指肠乳头，是胆总管和胰管汇合的共同开口处，距切牙约75cm。十二指肠升部与空肠转折处被屈氏韧带固定于腹后壁，是上、下消化道的分界处。

二、胃十二指肠溃疡的外科治疗

1. 病因与发病机制

消化性溃疡发生的基本机制是对胃和十二指肠黏膜有损害作用的侵袭因素与黏膜自身的防御修复因素之间失去平衡。胃酸是消化性溃疡发生的决定性因素。

（1）幽门螺杆菌（Hp）：幽门螺杆菌感染是消化性溃疡的主要原因。

（2）非甾体抗炎药等药物：阿司匹林、布洛芬、吲哚美辛等非甾体抗炎药及糖皮质激素、氯吡格雷、化疗药等均可直接损伤胃黏膜。

（3）其他：遗传、吸烟、饮食、应激和心理因素、胃、十二指肠运动异常等。

2. 临床表现

以慢性、周期性发作、节律性上腹部疼痛为特点，伴反酸、嗳气、烧心、恶心、食欲减退等消化不良症状。胃溃疡与十二指肠溃疡的鉴别详见内科护理学第四节消化系统疾病的相关内容。

3. 常见并发症

（1）出血：消化性溃疡最常见的并发症是上消化道出血，消化性溃疡也是上消化道出血最常见的病因。

（2）急性穿孔：常见于十二指肠溃疡。典型表现为骤发刀割样剧烈腹痛，持续性或阵发性加重。

（3）瘢痕性幽门梗阻：呕吐是最为突出的症状。患者常有低氯、低钾性碱中毒，严重时还可出现低镁血症、酮症、脱水及营养不良。

4. 辅助检查

（1）幽门螺杆菌检测。

（2）胃镜及活组织检查：胃镜检查是消化性溃疡最可靠的首选诊断方法，也是最可靠和最有价值的检查方法。

（3）X线钡剂检查：龛影是溃疡的直接征象，是诊断溃疡较可靠的依据。

（4）大便隐血试验：隐血试验阳性提示溃疡有活动。

5. 治疗要点

（1）药物治疗：目的在于去除病因、控制症状、促进溃疡愈合、预防复发和防治并发症。详见内科护理学第四节消化系统疾病的相关内容。

（2）手术治疗

①胃大部切除术：是消化性溃疡的主要术式，适用于非手术治疗无效或并发穿孔、出血、幽门梗阻、癌变者。切除范围为胃的远端 2/3 ～ 3/4 并包括幽门和近胃侧部分十二指肠球部。

a. 毕 I 式：残胃与十二指肠直接吻合，多用于胃溃疡。优点是重建后的结构接近于生理状态，避免胆汁、胰液反流入胃，减少残胃炎和残胃癌的发生。缺点是因吻合口张力大常难以完成。

b. 毕 II 式：残胃与近端空肠吻合，十二指肠残端关闭。优点是不必担心吻合口张力问题，术后吻合口溃疡发生率低。缺点是术后胆汁、胰液易反流。

②胃迷走神经切断术：原理为消除了迷走神经引起的胃酸分泌，治疗效果与胃大部切除术相似。

6. 护理措施

（1）一般护理

①休息活动护理：溃疡活动期、症状严重或有并发症的患者应卧床休息；溃疡缓解期可适当活动，活动以不感到劳累和诱发疼痛为原则，避免餐后剧烈运动。

②饮食护理

a. 进餐方式：指导患者规律进食，定时定量，少量多餐，细嚼慢咽，每天进餐 4 ～ 5 次，以中和胃酸。

b. 食物选择：溃疡活动期以清淡、营养丰富、无刺激的饮食为主。缓解期给予高热量、高蛋白、高维生素、易消化的饮食。

③疼痛护理：停用非甾体抗炎药及糖皮质激素类药物；遵医嘱服用抑制胃酸分泌、弱碱抗酸及保护胃黏膜等药物。

（2）非手术治疗护理及术前护理

①急性穿孔护理

a. 最重要的护理措施是禁食和胃肠减压。

b. 无休克者取半卧位，合并休克者应采取平卧位。

c. 监测生命体征，密切观察腹痛、腹膜刺激征及肠鸣音的变化。进行抗休克治疗的同时做好急症手术准备。

②急性出血护理：取平卧位，下肢抬略高，以保证脑部供血；呕吐时头偏向一侧，防止窒息或误吸。密切监测生命体征，特别注意观察血压变化。

③幽门梗阻护理：不完全梗阻者给予无渣半流食，完全梗阻者术前禁食。观察呕吐情况，给予输液和营养支持，纠正低氯低钾性碱中毒。完全梗阻者术前 3 天每晚用 300 ～ 500ml 温等渗盐水洗胃，以减轻胃壁水肿和炎症，利于术后吻合口愈合。

（3）术后一般护理：胃大部切除术后 3 天最重要的措施是密切观察胃管引流液和血压的变化。

①病情观察：每 30 分钟测量一次血压、脉搏和呼吸，直到血压平稳。注意观察患者神志、体温、尿量、切口渗液及引流量等。

②体位护理：常取平卧位，待全麻清醒、血压平稳后改为低半卧位。

③引流管护理：引流管应妥善固定，避免脱出，一旦脱出不可自行重新插回。保持引流管通畅，防止受压、打折、扭曲。胃管的负压要适当，为防堵塞，可用手轻轻挤压；若堵塞，应在医生指导下用注射器抽取生理盐水冲洗。注意观察胃液的颜色、性质和量，术后24小时内胃管引流少量暗红色或咖啡色液体属正常，一般100～300ml，以后渐少并转清。术后3～4天，引流量减少、肛门排气后，可拔出胃管。

④维持体液平衡：禁食期间应详细记录24小时液体出入量，为合理输液提供依据。患者术后由手术室返回病房后，病房护士应重点了解术中的液体出入量。维持水、电解质平衡，给予静脉营养支持，必要时输血，以利于切口和吻合口愈合。

⑤休息活动护理：病情允许时，应鼓励患者早期离床活动，预防肠粘连等并发症。

⑥饮食护理：拔除胃管当天可少量饮水或米汤；第2天进半量流质饮食；若无不适，第3天进全量流食；第4天可进半流质饮食，如稀饭；第10～14天可进软食。饮食恢复后，忌生、冷、硬和刺激性食物，少进生牛奶、豆类等产气食物，少食多餐，循序渐进。

（4）术后近期并发症的表现和护理

①胃出血：术后短期从胃管引流出大量鲜血，或24小时后仍有鲜血。多采用非手术疗法，应用止血药，输新鲜血。如出血量大或止血效果不理想，应尽早手术止血。

②胃排空障碍：也称胃瘫。可能与手术切断迷走神经等有关。多见于术后4～10天。患者出现持续性饱胀、钝痛、呕吐含有胆汁的胃内容物。多数患者经禁食、胃肠减压、肠外营养、纠正低蛋白及应用促胃肠动力药（多潘立酮、红霉素）等保守治疗好转。

③十二指肠残端破裂：是毕Ⅱ式胃大部切除术后近期最严重的并发症，多发生于术后24～48小时。表现为右上腹突发剧痛、发热、腹膜刺激征，腹腔穿刺可有胆汁样液体。一旦确诊应立即手术。

④吻合口破裂或瘘：常在术后5～7天发生，贫血、水肿、低蛋白血症的患者更易发生，与吻合口张力过大、缝合技术不当等有关。如出现高热、脉速、腹痛及弥漫性腹膜炎的表现，需立即手术修补；症状较轻无弥漫性腹膜炎时，可先行保守治疗，必要时手术治疗。

⑤术后梗阻：多发生于毕Ⅱ式术后，共同特征是呕吐。

a. 吻合口梗阻：多在术后由流食改为半流食时出现，常由于吻合口过小或吻合时内翻过多、术后吻合口水肿所致。表现为进食后上腹饱胀，溢出性呕吐。呕吐物为食物，含或不含胆汁。一般经禁食、胃肠减压、输液后可缓解。

b. 输入段梗阻：若为急性完全性梗阻，表现为上腹部剧烈腹痛伴频繁呕吐，量少不含胆汁，呕吐后症状不缓解；梗阻近端为十二指肠残端，易发生绞窄，应及早手术解除梗阻。

c. 输出段梗阻：多因粘连、大网膜水肿或炎性肿块压迫等所致。表现为上腹饱胀，呕吐物含食物和胆汁。先行保守治疗，若不缓解，应手术解除梗阻。

（5）术后远期并发症的表现和护理

①早期倾倒综合征：多发生于毕Ⅱ式术后，主要由于胃大部切除术后大量高渗食物快速进入空肠，刺激肠道分泌多种活性物质，引起大量细胞外液渗入肠腔，使循环血量骤然减少，同时胃肠功能紊乱。主要表现为进食半小时内出现上腹胀满、腹泻、心悸、大汗、头晕、乏力、面色苍白甚至晕厥等。预防应少食多餐，避免过甜、过咸、过浓、过热流食，宜进低糖类、高蛋白饮食，餐时限制饮水。进餐后平卧10～20分钟，多数患者6～12个月能逐渐自愈。

②晚期倾倒综合征：又称低血糖综合征，多在餐后2～4小时出现，表现为患者出现心慌、无力、眩晕、出汗、手颤等。原因为含糖食物快速进入空肠，快速吸收，血糖急速升高，刺激胰岛素大量释放。血糖下降后，胰岛素仍保持在高水平，而出现低血糖反应。此时稍进食即可缓解。预防应减少饮食

中糖类比例，少量多餐。

③碱性反流性胃炎：是指胆汁、肠液、胰液等反流入胃，毕Ⅱ式手术后数月至数年发生。表现为上腹部及胸骨后烧灼样痛，进食后加重，呕吐胆汁样液，抑酸药治疗无效。首先给予保守治疗，少食多餐，餐后勿平卧，给予胃黏膜保护药和促胃肠动力药。重者应手术治疗。

三、胃 癌

1. 病因 胃癌的病因未完全清楚，可能与下列因素有关：地域环境；饮食生活因素；胃幽门螺杆菌感染；慢性疾病和癌前病变；遗传因素等。

2. 病理 胃癌好发部位以胃窦部为主，其次为贲门部。可分为早期胃癌、进展期胃癌。淋巴转移是主要的转移途径，终末期胃癌可经胸导管向左锁骨上淋巴结转移。血行转移多发生在晚期，以肝转移最常见。

3. 临床表现 50岁以上好发，男性多见。

（1）症状：早期胃癌无明显症状，首发症状多为上腹部不适、食欲减退等非特异性症状。进展期胃癌最早期的临床表现是上腹部隐痛。贲门部胃癌有胸骨后疼痛和进行性哽噎感。胃窦部癌有呕吐宿食等幽门梗阻表现。癌肿破溃或侵犯血管时，可有呕血和黑便。患者逐渐出现贫血、消瘦，晚期呈恶病质。

（2）体征：早期无明显体征，晚期可扪及上腹部质硬、固定的肿块，有压痛。远处转移时可有肝大、腹水、锁骨上淋巴结肿大等表现。

4. 辅助检查

（1）X线钡剂检查：中晚期胃癌不规则充盈缺损或腔内壁龛影。

（2）纤维胃镜检查：镜下取活组织做病理学检查，可有效诊断早期胃癌，是目前最可靠、最有价值、最有意义的检查手段。

5. 治疗要点 手术治疗是首选方法，也是目前治愈胃癌的唯一方法。中、晚期胃癌辅以化疗、放疗及免疫治疗提高疗效。

6. 护理措施

（1）术前护理

①饮食护理：给予高热量、高蛋白、高维生素、低脂肪、易消化的少渣饮食。必要时遵医嘱静脉输液提供营养。

②术前准备：幽门梗阻者在禁食的基础上，术前3天起每晚用温生理盐水洗胃，并口服肠道不吸收的抗生素。做好术前检查和其他术前常规准备。

（2）术后护理：详见本章胃十二指肠溃疡外科治疗的相关内容。

第二十七节 肠疾病

一、解剖生理概要

1. 小肠 分为十二指肠、空肠、回肠3部分。小肠是消化吸收的主要场所，小肠内的胰液、胆汁和小肠液对食物进行全面化学性消化，食物经过小肠后消化过程基本完成，未被消化的食物残渣进入大肠。空肠多位于左腰区和脐区，回肠多位于脐区、右腹股区和盆腔内，末端连接盲肠。回肠末端是小肠最窄部分，易因异物或病变而发生梗阻。

2. 大肠　分为盲肠、阑尾、结肠、直肠和肛管 5 部分。大肠的主要功能是吸收水分和电解质，暂时贮存食物残渣，形成粪便后排出体外。大肠内含有的多种细菌，能分解未消化的蛋白质、糖和脂肪，并能合成维生素 K 和维生素 B 供人体吸收和利用。盲肠是大肠的起始部，位于右髂窝内。结肠分为升结肠、横结肠、降结肠和乙状结肠 4 部分。升结肠在右髂窝起始于盲肠，向上至肝右叶下方左曲，移行于横结肠；横结肠向左横行至脾下方，下折续于降结肠；降结肠沿左侧腹后壁向下，至左髂嵴处移行于乙状结肠。大肠在空腹时最常见的运动形式是袋状往返运动。

3. 阑尾　位于右髂窝，根部连接于盲肠后内侧壁，体表投影在脐与右髂前上棘连线中外 1/3 交点处，称为麦氏点。阑尾动脉系回结肠动脉的分支，为无侧支的终末动脉，当血运障碍时易导致阑尾坏死。

二、阑尾炎

（一）急性阑尾炎

急性阑尾炎是外科最常见的急腹症。

1. 病因　阑尾管腔阻塞是急性阑尾炎最常见的病因。

2. 病理

（1）急性单纯性阑尾炎：病变只局限于黏膜和黏膜下层，临床症状和体征较轻。

（2）急性化脓性阑尾炎：病变累及到阑尾壁的全层，临床症状和体征较重。

（3）坏疽性及穿孔性阑尾炎：阑尾管壁坏死或部分坏死，是急性阑尾炎最严重的类型。

（4）阑尾周围脓肿：急性阑尾炎穿孔进程较慢时，穿孔的阑尾被大网膜及邻近肠管包绕，形成阑尾周围脓肿。

3. 临床表现

（1）症状

①转移性右下腹痛：是急性阑尾炎的典型症状。腹痛始发于上腹部，逐渐转移至脐周，是由于内脏神经反射所引起的疼痛，2 小时～1 天后转移并局限于右下腹，腹痛呈持续性。穿孔性阑尾炎随着阑尾腔压力骤然降低，腹痛可暂时缓解，但之后出现腹膜炎，腹痛加剧，范围扩大。

②胃肠道症状、全身症状。

（2）体征

①右下腹麦氏点固定压痛：是急性阑尾炎的最常见和最重要的体征。麦氏点位于脐与右髂前上棘连线中外 1/3 处。

②腹膜刺激征、右下腹肿块。

（3）特殊类型急性阑尾炎的特点

①小儿急性阑尾炎：常无典型的转移性右下腹疼痛，右下腹体征不明显、不典型，小儿阑尾壁薄，穿孔率高，并发症和死亡率也较高，应尽早手术。

②老年人急性阑尾炎：老年人对疼痛反应较迟钝，且常常合并其他疾病，如高血压、冠心病、糖尿病，易坏死穿孔，引起腹膜炎，应及时手术治疗。

③妊娠期急性阑尾炎：腹痛和压痛部位随子宫增大而上移，炎症刺激子宫，易诱发流产或早产，治疗以早期阑尾切除为主，临产期的急性阑尾炎并发阑尾穿孔可考虑经腹剖宫产术，同时行阑尾切除术。

（4）诊断性试验

①结肠充气试验：患者仰卧位，用右手压迫左下腹部，再用左手反复挤压近侧结肠，结肠内积气可传至盲肠和阑尾，引起右下腹疼痛者为阳性。

②腰大肌试验：患者左侧卧位，使右大腿后伸，腰大肌紧张，引起右下腹疼痛者为阳性，提示腰大肌前方的阑尾有炎症且位置较深。

③闭孔内肌试验：患者仰卧位，使右髋及右膝各屈曲 90°，然后被动向内旋转，若引起右下腹疼痛者为阳性，提示靠近闭孔内肌的阑尾发炎。

4．辅助检查

（1）直肠指检：盆腔阑尾炎症时的压痛常在直肠的右前方，阑尾穿孔时可有直肠前壁广泛疼痛，形成脓肿时可触及痛性肿块。

（2）实验室检查：血白细胞计数和中性粒细胞比例增高，核左移。

（3）影像学检查：腹部 X 线平片可见盲肠扩张和气液平面，超声检查可见肿大的阑尾或脓肿。

5．治疗要点

（1）手术治疗：首选手术治疗，绝大多数急性阑尾炎一经确诊，应及早施行阑尾切除术，早期手术操作简单，术后并发症少。

（2）非手术治疗：仅适用于单纯性阑尾炎或发病已超过 72 小时、已形成炎性肿块等有手术禁忌证者。

6．护理措施

（1）术前护理：禁食，但不必胃肠减压。安置患者半卧位，使腹肌松弛，减轻腹痛。疾病观察期间遵医嘱给予抗生素控制感染，体温达到 39℃ 或以上时，应警惕患者阑尾穿孔。禁服泻药及灌肠，防止穿孔或炎症扩散。诊断不明确前禁用吗啡、哌替啶等镇痛药，以免掩盖病情。

（2）术后护理

①一般护理：全麻清醒或硬膜外麻醉术后 6 小时改为半卧位。术后当天禁食。待肠蠕动恢复逐步改为经口进食，术后 3 ～ 4 天可进普食。

②休息活动护理：术后鼓励患者在床上活动肢体，术后 24 小时早期下床活动，促进肠蠕动恢复，预防肠粘连。

③病情观察：密切监测生命体征，预防术后并发症。保持切口敷料清洁、干燥，腹腔引流管应保持通畅。

④用药护理：遵医嘱应用抗生素控制感染。

⑤并发症护理

a．切口感染：是阑尾切除术后最常见的并发症，可采取穿刺抽脓、局部拆线等方法促进切口愈合，并遵医嘱给予抗生素、理疗等。

b．出血：一旦确诊，应迅速建立静脉通路，输血、补液，紧急再次手术。

c．腹腔脓肿：发生在盆腔的脓肿由于刺激直肠，可有大便次数增多，混有黏液，伴里急后重。治疗方法有超声引导下穿刺抽脓、手术切开引流等。

d．粘连性肠梗阻：经积极抗感染治疗及全身支持疗法多数患者的梗阻可缓解。如为完全性肠梗阻，应手术治疗。

e．肠瘘：多因阑尾残端结扎线松脱所致。

（二）慢性阑尾炎

1．病因　多数由急性阑尾炎转变而来，病灶未能除去、病情迁延不愈而致。少数病变开始即慢性过程。

2. **临床表现**　发作时常有反射性胃部不适、腹胀、便秘等症状，右下腹疼痛和局部压痛固定，但不严重。部分患者只有隐痛或不适，多于剧烈活动或饮食不洁时急性发作。部分患者左侧卧位时右下腹可扪及阑尾条索，质硬有压痛。

3. **治疗原则**　手术切除阑尾，并行病理检查。

三、肠梗阻

任何原因引起肠内容物通过障碍，并有腹胀、腹痛等临床表现时，称为肠梗阻，是外科常见急腹症之一。

1. **分类及病因**

（1）按基本病因分类

①机械性肠梗阻：最常见，是由于机械性因素导致肠腔狭小，肠内容物不能通过所致。肠外有粘连、肿瘤压迫等；肠壁有肠套叠、肠扭转等；肠腔内有蛔虫、异物、粪石堵塞等。

②动力性肠梗阻：又分为麻痹性和痉挛性两类。肠腔并无器质性狭窄，梗阻是由于神经抑制或毒素刺激引起肠壁肌运动紊乱所致。麻痹性肠梗阻多见于腹部手术、创伤或弥漫性腹膜炎后，常与低钾血症有关。痉挛性肠梗阻少见，可发生于急性肠炎、肠道功能紊乱或慢性铅中毒患者。

③血运性肠梗阻：由于肠系膜血管栓塞或血栓形成，肠管血供障碍所致。肠腔虽无狭小或阻塞，但肠迅速发生坏死，失去蠕动能力。

（2）按肠壁血供有无障碍分类：分为单纯性和绞窄性两类。单纯性肠管无血供障碍，而绞窄性伴有血供障碍。

（3）按梗阻发生部位分类：分为高位小肠（空肠）梗阻、低位小肠（回肠）梗阻和结肠梗阻。结肠梗阻由于回盲瓣的作用，肠内容物不可从结肠反流至回肠，形成完全阻塞；小肠扭转时肠袢两端也完全阻塞，称为闭袢性肠梗阻。

（4）按梗阻程度分类：分为完全性和不完全性两类。

（5）按病程发展快慢分类：分为急性和慢性两类。

2. **病理生理**

（1）局部变化：机械性肠梗阻发生后，梗阻以上肠蠕动增强，以克服阻塞的障碍，肠腔积气、积液；梗阻以下肠管则塌陷、空虚或仅存少量粪便。梗阻部位越低，时间越长，腹胀越明显。

（2）全身变化

①脱水：肠梗阻后，吸收功能障碍致胃肠道液体积存于肠腔，肠壁液体向腹腔渗出；且高位肠梗阻有剧烈呕吐，常导致脱水。

②代谢性碱中毒：高位肠梗阻呕吐丢失大量胃酸和氯离子，致代谢性碱中毒。

③代谢性酸中毒：低位小肠梗阻会有大量碱性消化液丢失，加之组织缺氧，代谢产物积聚，可导致代谢性酸中毒。

④血容量下降及休克：大量液体渗入肠腔和腹腔，发生绞窄还可使大量血浆和血液丢失，血容量下降。肠腔细菌渗入腹腔及肠壁坏死穿孔，导致弥漫性腹膜炎及全身感染。引起严重的低血容量性休克和感染性休克。

3. **临床表现**

（1）症状：主要表现为腹痛、呕吐、腹胀和停止排气排便。其中，停止排便排气是最典型的症状。

①腹痛：腹痛由梗阻部位以上肠管强烈蠕动所致，蠕动呈间歇性，故机械性肠梗阻的腹痛特点是阵发性剧烈绞痛。如腹痛间歇缩短，表现为持续性剧烈绞痛，应警惕为绞窄性肠梗阻。麻痹性肠梗

阻的肠壁呈弛缓状态，不会有阵发性腹痛，只有持续性胀痛。

②呕吐：高位肠梗阻的呕吐出现较早，呕吐频繁，呕吐物主要为胃及十二指肠内容物。低位肠梗阻呕吐出现较迟，呕吐物初为胃内容物，后期为经肠内腐败、发酵的肠内容物。结肠梗阻呕吐到晚期才出现，呕吐物如呈棕褐色或血性，是肠管血运障碍的表现。麻痹性肠梗阻的呕吐呈溢出性。

③腹胀：发生在腹痛之后。高位性肠梗阻腹胀不明显，低位肠梗阻和麻痹性肠梗阻腹胀明显，遍及全腹。

④停止排气排便：完全性肠梗阻由于肠内容物不能通过梗阻部位，梗阻以下肠管呈空虚状态，表现为肛门停止排气排便。梗阻的早期，尤其是高位肠梗阻，梗阻以下肠管尚有气体和粪便积存，易误诊为非肠梗阻或不完全性肠梗阻。

（2）体征

①视诊：机械性肠梗阻可见肠型和肠蠕动波，肠扭转时腹胀不对称。麻痹性肠梗阻腹胀均匀。

②触诊：单纯性肠梗阻可有轻度压痛。绞窄性肠梗阻可有固定压痛和腹膜刺激征。

③叩诊：绞窄性肠梗阻有移动性浊音阳性。

④听诊：机械性肠梗阻肠鸣音亢进，有气过水音或金属音。麻痹性肠梗阻肠鸣音减弱或消失。

4. 常见的机械性肠梗阻 见表3-30、表3-31。

5. 辅助检查

（1）实验室检查：单纯性肠梗阻早期无明显改变。随着病情进展，因脱水和血液浓缩，白细胞计数、血红蛋白和血细胞比容升高，尿比重增高。高位肠梗阻因呕吐频繁可发生低钾、低氯血症和代谢性碱中毒。低位肠梗阻可发生代谢性酸中毒。绞窄性肠梗阻可有血象和血生化的明显改变。

（2）X线检查（表3-30）：可见气液平面。钡灌肠可显示结肠梗阻的部位与性质；但小肠梗阻尤其是疑有肠穿孔时禁用钡灌肠，以免加重病情。

6. 治疗要点 基本原则是解除梗阻和纠正因梗阻引起的全身性生理紊乱。

（1）非手术治疗：禁食，胃肠减压，纠正水、电解质及酸碱平衡紊乱，应用抗生素防治腹腔感染，解痉镇痛，低压灌肠。

表3-30 单纯性肠梗阻与绞窄性肠梗阻鉴别

	单纯性肠梗阻	绞窄性肠梗阻
发　病	较缓慢	急骤，发展迅速
腹痛特点	阵发性绞痛	持续性剧烈绞痛
腹　胀	均匀全腹胀	不对称，有局部隆起的肿块
压　痛	轻，部位不固定	腹膜刺激征：固定压痛，反跳痛，腹肌紧张
全身情况	尚好	全身中毒症状及感染性休克
腹腔穿刺	无特殊	可见血性液体或炎性渗出液
血性粪便	无	可有
腹部X线检查	小肠襻扩张呈鱼骨刺状、梯形排列，结肠显示结肠袋	孤立扩大的肠襻
治疗原则	先行非手术治疗	手术治疗

表3-31　常见的机械性肠梗阻鉴别

	粘连性肠梗阻	蛔虫性肠梗阻	肠扭转	肠套叠
发病特点	腹腔内手术、炎症、创伤、出血、异物等引起	多见于小儿,因蛔虫聚集成团堵塞肠腔,驱虫不当是主要诱因。多为单纯性不完全性肠梗阻	多见于青壮年,常因饱食后剧烈运动而发病。闭袢性肠梗阻加绞窄性肠梗阻,发病急骤,发展迅速,小肠最多见	肠的一段套入其相连的肠管腔内,小儿多见。饮食不当、腹泻、感染等致肠蠕动正常节律紊乱是最主要原因,可发生绞窄,回结肠套叠最常见
典型表现	典型的机械性肠梗阻表现	脐周阵发性疼痛,伴呕吐,腹部柔软,可扪及条索状包块	突然发作的持续性剧烈腹部绞痛,腰背牵涉痛,呕吐频繁,腹胀不对称,可触及扩张的肠袢,肠鸣音减弱,休克出现早,病死率高	三大典型症状是腹痛、果酱样血便、腊肠形光滑有压痛的腹部肿块。钡灌肠是最有意义的检查,呈"杯口状"或"弹簧状"阴影
治疗原则	首选非手术疗法,发生绞窄应手术	主要采用非手术治疗	极易发生绞窄,应及时手术治疗	是唯一可早期灌肠的外科急症。一旦发生尽旱复位,早期主要采用空气灌肠或钡灌肠,效果好

（2）手术治疗：去除病因，如松解粘连、解除疝环压迫、扭转复位、切除病变肠管等。

7．护理措施

（1）非手术治疗护理

①体位护理：卧床休息，无休克时取半卧位，有利于减轻腹痛；有休克时采用休克体位。

②禁食、胃肠减压：机械性肠梗阻在非手术治疗期间，最重要的护理措施是保持有效的胃肠减压。胃肠减压可抽出肠腔内积存的气体和液体，降低肠腔压力，有利于肠壁血液循环恢复；减轻肠壁水肿，使部分因肠壁肿胀、肠管扭曲导致的梗阻得以恢复或复位；减轻腹内压，改善因膈肌抬高导致的循环和呼吸障碍；抽出的胃肠引流液还可作为判断梗阻性质的依据。

③饮食护理：若梗阻解除，肠功能恢复，可尝试进食少量流食，但忌食易产气的甜品和牛奶。

④病情观察：最重要的是区分单纯性肠梗阻和绞窄性肠梗阻，梗阻解除的重要标志是肛门排便、排气。注意观察患者的神志、生命体征、腹痛、腹胀、呕吐、排气排便、腹膜刺激征、肠鸣音及肠蠕动等情况。胃肠减压期间，应严密观察胃肠液的性质，记录引流量。

⑤维持体液平衡：准确记录液体出入量，根据血清电解质和血气分析结果合理输液。平衡盐溶液（乳酸钠林格液）是最接近细胞外液的液体，适合于迅速补充有效循环血量，防治休克。

⑥用药护理：防治感染性休克，使用有效、足量抗生素控制感染。腹痛时可使用阿托品、山莨菪碱等解痉药，但在病情未明确时，禁用吗啡、哌替啶止痛。

（2）术后护理

①体位护理：术后患者取平卧位，全麻患者头偏向一侧，防止呕吐窒息。麻醉清醒、血压平稳后改为半卧位。

②禁食、胃肠减压：术后仍应禁食，注意观察引流液的颜色、性质和量。

③饮食护理：肠蠕动恢复、拔除胃肠减压管后，逐步恢复进食，从仅饮水、流质、半流质，逐渐

改为软食，少量多餐，禁食油腻。

④休息活动护理：病情稳定后鼓励患者早期下床活动，预防粘连性肠梗阻。

⑤病情观察：注意观察生命体征、腹痛、腹胀、排气排便及神志变化，每30～60分钟测量生命体征一次。

⑥预防并发症：预防切口感染、腹腔感染及肠瘘的发生。

四、肠　瘘

肠瘘是指肠管与其他脏器、体腔或体表之间存在病理性通道，肠内容物经此通道进入其他脏器、体腔或至体外，引起严重感染、体液失衡等改变。

1. 分类及病因　先天性畸形；腹部损伤；腹腔感染、肠道疾病或腹腔脏器恶性病变。

2. 病理　可分为高位瘘和低位瘘。高位瘘水、电解质紊乱及营养丢失较严重；低位瘘继发性感染较明显。

3. 临床表现

（1）症状：手术后肠外瘘可于术后3～5天出现症状，由于肠内容物外漏，可对周围器官产生强烈刺激，可有腹痛、腹胀、恶心等，或出现麻痹性肠梗阻。继发感染者体温升高，可出现严重水电解质紊乱，甚至发生低血容量休克。可并发脓毒症、多器官功能衰竭。

（2）体征：腹壁可有一个或多个瘘口，瘘口排出物与瘘管位置有关，高位小肠瘘可含有大量胆汁、胰液等。低位肠瘘可含有粪渣，有臭味，强腐蚀性肠液可致瘘口周围红肿、糜烂。

4. 辅助检查

（1）实验室检查：血常规显示血红蛋白、红细胞计数下降。伴感染时白细胞及中性粒细胞比值增高。

（2）特殊检查：口服染料或药用炭，简单实用。瘘管组织活检及病理学检查。

（3）影像学检查：超声及CT检查、瘘管造影等。

5. 治疗要点　控制感染，纠正水电解质紊乱。使用药物如生长抑素制剂，降低胃肠液分泌量，减少体液丢失。或采用手术治疗。

6. 护理措施

（1）非手术治疗

①维持体液平衡：纠正水电解质紊乱。

②控制感染：取半坐卧位，利于积液积聚盆腔，减少毒素吸收。遵医嘱合理使用抗生素。

③负压引流：持续负压吸引，以充分稀释肠液，促进局部炎症消散。调节负压至10～20kPa为宜。每日灌洗量为2000～4000ml，速度为40～60滴／分，保持灌洗液温度在30～40℃。

④病情观察：记录引流液的量及性状。

⑤皮肤护理：及时清除漏出的肠液，保持瘘口清洁干燥，局部清洁后可涂抹复方氧化锌软膏加以保护。

（2）手术治疗

①术前护理：行肠道准备，术前3天进食少渣半流质饮食，口服肠道不吸收的抗生素。

②术后护理：

a. 饮食护理：禁食4～6天，行全胃肠外营养支持。开始进食时以低脂、适量蛋白质、高糖、低渣饮食为主。

b. 引流护理：保持引流管通畅，根据引流情况调整引流负压大小。

c. 并发症护理：防止出血，术后严密监测生命体征及切口渗血情况；预防粘连性肠梗阻，早期床上活动。

五、大肠癌

1. 病因　在我国，直肠癌最多见，其次为乙状结肠癌。大肠癌的病因尚未明确，可能与以下因素有关：饮食与运动：高脂肪、高蛋白和低纤维素饮食，缺乏适度的体力活动；遗传因素；癌前病变，以绒毛状腺瘤及家族性肠息肉病癌变率最高。

2. 病理　按大体形态分为肿块型、溃疡型、浸润型，以溃疡型最常见。按组织学类型分为腺癌、腺鳞癌和未分化癌，以腺癌为主，未分化癌预后最差。淋巴转移是最常见的转移途径，血行转移多见于肝，其次为肺、骨等。也可直接浸润邻近器官和腹膜种植转移。

3. 临床表现　早期无特异性症状，当病情发展或伴感染时，才出现明显症状。排便习惯改变和大便带血是最早出现的症状。

（1）结肠癌

①排便习惯和粪便性状改变：是首发症状，表现为大便次数增多，血便、腹泻、便秘等，其中以血便为突出表现。病变位置越低，颜色越鲜红，血、便分离；位置越高，颜色越暗，且与粪便相混。

②腹痛：早期症状之一，为持续性隐痛或腹部不适。

③全身症状：由于慢性失血、癌肿溃烂、毒素吸收等，患者可出现贫血、消瘦、乏力、低热等。晚期可出现肝大、黄疸、水肿、腹水、锁骨上淋巴结肿大及恶病质等。

④左、右结肠癌特点对比：因癌肿部位及病理类型不同，结肠癌的临床表现存在差异：右半结肠肠腔较左侧大，癌肿多呈肿块型，即主要表现为腹部包块、便血和贫血，大便稀薄，腹泻和便秘交替出现，较少发生肠梗阻；而左半结肠癌主要表现为便血、腹泻、便秘和肠梗阻，因肠腔相对狭小，癌肿多呈浸润生长型，易引起环状缩窄，更容易发生肠梗阻，癌肿破溃时，可有便血。

（2）直肠癌

①直肠刺激症状：频繁便意和排便习惯改变，肛门下坠、里急后重和排便不尽感。

②黏液血便：为癌肿破溃感染所致，血便是最常见的早期症状。

③肠腔狭窄症状：粪便变形、变细。肠管梗阻后，有腹痛、腹胀、肠鸣音亢进等症状。

④转移症状：出现侵犯器官的相应症状。

4. 辅助检查

（1）直肠指检：是诊断直肠癌最重要、最简单有效的检查方法，可了解癌肿的部位，距肛缘的距离，癌肿的大小、范围、固定程度及与周围脏器的关系等。

（2）大便隐血试验：可作为普查或高危人群的初筛手段。

（3）纤维结肠镜：加病理可确诊，是最可靠的检查方法。

（4）其他：X线钡剂灌肠、B超和CT检查、血清癌胚抗原（CEA）。

5. 治疗要点

（1）结肠癌治疗：以手术切除为主的综合治疗。

（2）直肠癌治疗：手术切除为主要治疗方法，根治手术包括Dixon手术和Miles手术。

①Dixon手术（经腹直肠癌切除术）：目前应用最多，适用于腹膜反折以上的直肠癌，癌肿距齿状线5cm以上，远端切缘距癌肿下缘2cm以上，保留正常肛门。

②Miles手术（腹会阴联合直肠癌根治术）：适用于腹膜反折以下的直肠癌，切除乙状结肠、全部直肠、肛管及肛门周围5cm直径的皮肤及全部肛门括约肌，不能保留肛门，于左下腹行永久性结肠造口（人工肛门）。

6. 护理措施

（1）术前护理

①饮食护理：给予高蛋白、高热量、高维生素、易消化的少渣饮食，纠正水、电解质紊乱。

②肠道准备：是直肠癌根治术前重要的特殊护理，可减少或避免术中污染、术后感染等，一般通过控制饮食、口服肠道抗菌药物如新霉素或甲硝唑、多次清洁灌肠来实现。

a．传统肠道准备法：术前 3 天少渣半流质饮食，术前 2 天无渣流质饮食，有肠梗阻者应禁食、补液。术前 1 天禁食，以减少并软化粪便。术前 3 天口服新霉素或甲硝唑，同时加服维生素 K。术前 3 天，每晚口服缓泻药液状石蜡或硫酸镁 15 ～ 20g，术前 1 天晚及术日晨清洁灌肠。灌肠时宜选细肛管，轻柔插入，禁用高压灌肠，以免癌细胞扩散。

b．全肠道灌洗法：术前 12 ～ 14 小时开始服用 37℃等渗电解质溶液 6000ml，产生容量性腹泻，达到清洁肠道的目的。

c．甘露醇口服肠道准备法：术前 1 天下午 14:00 ～ 16:00 口服 5% ～ 10% 甘露醇 1500ml，吸收肠壁水分，使患者有效腹泻而清洁肠道。

③其他准备。术前 2 天每晚用 1：5000 高锰酸钾溶液坐浴。女性患者术前 3 天每晚行阴道冲洗。术日晨留置胃管和尿管。

（2）术后护理

①休息活动护理：病情平稳后取半卧位，有利于腹腔引流。

②饮食护理：禁食水，胃肠减压，补充静脉营养。术后 2 ～ 3 天肛门排气或造口开放后，可拔除胃管，进流质饮食。术后 1 周进半流质饮食。术后 2 周可进普食，给予高蛋白、高热量、高维生素、低脂、易消化的少渣食物。

③病情观察：术后每 30 分钟测量生命体征，病情平稳后改为每小时 1 次。

④引流管护理：保持各种引流管通畅，避免受压、扭曲。留置尿管 1 ～ 2 周，每 4 ～ 6 小时或有尿意时开放，训练膀胱排尿功能。腹腔引流管留置 5 ～ 7 天，保持局部皮肤清洁干燥，定时更换敷料。

（3）结肠造口护理：为术后护理的重点。

①造口观察：注意有无肠黏膜颜色变暗、发黑和回缩等异常。

②保护局部皮肤：造口开放前，肠造口周围用凡士林纱条保护，术后 3 天拆除，及时更换渗湿的敷料，温水清洗并消毒造口周围皮肤，复方氧化锌软膏涂抹，防止浸渍糜烂。

③保护腹部切口：术后 2 ～ 3 天肠蠕动恢复后开放，取左侧卧位（造口侧卧位），并用塑料薄膜隔开腹部切口与造口，防止流出的粪便污染腹部切口。

④保持大便通畅：恢复饮食后，应适当增加活动量。若发生便秘，用液状石蜡或肥皂水经结肠造口做低压灌肠，插入造口的肛管超过 10cm，以防肠管损伤。

⑤正确使用人工肛门袋：更换前用中性皂液或 0.5% 氯己定溶液清洁造口周围皮肤（不可用乙醇），再涂上氧化锌软膏。选择袋口合适的造口袋，造口袋内充满 1/3 排泄物时，应及时更换。人工造口袋不宜长期持续使用，粪便成形及养成定时排便的习惯后，可不佩戴人工肛门袋。

⑥并发症的预防

a．造口狭窄：1 周后造口处拆线愈合时，每天扩张造口 1 次。

b．切口感染：保持切口清洁干燥和引流管通畅，术后 4 ～ 7 天以 1：5000 高锰酸钾温水坐浴，每天 2 次，并预防性应用抗生素。

c．吻合口瘘：注意观察，术后 7 ～ 10 天不可灌肠，一旦发生应禁食、胃肠减压，同时盆腔持续滴注、负压吸引，肠外营养支持。

（4）Dixon 术后护理：调整饮食，注意饮食卫生，进行肛门括约肌收缩训练，防止排便失禁。便后清洁肛门，涂氧化锌软膏保护肛周皮肤。

7．健康教育

（1）饮食指导：给予产气少、易消化、无刺激性的饮食，避免高脂肪和刺激性食物，避免过多粗纤维食物（如芹菜、韭菜），多吃新鲜水果和蔬菜。

（2）活动指导：适度体育锻炼，术后 1～3 个月避免重体力劳动，尽量融入正常的生活、工作和社交活动中。

（3）造口自我护理指导：早期 2～3 个月，1～2 周扩张造口 1 次，坚持 3 个月，防止狭窄。每天定时结肠灌洗以训练有规律的肠蠕动。

（4）复查指导：每 3～6 个月定期门诊复查。行化疗、放疗者，定期检查血常规。

第二十八节　直肠肛管疾病

一、解剖生理概要

1．直肠　位于盆腔的后部，上接乙状结肠，向下移行为肛管，长 10～14cm，是粪便暂存的部位。直肠内面有 3 个直肠横襞，其中，中间的横襞大而明显，距肛门 7cm，相当于直肠前壁腹膜返折的水平，是乙状结肠镜检查的标志（图 3-4）。

2．肛管　上界为直肠穿过盆膈的平面，下界为肛门，长约 4cm，被肛提肌和肛门括约肌包绕，有控制排便的作用。肛窦为开口向上的隐窝，深 3～5mm，底部有肛腺的开口，容易积存粪便，感染后可形成肛周脓肿或瘘。肛管内面有 6～8 条纵行的黏膜皱襞称肛柱。

齿状线以上为单层柱状上皮，血供来源于直肠上、下动脉，回流至肝门静脉，淋巴引流至肠系膜下淋巴结和髂内淋巴结，受内脏神经支配，无疼痛感；齿状线以下为复层扁平上皮，血供来源于肛门动脉，回流至下腔静脉，淋巴引流至腹股沟浅淋巴结，受躯体神经支配，痛觉敏锐。发生在齿状线以上的痔为内痔，以下的为外痔。

图3-4　直肠与肛管

直肠内层的环肌在直肠下端增厚而成为肛门内括约肌，受内脏神经支配，可协助排便，但无括约肛门的功能。肛门外括约肌为骨骼肌，位于肛管平滑肌之外，分为皮下部、浅部和深部，受意识支配，有较强的控制排便功能。由肛门外括约肌的浅部和深部、肛门内括约肌、直肠纵肌的下部和肛提肌共同组成的肛管直肠环，对肛管起着极重要的括约作用，若手术损伤将引起大便失禁。

在直肠与肛管周围有数个间隙，充满脂肪结缔组织，是感染的常见部位。常见的有骨盆直肠间隙、坐骨肛管间隙（坐骨直肠间隙）和肛门周围间隙。

二、肛 裂

肛裂是指齿状线以下的肛管皮肤裂伤后所形成的小溃疡。

1. 病因、病理 直接原因多为长期便秘、粪便干结引起排便时机械性损伤。慢性裂口上端的肛瓣和肛乳头水肿，形成肥大乳头；下端皮肤水肿，静脉、淋巴回流受阻，形成突出的袋状皮垂，称为前哨痔。肛裂、肛乳头肥大和前哨痔合称肛裂三联征。

2. 临床表现 好发于青中年人，以肛管后正中线的肛裂最多见。

（1）症状：常有长期便秘史，典型表现是疼痛、便秘、出血。

①疼痛：典型的周期性剧烈疼痛，有两次高峰。排便时疼痛多因干硬粪便刺激裂口内神经末梢；排便后疼痛由肛门括约肌反射性痉挛所致。

②便秘：由于惧怕疼痛不敢排便，导致便秘，便秘又加重肛裂，形成恶性循环。

③出血：表现为排便时粪便表面、手纸上少量鲜血，或排便过程中滴出鲜血。

（2）体征：肛门检查常有肛管后正中线溃疡裂隙，肛裂患者严禁直肠指检或直肠镜检查。

3. 治疗要点

（1）非手术治疗：一般采取非手术治疗。保持大便通畅，必要时口服缓泻药，排便后坐浴。局部麻醉后，扩肛以解除括约肌痉挛，促进溃疡愈合。

（2）手术治疗：非手术治疗无效、经久不愈且症状较重的陈旧性肛裂可采取肛裂切除术和肛管内括约肌切断术。

三、直肠肛管周围脓肿

直肠肛管周围脓肿是指直肠肛管周围软组织或其周围间隙内的急性化脓性感染，并形成脓肿。

1. 病因 主要原因为肛腺感染，也可由肛周皮肤感染、损伤、肛裂、内痔、药物注射等引起。常见的致病菌有大肠埃希菌、金黄色葡萄球菌、链球菌和铜绿假单胞菌，偶有厌氧性细菌和结核杆菌，常是多种病原菌混合感染。

2. 病理 肛腺形成脓肿后，可蔓延至直肠肛管周围间隙的疏松结缔组织，感染极易蔓延、扩散，形成不同部位的脓肿。

3. 临床表现 由于脓肿形成部位不同，表现多样（表3-32）。

表3-32 直肠肛管周围脓肿鉴别

	肛门周围皮下脓肿	坐骨肛管间隙脓肿	骨盆直肠间隙脓肿
发 病	最常见	较常见	较少见
全身症状	不明显	较重，高热、头痛、乏力	严重，持续性高热、头痛
局部表现	肛周持续性跳痛，局部红肿，有压痛，脓肿形成可有波动感	脓肿大而深，持续性胀痛，排便、行走时加重，可扪及局部隆起，波动感	不明显，位置深，空间大，可触及隆起肿块，深压痛和波动感
伴随症状	无	里急后重，排尿困难	直肠坠胀感，便意不尽，排尿困难

4. 诊断与治疗要点 直肠指检对直肠肛管周围脓肿有重要意义。局部穿刺抽出脓液即可确诊。

发病早期给予抗生素控制感染，选择对革兰阴性杆菌、革兰阳性细菌和厌氧菌有效的广谱抗生素，宜联合用药。局部理疗，热水坐浴，口服缓泻药或液状石蜡促进排便。脓肿形成后尽早切开引流。

四、肛　瘘

肛瘘是指直肠远端或肛管与肛周皮肤间形成的肉芽肿性管道。

1. **病因**　主要的病因是直肠肛管周围脓肿；少数因结核、外伤感染等引起。

2. **病理**　肛瘘由内口、外口及瘘管 3 部分组成。

（1）按瘘管位置高低，可分为低位肛瘘（位于外括约肌深部以下）和高位肛瘘（位于外括约肌深部以上）。

（2）根据瘘口与瘘管的数目，可分为单纯性肛瘘（只存在单一瘘管）和复杂性肛瘘（存在多个瘘口和瘘管）。

3. **临床表现**

（1）症状：肛门周围外口流出少量脓性、血性或黏液性分泌物，肛门周围皮肤潮湿、瘙痒、湿疹，常自觉有粪便及气体排出。急性感染或瘘管中有脓肿形成时，出现明显疼痛，伴发热等全身症状。脓肿破溃或切开引流后症状缓解。脓肿反复形成是肛瘘的特点。

（2）体征：肛周皮肤可见单个或多个外口，呈红色乳头状突起或稍凹陷的外口。挤压时外口可有少量脓液或脓血性分泌物排出。直肠指检内口处轻压痛，瘘管表浅可触及硬结样内口及条索状瘘管。

4. **治疗要点**　肛瘘极少自愈，必须及时治疗，可采用堵塞法和手术治疗。常见术式为瘘管切开术、肛瘘切除术和肛瘘挂线术。堵塞法适用于单纯性肛瘘；瘘管切开术适用于低位肛瘘；肛瘘挂线术适用于距肛缘 3 ～ 5cm，有内外口的低位或高位单纯性肛瘘；肛瘘切除术适用于低位单纯性肛瘘。

五、痔

痔是肛垫的支持结构病理性肥大和移位，直肠下端黏膜下和（或）肛管皮肤下的静脉丛淤血、扩张和纡曲所形成的局部团块，是最常见的直肠肛管疾病。

1. **病因与发病机制**

（1）肛垫下移学说：由于长期腹内压增高的刺激，肛管血管垫（肛垫）的正常纤维弹力结构破坏，出现病理性肥大，并向远侧移位形成痔。

（2）静脉曲张学说：直肠上下静脉丛无静脉瓣，管壁薄，位置浅，末端直肠黏膜下组织松弛，易导致血液淤积和静脉曲张。长期坐位、便秘、妊娠、前列腺肥大、盆腔巨大肿瘤等可引起直肠静脉回流受阻。

2. **病理**　按痔所在部位分为内痔、外痔和混合痔 3 种。

3. **临床表现**

（1）内痔：最常见，位于齿状线以上，表面覆盖直肠黏膜，好发于截石位 3 点、7 点、11 点位置。主要表现为无痛性、间歇性便后出鲜血和痔块脱出。按病情轻重可分为 4 度（表 3-33）。

（2）外痔：位于齿状线下方，表面覆盖肛管皮肤。主要表现为肛门不适、潮湿，有时伴局部瘙痒。若发生血栓形成及皮下血肿则有剧痛，肛周可见暗紫色椭圆形肿物，触痛明显，排便、咳嗽时疼痛加剧。

（3）混合痔：由内痔静脉丛和相应部位的外痔静脉丛相互融合而形成，位于齿状线上下，内痔和外痔的症状可同时存在。

表3-33　内痔分度及其临床特点

分　度	临床特点
Ⅰ　度	排便时无痛性出血，便后出血可自行停止，无痔脱出
Ⅱ　度	便血加重，严重时呈喷射状，排便时有痔脱出，便后可自行回纳
Ⅲ　度	偶有便血，排便、久站、咳嗽、劳累、负重时痔脱出不能自行回纳，需用手托回
Ⅳ　度	偶有便血，痔块长期脱出于肛门外或回纳后又即脱出

4. 治疗要点　治疗原则以非手术治疗为主，无症状的痔无须治疗，有症状的痔治疗重点在于减轻或消除症状，而非根治。

（1）非手术治疗：分为一般治疗、注射疗法和胶圈套扎疗法。

（2）手术治疗：适用于保守治疗无效、出血严重、痔核脱出严重者。常见的手术方式有痔单纯切除术、吻合器痔上黏膜环行切除术、血栓性外痔剥离术。

六、直肠肛管疾病的护理

1. 护理措施

（1）术前护理

①多摄入富含粗纤维的新鲜蔬菜、水果，多饮水，少吃辛辣刺激性食物，避免饮酒。

②养成定时排便的习惯，适当增加运动量，促进肠蠕动，必要时使用缓泻药。

③便后热水坐浴，可清洁肛门，改善局部血液循环，促进炎症吸收，并缓解括约肌痉挛、减轻疼痛。选择适宜的盆具并事先消毒，水温以43～46℃为宜，每天2～3次，每次持续20～30分钟，自觉头晕不适立即停止坐浴。必要时可用1：5000高锰酸钾溶液或0.1%苯扎溴铵溶液坐浴。

④术前3天少渣饮食，手术前1天流质饮食，术日晨禁食。

⑤术前备皮，保持肛门皮肤清洁。术前排空大便，必要时灌肠。贫血患者输血。

（2）术后护理

①休息活动护理：24小时内卧床，可在床上适当活动四肢、翻身，取侧卧位或平卧位，臀部垫气圈，以防伤口受压。24小时后可适当下床活动，避免久站或久坐。

②饮食护理：术后一般不严格限制饮食，术后1～2天以无渣或少渣流食、半流食为主，以减少肠蠕动、粪便形成和排便，促进切口愈合。术后3天应多饮水、多吃水果及适量粗纤维食物，戒烟酒，避免辛辣刺激性食物。

③病情观察：严密监测生命体征，注意有无敷料渗血、渗液，警惕内出血发生。

④疼痛护理：肛周神经末梢丰富，大多患者疼痛剧烈，术后1～2天遵医嘱应用镇痛药，必要时去除多余敷料。

⑤排便护理：术后2～3内通过饮食管理尽量避免排便，也可于术后48小时内口服阿片酊，减少肠蠕动，以促进伤口愈合。3天后无排便者，可口服缓泻药通便，保持大便通畅。但术后7～10天禁止灌肠。

⑥坐浴与换药：术后注意保持肛门局部清洁，先排便，排便后坐浴，清洁会阴部，最后换药，促进伤口愈合。坐浴可使用1：5000高锰酸钾溶液。

⑦预防并发症

　　a．尿潴留：术后 8 小时仍未排尿，可行诱导排尿、针刺等促进排尿，必要时导尿。

　　b．肛门狭窄：密切观察有无排便困难、大便变细，术后 5～10 天可用食指扩肛，每天 1 次。

　　c．肛门失禁：手术中如切断肛管直肠环，可引起肛门失禁，表现为粪便自行外溢。处理原则为保持肛周皮肤清洁、干燥，涂抹氧化锌软膏，勤换内裤。轻度失禁者于术后 3 天开始做肛门收缩舒张运动；严重失禁者行肛门成形术。

　　d．伤口渗血或出血。

2. 健康教育

（1）指导患者多饮水，多吃水果、蔬菜等粗纤维食物，戒酒，避免刺激性食物。养成每天定时排便的良好习惯。

（2）伤口未愈合者或局部有炎症者坚持便后坐浴，注意保持肛门局部清洁。

（3）肛门狭窄者坚持行肛门扩张。括约肌松弛者坚持做提肛运动。若出现排便困难，应及时就诊。

第二十九节　门静脉高压症

　　门静脉高压症是指门静脉的血流受阻、血液淤滞，引起门静脉系统压力增高，继而造成脾大、脾功能亢进，食管 - 胃底静脉曲张及破裂出血、腹水等一系列临床表现的疾病。门静脉正常压力在 13～24cmH$_2$O（1.27～2.35kPa）之间，平均为 18cmH$_2$O（1.76kPa）。

　　1. 解剖　门静脉主干由肠系膜上、下静脉和脾静脉汇合而成，门静脉进入肝脏后逐级分支，与肝动脉汇合于肝小叶内的肝窦内，再经过肝小叶的中央静脉逐级汇集，最后注入到下腔静脉。门静脉系与腔静脉系之间有 4 个主要交通支：胃底 - 食管下段交通支，直肠下端 - 肛管交通支，前腹壁交通支（附脐静脉）和腹膜后交通支，其中胃底 - 食管下段交通支是最重要的交通支。

　　2. 病因　在我国，以肝炎后肝硬化导致的肝内型门静脉高压症最常见。肝外门静脉血栓形成、门静脉先天性畸形、上腹部肿瘤压迫、缩窄性心包炎及严重右心衰竭等也可引起门静脉高压症。

　　3. 病理　门静脉系统无瓣膜，肝硬化后假小叶形成，肝窦变窄或闭塞，门静脉回流受阻，导致门静脉压力增高。典型的病理变化包括 3 方面，有脾大、脾功能亢进，静脉交通支扩张和腹水。

　　4. 临床表现

（1）脾大、脾功能亢进：早期即有脾充血、肿大；晚期脾脏变硬、活动度差，常伴有脾功能亢进。

（2）呕血、黑便：胃底 - 食管下段静脉破裂出血是门静脉高压症最严重的并发症。发生急性大出血时，患者呕吐鲜红色血液，排出柏油样黑便。因肝功能受损导致凝血障碍，而脾功能亢进又可造成血小板减少，故患者出血不易自行停止，易诱发肝性脑病、严重休克。

（3）腹水：是肝功能严重损害的表现，常有腹胀、食欲减退、移动性浊音。

（4）其他：黄疸、下肢水肿、蜘蛛痣、肝掌、男性乳房发育、睾丸萎缩等。

　　5. 辅助检查

（1）血常规检查：脾功能亢进时，"三系"血细胞减少，白细胞计数＜3×10^9/L、血小板＜（70～80）×10^9/L。

（2）肝功能检查：白蛋白降低，球蛋白增高，白 / 球蛋白比例倒置。凝血酶原时间延长。

（3）食管吞钡 X 线检查：食管充盈时，食管轮廓呈虫蚀状改变；排空时，曲张静脉呈蚯蚓样或串珠状负影。

（4）其他：肝脏 B 超、CT 检查，腹腔动脉造影，纤维镜检查。

6. 治疗要点 主要目的为防治胃底 - 食管下段静脉破裂出血。

（1）非手术治疗：门静脉高压症以非手术治疗为主，重点是补充血容量、使用垂体加压素以及应用三腔二囊管压迫止血。

①补充血容量：建立静脉通路，输液、输血，但避免过度扩容，防止门静脉压力反跳性增高而引起再出血。

②药物止血：血管加压素可使内脏小动脉收缩，减少门静脉回血量，短暂降低门静脉压力，使曲张静脉破裂处形成血栓达到止血作用。对高血压、冠心病不适用。

③三腔二囊管压迫止血：利用气囊分别压迫胃底及食管下段破裂的曲张静脉而起止血作用，是早期暂时控制出血的有效方法，一般不超过 24 小时。为防止黏膜糜烂，气囊充气加压 12 ～ 24 小时应放松牵引，放气 15 ～ 30 分钟，必要时可重复注气压迫。

（2）手术治疗：无黄疸和明显腹水者发生大出血，经非手术治疗 24 ～ 48 小时无效者，应采用手术治疗。

①门体分流术：将肝门静脉系和腔静脉系的主要血管进行手术吻合，使肝门静脉血转流入腔静脉，降低门静脉压力，防止出血，但术后肠道吸收的氨部分或全部不通过肝解毒，直接影响大脑的能量代谢，故肝性脑病发生率高，易引起肝衰竭。

②断流手术：切除脾，同时阻断门奇静脉间的反常血流，以达到止血目的。脾切除加贲门周围血管离断术最有效，既离断食管胃底的静脉侧支，又保留门静脉的入肝血流。

③单纯脾切除术：适用于严重脾大、合并明显脾功能亢进者，常见于血吸虫晚期。

④肝移植：是治疗门静脉高压症最彻底的手术方法。

7. 护理措施

（1）急性大出血期的护理

①迅速建立静脉通路，尽快配血、输血，补充血容量。

②冰盐水或冰盐水加去甲肾上腺素行胃内灌洗，以收缩胃黏膜血管，减少血流。

③使用轻泻药及灌肠，以免胃肠道的血液被分解产生氨，导致肝性脑病。

④遵医嘱及时应用止血药，注意观察药物疗效和不良反应。

⑤防止急性肝衰竭，预防再出血。

（2）术前保肝治疗期的护理

①休息活动护理：充分休息，尽量取平卧位，避免劳累。急性大出血者绝对卧床休息，头偏向一侧。

②饮食护理：给予高热量、适量蛋白、高维生素、低脂饮食，严重肝功能损害者应限制蛋白质摄入量，补充支链氨基酸。明显腹水者限制液体和钠的摄入，少食含钠高的食物。禁食坚硬、粗糙的食物，以免胃底 - 食管下段静脉破裂出血。

③消化道的准备：术前 2 ～ 3 天口服肠道抗菌药，预防术后肝性脑病；术前 1 天晚用酸性溶液清洁灌肠，避免手术后肠胀气压迫血管吻合口，但禁用肥皂水等碱性溶液灌肠。术前一般不放置胃管，若必须放置则选择细、软胃管，插入动作应轻柔。

④贫血及凝血障碍者遵医嘱输血、肌内注射维生素 K。严重肝胆疾病患者术前 1 周应用维生素 K。适当使用肌苷、辅酶 A 等保肝药物，避免应用氯丙嗪、红霉素、巴比妥类等有肝脏毒性作用的药物。

⑤脾 - 肾静脉分流术前应检查肾功能是否正常。

（3）术后护理

①休息活动护理：断流术和脾切除术术后生命体征平稳即可取半卧位。为防止分流术后血管吻合口破裂，术后需平卧或低坡半卧位（< 15°），鼓励早期下床活动。保持大小便通畅。

②饮食护理：术后早期禁食，24～48小时肠蠕动恢复后，提供流质饮食，逐渐过渡到半流食及软食。分流术后易诱发肝性脑病，应限制蛋白质和肉类的摄入。

③病情观察：术后严密观察并记录生命体征、神志、面色、尿量、引流情况等，注意有无伤口或消化道出血征象。分流术后定时检测肝功能和血氨浓度，及时发现肝性脑病。脾切除术后2周内每天或隔天监测血小板计数。若血小板＞$600×10^9$/L时，立即通知医生并遵医嘱应用肝素抗凝，以防静脉血栓形成。注意观察用药前后凝血时间的变化。

8. 健康教育

（1）饮食指导：给予高热量、高维生素的无渣软食，禁用过热、坚硬、粗糙、带刺、油炸及刺激性强的食物。

（2）避免引起腹内压增高的因素，如咳嗽、打喷嚏、便秘、提举重物等。

（3）按医嘱应用保肝药物，定期门诊复查。

第三十节 肝疾病

一、解剖生理概要

肝是人体最大的实质性脏器，由门静脉和肝动脉双重供血。肝脏位于右上腹，隐藏在右侧膈下和肋骨深面，大部分为肋弓所覆盖。肝上界在右侧锁骨中线第5肋间，相当于叩诊的相对浊音界。肝的显微结构为肝小叶，系肝结构和功能的基本单位。肝脏是人体主要的解毒器官，参与物质代谢、分泌胆汁，也是贮存维生素、糖异生的主要场所。

二、原发性肝癌

1. 病因 肝癌是发生于肝细胞与肝内胆管上皮细胞的癌。

（1）病毒性肝炎：在我国，肝癌最常见的病因是乙型肝炎及其导致的肝硬化。

（2）其他：黄曲霉毒素、亚硝胺类化合物、饮酒、饮水污染、遗传因素、毒物、寄生虫等。

2. 病理 按大体病理类型可分为结节型、巨块型和弥漫型3类，以结节型多见。病理学和内科学教材将单个结节或相邻两个结节之和直径＜3cm者称为早期肝癌（小肝癌）；外科学教材将直径≤2cm者划分为微小肝癌，2cm＜直径≤5cm为小肝癌，5cm＜直径≤10cm为大肝癌，直径＞10cm为巨大肝癌。肝癌按组织学分型可分为肝细胞癌、胆管细胞癌和混合型肝癌3类，以肝细胞癌为主。原发性肝癌常先有肝内转移，再出现肝外转移。经门静脉系统的肝内转移是最常见的途径。肝外血行转移常见于肺，其次为骨、脑等。淋巴转移较少见，可达到肝门淋巴结，其次为胰周、腹膜后、主动脉旁及锁骨上淋巴结。中晚期可直接浸润邻近脏器或腹腔种植转移。

3. 临床表现 早期缺乏典型表现，中晚期可有局部和全身症状。

（1）症状

①肝区疼痛：是最常见和最主要的症状，也是半数以上患者的首发症状，多为持续性胀痛、钝痛或刺痛，夜间或劳累后加重。癌肿坏死、破裂可致腹腔内出血，表现为突发右上腹剧痛，有腹膜刺激征等急腹症表现。

②全身与消化道症状：无特异性，表现为消瘦、乏力、低热、食欲缺乏、腹胀等，晚期还可出现贫血、

黄疸、腹水及恶病质等表现。

（2）体征

①肝大和肿块：为中、晚期肝癌最主要的体征。肝进行性肿大，质地坚硬，边缘不规则，表面凹凸不平，有明显结节，可伴有压痛。

②黄疸和腹水：晚期出现。

（3）并发症

①肝性脑病：为肝癌终末期最严重的并发症，约 1/3 的患者因此死亡。

②上消化道出血：约占肝癌死亡原因的 15%。多因食管 - 胃底静脉曲张破裂出血所致。

③肝癌结节破裂出血：约 10% 的患者因此致死。

④继发感染。

4．辅助检查

（1）甲胎蛋白（AFP）：是诊断肝癌的特异性指标，是肝癌的定性检查，有助于诊断早期肝癌，广泛用于普查、诊断、判断治疗效果及预测复发。

（2）B 超检查：是肝癌筛查和早期定位的首选检查。

（3）CT 和 MRI：具有较高的分辨率，可提高直径 < 1.0cm 小肝癌的检出率。

（4）选择性肝动脉造影：是创伤性检查，必要时才采用。

（5）肝穿刺或组织检查：细针穿刺行组织学检查是确诊肝癌最可靠的方法。

5．治疗要点　早期诊断，早期采用以手术切除为主的综合治疗，是提高肝癌长期治疗效果的关键。

（1）手术治疗：以手术切除为首选，是目前根治原发性肝癌的最有效方法。

（2）肿瘤消融：具有微创、安全、简便和易于多次施行的特点。适合于瘤体较小而又无法或不宜手术切除者，特别是肝切除术后早期肿瘤复发者。

（3）肝动脉化疗栓塞（TACE）：是肝癌非手术疗法中的首选方法。

（4）其他治疗：包括放射治疗、分子靶向治疗、生物治疗、中医中药治疗等。

6．护理措施

（1）疼痛护理：观察疼痛特点，帮助患者减轻疼痛，必要时应用镇痛药物。

（2）肝动脉栓塞化疗患者护理

①术前护理：行各种术前检查及碘过敏试验。术前 1 天给予易消化饮食，术前 6 小时禁食、禁水。术前半小时可遵医嘱给予镇静药并测量血压。

②术后护理：取平卧位，术后 24～48 小时卧床休息。穿刺部位压迫止血 15 分钟再加压包扎，沙袋压迫 6～8 小时，保持穿刺侧肢体伸直 24 小时，并观察穿刺部位和肢体远端皮肤情况。禁食 2～3 天，从流质饮食开始，少量多餐。术后 4～8 小时体温可升高，持续约 1 周，高温者应采取降温措施。术后 1 周后，因肝缺血影响肝糖原储存和蛋白质合成，遵医嘱静脉补充白蛋白和葡萄糖液。

（3）手术前护理：密切观察病情变化，给予高蛋白、高热量、高维生素、易消化饮食，少量多餐。合并肝硬化有肝损害者，适当限制蛋白质摄入。

术前 3 天给予维生素 K_1 肌内注射，改善凝血功能，预防术中、术后出血。术前 2 天使用抗生素，预防感染。术前 3 天行必要的肠道准备。做好常规术前准备。

（4）手术后护理

①休息活动护理：病情平稳后宜取半卧位。术后 24 小时内卧床休息，不宜过早下床活动。避免剧烈咳嗽和打喷嚏，以减少出血。

②饮食护理：术后禁饮食，胃肠减压，静脉输入葡萄糖溶液，防止低血糖。术后 24～48 小时肠蠕动恢复后开始进流质饮食，逐步过渡到高蛋白、高热量、高维生素的正常饮食。

③预防感染：保持腹腔引流通畅是预防感染的重要措施，同时常规应用抗生素。

④引流管护理：应妥善固定，保持各种引流管通畅，观察并记录引流液的量、颜色和性状。肝叶切除术后肝周的引流管一般放置 3～5 天，渗液明显减少时应及时去除引流管。

⑤预防并发症：术后 48 小时专人护理，动态观察患者生命体征。

a. 出血：术后当日可引流出鲜红血性液体 100～300ml。若血性液体增多，应警惕腹腔内出血，必要时做好再次手术止血的准备。

b. 胆汁渗漏：若出现腹痛、发热和腹膜刺激征，切口有胆汁渗出或引流液含胆汁，则高度怀疑胆汁渗漏，应立即调整引流管，保持引流通畅，无效时尽早手术。

c. 膈下积液及脓肿：膈下积液及脓肿多发生于术后 1 周，表现为体温下降后再升高，或术后持续发热，应行穿刺抽脓或置管引流，取半卧位，加强营养支持和抗感染。

⑥防治肝性脑病：遵医嘱保肝治疗，预防肝性脑病的发生。

三、肝脓肿

（一）细菌性肝脓肿

细菌性肝脓肿是指由细菌侵入肝脏而形成的肝内化脓性感染疾病。

1. 病因

（1）入侵途径：胆道是最主要的入侵途径，胆道蛔虫病、胆管结石等并发化脓性胆管炎时，细菌沿胆管上行。其他途径还有肝动脉、门静脉、淋巴系统、肝外伤、隐匿性感染等。

（2）致病菌：胆管源性或门静脉播散者以大肠埃希菌最常见；肝动脉播散或隐源性感染者，以金黄色葡萄球菌最常见。

2. 临床表现　主要表现为寒战、高热、肝区疼痛和肝大。

（1）寒战、高热：是肝脓肿最常见的早期症状，反复发作。体温高达 39～40℃，伴恶心、呕吐、乏力和体重减轻等症状。

（2）肝区疼痛：肝区或右上腹持续性胀痛或钝痛，常伴右肩牵涉痛、右下胸及肝区叩击痛，有压痛或明显触痛。

（3）肝大：右季肋区饱满，可见局限性隆起和凹陷性水肿。严重时可出现黄疸和腹水。

3. 辅助检查

（1）实验室检查：白细胞计数、中性粒细胞增高，有明显核左移。血清转氨酶升高。

（2）影像学检查：B 超检查可明确肝脓肿的部位和大小，是首选的检查方法。X 线检查显示肝影增大，右叶脓肿可见右膈肌升高，局限性隆起及运动受限。必要时行 CT 检查。

（3）诊断性肝穿刺：在 B 超定位下或肝区压痛最剧烈处穿刺，抽出脓液即可确诊，并可行脓液细菌培养。

4. 治疗要点　细菌性肝脓肿是一种严重的疾病，必须早期诊断，早期治疗。

（1）全身支持疗法：加强营养支持，纠正水和电解质及酸碱平衡失调，补充足够的维生素，必要时反复多次少量输血或输注白蛋白。

（2）抗菌药物治疗：大剂量、联合应用抗菌药物。未确定病原菌前，首选青霉素、氨苄西林加氨基糖苷类抗生素或头孢菌素类、甲硝唑等药物。

（3）经皮肝穿刺脓肿置管引流术：适用于单个较大的脓肿。在超声定位引导下穿刺，抽脓后冲洗脓腔并注入抗生素，或行脓肿置管引流术。

（4）手术治疗：经腹腔切开引流，也可行肝叶切除术。

5. 护理措施

（1）饮食护理：给予高蛋白、高热量、高维生素和高纤维素饮食，多饮水。

（2）病情观察：密切观察生命体征及胸、腹部情况，有无脓肿破溃导致的严重并发症。

（3）高热护理：体温＞39.5℃，给予物理降温，可用4℃生理盐水灌肠，必要时遵医嘱药物降温。

（4）引流管护理：采取半卧位，妥善固定引流管，保持引流通畅。每天用生理盐水或含甲硝唑盐水多次或持续冲洗脓腔，注意观察脓腔引流液的性质和量。

（二）阿米巴肝脓肿

阿米巴肝脓肿由溶组织内阿米巴通过门静脉到达肝脏，引起细胞坏死，从而形成脓肿，其主要继发于肠道阿米巴病，也可在没有阿米巴痢疾的患者中发生。

1. 病因 肠壁的溶组织内阿米巴滋养体经门静脉、淋巴管或直接蔓延侵入肝内。少数存活并繁殖，在肝门静脉内引起栓塞，使肝组织坏死形成脓肿。

2. 病理 肝脓肿一般多为单个大脓肿，多数位于肝右叶顶部。脓液大多为棕褐色，呈巧克力酱样。继发细菌感染时，脓液为黄色或黄绿色。

3. 临床表现 病情轻重与脓肿位置、大小及是否继发细菌感染有关。

（1）症状：起病缓慢，体温逐渐升高，以弛张热多见。

（2）体征：可表现为胀痛、钝痛、刺痛等。部分患者肝区叩击痛，肝大。

4. 治疗要点

（1）一般治疗：卧床休息，给予易消化饮食。

（2）药物治疗：首选甲硝唑，其常见的不良反应有头痛、恶心、口干、金属味感等，偶有腹痛、腹泻。同时可做肝穿刺引流，加快脓肿愈合，若合并细菌感染者，可在脓液抽出后注入抗生素。

（3）手术治疗：经内科治疗无效者，采取手术治疗。

5. 护理措施 同细菌性肝脓肿。

第三十一节 胆道疾病

一、解剖生理概要

1. 解剖

（1）胆囊：呈梨形，位于肝下的胆囊窝内，分底、体、颈、管4部分。胆囊底的体表投影在右腹直肌外缘或右锁骨中线与右肋弓的交点处。胆囊结石或炎症时，该处可有压痛。

（2）肝管与肝总管：胆道系统从毛细肝管开始，逐渐汇集为小叶间肝管和左、右肝管，出肝门合成为肝总管。肝总管下行，与胆囊管以锐角结合成为胆总管。肝总管、胆囊管与肝下缘构成的三角形区域称胆囊三角（Calot三角），内有胆囊动脉通过，是寻找胆囊动脉的标志，也是手术中易发生误伤的危险区。

（3）胆总管：长4～8cm，直径不超过1cm。胆总管在十二指肠降部中段的十二指肠后内侧壁与胰管汇合成膨大的共同管道，称Vater壶腹或肝胰壶腹，开口于十二指肠乳头。在肝胰壶腹周围有Oddi括约肌包绕，Oddi括约肌具有调节胆囊充盈、控制胆汁、胰液流入十二指肠、阻止十二指肠液反流的功能，也是胰腺和胆道疾病相互关联的解剖学基础。

2. **生理**　胆道系统主要的生理功能是输送和调节肝脏分泌的胆汁进入十二指肠。肝脏连续不断地分泌胆汁，但只有在消化食物时，胆汁才排入十二指肠。在空腹状态，胆汁流入胆囊，在胆囊内浓缩、贮存。

二、胆道疾病的特殊检查及护理

1. **B超检查**　是一种无创、快速、简便和经济的检查方法，是检查胆道疾病的首选方法。对诊断常见胆道疾病具有较高的敏感性和特异性。检查前 3 天禁食牛奶等易产气的食物。检查前 1 天晚餐要求清淡饮食，晚餐后禁食 12 小时、禁饮 4 小时。次日晨排便后进行检查。肠道气体过多或便秘者可在检查前口服缓泻药或灌肠。

2. **X线检查**

（1）经内镜逆行胰胆管造影（ERCP）：在纤维十二指肠镜直视下，通过十二指肠乳头插管至胆管或胰管内，进行逆行直接造影。ERCP 易诱发急性胰腺炎、胆管炎、肠穿孔等并发症。适用于低位胆管梗阻的诊断。检查前 6～8 小时禁食。

（2）经皮肝穿刺胆管造影（PTC）：在 X 线或 B 超监视下，经皮肤穿刺将导管送入肝内胆管，注入造影剂使肝内、外胆管迅速显影。PTC 可诱发胆汁漏、出血、胆道感染等并发症。术前应检查凝血功能并注射维生素 K，必要时应用抗生素。检查前 1 天晚口服缓泻药或灌肠，检查前 4～6 小时禁食，检查开始前做碘过敏试验。检查后禁食 2 小时，平卧 4～6 小时，卧床休息 24 小时。

3. **胆管镜检查**　通过胆道镜直视胆道有无狭窄、畸形、肿瘤和蛔虫等，还可行取石术或活体组织检查。

4. **术中和术后经 T 管胆管造影**

5. **胆总管探查术**　胆总管探查后一般需要行 T 管引流。

三、胆石症和胆道感染

（一）概述

1. **胆石的成因**

（1）胆道感染：胆汁淤积、细菌寄生虫入侵所致。

（2）胆道异物：蛔虫、华支睾吸虫等虫卵或成虫尸体形成结石核心，或食物残渣形成结石核心所致。

（3）胆道梗阻：胆道梗阻引起胆汁滞留所致。

（4）代谢因素：胆汁浓度升高形成结晶。

（5）胆囊功能异常：胆囊收缩功能减退，胆汁瘀滞所致。

2. **胆石的分类**

（1）胆固醇类结石：占结石种类比例较高，大多发生于胆囊。外观呈白黄、灰黄或黄色，质硬，表面多光滑。

（2）胆色素类结石：占结石种类比例较低，大多发生于胆管。质软易脆，呈棕色或褐色，多发。

（3）其他结石：碳酸钙、磷酸钙等为主要成分，少见。

（二）胆囊结石及急性胆囊炎

1. **病因**

（1）胆囊结石：主要为胆固醇结石或以胆固醇为主的混合性结石，常见于 40 岁后女性。

（2）急性胆囊炎：是胆囊管梗阻和细菌感染引起的炎症。胆囊结石堵塞胆囊管是急性胆囊炎的主要病因。细菌感染以大肠埃希菌最常见。

2．临床表现

（1）症状：单纯胆囊结石多无症状，当结石嵌顿于胆囊颈部或并发胆囊炎时出现胆绞痛。

①胆绞痛：是典型症状，在饱餐、进食油腻食物或睡眠中体位改变时发生右上腹或上腹阵发性绞痛，向右肩背部放射。

②消化道症状：恶心、呕吐、食欲减退、腹胀等。

③寒战、高热少见，多为轻、中度发热。

（2）体征：Murphy 征（墨菲征）阳性是急性胆囊炎的典型体征。胆囊触诊的部位在右侧腹直肌外缘与肋弓交接处。

（3）并发症：最严重的是胆囊坏疽穿孔引起胆汁性腹膜炎，可出现弥漫性腹膜炎表现。

3．辅助检查　首选 B 超检查，可见胆囊增大，胆囊壁增厚，囊内显示强回声，其后有结石声影即可确诊。

4．治疗与护理措施

（1）非手术治疗：急性期禁食，胃肠减压，营养支持，纠正水、电解质紊乱及酸碱失衡。应用对革兰阴性细菌及厌氧菌有效的抗菌药。使用解痉止痛、消炎利胆的药物。保守治疗时应重点观察腹部的症状和体征。

（2）手术治疗：胆囊切除术是最佳选择，首选腹腔镜胆囊切除术。还可行部分胆囊切除术、胆囊造口术等。

（3）一般需低脂饮食 1 个月以上，少量多餐，避免油腻食物及饱餐。

（三）胆管结石及急性胆管炎

1．病因

（1）原发性结石：多为胆色素结石，与胆道感染、胆汁淤积、胆管节段性扩张及胆道异物（胆道蛔虫、华支睾吸虫等）有关。

（2）继发性结石：以胆固醇结石为主，多为胆囊结石排进胆管并停留在胆总管内。

2．病理　胆总管结石所引起的病理变化主要取决于结石的部位、大小及有无继发性感染的发生。胆管结石可导致胆道梗阻，造成急、慢性胆管炎，全身感染，肝损害，胆源性胰腺炎等。

3．临床表现　胆总管结石合并感染时，表现为典型的 Charcot 三联征，即腹痛、寒战与高热、黄疸。

（1）腹痛：由结石下移嵌顿于胆总管下端或壶腹部，导致胆管平滑肌或 Oddi 括约肌痉挛所致。表现为剑突下或右上腹刀割样绞痛，呈阵发性发作，或持续性疼痛阵发性加剧。可向右肩或背部放射，伴有恶心、呕吐。

（2）寒战与高热：多发生于剧烈绞痛后，体温可高达 39 ～ 40℃，呈弛张热。主要由胆管梗阻继发感染引起。

（3）黄疸：胆管梗阻后胆红素逆流入血可引起黄疸。其轻重程度、发生和持续时间取决于梗阻的程度、部位和有无继发感染。出现黄疸时，患者尿色变深、粪色变浅、皮肤瘙痒，完全梗阻时呈白陶土样大便。

4．辅助检查　白细胞计数及中性粒细胞比例增高，血清胆红素升高，转氨酶、碱性磷酸酶升高。B 超作为首选检查，可发现胆总管增粗，内有结石影像。CT、MRI 可显示梗阻部位、程度及结石大小、数量等。也可进行 PTC、ERCP 等有创性检查。

5．治疗要点

（1）非手术治疗：急性期禁食、胃肠减压，加强营养支持。应用抗生素，并解痉、利胆、护肝，纠正水、电解质紊乱及酸碱失衡。出现胆绞痛时可用山莨菪碱或阿托品，必要时使用哌替啶。

（2）手术治疗

①肝外胆管结石：首选胆总管切开取石和 T 管引流术，也可行胆肠吻合术及 Oddi 括约肌切开成形术。T 管引流术可保留正常的 Oddi 括约肌功能，可引流胆汁、引流残余结石和支撑胆道，适用于单纯胆总管结石，胆管上、下端通畅，无狭窄或其他病变者。

②肝内胆管结石：最基本的方法为胆管切开取石，其他术式有胆肠吻合术、肝切除术（最有效）、肝移植术等。

6. T 管引流护理 在胆总管切开处放置 T 管引流，一端通向肝管，一端通向十二指肠，由腹壁戳口穿出体外并接引流袋。

（1）T 管引流的作用：引流胆汁和减压，以免胆汁排出受阻。引流残余结石。支撑胆道，防止胆总管切开处瘢痕狭窄。经 T 管溶石或造影。

（2）T 管引流的护理要点

①妥善固定：T 管用缝线固定于腹壁外，并在皮肤上加胶布固定，不可固定于床单。连接管不宜太短，以免翻身、活动时牵拉而脱出。躁动者专人护理或适当约束，防止其拔出 T 管。

②保持引流通畅：避免引流管压迫、折叠、扭曲。如有阻塞，由近端向远端挤捏引流管，用50ml 注射器负压抽吸或用少量无菌生理盐水缓慢冲洗，但禁止用力推注。

③预防感染：平卧时引流管的位置不可高于腋中线，活动或改变体位时注意引流管的位置不可高于腹部切口，以免胆汁反流而致感染。每天更换外接的引流袋和连接管，但不必每天或定时冲洗 T 管。T 管不慎脱出立即报告医生，禁止自行重新插回，以防逆行感染。

④观察胆汁的颜色、性状和量：正常胆汁呈黄绿色、透明、无沉淀。颜色过淡或稀薄提示肝功能不佳，浑浊可能有感染，有泥沙样沉淀可能有残余结石。术后 24 小时内引流量 300～500ml，恢复饮食后增至每天 600～700ml，之后逐渐减少至每天 200ml。量过少可能 T 管阻塞或肝功能衰竭，量过多应检查胆总管下段有无梗阻。

（3）拔管：T 管一般放置 2 周左右。

①拔管指征：术后 10～14 天试行夹闭 T 管 1～2 天。若无腹胀、腹痛、发热及黄疸等症状，可行 T 管造影，造影后继续引流 24 小时以上。如胆道通畅、无结石和其他病变，再次夹闭 T 管24～48 小时，无不适症状方可拔管。

②拔管后处理：拔管后局部伤口用凡士林纱布堵塞，1～2 天会自行闭合。拔管后 1 周内，警惕有无胆汁外漏、腹膜炎等表现。如造影发现有残留结石，应在术后 6 周待窦道形成时，行胆道镜检查和取石。

（四）急性梗阻性化脓性胆管炎

1. 病因 主要由急性胆管梗阻和化脓性感染引起。

（1）胆管梗阻：最常见的原因是肝内、外胆管结石，其次为胆道寄生虫和胆管狭窄。

（2）细菌感染：致病菌多为大肠埃希菌、克雷伯杆菌等肠道细菌。

2. 临床表现 好发于青壮年，起病急骤，病情进展迅速。除 Charcot 三联征外，还有休克、神经中枢系统受抑制表现，称为 Reynolds 五联征。神经系统症状常有神情淡漠、嗜睡、神志不清，甚至昏迷；合并休克可出现躁动、谵妄等。

3. 辅助检查

（1）实验室检查：白细胞计数及中性粒细胞比例增高，可出现肝功能损害，凝血酶原时间延长及血培养阳性。

（2）影像学检查：B 超可显示梗阻的部位和性质。

4．治疗与护理措施 边抗休克边紧急手术解除胆道梗阻并引流。

（1）非手术治疗：既是治疗手段，也是术前准备措施，包括禁食，胃肠减压，抗休克，抗感染，纠正水、电解质和酸碱平衡紊乱，对症治疗等。诊断明确而疼痛剧烈者，遵医嘱使用解痉、镇静和镇痛药，如哌替啶、阿托品肌内注射，但避免应用吗啡，以免胆道下端括约肌痉挛而致胆道梗阻加重。

（2）紧急胆管减压引流：常选用胆总管切开减压、T管引流术。也可行经内镜鼻胆管引流术（ENBD）、经皮经肝胆管引流术（PTCD）。急诊手术常不能完全去除病因，待患者一般情况恢复，宜在1～3个月后再施行择期的彻底手术。

四、胆道蛔虫病

1．病因、病理 蛔虫成虫有钻孔的习性，喜碱性环境，常寄生于小肠中、下段。当胃肠功能紊乱、饥饿、发热、妊娠、驱虫不当、手术麻醉、食用辛辣食物等导致肠道内环境改变时，可激惹虫体异常活动，上行至十二指肠，甚至钻入胆道，引起胆绞痛或诱发急性胰腺炎。以青少年和儿童多见。

2．临床表现

（1）腹痛：突发上腹剑突下钻顶样绞痛，阵发性加剧，向右肩胛或背部放射，常伴恶心、呕吐，甚至吐出蛔虫。疼痛反复发作，持续时间不一，可突然自行缓解，发作间歇期可全无症状。

（2）发热、黄疸：若合并继发感染或蛔虫阻塞胆道，出现黄疸、发热。

（3）体征：仅有剑突下或右上腹轻度压痛，无腹膜刺激征。剧烈的腹痛与轻微的腹部体征不相符是胆道蛔虫病的特征。

3．辅助检查 首选B超检查，可显示蛔虫体影。白细胞和嗜酸性粒细胞升高，粪便中可找到虫卵。

4．治疗与护理措施

（1）非手术治疗

①解痉镇痛：遵医嘱给予阿托品、山莨菪碱（654-2），必要时给予哌替啶。

②利胆驱虫：发作期口服食醋、乌梅汤、30%硫酸镁或将氧气经胃管注入。当症状缓解后再行驱虫治疗。常用驱虫药有驱虫净、哌嗪、左旋咪唑等，应在清晨空腹或晚上临睡前服用。驱虫后需继续服用消炎利胆药2周，以排出虫体或虫卵。

③抗感染治疗。

④十二指肠镜取虫。

（2）手术治疗：多数患者经非手术治疗可治愈。若症状未缓解，合并胆管结石或有急性重症胆管炎、肝脓肿、重症胰腺炎者，可行胆总管切开探查、T管引流术。术后仍需驱虫治疗，以防复发。

第三十二节　胰腺疾病

一、解剖生理概要

1．解剖 是人体第二大消化腺，形态狭长，为头、颈、体、尾4部分。胰的前面隔网膜囊与胃相邻，后方有下腔静脉、胆总管及肝门静脉等重要结构，右端（胰头）被十二指肠包绕，左端（胰尾）抵达脾门，上缘和下缘各在脐上约10cm和5cm处。胰的位置较深，病变早期的腹壁体征往往不明显。

胰管位于胰实质内，走行与胰的长轴一致，从胰尾经胰体走向胰头，最后在十二指肠降部的后内侧壁内与胆总管汇合成肝胰壶腹，常共同开口于十二指肠乳头。

2. **生理**　胰具有外分泌和内分泌两种功能。胰液由腺泡细胞和小的导管管壁细胞分泌，呈碱性，可中和进入十二指肠的胃酸，使肠黏膜免受胃酸的侵蚀。胰液中的消化酶主要有胰淀粉酶、胰脂肪酶、胰蛋白酶和糜蛋白酶，分别水解淀粉、脂肪和蛋白质。生理情况下，上述胰酶在胰中均以胰酶原的形式存在，胰酶原不具有消化活性，避免胰发生自身消化。但因胰管梗阻或暴饮暴食致胰液分泌增多时，胰液排出受阻，胰蛋白酶原被激活，引起胰腺组织的自身消化，发生急性胰腺炎。胰酶原在进入十二指肠后，胰蛋白酶原首先在肠激酶的作用下被激活为胰蛋白酶，继而由胰蛋白酶激活其他胰酶原。肠激酶来自十二指肠和空肠上端的黏膜，在多种胰酶级联激活中的作用最关键。

二、急性胰腺炎

急性胰腺炎是由多种病因导致胰酶在胰腺内被激活，引起胰腺及其周围组织水肿、出血甚至坏死等炎性损伤。

1. **病因**　在我国，胆道疾病是最常见的病因，西方国家多由大量饮酒导致。

（1）胆道疾病（胆道梗阻）：胆石症、胆道感染或胆道蛔虫是急性胰腺炎的主要病因，其中以胆石症最多见。

（2）酗酒和暴饮暴食：大量饮酒和暴饮暴食均引起胰液分泌增加，并刺激 Oddi 括约肌痉挛，造成胰管内压增高，损伤腺泡细胞，是急性胰腺炎的第二位病因和重要诱因，也是导致其反复发作的主要原因。

（3）胰管阻塞：常见病因是胰管结石，其次胰管狭窄、蛔虫及肿瘤均可引起胰管阻塞，胰管内压过高。

（4）十二指肠液反流：球后穿透溃疡、十二指肠憩室、胃大部切除术后输入袢梗阻等可引起十二指肠内压力增高，十二指肠液向胰管内反流。

（5）手术创伤：腹腔手术、腹部钝挫伤、ERCP 等。

（6）内分泌与代谢障碍：高钙血症、高脂血症可导致胰管钙化，胰液内脂质沉着。

（7）药物：农药、磺胺类、噻嗪类、糖皮质激素及硫唑嘌呤等。

（8）感染：继发于急性流行性腮腺炎、甲型流感、柯萨奇病毒感染等，常随感染痊愈而自行缓解。

2. **病理**　基本病理改变为胰腺水肿、充血、出血及坏死。

急性水肿型较多见，病变多局限在尾部，也可累及整个胰腺，可有轻微的局部坏死，病情轻，预后好。急性出血坏死型较少，病变以胰腺实质出血、坏死为特征。胰腺可呈棕黑色并伴新鲜出血，坏死灶周围有炎症细胞浸润，还可并发胰腺脓肿、假性囊肿等。可由急性水肿型发展而来，也可在发病初期即发生出血及坏死。

3. **临床表现**

（1）症状

①腹痛：是主要表现和首发症状，多于暴饮暴食或酗酒后突然发作。疼痛剧烈而持续，可有阵发性加剧。腹痛多位于中、左上腹，向腰背部呈带状放射，取弯腰屈膝侧卧位可减轻疼痛，进食后疼痛加重，一般胃肠解痉药不能缓解。水肿型腹痛 3～5 天可缓解，坏死型腹部剧痛且持续时间较长，极少数年老体弱患者腹痛极轻微或无腹痛。

②腹胀：与腹痛同时存在，早期为反射性，继发感染后由腹膜后的炎症刺激引起。患者可停止排便、排气。

③恶心、呕吐：恶心、呕吐早期即可出现，呕吐物多为胃十二指肠内容物，偶有血液，呕吐后腹

痛不缓解。

④发热：常为中度以上发热，持续 3 ～ 5 天。如持续不退 1 周以上且白细胞升高，应考虑有胰腺脓肿或胆道炎症等继发感染。

⑤水、电解质及酸碱平衡紊乱：呕吐频繁者出现代谢性碱中毒。重症者可有脱水和代谢性酸中毒，伴有低钾、低镁、低钙，血糖增高。严重低血钙可导致手足抽搐，提示预后不良。

⑥低血压或休克：多见于重症急性胰腺炎。

（2）体征

①轻症急性胰腺炎：中上腹压痛，但无反跳痛、肌紧张，肠鸣音减弱，轻度脱水貌，与腹痛程度不相符。

②重症急性胰腺炎：急性重病面容，痛苦表情，脉搏增快，呼吸急促及血压下降。全腹压痛明显，有肌紧张和反跳痛。可出现移动性浊音，腹水多呈血性。胰酶、血液及坏死组织液穿过筋膜和肌层渗入腹壁下，可导致腰部两侧皮肤呈暗灰蓝色（Grey-Turner 征），或脐周皮肤出现青紫（Cullen 征）。胰头水肿压迫胆总管可引起黄疸。

（3）并发症

①局部并发症：胰瘘、胰腺脓肿和假性囊肿。

②全身并发症：心力衰竭、急性肾衰竭、急性呼吸窘迫综合征、消化道出血、高血糖、DIC、脓毒症和菌血症等。

4．辅助检查

（1）血常规检查：白细胞计数和中性粒细胞明显增高，核左移。

（2）淀粉酶测定：是胰腺炎早期最常用和最有价值的检查方法。血清淀粉酶在发病后数小时开始升高，8 ～ 12 小时标本最有价值，24 小时达高峰，持续 4 ～ 5 天后恢复正常。血清淀粉酶超过正常值 3 倍即可诊断。尿淀粉酶于 24 小时才开始升高，48 小时达高峰后缓慢下降，1 ～ 2 周后逐渐降至正常。淀粉酶升高的幅度和病情严重程度不成正比。

（3）血清脂肪酶测定：血清脂肪酶常在发病后 24 ～ 72 小时开始升高，持续 7 ～ 10 天。脂肪酶超过正常值 3 倍即可诊断。

（4）C 反应蛋白（CRP）：是组织损伤和炎症的非特异标志物，发病 48 小时＞ 150mg/L 提示病情较重。

（5）其他生化检查：持续空腹血糖＞ 10mmol/L 提示可能有胰腺坏死，预后不良。血钙降低程度与病情严重程度成正比，＜ 1.5mmol/L 提示预后不良。

（6）影像学检查：腹部超声为常规初筛检查，腹部 X 线片显示"哨兵祥"和"结肠切割征"为胰腺炎的间接指征。增强 CT 扫描是最具诊断价值的影像学检查，能鉴别是否合并胰腺组织坏死。

5．治疗要点　治疗原则为减轻腹痛，减少胰液分泌，防治并发症。

（1）减少胰液分泌：减少胰液分泌是治疗急性胰腺炎最主要的措施，而减少胰液分泌最主要的措施是禁食、禁水和胃肠减压。

①禁食、禁水、胃肠减压：减少胃酸分泌，从而降低胰液分泌，减轻自身消化，减轻腹胀，降低腹内压。

②抗胆碱药及抑制胃酸分泌药：如阿托品、山莨菪碱（654-2）、H_2 受体拮抗剂或质子泵抑制剂等。

③抑制胰腺外分泌：生长抑素、奥曲肽可抑制生长激素释放，还可抑制胃酸、胰腺内分泌（胰岛素和胰高血糖素）及外分泌（胰酶），对胰腺有保护作用。

（2）解痉止痛：在诊断明确的情况下给予解痉止痛药，常用药物有山莨菪碱、阿托品等。但抗胆碱药可诱发或加重肠麻痹，严重腹胀和肠麻痹者不宜使用。严重腹痛者可遵医嘱肌内注射哌替啶，但禁用吗啡，以免引起 Oddi 括约肌痉挛，加重病情。

（3）抗感染：早期使用对革兰阴性菌和厌氧菌敏感的抗生素，如喹诺酮类、头孢类或甲硝唑。还可应用 33% 硫酸镁或芒硝导泻清洁肠道，减少肠内细菌过生长，促进肠蠕动。

（4）静脉输液和营养支持：补充液体，抗休克，纠正水、电解质和酸碱平衡紊乱，加强营养支持。禁食期主要靠完全肠外营养，病情缓解后应尽早过渡到肠内营养。

（5）抑制胰酶活性：仅用于重症胰腺炎的早期，常用药物有抑肽酶、加贝酯。

（6）内镜下 Oddi 括约肌切开术、取石术：适用于胆源性胰腺炎，可迅速缓解症状，改善预后，防止急性胰腺炎复发。

（7）手术治疗：适用于胰腺和胰周坏死组织继发感染，伴胆总管下端梗阻或胆道感染，或合并肠穿孔、大出血及胰腺假性囊肿者。坏死组织清除加引流术是最常用的手术方式。术中彻底冲洗后可放置多根引流管，以便术后灌洗和引流。一般每天灌洗液体为 4000 ～ 20 000ml，以吸出渗液和坏死组织。还可行胆道探查、T 管引流和胃造口、空肠造口术等。

（8）并发症的处理：对急性坏死型胰腺炎伴腹腔内大量渗液者，或伴急性肾衰竭者，给予腹膜透析治疗；急性呼吸窘迫综合征者及时做气管切开或机械通气；并发糖尿病者可进行胰岛素治疗。

6. 护理措施

（1）休息活动护理：绝对卧床休息，协助患者取弯腰屈膝侧卧位，以减轻疼痛。因剧痛辗转不安者，做好安全防护，防止坠床，避免周围放置危险物品。

（2）饮食护理：禁食 3 ～ 5 天，明显腹胀者行胃肠减压。轻症胰腺炎恢复饮食的条件是：症状消失、体征缓解、肠鸣音恢复正常、出现饥饿感，而不需要等待淀粉酶完全恢复正常。开始可给予少量无脂、低蛋白流质饮食。

（3）病情观察：严密观察生命体征、尿量及神志变化，注意呕吐物和胃肠减压引流物的量和性质，准确记录 24 小时出入量，定时监测血、尿淀粉酶及血糖、电解质的变化。

（4）缓解疼痛：注意观察用药前、后疼痛有无缓解，疼痛的性质和特点有无改变。若疼痛剧烈，腹肌紧张、压痛和反跳痛明显，考虑并发腹膜炎，应立即通知医生。

（5）防治低血容量性休克：禁食期间保证每天超过 3000ml 以上的液体摄入量。若患者出现血压下降、神志不清、尿量减少、面色苍白、皮肤湿冷等低血容量性休克的表现，立即配合医生进行抢救：协助患者平卧，给氧并注意保暖；迅速建立静脉通路，遵医嘱补充液体、血浆或全血；迅速准备好抢救用物，如静脉切开包、人工呼吸器、气管切开包等；如血压仍不回升，遵医嘱应用血管活性药物。

（6）术后护理：术后送入监护室，给予专人护理。

①引流管的护理：为冲洗脱落的坏死组织、脓液或血块，常用生理盐水加抗生素进行腹腔双套管灌洗引流，冲洗速度为 20 ～ 30 滴 / 分。其拔管指征为体温维持正常 10 天左右，白细胞计数正常，腹腔引流液少于 5ml/d，引流液的淀粉酶测定值正常，可考虑拔管。

②术后并发症的观察和护理

a. 出血：出现血性引流液，呕血、黑便等术后出血表现，应遵医嘱给予止血和抑酸药物，应激性溃疡出血用冰盐水加去甲肾上腺素胃内灌洗。

b. 胰瘘：若腹腔引流管或伤口流出无色透明液体或胆汁样液体，取半卧位，保持引流通畅，禁食、胃肠减压，保护瘘口周围皮肤，用凡士林纱布覆盖或氧化锌软膏涂抹。

c. 肠瘘：出现明显腹膜刺激征，引流出粪便样或营养液样液体，应持续灌洗，保持引流通畅，加强营养支持。

三、胰腺癌及壶腹部癌

（一）胰腺癌

1. 病因

（1）吸烟是胰腺癌发病的主要危险因素。

（2）饮酒和高蛋白、高脂肪饮食。

（3）糖尿病、慢性胰腺炎和胃大部切除术后等。

2. 病理

按部位可分为胰头癌、胰体尾癌，以胰头癌为主。组织学类型以导管细胞腺癌最多见，黏液性囊腺癌和腺泡细胞腺癌较少。转移途径主要是局部浸润和淋巴转移，晚期可累及锁骨上淋巴结。血行转移可至肝、肺、骨等，也可发生腹腔种植。

3. 临床表现

40 岁以上好发，男性偏多。早期无特异性症状，仅有上腹不适、食欲减退等消化不良症状。

（1）上腹痛、不适：是最常见的首发症状。由于胰胆管梗阻，压力增高，疼痛可放射到肩背部和腰部。晚期腹痛加重难以忍受，患者不能平卧，屈膝卧位可稍缓解。

（2）黄疸：梗阻性黄疸是最突出的症状，呈进行性加重，伴皮肤瘙痒、茶色尿及白陶土色大便。黄疸出现的早晚和肿瘤的位置密切相关，癌肿距胆总管越近，黄疸出现越早。

（3）消化道症状：食欲缺乏、腹胀、腹泻或便秘等。

（4）消瘦、乏力：伴贫血、低蛋白血症，晚期可出现恶病质。

（5）腹部肿块：晚期体征，多见于上腹部，大小不一，质硬，固定，有压痛。

4. 辅助检查

（1）实验室检查：胆道梗阻者血清胆红素明显增高，碱性磷酸酶升高。血清中 CEA、CA19-9 等肿瘤标记物可能升高。其中 CA19-9 最常用于辅助诊断、疗效判断、监测复发和评估预后。

（2）B 超检查：是首选的检查方法。

（3）逆行胰胆管造影（ERCP）：显示胰胆管狭窄、扩张情况，并可引流胆汁减轻黄疸。

（4）经皮肝胆管造影（PTC）：对判定梗阻部位和胆管扩张程度具有重要价值。

5. 治疗要点

（1）早期手术切除是首选的、唯一有效的根治方法，适用于无远处转移的胰头癌。

（2）如癌肿已不能根治，可行姑息性手术。

（3）辅助治疗：化学治疗、介入治疗、放射治疗及免疫治疗等。

6. 护理措施

（1）术前护理

①饮食护理：给予高蛋白、高热量、高维生素、低脂饮食，必要时肠内、肠外营养支持。

②保肝护理：遵医嘱保肝治疗，黄疸者静脉补充维生素 K，改善凝血功能。

③血糖异常护理：术前常合并糖尿病，通过饮食调节和胰岛素控制血糖。

④皮肤护理：每天可用温水拭浴，保持皮肤清洁。瘙痒者涂抹止痒药物，避免指甲抓伤皮肤，避免用力搓擦。衣着宽松柔软，床铺平整清洁。长期卧床者定时翻身，以防压疮。

⑤肠道准备：术前 3 天口服庆大霉素或新霉素，术前 2 天流质饮食，术前晚清洁灌肠。

（2）术后护理

①饮食护理：术后早期禁食，胃肠减压。恢复进食后，易发生消化不良，可适当应用消化酶制剂。

②病情观察：密切观察生命体征、伤口及引流情况，准确记录 24 小时液体出入量。胰腺大部分切除后，胰腺内分泌功能会大幅度下降，应密切监测血糖、尿糖变化。

③血糖异常护理：动态监测血糖水平，合并高血糖者，应调整饮食并遵医嘱应用胰岛素；出现低血糖者，适当补充葡萄糖。

④预防感染：术后易发生胆道感染，为逆行感染，餐后平卧更易引发。因比餐后 15 ～ 30 分钟保持坐位，利于胃肠内容物引流。严格执行无菌操作，合理使用抗生素。

⑤引流护理：妥善固定，保持引流通畅，密切观察引流液的量、颜色和性状。腹腔引流 5 ～ 7 天，胃肠减压直至胃肠蠕动恢复，胆管引流 2 周，胰管引流 2 ～ 3 周可拔除。

⑥出血护理：术后 1 ～ 2 天出血多因凝血障碍，术后 1 ～ 2 周由胰液、胆汁腐蚀所致。密切观察生命体征、伤口渗血及引流液。有出血倾向者及时通知医生。出血量少者可给予静脉补液，出血量大应手术止血。

⑦胰瘘护理：是最常见的并发症和死亡的主要原因，术后 1 周左右多见。持续负压吸引，保持引流通畅，给予生长抑素抑制胰液分泌，注意保护周围皮肤。

⑧胆瘘护理：多发生于术后 5 ～ 10 天。

7. 健康教育

（1）疾病知识指导：40 岁以上者短期内出现持续性上腹部疼痛、腹胀、食欲减退、消瘦等症状时，应筛查胰腺疾病。

（2）饮食指导：合理饮食，戒烟酒。指导患者进食高蛋白、高糖、低脂及富含脂溶性维生素的饮食；但合并术后高血糖者，应给予低糖饮食。

（3）化疗指导：定期复查血常规，血白细胞计数＜ 3.5×10^9/L，应暂停放化疗。

（4）复查指导：术后每 3 个月复查 1 次，6 个月后每半年复查 1 次。出现异常症状及时就诊。

（二）壶腹周围癌

壶腹周围癌是指发生于距十二指肠乳头 2cm 以内的肿瘤，主要包括壶腹癌、胆总管下端癌和十二指肠腺癌。病理以腺癌最多见，其次为乳头状癌、黏液癌。

1. 病因　吸烟是已被证实的致病因素。可能的致病因素包括脂肪和蛋白质摄入过多、大量饮用浓咖啡、饮酒、糖尿病、慢性胰腺炎、恶性贫血、胆石病及腹部手术史等。

2. 临床表现　常见临床症状为黄疸、腹痛和消瘦，黄疸可呈波动性。腹痛的原因可为胆总管下端开口阻塞导致的胆绞痛，也可为胰管阻塞引起的慢性胰腺炎所致疼痛。还可出现体重下降、食欲减退、乏力等非特异性症状。

3. 辅助检查　同胰腺癌。CT 和 MRI 是壶腹周围癌的首选检查方法，ERCP 检查因可直接观察十二指肠乳头部病变，且可作活检，同时作胆胰管造影和减压，对明确诊断有十分重要的价值。

4. 治疗与护理措施　同胰腺癌。手术切除是壶腹周围癌的首选治疗方法。

第三十三节　外科急腹症

急腹症是一组起病急、变化多、进展快、病情重，以急性腹痛为主要特征，需要紧急处理的腹部病症。

1. 病因　见表 3-34。

表3-34　急腹症的病因

病因分类		常见疾病
空腔脏器	穿孔	胃十二指肠溃疡穿孔、阑尾穿孔等
	梗阻	幽门梗阻、肠套叠、胃肠道肿瘤导致的梗阻等
	感染	急性阑尾炎、急性胆囊炎等
	出血	胃癌或结肠、直肠癌伴出血等
实质性脏器	破裂出血	肝癌破裂，肝或（和）脾创伤性破裂，异位妊娠等
	炎症感染	急性胰腺炎、肝脓肿等
血　管		腹主动脉瘤破裂
		肠系膜血管血栓形成或栓塞
		其他原因引起的器官血供障碍，如绞窄痛、肠扭转

2. 病理生理

（1）内脏痛：由内脏神经感觉纤维传入的疼痛，感受胃肠道膨胀等机械和化学刺激。其特点为疼痛定位模糊，范围大，不准确。对切、刺、割、灼等刺激迟钝，对牵拉、膨胀、痉挛、缺血及炎症刺激敏感。常伴有恶心、呕吐等消化道症状。

（2）躯体痛：由躯体神经痛觉纤维传入的疼痛，感受壁层和脏层腹膜的刺激。其特点为感觉敏锐、定位准确。

（3）牵涉痛：又称放射痛，是指内脏病变产生的感觉信号被定位于远离该内脏的身体其他部位而引起疼痛。

3. 临床表现

（1）腹痛：是最突出而重要的表现。腹痛开始的部位或最显著的部位常为病变器官的部位。根据腹痛的诱因、部位及范围、急缓、程度和性质等进行急腹症的鉴别诊断。外科腹痛的特点是常伴有腹膜刺激征。

（2）消化道症状：厌食、恶心、呕吐、腹胀、排便改变等。

（3）其他伴随症状：腹腔器官炎症性病变常有不同程度的发热；肝胆疾病或继发肝胆病变可有黄疸；泌尿系疾病可见尿频、尿急、血尿和排尿困难。

（4）月经史、既往史。

4. 辅助检查

（1）实验室检查：白细胞计数和分类提示有无炎症感染。红细胞、血红蛋白和红细胞比容连续测定有助于评估有无出血及出血速度。

（2）影像学检查：X线检查是最常用的检查方法，有助于诊断消化道穿孔、肠梗阻及泌尿系结石。B超、CT或MRI检查可诊断腹腔实质脏器损伤、破裂和占位。内镜检查可诊断胃肠疾病。

5. 诊断和鉴别诊断要点

（1）内科急腹症：肺炎、心肌梗死等可致上腹牵涉痛，急性胃肠炎、腹型过敏性紫癜等可致痉挛性腹痛。内科腹痛的特点是：

①一般先发热或先呕吐，后才腹痛，或呕吐、腹痛同时发生。

②腹痛或压痛部位不固定，程度较轻，无明显腹肌紧张。

③查体、实验室检查、X线、心电图等检查可明确疾病诊断。

（2）妇产科急腹症：异位妊娠、急性盆腔炎、卵巢肿瘤扭转等。妇科腹痛的特点是：

①以下腹部或盆腔内疼痛为主，向会阴部放射。

②常伴白带增多、阴道流血，或停经史、月经不规则、与月经周期有关等。

③妇科检查可明确疾病诊断。

（3）外科急腹症：胃、十二指肠溃疡急性穿孔、急性胆囊炎、急性胆管炎等。

①一般先有腹痛，后才有发热等伴随症状。

②腹痛或压痛部位较固定，程度重。

③常出现腹膜刺激征，甚至休克。

④可伴有腹部肿块等外科特征性体征及辅助检查表现。急性阑尾炎为外科最常见的急腹症。

⑤炎症性病变一般起病缓慢，腹痛由轻至重，且有固定的痛点。穿孔性病变腹痛突然，呈持续性刀割样腹痛，迅速波及全腹。常见外科急腹症的临床特点见表3-35。

6. 治疗要点

（1）非手术治疗：适用于诊断明确，病情较轻者，或诊断不明，但无明显腹膜炎体征者。严密观察生命体征和腹部体征，禁食、胃肠减压，静脉补液，给予解痉和抗生素治疗。

表3-35　常见外科急腹症的临床特点

常见疾病	诱因/既往史	疼痛特点	其他症状体征	辅助检查
胃、十二指肠溃疡急性穿孔	溃疡病史	突发上腹部刀割样剧痛，迅速扩散至全腹	明显腹膜刺激征	X线检查可见膈下游离气体
急性胆囊炎	进油腻食物后	右上腹绞痛，向右肩背部放射	右上腹有压痛、反跳痛、肌紧张，Murphy征阳性	B超检查显示胆囊肿大，壁增厚，胆囊结石
急性胆管炎	胆道感染	典型症状为Charcot三联征，即腹痛、寒战高热、黄疸；急性梗阻性化脓性胆管炎除Charcot三联征，还有休克和神经系统症状		B超可见胆管扩张，胆管结石
急性胰腺炎	暴饮暴食或饮酒后，胆道疾病史	突发上腹持续性剧烈疼痛，向左肩及腰背部放射	恶心、呕吐，呕吐后腹痛不缓解	血、尿淀粉酶明显升高
急性肠梗阻	腹腔手术史	阵发性腹部绞痛	呕吐、腹胀、停止排便排气	X线检查见肠管内多个气液平面
急性阑尾炎	阑尾管腔堵塞	转移性右下腹痛	右下腹固定压痛	
腹腔脏器损伤	腹部外伤史	受伤部位突发持续性剧痛	呕吐、血尿，甚至休克	

（2）手术治疗适应征

①诊断明确，病情严重需立即手术治疗者。

②诊断不明，但腹痛和腹膜炎体征加重、全身中毒症状明显者。

7. 护理措施

（1）体位护理：血压稳定、无休克时，采取半卧位。

（2）饮食护理：禁食、胃肠减压是治疗急腹症的重要措施之一。手术、禁食期间给予静脉营养支持。

（3）病情观察：严密观察生命体征、腹部症状和体征的变化，动态监测辅助检查结果，并记录24小时出入量。

（4）严格执行四禁：禁食、禁用镇痛药、禁服泻药、禁止灌肠。诊断未明确时，禁用吗啡、哌替啶等强镇痛药，以免掩盖病情。对诊断明确的单纯性胆绞痛、肾绞痛，或已决定手术的患者，可适当应用解痉药和镇痛药。禁止灌肠、禁服泻药，以免增加消化道负担，造成感染扩散或病情加重，但蛔虫性肠梗阻的口服液状石蜡、肠套叠的早期灌肠复位等治疗性措施除外。

（5）迅速建立静脉通路，遵医嘱输液或输血，纠正水、电解质、酸碱平衡紊乱。

第三十四节　周围血管疾病

一、下肢静脉曲张

下肢静脉曲张是指下肢浅静脉因瓣膜关闭不全，使静脉内血液倒流，远端静脉血淤滞，引起的以静脉壁扩张、纤曲、不规则膨出和扭曲为主要表现的疾病。

1. 解剖　下肢静脉由浅静脉、深静脉、穿通静脉和交通静脉组成。

（1）浅静脉：有大隐静脉、小隐静脉两条主干。小隐静脉起自足背静脉网的外侧，于腘窝下角处穿深筋膜，经腓肠肌两头间上行入腘静脉。大隐静脉是人体最长的静脉，起自足背静脉网的内侧，在耻骨结节外下方3～4cm处穿过卵圆窝注入股总静脉。

（2）深静脉：小腿静脉与同名动脉伴行，收纳各伴行动脉分布区的静脉血。胫前静脉和胫后静脉汇合成腘静脉。腘静脉穿收肌腱裂孔移行为股静脉。股静脉伴股动脉上行，经腹股沟韧带后方续为髂外静脉。

（3）穿通静脉和交通静脉：下肢浅、深静脉之间存在十余支穿通静脉，主要位于大腿下1/3至足背。在深静脉之间及大隐静脉和小隐静脉之间，有许多交通静脉。

（4）静脉瓣膜：在浅、深静脉和穿通静脉内都存在静脉瓣膜。静脉瓣膜具有向心单向开放功能，以阻止逆向血流。

2. 病因　原发性下肢静脉曲张又称为单纯性下肢浅静脉曲张，先天性浅静脉壁薄弱和静脉瓣膜结构不良是发病的主要原因，与遗传因素有关。长时间站立、重体力劳动、妊娠、慢性咳嗽、习惯性便秘等后天性因素，使腹腔内压力增高，瓣膜承受过度的静脉压力，逐渐松弛，导致瓣膜关闭不全，导致血液反流。由于浅静脉管壁肌层薄且周围缺少结缔组织，血液反流使静脉血量超负荷，可引起静脉增长、增粗，出现静脉曲张。

3. 临床表现　表现为进行性加重的下肢浅静脉扩张、纤曲、隆起等，伴下肢沉重、乏力感。久站或午后症状加重，平卧或肢体抬高后症状减轻。大隐静脉曲张较多见，以小腿内侧最明显。小隐静脉曲张的病变主要位于小腿外侧。病程较长者，在小腿特别是踝部出现皮肤营养性改变，可见皮肤萎缩、脱屑、色素沉着、硬结、湿疹和难愈性溃疡，有时可并发血栓性静脉炎和急性淋巴管炎。

4. 辅助检查

（1）超声检查：可观察深静脉瓣膜关闭情况及是否有反流。

（2）下肢深静脉造影检查：虽然是一种有创性检查，但仍然是目前最可靠的诊断方法，可了解病变的性质、程度、范围和血流动力学变化。

（3）静脉及瓣膜功能试验

①浅静脉瓣膜功能试验（曲氏试验）：患者平卧，抬高下肢使静脉虚空后，在腹股沟下方缚扎止血带压迫大隐静脉。再嘱患者站立，释放止血带后 10 秒内如静脉曲张自上而下出现，提示大隐静脉瓣膜功能不全。同法，在腘窝处缚扎止血带，可检测小隐静脉瓣膜的功能。

②深静脉通畅试验（波氏试验）：患者站立，在腹股沟下方绑扎止血带压迫大隐静脉，待静脉充盈后，嘱患者用力踢腿或下蹲 10 余次。如曲张静脉明显减轻或消失，提示深静脉通畅；如曲张加重，提示深静脉可能有阻塞。

③穿通静脉瓣膜功能试验：患者仰卧，抬高下肢，在腹股沟下方缚扎止血带。先从足趾向上至腘窝缠第 1 根弹力绷带，再从止血带处向下缠第 2 根弹力绷带。嘱患者站立，在向下解开第 1 根绷带的同时，继续向下缠第 2 根绷带，如果在两根绷带之间的间隙出现曲张静脉，则提示该处有功能不全的穿通静脉。

5. 治疗要点

（1）非手术治疗：穿弹力袜或用弹力绷带外部加压，适用于妊娠期合并静脉曲张，症状轻微，症状明显但不能耐受手术者。

（2）硬化剂疗法：将硬化剂如鱼肝油酸钠、酚甘油液等注入到曲张的静脉为，硬化剂造成的静脉炎症可使曲张静脉闭塞，注射后局部加压包扎。适用于曲张静脉轻而局限、术后残留的曲张静脉或术后复发者。

（3）手术治疗：手术是治疗下肢静脉曲张的根本方法。适用于深静脉通畅、无手术禁忌证者。传统的手术方法为浅静脉高位结扎加曲张静脉分离剥脱术。

6. 护理措施

（1）一般护理

①弹力袜或弹力绷带护理：促进静脉回流。注意弹力袜或弹力绷带的宽度和松紧度应适宜，以能伸入 1 个手指为宜，短袜在膝下 3cm 处结束，长袜在腹股沟下 3cm 结束，平整无皱褶。包扎从肢体远端开始，逐渐向近端缠绕，不应妨碍关节活动。包扎前先抬高下肢，排空静脉，故以清晨起床前包扎为好。注意观察肢端皮肤色泽和下肢肿胀情况。非手术治疗患者弹力绷带应长期坚持使用。

②促进下肢静脉回流，改善活动能力：避免长时间站立，坐时双膝不要交叉过久，以免压迫腘窝而影响静脉回流。不穿过紧的内裤，保持大、小便通畅，肥胖者应控制体重，避免腹内压升高。下肢肿胀时应卧床休息，患肢抬高 30°～40°。

③并发症护理：慢性溃疡者应抬高患肢，保持创面清洁干燥，遵医嘱局部或全身用药治疗。下肢深静脉血栓已经形成的患者，应绝对卧床 2 周，床上活动患肢避免范围过大；禁止按摩，禁止压迫患肢，以防血栓脱落引起肺栓塞。曲张静脉出血者应立即报告医生，抬高患肢，加压包扎。

（2）术前护理：患肢水肿者，术前数天抬高患肢，减轻水肿，以利切口愈合。严格备皮：清洗肛门及会阴部，备皮范围为患侧腹股沟部、会阴部及整个下肢。

（3）术后护理：抬高患肢 30°，指导患者做足背伸屈运动，以促进静脉血回流。术后 24 小时应鼓励患者下床活动。注意伤口有无渗血及感染，预防血栓性静脉炎。保持弹力绷带松紧合适，以能扪及足背动脉搏动和保持足部正常皮肤温度为宜。弹力绷带一般需维持 1～3 个月方可拆除。

7. 健康教育　去除影响下肢静脉回流的因素，不穿紧身衣物，不佩戴过紧的腰带。日常生活中应保持良好的姿势，避免长时间站立及坐时双膝交叉过久，休息时抬高患肢。指导患者进行适当的体育锻炼，增强血管壁弹性。

二、血栓闭塞性脉管炎

血栓闭塞性脉管炎是一种主要累及四肢远端中小动、静脉的慢性、节段性、周期性发作的血管炎性病变，又称 Buerger 病，简称脉管炎。

1. 病因　外来因素主要与吸烟、寒冷潮湿、慢性损伤、感染等因素有关；内在因素主要与自身免疫功能紊乱、男性激素和前列腺素失调及遗传等有关。其中，主动或被动吸烟是本病发生和发展的重要环节，烟碱可使血管收缩；免疫功能紊乱是发病的重要机制。好发于男性青壮年。

2. 病理　病变呈节段性分布，主要侵及四肢中、小动静脉，尤其是下肢的小动脉，如胫前动脉、胫后动脉、足背动脉等，由远端向近端发展。

3. 临床表现

（1）局部缺血期：也称早期或一期。主要的病理变化是血管痉挛。表现为患肢苍白、发凉、酸胀无力、麻木、刺痛及烧灼感等。间歇性跛行是本期的典型表现，当患者行走一段后患肢疼痛，被迫停下，休息后疼痛缓解。少数患者可伴游走性浅静脉炎，表现为小静脉条索状炎性栓塞，局部红肿伴压痛。患肢足背动脉、胫后动脉搏动明显减弱。

（2）营养障碍期：也称中期或二期。主要的病理变化是血管壁增厚及血栓形成。特征性表现为出现静息痛，即休息时也不能满足局部组织的血液供应，患肢持续疼痛，夜间尤甚，彻夜难眠。为缓解疼痛，患者常屈膝抱足或将患肢垂于床沿下，以增加血供。体检患肢皮温明显下降，肢端苍白、潮红或发绀，皮肤干燥、脱屑、脱毛，指甲增厚变形，肌肉萎缩、松弛。患肢动脉搏动消失。

（3）组织坏死期：也称坏疽期、晚期或三期。主要的病理变化是动脉完全闭塞。肢体由远端向近端逐渐发生干性坏疽，肢端发黑，形成经久不愈的溃疡。继发感染后成为湿性坏疽，疼痛剧烈。病情严重时可出现全身感染中毒症状。

4. 辅助检查

（1）B 超检查：可了解病变部位及缺血的程度。

（2）血管造影检查：是一种有创性检查，对于诊断血栓闭塞性脉管炎的价值最确切。

（3）其他检查

①皮肤温度检查：若双侧肢体对应部位皮肤温度相差＞2℃，提示皮温降低侧动脉血流减少。

②跛行距离和时间检查。

③肢体抬高试验：患者平卧，患肢抬高 45°，3 分钟后如出现麻木、疼痛，足部皮肤苍白、蜡黄为阳性，提示动脉供血不足。再让患者坐起，患肢自然下垂于床沿下，正常人皮肤色泽可以 10 秒内恢复，若超过 45 秒足部皮肤色泽仍不均匀或出现潮红或斑片状发绀，提示患肢有严重的血供障碍。

5. 治疗要点

（1）非手术治疗

①一般治疗：绝对戒烟，防止受寒，注意保暖但患肢不可局部热敷，以免加重组织缺氧。步行锻炼可以促进侧支循环的建立，缓解症状，适用于早期患者。

②止痛治疗：疼痛严重者可适当使用吗啡或哌替啶，但易成瘾，应慎用。还可给予普鲁卡因股动脉内注射或腰交感神经封闭术。如腰交感神经封闭术效果显著（阻滞后皮肤温度升高 1～2℃），可行腰交感神经切除术。

③扩血管及抗凝治疗：血管扩张药有烟酸、低分子右旋糖酐等。抑制血小板凝聚的药物有阿司匹林、双嘧达莫等。抗凝药物有华法林、肝素等。活血化瘀的中药也有效。

④高压氧治疗：可改善组织缺氧。

（2）手术治疗：目的是重建动脉血流通路，增加肢体血供。术式有切开动脉直接取栓、腰交感神经节切除术、动静脉转流术（可缓解静息痛）、自体大隐静脉或人工血管旁路术（适用于动脉节段性闭塞且远端存在流出道者）等。效果不佳或肢体已发生不可逆坏死时，考虑截肢术。

6．护理措施

（1）一般护理：绝对禁烟。肢体保暖，但不可使用热疗，因热疗一方面可增加组织需氧量，加重病情，另一方面由于患者对热的敏感性降低，热疗易导致烫伤。保持皮肤清洁干燥，防止受伤及感染。已发生皮肤溃疡者应保持创面清洁干燥，加强换药，遵医嘱使用抗感染药物。

（2）手术护理

①动脉血管重建术后患肢平放，制动2周；静脉血管重建术后患肢抬高30°，制动1周；血管造影检查后应平卧，患肢制动6～8小时，穿刺点加压包扎24小时。

②术后严密观察血压、脉搏，手术切口或穿刺点渗血情况。观察肢体远端双侧足背动脉搏动、皮肤温度、皮肤颜色及皮肤感觉，以判断血管的通畅程度。若术后动脉搏动消失、皮肤温度降低、颜色苍白、感觉麻木，提示有动脉栓塞；若动脉重建术后出现患肢肿胀，皮肤颜色发紫、温度降低，可能为重建部位的血管发生痉挛。预防感染。

7．健康教育

（1）疾病知识指导：告知患者若能及早绝对禁烟，多数患者可以避免截肢。

（2）做Buerger（伯格）运动：指导患者做伯格运动，以促进侧支循环的建立。患者平卧，抬高患肢45°，维持2～3分钟；双足下垂床边2～3分钟，进行足的背伸、跖屈和左右摇摆运动，足趾上翘尽量伸展，再向下收拢，反复多次；患肢恢复平放姿势，休息5分钟。如此反复运动5～6次，每天3～4次。但下肢已发生溃疡或坏死时，运动可增加组织耗氧；动脉或静脉已有血栓形成时，运动可致血栓脱落后栓塞，均不可运动。

（3）保持正确的体位及姿势：患者睡觉时取头高足低位，避免长时间保持同一坐姿或站姿，避免将一腿放在另一腿膝盖上。

第三十五节　泌尿、男性生殖系统疾病常见症状和检查

一、常见症状

1．尿量异常

（1）正常尿量：成年人24小时尿量为1000～2000ml。

（2）少尿或无尿：尿量＜400ml/24h或17ml/h为少尿，＜100ml/24h为无尿。少尿可因肾前性（血容量不足等）、肾性（急、慢性肾衰竭等）及肾后性（尿路梗阻等）引起。

（3）多尿：尿量＞2500ml/24h。

（4）夜尿增多：是指夜尿量超过白天尿量或夜尿持续＞750ml。夜尿持续增多，尿比重低而固定可提示肾小管浓缩功能减退。

2．蛋白尿　每天尿蛋白含量持续超过150mg，尿蛋白定性检查呈阳性称为蛋白尿。

3．血尿　新鲜尿沉渣每高倍视野红细胞＞3个或1小时尿红细胞计数＞10万个，称镜下血尿。尿液外观为洗肉水样或血样即为肉眼血尿，提示1L尿液中含有1ml以上血液。

（1）初始血尿：提示病变在尿道。

（2）终末血尿：提示病变在后尿道、膀胱颈部或膀胱三角区。

（3）全程血尿：提示病变在膀胱、输尿管或肾脏。

4. **白细胞尿、脓尿和菌尿**　新鲜离心尿液每高倍视野白细胞＞5个，或新鲜尿液白细胞计数＞40万个，称为白细胞尿或脓尿。中段尿涂片镜检每个高倍视野均可见细菌，或尿培养菌落计数超过 $10^5/ml$ 称为菌尿，仅见于泌尿系统感染。

5. **管型尿**　肾小球发生病变后，由蛋白质、细胞及其碎片在肾小管内凝聚而成，包括细胞管型、颗粒管型、透明管型等。白细胞管型是活动性肾盂肾炎的特征，红细胞管型提示急性肾小球肾炎，蜡样管型提示慢性肾衰竭。

6. **尿路刺激征**　包括尿频、尿急、尿痛，排尿不尽感及下腹坠痛。

（1）尿频：单位时间内排尿次数增多而每次尿量减少。正常一般白天排尿4～6次，夜间0～2次。

（2）尿急：有尿意即迫不及待需要排尿，难以控制。

（3）尿痛：排尿时感觉会阴、下腹部疼痛或烧灼感。

7. **排尿困难**　排尿时须增加腹压才能排出，病情严重时增加腹压也不能排出而形成尿潴留，见于膀胱以下尿路梗阻。

8. **尿潴留**　膀胱排空不完全或停止排尿，可分为急性和慢性尿潴留。急性尿潴留见于膀胱出口以下尿路严重梗阻，突然短时间内不能排尿，膀胱迅速膨胀。慢性尿潴留见于膀胱颈部以下尿路不完全性梗阻或神经源性膀胱。正常情况下残余尿量＜5ml，＞50～100ml则为异常。

9. **尿失禁**　尿不能控制而自行排出。

二、常用检查

1. **实验室检查**

（1）尿液检查

①尿液收集：尿常规检查是诊断泌尿系统疾病最基本的方法，以清晨第1次尿最佳。

②尿细菌学检查：可用于泌尿系感染的诊断和临床用药指导。尿培养以清晨第1次清洁中段尿为宜，耻骨上膀胱穿刺留取标本最为准确。

③尿细胞学检查：阳性结果可提示泌尿系肿瘤，有助于初步筛查肿瘤或术后随访。

（2）肾功能检查

①尿比重测定：是最简单的肾功能测定方法。正常人尿比重为1.015～1.025，尿比重持续固定在1.010左右，提示肾浓缩功能严重损害。

②血肌酐和血尿素氮测定：有助于判断肾功能损害的程度。

③内生肌酐清除率：是评价肾小球滤过功能最常用的方法，24小时内生肌酐清除率正常为80～120ml/min，＜80ml/min提示肾小球滤过功能下降，＜10ml/min提示已进入尿毒症期。

2. **影像学检查**

（1）B超检查：方便、无创，不影响肾功能，广泛用于筛选、诊断、治疗和随访。

（2）X线检查

①尿路平片：是泌尿系统常用的初检方法，摄片前应做充分的肠道准备。

②排泄性尿路造影：静脉注射有机碘造影剂，造影前应做碘过敏试验。造影前日口服泻药排空肠道，禁食、禁水6～12小时，以增加尿路造影剂浓度。妊娠，甲亢，严重肝、肾、心血管疾病及造影剂过敏为禁忌证。

③逆行肾盂造影：经膀胱镜行输尿管插管注入造影剂，检查前可不做碘过敏试验。禁用于急性尿

路感染及尿道狭窄。严格无菌操作，动作轻柔，检查后多饮水、多排尿，遵医嘱应用抗生素，防止尿路感染。

④膀胱造影：经导尿管注入造影剂，可显示膀胱形态和病变。

⑤血管造影：禁用于有出血倾向、碘过敏、妊娠及肾功能不全者。造影后穿刺局部加压包扎，平卧 24 小时。造影后多饮水，必要时静脉输液，促进造影剂排出。

第三十六节　泌尿系损伤

一、肾损伤

1. 病因

（1）开放性损伤：常因弹片、枪弹、刀刃等锐器致伤，常伴其他组织器官损伤。

（2）闭合性损伤：因直接暴力（撞击、跌打、挤压、肋骨或横突骨折等）或间接暴力（对冲伤、暴力扭转等）所致。

2. 病理

（1）肾挫伤：大多数患者属此类损伤，症状轻微，可自愈。损伤局限于部分肾实质，表现为肾瘀斑和（或）包膜下血肿。

（2）肾部分裂伤：肾实质部分裂伤伴肾包膜破裂及肾周血肿，通常不需手术，可自行愈合，但需绝对卧床。

（3）肾全层裂伤：症状严重，常有肾周血肿、严重的血尿，需手术治疗。

（4）肾蒂损伤：少见但最严重，肾蒂或肾段血管部分或完全撕裂引起大出血、休克，常来不及就诊即死亡。

3. 临床表现

（1）休克：严重的肾裂伤、肾蒂裂伤时常引起休克，危及生命。

（2）血尿：大多有血尿，但血尿与损伤程度不成比例。肾挫伤时可能出现肉眼血尿，而严重的肾裂伤可能只有轻微血尿或无血尿。

（3）疼痛：随血液、尿液的外渗可表现为患侧腰腹部疼痛或全腹痛，腹膜刺激征，肾绞痛等。

（4）腰腹部包块：血液、尿液渗入肾周围组织可形成肿块，可有触痛和肌强直。

（5）发热：血液、尿液外渗易继发感染，或出现发热并伴全身中毒症状。

4. 辅助检查

（1）血尿是诊断肾损伤最重要的依据。尿常规检查可见大量红细胞。若血红蛋白与血细胞比容持续降低提示有活动性出血。血白细胞增多应注意有无继发感染。

（2）CT 检查为首选检查，可清晰显示肾损伤程度。B 超能提示肾损伤的部位和程度。

（3）排泄性尿路造影和动脉造影检查可评价肾损伤的范围和程度。

5. 治疗要点

（1）紧急治疗：对有大出血、休克的患者迅速抢救，维持生命体征稳定，同时明确有无合并其他脏器损伤，做好手术探查的准备。

（2）保守治疗

①保证绝对卧床休息 2 ～ 4 周，向患者强调绝对卧床休息的重要性，即使血尿消失，仍需继续卧床休息至预定时间。过早、过多离床活动,有再度出血的危险。恢复后 2 ～ 3 个月不宜参加体力劳动。

②密切观察生命体征和尿色变化，定期检测血红蛋白及血细胞比容。

③对症支持治疗，如营养支持，补充血容量，抗感染治疗，适当止痛及镇静。

（3）手术治疗：凡开放性肾损伤、严重肾裂伤、肾碎裂及肾蒂损伤者均需及早手术。若保守治疗期间出现以下情况，须手术治疗

①生命体征经抗休克治疗后仍未能平稳，提示有内出血。

②血尿逐渐加重，血红蛋白与血细胞比容继续降低，血压下降。

③腰、腹部肿块明显增大。

④合并腹腔脏器损伤。

6．护理措施

（1）保守治疗的护理

①严密观察生命体征、血尿情况。

②维持体液平衡,保证组织有效的灌注量,建立静脉通道,遵医嘱输血、补液、止血、营养支持治疗。

③有手术指征者，在抗休克治疗的同时，紧急完善术前准备。

（2）手术治疗的护理：肾部分切除术后患者绝对卧床 1 ～ 2 周。严密观察病情，及早发现出血、感染等并发症，并及时通知医生处理。

7．健康教育　非手术治疗的患者出院后 3 个月内不宜从事重体力劳动。行肾切除手术的患者注意保护健肾，防止外伤，避免使用肾毒性药物。

二、膀胱损伤

1．病因

（1）开放性损伤：如火器或锐器致伤，常合并直肠、阴道损伤。

（2）闭合性损伤：常因膀胱充盈时，下腹部遭撞击、挤压或骨盆骨折所致。

（3）医源性损伤：多由膀胱镜检查、盆腔手术、腹股沟手术、阴道手术等伤及膀胱。

2．病理

（1）挫伤：伤及膀胱黏膜或肌层但未穿破膀胱壁，无尿液外渗，但可有血尿。

（2）膀胱破裂

①腹膜外型：膀胱壁破裂但腹膜完整，尿液外渗至膀胱周围间隙，多由膀胱前壁损伤所致。

②腹膜内型：膀胱破裂伴腹膜破裂，尿液流入腹腔，引起腹膜炎。

3．临床表现

（1）休克:多因合并骨盆骨折所致,表现为剧痛、大出血、尿外渗、腹膜炎等,伤势严重可发生休克。

（2）腹痛：腹膜外破裂时，下腹部疼痛、压痛及肌紧张，直肠指诊有触痛并可扪及肿物。腹膜内破裂时有急性腹膜炎症状，叩诊有移动性浊音。

（3）排尿困难和血尿：有尿意但不能排出或仅排出少量血尿。若有血块堵塞则无尿液排出。

（4）尿瘘。

4．辅助检查

（1）尿常规检查可见镜下及肉眼血尿。

（2）膀胱造影见造影剂漏至膀胱外。

（3）导尿试验是确定膀胱破裂简单有效的检查方法。膀胱损伤时，导尿管可顺利插入膀胱（尿

道损伤常不易插入），但仅流出少量血尿或无尿液流出。

（4）X 线检查可发现骨盆骨折。

5. 治疗要点 膀胱破裂的治疗原则是行完全的尿流改道、充分引流外渗尿液、闭合缺损的膀胱壁。

（1）紧急处理：抗休克、抗感染治疗。

（2）保守治疗：膀胱损伤较轻者持续留置导尿 7 ～ 10 天，破口可自愈。

（3）手术治疗：膀胱破裂伴出血或病情严重，须尽早手术。

6. 护理措施

（1）对膀胱挫伤的患者，应加强导尿管护理，保持尿液引流通畅，密切观察尿液情况。

（2）对膀胱破裂的患者，严密观察生命体征，准确记录尿量。积极抗休克治疗，做好膀胱造口管的护理，预防发生感染。术后做好造瘘管的护理。

三、尿道损伤

1. 病因 尿道损伤在泌尿系统损伤中最常见，尿道损伤分为开放性、闭合性和医源性 3 类。开放性损伤多因火器、锐器所伤，常有阴囊、阴茎、会阴部贯通伤。闭合性损伤多为挫伤、撕裂伤，会阴部骑跨伤可引起尿道球部损伤，骨盆骨折可引起膜部尿道撕裂。医源性损伤为腔内器械直接损伤。

2. 病理 尿道损伤多见于男性，以尿生殖膈为界，可分为前尿道（球部、阴茎部）损伤和后尿道（前列腺部、膜部）损伤。其中球部和膜部的损伤最为常见。

（1）前尿道损伤可有挫伤、裂伤及断裂。尿道球部损伤时，血液、尿液渗入会阴浅袋，出现会阴、阴茎、阴囊和下腹壁肿胀、淤血。尿道阴茎部损伤时，血液、尿液涌入阴茎筋膜内，表现为阴茎肿胀。

（2）后尿道损伤时，骨折及盆腔血管丛的损伤引起大出血，在前列腺和膀胱周围形成大血肿。

3. 临床表现

（1）尿道出血：是最主要的临床表现，多见于前尿道损伤，即使不排尿也可见尿道外口滴血。后尿道损伤时，尿道口可无流血或仅少量血液流出。

（2）疼痛：前尿道损伤时出现受损处疼痛，尤以排尿时为甚。后尿道损伤时表现为下腹部痛，局部肌紧张，并有压痛，继而出现腹胀及肠鸣音减弱。

（3）排尿困难：因疼痛而致括约肌痉挛，出现排尿困难，甚至发生尿潴留。

（4）尿外渗及血肿。

（5）休克：常见于骨盆骨折引起的后尿道损伤，常因合并大出血诱发。

4. 辅助检查

（1）导尿可检查尿道是否连续、完整。若能顺利插入导尿管，说明尿道连续且完整。若一次插入困难，不可勉强反复试插，以免加重创伤和导致感染。

（2）X 线检查骨盆前后位片显示骨盆骨折。尿道造影可显示尿道损伤部位及程度。尿道断裂可有造影剂外渗，尿道挫伤则无外渗征象。

5. 治疗要点

（1）紧急处理，尿道严重出血可致休克，应立即压迫会阴部止血，抗休克治疗，尽早行手术治疗。

（2）尿道挫伤及轻度裂伤，如尿道连续性仍存在，一般可自愈，必要时插导尿管引流 1 周。

（3）尿道裂伤需插导尿管引流 1 周。如导尿失败，立即行经会阴尿道修补术，并留置导尿 2 ～ 3 周，严重者行膀胱造口术。急性尿潴留时，可行耻骨上膀胱穿刺，吸出膀胱内尿液。

（4）尿道断裂应立即行经会阴尿道修补术或断端吻合术，留置导尿 2 ～ 3 周，病情严重者可做膀胱造口术。

（5）积极处理并发症。尿液外渗时做皮肤切口引流，尿道狭窄需定期做尿道扩张术。

6. 护理措施

（1）严密观察生命体征，保证组织有效灌流量，防治休克。

（2）术后做好导尿管护理，由于患者尿道损伤，留置导尿管时动作应轻柔，以尽量减轻患者疼痛。观察尿液的颜色、性状及量，积极预防泌尿系感染。

（3）合并骨盆骨折患者卧硬板床，勿随意搬动，以免加重损伤，做好骨盆骨折护理常规。

（4）尿道狭窄是尿道损伤最常见的并发症，需定期做尿道扩张。

第三十七节　泌尿系结石

一、概　述

1. 病因　尿路结石是泌尿外科常见病，以男性多发。大多数结石成因不清，其主要因素是尿中存在呈超饱和状态的结石晶体。可分为上尿路结石和下尿路结石。上尿路（肾、输尿管）结石以草酸钙结石多见，下尿路（膀胱、尿道）结石以磷酸镁胺结石常见，上尿路结石较下尿路结石更常见。

（1）流行病学因素：年龄、性别、种族、职业、饮食、水分摄入、代谢、气候、遗传等。

（2）尿液因素

①形成结石的物质增加，如骨质脱钙、甲状旁腺功能亢进等造成钙、草酸或尿酸排出量增加。

②尿 pH 改变，碱性尿中易形成磷酸钙及磷酸镁铵沉淀，酸性尿中易形成尿酸和胱氨酸结晶。

③尿液浓缩及尿中抑制晶体形成物质减少。

④尿路感染使尿基质增加，晶体易黏附。

（3）泌尿系统解剖因素：尿路狭窄、梗阻、憩室。

（4）遗传性疾病。

2. 病理　尿路结石在肾和膀胱内形成，多数输尿管、尿道结石是结石排出过程中停留该处所致。结石可损伤泌尿系统并引起感染、梗阻，甚至恶变。

二、上尿路结石

1. 临床表现　与活动有关的疼痛和血尿是主要表现。肾结石可引起肾区疼痛伴肋脊角叩痛。肾盂内及肾盏结石可无明显的临床症状。输尿管结石的典型表现为绞痛和镜下血尿。表现为疼痛剧烈难忍，位于腰部或上腹部，阵发性发作，辗转不安，大汗，恶心，呕吐。疼痛可向下腹部和会阴部放散。结石伴感染时可有膀胱刺激征及全身症状。

2. 辅助检查

（1）实验室检查：尿常规检查有肉眼或镜下血尿，伴感染时表现为脓尿。

（2）影像学检查

①X 线检查：泌尿系统 X 线平片能发现 95% 以上的结石。

②排泄性尿路造影：充盈缺损提示有 X 线透光的尿酸结石可能。

③逆行肾盂造影：少用，通常在其他方法不能确诊时采用。

④B 超：可显示结石的特殊声影，发现 X 线平片不能显示的小结石和透 X 线结石，还能显示肾

积水及萎缩。

⑤ CT 检查：虽能显示较小结石，但很少作为首选的诊断方法。

（3）内镜检查：包括肾镜、输尿管镜和膀胱镜。适用于其他方法不能确诊时。

3. 治疗要点

（1）保守治疗：结石 < 0.6cm，光滑且无尿路梗阻及感染，纯尿酸结石及胱氨酸结石可考虑。

（2）体外冲击波碎石术：多数上尿路结石适用，最适宜 < 2cm 的结石。

（3）手术治疗：非开放性手术如输尿管肾镜取石、碎石术和经皮肾镜取石、碎石术，适用于上段输尿管结石。开放性手术如肾盂切开取石术、输尿管切开取石术，适用于嵌顿较久或合并梗阻、感染结石。

三、膀胱结石

1. 临床表现　典型表现为排尿突然中断，疼痛放射至远端尿道和阴茎头部，伴排尿困难和膀胱刺激症状，改变排尿姿势后能缓解疼痛并继续排尿。

2. 辅助检查　X 线检查能发现绝大多数结石；B 超能显示结石声影，同时可发现膀胱憩室、前列腺增生；膀胱镜检查可直视结石，并发现膀胱病因；直肠指检较大的结石可经直肠腹壁双合诊被扪及。

3. 治疗要点　膀胱感染严重时，应用抗生素治疗；经尿道膀胱镜取石或碎石；耻骨上膀胱切开取石术。

四、尿道结石

1. 临床表现　典型表现为排尿困难，呈点滴状，伴尿痛。严重时可发生急性尿潴留伴会阴部剧痛。

2. 辅助检查　前尿道结石可经尿道触及，后尿道结石经直肠指检可扪及，X 线及 B 超检查有助于确诊。

3. 治疗要点

（1）位于尿道舟状窝的结石可通过注入无菌石蜡，推挤出或钳出。

（2）前尿道结石可在阴茎根麻醉下压迫结石近端尿道后，注入无菌石蜡，推挤出或钳出。

（3）后尿道结石可用尿道探条将结石推入膀胱，再按膀胱结石处理。

五、泌尿系结石的护理

1. 非手术治疗的护理

（1）嘱患者大量饮水，保证每天饮水量 3000ml 以上，以维持每天尿量 > 2000ml，达到稀释尿液、延缓结石生成速度、冲洗尿路及预防感染的目的。

（2）结石合并感染时，遵医嘱使用抗生素，并监测生命体征，尤其是体温的变化。

（3）肾绞痛发作时应卧床休息，立即解痉、镇痛，可肌内注射阿托品、哌替啶或局部应用利多卡因封闭。

（4）体外冲击波碎石术治疗后应严密观察病情，注意排石情况及尿液性状，观察有无碎石后血尿、肾绞痛、梗阻、感染等并发症发生。巨大肾结石碎石后，应采取患侧卧位 48 ～ 72 小时，以后逐渐间断起立。

（5）根据结石的分析结果指导合理饮食。

2. 手术治疗的护理

（1）术前护理：遵医嘱使用抗生素控制感染。术前 1 小时摄腹部 X 线平片，进行结石定位，并保持定位时的体位。

（2）术后护理：肾盂造口不需常规冲洗，以减少感染的机会。必须冲洗时，严格无菌操作，低压冲洗，冲洗量不超过 5 ～ 10ml。肾实质切开取石及肾部分切除的患者，术后绝对卧床 2 周，以防再出血。耻骨上膀胱切开取石术后应保持切口清洁、干燥。

3．健康教育

（1）根据结石成分合理饮食，草酸钙结石限制含钙、草酸多的食物，如浓茶、菠菜、番茄、土豆、芦笋、牛奶、豆制品、巧克力、坚果等。尿酸结石患者不宜食用含嘌呤高的食物，如动物内脏、啤酒，限制各种肉类和鱼虾等高蛋白的食物，可口服别嘌醇和碳酸氢钠，以抑制结石形成。指导患者大量饮水增加尿量，减少尿中晶体沉积。

（2）鼓励患者进行功能锻炼，防止骨脱钙，减少尿钙排出。使用药物调节尿 pH 值，预防结石复发。定期复诊，观察有无复发及残余结石。

第三十八节　肾结核

肾结核为最常见的泌尿系结核，通常发生于肺部感染结核后。

1．病因　血行感染最常见。常发生于 20 ～ 40 岁的青壮年，绝大多数为单侧性。

2．病理　早期病变主要是肾皮质内多发性结核结节，中央常为干酪样物质，边缘为纤维组织增生。随着病变发展，结核结节彼此融合，形成干酪样脓肿，逐渐扩大蔓延累及全肾。

（1）病理性肾结核：患者免疫状况良好，感染细菌数量较少或毒力较小，使早期微小病灶自行愈合，不出现临床症状，仅尿中检测到结核分枝杆菌。

（2）临床肾结核：患者免疫低下，感染细菌数量较多或毒力较强，结核病灶逐渐扩大，穿破肾乳头到达肾盂、肾盏，出现临床症状和影像学改变。

3．临床表现

（1）尿频、尿急、尿痛：是肾结核的典型症状。无痛性尿频是肾结核最为突出的症状，呈进行性加重，出现时间最早，持续时间也最长。当结核病变侵及膀胱壁，尿频加剧，并伴有尿急、尿痛，表现为典型的膀胱刺激症状。

（2）脓尿、血尿：尿液呈淘米水样，浑浊伴絮状物。终末血尿为晚期症状，也可为唯一症状。

（3）腰痛：一般无明显腰痛，累及膀胱壁时症状可出现。

（4）全身症状：常发生于晚期，表现为消瘦、低热、盗汗等典型结核症状。或有慢性肾衰竭和高血压。

4．辅助检查

（1）尿液检查：呈酸性，尿蛋白阳性，有较多红细胞和白细胞。选取晨尿标本培养，可找到抗酸杆菌。尿结核分枝杆菌检查阳性率高，对肾结核的诊断有决定性意义。

（2）尿路造影：大剂量静脉尿路造影是诊断泌尿系结核的标准方法，既能明确诊断，又可以确定病变的程度和范围，还能了解部分肾功能。

5．治疗要点

（1）药物治疗：适用于早期肾结核，一线抗结核药物有五种：异烟肼、利福平、链霉素、吡嗪酰胺、乙胺丁醇。应早期、联合、适量、规律和全程治疗。

（2）手术治疗：凡药物治疗 6～9 个月无效，肾结核破坏严重者，应在药物治疗的配合下行手术治疗。肾切除术前抗结核治疗不应少于 2 周。

6．护理措施

（1）休息与营养：适当活动，避免劳累；多饮水，鼓励患者进食营养丰富、富含维生素饮食。

（2）用药护理：指导患者按时、足量、足疗程服用抗结核药物，继续抗结核治疗 6～9 个月；使用护肝药物，定期检查肝功能；勿用或慎用对肾脏有毒性的药物，如氨基糖苷类、磺胺类药物；链霉素对脑神经有损害，影响听力，一旦发生，应通知医生停药、换药。

第三十九节　泌尿系梗阻

一、概　述

泌尿系统是由肾小管、集合管、肾盏、肾盂、输尿管、膀胱和尿道组成的管道系统，主要功能是将肾脏产生的尿液排出体外。泌尿系任何部位出现梗阻，都将影响尿液的排出，导致肾积水、肾功能损害，甚至肾衰竭。

1．病因　肾和输尿管的结石、肿瘤、某些先天性疾病均可引起梗阻。

2．病理　泌尿系梗阻引起的基本病理改变是梗阻以上的尿路扩张。膀胱以上梗阻，发生肾积水较快。膀胱以下梗阻，由于下尿道的缓冲作用，对肾的影响较慢，后期因输尿管膀胱连接部活瓣作用丧失，尿液自膀胱逆流至输尿管，可发生双侧肾积水。泌尿系持续梗阻，可引起肾乳头和肾实质萎缩。梗阻以后肾功能受损害，且易出现继发性感染，发展为菌血症。

二、良性前列腺增生

良性前列腺增生简称前列腺增生，也称前列腺肥大，是最常见的引起老年男性排尿障碍的疾病。

1．病因、病理　与老龄、性激素平衡失调等有关。围绕尿道精阜部位的腺体称为移行带，是前列腺增生的起始部位。主要病理改变为细胞增生，增生组织挤压外周的腺体，使前列腺尿道伸长、受压变窄，尿道阻力增加，引起排尿困难。

2．临床表现

（1）尿频：是最早出现的症状，夜间更明显，随着病情进展可出现假性尿失禁。

（2）排尿困难：进行性排尿困难是前列腺增生最重要、最典型的症状，表现为排尿迟缓、断续，尿流细而无力，射程短，终末滴沥，排尿时间延长。

（3）尿潴留：前列腺增生加重尿道梗阻时，过多的残余尿使膀胱逼尿肌收缩力减弱，逐渐发生尿潴留并出现尿失禁。发生尿潴留时，膀胱容积可增加至 3000～4000ml，高度膨胀的膀胱底部可达脐水平，主诉下腹部胀痛、排尿困难，体检见耻骨上膨隆，可扪及囊性包块，叩诊呈实音，有压痛。

（4）其他：合并感染时出现膀胱刺激症状，可有脱肛、内痔，晚期出现肾积水、肾衰竭等。

3．辅助检查

（1）直肠指检：是诊断前列腺增生最重要、最简单易行的方法，多数患者可触到增大的前列腺，表面光滑，边缘清楚，质地柔软有弹性。

（2）超声检查：可经腹壁、直肠或尿道途径进行，直接测出前列腺的大小及测量残余尿量。正常人排尿后膀胱内没有或仅有极少残余尿（＜5ml）。

（3）尿流率检查：可确定患者的尿道梗阻程度。最大尿流率≥15ml/s属正常，15～10ml/s者表明排尿不畅，＜10ml/s者则梗阻严重，是手术的指征。

（4）前列腺特异抗原（PSA）测定：是鉴别前列腺增生和前列腺癌的重要指标，敏感性高但特异性有限。

4. 治疗要点

（1）观察等待：长期临床症状轻，不影响生活、睡眠者，可观察等待。前列腺增生引起急性尿潴留时先进行导尿治疗。

（2）药物治疗：适用于代偿早期患者。

（3）手术治疗：前列腺增生导致梗阻严重、残余尿量较多（＞60ml）、症状明显而药物治疗无效时应采用手术治疗。常用的手术方式有经尿道前列腺电切术（TURP）、耻骨后前列腺切除术、耻骨上经膀胱前列腺切除术。

（4）其他疗法：激光治疗、经尿道球囊高压扩张术等。

5. 护理措施

（1）非手术治疗护理：避免受凉、过度劳累、饮酒、便秘，以免诱发急性尿潴留。急性尿潴留发生时及时导尿，引流尿液。

（2）术前护理：对于慢性尿潴留患者应先留置导尿管，改善肾功能。积极应用抗生素控制尿路感染。术前1天灌肠，预防术后便秘。

（3）术后护理

①一般护理：术后6小时如无恶心可进流质饮食，鼓励多饮水，1～2天无腹胀可恢复正常饮食。术后1周逐渐离床活动。

②膀胱冲洗护理

a. 术后生理盐水持续冲洗3～5天，防止血凝块堵塞导尿管。

b. 冲洗液温度控制在25～30℃，可有效预防膀胱痉挛的发生。

c. 冲洗速度根据尿色而定，一般为60～80滴/分，色深则快，色浅则慢。

d. 确保膀胱冲洗及引流管通畅，如血凝块堵塞，可采取施行高压冲洗、挤捏尿管、加快冲洗速度、调整导尿管位置等方法使引流通畅。

e. 观察并记录引流液的颜色、性质和量。冲洗时不应按压膀胱。

f. 随着冲洗时间的延长，血尿颜色应逐渐变浅，如逐渐变深，应警惕活动性出血，及时通知医生处理。

③膀胱痉挛护理：一旦出现应指导深呼吸，放松腹部肌肉，严重者遵医嘱给予解痉药物。

④并发症的观察与护理

a. TUR综合征：一旦发生TUR综合征，立即给予吸氧，减慢输液速度，静脉滴注3%氯化钠纠正低钠血症等。

b. 尿失禁：多为暂时性，一般无须药物治疗，可做膀胱区及会阴部热敷、针灸等。

c. 出血：前列腺增生术后早期的护理重点是观察和防治出血。术后早期禁止灌肠或肛管排气，以免造成前列腺窝出血。

d. 感染：术后易引起尿路感染，早期应用抗生素。

⑤引流管的护理

　　a. 止血：术后利用导尿管的水囊压迫前列腺窝与膀胱颈，达到局部压迫止血的目的。严密观察尿色、量、性质的变化。

　　b. 固定：妥善固定导尿管，固定于大腿内侧，稍加牵引，防止气囊移位，影响止血效果。保持导尿管通畅，防止受压、扭曲和折叠。

　　c. 消毒：每天 2 次用碘伏消毒尿道外口，保持会阴部清洁。

　　d. 拔管：耻骨后引流管术后 3～4 天拔管；TURP 术后 5～7 天尿色清澈即可拔除导尿管；耻骨上前列腺切除术后 7～9 天拔除导尿管；膀胱造口管通常留置 10～14 天后拔除，拔管后用凡士林油纱布填塞瘘口，排尿时用手指压迫瘘口纱布防止漏尿，一般 2～3 天愈合。

　　6. 健康教育　术后前列腺窝修复需 3～6 个月，在此期间仍可发生排尿异常现象。

　　（1）饮食指导：指导患者进食易消化、高纤维素饮食，必要时遵医嘱使用缓泻药物；鼓动多饮水，预防泌尿系统感染；禁食辛辣的食物，避免受凉、过度饮酒、劳累及精神刺激。

　　（2）活动指导：1～2 个月避免剧烈活动，如久坐、提重物、跑步、骑自行车等，防止继发性出血。TURP 术后 1 个月、耻骨上经膀胱前列腺切除术后 2 个月一般可恢复性生活。

三、急性尿潴留

　　急性尿潴留是一种因突发无法排尿导致尿液滞留于膀胱内而产生的综合征。可由下尿路梗阻，膀胱神经受损和（或）膀胱逼尿肌功能受损引发。是泌尿外科最常见的急症之一。

　　1. 临床表现　急性起病，伴尿意明显、剧烈疼痛，可有排尿困难、尿频、尿急、夜尿多等病史，继发感染可出现腰痛、发热等症状。体格检查时，可见下腹部膀胱明显充盈，耻骨上叩诊呈固定浊音。如合并上尿路感染和肾积水，可出现肾区叩痛。

　　2. 治疗与护理措施　病因明确并有条件及时解除者，应立即去除如尿道结石或尿道异物等病因，恢复排尿。病因明确，但不能立即解除者，则应先缓解尿潴留，如前列腺增生、尿道狭窄等。导尿是解除尿潴留最直接和最有效的方法。导尿管插入困难时，可行耻骨上膀胱穿刺造瘘术。

第四十节　泌尿系肿瘤

一、肾　癌

　　1. 病因　病因尚不明确，与吸烟、肥胖、环境污染、职业暴露、遗传因素等有关。居于泌尿系肿瘤第 2 位。

　　2. 病理　肾肿瘤包括肾癌、肾母细胞瘤和肾盂癌。肾癌以透明细胞癌为主，是成人最常见的类型。肾母细胞瘤是小儿最常见的类型。肾癌可直接扩散到肾静脉、腔静脉形成癌栓，还经血行和淋巴途径转移。血行途径最常见的转移部位是肺、肝、骨、脑等。淋巴途径最先累及肾蒂淋巴结。肾癌具有内分泌功能，肾癌时肾素值升高，常伴高血压。

　　3. 临床表现　50～70 岁高发，男性偏多。

　　（1）血尿、肿块、腰痛：是肾癌的三联征。间歇无痛性血尿为常见的症状，表明肿瘤已累及肾盏、肾盂，常伴有腰部钝痛或隐痛，血块通过输尿管时可致肾绞痛。肿瘤较大时在腹部或腰部触及肿块。

（2）副瘤综合征：表现为低热、高血压、红细胞增多、高钙血症、高血糖等。因肿瘤消耗和血尿，晚期可出现营养不良、恶病质。

（3）转移症状。

4. 辅助检查

（1）实验室检查：尿脱落细胞检查具有决定性意义。

（2）影像学检查：B超检查，有助于准确的区分肿瘤和囊肿，是普查肾肿瘤的方法；X线检查；CT及MRI检查，CT是目前诊断肾癌最可靠的影像学方法；肾动脉造影。

（3）输尿管肾镜：对可疑组织活检，可明确诊断。

5. 治疗要点

（1）根治性肾切除术：为首选的、最主要的治疗方法。

（2）肾动脉栓塞术：术前行肾动脉栓塞治疗可减少术中出血。

（3）免疫治疗：干扰素对预防肾癌转移有一定的疗效，主要通过调动机体细胞免疫功能、促进分化、抑制增殖及调控某些致癌基因表达，对迅速分裂的肿瘤细胞有选择性抑制作用，还可阻止肿瘤细胞生长。

6. 护理措施

（1）休息活动护理：血压平稳后取健侧卧位或半卧位，避免过早下床。肾部分切除的患者应卧床1～2周，根治性肾切除术后卧床3～5天，以防出血。

（2）饮食护理：给予高热量、高蛋白、高维生素、易消化饮食。胃肠功能障碍者给予静脉营养。多饮水，稀释尿液，减少膀胱刺激和血块堵塞的发生。

（3）观察病情：重点观察引流和排尿情况，防止并发症的发生。若术后引流液量较多、色鲜红且很快凝固，并伴血压下降、脉搏增快，则提示出血，应立即报告医师。

（4）引流管护理：根治性肾切除术后，腹膜后引流管24小时引流液为血性液体，一般不超过100ml，以后逐渐减少。如出血量＞100ml/h，应及时通知医生。术后2～3天引流量一般＜10ml，可考虑拔管。

二、膀胱癌

1. 病因 居于泌尿系肿瘤首位，发病与以下因素有关：长期接触致癌物质；吸烟是最常见的致癌因素；膀胱慢性感染与异物长期刺激；其他：长期大量服用镇痛药、盆腔肿瘤术后放疗等。

2. 病理 膀胱癌多见于膀胱侧壁、后壁，其次是三角区和顶部。组织类型多为上皮性肿瘤，以移行细胞乳头状癌为主，还有鳞癌和腺癌。肿瘤可向膀胱壁内浸润。淋巴途径最主要，常侵袭盆腔淋巴结。血行途径多在晚期，到达肝、肺、肾上腺和小肠等处。

3. 临床表现 50～70岁高发，男性多见。

（1）血尿：是膀胱肿瘤最常见、最早出现的症状。常为间歇性全程无痛肉眼血尿，终末加重，可自行减轻或停止，易被误以为"好转"。

（2）膀胱刺激征：肿瘤坏死、脱落或并发感染时出现尿频、尿急、尿痛，晚期多见。

（3）排尿困难：癌肿或血块堵塞膀胱出口。

（4）全身症状：低热、下腹肿块、消瘦、贫血等。

4. 辅助检查

（1）尿脱落细胞学检查：简便易行，可作为血尿的初步筛选和肿瘤治疗效果的评价。

（2）影像学检查

①膀胱镜下取活组织做病理检查是最直接和重要的检查手段，是最可靠的检查方法。

②膀胱造影和静脉肾盂造影可见充盈缺损。

③B超、CT和MRI检查。

5. **治疗要点**　以手术为主的综合治疗。

（1）手术治疗：肿瘤切除后容易复发，凡保留膀胱者，5年内超过半数肿瘤要复发。

（2）化学治疗：保留膀胱者定期膀胱灌注。卡介苗为非特异性免疫增强药，具有免疫佐剂作用，可增强抗原的免疫原性，加速诱导免疫应答反应，增强体液免疫反应。膀胱癌术后为预防复发，对保留膀胱的患者，术后可采用卡介苗、丝裂霉素等药物膀胱内灌注。每周灌注1次，8次后改为每月1次，共1～2年。

（3）其他：放射、免疫治疗等。

6. **护理措施**

（1）休息活动护理：生命体征平稳后，为促进伤口引流和尿液引流，多取半卧位。

（2）饮食护理：术前给予高热量、高蛋白、高维生素、易消化饮食，戒烟2周。拟行全膀胱切除肠道代膀胱手术者，做好肠道准备。膀胱肿瘤电切术后6小时，即可进食，多食水果、蔬菜，避免刺激性食物，保持大便通畅。膀胱全切术后持续胃肠减压，拔除胃管开始进食逐步恢复正常饮食。

（3）引流管护理：妥善固定，保持引流通畅，定期挤压、消毒引流管和更换引流袋。膀胱全切放置输尿管支架者，术后10～14天拔除。代膀胱造口管术后2～3周，经造影检查无尿瘘及吻合口狭窄后可拔除。原位新膀胱术后，待新膀胱容量＞150ml可拔除。盆腔引流管术后3～5天拔除，切口引流管24小时后即可拔管。

（4）预防并发症：密切观察病情，预防出血、感染和尿瘘，严格执行无菌操作，遵医嘱应用抗生素。

（5）膀胱灌注化疗的护理：灌注前4小时禁饮，排空膀胱，常规消毒外阴及尿道口。药物需在膀胱内保留1～2小时，协助患者每15～30分钟变换体位1次。灌注后每天饮水2500～3000ml，以减少化疗药对尿道的刺激。

三、前列腺癌

1. **病因**　尚不清楚，可能与年龄、遗传、种族、饮食、环境污染、癌前病变有关，好发于65岁以上男性。

2. **病理**　多采用TNM分期系统。根据肿瘤侵犯范围不同，分为4期：T_0期为没有原发瘤的证据；T_1期为不能被扪及和影像发现的临床隐匿肿瘤；T_2期肿瘤局限于前列腺内；T_3期肿瘤穿透前列腺被膜；T_4期肿瘤固定或侵犯精囊以外的组织。N、M代表有无淋巴结转移或远处转移。

3. **临床表现**　早期无明显症状，肿瘤增大至阻塞尿道或侵犯膀胱颈时出现与前列腺增生相似的膀胱颈梗阻症状。晚期可出现腰痛和腿痛、贫血、下肢水肿、排便困难、少尿、无尿、尿毒症等症状。少数患者以转移症状就医而无明显原发症状。

4. **辅助检查**

（1）直肠指诊：可触及硬性前列腺结节。

（2）实验室检查：PSA是目前诊断前列腺癌、评估各种治疗效果和预测预后的重要肿瘤标志物。前列腺癌者血清PSA常升高，有转移病灶者血清PSA可显著升高。

（3）影像学检查：经直肠B型超声；MRI、CT；全身核素骨显像检查。

（4）前列腺穿刺检查：经直肠超声引导前列腺穿刺活检可确诊前列腺癌。

5. **治疗要点**

（1）非手术治疗：偶然发现的局限性前列腺癌可观察等待。T_2期以内可采用放射治疗。T_3、T_4

期可用抗雄激素内分泌治疗。内分泌治疗失败者可采用化学治疗。

（2）手术治疗

①根治性前列腺切除术：是局限于包膜以内的前列腺癌最佳治疗方法，但仅适用于较年轻、能耐受手术的患者。

②双侧睾丸切除术与包膜下睾丸切除术：适用于 T_3、T_4 期的前列腺癌患者进行手术去势。

6. 护理措施　同膀胱癌护理。

第四十一节　骨科患者的一般护理

一、牵引术与护理

1. 牵引的目的和作用

（1）骨折、关节脱位的复位和固定。

（2）挛缩畸形的预防和矫形治疗。

（3）肢体制动和抬高，减轻疼痛。

（4）骨和关节疾病治疗前准备。

（5）预防病理性骨折。

2. 牵引分类

（1）皮牵引：又称间接牵引，是利用皮肤上的胶布或压于患肢皮肤的海绵带与皮肤之间的摩擦力，通过轮滑装置，间接将牵引力传递至骨骼。操作简便、无创，对肢体损伤小，常用于四肢牵引。

（2）骨牵引：直接牵拉骨组织，力量大，持续时间长。常用于颈椎骨折或脱位、肢体开放性骨折及肌肉丰富处的骨折，属于有创牵引，可能发生感染。

（3）兜带牵引：是利用布带或布兜拉住身体某处牵引。主要包括颌枕吊带（适用于颈椎骨折、脱位、颈椎病和颈椎间盘突出症等）、骨盆水平牵引（适用于腰椎间盘突出症）和骨盆悬吊牵引（适用于骨盆骨折）。

3. 护理措施

（1）操作前护理：做好解释工作，被牵引的肢体局部皮肤用清水清洗，必要时剃除毛发。准备用物如牵引床、牵引架、重锤等。

（2）牵引期间护理

①维持有效牵引

a. 保持反牵引力：颅骨牵引时应抬高床头，下肢牵引时应抬高床尾 15～30cm。若出现移位，及时调整。

b. 摆好体位，肢体纵轴应与牵引力线平行，牵引重量保持悬空，患者足不可抵床栏，滑轮灵活，不可随意增减或移去牵引重量，不可随意放松牵引绳。

c. 每日测量肢体长度，两侧对比，防止牵引力量不足或过度牵引。

②维持有效血液循环：严密观察患肢末梢血液循环情况。

③皮肤护理：胶布牵引部位及长期卧床患者骨突部皮肤可出现水疱、溃疡及压疮，注意观察胶布

牵引患者胶布边缘皮肤有无水疱或皮炎。应保持床单位清洁、干燥，定时翻身，并检查皮肤状况。

④并发症护理

a．感染：骨牵引操作时严格执行无菌操作，牵引针孔处每天滴 75% 乙醇 2 次，及时擦去针眼处分泌物或痂皮，保持周围皮肤清洁。发生感染者应充分引流，严重时需拔出钢针，更换牵引位置。

b．血管和神经损伤：注意观察肢体血管神经功能，颅骨牵引者观察意识和神经系统表现。

c．关节僵硬：以足下垂畸形最常见，多由腓总神经受压和患肢缺乏功能锻炼有关。应注意保护腓总神经，防压迫，可用垂足板将踝关节置于功能位。病情允许时可定时做踝关节活动。

d．牵引针、弓脱落：应定时检查，及时拧紧。

e．其他：加强皮肤护理，注意保暖，防止压疮。指导患者深呼吸和有效咳痰，定期翻身拍背，防止坠积性肺炎。

二、石膏绷带术与护理

1. **石膏的类型**　石膏固定可分为石膏托、石膏夹板、石膏管形、石膏围领等。

2. **石膏绷带包扎技术**

（1）准备工作：清洁固定部位皮肤并擦干，有伤口者更换敷料，固定处覆盖衬垫，防止压疮。摆放关节功能位，由专人维持或置于石膏牵引架上，中途不可随意变换体位。石膏固定前，患处需行 X 线检查，以备术后对照。

（2）包扎技术

①石膏托制作：制作石膏条应根据肢体长度选择石膏绷带的型号，将石膏绷带来回折叠，而后从两头向中间折叠，平放入水内浸泡充分后，挤出多余水分，推摸压平，置于患肢背面，然后用普通绷带缠绕附有石膏条的肢体即可。若制作石膏管型，需完全浸没，至石膏卷停止冒气泡时取出，挤出多余水分，石膏卷紧贴肢体，由肢体近端开始向远端包扎，推摸平整。浸泡石膏绷带时，水温应保持在 35～45℃。

②捏塑成型：根据局部解剖特点适当捏塑及整理，使石膏在干固过程中固定牢稳而不移动位置，重点注意关节部位。石膏表面应涂抹光滑，露出手指或足趾，以便观察肢体末端血液循环、感觉和运动，同时有利于功能锻炼。

③包边：将衬垫从内面向外拉出一些，包住石膏边缘，若无衬垫，可用一宽胶布沿石膏边包起，在石膏表面涂上石膏糊，使表面平滑。

④标记：用记号笔在石膏外标记固定日期及预定拆石膏的日期。

⑤开窗：为便于局部检查或伤口引流、更换敷料等，石膏未干前可在相应部位石膏上开窗。

（3）加速石膏干固：石膏从硬固到完全干固常需 24～72 小时，可通过提高室温，用灯泡、热风机或红外线照射等方法加快干固，注意温度不宜过高，以免灼伤。

3. **护理措施**

（1）体位与搬动：卧硬板床，术后 8 小时内避免翻身，8～10 小时后协助翻身。翻身或搬动时用手掌平托，避免手指托扶和按压石膏。四肢包扎石膏应制动并抬高患肢，减轻肢体肿胀。石膏背心及人字形石膏禁止在头及肩下垫枕，防止胸腹部受压。

（2）保持石膏清洁干燥：石膏污染后用布蘸洗涤剂擦拭，清洁后迅速擦干。断裂、变形和严重污染的石膏应及时更换。

（3）病情观察：评估肢体血液循环是石膏固定护理中最重要的内容，患肢抬高，以利静脉回流。出现 5P 征（疼痛、感觉异常、麻痹、苍白及脉搏消失），应警惕骨筋膜室综合征。

（4）并发症的预防

①骨筋膜室综合征：以前臂掌侧和小腿骨折最常见。多由骨筋膜内压力增高和包扎过紧所致。一旦出现应立即放平肢体并报告医生，做好切开减压准备。

②压疮：保持床铺清洁干燥，定时翻身，包扎石膏前骨突处加衬垫。包扎石膏时避免手指按压或向石膏内塞垫。

③石膏综合征：因大型石膏或包扎过紧，引起患者反复呕吐、腹痛、胸闷、呼吸窘迫等。预防方法是包扎石膏不可过紧，少量多餐，避免进食过快、过饱，避免进食产气多的食物，上腹开窗等。

④化脓性皮炎：由石膏凹凸不平或异物伸入石膏内搔抓所致，应及时开窗检查和处理。

⑤废用综合征：长期卧床，石膏制动，易发生骨质疏松和关节僵硬。

⑥出血：手术切口或创面出血时，血液可渗出石膏外，应用记号笔标出出血范围及时间，若血迹范围继续扩大，应及时开窗检查。

⑦其他：长期卧床可导致坠积性肺炎、便秘等。

三、功能锻炼

1. 功能锻炼的目的 防止关节僵硬，防止肌肉萎缩，预防骨质疏松，促进骨折痊愈。

2. 功能锻炼方法

（1）被动运动：完全依靠外力帮助来完成的运动，适用于瘫痪严重的患者。

（2）主动运动：依靠患者自身力量完成的运动，是功能锻炼的主要方法，适用于有活动能力的患者。

（3）助力运动：由医务人员、患者健肢或器械提供力量来协助患肢完成的运动。

（4）手法治疗：必须在麻醉下进行，手法缓和。

3. 肌肉锻炼的形式 等长收缩、等张收缩、等速收缩。

4. 功能锻炼的原则 遵循循序渐进，动静结合，主动与被动运动结合的原则。

5. 分阶段锻炼

（1）骨折早期：术后 1～2 周，运动重点是肢体等长收缩运动，固定部位上下关节暂不活动，身体其他部位加强主动运动，防止肌肉萎缩，减轻水肿，促进静脉回流。

（2）骨折中期：术后 2 周，运动重点以患肢骨折的上下关节运动为主，动静结合，循序渐进，主动与被动运动结合，活动范围由小到大，活动强度和活动量逐渐加大。

（3）骨折后期：病变部位已基本愈合，进行以重点关节为主的全身锻炼，为功能锻炼的关键时期，可在抗阻力下锻炼，或借助器械练习，也可进行物理治疗和外用药物熏洗。

第四十二节　骨与关节损伤

一、骨折概述

1. 定义、病因与分类

（1）定义：骨的完整性和连续性中断即为骨折。

（2）病因：骨折可由创伤和骨疾病（如骨髓炎、骨肿瘤等）所致。骨质已破坏，受轻微外力即发生的骨折为病理性骨折。

①直接暴力：暴力直接作用使受伤部位发生骨折，常伴不同程度的软组织损伤，如小腿受撞击发生胫腓骨骨干骨折。

②间接暴力：暴力通过传导、杠杆、旋转和肌收缩使受力部位的远处发生骨折，如跌倒时以手掌撑地，暴力向上传导致桡骨远端或肱骨髁上骨折。

③疲劳性骨折：骨质持续受到长期、反复、轻度劳损引起的骨折，如远距离行军致第2、3跖骨骨折及腓骨下1/3骨干骨折，也称应力性骨折。

（3）分类

①根据骨折处皮肤、筋膜或骨膜的完整性：分为闭合性骨折和开放性骨折。开放性骨折的骨折端与外界相通，易引起感染。

②根据骨折的程度及形态：分为不完全骨折和完全骨折。不完全骨折骨的完整性和连续性部分中断，按其形态又分为青枝骨折、裂缝骨折。完全骨折骨的完整性和连续性全部中断，按骨折线方向及其形态又分为横形骨折、斜形骨折、螺旋形骨折、粉碎性骨折、嵌插骨折、压缩性骨折、骨骺损伤等。

③根据骨折端稳定程度：分为稳定性骨折和不稳定性骨折。前者为在生理外力作用下骨折端不易移位的骨折，如不完全性骨折及横形骨折、压缩性骨折、嵌插骨折等。后者为在生理外力作用下骨折端易移位的骨折，如斜形骨折、螺旋形骨折、粉碎性骨折等。

（4）骨折移位：由于暴力作用、肌肉牵拉以及不恰当的搬运等原因，大多数完全骨折均有不同程度的移位。常见移位有5种（可同时存在）：

①成角移位：两骨折段的纵轴线交叉成角，以其顶角的方向为准分为向前、后、内或外成角。

②侧方移位：以近侧骨折段为准，远侧骨折段向前、后、内、外的侧方移位。

③缩短移位：两骨折段相互重叠或嵌插，使其缩短。

④分离移位：两骨折段在纵轴上分离，形成间隙。

⑤旋转移位：远侧骨折段围绕骨的纵轴旋转。

2. 骨折体征　畸形、异常活动、骨擦音或骨擦感。具备以上3个体征之一者，即可诊断为骨折。其中，畸形为骨折与脱位共有的体征，骨擦音或骨擦感为骨折的特征性体征。

3. 辅助检查

① X 线检查是诊断骨折最可靠的、必不可少的检查，可明确诊断并了解骨折类型及移位情况。

② CT 检查、MRI 检查等。

4. 并发症

（1）早期并发症

①休克：严重创伤、骨折引起大出血或重要器官损伤所致。

②脂肪栓塞综合征：骨折处髓腔内血肿张力过大，骨髓被破坏，脂肪滴进入破裂的静脉窦内，引起肺、脑脂肪栓塞。

③重要内脏器官损伤：肝、脾破裂，肺、膀胱、尿道、直肠损伤。

④重要周围组织损伤：重要血管、周围神经、脊髓损伤。

⑤骨筋膜室综合征：骨、骨间膜、肌间隔和深筋膜形成的骨筋膜室内肌肉和神经因急性缺血而产生的一系列早期综合征。好发于前臂掌侧和小腿，表现为患肢感觉异常、肌肉被动牵拉试验阳性、肌肉主动屈曲时出现疼痛、筋膜室有压痛，常并发肌红蛋白尿。

（2）晚期并发症：坠积性肺炎；压疮；下肢深静脉血栓形成；感染；损伤性骨化；创伤性骨关节炎；关节僵硬；急性骨萎缩；缺血性骨坏死；缺血性肌挛缩。

5. 骨折愈合过程与影响因素

（1）骨折愈合过程

①血肿炎症机化期，需 2～3 周。

②原始骨痂形成期，又称临床愈合期，需 4～8 周。

③骨痂改造塑形期，又称骨性愈合期，需 8～12 周，塑形与活动、负重有关。骨折愈合过程可分为一期愈合（直接愈合）和二期愈合（间接愈合）两种形式。

（2）骨折临床愈合标准

①局部无压痛及纵向叩击痛。

②局部无异常活动。

③X 线检查示骨折处有连续性骨痂，骨折线已模糊。

（3）影响骨折愈合的因素

①全身因素，如年龄、健康状况。

②局部因素，如骨折的类型、骨折部位的血供、软组织损伤程度、软组织嵌入及感染。

6. 急救与治疗原则

（1）骨折的急救：

①抢救休克。

②包扎伤口，开放性骨折应先加压包扎止血，尽早清创并使用抗生素和 TAT 预防感染，外露骨端一般不进行现场复位。

③妥善固定，迅速平稳转运。

（2）骨折的治疗原则：复位、固定、康复治疗是骨折治疗的三大原则。

①复位：可采取手法复位和切开复位，手法复位是闭合性骨折最常用的复位方法。

②固定：方法有外固定和内固定。外固定应用小夹板、石膏绷带、头颈及外展支具、持续牵引和骨外固定器等固定。内固定应用接骨板、螺丝钉、髓内钉或带锁髓内钉和加压钢板等固定。

③康复治疗：在医务人员指导下，鼓励患者早期行康复治疗，预防并发症，若出现骨筋膜室综合征应及时切开减压。

二、常见的四肢骨折

（一）锁骨骨折

1. **病因**　主要由间接暴力所致，多发生在儿童及青壮年。常见受伤机制是侧方摔倒，肩部着地，力传导至锁骨，发生斜形骨折。

2. **临床表现**　局部疼痛、肿胀、瘀斑，患侧肩部下垂，肩关节活动使疼痛加剧。

3. **治疗要点**　三角巾悬吊 3～6 周。对有移位的骨折手法复位，采用横形"8"字绷带固定。

（二）肱骨干骨折

1. **病因**　肱骨外科颈下 1～2cm 至肱骨髁上 2cm 段内的骨折。直接暴力常由外侧打击肱骨干中部导致横形或粉碎性骨折。间接暴力多由手部或肘部着地产生的剪式应力引起，多出现中下 1/3 骨折。

2. **临床表现**　除骨折的一般体征外，因肱骨干中下 1/3 段后外侧有桡神经沟，此处骨折易合并桡神经损伤，出现垂腕畸形，掌指关节不能背伸，拇指不能伸直，前臂旋后障碍等，手背桡侧皮肤感觉减退或消失。

3. **治疗要点**　一般采取手法复位外固定。手法复位失败、对位对线不良、合并神经血管损伤、软组织嵌入、多发骨折、开放性骨折、陈旧骨折不愈合等采用切开复位内固定。

（三）肱骨髁上骨折

1. **病因**　多由间接暴力所致，多发生于儿童，分为伸直型骨折和屈曲型骨折。伸直型较常见，易合并肱动静脉及正中神经、桡神经、尺神经损伤。屈曲型少有合并神经血管损伤。

2. **临床表现**　除骨折的一般体征外，肘部肿胀、疼痛、皮下瘀斑、肘后凸起、功能障碍，肘后三点关系正常。若正中神经、尺神经或桡神经受损，常有手臂感觉及运动功能障碍。若肱动脉挫伤或受压，出现血管痉挛致前臂缺血，可表现为局部剧痛，皮肤苍白、发凉，桡动脉搏动减弱或消失等。

3. **治疗要点**　受伤时间短、肿胀轻、无血液循环障碍者行手法复位外固定，用后侧石膏托在屈肘位固定 4 ～ 5 周。伤后时间较长、肿胀严重、不能行手法复位或经 2 ～ 3 次复位对位不佳者行切开复位内固定术。

（四）桡骨远端伸直型骨折（Colles 骨折）

1. **病因**　由间接暴力所致，多为腕关节处于背伸位、手掌着地、前臂旋前时受伤。

2. **临床表现**　伤后局部疼痛、肿胀，出现典型畸形姿势，侧面观呈"餐叉样"畸形，正面观呈"枪刺样"畸形。

3. **治疗要点**　以手法复位外固定治疗为主，小夹板或石膏托固定在屈腕、尺偏、旋前位。严重粉碎的、手法复位失败者行手术复位内固定。

（五）股骨颈骨折

1. **病因**　多发生于中、老年女性。按骨折线部位分为股骨颈头下骨折、股骨颈骨折、股骨颈基底骨折。前两类骨折易引起股骨头血供中断，导致股骨头坏死或骨折不愈合。

2. **临床表现**　患髋疼痛，患肢活动障碍，患肢呈外旋畸形，测量可发现患肢缩短。

3. **治疗要点**　对骨折无移位、不能耐受手术者选择穿防旋鞋，持续皮牵引、骨牵引。对有移位的股骨颈骨折、股骨颈头下骨折及股骨颈陈旧骨折的畸形愈合，采用手术方法治疗。

（六）股骨干骨折

1. **病因**　多发生于青壮年，重物直接打击、车轮碾轧等直接暴力作用引起股骨干横形或粉碎性骨折，伴有广泛软组织损伤。高处坠落伤、机器扭转伤等间接暴力常致股骨干斜形或螺旋形骨折，周围软组织损伤较轻。可分为上 1/3 段骨折、中 1/3 段骨折、下 1/3 段骨折。

2. **临床表现**　除骨折一般体征外，单一股骨干骨折出血较多，可出现休克表现，中下 1/3 骨折易引起血管神经损伤。

3. **治疗要点**　3 岁以下的儿童采用垂直悬吊皮牵引。成人的股骨干骨折多采用手术内固定治疗，使用钢板、带锁髓内钉、弹性钉内固定或外固定架外固定。不愿接受手术或存在手术禁忌证者，可行持续骨牵引 8 ～ 10 周。

（七）胫腓骨干骨折

1. **病因**　多见于青壮年和儿童。直接暴力引起胫腓骨同一平面的横形、短斜形或粉碎性骨折，如合并软组织开放伤，成为开放性骨折。胫腓骨干骨折是长骨骨折中最多发的一种，易出现骨筋膜室综合征。

2. **临床表现**　多不发生明显移位，以胫腓骨干双骨折最为多见，开放性骨折有骨端外露。合并胫前动脉损伤，足背动脉搏动消失。合并骨筋膜室综合征，可出现相应表现。

3. **治疗要点** 治疗目的是矫正成角、旋转畸形，恢复胫骨上、下关节面的平行关系，恢复肢体长度。可采用手法复位外固定，骨牵引治疗。若手法复位失败、严重的开放性或粉碎性骨折行切开复位内固定。

4. **包扎方法** 常用的包扎方法有尼龙网套包扎法、绷带包扎法、三角巾包扎法、胸带包扎法、腹带包扎法等。下面主要介绍绷带包扎的常用方法：

（1）环形包扎法：用于颈、腕、胸、腹等处。

（2）蛇形包扎法：用于简单固定夹板或需要从一处迅速延伸到另一处时。

（3）螺旋反折包扎法：用于包扎直径基本一致的部位，如四肢、躯干等。

（4）"8"字包扎法：用于肢体上下直径不等部位的包扎，如腿、前臂等。

（5）回返式包扎法：用于头顶部、肢体末端或断肢部位。

三、脊柱骨折及脊髓损伤

（一）脊椎骨折

1. **病因、病理** 多由间接暴力引起，常并发脊髓或马尾神经损伤，易严重致残或致命。以胸腰段骨折最多见。

2. **临床表现** 有交通事故、高空坠落等严重外伤史。局部疼痛、肿胀，脊柱活动受限，站立和翻身困难，常伴腹痛、腹胀，甚至肠麻痹症状。骨折处棘突有局部肿胀，明显压痛和叩击痛。合并截瘫时，损伤脊髓平面感觉、运动、反射及括约肌功能障碍。高位截瘫可致呼吸肌麻痹，出现呼吸困难，甚至呼吸停止。

3. **辅助检查** X线、CT、MRI。

4. **急救搬运** 正确的方法是3人同步行动，平托患者或滚动至木板、担架或门板运送。严禁弯腰、扭腰。怀疑颈椎骨折、脱位，需要另加1人牵引固定头部，并与身体保持一致。

5. **治疗要点**

（1）胸腰椎骨折：见表3-36。

（2）颈椎骨折：见表3-37。

表3-36　胸腰椎骨折的治疗要点

分　类	具体指征	治疗要点
稳定型骨折	椎体压缩不足1/3或年老体弱	卧硬板床，骨折部位加厚枕，使脊柱过伸。3天后开始腰背肌锻炼，伤后第3个月开始逐渐增加下床运动
	椎体压缩大于1/3的青少年和中年	两桌法或双踝悬吊法过伸复位，复位后石膏背心固定3个月
爆破型骨折	无神经症状，无骨折片挤入椎管	双踝悬吊法复位
	有神经症状或骨折片挤入椎管	手术治疗

表3-37　颈椎骨折的治疗要点

分　类	具体指征	治疗要点
稳定型骨折	颈椎半脱位	石膏固定3个月
	轻度压缩	枕颌带牵引复位，牵引重量3kg，其后石膏固定3个月，石膏干固后即可下床活动
	明显压缩或双侧椎间关节脱位	持续颅骨牵引复位，牵引重量3～5kg，复位后再牵引2～3周，石膏固定3个月
爆破型骨折		有神经症状者，早期手术祛除骨片、减压、植骨及内固定；存在严重并发伤，待病情稳定后再行手术

（二）脊髓损伤

1. 病因、病理　脊髓损伤是脊椎骨折、脱位的严重并发症。胸腰段脊髓损伤出现下肢感觉和运动障碍，称截瘫。颈段脊髓损伤，出现四肢神经功能障碍，称四肢瘫痪或四瘫。

2. 临床表现

（1）脊髓震荡：是脊髓损伤最轻的一种，损伤平面以下的感觉、运动和反射出现完全或大部分消失，经过数小时至数天完全恢复，不留任何神经系统后遗症。

（2）不完全性脊髓损伤：损伤平面以下保留某些感觉和运动功能。脊髓半切征（Brown-Sequard征）表现为损伤平面以下同侧肢体的运动和深感觉消失，对侧肢体的痛觉和温度觉消失。

（3）完全性脊髓损伤：损伤平面以下弛缓性瘫痪，感觉、运动、反射及括约肌功能完全丧失，称为脊髓休克期。2～4周后逐渐发展为痉挛性瘫痪，肌张力增高，腱反射亢进，出现病理性锥体束征。

（4）脊髓圆锥损伤：第12胸椎和第1腰椎骨折可损伤脊髓圆锥，可出现会阴部鞍区皮肤感觉消失，括约肌功能及性功能障碍，但双下肢的感觉和运动功能正常。

（5）马尾神经损伤：损伤平面以下弛缓性瘫痪，感觉、运动和括约肌功能障碍，肌张力下降，腱反射消失，不出现病理性锥体束征。

3. 辅助检查　X线、CT检查是最常规的影像学检查。脊髓造影、MRI可显示脊髓受压和椎管内软组织情况。

4. 并发症

（1）呼吸道并发症。呼吸道感染和呼吸衰竭是颈段脊髓损伤的严重并发症。

（2）泌尿生殖道的感染和结石。

（3）压疮。

（4）其他，体温异常、腹胀、便秘等。

5. 治疗要点

（1）非手术治疗：伤后6小时内是关键时期。固定和制动，给予枕颌带牵引或持续颅骨牵引。为减轻脊髓水肿和继发性损害，伤后8小时内进行甲泼尼龙冲击治疗，也可应用脱水利尿药、高压氧（伤后2小时内疗效最好）等。

（2）手术治疗：只能解除脊髓受压和恢复脊柱稳定性，无法恢复损伤的脊髓功能。

（三）脊椎及脊髓损伤的护理

1. 急救搬运 对疑有脊柱骨折者应尽量避免移动。如确需搬动，可采用平托法或滚动法，将患者移至硬担架、木板或门板上。平托法是将患者平托至担架上；滚动法是使患者身体保持一条直线，整体滚动至担架上。严禁1人抬头、1人抬脚，或用背、抱的方法搬运，以免脊柱弯曲使碎骨片挤入椎管而加重脊髓损伤。无论采用何种搬运方法，都应让患者保持脊柱中立位。

2. 饮食护理 给予营养丰富、易消化饮食，多饮水，多摄入富含纤维素食物，少食多餐，减少腹泻和便秘。

3. 生活护理 加强皮肤、口腔和大小便护理，训练患者规律排便。便秘者可行腹部按摩，必要时给予缓泻药或灌肠。

4. 体温异常的护理 严密监测体温的变化。高热时以物理降温为主，降低室温，必要时应用输液和冬眠药物。低温时注意保暖，提高室温，以物理复温为主，注意预防烫伤。

5. 并发症的护理

（1）呼吸系统护理：遵医嘱给氧，鼓励患者深呼吸、有效咳嗽。痰液黏稠时给予雾化吸入。必要时早期行气管插管或气管切开，保持呼吸道通畅。

（2）泌尿系统护理：早期留置尿管持续引流并记录尿量，2～3周后改成每4～6小时开放1次。脊髓完全性损伤者应进行排尿功能训练。鼓励患者每天饮水3000ml以上，预防感染和结石，必要时做膀胱冲洗。

（3）皮肤护理：床褥清洁平整，保持皮肤清洁干燥，每2小时翻身1次，翻身时使用轴线翻身法，避免拖拽患者，预防压疮。

6. 功能锻炼 指导和鼓励患者早期活动和功能锻炼。单纯压缩骨折患者卧床3天后开始腰背部肌肉锻炼，使臀部离开床面；第3个月可下床少量活动，但仍以卧床休息为主；3个月后逐渐增加下床活动时间。

四、骨盆骨折

1. 病因、病理 多有强大暴力外伤史，年轻人常见于交通事故、高空坠落和工业意外。老年人最常见的原因是摔倒。

2. 临床表现

（1）症状：髋部肿胀、疼痛、活动障碍等。有大出血或严重内脏损伤者常有低血压和休克早期表现。

（2）体征：骨盆分离试验阳性（双手交叉撑开患者的两髂嵴，出现疼痛）。挤压试验阳性（双手挤压患者的两髂嵴，伤处仍出现疼痛）。两侧肢体长度不对称，会阴部可见瘀斑（耻骨和坐骨骨折的特有体征）。

（3）并发症：出血性休克、腹膜后血肿、盆腔内脏器损伤、神经损伤、脂肪栓塞和静脉栓塞等。

3. 辅助检查 X线、CT检查可显示骨折类型及移位情况。

4. 治疗要点 优先处理危及生命的并发症，然后处理骨折。

（1）非手术治疗：卧床休息3～4周或至症状缓解，采用骨盆兜带悬吊牵引。

（2）手术治疗：手术复位及内固定，骨外固定架固定术。

5. 护理措施

（1）休息活动护理：髂前上、下棘撕脱骨折采取髋、膝屈曲位。坐骨结节撕脱骨折采取大腿伸直、外旋位。骶尾骨骨折者在骶部垫气圈或软垫。定期翻身，但骨折愈合后方可患侧卧位。

（2）严密观察意识和生命体征，及早发现并发症，立即建立静脉通道，及时输血、补液，纠正血容量不足。

（3）兜带牵引护理：兜带宽度需适宜，悬吊重量以臀部抬离床面为佳，保持兜带平整，避免随意移动。

（4）并发症护理：出血性休克或腹膜后血肿加强补液护理。盆腔内脏器损伤应严密观察并及时处理。尿道损伤时行尿道修补术，留置导尿2周。直肠损伤严格禁食，术后保持造口周围皮肤清洁，避免进食含过多粗纤维的食物。

五、关节脱位

（一）概述

由于直接或间接暴力，使组成关节的各骨面失去正常的对合关系。

1. 病因

（1）创伤性脱位：由外界暴力引起的脱位，青壮年多见，是脱位的最常见病因。

（2）先天性脱位：胚胎发育异常，骨关节结构缺陷，出生后已发生脱位且逐渐加重。

（3）病理性脱位：关节结核、类风湿关节炎等关节疾病，破坏骨端，难以维持关节面正常的对合关系。

（4）习惯性脱位：创伤性脱位造成关节囊和韧带松弛或在骨附着处被撕脱，轻微外力即可导致再脱位。习惯性脱位常与初次脱位治疗不当有关。

2. 分类

（1）按脱位的程度，分为全脱位和半脱位。

（2）按远侧骨端关节面移位方向，分为前脱位、后脱位、侧方脱位和中央脱位。

（3）按脱位发生的时间，分为新鲜性脱位（脱位时间在2周以内）和陈旧性脱位（脱位时间超过2周）。

（4）按脱位后关节腔是否与外界相通，分为闭合性脱位和开放性脱位。

3. 临床表现　好发于青壮年和儿童。一般表现为关节疼痛、肿胀、局部压痛，关节功能障碍。特征性表现为畸形、弹性固定和关节盂空虚。

4. 并发症　早期常合并关节内外骨折、周围血管神经损伤、休克等。晚期可发生骨化性肌炎、骨缺血性坏死和创伤性关节炎等。

5. 辅助检查　X线检查对确定脱位的方向、程度、有无合并骨折、有无骨化性肌炎或缺血性骨坏死等有重要作用。

6. 治疗要点　复位：主要为手法复位，以脱位后3周内复位最佳；固定：固定于功能位2～3周；功能锻炼：防止肌肉萎缩及关节僵硬。

7. 护理措施

（1）体位护理：抬高患肢，并保持功能位，促进静脉回流，减轻肿胀。

（2）疼痛护理：伤后24小时内局部冷敷，消肿止痛。24小时后给予局部热敷，促进吸收，减少肌肉痉挛疼痛。护理操作或搬动患者时，动作轻稳，托住患肢。必要时遵医嘱使用镇痛药。

（3）功能锻炼：固定期间进行肌肉舒缩活动，非固定关节进行关节的主动锻炼。固定结束后循序渐进地开始肢体的全范围功能活动。

（二）常见关节脱位

关节脱位以肩关节和肘关节脱位最常见，其次为髋关节。常见关节脱位鉴别见表3-38。

表3-38　常见关节脱位鉴别

	肩关节脱位	肘关节脱位	髋关节脱位
病因病理	间接暴力所致，前脱位多见	间接暴力所致，后脱位常见，易致神经血管损伤	强大暴力所致，后脱位最常见，严重时可致股骨头坏死
临床表现	三角肌塌陷，呈"方肩"畸形，关节盂处空虚，可触及肱骨头，杜加试验阳性	明显畸形，肘部弹性固定在半屈位，肘后三角关系失常	患肢短缩，髋关节呈屈曲、内收、内旋，臀部可触及股骨头
治疗要点	手法复位后固定3周	尽早手法复位。手法复位失败者手术切开复位，一般固定2～3周	尽早手法复位或手术复位。复位后固定于外展中立位，皮牵引或穿丁字鞋2～3周，禁止屈曲、内收、内旋动作
功能锻炼	固定时活动腕部与手指。解除固定后行肩关节各方向的主动活动	固定时做伸掌、握拳、手指屈伸及肩、腕关节活动。解除固定后练习肘关节屈伸和前臂旋转活动	固定时患肢股四头肌的等长收缩锻炼，3周后开始活动关节，4周后可扶拐下地，3个月内患肢不能负重

六、断肢（指）再植

　　肢（指）体离断多由外伤所致，包括完全或不完全性离断的肢（指）体。断肢（指）再植是对离断的肢（指）体，采用显微外科技术对其进行清创、血管吻合、骨骼固定以及修复肌腱和神经，将肢（指）体重新缝合到原位，使其完全存活并恢复一定功能的精细手术。

　　1. 病因、病理

　　按照病因病理，可分为3类：

　　（1）切割伤：创伤较轻，切面整齐，再植存活率较高。

　　（2）碾压伤：创伤较重，经过处理可成为切割伤，再植存活率较高。

　　（3）撕裂伤：创伤复杂、严重，断裂面不平整，再植存活率低。

　　2. 临床表现

　　（1）全身表现：单个较小肢体如手指、脚趾离断一般无明显全身症状。大的肢体离断由于出血量多，疼痛剧烈，往往伴随全身表现。

　　（2）局部表现：离断面软组织损伤，无血液循环，断面可能有骨折或脱位。

　　3. 治疗要点

　　（1）现场急救

　　①止血包扎：对断肢（指）完全离断者首先控制近端出血。由于血管离断后发生回缩痉挛及血凝块常使血管闭塞，一般采用加压包扎止血法，大动脉出血时采用止血带止血法。每隔1小时放松5分钟，以免压迫过久导致肢体坏死。

　　②断肢（指）保存：完全离断的肢体，原则上不做任何无菌处理，禁忌用任何液体冲洗、浸泡或涂药，在保存上视运送距离而定。对不完全离断的肢体，包扎止血后，用夹板固定，以减轻疼痛及组织的进一步损伤。低温保存断肢（指），到达医院后，立即检查并清洗消毒，肝素盐水冲洗后，用无

菌敷料包好，置入 4℃冰箱冷藏。切忌将肢体浸泡在任何液体中，包括生理盐水。

③迅速转运：迅速将患者和断肢（指）送往医院，力争在 6 小时内进行再植手术。转送途中注意监测患者的生命体征。

（2）手术治疗：彻底清创；重建骨的连续性；缝合肌腱；重建血循环；缝合神经；闭合创口；包扎。

4. 护理措施

（1）手术前护理：监测生命体征，严密观察离断肢（指）的局部情况和患者的全身状况，做好术前准备。

（2）术后护理

①并发症的护理

a. 休克护理：患者因创伤大、出血多、手术时间长，容易出现低血容量性休克，术中和术后应补充血容量，若发生中毒性休克而危及患者生命时，应及时截除再植的肢体。

b. 急性肾衰竭：是断肢再植术后极其严重的并发症，可导致患者死亡。应严密观察患者尿量，测定尿比重，详细记录出入水量。如每天排尿量不足 500ml 或每小时尿量不足 30ml，及时通知医师予以利尿等处理。

c. 血管危象：术后 48 小时内易发生，原因为术后血管痉挛和栓塞。应抬高患肢，使之处于略高于心脏水平，以利静脉回流。术后平卧 10～14 天，勿侧卧，以防患侧血管受压影响患肢的血流速度。再植肢体局部用落地灯照射，既利于血液循环，也利于局部保温。严禁主动及被动吸烟。可适当应用抗凝解痉药物如低分子右旋糖酐。术后注意观察皮肤温度及颜色、毛细血管回流试验、指（趾）腹张力和指（趾）端侧方切开出血等。一旦发生血管危象，应立即解除压迫因素，必要时行手术探查。

②功能锻炼：在肢（指）体成活、骨折愈合拆除外固定后，进行主动或被动功能锻炼，并适当辅以物理治疗，促进功能恢复。

a. 术后 3 周左右可用红外线理疗等方法促进淋巴回流，减轻肿胀，未制动的关节可做轻微的屈伸活动。

b. 术后 4～6 周练习患肢（指）伸屈、握拳等动作。

c. 术后 6～8 周应加强受累关节的主动活动，患手做提、挂、抓的使用练习。

第四十三节　常见骨关节感染

一、化脓性骨髓炎

化脓性骨髓炎是由化脓性细菌感染引起的骨膜、骨密质、骨松质及骨髓组织的炎症，可分为急性和慢性骨髓炎两类。

1. 病因、病理

（1）急性血源性骨髓炎：最常见的致病菌是金黄色葡萄球菌，其次为 β 溶血性链球菌。好发于 12 岁以下骨骼生长快的儿童，男性居多。好发部位为胫骨、股骨、肱骨等长骨的干骺端，感染途径以血源性播散为主。

（2）慢性血源性骨髓炎：多因急性骨髓炎未能彻底控制而反复发作所致。致病菌以金黄色葡萄球菌多见，但多数为混合感染。病理特点是死骨、骨性包壳、无效腔和窦道。

2. 临床表现

（1）急性血源性骨髓炎

①全身中毒症状：最典型的表现为恶寒、高热、呕吐，呈脓毒症症状。患儿可有烦躁、惊厥，甚至休克或昏迷。

②局部症状：早期患处剧痛，患肢半屈曲状，因疼痛抗拒主动与被动运动。局部皮温增高，有局限性压痛和活动受限。当骨膜下脓肿形成或已破入软组织中，患肢局部出现红、肿、热、痛或波动感。

（2）慢性血源性骨髓炎：在静止期可无症状，仅有局部肿胀，患肢增粗变形。急性发作时患肢出现红肿、疼痛、发热，窦道口排出脓液和死骨，可伴全身中毒症状。

3. 辅助检查

（1）急性骨髓炎

①实验室检查：血白细胞及中性粒细胞显著增高，血沉加快，C反应蛋白增高。

②X线检查：早期无异常，起病2周后显示干骺端稀疏，散在虫蚀样骨破坏。

③局部分层穿刺：抽出脓液可以确诊。

（2）慢性骨髓炎：X线检查平片显示骨骼失去正常形态，增粗变形，骨质硬化，骨髓腔不规则。

4. 治疗要点　急性血源性骨髓炎处理的关键是早期诊断与治疗，尽快控制感染，防止发展成慢性。慢性血源性骨髓炎以手术治疗为主，治疗原则是消除死骨、炎性肉芽组织和消灭无效腔。

（1）抗生素治疗：早期、联合、大剂量应用广谱抗生素。再根据致病菌，改用敏感的抗生素，并持续应用至少3周，直至全身和局部症状消失。

（2）支持疗法：高热患者降温，补液，营养支持，必要时少量多次输新鲜血。

（3）局部制动：患肢制动并用皮牵引或石膏固定于功能位，以缓解疼痛，防止肢体挛缩畸形和病理性骨折。

（4）手术治疗：早期经抗生素治疗48～72小时仍不能控制局部症状时即要手术，目的是引流脓液，防止演变为慢性骨髓炎。常用手术方式有钻孔引流术和开窗减压两种。骨髓腔内放置引流管，应用抗生素液持续冲洗引流。

5. 护理措施

（1）休息活动护理：卧床休息，制动并抬高患肢，动作轻稳，搬动肢体时注意支托上、下关节。

（2）病情观察：术后密切观察切口情况和引流液的量、颜色和性质。

（3）用药护理：遵医嘱联合应用足量抗生素，直至体温正常后3周左右。

（4）引流管护理：保持冲洗、引流通畅，冲洗管的输液瓶高于伤口60～70cm，引流袋低于伤口50cm。引流管留置3周或体温下降、引流液连续3次培养阴性即可拔除引流管。

6. 健康教育

（1）加强营养，给予高热量、高蛋白、高维生素、高纤维素、易消化的饮食，多饮水，提高机体抵抗力。

（2）指导患者每天进行患肢等长收缩训练及关节被动活动或主动活动，避免患肢功能障碍。

二、化脓性关节炎

1. 病因、病理　金黄色葡萄球菌是最常见的致病菌。血源性传播或直接蔓延至关节腔是最常见的感染途径。多见于儿童，尤其是营养不良小儿，男性居多。好发部位为髋关节和膝关节。

2. 临床表现　常有外伤诱发史，起病急骤，寒战、高热，体温可超过39℃。严重感染发生谵妄、昏迷，小儿可有惊厥。病变关节剧痛、红肿，功能障碍，活动受限，关节保持半屈曲位，拒绝活动和检查。

关节腔内积液在膝部最为明显，可出现浮髌试验阳性。

3. 辅助检查　血白细胞和中性粒细胞增高，血沉加快。关节腔穿刺抽脓，细菌培养可发现致病菌。X线检查显示骨质疏松、关节间隙进行性变窄和虫蚀样改变，严重者骨性强直。

4. 治疗要点　早期诊断、早期治疗是治愈感染及保留关节功能的关键。

（1）非手术治疗：早期、足量、全身性应用有效抗生素，关节腔内注射抗生素。关节腔持续性灌洗。牵引或石膏固定于功能位。

（2）手术治疗：主要有经关节镜手术、关节切开引流术及关节矫形术。

5. 护理措施

（1）一般护理：卧床休息，制动并抬高患肢，保持患肢功能位，以减轻疼痛、防止感染扩散和关节畸形。高热患者给予物理降温或药物降温。

（2）控制感染：遵医嘱早期使用广谱有效的抗生素。

（3）关节穿刺或灌洗的护理：关节穿刺注入抗生素每天1～2次，直到关节液清亮，体温和实验室指标正常。关节腔灌洗每天滴入含抗生素的溶液2000～3000ml，直至引流液清澈，细菌培养阴性。

（4）术后患肢制动，伤口护理，保持引流管通畅，观察并记录引流液颜色、量和性状。

（5）急性期患者可做患肢骨骼肌的等长舒缩运动。待炎症消退后，鼓励患者做关节伸屈等主动锻炼。

三、骨与关节结核

骨与关节结核是由结核分枝杆菌侵入骨或关节而引起的一种继发性结核病。好发于儿童和青少年，脊柱结核多见，其次为膝关节结核和髋关节结核。

1. 病因　骨关节结核绝大部分由肺结核引起。

2. 病理　最初的病理变化是单纯性骨结核或单纯性滑膜结核。发病初期表现为关节腔积液。病变进一步发展可形成全关节结核，出现结核性浸润、肉芽增生、干酪样坏死、寒性脓肿和窦道。

3. 临床表现

（1）症状：起病缓慢、隐匿，可无明显全身症状或只有轻微结核中毒症状。可有午后低热、乏力、盗汗，典型病例还可见消瘦、食欲差、贫血等症状。发病初期局部疼痛不明显，多为偶发关节隐痛，活动时疼痛加重，逐渐转为持续性疼痛。脊柱结核常见胸椎，其次腰椎，颈椎和骶椎少见。膝关节结核可出现"鹤膝"。儿童常有夜啼。

（2）体征：浅表关节病变可见肿胀与积液，并有压痛。有不同程度的关节畸形和功能障碍。关节骨质破坏后易形成脓肿；但因缺乏红、热、压痛等急性炎症表现，被称为寒性脓肿或冷脓肿。脓肿向体表破溃，形成窦道，流出米汤样脓液。脓肿压迫邻近脊髓引起截瘫，是脊椎结核最严重的并发症。

4. 辅助检查

（1）实验室检查：可有轻度贫血，少数患者白细胞计数升高。脓肿穿刺或病变部位的组织学检查可确诊。

（2）影像学检查：X线、CT和MRI。

5. 治疗要点

（1）非手术治疗

①抗结核药物治疗：早期、联合、适量、规律和全程。

②局部制动：可使用夹板、石膏绷带等方法使病变关节制动，预防、矫正患肢畸形。

③局部注射：关节穿刺抽液及注入抗结核药物。用药量小，局部药物浓度高，全身反应小。

（2）手术治疗

①脓肿切开引流：全身状况差，不能耐受病灶清除者，可先施行脓肿切开引流。

②病灶清除术：病灶清除时一般要将异物彻底清除。由于手术可能造成结核分枝杆菌的血源性播散，术前应规范应用抗结核药物至少2周，术后至少3～6月。

③其他手术：15岁以上可行关节融合术。截骨术、关节成形术、脊柱固定融合术等。

6. 护理措施

（1）缓解疼痛：取舒适体位，减少局部活动；合理使用抗结核药物治疗，必要时行药物止痛；做好心理护理。

（2）饮食护理：给予高热量、高蛋白、高维生素、易消化饮食。

（3）用药护理：观察治疗效果及不良反应，出现眩晕、耳鸣、听力异常、肝功能受损等改变时，及时通知医师调整药物。

第四十四节　骨肿瘤

1. 分类和病理

（1）分类：按肿瘤来源分为原发性和继发性，原发性骨肿瘤以良性多见。良性肿瘤中以骨软骨瘤常见，恶性肿瘤中以骨肉瘤发病率最高，均以男性居多。

（2）病理：根据外科分级（G）、肿瘤区域（T）及转移（M）情况进行外科分期，大致判断肿瘤的良恶程度。

2. 临床表现

（1）疼痛和压痛：是生长迅速的肿瘤最显著的症状。良性肿瘤多无疼痛或轻度疼痛。恶性肿瘤局部疼痛，开始较轻，呈间歇性，而后逐渐加剧，呈持续性，夜间加重，可有压痛。

（2）肿块和肿胀：是最常见、最早、最重要的症状，良性肿瘤局部肿块，质硬，生长缓慢。恶性肿瘤局部肿胀，皮肤发热和静脉怒张。

（3）功能障碍和压迫症状：长骨干骺端的骨肿瘤多邻近关节，可使关节肿胀和活动受限。

（4）病理性骨折和脱位。

（5）转移表现：远处转移多为血行转移，偶见淋巴转移。

（6）不同类型骨肿瘤的临床特点见表3-39。

3. 辅助检查

（1）X线表现：良性肿瘤界限清楚、密度均匀，无骨膜反应。Codman三角多见于骨肉瘤。"葱皮样"现象常见于尤因肉瘤。"日光射线"影像多见于生长迅速的恶性肿瘤。

（2）实验室检查：注意检查血钙、酸性磷酸酶和碱性磷酸酶。

（3）病理检查：是确诊骨肿瘤的唯一可靠检查。

4. 治疗要点　良性肿瘤手术切除。恶性肿瘤采取以手术治疗为主，化疗、放疗和生物治疗为辅的综合治疗，最大限度保留肢体功能。截肢、关节离断是最常用的手术方法。

5. 护理措施

（1）休息活动护理：术后抬高患肢，保持关节功能位。膝部术后，膝关节屈曲15°；髋部术后，髋关节外展中立或内旋位。必要时进行固定、制动，避免过度活动。卧床患者定时翻身、叩背，预防压疮。

表3-39 常见骨肿瘤的临床特点

	骨软骨瘤	骨巨细胞瘤	骨肉瘤
好发部位	长管状骨的干骺端	股骨远端胫骨近端	长管状骨的干骺端
好发人群	青少年	20～40岁	青少年
病理特点	良性骨肿瘤	交界性骨肿瘤	恶性肿瘤，血行转移以肺多见
临床表现	长期无症状	局部疼痛、肿胀	剧痛难忍、皮温高、静脉怒张，晚期恶病质
X线表现	干骺端骨性突起	骨端偏心性、溶骨性破坏，无骨膜反应，呈肥皂泡样改变	Codman三角，"日光射线"现象

（2）饮食护理：给予高蛋白、高热量、高维生素、高纤维素饮食，必要时静脉补充营养。

（3）疼痛护理：可按疼痛三阶梯疗法镇痛。一级镇痛针对疼痛较轻者，应用非阿片类解热镇痛药；二级镇痛针对中度疼痛，应用弱阿片类药物，如可待因；三级镇痛针对持续性剧痛，应用强阿片类药物，如吗啡。

（4）功能锻炼：下肢手术患者在术前2周开始股四头肌收缩练习。术后48小时开始肌肉的等长收缩锻炼。行关节置换者，手术2～3周后开始关节的功能锻炼。

（5）预防病理性骨折：搬运患者动作应轻柔，功能锻炼应循序渐进，不要急于下床活动。练习站立或行走时应专人陪护，防止跌倒。

第四十五节 腰腿痛及颈肩痛

一、腰椎间盘突出症

腰椎间盘突出症是指腰椎间盘退行性变后，外力作用下纤维环破裂和髓核、软骨终板突出，刺激、压迫神经根或马尾神经而引起的以腰腿痛为主要症状的综合征，是腰腿痛最常见的原因。

1. 病因、病理

（1）病因：腰椎间盘退行性变是腰椎间盘突出症的基本病因。积累损伤是椎间盘退变的主要原因，最易由反复弯腰、扭转等动作引起。此外也与长期震动、过度负荷、外伤、遗传、妊娠、发育异常、吸烟和糖尿病等有关。

（2）病理：好发部位主要为脊柱活动大，承重较大或活动较多处，以腰4～5和腰5至骶1最易发生。

2. 临床表现　可发生在任何年龄，以20～50岁男性常见。多有长期弯腰或坐位工作史，首次好发于弯腰持重或突然扭腰过程中。

（1）症状：腰痛和坐骨神经痛最多见。

①腰痛：是最早出现的症状，常表现为下腰部及腰骶部的持久性钝痛。弯腰负重、咳嗽、喷嚏、长时间强迫体位可加重，休息后症状缓解。

②坐骨神经痛：常为单侧放射性疼痛，从腰骶部、臀部向大腿后外侧、小腿外侧、足跟部或足背

部放射，可伴感觉迟钝或麻木。行走时取前倾位，卧床时取弯腰侧卧、屈髋屈膝体位，可缓解疼痛。咳嗽、喷嚏或排便时可加重。腿痛重于腰痛是椎间盘突出症的重要症状。严重者可出现间歇性跛行。

③马尾综合征：中央型腰椎间盘突出症可压迫马尾神经，出现鞍区感觉迟钝及大小便功能障碍。

（2）体征

①腰椎侧突：缓解疼痛的姿势性代偿畸形。

②腰部活动受限：腰部各方向活动均受限，以前屈受限最明显。

③压痛和骶棘肌痉挛：棘突间和棘突旁 1cm 处有深压痛和叩击痛，并向下肢放射。

④直腿抬高试验和加强试验阳性（坐骨神经痛在抬腿 60° 以内时即可出现）。

⑤神经系统检查：感觉减退，肌力下降，踝反射和肛门反射减弱或消失。

3. 辅助检查　X 线正位片显示腰椎侧弯，侧位片显示生理前凸减少或消失，椎间隙狭窄。CT 和 MRI 检查可显示椎管形态、椎间盘突出的程度和位置。

4. 治疗要点

（1）非手术治疗

①绝对卧床休息：初次发作一般严格卧硬板床 3 周，症状缓解后戴腰围逐步下床活动。

②持续骨盆牵引。

③药物治疗：应用非甾体抗炎药，糖皮质激素硬膜外注射和髓核化学溶解法。糖皮质激素的药理机制主要为减轻疼痛，消肿，缓解肌痉挛，减轻神经根周围的炎症和粘连。

④理疗、推拿和按摩：中央型椎间盘突出者禁忌。

（2）手术治疗

①经半年以上非手术治疗无效，病情逐渐加重，影响正常工作和生活；

②中央型椎间盘突出具有明显的马尾综合征；

③有明显的神经受累表现，应行手术治疗。主要手术方法有腰椎间盘突出物摘除术、人工椎间盘置换术或经皮腰椎间盘切除术。

5. 护理措施

（1）非手术治疗及手术前护理

①休息活动护理：绝对卧硬板床 3 周，以减轻负重和体重对椎间盘的压力。抬高床头 20°，侧卧位时屈髋屈膝，放松背部肌肉；仰卧位时膝关节屈曲，膝、腿下可垫枕。病情缓解后 3 个月内避免弯腰持物。

②保持有效牵引：牵引重量一般为 7～15kg，抬高床脚做反牵引，持续 2 周。孕妇、高血压和心脏病患者禁用。

（2）术后护理

①休息活动护理：术后平卧 2 小时，禁止翻身。2 小时后协助患者轴性翻身。

②病情观察：注意监测生命体征及下肢皮肤温度，观察切口敷料有无渗血、渗液。

③引流管护理：观察引流液的颜色、性质和量，有无脑脊液漏出及活动性出血。注意防止引流管脱出、折叠。引流管一般于术后 24～48 小时取出。

④功能锻炼：术后第 1 天开始股四头肌等长舒缩和直腿抬高活动，防止肌肉萎缩和神经根粘连。术后 1 周进行腰背肌锻炼。术后平卧 2 周，戴腰围或支架下床活动。

6. 健康教育

（1）疾病知识指导：向患者及家属介绍腰椎间盘突出症的防治知识。肥胖者或超重者在必要时控制饮食和减轻体重。

（2）保持正确姿势：教会患者正确的坐、卧、立、行和劳动姿势。避免长时间维持同一姿势，劳逸结合，适时原地活动或腰背部活动。

（3）避免腰部损伤：站位举起重物应高于肘部，避免膝、髋关节过伸。蹲位拾物或搬抬重物应先蹲下，再捡拾或抬起重物，保持背部伸直。搬运重物时，宁推勿拉。避免腰部脊柱屈曲和旋转扭曲。

（4）佩戴腰围：脊髓受压者可佩戴腰围 3～6 个月，直到神经压迫症状缓解。

（5）制订康复计划和锻炼项目，坚持腰背部锻炼。

二、颈椎病

颈椎病是指因颈椎间盘退变及其继发性改变，刺激或压迫相邻脊髓、神经、血管和食管等组织，并引起相应的症状和体征。

1. 病因、病理

（1）颈椎间盘退行性变，是最基本的病因。

（2）损伤，使原已退变的颈椎和椎间盘损害加重，如长期伏案工作或不良睡眠姿势。

（3）颈椎先天性椎管狭窄，50 岁以上男性多见，好发部位为颈 5～6、颈 6～7。

2. 临床表现　颈椎病根据受压部位和临床表现的不同，可分为 4 种类型。

（1）神经根型颈椎病：最常见，典型表现为颈肩痛，短期内加重，并向上肢，尤其是前臂桡侧、手桡侧三指等处放射。用力咳嗽、喷嚏、颈部活动时疼痛加重。还可出现上肢麻木、感觉过敏、无力等症状。查体常有颈部压痛、活动受限，上肢相应神经根性感觉异常，腱反射减弱或消失，臂丛牵拉试验阳性，压头试验阳性。

（2）脊髓型颈椎病：最严重，早期表现为四肢麻木无力，步态不稳，足尖拖地，踩棉花感，双手握力减弱，精细动作笨拙。病情加重可出现自下而上的上运动神经源性瘫痪。后期常有大小便功能障碍。查体可见四肢反射亢进，肌张力减退，躯体有感觉障碍平面，腹部反射、提睾反射和肛门反射减弱或消失。髌阵挛、踝阵挛及 Babinski 征阳性。

（3）椎动脉型颈椎病：是由椎动脉供血不足所致。眩晕为最常见的症状，转头和姿势改变时眩晕加重。常伴有头痛，视物模糊，耳鸣，听力下降，发音不清，共济失调，甚至猝倒。猝倒为特有的症状，站起来后可继续正常活动。神经系统检查多正常。

（4）交感神经型颈椎病：中年妇女多见，表现为偏头痛、多汗、视物模糊、眼球胀痛、耳鸣、听力下降、心动过速、血压升高等交感神经兴奋症状，也可出现流泪、头晕、眼花、心动过缓、血压下降等交感神经抑制症状。常有明确神经定位体征。

3. 辅助检查　X 线检查显示颈椎生理前凸减少或消失，椎间隙狭窄或增生，椎间孔变窄等。CT 或 MRI 显示颈椎间盘突出，椎管和神经根管狭窄，脊髓、脊神经受压。

4. 治疗要点

（1）非手术治疗：适用于多数神经根型、椎动脉型和交感型颈椎病。牵引，取端坐位颌枕带牵引；颈托和围领，限制颈椎过度活动；推拿按摩，脊髓型颈椎病禁用；理疗；药物治疗；改善不良工作和睡眠姿势。

（2）手术治疗：适用于非手术治疗无效、反复发作或脊髓型颈椎病者。

5. 护理措施

（1）一般护理：四肢无力的患者注意预防烫伤和跌倒。椎动脉型颈椎病避免头颈过快旋转或屈曲，以防猝倒。

（2）手术前护理：术前 1 周戒烟并行呼吸训练。经颈前路手术者，术前 3～5 天开始推移气管和食管训练，以适应术中反复牵拉气管和食管。经颈后路手术者，术前进行俯卧训练，以适应术中长时间俯卧并预防呼吸受阻。指导患者进行颈部前屈、后伸、侧屈及侧转等运动。

（3）手术后护理

①观察伤口出血。

②观察呼吸情况。

③颈部制动。取平卧位，颈肩部两侧置沙袋或佩戴颈围以固定头部，搬动患者或翻身时保持头、颈和躯干在同一平面上，避免旋转颈部。

④功能锻炼。术后第1天开始各关节的主动和被动运动。术后3～5天引流管拔除后，可戴支架下床活动。

（4）并发症的护理

①呼吸困难是前路手术最严重的并发症，术后床旁常规准备气管切开包。

②严密观察有无术后出血，颈深部血肿多见于术后当天，尤其是12小时内。

③植骨滑脱、移位多因颈椎活动不当所致。

④一旦出现呼吸困难、口唇发绀、颈部明显肿胀等异常症状，应立即报告医师，做好气管切开和再次手术的准备。

6. 健康教育

（1）保持正确姿势：在工作、学习和生活中，保持颈部平直，定时改变姿势，避免颈部长时间屈曲或仰伸。睡姿应保持头颈部自然仰伸，胸腰部自然屈曲，髋膝略屈曲。

（2）选择合适枕头：枕头材料透气性好、松软适宜，中间低两头高，长度超过肩宽10～16cm，高度以头颈部枕后一拳头高为宜。避免颈部长时间悬空、屈曲或仰伸。

（3）避免颈部受伤：行走或劳动时注意防止损伤颈肩部。长期伏案工作者应间歇远视，减轻颈部肌肉慢性劳损。

（4）加强功能锻炼：加强颈部及四肢的功能锻炼，循序渐进，避免颈部过度活动。

第四章 妇产科护理学

第一节 女性生殖系统解剖与生理

一、女性外生殖器

1. **外生殖器的范围** 外生殖器又称外阴，是女性生殖器官的外露部分，位于耻骨两股内侧间，前为耻骨联合，后为会阴。

2. **外生殖器** 由阴阜、大阴唇、小阴唇、阴蒂、阴道前庭组成。

（1）阴阜：其上的皮肤青春期开始生长呈倒三角形的阴毛。阴毛为女性第二性征之一。

（2）大阴唇：含有丰富的血管、淋巴管和神经，外阴受伤易形成血肿。

（3）小阴唇：位于大阴唇内侧的一对薄皱襞，表面湿润无毛，富含神经末梢，极敏感。

（4）阴蒂：位于两侧小阴唇顶端的联合处，有勃起功能，富含神经末梢，最为敏感。

（5）阴道前庭：为两侧小阴唇间的菱形区域，前为阴蒂，后为阴唇系带。前庭大腺（巴氏腺）位于大阴唇后部，向内开口于阴道前庭后方小阴唇与处女膜之间的沟内。感染时易致腺管口闭塞，形成脓肿或囊肿。

3. **会阴** 会阴又称会阴体，是指阴道口与肛门之间的楔形软组织，由皮肤、皮下脂肪、筋膜、部分肛提肌和会阴中心腱组成，厚 3～4cm。妊娠后期可变软，有利于分娩。分娩时注意保护会阴，防止裂伤。如行会阴切开术，需剪开的肌肉由外向内分别是球海绵体肌、会阴深横肌和耻尾肌。

二、女性内生殖器

女性内生殖器位于真骨盆内，包括阴道、子宫、输卵管和卵巢。

1. **阴道** 位于真骨盆腔内，上宽下窄，为性交器官，也是月经血排出及胎儿娩出的通道。后壁与直肠贴近，前壁与膀胱、尿道相邻，下端开口于阴道前庭，上端环绕子宫颈形成阴道穹窿。阴道后穹窿最深，其顶端为直肠子宫陷凹，是盆腔最低点。当盆腔积液或积血，经后穹窿穿刺或引流可诊断和治疗疾病。阴道壁由黏膜、肌层和纤维构成，伸展性大，受性激素影响，有周期性变化。阴道壁富有静脉丛，损伤后易出血或形成血肿。阴道黏膜上皮为复层鳞状上皮（复层扁平上皮）。

2. **子宫** 位于盆腔中央，呈倒置梨形，站立时呈前倾前屈位，前与膀胱，后与直肠为邻，可发生周期性变化，能孕育胚胎、胎儿和产生月经。长 7～8cm，宽 4～5cm，厚 2～3cm，重 50g，容量为 5ml。子宫上部较宽，称子宫体，其隆起顶部称子宫底。子宫体与子宫颈之间的最狭窄部分为子宫峡部，在非孕时长 1cm。子宫内膜受性激素影响可发生周期性变化，其上皮为单层柱状上皮。宫颈黏膜无周期性剥落，其上皮为单层高柱状上皮。宫颈阴道部为复层鳞状上皮覆盖。宫颈外口鳞状上皮与柱状上皮交界处是宫颈癌的好发部位。子宫的正常位置依靠 4 对子宫韧带维持，分别是圆韧

丁震医学教育 010-88453168
www.dzyxedu.com

北京航空航天大学出版社
BEIHANG UNIVERSITY PRESS

带、阔韧带、主韧带及宫骶韧带。圆韧带呈圆索状，起于两侧子宫角前面输卵管的稍下方，向前外侧走行达两侧骨盆壁，经腹股沟管终止于大阴唇前端。阔韧带为子宫体两侧的一对翼形双层腹膜皱襞，覆盖于子宫前后壁的腹膜从子宫体两侧起向外延伸达骨盆壁而成。主韧带又称子宫颈横韧带，位于阔韧带的下部，横行于宫颈两侧和骨盆侧壁之间。其作用见表4-1。

表4-1　子宫韧带的作用

子宫韧带	作　用
圆韧带	直接维持子宫前倾位
阔韧带	维持子宫在盆腔正中位
主韧带	固定子宫颈，防止子宫下垂
宫骶韧带	向后上方牵引子宫颈 间接维持子宫前倾位

3. **输卵管**　为一对细长弯曲的肌性管道，内侧与子宫角相连，外侧游离，是受精场所和运送卵子、精子、受精卵的通道。输卵管长 8～14cm，由外向内分为伞部、壶腹部（正常受精的部位）、峡部及间质部。

4. **卵巢**　位于子宫两侧，输卵管的后下方，借卵巢系膜与阔韧带相连，是产生、排出卵子和分泌性激素的性器官。青春期前表面光滑。青春期开始排卵后，表面逐渐凹凸不平。育龄期大小约 4cm×3cm×1cm，重 5～6g。绝经后萎缩变小、变硬。卵巢覆盖单层立方上皮，表面无腹膜，利于排卵，但卵巢癌易扩散。

5. **邻近器官**　与尿道、膀胱、输尿管、直肠及阑尾相邻。

（1）尿道：位于阴道前、耻骨联合后，开口于阴道前庭。

（2）膀胱：位于子宫与耻骨联合之间。充盈的膀胱影响妇科检查，手术时易误伤，因此妇科检查和手术前必须排空膀胱。

（3）输尿管：从肾盂开始下行，距子宫颈旁约 2cm 处从子宫动脉后方穿过，向前进入膀胱。施行子宫及附件切除术时应避免损伤输尿管。

（4）直肠：前为子宫与阴道，后为骶骨。

（5）阑尾：位于右髂窝内，其位置、长短及粗细变异较大，下端有时可达右侧输卵管及卵巢位置。

三、骨盆

1. **骨盆**　由骶骨、尾骨和左右 2 块髋骨组成。以耻骨联合上缘、髂耻缘及骶岬上缘连线为界，将骨盆分为假骨盆和真骨盆两部分。上部为假骨盆（大骨盆），下部为真骨盆（小骨盆）。真骨盆是胎儿娩出的骨产道。在骨盆关节与耻骨联合周围均有韧带附着，骶、尾骨与坐骨结节之间的韧带为骶结节韧带，骶、尾骨与坐骨棘之间的韧带为骶棘韧带。

2. **骨盆平面**

（1）入口平面：为真假骨盆的交界面，呈横椭圆形。有 4 条径线，即入口前后径（11cm）、入口横径（13cm）、入口斜径（左、右各一，12.75cm）。

（2）中骨盆平面：最狭窄，呈纵椭圆形，前为耻骨联合下缘，两侧为坐骨棘，后为骶骨下部。有

2 条径线，即中骨盆前后径（11.5cm）、中骨盆横径（坐骨棘间径，10cm）。

（3）出口平面：有两个不在同一平面的三角形组成，其共同的底边为坐骨结节间径，即出口横径（9cm）。若出口横径稍短，但出口横径与出口后矢状径之和＞15cm，仍可阴道分娩。

3. **骨盆轴及骨盆倾斜度** 连接骨盆各平面中心点的假想轴线，称为骨盆轴（产轴）。此轴上段向下向后，中段向下，下段向下向前。骨盆倾斜度指妇女站立时骨盆入口平面与地平面形成的角度，一般为60°。骨盆倾斜度过大，常影响胎头衔接和娩出。

四、女性一生各阶段的生理特点

女性一生各阶段的生理特点见表4-2。

表4-2 女性各阶段的生理特点

女性各阶段	划分时间	生理特点
新生儿期	生后4周内	特殊生理变化短期自然消退
儿童期	出生4周～12岁	8岁前主要是身体生长发育 8岁后乳房和内、外生殖器发育
青春期	10～19岁	青春期是月经初潮至生殖器官发育成熟，月经初潮是青春期的标志 女性第二性征形成，开始出现月经，思想、情绪常不稳定
性成熟期	18岁开始，历时30年左右	周期性排卵和行经，生育活动最旺盛
绝经过渡期	40岁开始，历时10年左右	卵巢功能逐渐减退，失去周期性排卵能力，月经开始不规则，直至绝经，生殖器官开始萎缩
绝经后期	60岁以后进入老年期	卵巢功能进一步衰退、老化

五、卵巢的周期性变化及内分泌功能

1. **卵巢的周期性变化** 表现为卵泡的发育和成熟、排卵、黄体形成及黄体萎缩。进入青春期后，每个月经周期一般只有 1 个卵泡发育成熟。成熟卵泡逐渐向卵巢表面移动，破裂而出现排卵。排卵多发生在下次月经来潮前 14 天左右。排卵后，卵泡壁塌陷，卵泡膜血管破裂出血，血液流入腔内形成血体。残留的颗粒细胞变大，形成黄体。若卵子未受精，黄体在排卵后 9 ～ 10 天开始萎缩，成为白体。若卵子受精，黄体则转变为妊娠黄体，至妊娠 3 个月末才退化。

2. **卵巢分泌的激素** 雌激素与孕激素的生理作用见表4-3。

（1）雌激素：排卵前形成高峰，黄体萎缩时雌激素水平急剧下降，月经前达最低水平。

（2）孕激素：排卵后 7 ～ 8 天黄体成熟时，分泌量达最高峰，以后逐渐下降，至月经来潮时恢复到排卵前水平。

（3）雄激素：促使阴蒂、阴唇及阴阜的发育，促进阴毛、腋毛的生长。合成雌激素的前体，维持女性正常生育功能，维持第二性征。促进蛋白质合成，肌肉生长，骨骼发育。促进红细胞生成，促进血红蛋白及骨髓的红细胞增生。促进水、钠重吸收并保留钙质。

表4-3　雌激素与孕激素的生理作用

作用部位	雌激素	孕激素
子宫内膜	↑增殖变厚，异常增殖可引起子宫出血	↑由增生期转变为分泌期，利于受精卵着床
子宫平滑肌	↑对缩宫素的敏感性增强	↓对缩宫素的敏感性下降
宫颈黏液	↑促进分泌，变稀薄，利于精子穿透	↓分泌减少变黏稠，形成黏液栓，减少精子进入
阴道上皮	↑细胞增生角化，糖原增多，酸度增强	↓细胞角化消失，脱落加快
输卵管	↑促进肌层发育、上皮分泌和纤毛生长	↓抑制节律性收缩和纤毛生长
排卵	↑小剂量刺激促性腺激素，促进排卵 ↓大剂量减少促性腺激素，抑制排卵	↓抑制垂体黄体生成素，抑制排卵，可避孕
乳腺	↑小剂量促进增生，乳头、乳晕着色 ↓大剂量抑制催乳素，减少乳汁分泌	↑促进发育，为哺乳作准备
神经系统	促进神经细胞生长、分化、存活及再生，促进乙酰胆碱等神经递质合成	调节体温中枢，影响散热，基础体温升高；中枢抑制和催眠；增加通气，降低$PaCO_2$
代谢	水钠潴留，升高血压 增加骨骼钙盐沉着，促进骨骺愈合 升高甘油三酯，降低胆固醇和低密度脂蛋白，增加高密度脂蛋白，降低糖耐量	促进水钠排泄 促进蛋白质分解，增加尿素氮排泄 增加低密度脂蛋白 诱导肝药酶，促进药物代谢

六、子宫内膜的周期性变化

1. 子宫内膜周期性变化　以一个正常周期28天为例，子宫内膜变化可分为3期。

（1）增生期：月经周期第5～14天，子宫内膜的增生与修复在月经期已开始。

（2）分泌期：月经周期第15～28天，与卵巢周期中的黄体期对应。排卵后，黄体分泌雌激素与孕激素，使子宫内膜在增生期的基础上继续增厚，腺体增大，腺体内的分泌上皮细胞分泌糖原，为受精卵着床做准备。其中月经周期的第24～28天为月经前期。

（3）月经期：月经周期第1～4天，由于激素水平下降，内膜螺旋小动脉收缩、痉挛，组织缺血缺氧进而坏死，内膜脱落，月经来潮。

2. 月经的周期性调节　通过下丘脑、垂体和卵巢的相互调节、相互影响，形成一个完整、协调的神经内分泌系统，称为下丘脑 - 垂体 - 卵巢轴。同时，雌孕激素对下丘脑 - 垂体产生正负反馈作用。

3. 月经的临床表现　月经指随卵巢周期性变化而出现的子宫内膜周期性脱落及出血。规律月经的出现是生殖功能成熟的重要标志。月经第一次来潮称初潮，两次月经第1天的间隔天数为月经周期，一般为21～35天，平均28天。每次月经持续时间称经期，一般为2～8天，平均4～6天。正常月经量为20～60ml，超过80ml为月经量过多。月经血呈暗红色、不凝。经期一般无特殊症状，不影响正常学习、生活和工作。

第二节　妊娠期

一、妊娠生理

1. **妊娠**　成熟卵子受精是实际妊娠的开始,胎儿及其附属物自母体排出是妊娠的终止,一般为 40 周。

2. **受精与着床**　精子与卵子相遇于输卵管,结合形成受精卵的过程称为受精。受精发生在排卵后 12 小时内,整个受精过程约需 24 小时。晚期囊胚种植于子宫内膜的过程称受精卵着床。

3. **胎儿附属物形成与功能**　胎儿附属物指胎儿以外的组织,包括胎盘、胎膜、脐带和羊水,对维持胎儿生命和生长发育起重要作用。

(1)胎盘:由胎儿部分的羊膜、叶状绒毛膜和母体部分的底蜕膜共同构成,是母体与胎儿间进行物质交换的重要器官,于妊娠 6 ~ 7 周至 12 周末形成。胎盘是母儿唯一的结合体,具有物质交换、防御、合成及免疫等功能,胎盘合体滋养细胞合成多种激素、酶和细胞因子,对维持正常妊娠期具有重要作用。激素主要有蛋白、多肽和甾体激素。蛋白质激素有绒毛膜促性腺激素(hCG)和胎盘生乳素 HPL。甾体激素有雌激素和孕激素。

(2)胎膜:由绒毛膜(外层)和羊膜(内层)组成。绒毛膜发育过程中退化成平滑绒毛膜,妊娠晚期与羊膜紧贴,但可完全分开。羊膜可保持羊膜腔的完整性,具有保护胎儿、预防宫腔感染的作用,并参与维持羊水平衡和分娩的发动。

(3)脐带:是连接胎儿与胎盘的条索状组织,胚胎及胎儿借助脐带悬浮于羊水中。妊娠足月的脐带长 30 ~ 100cm。脐带内的血管包括 2 条脐动脉、1 条脐静脉。脐带是母体与胎儿气体交换、营养物质供应和代谢产物排出的重要通道。

(4)羊水:为充满于羊膜腔内的液体。妊娠期羊水量逐渐增加,足月时约 800 ~ 1000ml。妊娠早期羊水为无色澄清液体。足月妊娠羊水略浑浊,内含胎脂、上皮细胞及大量激素和酶。羊水的功能如下:

①保护胎儿,使胎儿能够自由活动,避免受到挤压或发生粘连。

②保护母体,减少胎动所致的母体不适感。

③通过羊水检查可监测胎儿成熟度、性别及某些遗传性疾病。

④临产后前羊水囊扩张子宫颈口及阴道。

⑤破膜后羊水冲洗和润滑产道,减少感染的机会。

4. **胎儿的发育**　以 4 周为一个孕龄单位。受精后 8 周的人胚称胚胎,为主要器官结构完全分化的时期。从受精第 9 周起称胎儿,为各器官进一步发育成熟的时期。胎儿发育的特征见表 4-4。

妊娠 20 周前:估算胎儿身长(cm)= 妊娠月数 ^{2}　　估算胎儿体重(g)= 妊娠月数 $^3 \times 2$

妊娠 20 周后:估算胎儿身长(cm)= 妊娠月数 $\times 5$　　　估算胎儿体重(g)= 妊娠月数 $^3 \times 3$

5. **胎儿的生理特点**

(1)循环系统:来自胎盘的血液经胎儿腹前壁进入体内。进入右心房的下腔静脉血是混合血,有来自脐静脉含氧较高的血,也有来自下肢及腹、盆腔脏器的静脉血,以前者为主。

(2)血液系统:在受精后 3 周末,主要由卵黄囊生成红细胞。妊娠 10 周肝脏是红细胞的主要生成器官,以后骨髓、脾逐渐有造血功能。妊娠足月时,约 90% 红细胞由骨髓产生。

(3)呼吸系统:是由母儿血液在胎盘进行气体交换完成的,胎盘代替了肺脏功能。

(4)消化系统:妊娠 11 周小肠有蠕动,妊娠 16 周胃肠功能已建立,胎儿能吞咽羊水,吸收水分、葡萄糖、氨基酸等可溶性营养物质。

（5）泌尿系统：妊娠 11 ～ 14 周胎儿肾已有排尿功能。

（6）内分泌系统：甲状腺是胎儿最早发育的内分泌腺，于妊娠第 6 周开始发育。

表4-4　胎儿发育的特征

胎龄（周）	外形特征	大约身长（cm）	大约体重（g）
8周末	初具人形，内脏器官基本形成，B超可见胎心搏动		
12周末	胎儿外生殖器已发育，部分可辨出性别	9	20
16周末	部分孕妇可自觉胎动，外生殖器已可确定性别	16	110
20周末	临床可听到胎心音，出生后有心搏、呼吸、排尿及吞咽动作	25	320
28周末	出生后能啼哭及吞咽，但生活力弱。20～28周娩出者称有生机儿	35	1000
36周末	指甲已达指端，出生后能啼哭及吸吮，基本可成活	45	2500
40周末	外观丰满，皮肤粉红色。男性胎儿睾丸降至阴囊，女性胎儿大、小阴唇发育良好。出生后哭声响亮，吸吮能力强，能很好成活	50	3400

二、妊娠期母体变化

1. 生理变化

（1）生殖系统变化：包括子宫、输卵管、卵巢、阴道及外阴变化，其中子宫是妊娠期变化最大的器官。妊娠后，子宫体增大变软，妊娠 12 周超出盆腔，在耻骨联合上方可触及宫底。子宫峡部在妊娠后逐渐拉长变薄，形成子宫下段，成为软产道的一部分。子宫颈在早期充血、水肿、变软，呈紫蓝色。宫颈黏液分泌增多，形成黏液栓，保护宫腔免受外来致病菌侵袭。输卵管伸长。卵巢略增大，停止排卵。阴道黏膜变软着色、皱襞增多，伸展性增加，阴道脱落细胞及分泌物增多。外阴充血，大、小阴唇着色，结缔组织松软，伸展性增加。

（2）乳腺：妊娠早期乳房开始增大、充血，孕妇自觉乳房胀痛。乳头、乳晕着色。乳晕处皮脂腺肥大隆起，称蒙氏结节。妊娠晚期挤压乳房时，可有少量黄色液体溢出，称初乳。

（3）血液循环系统：妊娠期血容量于 6 ～ 8 周开始增加，至妊娠 32 ～ 34 周达高峰，增加 40% ～ 45%，约 1450ml。血沉增快，血浆增加多于红细胞增加，血液相对稀释，出现生理性贫血。在妊娠 32 ～ 34 周、分娩期及产褥期最初 3 天，因心脏负荷较重，易发生心力衰竭。妊娠末期易出现下肢及外阴静脉曲张、仰卧位低血压综合征。

（4）泌尿系统：妊娠早期膀胱受增大子宫的压迫，可出现尿频。妊娠 12 周以后，子宫体高出盆腔，尿频症状消失。妊娠晚期胎头入盆后，孕妇会再次出现尿频甚至尿失禁。妊娠期受孕激素影响，泌尿系统平滑肌张力降低，肾盂及输尿管轻度扩张，且右侧输尿管常受右旋妊娠子宫的压迫，可致肾盂积水。因此孕妇易患急性肾盂肾炎，并以右侧居多。孕期肾血浆流量与肾小球滤过率均增加，二者受体位的影响，孕妇仰卧位时尿量增加，夜尿量多于日尿量。

（5）体重：妊娠 13 周后平均每周增加 350g，至足月时平均增加 12.5kg。

2. 心理变化

孕妇常见的心理反应有惊讶和震惊、矛盾接受、情绪波动及内省，可出现筑巢反应。妊娠期良好的心理适应有利于产后亲子关系的建立及母亲角色的完善。

三、妊娠诊断

根据妊娠不同时期的特点，临床上将妊娠分为 3 个时期。妊娠 13 周末以前为早期妊娠，妊娠第 14 ～ 27 周末为中期妊娠，妊娠第 28 周及其以后为晚期妊娠。

1. 早期妊娠诊断

（1）停经：孕龄期有性生活史的健康妇女，平时月经周期规则，一旦月经过期，应考虑妊娠。停经是最早、最重要的症状，但不是妊娠的特有症状。

（2）早孕反应：约半数妇女在停经 6 周左右有困倦、择食、恶心等早孕反应，一般于妊娠 12 周左右自行消失。

（3）尿频：前倾增大的子宫在盆腔内压迫膀胱所致，妊娠 12 周后消失。

（4）乳房变化：乳房增大，乳头乳晕着色。

（5）妇科检查：阴道黏膜和宫颈阴道部充血呈紫蓝色。停经 6 ～ 8 周时，双合诊检查子宫峡部极软，感觉宫颈与宫体之间似不相连，称为黑加征。子宫逐渐增大变软，呈球形。

（6）辅助检查

①妊娠试验：受精后 10 天即可测定血、尿 hCG（绒毛膜促性腺激素），阳性可协助诊断。

②超声检查：主要目的是确定宫内妊娠、排除异位妊娠和滋养细胞疾病，估计孕龄。停经 4 ～ 5 周时，宫腔内可见圆形或椭圆形妊娠囊。妊娠 6 周时，可见到胚芽和原始心管搏动。

③宫颈黏液检查：宫颈黏液量少、黏稠、拉丝度差，涂片干燥后光镜下仅见排列成行的椭圆体，不见羊齿植物叶状结晶，则早孕的可能性大。

④基础体温测定：双相型基础体温的已婚妇女，高温持续 18 天不见下降者，早期妊娠的可能性大。

2. 中、晚期妊娠诊断

（1）胎动：妊娠 18 ～ 20 周时，孕妇可自觉胎动，3 ～ 5 次 / 小时。

（2）胎心：妊娠 18 ～ 20 周时，可用一般听诊器在腹壁听到胎心，110 ～ 160 次 / 分。

（3）胎体：妊娠 20 周以后，经腹壁可触及子宫内的胎体。不同妊娠周数的子宫底高度及子宫长度见表 4-5。

表4-5　不同妊娠周数的子宫底高度及子宫长度

妊娠周数	手测子宫底高度	尺测耻上子宫底高度（cm）
满12周	耻骨联合上2～3横指	
满16周	脐耻之间	
满20周	脐下1横指	18（15.3～21.4）
满24周	脐上1横指	24（22.0～25.1）
满28周	脐上3横指	26（22.4～29.0）
满32周	脐与剑突之间	29（25.3～32.0）
满36周	剑突下2横指	32（29.8～34.5）
满40周	脐与剑突之间或略高	33（30.0～35.3）

四、胎产式、胎先露、胎方位

1. 胎产式　胎体纵轴与母体纵轴的关系称胎产式。两轴平行称为纵产式，两轴垂直称为横产式，两者交叉称为斜产式。正常胎产式为纵产式。

2. 胎先露　最先进入骨盆入口的胎儿部分称胎先露。纵产式有头先露、臀先露，横产式有肩先露。头先露因胎头屈伸程度不同分为枕先露、前囟先露、额先露及面先露，以枕先露最常见。

3. 胎方位　胎儿先露部的指示点与母体骨盆间的关系称为胎方位，简称胎位。枕先露以枕骨、面先露以颏骨、臀先露以骶骨、肩先露以肩胛骨为指示点。根据指示点与母体骨盆入口左、右、前、后、横的关系而有不同的胎位。其中，枕左前位和枕右前位为正常胎方位。

五、产前检查

1. 产前检查频率　妊娠 6～13 周末、14～19 周末各查 1 次；妊娠 20～36 周，每 4 周检查 1 次；37～41 周，每周查 1 次；有高危因素者，酌情增加检查次数。

2. 推算预产期　自末次月经第 1 天算起，月数减 3（或加 9），日数加 7（农历日数加 15）。

3. 全身检查　观察发育、营养、精神状态、身高及步态；测量体重和血压；检查乳房、心肺功能等。

4. 产科检查方法

（1）腹部检查

①视诊：观察腹部外形、大小及皮肤情况。

②触诊：孕妇平卧于检查床上，腹部暴露，双腿屈曲，检查者站在孕妇右侧。测量前要求排空膀胱。宫底高度是从宫底到耻骨联合上缘中点的弧形长度。腹围是平脐或腹最膨隆处绕腹一周的长度。运用四步触诊法，了解胎先露、胎方位、胎儿大小及胎先露是否衔接等情况。

③听诊：胎心音多在孕妇腹壁的胎背侧听得最清楚。枕先露时在脐下方右（左）侧，臀先露时在脐上方右（左）侧，肩先露时在靠近脐部下方。见图 4-1。

图4-1　胎心听诊判断胎方位示意图

（2）骨盆外测量：可间接判断骨盆大小及形态。髂棘间径（23～26cm）、髂嵴间径（25～28cm）、骶耻外径（18～20cm）、坐骨结节间径（出口横径，8.5～9.5cm，平均9cm）、耻骨弓角度（90°）。

（3）骨盆内测量：对角径（骶耻内径，12.5～13cm，减去 1.5～2cm 为入口前后径）、坐骨棘间径（中骨盆横径，10cm）。

5. 高危因素评估　产前检查的重要任务是筛查高危妊娠并加强监护，高危因素有：年龄＜18 岁或≥35 岁；异常孕产史，如流产、异位妊娠、早产、难产、畸胎等；妊娠并发症，如妊娠期高血压疾病、前置胎盘、胎盘早剥、羊水异常、胎儿宫内发育迟缓等；妊娠合并症，如心脏病、糖尿病、肝病等；残疾；遗传性疾病史；妊娠早期大量放射线、毒物接触史等。

6. 健康教育

（1）休息指导：28 周后宜适当减轻工作量，避免长时间站立或重体力劳动，坚持适量运动。每天保证 8 小时睡眠，午休 1～2 小时。妊娠中晚期取左侧卧位休息。

（2）营养指导：定期测量体重，给予高蛋白、高维生素、高矿物质、适量脂肪、糖类和低盐的易消化、无刺激性饮食。

（3）清洁和舒适指导：注意清洁卫生，避免盆浴。衣着宽松、柔软，不穿紧身衣，宜穿轻便舒适的低跟鞋。

（4）乳房保健指导：妊娠 7 个月后用湿毛巾擦洗乳头，每天 1 次。

（5）用药指导：囊胚着床后至妊娠 12 周是药物的致畸期，用药需谨慎。

（6）性生活指导：妊娠的前 3 个月和末 3 个月禁止性生活，以防流产、早产、感染及胎膜早破。

（7）自我监护指导：每天早、中、晚各数 1 小时胎动，每小时胎动计数应≥ 3 次，12 小时内胎动累计数≥ 10 次，否则应及时就诊。

（8）生活指导：保持环境安静清洁，定期通风，避免接触毒物和病毒感染。

（9）胎教指导：自妊娠 4 个月起，对胎儿进行抚摸、音乐训练。

（10）异常症状的识别：孕妇出现阴道出血，妊娠 3 个月后仍存在持续呕吐、寒战发热、腹痛、胸闷、胎动减少等异常情况，应及时就诊。

（11）先兆临产的识别：妊娠晚期出现阴道血性分泌物、规律宫缩（间歇 5 ~ 6 分钟，持续 30 秒）则为临产，应尽快就诊。如阴道突然大量液体流出则为胎膜早破，应平卧就诊。

六、妊娠期常见症状及其护理

1．临床表现

（1）恶心、呕吐：约半数妇女在停经 6 周左右有困倦、择食、恶心等早孕反应，一般于妊娠 12 周左右自行消失。

（2）尿频、尿急：常发生于妊娠初 3 个月和妊娠末 3 个月，属于正常生理变化。

（3）白带增多：于妊娠初 3 个月和妊娠末 3 个月明显，是妊娠期正常的生理变化。

（4）下肢、外阴静脉曲张及水肿：孕妇在妊娠后期易发生下肢水肿，经休息后可消退。

（5）便秘：妊娠前即有便秘者易出现。

（6）腰背痛：妊娠期间由于关节韧带松弛，增大的子宫前突，重心后移，腰椎处于持续紧张状态，常出现轻微腰背痛。

（7）下肢痉挛：发生于小腿腓肠肌，于妊娠后期多见，是孕妇缺钙的表现。

（8）仰卧位低血压综合征：孕妇较长时间取仰卧姿势，导致增大的子宫压迫下腔静脉使回心血量及心排出量骤减，出现低血压反应。

（9）贫血：妊娠期血容量增加，血浆增加多于红细胞增加，血液相对稀释，出现生理性贫血。

（10）失眠。

2．护理措施

（1）恶心、呕吐：避免空腹，少量多餐。食用清淡易消化的食物，避免油炸、难以消化或引起不适气味的食物。若妊娠 12 周以后仍继续呕吐甚至影响孕妇营养时，需住院治疗。

（2）尿频、尿急：孕妇无需减少液体摄入量，有尿意时及时排空，此现象产后可逐渐消失。

（3）白带增多：应排除假丝酵母菌、滴虫、淋菌、衣原体感染。嘱孕妇每天清洗外阴，保持清洁干燥，但严禁阴道冲洗。穿棉质内裤，经常更换、清洗。

（4）水肿：若下肢明显凹陷性水肿且休息后不消退，应及时诊治，并警惕妊娠期高血压的发生。嘱患者左侧卧位，下肢稍垫高，避免长时间保持同一姿势，适当限制盐的摄入，不必限制水分。

（5）下肢、外阴静脉曲张：指导孕妇穿弹力袜、避免穿妨碍血液回流的紧身衣裤，会阴部有静脉曲张者可抬高髋部休息。

（6）便秘：嘱孕妇养成定时排便的习惯，多吃富含纤维素的食物，适当运动，并加大饮水量。

（7）腰背痛：指导孕妇穿低跟鞋，少弯腰，尽量保持上身直立。疼痛严重者应卧床休息（硬板床），局部热敷。

（8）下肢痉挛：增加饮食中钙的摄入，避免腿部疲劳，受凉，走路时脚跟先着地。发生下肢肌肉痉挛时应伸展痉挛的肌肉，或局部热敷，直至痉挛消失。

（9）仰卧位低血压综合征：取左侧卧位症状即可自然消失。

（10）贫血：可增加含铁食物的摄入如动物内脏、瘦肉、蛋黄等。需要补充铁剂时，可用果汁送服或与维生素 C 同服以促进铁的吸收。宜在餐后 20 分钟服用。

（11）失眠：睡前温水洗脚或喝热牛奶等有助睡眠。

第三节　分娩期

一、影响分娩的因素

1. **产力**　包括子宫收缩力、腹肌和膈肌收缩力及肛提肌收缩力。产力的作用时间和特点见表4-6。其中子宫收缩力是临产后的主要产力，又称宫缩。

表4-6　产力的作用时间和特点

产　力	作用时间	特　点
子宫收缩力	贯穿于分娩的全程	临产后节律性、对称性、极性及缩复作用
腹肌和膈肌收缩力	第二产程	重要辅助力
	第三产程	促使胎盘娩出
肛提肌收缩力	第二产程	协助胎先露在骨盆腔内完成内旋转及仰伸
	第三产程	协助胎盘娩出

（1）节律性：持续 30 秒以上，间歇 5 ～ 6 分钟，是临产的重要标志之一。

（2）对称性：从两侧宫角发动宫缩的同时向内腔扩散。

（3）极性：宫缩以宫底最强、最持久，子宫下段最弱。

（4）缩复作用：宫缩时肌纤维缩短变宽，舒张时不恢复到原状。

2. **产道**

（1）骨产道：指真骨盆，在分娩过程中几乎无变化，但其大小、形状与分娩是否顺利关系密切。

（2）软产道：是由子宫下段、子宫颈、阴道及骨盆底软组织组成的弯曲通道。子宫下段形成生理性缩复环，自腹部不易见到。宫颈管消失，宫口扩张。阴道外口开向前上方，腔道加宽，肛提肌变薄，分娩时如会阴保护不当，容易造成裂伤。

3. **胎儿**

（1）胎儿大小：胎头是胎体最大部分，也是胎儿通过产道最困难的部分。胎头由额骨、顶骨、颞骨各 2 块及枕骨 1 块构成。胎头径线包括双顶径（9.3cm，胎头最大横径）、枕下前囟径（9.5cm）、枕额径（11.3cm）、枕颏径（13.3cm）。

（2）胎位：矢状缝和囟门是确定胎位的重要标志。

（3）胎儿畸形：胎儿某一部分发育异常，如脑积水、连体儿等。

4. 精神心理状态　分娩对产妇是一种持久而强烈的应激源。产妇的情绪变化会使机体产生一系列变化，如心率加快、呼吸急促、肺内气体交换不足，致使宫缩乏力、产程延长、胎儿窘迫。在分娩过程中，医护人员应耐心安慰产妇，告知其分娩是生理过程，缓解产妇焦虑和恐惧情绪，顺利进行分娩。

二、正常分娩

1. 枕先露的分娩机制　指胎儿先露部随骨盆各平面的不同形态，被动地进行一系列适应性转动，以其最小径线通过产道的过程。临床以枕左前位最常见，故以枕左前位为例阐述分娩机制。

（1）衔接：胎头双顶径进入骨盆入口平面，胎头最低点接近或达到坐骨棘水平，称为衔接。初产妇多在预产期前 1～2 周、经产妇多在分娩开始后胎头衔接。

（2）下降：是胎儿娩出的首要条件，贯穿于分娩的全过程。临床上将胎头下降程度作为判断产程进展的重要标志。

（3）俯屈：胎头遇到肛提肌的阻力，由枕额径变成枕下前囟径。

（4）内旋转：胎头为适应中骨盆，枕部向前旋转45°，使矢状缝与中骨盆及骨盆出口前后径相一致，于第一产程末完成。

（5）仰伸：胎头枕骨下部到达耻骨联合下缘时，以耻骨弓为支点，胎头逐渐仰伸。

（6）复位：胎头娩出后，枕部顺时针旋转 45°以恢复与胎肩的正常关系。

（7）外旋转：胎儿双肩径转成与出口前后径相一致的方向，胎头枕部在外随之顺时针旋转 45°，以保持头肩的正常关系。

（8）胎儿娩出。

2. 先兆临产

（1）胎儿下降感：自觉上腹部较前舒适，呼吸轻快，食量增加，系胎先露部进入骨盆入口所致。

（2）假临产：宫缩不规律，强度不增，宫颈管不短缩，宫口不扩张，常于夜间出现，强镇静药可抑制。

（3）见红：正式临产前 24～48 小时，经阴道排出少量血性分泌物，是即将临产最可靠的征象。

3. 临产诊断　临产开始的标志是有规律且逐渐增强的宫缩，持续时间 30 秒以上，间歇 5～6 分钟，伴进行性宫颈管消失、宫口扩张和胎先露下降。用强镇静药不能抑制宫缩。

4. 总产程及产程分期　总产程即分娩全过程，指从开始规律宫缩直到胎儿胎盘娩出的全过程，可分为 3 个产程（表 4-7）。

表4-7　产程分期

产　程	划分标准	初产妇所需时间	经产妇所需时间	临床表现
第一产程 （宫颈扩张期）	从规律宫缩开始到宫口开全	11～12小时	6～8小时	规律宫缩 宫口扩张 胎头下降 胎膜破裂
第二产程 （胎儿娩出期）	从宫口开全到胎儿娩出	1～2小时	数分钟至1小时	宫缩增强 有排便感 胎头拨露 胎头着冠
第三产程 （胎盘娩出期）	从胎儿娩出到胎盘娩出	5～15分钟，不应超过30分钟		子宫收缩 胎盘剥离 胎盘娩出 阴道出血

三、第一产程

1. 临床表现

（1）规律宫缩：开始时宫缩持续时间较短（30秒）且弱，间歇期较长（5～6分钟）。随产程进展，持续时间渐长（50～60秒）且强度增加，间歇期渐短（1～2分钟）。

（2）宫口扩张：临产后的宫颈管长2～3cm，临产后规律宫缩可使宫颈管缩短、消失。临产前初产妇的宫颈外口仅能容一指尖，经产妇能容一指，临产后宫颈口逐渐扩张，当宫口开全，足月胎头方可通过。

①潜伏期：宫口扩张0～3cm，此期宫颈口扩张较慢，平均每2～3小时扩张1cm，约需8小时，超过16小时为潜伏期延长。

②活跃期：宫口扩张3～10cm，此期宫颈口扩张速度明显加快，约需4小时，超过8小时为活跃期延长。

（3）胎头下降：是决定能否经阴道分娩的重要观察项目。胎头颅骨最低点平坐骨棘平面记为"0"，在坐骨棘平面上1cm记为"－1"，在坐骨棘平面下1cm记为"+1"，依此类推。

（4）胎膜破裂：简称破膜，胎头衔接后将羊水阻断为前、后两部分，前羊水约100ml，当羊膜腔内压力增加到一定程度时，胎膜自然破裂。正常破膜多发生在宫口近开全时，即第一产程的活跃期。

2. 护理措施

（1）一般护理

①环境：保持待产室安静，减少刺激。

②休息活动护理：宫缩不强且未破膜时，产妇可在病室内走动，有助于加速产程进展。若宫缩强或胎膜破裂，应卧床休息，取左侧卧位。

③饮食护理：鼓励产妇少食多餐，给予高热量、易消化的清淡食物，注意补充足够水分，必要时可静脉补液支持。

④排尿与排便：鼓励产妇每2～4小时排尿一次，以免膀胱充盈影响胎先露下降和宫缩。过去认为在临产初期为孕妇行温肥皂水灌肠可促进产程进展，现已被证实为无效操作。

⑤预防感染：大小便后及时冲洗会阴，破膜产妇每天冲洗会阴3次，预防感染。

（2）观察产程

①观察宫缩：潜伏期应每隔2～4小时观察一次，活跃期应每1～2分钟观察一次，连续观察至少3次。产程进展较差的孕妇，若未破膜，可行人工破膜，使胎先露充分压迫宫口，促进宫缩；已破膜且宫缩佳者，可静滴缩宫素。

②听胎心：潜伏期每小时听胎心音一次，活跃期宫缩频繁时应每15～30分钟听一次，每次听诊1分钟。听胎心和测血压均应在宫缩间歇期进行。若宫缩后胎心不能恢复、胎心＞160次/分或＜110次/分提示胎儿窘迫，应立即给产妇吸氧，左侧卧位，并报告医生。

③宫口扩张和胎先露下降：肛查或阴道检查。记录胎头下降程度。

④胎膜破裂：破膜后立即听胎心，观察羊水颜色、性状及流出量，同时记录破膜时间。羊水黄绿色应立即行阴道检查。破膜超过12小时给予抗生素预防感染。

⑤绘制产程图：产程图是动态监测产妇产程进展和识别难产的重要手段。

⑥肛门检查：宫缩时每4小时肛查1次。但有异常阴道出血或怀疑有前置胎盘时，应禁止肛查，以免诱发出血。

⑦阴道检查：应在严密消毒外阴后进行，戴无菌手套。

四、第二产程

1. 临床表现

（1）宫缩增强：持续时间长，间歇时间短，产力最强。宫口开全后，若仍未破膜，常影响胎头下降，应立即人工破膜。

（2）有排便感：胎头降至骨盆出口并压迫骨盆底组织，产妇宫缩时有排便感，不自主向下屏气用力。

（3）胎头拨露：宫缩时胎头显露于阴道口，间歇时又缩回阴道内。

（4）胎头着冠：胎头双顶径通过骨盆出口，宫缩间歇时胎头不再回缩。

2. 护理措施

（1）补充体力：及时给产妇准备供能食物如巧克力。

（2）指导产妇屏气：娩出胎儿是第二产程的首要护理目标，正确使用腹压是缩短第二产程的关键。指导产妇宫缩时深吸气屏气，如排便样向下用力增加腹压；宫缩间歇时，嘱产妇呼气并尽量放松，以保存体力。

（3）胎心监测：每 5 ～ 10 分钟听一次胎心，有条件时应用胎心监护仪。

（4）接产准备：初产妇宫口开全、经产妇宫口扩张 4cm，应护送产妇上产床。以大阴唇、小阴唇、阴阜、大腿内上 1/3、会阴及肛门周围的顺序消毒外阴。胎头拨露使阴唇后连合膨胀时，应注意保护会阴。

（5）胎头娩出：会阴过紧、会阴水肿、耻骨弓过低、胎儿娩出过快及胎头过大者易引起会阴撕裂，或母儿有病理情况急需结束分娩者，应行会阴切开术。胎头娩出后，不要急于娩出胎肩，应首先挤出胎儿口鼻内的黏液和羊水，再协助胎儿复位及外旋转。

五、第三产程

1. 临床表现

（1）子宫收缩：胎儿娩出后，宫底降至脐平，宫缩暂停数分钟后再现。

（2）胎盘剥离

①宫底上升至脐上，子宫变硬呈球形。

②阴道少量流血。

③阴道口外露的脐带自行延长。

④在耻骨联合上方轻压子宫下段时，宫体上升而外露的脐带不回缩。

（3）胎盘娩出及阴道出血。

2. 产妇护理措施

（1）协助胎盘娩出：确定胎盘完全剥离后，左手按压宫底，右手轻拉脐带，协助胎盘娩出。胎盘未完全剥离前，勿用力按揉、下压宫底或牵拉脐带，以免造成胎盘部分剥离而出血或拉断脐带，甚至导致子宫内翻。

（2）检查胎盘胎膜、软产道：如有副胎盘、胎盘残留（胎儿娩出后 30 分钟仍未剥离）或大部分胎膜残留，应在无菌操作下徒手入宫腔取出。

（3）预防产后出血：第三产程中及分娩后孕妇在产房的观察中，最重要的产妇评估项目是宫缩情况、阴道出血的量和颜色。产后应在产房留观 2 小时，每 15 ～ 30 分钟测量一次血压、脉搏。正常分娩出血量一般不超过 300ml。对有产后出血高危因素的产妇，可在胎儿前肩娩出时使用缩宫素。胎盘娩出后出血多时，可经下腹部直接在宫体肌壁内或肌内注射麦角新碱。

3．新生儿护理措施

（1）清理呼吸道：是处理新生儿的首要任务。应迅速擦拭新生儿面部，吸出口、鼻中的黏液和羊水。新生儿大声啼哭表示呼吸道已通畅，呼吸建立。

（2）阿普加（Apgar）评分：用于判断有无新生儿窒息及窒息的严重程度，以出生后1分钟内的心率、呼吸、肌张力、弹足底或插鼻管反应、皮肤颜色5项体征为依据进行评分。其中，以呼吸评估为基础指标，以皮肤颜色为最灵敏指标，以心率为最终消失的指标。每项0～2分，满分10分。8～10分正常；4～7分为轻度窒息，经处理后常可恢复；0～3分为重度窒息，须紧急抢救，行气管插管。出生后5分钟、10分钟再次评分，反映复苏效果，与预后密切相关。

（3）脐带处理：用75%乙醇消毒脐带根部及其周围，于生后48小时内结扎。75%乙醇或5%聚维酮碘消毒脐带断端。注意消毒药液不可触及新生儿皮肤，以免灼伤。

（4）一般护理：注意保暖，检查新生儿有无畸形。出生30分钟内吸吮乳房，促进泌乳，预防产后出血。

第四节　产褥期

一、产褥期母体的生理变化

从胎盘娩出至产妇全身各器官（除乳腺外）恢复或接近正常未孕状态所需的一段时间，称产褥期，一般为6周（42天）。

1．生殖系统　产褥期生殖系统的改变最显著，其中又以子宫变化最大（表4-8）。

表4-8　产褥期生殖系统变化

部　位		生理变化
子　宫	子宫体肌纤维缩复	肌纤维不断缩复，子宫体逐渐缩小，产后10天子宫降至骨盆腔内，产后6周恢复正常
	子宫内膜再生	胎盘附着部位完全修复需6周，未附着部位需3周
	子宫颈复原及子宫下段	产后1周宫颈内口关闭，宫颈管复原，产后4周宫颈恢复至未孕形态
阴　道		产后3周阴道黏膜皱襞复现，但6周不能恢复到未孕状态
外　阴		产后外阴轻度水肿，2～3天可自行消退
盆底组织		坚持产后健身操，盆底组织有可能恢复或接近未孕状态

2．乳房变化　主要变化是泌乳。产后7天内分泌的乳汁称初乳，富含蛋白质。产后7～14天分泌的乳汁称过渡乳。产后14天以后分泌的乳汁称成熟乳，蛋白质含量减少，脂肪和乳糖增多。母乳中含有大量免疫蛋白，其中，IgA可保护新生儿的胃肠系统。

3．血液循环系统　产后72小时内，尤其是产后24小时，循环血量增加，心脏负担加重，心脏病产妇易诱发心力衰竭。产后2～3周血容量恢复至未孕状态。产褥早期血液仍处于高凝状态，以减少产后出血。

4．消化系统　产后1～2天常口渴，食欲缺乏。因缺少运动，肠蠕动减慢，易发生便秘和肠胀气。

5.**泌尿系统**　分娩中膀胱受压,肌张力下降,会阴疼痛,不习惯床上排尿等,易致尿潴留。

6.**内分泌系统**　不哺乳者产后 6 ～ 10 周月经复潮,产后 10 周恢复排卵。哺乳者月经复潮延迟,产后 4 ～ 6 个月恢复排卵。但哺乳者首次月经来潮前多有排卵,故未见月经来潮,却有受孕的可能。

7.**腹壁**　妊娠期下腹正中线色素沉着消退,紫红色妊娠纹变为银白色。腹壁紧张度需 6 ～ 8 周恢复。

二、产褥期妇女的护理

1.**临床表现**

(1)生命体征:产后 24 小时内体温稍高,但不超过 38℃。产后 3 ～ 4 天可出现泌乳热,体温多为 37.8 ～ 39℃,一般持续 4 ～ 16 小时即可下降,不属病态。产后脉搏略慢,呼吸深慢,血压正常。

(2)子宫复旧:胎盘娩出后,子宫圆且硬,宫底脐下 1 指,产后第 1 天稍上升平脐,以后每天下降 1 ～ 2cm,产后 10 天降入骨盆腔内,于耻骨联合上方不能扪及。

(3)产后宫缩痛:产后 1 ～ 2 天出现宫缩导致的阵发性剧烈腹痛,持续 2 ～ 3 天自然消失,多见于经产妇及哺乳者,不需要特殊用药治疗。

(4)恶露:产后子宫蜕膜脱落,血液、坏死的蜕膜组织排出形成恶露,可分为 3 类(表 4-9)。正常恶露有腥味,无臭味,持续 4 ～ 6 周,总量 250 ～ 500ml。

表4-9　恶露分类及表现

	持续时间	颜　色	成　分
血性恶露	3天内	鲜红色	大量红细胞、坏死蜕膜组织和少量胎膜
浆液恶露	10天左右	淡红色	较多的坏死蜕膜组织、宫颈黏液及细菌
白色恶露	3周左右	白色	大量白细胞、坏死蜕膜组织、表皮细胞及细菌

(5)褥汗:产后 1 周内排出大量汗液,睡眠和初醒时明显,不属病态。

(6)会阴伤口水肿或疼痛:产后 3 天内出现局部水肿、疼痛,拆线后自然缓解。

(7)尿潴留及便秘:产后第 1 次排尿易发生尿潴留。产后卧床多活动少,易发生便秘。

(8)乳房胀痛或乳头皲裂:未及时哺乳或排空乳房可造成乳房胀痛。哺乳姿势不正确或于胀痛时哺乳可引起乳头皲裂。

(9)产后抑郁:产后 2 ～ 3 天表现为易哭、易激惹、焦虑不安、睡眠不佳和食欲减退。

2.**护理措施**

(1)休息活动护理:保持室温 22 ～ 24℃,湿度 55% ～ 65%,通风良好。产后 24 小时内充分休息,自然分娩者在产后 6 ～ 12 小时即可下床轻微活动,产后第 2 天可在室内随意走动;会阴切开或剖宫产者适当延后活动时间;剖宫产分娩的产妇应推迟至 48 小时后下床活动。避免长时间站立及蹲位,2 周后方可从事少量家务劳动,防止子宫脱垂。产后第 2 天即可开始做产后健身操,直至产后 6 周。注意休息,至少 3 周以后才能进行全部家务劳动。

(2)饮食护理:产后 1 小时进流食或清淡半流食,以后提供高蛋白、高维生素、含铁丰富的汤汁食物。遵医嘱补充铁剂 3 个月。

(3)病情观察:产后 2 小时极易发生产后出血、心力衰竭、子痫及羊水栓塞,应严密观察生命体征、阴道出血量、子宫收缩情况、宫底高度、膀胱充盈度及是否有肛门坠胀感,分别于 15、30、60、90、120 分钟各检查一次。每天在同一时间、产妇排尿后评估宫底高度和恶露的颜色、气味及量。子宫复旧不全者给予宫缩药。恶露有臭味常合并感染,应及时应用抗生素。产后当天禁用热水袋减轻宫缩痛,以免出血增多。

（4）会阴护理:每天用 0.05% 碘伏擦洗会阴 2 ～ 3 次,及时更换会阴垫,保持会阴干燥、清洁。有侧切伤口者健侧卧位,避免伤口污染。会阴水肿者局部用 50% 硫酸镁湿热敷,产后 24 小时可用红外线照射,每次照射 20 ～ 30 分钟,需特别注意严格执行无菌操作。产后切口愈合不良者,可提前拆线并换药,产后 7 ～ 10 天用 1 ∶ 5000 高锰酸钾坐浴。

（5）排尿护理:产后易发生尿潴留,因充盈的膀胱可影响子宫收缩,故分娩后 4 小时内应鼓励产妇排尿。如发生尿潴留,可采取蹲位、温开水冲洗外阴、听流水声音及按摩下腹部等方式诱导排尿,必要时肌内注射新斯的明。以上方法均无效者可留置导尿 1 ～ 2 天。

（6）排便护理:鼓励产妇尽早下床活动,多饮水,多吃水果蔬菜。必要时给予缓泻药或开塞露。

3. 健康教育

（1）计划生育指导:产褥期内禁止性生活。一般哺乳者宜选择工具避孕,不哺乳者可药物避孕。要求绝育且无禁忌证者产后 24 小时内行输卵管结扎术。

（2）产后复查:指导产妇产后 6 周（42 天）携婴儿进行产后健康检查。

三、母乳喂养

1. 纯母乳喂养 6 个月内除母乳之外不给任何食物及饮料,包括水,称纯母乳喂养。但允许婴儿服用药物、维生素、矿物质滴剂和糖浆。

2. 母婴同室 母亲与新生儿 24 小时在一起,分开不超过 1 小时。

3. 常见哺乳异常情况处理

（1）乳房胀痛:多因乳房过度充盈及乳腺管阻塞造成。应尽早哺乳,让新生儿多吸吮,于产后半小时内开始哺乳。哺乳完毕后将多余乳汁挤出。在哺乳前热敷乳房或按摩乳房（从乳房边缘向乳头中心按摩）,促进乳腺管畅通,必要时可用吸奶器将乳汁一次全部吸出,以减轻胀痛症状。可口服维生素 B_6 或散结通乳的中药,常用方剂为柴胡（炒）、当归、王不留行、木通等。

（2）乳腺炎:多见于乳汁淤积及乳头损伤者。患侧乳房应暂停哺乳,热敷,抗生素治疗。

（3）催乳:调整饮食,指导正确哺乳,按需哺乳,夜间哺乳。

（4）退乳:停止哺乳,不排空乳房,限进汤汁。遵医嘱给予生麦芽水煎服,芒硝敷于两乳房并包扎,维生素 B_6 口服。不再推荐使用雌激素或溴隐亭退乳。

（5）乳头皲裂:轻者可继续哺乳,哺乳前湿敷乳房 3 ～ 5 分钟,增加哺乳次数,缩短哺乳时间,先喂健侧乳房,再喂患侧。哺乳后挤出乳汁涂在乳头、乳晕上,起抑菌和修复表皮作用。也可涂抗生素软膏或复方苯甲酸酊。喂奶结束时,母亲轻轻向下按压婴儿下颌,避免在口腔负压情况下拉出乳头而引起损伤。重者停止哺乳,用吸乳器吸出或用乳头罩喂婴儿。

第五节　新生儿保健

一、正常新生儿的生理解剖特点与护理

正常足月新生儿是指胎龄 ≥ 37 周并 < 42 周,出生体重 ≥ 2500g 并 < 4000g 无畸形或疾病的活

产婴儿。新生儿期是从胎儿出生后到满 28 天的一段时间。

1．正常新生儿的生理解剖特点：临床上常根据胎龄、出生体重及以上两者的关系对新生儿进行分类。正常新生儿的分类、特点与特殊生理状态详见儿科护理学第三节新生儿及新生儿疾病的相关内容。

2．正常新生儿的护理

（1）娩出后的护理

①新生儿娩出后，开始呼吸前应迅速清除口、鼻部的黏液及羊水，保持呼吸道通畅，防止吸入性肺炎。

②娩出后 1 ～ 2 分钟结扎脐带，消毒处理好残端。出生后轻轻擦拭血迹和胎脂，擦干身体后，用温暖的包被包裹婴儿。

③新生儿室应阳光充足、空气流通，室温保持在 22 ～ 24℃，湿度以 55% ～ 65% 为宜。

（2）保持呼吸道通畅

①保持舒适体位，仰卧时避免颈部前屈或过度后仰，俯卧时头偏向一侧。

②专人看护，经常检查新生儿鼻孔是否通畅，清除鼻孔内分泌物。

③喂乳后应竖抱婴儿，轻拍背部，排出空气，并以右侧卧位为宜，防止溢乳。

（3）喂养：出生后半小时内抱至母亲处给予吸吮，鼓励按需哺乳。母亲无法哺乳时，试喂 10% 葡萄糖水，预防低血糖；若无消化道畸形、吸吮吞咽功能良好，可提供配方奶。

（4）保暖：生后应注意保暖，每 4 ～ 6 小时监测体温一次。包被不可过厚、过紧，以免影响散热。

（5）预防感染：接触新生儿前后均应洗手，护理时严格执行无菌操作。每天行紫外线空气消毒。

（6）皮肤护理：体温稳定后，每天沐浴 1 次，在喂奶前进行。室温 26 ～ 28℃，水温 39 ～ 41℃，注意保暖。勤换尿布，每次大便后用温水清洗会阴及臀部。

（7）脐部护理：保持脐部清洁、干燥，脐带脱落前应密切观察有无渗血，保证脐部不被污染。脐带残端一般于生后 1 周脱落。脐窝有分泌物者可先用 3% 过氧化氢消毒，再用 0.2% ～ 0.5% 的碘伏消毒。有肉芽组织者可用硝酸银局部烧灼。

（8）预防接种：出生时接种乙肝疫苗，以后 1 个月、6 个月各接种一次。出生时接种卡介苗。

二、婴儿抚触

婴儿抚触是抚触者用双手有技巧地对婴儿皮肤各部位进行的有序抚摸。

1．婴儿抚触的目的

（1）促进胃液的释放，加快婴儿对食物的消化、吸收。

（2）促进新生儿神经系统的发育。

（3）增加和改善婴儿的睡眠，稳定情绪。

（4）促进婴儿血液循环及皮肤的新陈代谢。

（5）促进婴儿免疫系统的完善，提高免疫力。

（6）促进母子感情交流。

2．抚触手法

（1）头面部：两拇指指腹从新生儿眉间向两侧推；两拇指从下颌部中央向两侧以上滑行，让上下唇形成微笑状；一手托头，用另一手的指腹从前额发际抚向脑后，最后示、中指分别在耳后乳突部轻压一下；换手同法抚触另半部。

（2）胸部：两手分别从新生儿胸部的外下方（两侧肋下缘）向对侧上方交叉推进至两侧肩部，在胸部划一个大的交叉，避开新生儿的乳腺。

（3）腹部：示、中指依次从新生儿的右下腹至上腹向下腹移动，呈顺时针方向划半圆，避开新生儿的脐部和膀胱。

（4）四肢：两手交替抓住新生儿的一侧上肢从上臂至手腕轻轻滑行，然后在滑行的过程中从近端向远端分段轻轻挤捏。对侧及双下肢方法相同。

（5）手和足：用拇指指腹从婴儿掌面、脚跟向手指、脚趾方向推进，并抚触每个手指、脚趾。

（6）背部：以脊椎为中分线，双手分别平行放在新生儿脊椎两侧，往相反方向重复移动双手；从背部上端开始逐步向下渐至臀部，最后由头顶沿脊椎摸至骶部、臀部。

3. **抚触的注意事项** 抚触在出生后 24 小时开始，时间选择在沐浴后及哺乳间为宜。每次抚触 10 ～ 15 分钟，每天 2 ～ 3 次。室温应在 28℃以上，全裸时可使用调温的操作台，温度为 36℃左右。抚触前保持双手温暖清洁，抚触时可播放柔和的音乐，抚触过程中要与婴儿进行语言和情感交流。抚触时要注意观察婴儿的反应，若有哭闹，肌张力提高，神经质，活动兴奋性增加，肤色出现变化或呕吐等，应立即停止对该部位的抚触，如持续 1 分钟以上，应完全停止抚触。

第六节　胎儿宫内窘迫及新生儿窒息的护理

一、胎儿宫内窘迫

胎儿宫内窘迫是指胎儿在子宫内有缺氧征象，危及胎儿健康和生命的综合症状。可分为急性和慢性两种。急性主要发生在分娩期，慢性多发生在妊娠后期。

1. **病因** 母体因素（母体缺氧）、胎儿因素及脐带胎盘因素。

2. **病理** 胎儿宫内窘迫的基本病理变化是缺血、缺氧引起的一系列变化。缺氧早期机体通过减少胎盘和自身耗氧量代偿，胎儿通过减少对肾与下肢供血等方式来保证心、脑血流量，胎心监护会出现短暂且重复的晚期减速。若持续缺氧，由于乳酸堆积，会加重胎儿脑及心肌的损害。缺氧严重还会引起吸入性肺炎等严重并发症。

3. **临床表现** 主要表现为胎心音改变、胎动异常及羊水胎粪污染或羊水过少。

（1）急性胎儿窘迫

①胎心率异常：产时胎心率改变是急性胎儿窘迫最明显的临床征象。缺氧早期胎心率加快，＞160 次 / 分；缺氧严重时，胎心率＜ 110 次 / 分，提示胎儿严重缺氧，可随时胎死宫内。

②羊水胎粪污染：胎粪污染并不是胎儿窘迫特有的征象，如果胎心监护正常，不需要特殊处理；但如果胎心监护异常，可引起胎粪吸入综合征，结局不良。污染分度：Ⅰ 度呈浅绿色，Ⅱ 度呈黄绿色且浑浊，Ⅲ 度呈棕黄色、稠厚。

③胎动异常：缺氧早期胎动频繁，若缺氧未纠正或加重，则胎动减弱，次数减少甚至消失。

（2）慢性胎儿窘迫：多因妊娠期高血压疾病或过期妊娠等导致，胎动减少是胎儿窘迫的重要表现，胎动消失后 24 小时胎心随之消失。

4. **辅助检查**

（1）胎盘功能检查：多次检查尿雌三醇＜ 10mg/24h 或者急剧减少 30% ～ 40%。

（2）胎心监测：出现晚期减速或变异减速等。

（3）胎儿头皮血血气分析，pH ＜ 7.20（酸中毒）。

5.治疗与护理措施

（1）急性胎儿窘迫：应采取果断措施，改善胎儿缺氧。严密监测胎心、胎动，每15分钟听一次胎心，必要时行胎盘功能检查。寻找病因并及时纠正，停用催产素，给予高流量吸氧，取左侧卧位。经一般干预无法纠正者，应尽快终止妊娠。宫口开全，胎头双顶径已达坐骨棘平面以下，应尽快经阴道助娩；否则应立即行剖宫产。发生急性胎儿窘迫时可静脉为产妇注射新三联（50%葡萄糖、维生素C、维生素 K_1），加强胎儿对缺氧的耐受性，预防新生儿颅内出血，改善胎儿窘迫后的新生儿情况。

（2）慢性胎儿窘迫：根据病因、孕周、胎儿成熟度及窘迫程度等因素决定治疗方案。

①一般处理：主诉胎动减少者，应全面检查评估母儿情况，嘱产妇左侧卧位，定时吸氧，积极治疗妊娠合并症和并发症。

②期待疗法：若孕周小，尽量保守治疗延长胎龄，促胎肺成熟后，及时终止妊娠。

③终止妊娠：在妊娠接近足月或胎儿已成熟的情况下，出现胎动减少、胎盘功能减退者，应及时行剖宫产术终止妊娠。

6.健康教育　教会孕妇从妊娠28周起自数胎动。如自觉胎动过频或胎动过分剧烈，提示胎儿在宫内严重缺氧，有胎死宫内的危险。

二、新生儿窒息

新生儿窒息是指胎儿娩出后1分钟仅有心搏，无自主呼吸或未建立规律呼吸的缺氧状态，而导致低氧血症、高碳酸血症、代谢性酸中毒及全身多脏器损伤，是新生儿死亡及伤残的重要原因之一。

1.病因

（1）母体因素：慢性或严重疾病，妊娠并发症，孕母吸毒、吸烟，年龄＞35岁或＜16岁。

（2）胎盘因素：前置胎盘、胎盘早剥、胎盘老化等。

（3）脐带因素：脐带脱垂、绕颈、打结等。

（4）胎儿因素：早产儿，巨大儿，先天性畸形，宫内感染，呼吸道阻塞如吸入羊水、胎粪等。

（5）分娩因素：难产，产钳术，产程中药物使用不当等。

2.临床表现　可分为轻度窒息和重度窒息两种情况。Apgar（阿普加）评分见表4-10。分别于出生后1分钟、5分钟、10分钟进行评估，1分钟评分可反映窒息的严重程度，是复苏的依据；5分钟评分可反映复苏的效果，有助于判断预后，如评分值＜3分，新生儿死亡率及脑部后遗症的几率明显增加。

表4-10　新生儿Apgar（阿普加）评分法

体　征	各项体征评分标准		
	0分	1分	2分
皮肤颜色	青紫或苍白	躯干红，四肢青紫	全身红
呼　吸	无	浅慢，不规则	正常，哭声响亮
心率（次/分）	无	＜100	≥100
弹足底或插鼻管后反应	无反应	有些动作，如皱眉	哭，喷嚏
肌张力	松弛	四肢稍屈	四肢活动好

（1）轻度窒息：Apgar（阿普加）评分 4 ～ 7 分。表现为躯干红、四肢青紫，呼吸表浅或不规则，心搏规则有力，心率减慢，多为 80 ～ 120 次 / 分，弹足底或插鼻管有动作，肌张力好，四肢稍屈。

（2）重度窒息：Apgar（阿普加）评分 0 ～ 3 分。表现为全身皮肤苍白、口唇青紫，无呼吸或微弱呼吸，心搏不规则，心率＜ 80 次 / 分且弱，弹足底或插鼻管无反应，肌张力松弛。

3. 治疗要点 以预防为主，一旦发生窒息应立即按 A（清理呼吸道）、B（建立呼吸，增加通气）、C（维持正常循环）、D（药物治疗）、E（评价和保温）步骤进行复苏。其中 ABC 三步最重要，A 是根本，B 是关键，评价和保温贯穿于整个复苏过程。呼吸、心率和血氧饱和度是窒息复苏评估的三大指标。

4. 护理措施

（1）清理呼吸道：是抢救新生儿窒息的首要措施。

（2）建立自主呼吸：清理呼吸道后如仍无呼吸，可轻拍或轻弹足底，或摩擦背部以诱发自主呼吸。触觉刺激效果不佳，无自主呼吸建立或心率＜ 100 次 / 分，立即用气囊面罩或气管插管正压通气。一般维持呼吸 40 ～ 60 次 / 分（胸外按压时为 30 次 / 分），吸呼之比为 1：2。

（3）恢复循环：如充分正压通气 30 秒后心率持续＜ 60 次 / 分，应在继续正压通气的条件下，立即加做胸外心脏按压，按压部位为胸骨体下 1/3 处，深度为胸廓 1/3 前后径。按压通气比为 3：1，即 90 次 / 分按压和 30 次 / 分呼吸，达到每分钟 120 个动作，2 秒内 3 次胸外心脏按压加 1 次正压通气。持续 45 ～ 60 秒后评估心率恢复情况。

（4）用药护理：快速开放静脉通道，胸外心脏按压 45 ～ 60 秒仍然不能恢复正常循环时，应遵医嘱给予 1：10 000 肾上腺素静脉或气管内注入。血容量不足时给予扩容，疑似或证实代谢性酸中毒时给予 5% 碳酸氢钠。

（5）预防感染：严格执行无菌操作，遵医嘱给予抗生素。

（6）保暖：整个抢救过程中注意保暖，在远红外辐射床上进行抢救，维持肛温 36.5 ～ 37℃。

（7）复苏后护理：延迟哺乳，以静脉补液维持营养。

第七节　妊娠期并发症

一、流　产

妊娠不足 28 周，胎儿体重不足 1000g 而终止妊娠者，称为流产。发生在妊娠 12 周前者为早期流产；发生在 12 周至不足 28 周者为晚期流产。

1. 病因、病理

（1）胚胎因素：基因异常（染色体异常）是早期流产最常见的原因。

（2）母体因素：全身性疾病、生殖器官异常、内分泌异常、免疫功能异常、强烈应激及不良习惯等。

（3）胎盘因素：滋养细胞发育和功能不全、前置胎盘、胎盘早剥等。

（4）环境因素：过多接触放射性和有害化学物质。

2. 临床表现与处理原则 停经后腹痛及阴道出血是流产的主要临床症状。早期流产先阴道流血，后腹痛。晚期流产先腹痛，后阴道流血。各型流产的临床表现及处理原则见表 4-11。

（1）先兆流产：停经后有少量阴道出血，常为暗红色或血性白带，伴轻微下腹痛。查体子宫大小与孕周相符，宫颈口未开，胎膜未破。无妊娠物排出，有希望继续妊娠。

表4-11　各型流产的临床表现及处理原则

类　型	病　史				妇科检查		处理原则
	出血量	下腹痛	胎膜	组织排出	宫颈口	子宫大小与孕周	
先兆流产	少量	无或轻	未破	无	未开	相符	卧床休息，减少刺激，保胎治疗
难免流产	较多	剧烈	破裂	无	扩张，有时组织物堵塞	相符或略小	不可避免，确诊后尽早使妊娠物完全排出
不全流产	流血不止	减轻	破裂	部分排出	扩张，组织物堵塞	小于	确诊后立即行刮宫术，清除宫腔内残留组织
完全流产	逐渐停止	消失	破裂	全部排出	关闭	接近非孕期	不需要特殊处理
稽留流产	无或少量	无或轻	未破	无	未开	小于	促使妊娠物尽早排出。易导致DIC，查凝血功能，做输血准备

（2）难免流产：阴道流血增多，阵发性下腹痛加剧，或出现胎膜破裂。查体子宫大小与孕周相符或略小，宫颈口已扩张，有时可见胎囊或胚胎组织堵塞于宫颈口内。超声检查仅见胚囊而无胚胎，或有胚胎而无心管搏动。流产已不可避免。

（3）不全流产：部分妊娠物已排出宫腔，或胎儿排出后胎盘仍残留在宫腔或嵌顿在宫颈口，影响宫缩者可致流血不止。查体子宫＜孕周，宫颈口扩张。

（4）完全流产：妊娠物已全部排出，阴道出血逐渐停止，腹痛消失。查体子宫大小接近正常大小，宫颈口关闭。

（5）稽留流产：胚胎或胎儿死亡后未及时排出。有早孕的表现，先兆流产的症状可有可无，随着停经时间的延长，子宫不再增大或反而缩小。未自然排出胎盘组织稽留时间过长，易发生凝血机制障碍，导致DIC。查体宫口未开，子宫＜孕周。

（6）复发性流产：指同一性伴侣连续自然流产3次或以上者。主要原因为染色体异常或免疫因素异常。

3. 辅助检查

（1）妇科检查：了解宫颈口是否扩张，羊膜囊是否膨出，有无妊娠物堵塞于宫颈口内，子宫大小与孕周是否相符，有无压痛，双侧附件有无肿块、增厚及包块等。

（2）B超检查：显示有无胎囊、胎动及胎心，以确定胎儿是否成活，协助确诊流产类型。

（3）实验室检查：连续测定血hCG、血孕酮的动态变化，有助于妊娠诊断和预后判断。

4. 护理措施

（1）先兆流产的护理：提供心理支持，说明病情，稳定孕妇情绪。卧床休息，补充营养，禁止性生活及灌肠，减少刺激。遵医嘱给予镇静药、孕激素等。

（2）不能继续妊娠者的护理：做好终止妊娠的准备工作，协助医生完成手术，及时抢救休克。严密监测孕妇的生命体征、腹痛和阴道出血情况。

（3）预防感染：每天消毒会阴2次，保持会阴部清洁。监测体温、血象及阴道分泌物的颜色、性状和气味。严格无菌操作，遵医嘱给予抗生素治疗。流产术后1个月内禁止性生活和盆浴。

（4）流产合并感染的护理：治疗原则为迅速控制感染，尽快清除宫内残留物。如为轻度感染或出血较多，可在静脉滴注抗生素同时进行刮宫，以达到止血目的；感染较严重而出血不多时，可用高效广谱抗生素控制感染后再行刮宫。刮宫时可用卵圆钳夹出残留组织，忌用刮匙全面搔刮，以免感染扩散。严重感染性流产必要时切除子宫以去除感染源。

二、异位妊娠

受精卵在子宫体腔以外着床发育称异位妊娠，习称宫外孕。根据受精卵种植部位的不同，可分为输卵管妊娠、卵巢妊娠、腹腔妊娠、阔韧带妊娠及宫颈妊娠，以输卵管妊娠最常见。

1. 病因、病理

（1）病因：输卵管炎症是引起输卵管妊娠的主要原因；输卵管发育不良或功能异常；输卵管妊娠史或手术史；辅助生殖技术；避孕失败；其他：输卵管周围肿瘤，盆腔子宫内膜异位等。

（2）输卵管妊娠的特点：输卵管妊娠的发病部位以壶腹部最多见，其次为峡部、伞部，间质部较少见。

①输卵管妊娠流产：多见于妊娠8～12周的壶腹部妊娠。胚泡常向管腔内突出，突破包膜与管壁分离后，妊娠物经由伞端排入腹腔。其出血的量及持续时间与输卵管壁上的残留滋养细胞多少有关。

②输卵管妊娠破裂：多见于妊娠6周左右的峡部妊娠。绒毛侵蚀管壁的肌层及浆膜，最终导致输卵管破裂。可发生大量腹腔内出血，造成休克。也可反复出血，形成积血和血肿。

③陈旧性宫外孕。

④继发性腹腔妊娠。

（3）子宫的变化：停经，子宫增大变软，子宫内膜发生蜕膜样变。

2. 临床表现　与受精卵着床部位、有无流产或破裂、出血量多少和持续时间长短有关。在发生输卵管妊娠流产或破裂前，孕妇常无明显异常。其典型表现见表4-12。

表4-12　异位妊娠的典型表现

症状或体征	特　点
停　经	6～8周停经史
腹　痛	腹痛是就诊的最主要症状。未破裂前表现为一侧下腹隐痛或酸胀感。流产或破裂时，突感下腹撕裂样疼痛
阴道流血	不规则阴道流血，暗红色，量少呈点滴状，淋漓不净
晕厥及休克	因于大量腹腔内出血及剧烈腹痛。休克程度与腹腔内出血的量和速度有关，与阴道流血量不成正比
腹部包块	流产或破裂后形成的血肿时间过长，与周围器官粘连而形成包块

3．辅助检查

（1）hCG测定：是早期诊断异位妊娠的主要方法。

（2）超声检查：宫腔内无妊娠产物，宫旁有低回声区，内有胚囊或胎心搏动，可确诊异位妊娠。

（3）阴道后穹窿穿刺：是简单可靠的诊断方法，直肠子宫陷凹抽出不凝血。

（4）腹腔镜检查：是异位妊娠诊断的金标准，并可同时行镜下手术治疗。

（5）子宫内膜病理检查：仅适用于阴道出血量较多者。宫腔内容物病理检查见到绒毛，可诊断为宫内妊娠。仅见蜕膜未见绒毛，有助于诊断异位妊娠。

4．治疗要点

（1）手术治疗：在积极纠正休克的同时行手术治疗。腹腔镜手术是治疗异位妊娠的主要方法。

（2）药物治疗：适用于早期输卵管妊娠、要求保存生育能力的年轻孕妇。

5．护理措施

（1）手术治疗的护理

①立即去枕平卧，吸氧，开放静脉。配血、输血或输液，维持血容量。监测并记录生命体征、液体出入量及出血量。

②同妇科腹部手术护理。

（2）非手术治疗的护理

①卧床休息，避免增加腹压的动作，保持大便通畅。

②摄入含铁丰富的食物，如动物肝、鱼肉、绿叶蔬菜及木耳等。

③严密监测生命体征、腹痛及阴道流血情况。

④注意观察药物疗效及不良反应。

三、妊娠期高血压疾病

妊娠期高血压疾病是妊娠20周以后出现以高血压、水肿、蛋白尿为特征性临床表现的综合征，分娩后随即消失。

1．病理生理　基本病变为全身小动脉痉挛。

2．临床表现及分类　高血压、水肿、蛋白尿是妊娠期高血压疾病的三大临床表现。其临床分类及表现见表4-13。

3．辅助检查

（1）常规检查：根据尿常规蛋白定量确定病情的严重程度，根据镜检管型判断肾功能的受损情况。

（2）特殊检查

①眼底检查：出现眼底小动脉痉挛，视网膜水肿、渗出及出血。

②凝血功能检查：了解有无凝血功能异常。

③其他检查：B超及其他影像学检查，电解质检查，心功能测定，脐动脉血流等。

4．治疗要点

（1）子痫前期：住院治疗，遵医嘱解痉、降压、镇静、合理扩容，并适时终止妊娠，减少子痫及并发症的发生。妊娠28～34周重症者，经积极治疗24～48小时病情仍加重，促胎肺成熟后终止妊娠。妊娠34周者胎肺成熟后终止妊娠。妊娠37周后的重度子痫前期者终止妊娠。

（2）子痫：以控制抽搐、纠正缺氧和酸中毒、控制血压、抽搐控制后终上妊娠为原则。

①控制抽搐：是首要任务，首选硫酸镁。

②控制血压：脑血管意外是主要致死原因。

③适时终止妊娠：抽搐控制后2小时考虑终止妊娠，分娩方式应根据母儿情形而定。

（3）常用药物：见表4-14。

表4-13　妊娠期高血压疾病的临床分类及表现

分 类	血 压	其他表现
妊娠期高血压	≥140和（或）90mmHg（两次测定间隔＞4小时）	尿蛋白（－），可伴有上腹部不适或血小板减少
轻度子痫前期	≥140和（或）90mmHg	尿蛋白≥0.3g/24h或（＋），尿蛋白/肌酐≥0.3，伴头痛及上腹不适等症状，无子痫前期的严重表现
重度子痫前期	≥160和（或）110mmHg（卧床休息，两次测定间隔＞4小时）	持续性头痛或视觉障碍；持续性上腹部疼痛；血ALT或AST升高；尿蛋白＞2.0g/24h，血肌酐≥106μmol/L，少尿；低蛋白血症伴胸水、腹水或心包积液；血小板持续下降，＜100×10⁹/L，出现微血管溶血；心功能衰竭，肺水肿；胎儿生长受限、胎盘早剥等
子 痫	≥160和（或）110mmHg	在子痫前期的基础上出现抽搐发作，或伴昏迷。典型表现为眼球固定，瞳孔放大，头歪向一侧，牙关紧闭，继而口角及面部肌肉颤动，数秒后全身及四肢肌肉强直，双手紧握，双臂伸直。抽搐时呼吸暂停，面色青紫。持续1分钟左右，抽搐强度减弱，全身肌肉松弛，随即深长吸气，发出鼾声并恢复呼吸
慢性高血压并发子痫前期	血压进一步升高，20周以后尿蛋白≥0.3g/24h（妊娠20周以前有高血压但无蛋白尿）	
妊娠合并慢性高血压	妊娠前血压≥140/90mmHg，但妊娠期无明显加重；或妊娠20周后首次诊断高血压并持续到产后12周后	

表4-14　妊娠期高血压疾病的常用药物

种 类	常用药物	药理作用	适用情况	注意事项
解痉药	25%硫酸镁	松弛骨骼肌，缓解血管痉挛，抑制宫缩，改善氧代谢	预防和控制子痫发作的首选药	血镁过高时可出现呼吸、循环抑制等中毒表现；血镁过低时，出现类似于低钙血症表现
镇静药	地西泮、冬眠合剂	镇静催眠，松弛骨骼肌	对硫酸镁有禁忌或疗效不明显时	分娩时慎用，以免药物通过胎盘导致对胎儿的抑制作用
降压药	拉贝洛尔、硝苯地平	阻断β受体降压抑制Ca²⁺内流降压	预防子痫、心脑血管意外和胎盘早剥等严重母胎并发症	血压≥160/110mmHg必须降压，血压≥140/90mmHg者可以降压

①解痉药：25% 硫酸镁为预防和控制子痫发作的首选药物。

②镇静药：适用于用硫酸镁有禁忌或疗效不明显时，分娩时应慎用。主要用药有地西泮和冬眠合剂。

③降压药：舒张压 ≥ 110mmHg 或平均动脉压 ≥ 140mmHg 者，可应用降压药。常用药物有拉贝洛尔、硝苯地平等钙通道阻滞剂，还可使用肼屈嗪、酚妥拉明等。

④扩容药：扩容应在解痉的基础上进行。扩容治疗时，应严密观察脉搏、呼吸、血压及尿量，防止肺水肿和心力衰竭的发生。常用的扩容药有人血白蛋白、全血、平衡盐溶液和低分子右旋糖酐。

⑤利尿药：仅用于全身性水肿、急性心力衰竭、肺水肿、脑水肿、血容量过高且伴有潜在水肿者。常用药物有呋塞米、甘露醇。

5. 护理措施

（1）一般护理

①休息活动护理：保证充分睡眠，每天不少于 10 小时，间断吸氧，改善子宫胎盘血供。

②饮食护理：给予高蛋白、高纤维素、高维生素饮食，从妊娠 20 周开始补充钙剂。食盐不必严格限制，但全身水肿者应给予低盐饮食。

（2）降压药护理：为防止血液浓缩和高凝倾向，妊娠期一般不使用利尿药降压。禁止使用血管紧张素转换酶抑制剂（ACEI）和血管紧张素 II 受体拮抗剂（ARB）降压。可选择的降压药除 β 受体阻滞剂和钙通道阻滞剂外，还可选择甲基多巴、酚妥拉明、硝酸甘油等。

（3）硫酸镁用药护理

①用药方法：静脉缓慢注射或滴注。

②毒性作用：硫酸镁的治疗剂量和中毒剂量接近，因此在治疗期间应严密观察其毒性作用。硫酸镁过量会降低神经、肌肉的兴奋性，抑制呼吸和心肌收缩，中毒最早表现膝反射消失。

③注意事项

a. 使用硫酸镁有 3 个必备条件：膝腱反射存在，呼吸 ≥ 16 次 / 分，尿量 ≥ 400ml/24h 或 17ml/h。

b. 控制子痫时首次剂量2.5 ～ 5g，用 10% 葡萄糖注射液20ml 稀释后缓慢静脉推注（15 ～ 20 分钟）。静脉滴注维持治疗以 1 ～ 2g/h 为宜，疗程 24 ～ 48 小时。

c. 如出现硫酸镁中毒，可遵医嘱给予 10% 的葡萄糖酸钙 10ml 解救，在 5 ～ 10 分钟内静脉缓慢推注完毕。

（4）轻度子痫前期的护理

①卧床休息，以左侧卧位为宜，避免平卧位。

②病情观察，有无头晕、头痛等症状，警惕子痫的发生。

（5）重度子痫前期与子痫护理

①将孕妇安排于单间暗室，保持绝对安静，治疗、护理活动尽量集中，避免噪声、强光等一切不必要的刺激。

②保持呼吸道通畅：子痫发生后，立即吸氧，用开口器或将缠好纱布的压舌板置于上下臼齿间，用舌钳固定，取头低侧卧位，以防窒息或吸入性肺炎。

③病情观察：监测生命体征、瞳孔变化、肺部啰音、四肢运动、膝腱反射及有无宫缩，及早发现脑出血、肺水肿、肾功能不全等并发症，判断是否临产。

④安全护理：取出义齿。加用床栏防止坠床，必要时用约束带。

（6）产时护理

①经阴道分娩，应加强各产程护理。密切监测生命体征、胎心及子宫收缩情况，避免产妇用力，尽量缩短第二产程，行会阴侧切并阴道助产。在胎儿前肩娩出后立即静脉推注缩宫素预防产后出血，

但禁用麦角新碱。及时娩出胎盘并按摩宫底，做好抢救准备。

②监测血压，迅速建立静脉通道。病情较重者，应于分娩开始即开放静脉，胎儿娩出后按时监测血压。

（7）产后护理

①监测血压：产后 48 小时内应至少每 4 小时观察 1 次血压。

②持续硫酸镁治疗：重症产妇继续治疗 24 ～ 48 小时。

③观察子宫情况：大量使用硫酸镁易出现宫缩乏力，应密切观察，防止产后出血。

四、前置胎盘

孕 28 周后若胎盘附着于子宫下段，下缘达到或覆盖宫颈内口，其位置低于胎先露部，称前置胎盘。前置胎盘是妊娠晚期阴道出血最常见的原因，多见于经产妇及多产妇。

1. **病因**　多次流产刮宫、高龄孕产导致：子宫内膜病变或损伤；胎盘面积过大或形状异常；受精卵滋养层发育迟缓；宫腔形态异常。

2. **临床表现**

（1）症状：典型症状为妊娠晚期或临产时发生无诱因、无痛性反复阴道出血。不同类型前置胎盘的表现见表 4-15。

（2）体征：反复或大量出血，孕妇可出现血压下降、脉搏细速等休克征象。腹部检查显示子宫软，无压痛，大小与孕周相符，胎方位清楚，先露高浮，易并发胎位异常，胎心可正常，也可因为孕妇失血过多导致胎心异常或消失。

表4-15　前置胎盘的临床表现

	完全性前置胎盘	部分性前置胎盘	边缘性前置胎盘
胎盘与宫颈内口的关系	宫颈内口完全被胎盘组织覆盖	宫颈内口部分被胎盘组织覆盖	边缘达到但未覆盖宫颈内口
出血时间	出血时间早，妊娠28周左右	介于两者之间	出血时间晚，妊娠37～40周或临产后
出血量	量多，可导致休克	介于两者之间	量少
出血次数	次数频繁	介于两者之间	次数少

3. **辅助检查**

（1）超声检查：是最安全、有效的首选检查，可清楚显示子宫壁、胎头、宫颈及胎盘的位置，确定前置胎盘的类型。

（2）阴道检查：阴道检查有可能扩大前置胎盘剥离面导致阴道大出血，危及生命，一般不主张采用。

4. **治疗要点**　以抑制宫缩、止血、纠正贫血及防治感染为原则。

（1）期待疗法：适用于妊娠＜ 34 周、胎儿体重＜ 2000g、胎儿存活、阴道流血量不多及一般情况良好的孕妇。

（2）终止妊娠：适用于反复发生大量出血甚至休克者；妊娠 36 周以上者；妊娠 34 ～ 36 周者，发生胎儿窘迫，促胎肺成熟后，胎儿死亡或难以存活。剖宫产是目前处理前置胎盘的主要手段。

5．护理措施

（1）终止妊娠孕妇的护理：开放静脉通路，配血，做好输血准备。抗休克的同时行术前准备。

（2）期待疗法孕妇的护理

①休息活动护理：绝对卧床休息，左侧卧位，阴道出血停止后可轻微活动。间断吸氧，每天 3 次，每次 30 分钟。禁止性生活，禁做阴道检查及肛查，减少刺激以免诱发出血。

②饮食护理：提供高蛋白、含铁丰富的食物。

③病情观察：严密监测并记录孕妇生命体征变化，观察阴道出血的量、颜色及出血时间。注意胎心变化，指导孕妇自测胎动。

④用药护理：遵医嘱给予铁剂、镇静药、止血药及抑制宫缩药物，必要时输血。

（3）预防产后出血和感染：胎儿娩出后应及时使用宫缩药，以防产后大出血。及时更换会阴垫，保持会阴部清洁、干燥。

五、胎盘早期剥离

妊娠 20 周后或分娩期，正常位置的胎盘在胎儿娩出前，部分或全部从子宫壁剥离，称为胎盘早期剥离，简称胎盘早剥。

1．病因

①妊娠期高血压疾病最常见。

②宫腔内压力骤减如胎膜早破，或双胎妊娠娩出第一个胎儿后。

③机械性因素如腹部外伤、脐带缠绕。

④高龄孕妇、经产妇、吸烟及子宫肌瘤等。

2．病理　主要病理改变是底蜕膜层出血并形成血肿，使胎盘自附着处分离。

3．临床表现　突发性持续性腹部疼痛，伴或不伴阴道出血。其严重程度与剥离面大小及剥离的位置有关，可分为轻型和重型（表 4-16）。

表4-16　胎盘早剥的分型

	轻　型	重　型
发病时间	分娩期	妊娠中、晚期
剥离面积	＜1/3	≥1/3
腹　痛	无或轻微	突发持续性腹痛、腰酸及腰痛
出血类型	外出血	内出血
阴道出血	量多，色暗红，贫血不显著	量少或无，贫血程度与外出血量不符
腹部检查	子宫软，压痛不明显	子宫硬如板状，压痛明显，子宫大于孕周，胎位触不清

4．辅助检查

（1）超声检查：胎盘与子宫壁之间有液性低回声区，提示胎盘后血肿。

（2）实验室检查：主要了解贫血程度及凝血功能，防止发生 DIC 和产后出血。重型应检查肾功能和二氧化碳结合力。

5．治疗要点　以纠正休克、及时终止妊娠、防治并发症为原则。

（1）纠正休克：迅速建立静脉通道，补充血容量，改善血液循环。

（2）及时终止妊娠：重型胎盘早剥患者一旦确诊，应及时终止妊娠。轻型患者如无胎儿宫内窘迫，短时间可结束分娩者，可经阴道分娩；重型患者采用剖宫产。胎儿分娩后，立即注射宫缩药物，按摩子宫促进子宫收缩，预防产后出血。发现子宫胎盘卒中，经按摩子宫和注射宫缩药物无效，应做好切除子宫的准备。

6. 护理措施

（1）纠正休克和凝血功能障碍。

（2）病情观察：严密观察病情变化，预防并发症。皮下、黏膜或注射部位出血、子宫出血不凝，提示凝血功能障碍。尿少或无尿提示急性肾衰竭。

（3）避免长时间仰卧位、腹部外伤或行外倒转术纠正胎位等诱因。

六、早　产

早产指妊娠满 28 周至不足 37 周之间分娩者。新生儿出生体重多在 1000～2499g。

1. 病因

（1）孕妇因素：孕妇合并子宫畸形、急慢性疾病、妊娠并发症、不良行为及精神刺激等。

（2）胎儿及胎盘因素：胎膜早破、绒毛膜羊膜炎最常见。此外，前置胎盘、胎盘早剥、胎儿畸形、羊水过多及多胎妊娠等也可致早产。

2. 临床表现　孕妇有晚期流产或早产史，此次妊娠满 28 周至 37 周前出现较规则宫缩，间隔 5～6 分钟，每次宫缩达到 30 秒以上，出现先兆早产或早产临产。

3. 治疗要点

（1）继续妊娠：先兆早产，胎儿存活，无明显畸形，若无胎儿窘迫及胎膜早破，通过休息和药物治疗控制宫缩，可明显延长孕周。常用的抑制宫缩药物有 β_2 肾上腺素受体激动剂（利托君）、硫酸镁、钙通道阻滞剂（硝苯地平）及前列腺素合成酶抑制剂（吲哚美辛）。

（2）终止妊娠：早产临产，胎膜已破，早产不可避免，应尽量预防新生儿合并症，提高早产儿存活率。

（3）促进胎肺成熟：孕 35 周以内，应用糖皮质激素促进胎儿肺成熟。

4. 护理措施

（1）预防早产：做好孕期保健，避免诱发宫缩的活动，禁止抬重物及性生活。保持情绪平静，加强营养，应多采取左侧卧位休息，慎做肛查及阴道检查。

（2）休息活动护理：宫缩较频繁，但无宫颈改变，不必卧床和住院，只需要减少活动、避免长时间站立；宫颈已有改变的先兆早产者，应住院并卧床休息；早产临产者，应绝对卧床休息。

（3）用药护理：β 肾上腺素受体激动剂的主要不良反应是心率增快、血糖升高、水钠潴留、血钾降低等，严重者可出现肺水肿，孕妇心率＞ 120 次／分应减慢输液速度；＞ 140 次／分应停药。吲哚美辛可促进动脉导管关闭，还可抑制胎尿形成，仅可在 32 周前短时间（1 周内）选用。未足月胎膜早破者，必须预防性使用抗生素。

（4）预防新生儿合并症：每天进行胎心监护，教会孕妇自数胎动。

（5）分娩护理：尽早决定合理的分娩方式。产程中给产妇吸氧，慎用镇静药，避免新生儿呼吸抑制。经阴道分娩者，缩短第二产程。做好早产儿保暖和复苏准备。

七、过期妊娠

平时月经规律，妊娠达到或超过 42 周（≥ 294 天）尚未分娩者为过期妊娠，是胎儿宫内窘迫、胎粪吸入综合征、新生儿窒息、成熟障碍综合征、巨大儿及难产等的重要原因。

1. 病因　雌、孕激素比例失调；子宫收缩刺激机制反射减弱，如头盆不对称、胎儿过大及胎位异常等；胎儿畸形；遗传因素。

2. 病理

（1）胎盘及胎儿

①胎盘功能正常，仅重量略有增加，维持胎儿正常生长，部分发育成巨大儿。

②胎盘功能减退，胎儿发育停滞，出现胎儿过熟综合征，生长受限。

（2）羊水：迅速减少，污染率明显增高。

3. 辅助检查

（1）胎动计数：12 小时 < 10 次或逐日下降 50%，提示胎儿宫内缺氧。

（2）胎心监护：NST（无应激试验）无反应，OCT 试验（缩宫素激惹试验）多次反复出现晚期减速，提示胎盘功能减退。

（3）B 超检查：观察胎盘成熟度、羊水量及胎儿宫内情况。

（4）羊膜镜检查：观察羊水颜色，了解有无胎粪污染。

4. 治疗与护理措施

（1）加强产前检查，准确核实预产期，妊娠 41 周后应考虑终止妊娠，避免过期妊娠。确诊过期妊娠者应根据胎儿安危状况、胎儿大小及宫颈成熟度选择恰当的分娩方式。

（2）预防并发症

①协助孕妇左侧卧位，吸氧，监测胎心。

②协助医生终止妊娠，发现胎心异常或羊水浑浊及时报告，做好剖宫产及抢救新生儿窒息的准备。

八、羊水量异常

（一）羊水量过多

妊娠期间羊水量超过 2000ml，称为羊水过多。

1. 病因

（1）胎儿疾病，如胎儿畸形（神经系统和消化道畸形最多见）、胎儿肿瘤、代谢性疾病等。

（2）多胎妊娠。

（3）脐带胎盘病变。

（4）妊娠合并症，如妊娠期糖尿病、母儿血型不合、妊娠期高血压疾病及严重贫血等。

（5）特发性羊水过多。

2. 临床表现　一般羊水量超过 3000ml 才出现症状。

（1）急性羊水过多：多发生在妊娠 20 ～ 24 周。因羊水量急剧增多，子宫迅速增大，孕妇出现呼吸困难、不能平卧只能侧卧、下肢水肿等压迫症状。查体可见子宫明显大于妊娠周数，胎位不清，胎心遥远或听不清。

（2）慢性羊水过多：常见于妊娠晚期，羊水在数周内缓慢增多，压迫症状较轻。

3. 辅助检查　B 超检查显示羊水最大暗区垂直深度 ≥ 8cm，羊水指数 ≥ 25cm，即可诊断为羊水过多。羊水指数是以脐为中心的四个象限，各象限最大羊水暗区垂直径之和。

4. 治疗要点

（1）羊水过多合并胎儿畸形：及时终止妊娠。

（2）羊水过多合并正常胎儿：应寻找病因，积极治疗母体疾病。

①症状严重者（胎龄不足 37 周）穿刺放羊水，严格执行无菌操作。放羊水时避免速度过快，每小时约 500ml，一次不超过 1500ml。放羊水后腹部放置沙袋或腹带包扎，以防腹压骤降而发生休克。

②羊水反复增多、症状严重者，若妊娠≥ 34 周且胎肺成熟，可终止妊娠。如胎肺未成熟，可用地塞米松促胎肺成熟，24 ~ 48 小时后再考虑引产。

5. 护理措施

（1）一般护理：取左侧卧位，抬高下肢，减少增加腹压的动作，以免胎膜早破。

（2）防治并发症：密切观察生命体征，胎心、胎动及宫缩情况。一旦破膜抬高臀部，取头低足高位，防止羊水流出过多或脐带脱垂。

6. 健康教育 确诊孕妇应定期随访，每 1 ~ 2 周做一次 B 超检查，每 2 周做一次无应激试验。

（二）羊水量过少

妊娠晚期至足月时羊水量少于 300ml，称为羊水过少。

1. 病因 胎儿畸形，以泌尿系统畸形多见；胎盘功能减退；羊膜病变；母体因素；胎膜早破。

2. 临床表现 临床症状多不典型。妊娠早期易发生胎膜、胎体粘连。妊娠中、晚期易发生肌肉骨骼畸形。

3. 辅助检查 妊娠晚期羊水最大暗区垂直深度≤2cm 为羊水过少，≤1cm 为严重羊水过少。羊水指数≤5cm 为羊水过少，≤8cm 为羊水偏少。

4. 治疗要点

（1）羊水过少合并胎儿畸形：应尽早终止妊娠。

（2）羊水过少合并正常胎儿：寻找病因，增加补液量，改善胎盘功能，抗感染。妊娠足月，胎儿可存活者，应尽快终止妊娠。

5. 护理措施

（1）一般护理：取左侧卧位，指导孕妇自我检测的方法。

（2）病情观察：密切观察孕妇和胎儿情况，B 超动态监测羊水量。出生后胎儿应全面评估、识别畸形。

（3）治疗护理：终止妊娠者做好阴道助产或剖宫产准备。羊膜腔灌注者严格执行无菌操作，遵医嘱抗感染。

第八节　妊娠期合并症

一、心脏病

妊娠期、分娩期及产褥期均可使心脏病患者的心脏负担加重而诱发心力衰竭。妊娠 32 ~ 34 周、分娩期及产后 3 天是心脏负担最重的时间，极易诱发心力衰竭和心律失常。

1. 心脏病与妊娠的相互影响

（1）妊娠期对心脏病的影响：妊娠 6 周后血容量逐渐增加，至 32 ~ 34 周达高峰，心排血量增加，心率增快，易导致心力衰竭。

（2）分娩期对心脏病的影响：产妇血流动力学变化最显著，热量及氧消耗增加，是心脏负担最重的时期（表 4-17）。

表4-17　分娩期对心脏病的影响

产　程	血流动力学变化	对心脏病的影响
第一产程	宫缩使血液挤入周围循环，增加外周阻力和回心血量，增加心排血量	加重心脏负担
第二产程	宫缩加强，产妇屏气，腹压升高，能使内脏血液涌入心脏，肺循环压力增加	心脏负担最重，最易发生心力衰竭
第三产程	胎儿娩出后，腹压骤减，大量血液流向内脏，回心血量急剧减少；胎盘娩出后，胎盘循环停止，子宫进一步收缩使大量血液进入体循环，回心血量急剧增加	易发生心力衰竭

（3）产褥期对心脏病的影响：产后 3 天内，子宫收缩使大量血液进入体循环，妊娠期组织间隙内潴留的大量液体也回到体循环，仍应警惕心力衰竭的发生。

（4）心脏病对妊娠的影响：心脏病不影响受孕。但心功能不全者早产、流产、宫内发育迟缓、胎儿宫内窘迫、胎死宫内及新生儿窒息的发生率明显增高。

2. 临床表现

（1）症状：多于妊娠前已诊断器质性心脏病。常表现为胸闷、气短、心悸、头晕等。左心衰竭最早出现劳累后心悸，以呼吸困难为主要症状。右心衰竭以体循环淤血引起的消化道症状最常见。

（2）体征：发绀，水肿，颈静脉怒张，心脏听诊有舒张期Ⅱ级以上或粗糙全收缩期Ⅲ级以上杂音。夜间不能平卧，端坐呼吸，休息时心率＞110 次 / 分，呼吸＞20 次 / 分，肺底有少量持续性湿啰音。

（3）心功能分级：参见第 2 部分内科护理学循环系统疾病心力衰竭的相关内容。

3. 辅助检查　心电图显示严重心律失常，X 线检查显示心脏显著扩大，超声心动图显示心肌肥厚、瓣膜运动异常或心内结构畸形。

4. 治疗与护理措施

（1）孕前咨询：主要根据心功能级别、心脏病种类、病变程度等决定能否妊娠。心功能Ⅰ～Ⅱ级、既往无心力衰竭史者可以妊娠；心功能Ⅲ～Ⅳ级、既往有心衰史、肺动脉高压、先心病、严重心律失常、年龄 35 岁以上等，妊娠期极易发生心力衰竭，不宜妊娠。

（2）妊娠期

①加强孕期保健：不宜妊娠者，应于妊娠 12 周前行人工流产，12 周后终止妊娠的危险性大。继续妊娠者，定期产检，妊娠 20 周前每 2 周一次；妊娠 20 周后每周一次，重点评估心功能和胎儿情况，发现早期心力衰竭表现应立即住院。妊娠 36 ～ 38 周提前住院待产。

②休息活动护理：保证充分休息，每天至少 10 小时睡眠且中午休息 2 小时，取左侧卧位或半卧位，避免劳累和情绪激动。

③饮食护理：限制过度营养，以每月体重增加不超过 0.5kg，整个妊娠期不超过 12kg 为宜。摄取高蛋白、高维生素、低盐、低脂、富含矿物质的饮食。妊娠 16 周后限盐，＜ 5g/d，20 周后预防性应用铁剂。少食多餐，多食水果蔬菜，防止便秘。

④消除诱发因素：注意保暖，预防感染，纠正贫血，治疗心律失常和妊娠期高血压疾病。

⑤急性心力衰竭紧急处理：参见内科护理学第三节循环系统疾病的相关内容。

（3）分娩期：心功能Ⅰ～Ⅱ级、胎儿不大、胎位正常、宫颈条件良好者，可在严密监护下，给予阴道助产。心功能Ⅲ～Ⅳ级的初产妇或有产科指征者，均应择期行剖宫产，连续硬膜外阻滞麻醉。

①第一产程：专人护理，每 15 分钟监测生命体征，每 30 分钟听胎心。取左侧半卧位休息，吸氧。

尽量减少肛查次数，以免诱发心力衰竭。保持外阴清洁，预防性应用抗生素。

②第二产程：尽量缩短第二产程，避免用力屏气，每 10 分钟监测生命体征及胎心。

③第三产程：胎儿娩出后，立即腹部放置沙袋 24 小时，以防腹压骤减诱发心力衰竭。按摩子宫同时注射缩宫素以减少出血，但禁用麦角新碱，以免静脉压升高。产房观察 4 小时。

（4）产褥期

①休息活动护理：产后 24 小时绝对卧床，半卧位或左侧卧位。在心脏功能允许的情况下，鼓励早期下床活动。

②病情观察：产后 72 小时严密观察生命体征，心功能Ⅰ～Ⅱ级者每 4 小时一次，心功能Ⅲ～Ⅳ级者每 2 小时一次。

③哺乳护理：心功能Ⅰ～Ⅱ级者，鼓励母乳喂养；心功能Ⅲ～Ⅳ者不宜哺乳，指导退乳及人工喂养的方法。

④预防感染：抗生素预防感染直至产后 1 周。保持外阴清洁，及时更换会阴垫，观察体温、伤口、子宫复旧和恶露变化。

⑤计划生育指导：心功能Ⅲ～Ⅳ级不宜妊娠者，剖宫产的同时行输卵管结扎术，或在产后 1 周行绝育手术。

⑥心功能Ⅰ～Ⅱ级者可在产后 10 天出院，心功能Ⅲ～Ⅳ者应该延迟出院时间。

二、病毒性肝炎

病毒性肝炎是由多种病毒引起的以肝脏病变为主的传染性疾病。乙型病毒性肝炎在妊娠期更容易进展为重型肝炎，是我国孕产妇死亡的主要原因之一。

1. 病毒性肝炎与妊娠的相互影响

（1）妊娠本身不增加对肝炎病毒的易感性，但因妊娠期基础代谢率高，营养物质消耗增多，肝内糖原储备降低，体内营养物质相对不足，蛋白质缺乏，使肝脏抗病能力降低。加之妊娠期大量雌激素需在肝内灭活，并妨碍肝脏对脂肪的转运和胆汁的排泄；胎儿代谢产物需经母体肝内解毒；分娩时体力消耗、缺氧，酸性代谢物质产生增多以及产后失血等因素使肝脏的负担增加，导致病毒性肝炎病情加重、复杂，诊断难度增加。

（2）垂直传播，胎儿可感染病毒性肝炎，可使早产机率增高，胎儿畸形率增加；可导致孕妇产后出血，晚期并发重度肝炎死亡率高。

2. 辅助检查

（1）肝功能检查　血清中 ALT 增高。血清胆红素＞17μmol/L。尿胆红素阳性、凝血酶原时间延长。

（2）血清病原学检测及意义

①甲型肝炎：检测血清中抗 HAV 抗体，发病第 1 周即可阳性，特异性高，有助于早期诊断。

②乙型肝炎：特异性标志为 HBsAg 阳性。

3. 治疗与护理措施

（1）妊娠期

①一般护理：保证休息，避免体力劳动。给予优质蛋白、高维生素、富含糖类、低脂肪食物，保持大便通畅。

②定期检查：定期进行肝功能、肝炎病毒血清病原学标志物检查。

③用药护理：积极进行保肝治疗，避免应用可能损害肝的药物，注意预防感染，并遵医嘱应用广谱抗生素，以防感染诱发肝性脑病。有黄疸应立即住院，按重症肝炎处理。合并重型肝炎时积极防

治肝性脑病，给予各种保肝药物，严格限制蛋白质摄入量，每日应＜0.5g/kg。严禁肥皂水灌肠。应用肝素治疗时，观察有无出血倾向。

（2）分娩期

①一般护理：密切观察产程，避免不良刺激。

②预防 DIC：于分娩前 1 周应用维生素 K_1，观察产妇有无出血倾向。

③预防产后出血：缩短第二产程，可使用阴道助产。

④预防感染：应用广谱抗生素预防感染。

（3）产褥期

①病情观察：观察子宫收缩情况，可使用缩宫素预防产后出血。

②母乳喂养：新生儿于出生 12 小时内注射乙型肝炎免疫球蛋白和乙肝疫苗后，可接受 HBsAg 阳性母亲哺乳。不宜哺乳者，指导产妇退乳方法和人工喂养的知识与技能，可口服生麦芽冲剂或乳房外敷芒硝退乳，因雌激素对肝脏有损害，所以不宜用于退乳。

三、糖尿病

妊娠合并糖尿病可分为两种类型：糖尿病合并妊娠，即已确诊糖尿病的基础上合并妊娠；妊娠期糖尿病，即妊娠前糖代谢正常，妊娠期首次出现糖尿病。

1. 糖尿病与妊娠的相互影响　见表 4-18。

表4-18　糖尿病与妊娠的相互影响

妊娠、分娩对糖尿病的影响	妊娠期	受孕率基本不受影响、易发生酮症酸中毒
	分娩期	易发生低血糖和诱发酮症酸中毒
	产褥期	易发生低血糖症
糖尿病对妊娠、分娩的影响	母体	易引起自然流产、妊娠期高血压疾病、感染、羊水过多、子宫收缩乏力、产程延长及产后出血
	胎儿	巨大儿、畸形儿、早产及胎儿生长受限，围生儿死亡率增高
	新生儿	新生儿呼吸窘迫综合征、新生儿低血糖、低钙血症及低镁血症

2. 辅助检查

（1）血糖测定：2 次或 2 次以上空腹血糖 ≥ 5.8mmol/L（105mg/dl）即诊断为糖尿病。

（2）糖筛查试验：常在妊娠 24～28 周用于筛查妊娠期糖尿病。方法为 50g 葡萄糖溶于 200ml 水中，5 分钟内口服完，服后 1 小时测血糖 ≥ 7.8mmol/L（140mg/dl）为异常。

（3）75g 葡萄糖耐量试验（OGTT）：4 次测量值中 2 项或 2 项以上达到或超过正常值为妊娠期糖尿病，1 项异常为糖耐量受损。

3. 治疗要点

（1）饮食控制：是糖尿病治疗的基础。

（2）药物治疗：多数孕妇经合理饮食控制和适当运动治疗，能控制血糖在满意范围。若血糖控制不理想，应用胰岛素调节血糖水平。不宜使用口服降糖药治疗，防止对胎儿产生毒性反应。

（3）孕期母儿监护：加强产前检查，妊娠早期每周检查一次至 10 周，妊娠中期每两周检查一次，妊娠 32 周后每周检查一次，注意血糖变化、胎儿发育等。

（4）妊娠前糖尿病和需胰岛素治疗的妊娠期糖尿病孕妇，若血糖控制良好，可选择妊娠 38～39 周终止妊娠。有母儿并发症，血糖控制不满意者，应促进胎肺成熟，适时终止妊娠。

4. 护理措施

（1）妊娠期

①加强孕妇监护，预防感染。

②控制饮食，适量运动。

③遵医嘱准确使用胰岛素，防止低血糖反应。指导孕妇掌握胰岛素的用法。

（2）分娩期

①陪伴分娩，加强心理支持，鼓励进食，保证充足热量。

②严密监测产程进展和胎儿情况，促进产程进展，控制产程时间不超过 12 小时。及时调整胰岛素用量，预防低血糖。

③遵医嘱在胎肩娩出时注射宫缩药，如缩宫素或麦角新碱，预防产后出血。做好术前准备，助产器械准备和新生儿抢救准备。

（3）产褥期

①产后遵医嘱调整胰岛素用量并监测血糖变化。分娩后 24 小时内胰岛素减至原用量的 1/2，48 小时减少到原用量的 1/3。

②注意观察产妇有无疲乏、心慌、出冷汗、脉速、恶心、呕吐等低血糖表现。一旦发生，及时通知医生，并给予口服糖水或静脉注射 5% 葡萄糖。

③注意子宫收缩和恶露情况，遵医嘱适当应用抗生素，预防感染。

④接受胰岛素治疗的产妇鼓励母乳喂养，按需哺乳。

⑤无论体重大小，都应按早产儿护理，注意保暖、吸氧。

⑥出生后取脐血测血糖，30 分钟后定时喂 25% 葡萄糖溶液，预防新生儿低血糖的发生。

⑦糖尿病产妇产后应使用避孕套或输卵管结扎术长期避孕，不宜使用避孕药和宫内节育器。

四、贫 血

贫血是妊娠期常见的合并症，以缺铁性贫血最常见。

1. 贫血与妊娠的相互影响

（1）对母体的影响：妊娠可使原有贫血加重，而贫血易导致孕妇发生贫血性心脏病、产后出血、产褥感染等并发症。

（2）对胎儿的影响：母体过度缺铁时，造成胎盘供氧和营养不足而致胎儿发育受限、胎儿宫内窘迫、早产，甚至死胎。

2. 辅助检查

（1）血常规检查：呈小细胞低色素性贫血，血红蛋白＜ 110g/L，血细胞比容＜ 0.33 或红细胞计数＜ $3.5×10^{12}$/L，可诊断为妊娠期贫血。

（2）血清铁测定：能更敏锐地反映缺铁状况，血清铁＜ 6.5 μmol/L 即可诊断缺铁性贫血。

3. 治疗要点 轻度贫血应调整饮食，或给予硫酸亚铁或琥珀酸亚铁口服，同服维生素以促进铁的吸收。重度贫血如血红蛋白≤ 60g/L，接近预产期或短期内需行剖宫产者，应多次少量输红细胞悬液或全血，警惕发生急性左心衰竭。

4．护理措施

（1）妊娠期：增加营养，多摄入高蛋白、富含铁和维生素 C 的食物，如瘦肉、动物肝、蛋类及绿叶蔬菜。妊娠 4 个月后，遵医嘱正确服用铁剂。避免同时饮用浓茶、咖啡、牛奶，因其影响铁的吸收。

（2）分娩及产褥期

①中、重度贫血孕妇临产前遵医嘱应用止血药，如维生素 K_1、卡巴克络等，备好新鲜血和新生儿急救的物品。

②严密观察产程进展，监测母儿状态，必要时第二产程行阴道助产。胎肩娩出后，及时使用宫缩药，防止产后出血。给予广谱抗生素预防感染。

③极度贫血或有严重并发症者不宜哺乳，应指导退奶。

第九节　异常分娩

一、产力异常

1．病因

（1）子宫收缩乏力：多与头盆不称或胎位异常、子宫因素、精神因素、内分泌失调、药物影响等因素有关。

（2）子宫收缩过强：主要原因有经产妇软产道阻力小、使用宫缩药不当、精神过度紧张、极度疲劳、胎膜早破、过多粗暴的阴道检查及宫腔操作刺激等。

2．临床表现

（1）协调性宫缩乏力（低张性子宫收缩乏力）：是最常见的产力异常类型。子宫收缩具有正常的节律性、对称性和极性，但子宫收缩力弱，持续时间短，间歇期长且不规律。多属继发性宫缩乏力，常见于第一产程活跃期后期或第二产程时宫缩减弱。

（2）不协调性宫缩乏力：子宫收缩的极性倒置，宫缩来自子宫下段某处或宫体多处，频率高，节律不协调，属无效宫缩。

（3）协调性子宫收缩过强：子宫收缩的节律性、对称性和极性均正常，但子宫收缩力过强、过频。总产程＜3 小时称为急产，常见于经产妇。

（4）不协调性子宫收缩过强

①强直性子宫收缩：子宫强烈收缩，宫缩间歇期短或无间歇。产妇烦躁不安，持续性腹痛，拒按。胎位触不清，胎心听不清，可有先兆子宫破裂征象。

②子宫痉挛性狭窄环：子宫局部平滑肌呈痉挛性不协调性收缩形成环状狭窄，持续不放松。可发生在宫颈、宫体的任何部分（胎儿较细的部位，以胎颈、胎腰多见），多在子宫上下段交界处，阴道检查可触及不随宫缩上升的狭窄环。

（5）产程曲线异常：宫缩乏力导致的产程曲线异常包括 8 种类型（表 4-19）。

3．对母儿的影响

（1）子宫收缩乏力：产程延长，易引起产后出血、生殖道瘘、产褥感染、胎儿窘迫，甚至胎死宫内、新生儿窒息等。

（2）子宫收缩过强：造成初产妇软产道撕裂伤、子宫破裂、产褥感染、胎儿窘迫、新生儿窒息及新生儿颅内出血等。

表4-19　产程曲线异常的常见类型

类　型	特　点
潜伏期延长	潜伏期（规律宫缩开始至宫口开大3cm）超过16小时
活跃期延长	活跃期（宫口开大3cm开始至宫口开全）超过8小时
活跃期停滞	进入活跃期后，宫口不再扩张超过2小时
第二产程延长	第二产程初产妇超过2小时、经产妇超过1小时尚未分娩
第二产程停滞	第二产程达1小时胎头下降无进展
胎头下降延缓	活跃期晚期至宫口扩张9～10cm，胎头下降速度初产妇<1cm/h，经产妇<2cm/h
胎头下降停滞	活跃期晚期胎头停留在原处不下降超过1小时
滞　产	总产程超过24小时

4. 治疗与护理措施

（1）协调性宫缩乏力

①有明显头盆不称和胎位异常者，应及时行剖宫产术。

②估计能经阴道分娩者，应加强宫缩，人工破膜，静脉滴注缩宫素。缩宫素适用于协调性宫缩乏力、宫口扩张≥3cm、胎心良好、胎位正常、头盆相称者。用药的原则是以最小浓度获得最佳宫缩。缩宫素2.5U加入0.9%氯化钠溶液500ml内，每滴含缩宫素0.33mU，从4～5滴/分（1～2mU/min）开始，根据宫缩强弱进行调整，调整间隔15～30分钟，每次增加4～5滴/分，最快给药速度不超过60滴/分，使宫腔内压力达到60mmHg，宫缩间隔2～3分钟，持续40～60秒。若10分钟内宫缩≥5次、每次宫缩>1分钟或胎心率异常，应立即停用缩宫素。

③密切监测胎心、宫缩情况及产程进展，做好阴道助产和剖宫产准备。宫口扩张缓慢、宫颈水肿者，可加用地西泮。

④第二产程双顶径通过坐骨棘平面后，可给予阴道助产。

⑤第三产程应预防产后出血。

（2）不协调性宫缩乏力：处理原则是调节子宫收缩，恢复正常宫缩的节律性和极性。给予镇静药哌替啶、吗啡肌内注射或地西泮静脉注射，使宫缩恢复为协调性宫缩，严禁使用缩宫素。不协调性宫缩未能纠正，出现胎儿宫内窘迫或病理性缩复环者，应行剖宫产。

（3）协调性宫缩过强：以预防为主，慎用宫缩药及其他促进宫缩的方法，提前做好急产后的抢救准备。

（4）不协调性宫缩过强：立即停用缩宫素，停止阴道内操作。给予镇静药和宫缩抑制药，常用25%硫酸镁缓慢静脉注射。若仍不缓解或出现胎儿宫内窘迫，应立即行剖宫产术。

（5）预防急产：有急产史的产妇应提前2周住院待产，住院后不宜远离病房或独自行动。

（6）产后处理：产后及时检查软产道和新生儿。急产者应严格消毒后结扎脐带、缝合裂伤。新生儿遵医嘱给予维生素 K_1，预防颅内出血。

二、产道异常

产道异常包括骨产道异常及软产道异常，临床上以骨产道异常多见。产道异常可使胎儿娩出受阻。

1. 临床表现

（1）骨盆入口平面狭窄：常见于扁平骨盆，以骨盆入口平面前后径狭窄为主，导致妊娠末期或临产后胎头衔接受阻，不能衔接。骨盆绝对性狭窄，常发生梗阻性难产，可出现病理缩复环，甚至子宫破裂。

（2）中骨盆平面狭窄：若中骨盆平面狭窄合并出口平面狭窄，称为漏斗骨盆。

（3）三个平面均狭窄（均小骨盆）：骨盆各平面径线均＜平均值 2cm 或以上。

（4）畸形骨盆：骨盆形态异常，失去对称性，如骨软化症骨盆和偏斜骨盆，较少见。

（5）软产道异常：软产道包括子宫下段、宫颈、阴道及外阴。

2. 护理措施

（1）观察产程情况：产程开始就进展缓慢，且伴有胎先露衔接障碍，多为骨盆入口狭窄所致。产程开始正常，进入中期停滞，多为中骨盆狭窄所致。同时密切注意胎儿宫内状况。

（2）有明显头盆不称，不能阴道分娩者，做好剖宫产的准备。有轻度头盆不称，在严密监护下可以试产。试产中的护理要点为：专人守护，密切观察胎儿情况及产程进展。若胎儿窘迫、子宫先兆破裂或试产 2～4 小时胎头仍未入盆者停止试产，并做好剖宫产的术前准备。

（3）漏斗骨盆者遵医嘱做好阴道手术助产和剖宫产的术前准备。

（4）防治并发症：严密观察宫缩、胎心、羊水及产程进展，一旦出现胎儿窘迫征象，及时吸氧，取左侧卧位，通知医生并配合处理。产程中减少肛查及阴道检查。助产手术时严格执行无菌操作，保持外阴清洁、干燥。检查子宫复旧及恶露有无异常，遵医嘱应用抗生素。

（5）新生儿护理：胎头在产道压迫时间过长或经手术助产的新生儿，应按产伤处理，严密观察有无颅内出血或其他损伤的表现。

三、胎位、胎儿发育异常

（一）胎位异常

分娩时除枕前位为正常胎位外，其余均为异常胎位。胎位异常是造成难产的原因之一。

1. 持续性枕后位、枕横位的临床表现　在分娩过程中，胎头枕骨持续不能转向前方，直至临产后仍位于母体骨盆后方或侧方，致分娩发生困难者，称为持续性枕后位或持续性枕横位。枕后位的产妇自觉肛门坠胀及排便感，致使宫口尚未开全时过早使用腹压，发生宫颈前唇水肿和产妇疲劳，影响产程进展使第二产程延长；常需手术助产，易发生软产道损伤，增加产后出血及感染的机会；由于第二产程延长，常出现胎儿窘迫和新生儿窒息，围生儿死亡率高。

2. 臀先露的临床表现　臀先露是最常见的异常胎位。表现为孕妇常感肋下或上腹部有圆而硬的胎头，由于胎臀不能紧贴子宫下段及宫颈，常导致子宫收缩乏力，产程延长。腹部检查可见子宫为纵椭圆形，在宫底部可触及硬而圆、有浮球感的胎头。

3. 治疗要点　定期产前检查，妊娠 30 周前顺其自然。胎位异常者于妊娠 30 周前多能自行转为头先露；30 周后仍不正者，可根据情况采取膝胸卧位进行胎位矫治。膝胸卧位时排空膀胱，松解裤带。若矫治失败，临产前提前 1 周住院，根据产妇及胎儿具体情况综合分析，以对产妇和胎儿造成最小的损伤为原则决定分娩方式。

（二）胎儿发育异常

1. 巨大胎儿　指出生体重≥4000g 者，多见于父母身材高大、孕妇患轻型糖尿病、过期妊娠等。临床表现为子宫增大过快，妊娠后期孕妇可出现呼吸困难、自觉腹痛等。

2. **胎儿畸形**　主要为脑积水和连体儿。脑积水指胎头颅腔内、脑室内外有大量脑脊液潴留，临床表现为明显头盆不称，若处理不及时可致子宫破裂。

第十节　分娩期并发症

一、胎膜早破

胎膜早破指在临产前胎膜自然破裂，是常见的分娩期并发症。

1. **病因**

（1）营养因素，缺乏维生素 C、锌及铜等，使胎膜抗张能力下降。

（2）下生殖道感染。

（3）羊膜腔压力增高，如多胎妊娠、羊水过多、巨大儿等。

（4）胎膜受力不均或发育不良。

（5）宫颈内口松弛。

（6）机械性刺激，如创伤或者晚期性交等。

2. **临床表现**　孕妇突感有较多液体自阴道流出，继而有少量间断性排出，咳嗽、打喷嚏、负重时流液增多，可无腹痛。肛诊将胎先露部上推，见阴道流液量增加。

3. **辅助检查**　阴道液 pH ≥ 6.5；阴道液涂片检查可见羊齿植物叶状结晶；羊膜镜检查可直视胎先露，看不见前羊膜囊；超声检查显示羊水量减少。

4. **治疗要点**

（1）期待疗法：适用于妊娠 28 ～ 35 周胎膜早破且不伴感染者，密切观察产妇生命体征，经一般处理后，预防性使用抗生素和子宫收缩抑制药，给予糖皮质激素促进胎肺成熟。绝对卧床，防止感染，适时终止妊娠。注意胎儿宫内情况，避免不必要的肛查和阴道检查。

（2）终止妊娠：妊娠 < 24 周发生胎膜早破者应终止妊娠。妊娠 35 周以上分娩发动且胎肺成熟，可自然分娩。若孕龄 < 37 周但已临产，或孕龄达 37 周，在破膜 12 小时后尚未临产者，应采取措施尽快终止妊娠。

5. **护理措施**

（1）严密观察胎儿情况：监测胎心率的变化，嘱孕妇自数胎动。观察羊水，若混有胎粪，提示胎儿宫内缺氧，应立即给氧。

（2）积极预防感染：保持外阴清洁，每天用 0.1% 苯扎溴铵冲洗会阴 2 次，勤换会阴垫和内衣裤。严密观察产妇的生命体征，及时发现感染征象。胎膜破裂超过 12 小时遵医嘱应用抗生素。

（3）脐带脱垂的预防及护理：胎膜早破、胎先露未衔接者，绝对卧床休息，取左侧卧位并抬高臀部或取头低足高位，防止脐带脱垂引起胎儿缺氧或宫内窘迫。严密监测胎心变化，如有脐带先露或脐带脱垂，应在数分钟内终止妊娠。避免一切不必要的刺激，保持大便通畅，禁忌灌肠。

二、产后出血

产后出血指胎儿娩出后 24 小时内失血量超过 500ml，是分娩期严重并发症，在我国居产妇死亡原因的首位。

1. 病因 子宫收缩乏力是最常见的原因；胎盘因素；胎盘滞留、胎盘粘连或植入、胎盘部分残留；软产道损伤；凝血功能障碍。

2. 临床表现 主要表现为胎儿娩出后阴道出血及失血引起的休克、严重贫血等相应症状。产妇出现面色苍白、心慌、头晕、皮肤湿冷、脉搏细数及血压下降等。不同原因所致产后出血的临床表现和处理原则见表4-20。

表4-20　产后出血的临床表现及处理原则

出血原因	阴道出血特点	身体检查	处理原则
子宫收缩乏力	胎盘娩出后间歇性阴道流血，量较多	宫底升高，子宫质软、轮廓不清	按摩子宫，应用宫缩药
胎盘因素	胎儿娩出数分钟后，色暗红	胎盘、胎膜是否完整	及时取出胎盘，做好刮宫准备
软产道损伤	胎儿娩出后立即出现，色鲜红	宫颈、阴道及会阴处是否有裂伤	及时准确地修复缝合
凝血功能障碍	胎儿娩出后持续流血，血液不凝	全身多部位出血或有瘀斑	尽快输新鲜全血，补充血小板等

3. 治疗要点 针对出血原因，迅速止血。补充血容量，纠正失血性休克，防治感染。

4. 护理措施

（1）饮食护理：提供营养丰富、易消化饮食，多食富含铁、蛋白质和维生素的食物，少量多餐。

（2）预防产后出血

①妊娠期与分娩期：妊娠期定期产前检查，高危孕妇提前入院。第一产程密切观察产程进展，防止产程延长。第二产程正确使用腹压，适时、适度做会阴侧切，胎肩娩出后立即给予缩宫素，减少出血。第三产程胎盘未剥离前不可过早牵拉脐带或按压子宫。

②产褥期：2小时内严密监护，观察血压、脉搏、宫缩及阴道出血，预防休克。

（3）止血的护理：针对不同原因，迅速止血。宫腔纱布填塞适用于子宫松弛无力、虽经按摩及宫缩剂等处理仍无效者。24小时后取出纱布条，取出前应先使用宫缩药，并给予抗生素预防感染。由于宫腔内填塞纱布条可增加感染的机会，故只有在缺乏输血条件，病情危急时考虑使用。

（4）失血性休克的护理：积极纠正休克，补充血容量。若大量失血，及时输新鲜血或行扩容治疗。取平卧位，给予吸氧、保暖。严密观察产妇的意识状态、生命体征、尿量及皮肤情况。观察子宫收缩及会阴伤口情况，遵医嘱给予抗生素控制感染。

三、羊水栓塞

羊水栓塞指在分娩过程中羊水突然进入母体血液循环引起急性肺栓塞、过敏性休克、DIC、肾衰竭等一系列病理改变的严重分娩并发症。

1. 临床表现 起病急骤、临床表现复杂是其特点。多发生于分娩过程中，尤其是胎儿娩出前后的短时间内。

（1）典型症状：常有烦躁不安、恶心、呕吐、气急等先兆症状，随之出现呛咳、呼吸困难、发绀，迅速出现休克或昏迷，严重者可在数分钟内迅速死亡。

（2）不典型症状：部分产妇病情发展慢，症状隐匿，缺乏急性呼吸系统和循环系统症状或症状较轻。

（3）并发症：急性肺栓塞、休克、DIC、急性肾衰竭。

2. 治疗要点

（1）紧急处理：一旦怀疑羊水栓塞，立刻抢救。抗过敏，抗休克，纠正呼吸、循环功能衰竭，改善低氧血症，防止 DIC 和肾衰竭的发生。

（2）产科处理

①若发生于胎儿娩出前，应积极改善呼吸、循环功能，防止 DIC，抢救休克，待病情好转后迅速结束分娩。

②第一产程发病者，应立即考虑行剖宫产术结束分娩，以去除病因。

③第二产程发病者可根据情况经阴道助产结束分娩。

④若无法控制子宫出血可考虑同时行子宫切除术，以减少胎盘剥离面开放的血窦出血。

⑤临产后出现羊水栓塞先兆，立即停用缩宫素。

3. 护理措施

（1）预防护理：加强产前检查，严密观察产程，严格掌握破膜时间。

（2）对症护理：取半卧位，加压给氧，必要时行气管插管或气管切开，遵医嘱给予静脉补液和药物治疗。

（3）病情观察：监测产妇生命体征、产程进展、宫缩强度及胎儿情况。观察出血量、血凝情况，必要时做好子宫切除术的术前准备。

第十一节　产后并发症

一、产褥感染

产褥感染是指产褥期生殖道受病原体侵袭，引起局部或全身的炎症变化。产褥病率是指分娩 24 小时以后的 10 天之内，用口表每天测量体温 4 次，间隔 4 小时，有 2 次 ≥ 38℃。产褥病率常由产褥感染引起，但也可由生殖道以外感染引起。产褥感染与产后出血、妊娠合并心脏病、严重的妊娠期高血压疾病成为导致孕产妇死亡的四大原因。

1. 病因

（1）病原体：需氧性链球菌是外源性产褥感染的主要致病菌。其他包括大肠埃希菌、葡萄球菌、厌氧菌、支原体和衣原体等。

（2）感染途径

①内源性感染：寄生于正常孕妇生殖道或其他部位的病原体，当出现感染诱因时可致病。

②外源性感染：由外界的病原体侵入生殖道而引起的感染。常由被污染的衣物、用具、手术器械等途径感染。

（3）诱发因素：任何削弱产妇防御能力的因素，如胎膜早破，羊膜腔感染，产前、产后出血，孕妇贫血等。

2. **临床表现**　发热、疼痛、异常恶露是产褥感染的三大主要症状。轻者体温逐渐上升，达38℃左右。重者体温可达39℃以上，伴有脉速、头痛、虚弱等全身中毒症状，甚至引起菌血症、脓毒症及中毒性休克。

（1）急性外阴、阴道、宫颈炎：主要表现为会阴局部灼热、疼痛及坐位困难。检查可见局部创口红肿、硬结，脓性分泌物流出，压痛明显，甚至创口裂开，伴有低热。阴道、宫颈感染表现为黏膜充血、溃疡及脓性分泌物增多。

（2）子宫感染：包括急性子宫内膜炎、子宫肌炎。其中，急性子宫内膜炎最常见。轻型者表现为恶露量多，浑浊有臭味，下腹疼痛，宫底压痛，子宫质软伴低热。重型者表现为寒战、高热、头痛，心率增快，白细胞增多，下腹压痛，恶露增多有臭味。

（3）急性盆腔结缔组织炎、急性输卵管炎：产妇表现为高热、寒战、脉速、头痛等全身症状，子宫复旧差，出现单侧或双侧下腹部疼痛和压痛。

（4）急性盆腔腹膜炎及弥漫性腹膜炎：全身中毒症状明显，出现高热、恶心、呕吐、腹胀，查体可见下腹部压痛、反跳痛。脓肿累及肠管与膀胱可有里急后重、腹泻和排尿困难。

（5）血栓性静脉炎：来自胎盘剥离处的感染性栓子，经血行播散引起盆腔血栓性静脉炎，病变常呈单侧性。产后1～2周多见，表现为寒战、高热并反复发作，持续数周。

（6）脓毒症及菌血症：感染血栓脱落进入血液循环所致，可并发感染性休克和严重全身症状，危及生命。

3. **治疗要点**　支持疗法，加强营养，纠正水、电解质紊乱。清除感染灶，会阴伤口出现感染及时切开引流，清除宫腔残留物，及时应用抗生素。发生血栓静脉炎者，可加用肝素，并口服双香豆素、阿司匹林，也可用活血化瘀中药治疗。严重感染者应及时行子宫切除术。

4. **护理措施**

（1）采取半卧位，促进恶露引流，炎症局限，防止感染扩散。

（2）遵医嘱正确应用抗生素。

（3）严密监测生命体征，做好病情观察与记录。

（4）进食高热量、高蛋白、高维生素、易消化的食物，提高机体抵抗力。

（5）保持会阴清洁，及时更换会阴垫。

二、晚期产后出血

晚期产后出血是指分娩24小时后，在产褥期内发生的子宫大量出血。

1. **病因**　胎盘、胎膜残留最常见；蜕膜残留；子宫胎盘附着面复旧不全；感染；剖宫产术后子宫切口裂开；其他：产后子宫滋养细胞肿瘤、子宫黏膜下肌瘤等。

2. **临床表现**　以产后1～2周发病最常见。

（1）胎盘、胎膜残留者：表现为恶露持续时间延长，反复阴道出血或突然大量流血，妇科检查子宫大而软，宫口松弛，有时可触及残留组织，多发生于产后10天左右。

（2）子宫复旧不全者：表现为突然大量阴道流血，阴道及宫口有血块堵塞。

（3）术后切口裂开者：出现大量阴道流血，甚至休克。

（4）产妇可继发贫血，伴腹痛和发热；常合并感染，出现恶露增加并有臭味。产后出血与晚期产后出血鉴别见表4-21。

3. **治疗要点**　针对晚期产后出血的原因进行治疗，以止血、抢救休克、预防感染为治疗原则。疑有宫内残留或胎盘附着部位复旧不全者，静脉输液、备血并给予刮宫，操作应轻柔，以防子宫穿孔。

刮出物应送病理检查。密切观察病情变化，若大量阴道出血，可做开腹探查。

表4-21　产后出血与晚期产后出血鉴别

	产后出血	晚期产后出血
出血时间	胎儿娩出24小时内	分娩24小时后，产后1～2周最常见
主要病因	子宫收缩乏力	胎盘、胎膜残留
发　热	少	多
体　征	不同原因，不同体征	子宫增大、变软，宫口松弛

4．护理措施

（1）预防休克：仔细评估出血量及失血性休克表现，备好急救物品和药品，协助产妇平卧、保暖、给氧，给予补液、补血治疗，并协助医生止血。

（2）预防感染：各项操作严格无菌，做好外阴护理，定时监测体温，观察恶露，如有异常及时通知医生，遵医嘱应用抗生素。

三、产褥期抑郁症

产褥期妇女精神疾病的发病率明显高于其他时期，尤其以产后抑郁症较常见。

1．病因　病因不明。受社会因素、心理因素及妊娠因素影响。

2．临床表现　产褥期抑郁症的主要表现是抑郁，多在产后 2 周内发病，产后 4 ～ 6 周症状明显。主要表现为心情压抑、情绪淡漠，有时表现为孤独或伤心、流泪。或与丈夫及其他家庭成员关系不协调，对身边的人充满敌意。对生活缺乏信心，出现厌食、睡眠障碍，严重者出现绝望、自杀或杀婴倾向。

3．治疗要点　心理治疗为产后抑郁的主要治疗方法。中度抑郁症辅以药物治疗，首选 5- 羟色胺再吸收抑制剂，如盐酸帕罗西汀、盐酸舍曲林。

4．护理措施

（1）充分休息，保证足够的睡眠，入睡前喝热牛奶、洗热水澡。安排合理饮食，保证营养摄入。必要时陪伴。

（2）心理护理：使产妇感到被支持、尊重、理解，建立与他人良好的交流能力。护理人员应当具备温和、接受的态度，鼓励产妇宣泄、抒发自身感受，耐心倾听，做好疏通工作。让家人给予更多地关心与爱护，避免不良刺激。

（3）指导产妇与婴儿进行交流，参与照顾，培养产妇自信心。

（4）注意安全保护，防止产妇自杀、自伤等行为。

（5）药物治疗：是产后抑郁症的重要治疗手段，应在专科医生指导下正确应用，并注意观察药物疗效及不良反应。

第十二节 妇科护理病历

（一）病史采集方法

护理评估是护理程序的基础，是指全面收集有关护理对象的资料，并加以整理、综合、判断的过程。妇产科护理评估可以通过观察、会谈、对护理对象进行身体检查、心理测试等方法获得护理对象生理、心理、社会、精神和文化等各方面的资料。

（二）病史内容

1. **一般项目** 询问护理对象的姓名、年龄、婚姻、籍贯、职业、民族、教育程度、宗教信仰、家庭住址等，观察患者的入院方式。

2. **主诉** 了解患者就医的主要问题、主要症状（或体征）、出现的时间、持续时间和患者的应对方式。

3. **现病史** 围绕主诉了解发病的时间、发病的原因及可能的诱因、病情发展经过、就医经过、采取的护理措施及效果。

4. **月经史** 询问初潮年龄、月经周期、经期持续时间。了解经量多少、有无血块、经前期有无不适、有无痛经和疼痛部位、性质、程度、起始时间和消失时间，月经异常时，还应询问再前次月经起始日期。绝经后患者应询问绝经年龄、绝经后有无阴道出血、分泌物情况或其他不适。

5. **婚育史** 包括结婚年龄、婚次、男方健康情况、是否近亲结婚（直系血亲及 3 代旁系）、同居情况、双方性功能、性病史。生育情况包括足月产、早产、流产次数以及现存子女数，以 4 个阿拉伯数字顺序表示，可简写为：足－早－流－存，如足月产 1 次，无早产，流产 1 次，现存子女 1 人，可记录为 1-0-1-1。也可以用孕 × 产 × 方式表示，可记录为孕 2 产 1（G_2P_1）。

6. **既往史** 询问既往健康状况，曾患过何种疾病，特别是妇科疾病。同时应询问食物过敏史、药物过敏史。

7. **个人史** 询问患者的生活和居住情况、出生地和曾居住地区、个人特殊嗜好等。

8. **家族史** 了解患者的家庭成员身体状况，有无遗传性疾病以及可能与遗传有关的疾病。

（三）身体评估

主要包括全身检查、腹部检查和盆腔检查。

1. **全身体格检查** 测量体温、脉搏、呼吸、血压、身高、体重；观察精神状态、全身发育、毛发分布、皮肤、淋巴结、头部器官、颈、乳房、心、肺、脊柱及四肢。

2. **腹部检查** 是妇产科体格检查的重要组成部分，应在盆腔检查前进行。

3. **盆腔检查** 盆腔检查为妇科特有的检查，又称为妇科检查，包括外阴、阴道、宫颈、宫体及双侧附件。

（1）基本要求

①检查前向患者做好解释工作，检查时仔细认真，动作轻柔。若有其他患者在场，应注意遮挡。

②除尿失禁患者外，检查前嘱咐患者排空膀胱，必要时先导尿排空膀胱。大便充盈者应在排便或灌肠后进行。

③每检查一人，应更换一块置于臀部下面的垫单（或塑料布、纸单）、无菌手套和检查器械，以

避免感染或交叉感染。

④除尿瘘患者有时需取膝胸位外，一般妇科检查均取膀胱截石位。不宜搬动的危重患者不能上检查台，可在病床上检查。

⑤正常月经期应避免检查，若为阴道异常出血，则必须检查。检查前应先消毒外阴，以防发生感染。

⑥无性生活患者禁做阴道窥器检查和双合诊或三合诊检查，一般行直肠腹部诊。若确有检查必要时，应先征得患者及其家属同意后，方可用示指放入阴道扪诊，或行阴道窥器或双合诊检查。

⑦怀疑有盆腔内病变而腹壁肥厚、高度紧张不合作或无性生活史患者，若妇科检查不满意，可行 B 型超声检查。

⑧男性护士对患者进行妇科检查时，应有一名女性医护人员在场，以减轻患者紧张心理，并可避免发生不必要的误会。

（2）检查方法：一般按下列步骤进行

①外阴部检查：观察外阴发育、阴毛多少和分布情况（女性型或男性型），有无畸形、水肿、炎症、溃疡、赘生物或肿块。然后分开小阴唇，暴露阴道前庭、尿道口和阴道口，观察尿道口周围黏膜色泽及有无赘生物。检查时还应让患者用力向下屏气，观察有无阴道前壁或后壁膨出、子宫脱垂或尿失禁等情况。

②阴道窥器检查：根据患者阴道大小和阴道壁松弛情况，选用适当大小的阴道窥器。无性生活者未经本人同意，禁用阴道窥器检查。

③双合诊：为盆腔检查中最重要的项目。检查者一手两指或一指放入阴道内，另一手放在腹部配合检查，称双合诊检查。

④三合诊：经直肠、阴道、腹部联合检查，称三合诊。一手示指放入阴道，中指插入直肠，另一手放在腹部配合检查。

⑤直肠腹部诊：检查者一手示指伸入直肠，另一手在腹部配合检查，称直肠肛腹诊。一般适用于无性生活史、阴道闭锁、经期或有其他原因不宜行双合诊检查的患者。

（四）心理社会评估

了解患者对疾病的反应、健康问题及医院环境的感知、精神心理状态等。

（五）护理计划

1. **护理问题** 是对患者生命历程中所遇到的生理、心理、精神、社会和文化等方面问题的阐述，这些问题可以通过护理措施解决。

2. **护理措施** 护理措施是指护士为帮助患者达到预定目标所采取的具体护理活动。包括执行医嘱、缓解症状、促进舒适的护理措施，预防、减轻或消除病变反应的措施，用药指导和健康教育等。

第十三节 女性生殖系统炎症

一、概 述

1. **女性生殖系统自然防御功能** 女性生殖器的解剖特点和生理特点具有较完善的自然防御功能。

（1）解剖特点：大阴唇自然合拢，遮盖尿道口、阴道口。阴道前后壁紧贴，宫颈管"黏液栓"堵塞，输卵管纤毛的摆动及输卵管的蠕动，均有助于防止病原体入侵。

（2）生理特点：阴道上皮发生周期性的增生变厚及糖原含量增多，可维持阴道正常酸性环境（pH ≤ 4.5，多在 3.8 ～ 4.4），抑制弱碱性环境中繁殖的病原体，称为自净作用。同时，子宫内膜的周期性脱落也可消除宫腔感染。

但女性外阴与尿道、肛门相邻，易受污染。且外阴和阴道由于性交、分娩和宫腔操作，易受损伤和外界病原体感染。尤其在月经期、妊娠期、分娩期和产褥期，容易造成病原体的繁殖，引起生殖道的炎症。

2. 病原体　多为混合感染，常见病原体为细菌，以化脓菌多见。其他病原体还包括原虫、真菌、病毒、螺旋体、衣原体等。

3. 传播途径　沿生殖器黏膜上行；沿血液循环；经淋巴系统；直接蔓延。

二、外阴部炎症

（一）外阴炎

1. 病因　主要指外阴部皮肤与黏膜的炎症，常见于大、小阴唇。诱发因素主要有阴道分泌物、经血、尿液、粪便等刺激，不注意皮肤清洁，长期穿化纤内裤，月经垫通透性差，局部潮湿等。因此，诱因评估时应重点了解患者的卫生习惯。

2. 临床表现　外阴皮肤瘙痒、疼痛、红肿、烧灼感，于活动、性交、排尿及排便时加重。慢性炎症可使皮肤增厚、粗糙、苔藓样变。

3. 治疗要点　消除病因，保持局部清洁、干燥，应用抗生素。可用 0.1% 聚维酮碘或 1 ∶ 5000 高锰酸钾坐浴。高锰酸钾具有防腐、消毒、除臭及解毒作用，其治疗外阴炎的原理是通过氧化菌体的活性基团，发挥杀菌作用。坐浴后涂抗生素软膏或紫草油。

4. 护理措施　可用 1 ∶ 5000 的高锰酸钾溶液坐浴，水温 40℃，每天 2 次，每次 15 ～ 30 分钟。会阴部浸没于溶液中，月经期停止坐浴。保持外阴清洁干燥，避免搔抓皮肤，禁止使用刺激性药物或肥皂擦洗。

（二）前庭大腺炎

1. 病因　前庭大腺位于两侧大阴唇后部，开口于小阴唇与处女膜之间的沟内。在性交、流产、分娩或其他情况污染外阴部，炎症侵入腺管时可发生前庭大腺炎。腺管开口阻塞，脓液不能外流，易形成前庭大腺囊肿。多见于育龄妇女。

2. 临床表现　炎症多发于一侧，局部皮肤红肿、灼热、压痛明显。脓肿形成时，疼痛加剧，可触及波动感。囊肿多为单侧，也可为双侧，囊肿小时无明显自觉症状，囊肿大时可有外阴坠胀感或性交不适。

3. 治疗要点　根据病原体选择敏感抗生素控制感染。也可应用中药热敷或坐浴。脓肿形成时行切开引流并造口术是治疗前庭大腺囊肿最简单有效的方法。

4. 护理措施

（1）急性期卧床休息，局部保持清洁干燥，按医嘱应用镇痛药或抗生素。

（2）造口术后每天更换引流条。常规擦洗外阴，每天 2 次，伤口愈合后改坐浴，每天 2 次。

（3）注意外阴清洁卫生，月经期、产褥期禁止性交。纠正不良生活习惯，避免辛辣刺激性食物。

三、阴道炎症

（一）滴虫阴道炎

1. **病因与发病机制**　由阴道毛滴虫引起。滴虫适宜在 pH 为 5.2 ～ 6.6 的潮湿环境中生长。传播方式以性交直接传播为主，也可经浴池、浴巾、污染的器械等间接传播。

2. **临床表现**　潜伏期为 4 ～ 28 天，多表现为大量稀薄泡沫状的阴道分泌物及外阴瘙痒。合并尿道感染可有尿频、尿痛，偶见血尿。阴道毛滴虫吞噬精子，可造成不孕。妇科检查见阴道黏膜充血，严重者有散在出血斑点，可累及宫颈而形成"草莓样"宫颈。

3. **辅助检查**　检查滴虫最简单的方法是生理盐水悬滴法，属阴道分泌物检查，在阴道分泌物中找到滴虫即可确诊。

4. **治疗要点**　切断传播途径，杀灭阴道毛滴虫，恢复阴道正常 pH 值。

（1）全身用药：甲硝唑连用 7 天。甲硝唑具有强大的抗厌氧菌和抗原虫的作用，是治疗阴道滴虫病的首选药，也可治疗厌氧菌、阿米巴原虫感染等。性伴侣应同时治疗，患者及性伴侣治愈前应避免无保护性生活。

（2）局部用药：每晚用酸性药液，如 1% 乳酸或 0.1% ～ 0.5% 醋酸溶液冲洗阴道，再用甲硝唑塞入阴道，连用 7 天。

5. **护理措施**

（1）注意个人卫生，保持外阴清洁干燥，避免搔抓外阴部。内裤和洗涤用物煮沸消毒 5 ～ 10 分钟。治疗期间禁止性生活。

（2）取送检分泌物前不做双合诊，窥器不涂润滑剂，检查前 24 ～ 48 小时禁止性交、阴道灌洗或局部用药。

（3）指导患者遵医嘱正确用药，注意观察疗效和不良反应。甲硝唑应餐后服用，主要不良反应有消化道反应，如食欲缺乏、恶心、呕吐等。此外，偶见头痛、皮疹、白细胞减少等，一旦发现应停药。甲硝唑用药期间及停药 24 小时内禁酒。因甲硝唑可通过胎盘，妊娠 20 周前及哺乳期妇女禁用。

（4）滴虫性阴道炎常于月经后复发，因此治疗后检查滴虫阴性者，再于月经后复查 3 次阴道分泌物，均阴性者方为治愈。

（二）外阴阴道假丝酵母菌病

1. **病因与发病机制**　由假丝酵母菌引起。酸性环境适宜假丝酵母菌生长，感染后阴道 pH 多为 4.0 ～ 4.7，通常 < 4.5。对日光、干燥、紫外线及化学制剂的抵抗力强，但不耐热，加热至 60℃ 1 小时即死亡。假丝酵母菌为机会致病菌，内源性感染为主要传播途径，机体抵抗力降低和环境条件适宜时可发病。常见的诱发因素有：妊娠、肥胖、糖尿病、大量应用免疫抑制药及广谱抗生素、大量雌激素治疗、穿紧身化纤内裤等。

2. **临床表现**　主要表现为外阴瘙痒（奇痒）、灼痛、性交痛，伴尿频、尿痛。典型阴道分泌物呈白色稠厚凝乳状或豆渣样，妇科检查见外阴红斑、水肿，常伴抓痕，阴道黏膜、小阴唇内侧附有白色块状物，擦除后露出红肿黏膜面。阴道分娩时新生儿易传染为鹅口疮。

3. **辅助检查**　可用生理盐水悬滴法，10%KOH 悬滴法或革兰染色检查分泌物中的芽胞和假菌丝。pH 测定 < 4.5 为单纯感染，pH > 4.5 可能存在混合感染。

4. **治疗要点**　消除诱因，2% ～ 4% 碳酸氢钠液冲洗阴道或坐浴。以局部药物治疗为主，可选用咪康唑栓剂、制霉菌素栓剂等阴道给药。

5. **护理措施**　基本同滴虫阴道炎。

（1）妊娠合并感染者禁口服，坚持局部用药，以 7 日疗法效果为佳。性伴侣无须常规治疗，但有症状男性应进行假丝酵母菌检查及治疗。

（2）养成良好的卫生习惯。保持外阴清洁，避免搔抓外阴局部皮肤。内裤应煮沸消毒，勤更换。

（3）阴道用药者应在晚上睡前，洗手后戴手套放置。

（4）假丝酵母菌阴道炎常在月经前复发，治疗后应在月经前复查阴道分泌物。

（三）老年性阴道炎

1. 病因与发病机制　多见于自然绝经妇女及卵巢去势后妇女，产后闭经或药物假绝经治疗等也可引起。雌激素水平低，阴道壁萎缩，黏膜变薄，上皮细胞糖原减少，阴道 pH 增高，达到 5.0～7.0，局部抵抗力降低，病菌易入侵繁殖。

2. 临床表现　多表现为外阴灼热、瘙痒及阴道分泌物增多。阴道分泌物稀薄，淡黄色，严重呈脓血性白带。妇科检查可见阴道黏膜充血伴散在出血点，有时可见浅表溃疡。

3. 治疗要点　治疗原则为补充雌激素，增加阴道抵抗力，应用抗生素抑制细菌生长。补充雌激素为主要的治疗方法，全身或局部用药。阴道局部应用抗生素甲硝唑或诺氟沙星。

4. 护理措施

（1）注意保持外阴清洁，勤换内裤，穿纯棉内裤，减少刺激。

（2）可用 1% 乳酸液或 0.1%～0.5% 醋酸液冲洗阴道，抑制细菌生长。冲洗后阴道局部使用抗生素。

（3）对卵巢切除、放疗患者给予雌激素替代治疗指导。

四、子宫颈炎症

1. 病因　包括子宫颈阴道部炎症和子宫颈管黏膜炎症。以急性子宫颈管黏膜炎多见，若急性子宫颈炎未及时治疗或病原体持续存在，可发展为慢性子宫颈炎症。急性宫颈炎的主要病原体为淋病奈瑟菌、沙眼衣原体等，常见于性传播疾病的高危人群。慢性宫颈炎的病原体有葡萄球菌、链球菌、大肠埃希菌、淋菌或沙眼衣原体等。

2. 病理

（1）宫颈糜烂：曾被认为是慢性子宫颈炎最常见的病理改变。但目前已明确子宫颈糜烂样改变只是一个临床征象，可为生理性改变，也可为病理性改变。

（2）宫颈肥大：长期炎症刺激导致宫颈组织充血、水肿、腺体及间质增生，宫颈肥大，但表面光滑，硬度增加。

（3）宫颈息肉：慢性炎症长期刺激使宫颈局部黏膜增生，并向子宫颈外口突出形成息肉。常为单个，也可为多个，色红质脆易出血。

（4）宫颈腺囊肿：多数为生理性变化，不需处理。

（5）宫颈黏膜炎。

3. 临床表现　多数患者无症状。有症状者可表现为阴道分泌物增多，呈乳白色黏液状、淡黄色脓性或血性。妇科检查可见子宫颈充血、水肿、黏膜外翻，子宫颈管黏膜质脆，易出血。

4. 治疗要点　急性子宫颈炎主要采取抗生素治疗。慢性子宫颈炎以局部治疗为主，物理治疗是最常用的有效治疗方法。糜烂样改变无症状者无须治疗，常规做细胞学检查即可。糜烂样改变伴有分泌物增多、乳头状增生或接触性出血者，可给予激光、冷冻、微波等物理治疗。

5. 护理措施

（1）物理治疗护理

①治疗前做常规宫颈刮片检查，排除子宫颈癌。

②急性生殖器炎症者禁忌，避免炎症扩散。

③治疗时间以月经干净后 3～7 天为宜。

④物理治疗后创面恢复需要 3～4 周，病变较深者需要 6～8 周。

⑤每天清洗外阴 2 次，禁性交、盆浴和阴道冲洗 4～8 周。

⑥治疗后阴道分泌物增多，有大量黄水流出，1～2 周脱痂时可有少许出血。

⑦一般于两次月经干净后 3～7 天复查，注意有无子宫颈管狭窄。

（2）加强会阴部护理，保持外阴清洁干燥，给予高热量、高蛋白、高维生素饮食，适当休息。

五、盆腔炎症

1. 病因　外源性病原体主要为性传播疾病的病原体，如沙眼衣原体、淋病奈瑟菌等。内源性病原体主要为寄居于阴道内的微生物群，包括需氧菌（金黄色葡萄球菌等）及厌氧菌（脆弱类杆菌等）。高危因素有：年龄，年轻妇女易发病；不良性行为；产后或流产后感染；宫腔内手术操作后感染；经期卫生不良；感染性传播疾病；邻近器官炎症蔓延；盆腔炎性疾病再次急性发作。

2. 病理　盆腔炎性疾病如未得到及时治疗，可转变为盆腔炎性疾病后遗症，即慢性盆腔炎。主要病理改变为组织破坏、广泛粘连、增生及瘢痕形成，导致输卵管阻塞、增粗、积水或输卵管卵巢肿块、囊肿。

3. 临床表现

（1）急性盆腔炎性疾病：轻者无症状或症状轻微，多表现为持续性下腹痛、阴道分泌物增多，伴发热，活动或性交后加重。严重者出现寒战、高热、头痛、食欲缺乏，可有腹胀及腹膜刺激症状。盆腔检查可见阴道充血，大量脓性臭味分泌物，穹隆触痛明显，宫颈充血、水肿、举痛明显，宫体活动受限，附件区增厚，明显压痛。有脓肿形成时可触及包块且有波动感。

（2）盆腔炎性疾病后遗症

①全身症状不明显。

②慢性盆腔痛，下腹部坠胀、隐痛及腰骶部酸痛，常在月经前后、劳累后、性交后加重。

③输卵管粘连闭塞导致不孕或异位妊娠。

④盆腔炎性疾病反复发作。

4. 治疗要点　主要为经验性、广谱、及时及个体化的抗生素治疗，必要时手术治疗。

（1）如为厌氧菌感染，治疗首选甲硝唑，甲硝唑具有强大的抗厌氧菌和抗原虫的作用，是治疗阴道滴虫病的首选药，对阿米巴原虫也有杀灭作用。

（2）在盆腔炎性疾病诊断 48 小时内及时用药，可明显减少后遗症的发生。

（3）盆腔炎性疾病后遗症则应采取物理治疗、中药治疗、西药治疗及手术等综合性方案治疗。

5. 护理措施

（1）急性期卧床休息，取半卧位，促进炎症局限。加强营养，给予高热量、高蛋白、高维生素的流食或半流食。避免不必要的盆腔检查。

（2）遵医嘱给予抗生素，必要时应用镇静、镇痛药。

（3）经期、孕期、产褥期加强个人卫生，经期避免性交，注意预防性传播疾病。

（4）抗生素治疗者应在 72 小时内随访，注意观察疗效。沙眼衣原体和淋病奈瑟菌感染者，可在治疗后 4～6 周复查病原体。

六、尖锐湿疣

1. 病因与传播途径 尖锐湿疣是由人乳头瘤病毒感染引起的鳞状上皮增生性疣状病变。危险因素有：过早性交、多个性伴侣、免疫力低下、高性激素水平、吸烟等。主要经性交直接传播，也可通过污染的物品间接传播。

2. 临床表现 潜伏期为 3 周～8 个月，平均 3 个月。临床症状不明显，多以外阴赘生物就诊。初期为散在簇状增生的粉色或白色顶端尖锐的小乳头状疣，随着病情发展，可呈菜花状或鸡冠状。

3. 治疗要点 尚无根除方法，主要采取局部药物治疗和物理治疗，改善症状和体征。局部药物治疗可外用 0.5% 足叶草毒素酊、三氯醋酸等。物理治疗包括微波、激光、冷冻、光动力等。干扰素可作为辅助用药，具有抗病毒及调节免疫作用。病灶较大可行手术切除。

4. 护理措施

（1）保持外阴清洁卫生，杜绝混乱的性关系。及时消毒生活用物，预防交叉感染。

（2）尊重患者的人格、隐私，了解患者的思想顾虑，鼓励患者积极接受治疗。

七、淋 病

1. 病因与传播途径 淋病是由淋病奈瑟菌引起的泌尿生殖系统化脓性感染，也可导致眼、咽、直肠感染和散播性淋病奈瑟菌感染。人是淋病奈瑟菌的唯一天然宿主，因此，淋病患者和淋病奈瑟菌携带者是淋病主要传染源。成人主要通过性接触传染，极少经间接传染。

2. 临床表现 潜伏期 1～10 天，平均 3～5 天，最初好发于子宫颈、尿道、前庭大腺等下泌尿生殖道，未经治疗，淋病奈瑟菌可上行感染引起子宫内膜炎、输卵管炎、输卵管积脓、盆腔腹膜炎、输卵管卵巢脓肿、盆腔脓肿等，导致淋菌性盆腔炎。若治疗不当，迁延不愈或反复发作，可导致不孕或输卵管妊娠。

3. 对妊娠、胎儿及新生儿的影响

（1）对母体的影响：妊娠期任何阶段感染淋菌对妊娠预后均有不良影响。妊娠早期可致感染性流产和人工流产后感染；妊娠中晚期易发生绒毛膜羊膜炎、胎膜早破。分娩后产妇抵抗力低下，易发生产褥感染。

（2）对胎儿及新生儿的影响：易出现早产和胎儿宫内感染。新生儿在通过软产道时易感染淋菌，发生新生儿结膜炎、肺炎等，使围生儿死亡率增加。

4. 治疗要点 及时、足量、规范用药。首选第三代头孢菌素（如头孢曲松等）。部分淋病患者同时合并沙眼衣原体感染，可同时使用抗衣原体药物。妊娠期禁用喹诺酮类及四环类药物。

5. 护理措施

（1）急性期卧床休息，做好床边隔离，用过的物品要严格消毒，防止交叉感染。

（2）所有淋病娩出的新生儿应尽快使用红霉素眼膏，预防淋菌性眼炎。

（3）治疗期间严格禁止性交，性伴侣应同时治疗。

（4）尊重患者，给予其关心、安慰，解除顾虑，积极接受治疗。

八、梅 毒

1. 病因与传播途径 梅毒是由苍白密螺旋体引起的侵犯多系统的慢性性传播疾病。病变范围广泛，临床表现复杂，危害极大。主要通过性接触传播，未经治疗的患者在感染后 1 年内最具传染性。

病期即使超过 4 年，仍可通过胎盘感染胎儿，为先天性梅毒。少数患者可因医源性途径、接触、哺乳等途径感染梅毒。

2．临床表现 临床上获得性梅毒可分早期梅毒和晚期梅毒。早期梅毒包括一期梅毒、二期梅毒和早期潜伏梅毒；晚期梅毒包括三期梅毒和晚期潜伏梅毒，病程长。

（1）一期梅毒：一般无明显全身症状。

（2）二期梅毒：表现为皮肤黏膜损害。皮肤梅毒疹为典型表现。

（3）三期梅毒：表现为永久性皮肤黏膜损害，可侵犯多种组织器官，严重可危及生命。

3．对胎儿及婴幼儿的影响 患梅毒孕妇能通过胎盘将螺旋体传给胎儿，引起晚期流产、早产、死产。先天梅毒儿早期表现有皮疹、鼻炎、肝脾肿大等；晚期表现为楔状齿、鞍鼻、骨膜炎、神经性耳聋等，病死率及致残率高。

4．治疗要点 以青霉素治疗为主，足量、规范用药。

5．护理措施

（1）建议所有孕妇在初次产科检查时做梅毒血清学筛查，确诊患者应积极配合治疗。

（2）治疗期间严格禁止性交，性伴侣应同时治疗。

（3）经充分治疗后，应随访 2～3 年，第一年每 3 个月复查一次，以后每半年复查一次。治疗失败或再感染，应加倍治疗剂量，并同时行脑脊液检查，观察有无神经性梅毒。

（4）尊重患者，帮助其建立治愈的信心和生活的勇气。

九、获得性免疫缺陷综合征

获得性免疫缺陷综合征（艾滋病）是由人免疫缺陷病毒（HIV）所引起的以免疫功能严重损害为特征的慢性传染病。

1．病因与传播途径

（1）传染源为 HIV 感染者和艾滋病患者。

（2）传播途径

①性接触传播：为主要的传播途径，同性、异性性接触均可传播。

②血液传播：共用针具静脉吸毒、输入被 HIV 污染的血制品及介入医疗操作等。

③母婴传播：通过胎盘、阴道分娩、产后血性分泌物和哺乳等传播。

（3）易感人群：人群普遍易感，高危人群有男性同性恋、多位性伴侣、静脉用药成瘾者及多次接受输血或血制品者。

2．临床表现 潜伏期持续时间变化较大，数月至十数年不等，平均约 8 年左右。感染早期常无明显异常，或仅有全身淋巴结肿大，常因机会性感染及肿瘤而发展成为艾滋病。无症状感染期。

（1）分期

①急性感染期：初次感染 2～4 周，以发热最常见，可伴全身不适、头痛、畏食、肌肉关节疼痛及淋巴结肿大等病毒血症和免疫系统急性损伤所产生的症状，持续 1～3 周后缓解。

②无症状感染期：一般持续 6～8 年，此期 HIV 不断复制，血清可检出 HIV、RNA 和 HIV 抗体，具有传染性。

③艾滋病期：是 HIV 感染的最终阶段。临床表现复杂，出现 HIV 相关症状、机会性感染及恶性肿瘤。

（2）相关症状：持续 1 个月以上的发热、乏力、盗汗、腹泻，体重下降超过 10%，伴记忆力减退、头痛、癫痫、痴呆等神经系统症状。还可出现持续性全身淋巴结肿大，表现为除腹股沟以外全身其他部位两处或两处以上淋巴结肿大，质软，无压痛，可活动，持续 3 个月以上，无自觉症状。

（3）各系统的临床表现

①呼吸系统：肺孢子菌肺炎最常见，是本病机会性感染死亡的主要原因。

②消化系统：念珠菌、疱疹病毒和巨细胞病毒导致的口腔和食管炎症、溃疡最为常见。

③中枢神经系统：机会性感染、机会性肿瘤和 HIV 直接感染中枢神经系统等。

④皮肤黏膜改变。

⑤眼部：视网膜炎、眼部卡波西肉瘤等。

3．辅助检查

（1）血常规检查：白细胞、血红蛋白、红细胞及血小板计数均降低，红细胞沉降率加快。

（2）免疫学检查：CD4$^+$T 淋巴细胞是 HIV 感染最主要的靶细胞，HIV 感染后，出现 CD4$^+$T 淋巴细胞进行性减少，CD4/CD8 值＜ 1.0，比值倒置，表明细胞免疫功能受损，故 CD4/CD8 值有助于判断治疗效果及预后。

（3）血清学检查：HIV-1/HIV-2 抗体检查是 HIV 感染诊断的金标准，阳性即可确诊。

（4）HIV-RNA 检测：有助于诊断，并可判断治疗效果及预后。

4．治疗要点　早期高效抗反转录病毒是治疗的关键，至今无特效药。目的是最大限度地抑制病毒复制，重建或维持免疫功能。齐多夫定为治疗艾滋病的首选药，药物可通过血 - 脑脊液屏障，逆转 HIV 所致痴呆，尤其针对儿童的治疗；免疫重建；治疗机会性感染和肿瘤；对症治疗；预防性治疗。

5．预防　宣传教育和综合治理是预防的重点措施。加强对群众自我防护的宣传，尤其应加强性道德的教育。严格管理血液及血制品。严格无菌操作，推广使用一次性注射用品。加强对高危人群的疫情监测。

6．护理措施

（1）休息活动护理：在急性感染期和艾滋病期应卧床休息，无症状感染期可正常工作，但应避免劳累。

（2）饮食护理：给予高热量、高蛋白、高维生素、易消化饮食，少食多餐。呕吐者于餐前 30 分钟给予止吐药。腹泻者应提供少渣、少纤维素的流食或半流食，多饮水或果汁、肉汁等。必要时遵医嘱静脉补充营养。

（3）用药护理：齐多夫定的不良反应主要有抑制骨髓、恶心、头痛、疲劳、药物热、皮疹、肌炎等，用药期间注意有无严重的骨髓抑制作用和耐药发生，定期检查血象。Hb ＜ 80g/L 或骨髓抑制时可输血，中性粒细胞＜ 0.5×10^9/L 时应停药。

（4）卫生护理：加强口腔护理和皮肤清洁。

（5）心理护理：了解患者的心理状态，关心、体谅患者，给予理解、尊重，不歧视，提供生活及精神上的帮助。

7．健康教育

（1）疾病预防指导：广泛开展宣传教育和综合治理，介绍艾滋病的传播途径及危害性。保障安全的血液供应，提倡义务献血。注意个人卫生，不要与他人共用注射器、指甲刀、剃须刀、牙刷等。大力提倡禁毒，杜绝不洁注射。告知群众一般的社交活动如握手、共同进餐、礼节性的接吻、昆虫叮咬等不会传播艾滋病。

（2）疾病知识指导：指导患者及家属艾滋病预防和治疗的相关知识，教会患者保护他人和自我健康监测的方法。讲解应用含氯消毒剂或漂白粉等消毒液对血液、排泄物和分泌物消毒的方法，可用 0.2% 次氯酸钠或漂白粉等进行消毒。定期进行访视及医学观察。

第十四节 月经失调

一、排卵障碍性异常子宫出血

排卵障碍性异常子宫出血是由于生殖内分泌轴功能紊乱引起的异常子宫出血，但全身及内外生殖器官无明显器质性病变，可发生在月经初潮至绝经的任何年龄。

1. 病因与发病机制

（1）无排卵性异常子宫出血：最常见，以青春期和围绝经期多见，但育龄期也可出现。

①青春期：下丘脑 - 垂体 - 卵巢轴调节未成熟，对雌激素的正反馈作用异常。

②围绝经期：卵巢功能衰退，对促性腺激素反应低下，导致卵泡发育受阻。

③育龄期：应激等因素引起短暂的无排卵。

（2）黄体功能异常：好发于育龄期妇女。

①黄体功能不足。

②子宫内膜不规则脱落，黄体发育良好，但萎缩过程延长，造成子宫内膜不能如期完整脱落。

③与排卵前后激素水平波动有关。

2. 临床表现

（1）无排卵性异常子宫出血：最常见的症状是子宫不规则出血，表现为月经周期紊乱、经期长短不一，流血量时多时少，甚至大量出血。出血期一般无腹痛或不适。出血量多或时间长者常伴有贫血，甚至休克。

（2）黄体功能异常：月经周期规律，经期正常，但经量增多。月经间期出血可分为黄体功能异常和围排卵期出血。

①黄体功能不足：可表现为月经周期缩短，月经频发，易并发不孕或妊娠早期流产史。

②子宫内膜不规则脱落（黄体萎缩不全）：多为月经周期正常，经期延长达 9 ～ 10 天，经量可多可少，好发于产后或流产后。

3. 辅助检查

（1）诊断性刮宫：可同时达到止血和明确诊断的目的。多于月经前 3 ～ 7 天或月经来潮 6 小时（不超过 12 小时）内刮宫确定排卵和黄体功能。黄体功能异常者在月经期第 5 ～ 6 天刮宫，增生期和分泌期内膜共存可确诊子宫内膜不规则脱落。不规则出血者可随时刮宫。

（2）基础体温测定：是判断排卵简易可行的方法，指早晨醒来后（夜间工作者休息 6~8 小时后）未进行任何活动测量的体温，记录体温并连接成曲线。单相型提示无排卵。双相型但高体温持续时间短，提示黄体功能不足；双相型但体温下降缓慢，提示子宫内膜不规则脱落。

（3）宫颈黏液结晶检查：经前羊齿状结晶提示无排卵，经前有卵圆体提示有排卵。

4. 治疗要点

（1）无排卵性异常子宫出血：青春期及育龄期以止血、调整周期、促进排卵为原则。围绝经期以止血、调整周期、减少经量、预防子宫内膜病变为原则。

①止血：大量出血者，性激素治疗要求 8 小时见效，24 ～ 48 小时出血基本停止。

a. 性激素：是首选的止血方法。

b. 刮宫术：可立即有效止血，并了解子宫内膜病理。

c．辅助治疗：一般止血药、雄激素等。

②调整月经周期：应用雌孕激素序贯疗法、雌孕激素联合疗法或后半周期疗法。

③手术治疗：子宫内膜切除术，子宫切除术等。

（2）黄体功能异常

①月经过多：应用止血药或宫腔放置左炔诺孕酮缓释系统等。

②黄体功能不足：出血前补充孕激素或 hCG，卵泡期应用低剂量雌激素或氯米芬。

③子宫内膜不规则脱落：排卵后第 1 ～ 2 天或下次月经前 10 ～ 14 天开始补充孕激素。也可应用 hCG，促进黄体功能。

5．护理措施

（1）一般护理：保证充足的睡眠和休息，加强营养，给予高蛋白、高维生素及含铁丰富的食物。

（2）维持正常血容量：出血多者卧床休息，减少出血量，避免劳累和剧烈活动。密切观察并记录生命体征、出入量，准确评估出血量。配合医生做好配血、输血及止血处理。

（3）预防感染：注意观察患者体温、脉搏及子宫体压痛。保持外阴清洁干燥，出血期间禁止盆浴和性生活，遵医嘱应用抗生素。

（4）用药护理：遵医嘱正确使用性激素。

①按时按量服用，不得随意漏服或停服。

②药物减量在止血后开始，3 天减量 1 次，每次减量不超过原剂量的 1/3，直到维持量。

③雌激素仅适用于青春期功血，育龄期和围绝经期不宜使用。

④按停药后发生撤退性出血的时间确定维持量服用时间。

⑤治疗期间出现不规则阴道出血，应及时就诊。

6．健康教育　教会患者测量基础体温的正确方法，每晚临睡前将体温计甩至 35℃以下，放在醒来后伸手可及的地方。早晨清醒后，立即将体温表放在舌下或腋下 5 分钟后，读数并记录。测量体温前禁止起床及从事一切活动，不可进食、说话。

二、闭　经

病理性闭经分为两类：原发性闭经和继发性闭经。原发性闭经是指女性年逾 16 岁，虽有第二性征发育但无月经来潮，或年逾 14 岁，尚无第二性征发育及月经。继发性闭经为月经来潮后停止 3 个周期或 6 个月以上。

1．病因

（1）原发性闭经：较少见，多数由于遗传因素或先天性发育异常所致。可分为第二性征存在和第二性征缺乏两类。

（2）继发性闭经：发生率明显高于原发性闭经，按生殖轴病变和功能失调的部位分为下丘脑性闭经、垂体性闭经、卵巢性闭经、子宫性闭经以及其他内分泌功能异常引起的闭经。

①下丘脑性闭经：病因包括精神应激如环境改变、过度紧张等；肥胖；药物性闭经如口服避孕药等；下丘脑肿瘤等。

②垂体性闭经：垂体肿瘤；垂体梗死；空蝶鞍综合征等。

③卵巢性闭经：卵巢早衰；卵巢功能性肿瘤等。

④子宫性闭经：Asherman 综合征（常见于人工流产或流产后）；其他子宫内膜破坏等。

⑤其他：雄激素增高的疾病如多囊卵巢综合征、先天性肾上腺皮质增生症等；甲状腺疾病如为桥本氏病及 Graves 病等。

2．**辅助检查**

①激素测定如药物撤退试验、孕激素实验、垂体兴奋试验等。

②影像学检查如盆腔超声检查、CT 等。

③腹腔、宫腔镜检查。

④染色体检查。

⑤其他如基础体温测定、子宫内膜取样等。

3．**治疗要点**　确定病因后，根据病因治疗。

4．**护理措施**

（1）指导合理用药，说明性激素的作用，并严格遵医嘱用药，不可擅自停服、漏服、更改剂量。

（2）缓解心理压力，鼓励患者表达自己的感受，消除闭经的诱发因素。

三、痛　经

痛经指经期或月经前后，出现下腹疼痛、坠胀、腰酸及其他不适，影响工作或生活质量者，可分为原发性和继发性两类。

1．**病因与发病机制**

（1）原发性痛经：最常见，其发生与月经期子宫内膜前列腺素升高有关。生殖器官无器质性病变，好发于青少年期，多于初潮后 1～2 年发病。

（2）继发性痛经：因盆腔器质性病变所致，最常见为子宫内膜异位症。

2．**临床表现**　主要症状是月经期下腹痛，以坠胀痛为主，严重者呈痉挛痛，最早出现于经前12 小时，行经第 1 天最剧烈，持续 2～3 天后可缓解。疼痛多位于下腹正中，可放射到外阴、腰骶部，伴恶心、呕吐、头晕、出冷汗、面色苍白等。

3．**治疗要点**　避免精神刺激和过度疲劳，以对症治疗为主。可应用前列腺素合成酶抑制剂，常用药物有布洛芬、酮洛芬、双氯酚酸等。有避孕要求的痛经妇女可口服避孕药，抑制子宫内膜生长。未婚少女可用雌孕激素序贯疗法减轻症状。

4．**护理措施**

（1）护理评估：了解患者的年龄、月经史与婚育史，询问诱发痛经的相关因素，疼痛与月经的关系，疼痛发生的时间、部位、性质及程度，是否服用止痛药、用药量及持续时间，疼痛时伴随的症状以及自觉最能缓解疼痛的方法。

（2）心理护理：是痛经护理的重要环节。告知患者痛经是生理反应，减轻经期恐惧，教会患者有效分散注意力的方法。

（3）一般护理：保证充足的休息与睡眠，避免经期劳累和剧烈活动，加强营养。疼痛时可热敷、按摩下腹部或进食热饮料，必要时给予镇痛、镇静药。

四、绝经综合征

绝经指卵巢功能停止所致永久性无月经的状态。停经后 12 个月随访可判定绝经。绝经综合征指妇女绝经前后因性激素波动或减少所引起的一系列躯体和精神心理症状。

1．**病因与发病机制**　其发病主要与内分泌因素、神经递质因素、种族因素、遗传因素等有关。

2．**临床表现**　绝经综合征多发于 45～55 岁，可持续 2～3 年或 5～10 年。

（1）近期症状：月经紊乱为常见症状，多表现为月经周期不规则、月经频发、月经稀发及经量增多或减少。潮热为雌激素减少的特征性症状。常出现自主神经失调症状，如心悸、头痛、失眠等。也可见激动、易怒、抑郁、焦虑、记忆力减退等精神神经症状。

（2）远期症状：常出现泌尿生殖道萎缩症状、骨质疏松、阿尔茨海默病、心血管疾病及皮肤和毛发改变。

3. 治疗要点 心理治疗配合对症治疗或激素治疗。激素治疗以补充雌激素为关键，以生理性补充、个体化治疗为原则。

4. 护理措施

（1）一般护理：加强营养，增加钙和维生素 D 的摄入，适当体育锻炼，延缓骨质疏松的发生。保证休息和睡眠时间，必要时给予镇静药。

（2）用药护理：遵医嘱给予性激素治疗，用药期间注意观察有无异常阴道出血、乳房胀痛、白带增多、头痛、水肿或色素沉着等。

第十五节 妊娠滋养细胞疾病

一、葡萄胎

妊娠后胎盘绒毛滋养细胞增生，间质水肿，形成大小不等的水泡，水泡间借蒂相连成串，形如葡萄，称为葡萄胎。葡萄胎是滋养细胞的良性病变，可发生在任何年龄的生育期妇女，分为完全性葡萄胎和部分性葡萄胎两类，以前者多见。

1. 病因

（1）完全性葡萄胎：地区因素；营养状况和社会经济因素，如维生素 A、胡萝卜素和动物脂肪缺乏等；年龄，＞35 岁或＜20 岁妊娠妇女多见；既往葡萄胎史；遗传因素：染色体核型为二倍体，均来向父系；其他：流产和不孕史等。

（2）部分性葡萄胎：可能与不规则月经和口服避孕药有关，与饮食和年龄无关。

2. 病理 病变局限于宫腔内，不侵袭肌层，无远处转移。

3. 临床表现

（1）停经后阴道流血：停经 8～12 周左右不规则阴道流血是最常见的症状。

（2）子宫异常增大：多数患者子宫大于停经月份，质地变软，伴血清 hCG 水平异常升高，无胎体、胎心、胎动。

（3）妊娠呕吐：出现早，症状重，持续时间长。

（4）妊娠期高血压疾病征象：妊娠 24 周前甚至妊娠早期，出现高血压、蛋白尿和水肿，易发展为子痫前期，但子痫罕见。

（5）腹痛：阵发性下腹痛，可忍受，常发生于阴道流血之前。卵巢黄素化囊肿扭转或破裂时可有急性腹痛。

4. 辅助检查

（1）B 超：是诊断葡萄胎的可靠和敏感的检查方法，无胎心搏动或妊娠囊，呈落雪状改变。

（2）hCG 测定：明显高于正常孕周的相应值，而且在停经 8～10 周以后继续持续上升。

5. 治疗要点

（1）清除宫腔内容物：葡萄胎一旦确诊，及时清宫。一般选择吸刮术，即先用大号吸管吸出大部分葡萄胎组织，子宫明显缩小后改用刮匙轻柔刮宫。一次未刮净时可于1周后行第2次刮宫。在充分扩张宫颈管和开始吸宫后，使用缩宫素减少出血和子宫穿孔。但出现严重并发症时，应先对症处理，稳定病情。清宫在手术室进行，开放静脉通路。

（2）卵巢黄素化囊肿的处理：发生坏死应切除患侧附件。

（3）预防性化疗：适用于有高危因素和随访困难者，应在葡萄胎排空前或排空时实施。

6. 护理措施

（1）一般护理：给予高蛋白、高维生素、易消化饮食，注意补充维生素A、胡萝卜素及动物脂肪。

（2）病情观察：密切观察生命体征和阴道流血的量、颜色和性质。注意有无咳嗽、咯血及转移灶症状，早期发现肺转移。

（3）预防感染：每次清宫术后1个月禁止盆浴和性生活。保持外阴清洁干燥，每天清洗外阴，勤换会阴垫。

（4）用药护理：按照体重计算和调整化疗药物剂量，在每个疗程的用药前及用药中各测量1次。

7. 健康教育

（1）避孕指导：随访期间严格避孕1年，hCG下降缓慢者，延长避孕时间。首选安全套避孕，也可口服避孕药，但不选用宫内节育器，以免混淆子宫出血的原因或穿孔。

（2）随访指导：坚持正规治疗和随访是根治葡萄胎的基础。hCG定量测定是随访最重要的项目。葡萄胎清宫后每周1次，直到连续3次阴性，随后每个月1次共6个月，再每2个月1次共6个月，自第1次阴性后共计1年。

二、妊娠滋养细胞肿瘤

妊娠滋养细胞肿瘤是滋养细胞的恶性病变，可分为侵蚀性葡萄胎和绒毛膜癌。侵蚀性葡萄胎全部继发于葡萄胎。绒毛膜癌可继发于葡萄胎妊娠，也可继发于非葡萄胎妊娠。葡萄胎排空后半年内恶变者多为侵蚀性葡萄胎，1年以上恶变者多为绒毛膜癌，半年至1年者两者均有可能。时间间隔越长，绒毛膜癌的可能性越大。

1. 病理

（1）侵蚀性葡萄胎：侵入子宫肌层或转移至子宫外。镜下可见水泡状组织，绒毛结构及滋养细胞增生和分化不良，绒毛结构也可退化，仅见绒毛阴影。恶性程度一般不高，多数仅局部侵犯。

（2）绒毛膜癌：可突向宫腔或穿破浆膜，恶性程度极高，发生转移早而广泛。镜下滋养细胞极度不规则增生，绒毛或水泡状结构消失。

2. 临床表现

（1）原发灶表现

①不规则阴道流血：多见于葡萄胎排空、流产或足月产后，为最常见症状。

②子宫复旧不全：葡萄胎排空后4～6周子宫仍未恢复正常大小。

③卵巢黄素化囊肿：持续存在。

④腹痛：一般无腹痛，肿瘤穿破浆膜层或黄素化囊肿扭转时出现急性腹痛。

⑤假孕症状：与hCG及雌、孕激素的作用有关。

（2）转移灶表现：绒毛膜癌易早期血行转移，其转移部位的共同特点是局部出血。

①肺转移：最常见，表现为咳嗽、咯血、胸痛和呼吸困难。

②阴道转移：局部可见紫蓝色结节。

③肝转移：常有上腹部或肝区疼痛。

④脑转移：最主要的死亡原因，可经历瘤栓期、脑瘤期和脑疝期。

3. 辅助检查

（1）血 hCG 测定：是主要的诊断依据，葡萄胎排空 9 周以上或足月产、流产、异位妊娠 4 周以上，血、尿 hCG 仍持续高水平，或一度下降后又上升。

（2）B 超检查：是诊断子宫原发病灶的最常用方法。

（3）其他：X 线胸片、CT、MRI、组织学检查等。

4. 治疗要点　采用以化疗为主，手术和放疗为辅的综合治疗。

5. 护理措施

（1）一般护理：给予高蛋白、高维生素、营养丰富的易消化饮食。发生转移患者尽量卧床休息，保持外阴清洁。

（2）病情观察：密切观察患者生命体征、腹痛及阴道出血情况，记录出血量。

（3）转移患者的护理

①肺转移的护理：呼吸困难者取半卧位并吸氧，大量咯血时应立即取头低患侧卧位，保持呼吸道通畅，轻击背部排出积血，并通知医生配合抢救。

②脑转移的护理：尽量卧床休息，起床时有人陪伴。抽搐时保持呼吸道通畅。严格控制补液总量和补液速度，防止颅内压升高。遵医嘱给予止血、脱水药。

③阴道转移的护理：注意外阴清洁，避免增加腹压，避免性生活和不必要的阴道、盆腔检查，严禁阴道冲洗。结节破溃大出血，立即通知医生配合抢救，用长纱条填塞压迫止血，填塞纱布应于 24 ～ 48 小时取出。遵医嘱应用抗生素预防感染。

6. 健康教育　治疗结束后严密随访 5 年，第 1 次在出院后 3 个月，然后每 6 个月 1 次至 3 年，此后每年 1 次直至 5 年，以后每 2 年 1 次。随访期间严格避孕，化疗停止 12 个月后才可考虑妊娠。

三、化疗护理

目前化疗已成为恶性肿瘤的主要治疗方法之一。滋养细胞疾病是所有肿瘤中对化疗最为敏感的一种。

1. 常用药物的种类　见外科护理学第十三节肿瘤的相关内容。

2. 化疗药物的作用机制　见外科护理学第十三节肿瘤的相关内容。

3. 常见的化疗不良反应　见外科护理学第十三节肿瘤的相关内容。

4. 化疗前准备

（1）准确测量并记录体重：化疗时应根据体重来正确计算和调整药量，一般在每个疗程的用药前及用药中各测一次体重，应在早上、空腹、排空大小便后进行测量，酌情减去衣服重量。

（2）正确使用药物：根据医嘱严格三查七对，正确溶解和稀释药物，并做到现配现用，一般常温下不超过 1 小时。如果联合用药应根据药物的性质排出先后顺序。顺铂对肾脏损害严重，需在给药前后给予水化，同时鼓励患者多饮水并监测尿量，保持尿量每天超过 2500ml。

①需要避光的药物：放线菌素 D、顺铂。

②需快速推注的药物：环磷酰胺。

③缓慢给药：氟尿嘧啶、阿霉素。

（3）合理使用静脉血管并注意保护：遵循长期补液保护血管的原则，有计划地穿刺，用药前先注入少量生理盐水，确认针头在静脉中后再注入化疗药物。一旦怀疑或发现药物外渗应重新刺，遇到局部刺激较强的药物，如氮芥、长春新碱、放线菌素 D（更生霉素）等外渗，需立即停止滴入并给予局部冷敷，同时用生理盐水或普鲁卡因局部封闭，以后用金黄散外敷，防止局部组织坏死、减轻疼痛和肿胀。化疗结束前用生理盐水冲管，以降低穿刺部位拔针后的残留浓度，起到保护血管的作用。

5．化疗中的护理 经常巡视，及时发现不良反应，并即刻报告医师。

（1）出血倾向：牙龈出血、鼻出血、皮下淤血或阴道活动性出血。

（2）肝脏损害：上腹疼痛、恶心、腹泻等。

（3）消化道反应：腹痛、腹泻等。

（4）膀胱炎：尿频、尿急、血尿。

（5）皮肤反应：皮疹。

（6）神经系统反应：肢体麻木、肌肉软弱、偏瘫等。

6．化疗副反应的护理

（1）口腔护理：应保持口腔清洁，预防口腔炎症。若发现口腔黏膜充血疼痛，可局部喷射西瓜霜等粉剂；若有黏膜溃疡，则做溃疡面分泌物培养，根据药敏试验结果选用抗生素和维生素 B_{12} 液混合涂于溃疡面促进愈合；使用软毛牙刷刷牙或用清洁水漱口，进食前后用消毒溶液漱口，进食前可用 0.03% 的丁卡因喷口腔及咽部止疼；给予温凉的流食或软食，避免刺激性食物。

（2）止吐护理：在化疗前后给予镇吐剂，合理安排用药时间以减少化疗所致的恶心、呕吐；鼓励进食清淡、易消化、高热量、高蛋白、富含维生素饮食，少吃甜食和油腻食物，少量多餐，同时避免在化疗前后 2 小时内进食、创造良好的进餐环境等；患者呕吐严重时应补充液体，以防电解质紊乱。

（3）骨髓抑制的护理：按医嘱定期测定白细胞计数，若低于 $3.5×10^9/L$，应与医师联系考虑停药。血小板计数 $< 50×10^9/L$，可引起皮肤或黏膜出血，应减少活动，增加卧床休息时间；血小板计数 $< 20×10^9/L$ 有自发性出血可能，必须绝对卧床休息，遵医嘱输入血小板浓缩液。

①Ⅰ度骨髓抑制一般不予以处理，复测血常规。

②Ⅱ度和Ⅲ度骨髓抑制需进行治疗，遵医嘱皮下注射粒细胞集落刺激因子。

③Ⅳ度骨髓抑制除给予升白细胞治疗，还需使用抗生素预防感染，同时给予保护性隔离，尽量谢绝探视。

（4）动脉化疗并发症的护理：动脉灌注化疗后有些患者可出现穿刺局部血肿甚至大出血，主要是穿刺损伤动脉壁或患者凝血机制异常所造成。术后应密切观察穿刺点有无渗血及皮下淤血或大出血。用沙袋压迫穿刺部位 6 小时，穿刺肢体制动 8 小时，卧床休息 24 小时。若有渗出应及时更换敷料，出现血肿或大出血者立即对症处理。

第十六节　妇科腹部手术的护理

一、妇科腹部手术的一般护理

1．腹部手术种类 按手术急缓分为择期手术、限期手术和急诊手术。按手术范围分为剖腹探查术、全子宫切除术、次全子宫切除术、全子宫及附件切除术等。

2．手术前准备

（1）皮肤准备：术前 1 天进行，备皮范围上自剑突下，下达外阴及两大腿上 1/3 处，两侧至腋中线。注意消毒脐窝。

（2）阴道准备：适用于有性生活，经腹全子宫切除者，术前 1 天用 1∶5000 高锰酸钾、1∶1000 苯扎溴铵或 0.05% 碘伏冲洗阴道，后穹窿处放入甲硝唑，冲洗 2 次。术日晨再次阴道消毒，擦干后用甲紫标记宫颈口及阴道穹窿部。

（3）消化道准备：一般术前 1 天灌肠 1～2 次，或口服缓泻药，排便 3 次以上。以往术前 8 小时禁止经口进食，4 小时严格禁饮。随着麻醉技术的进步，现术前 2 小时禁食清淡流质饮食，术前 6 小时禁清淡饮食。手术涉及肠道，则术前 3 天进无渣半流质饮食，并给予肠道抑菌药物，术前日行清洁灌肠。

（4）其他：做好药物过敏试验，交叉配血。术前日晚适当使用镇静药。练习床上大小便及有效咳嗽等。

3. **手术当日护理** 测量生命体征，取下活动性义齿、发夹、首饰及贵重物品，交家属保管。常规留置尿管并保持引流通畅。术前 30 分钟按医嘱给基础麻醉药物。与手术室护士交接患者，核对无误后签字。

4. **手术后护理**

（1）体位护理：全身麻醉未清醒者去枕平卧，头偏一侧。蛛网膜下腔阻滞麻醉者，应去枕平卧 4～6 小时。硬膜外阻滞麻醉者，软枕平卧 4～6 小时。病情稳定者，次日晨改半坐卧位，有利于引流，促使腹肌松弛，减轻疼痛，并有利于呼吸及排痰。

（2）饮食护理：一般腹部手术后 6～8 小时可进流质饮食，避免产气和刺激性食物，肛门排气后可进半流质，逐渐过渡到普食。胃肠减压应禁食。

（3）病情观察：术后每 15～30 分钟监测并记录生命体征，直至平稳后改为每 4 小时 1 次。持续 24 小时后，改为每天测生命体征 4 次，直至正常后 3 天。注意观察切口有无渗血、渗液，保持敷料清洁干燥。

（4）留置尿管的护理：保持尿管通畅，注意观察尿液量、颜色及性质。常规妇科手术于术后 24～48 小时拔除，宫颈癌根治术加盆腔淋巴结清扫术后，留置导尿 7～14 天。留置尿管期间，每天擦洗外阴 2 次，每周更换集尿袋 1～2 次，严格无菌操作，同时多饮水，预防泌尿系感染。在拔除尿管的 3 天前，每 2～4 小时开放 1 次，训练膀胱功能。尿管拔除后 4～6 小时督促患者自行排尿，以免尿潴留。

（5）引流管的护理：术后多置阴道引流和（或）腹腔引流，应保持引流管通畅和周围皮肤清洁，观察并记录引流液的量、颜色及性质，术后 24 小时＞100ml/h 并鲜红色，应考虑有内出血，立即报告医生，开放静脉通路。一般留置 2～3 天，也可在 24 小时引流液＜10ml 且患者体温正常时拔除引流管。

（6）疼痛和腹胀的护理：通常术后 24 小时内疼痛最明显，可适当应用镇静、镇痛药物。术后鼓励早期下床活动，腹胀者可热敷腹部、针灸等刺激肠蠕动。术后 48 小时多可排气。若术后 3 天仍未排气者，可采取生理盐水灌肠。

二、子宫颈癌

1. **病因** 子宫颈癌是最常见的妇科恶性肿瘤。其发病与以下因素有关：

（1）不良性行为和孕育史：过早性生活（＜16 岁）、早育、多产、密产。

（2）病毒感染：人乳头瘤病毒。

（3）其他：吸烟、长期口服避孕药、种族、经济状况和地理环境等。

2. **病理** 组织学类型以鳞癌为主，其次为腺癌。大体分型以外生型最常见，好发于鳞 - 柱状上皮交界处。其发展程度经历不典型增生→原位癌→浸润癌 3 个阶段。子宫颈癌的癌前病变称为宫颈上皮内瘤样变（CIN），CIN Ⅰ级即轻度异型，上皮下 1/3 层细胞核增大。CIN Ⅱ级即中度异型，上皮下 1/3 ～ 2/3 层细胞核明显增大。CIN Ⅲ级包括重度异型和原位癌，病变细胞几乎全部占据上皮全层；原位癌仅限于上皮内，基底膜完整，无间质浸润。子宫颈癌的主要转移途径为直接浸润和淋巴转移。直接浸润最常见，常向下累及阴道壁。血行转移极少见。

3. **临床表现** 患病年龄分布呈双峰状。原位癌以 30 ～ 35 岁高发，浸润癌以 50 ～ 55 岁高发。早期无明显症状和体征，病情进展后，表现为阴道流血、阴道排液及疼痛。

（1）阴道流血：多为接触性出血（性交后或妇科检查后出血），老年患者常主诉绝经后阴道不规则出血。

（2）阴道排液：白色或血性，稀薄如水样或米泔样，有腥臭味。晚期脓性恶臭白带。

（3）疼痛：晚期多见，伴贫血、恶病质。

4. **辅助检查**

（1）宫颈刮片细胞学检查：用于筛查子宫颈癌，是早期发现的主要方法。其结果采用巴氏分级：Ⅰ级正常；Ⅱ级炎症；Ⅲ级可疑癌；Ⅳ级高度可疑癌；Ⅴ级癌细胞阳性。

（2）宫颈和宫颈管活组织检查：是确诊子宫颈癌最可靠的方法。正常宫颈阴道部鳞状上皮含丰富糖原，可被碘液染成棕色。宫颈管柱状上皮、瘢痕、宫颈糜烂部位及异常鳞状上皮区均无糖原，故不着色。采用碘试验或醋酸染色法，在碘不着色区或醋酸白区取材行活检，可提高诊断率。

5. **治疗要点** 以手术和放疗为主，化疗为辅的综合治疗。手术治疗适用于ⅠA～ⅡA的早期患者，放射治疗适用于部分ⅠB2 期和ⅡA2 期及ⅡB～ⅣA 期患者。

6. **护理措施** 给予高蛋白、高热量、高维生素、易消化饮食，纠正不良的饮食习惯。

7. **健康教育**

（1）疾病预防指导：普及防癌知识，积极治疗宫颈慢性病变，每 1 ～ 2 年行妇科检查 1 次，高危人群每半年检查 1 次，有接触性出血和绝经后出血应及时就诊。

（2）随访指导：术后随访时间为 6 年以上。出院后第 1 个月行首次随访；治疗后 2 年内每 3 个月复查 1 次；3 ～ 5 年内每半年复查 1 次；第 6 年之后，每年复查 1 次。

（3）性生活及盆浴指导：宫颈锥形切除术后应指导患者保持外阴清洁,2 个月内禁止性生活及盆浴。

三、子宫肌瘤

1. **病因、病理** 子宫肌瘤是女性生殖器最常见的良性肿瘤，30 ～ 50 岁女性高发，绝经后肌瘤萎缩或消失，发病可能与雌、孕激素水平过高或长期刺激有关。肌瘤单个或多个，大小不一，为实质性球形肿块，表面光滑，质地较子宫肌层硬，肿瘤外有被压缩的肌纤维束和结缔组织构成的假包膜覆盖。

2. **分类** 按肌瘤与子宫肌壁的关系分为肌壁间肌瘤、浆膜下肌瘤和黏膜下肌瘤，以肌壁间肌瘤最常见。

3. **临床表现** 症状与肌瘤的生长部位、有无变性有关，尤其是与肌瘤的生长部位关系最密切，与肌瘤的大小、数目关系不大。不同部位肌瘤的临床表现见表 4-22。

（1）月经改变：为最常见的症状。多见于黏膜下肌瘤及较大的肌壁间肌瘤。表现为经量增多，经期延长。

（2）腹部肿块：是浆膜下肌瘤最常见的症状。当肌瘤增大使子宫超过妊娠 3 个月大小时，可从腹部触及肿块，不规则或均匀增大，质硬。

表4-22　不同部位肌瘤的临床表现

	黏膜下肌瘤	肌壁间肌瘤	浆膜下肌瘤
生长方式	向宫腔方向生长，突出于宫腔	位于子宫肌壁间	向子宫浆膜面生长，突出于子宫表面
月经改变	多见	大肌瘤可见	少见
下腹包块	肿物脱出阴道外	大肌瘤可见	常见
白带增多	常有	常有	多无
腹　痛	肌瘤脱出时	多无	肌瘤蒂扭转时

（3）白带增多：多见于黏膜下肌瘤和肌壁间肌瘤。

（4）腰酸、腰痛及下腹坠胀：一般无腰痛，当浆膜下肌瘤发生蒂扭转时出现急性腹痛。肌瘤红色变性时，腹痛剧烈，伴呕吐、发热及局部压痛。

（5）压迫症状：可致尿频、尿急、尿潴留等。

（6）不孕及继发贫血：黏膜下肌瘤妨碍受精卵着床而导致不孕。

4. **辅助检查**　B超是最常用而简便的辅助检查，可确定肌瘤大小、数目及部位。还可进行MRI、宫腔镜、子宫输卵管造影等检查。

5. **治疗要点**　根据患者的年龄、症状、生育要求和肌瘤大小等全面考虑。

（1）观察随访：无症状者一般不需治疗，特别是近绝经期患者，每3～6个月随访1次。

（2）药物治疗：适用于肌瘤＜妊娠2个月大小、症状轻、近绝经年龄或全身情况不宜手术者。常用药物有雄激素、米非司酮等。

（3）手术治疗：是目前主要的治疗方法。适用于肌瘤较大、症状明显或经保守治疗无效时，可行肌瘤切除术或子宫切除术。

6. **护理措施**

（1）饮食护理：给予高蛋白、高热量、高维生素、含铁丰富的食物，禁食含雌激素的药物或食物。

（2）纠正贫血：阴道出血较多者，严密观察生命体征，遵医嘱给予止血药。适当补充铁剂，配血备用，必要时输血。

（3）保持大小便通畅：肌瘤压迫出现排尿困难时，遵医嘱给予导尿。排便不畅时，可给予缓泻药。

（4）预防感染：保持外阴清洁干燥，注意阴道分泌物情况。

（5）手术患者1个月后门诊复查，术后3个月避免性生活和重体力劳动。避孕2年以上方可妊娠。

四、子宫内膜癌

1. **病因**　子宫内膜癌是女性生殖器三大恶性肿瘤之一，其发病原因尚不明确，可能与无孕激素拮抗的雌激素长期刺激和遗传因素有关。多见于50岁以上妇女。肥胖、高血压、糖尿病、不孕不育及绝经延迟是常见的高危因素。

2. **病理**　子宫内膜癌以腺癌为主，大体分为弥漫型和局限型。多数子宫内膜癌生长缓慢，转移晚。少数特殊病理类型和低分化腺癌可早期转移。主要转移途径有直接浸润和淋巴转移，晚期有血行转移。

3. **临床表现**

（1）症状

①阴道流血：是最常见症状和就诊的主要原因，典型表现为绝经后出现阴道流血，未绝经者经量

增多、经期延长或经间期出血。

②阴道排液：多为血性或浆液性分泌物。

③疼痛：晚期肿瘤浸润周围组织或压迫神经时出现下腹及腰骶部疼痛。

（2）体征：早期妇科检查可无异常发现。晚期患者子宫增大，质软，饱满。

4. 辅助检查 分段诊断性刮宫是早期确诊最常用、最可靠的检查方法，可区分宫颈和宫腔的病变。吸取分泌物做细胞学检查可用于筛查。还可进行 B 超和宫腔镜等检查。

5. 治疗要点 早期以手术治疗为主，晚期采用手术、孕激素、放疗、化疗等综合治疗。手术为首选的治疗方法，根据病情选择全子宫及双侧附件切除术等手术方式。放疗是术后最主要的辅助治疗方法。

6. 护理措施 提供高蛋白、高热量、高维生素饮食，保证睡眠时间，加强会阴护理，预防感染。注意药物疗效和不良反应。

7. 健康教育

（1）疾病预防指导：普及防癌知识，中老年妇女每年妇科检查 1 次。注意高危人群，围绝经期月经紊乱或绝经后阴道流血应警惕子宫内膜癌，需行诊断性刮宫检查。

（2）随访指导：术后 2 年内每 3～6 个月复查 1 次。术后 3～5 年每 6～12 个月复查 1 次。5 年后每年复查 1 次。出现不适感觉，应及时就诊。

五、卵巢肿瘤

1. 病因 病因可能与初潮年龄早、绝经年龄晚、少育、不孕、激素替代治疗、高胆固醇饮食及遗传等有关。恶性卵巢肿瘤是女性生殖器三大恶性肿瘤之一，可发生于任何年龄，病死率居妇科恶性肿瘤之首。

2. 病理 组织学分类主要包括上皮性肿瘤、性索间质肿瘤、生殖细胞肿瘤和转移性肿瘤。直接浸润、腹腔种植和淋巴转移是主要的转移途径，可出现盆腔、腹腔内广泛转移灶。血行转移较少见。

3. 临床表现

（1）症状：多无明显症状，常在妇科检查时偶然发现。随肿瘤进展，出现腹胀、腹部肿块、腹痛及其他消化道症状。晚期有贫血、恶病质等表现。

（2）体征：妇科检查时在子宫一侧或双侧触及囊性或实性肿块。

（3）卵巢良性、恶性肿瘤的区别见表 4-23。

表4-23　卵巢良性、恶性肿瘤的区别

	卵巢良性肿瘤	卵巢恶性肿瘤
生长速度	缓慢	迅速
症　状	腹胀、腹部包块、压迫症状	腹胀、腹部包块、腹水、转移症状、恶病质
肿块特点	单侧多，囊性，表面光滑，活动良好	双侧，实性或囊实性，表面不平，固定不动

（4）并发症：蒂扭转最常见，在体位突然改变或妊娠期、产褥期子宫大小、位置改变时发生，表现为突发一侧下腹剧痛，常伴恶心、呕吐甚至休克、破裂、感染、恶变。

4. 辅助检查 B 超检查为诊断卵巢肿瘤的主要手段。此外，可行 CT 检查、肿瘤标志物、腹腔镜检查及细胞学检查等。

5. 治疗要点 若卵巢肿块直径小于5cm，疑为卵巢瘤样病变，短期观察或口服避孕药1～2个月，一般可自行消失。若肿块持续存在或增大，卵巢肿瘤的可能性较大。卵巢肿瘤一经确诊，首选手术治疗。卵巢良性肿瘤可行腹腔镜下手术，而恶性肿瘤一般采用经腹手术。

6. 护理措施

（1）饮食护理：给予高蛋白、高维生素饮食，避免高胆固醇饮食。

（2）放腹水的护理：一次放腹水不宜超过3000ml，以免腹压骤降，发生虚脱。放腹水速度宜慢，放完后用腹带包扎腹部。放腹水过程中应密切观察并记录生命体征、腹水性质及不良反应。巨大肿瘤患者，放腹水前备好沙袋。

7. 健康教育 卵巢肿瘤治疗后易复发，应坚持长期随访。术后1年内每个月1次，术后第2年每3个月1次，3～5年视病情4～6个月1次，5年以上每年1次。卵巢瘤样变直径＜5cm，应定期（3～6个月）复查。

六、子宫内膜异位症

具有生长功能的子宫内膜组织出现在子宫腔被覆内膜及宫体肌层以外的部位时称为子宫内膜异位症。

1. 发病机制 异位内膜可侵犯全身任何部位，但绝大多数位于盆腔脏器和壁腹膜，以卵巢最常见，其次为宫骶韧带。发生于卵巢者，易形成卵巢子宫内膜异位囊肿，内含暗褐色、似巧克力黏糊状陈旧血，又称为卵巢巧克力囊肿。

2. 临床表现 好发于育龄期妇女，以25～45岁多见。

（1）症状

①下腹痛和痛经，继发性、进行性加重的痛经是最典型症状。疼痛位于下腹部、腰骶部，可放射到会阴部、肛门或大腿，与月经来潮同步。

②月经异常，经量增多、经期延长或淋漓不净。

③性交不适，月经来潮前性交痛最明显。

④不孕：主要原因为盆腔内环境改变，影响精子与卵子结合。

⑤其他特殊症状：侵犯不同部位时可出现相应症状。肠道内膜异位症可有腹痛、腹泻甚至便血。异位内膜侵犯膀胱可引起经期尿痛、尿频。

（2）体征：子宫多后倾固定，盆腔内可扪及触痛性结节。一侧或双侧附件处可触及不活动的囊实性包块。病变累及直肠阴道隔，可在阴道后穹窿部扪及隆起的痛性小结节，甚至可见紫蓝色斑点。

3. 辅助检查

（1）腹腔镜：是目前诊断子宫内膜异位症的最佳方法，对不明原因不孕或腹痛者是首选的有效诊断方法。

（2）其他：B超检查、血清CA125。

4. 治疗要点 总目标是缩减和去除病灶，减轻和控制疼痛，治疗和促进生育，预防和减少复发。

（1）药物对症治疗：采用非甾体抗炎药缓解疼痛，但不能阻止病情进展。

（2）性激素抑制治疗：常用药物有口服避孕药、高效孕激素、雄激素衍生物等。口服避孕药抑制排卵，使异位内膜萎缩。孕激素如醋酸甲羟孕酮，直接作用于子宫内膜和异位内膜，使子宫内膜萎缩。雄激素衍生物有达那唑和孕三烯酮，抑制卵巢甾体激素生成并增加雌、孕激素代谢，导致子宫内膜萎缩、闭经。

（3）手术治疗：腹腔镜手术是首选的手术方法。腹腔镜确诊及手术＋药物治疗为子宫内膜异位症的金标准治疗。

5. 护理措施

（1）疼痛护理：经期避免生冷刺激性食物，注意休息，疼痛时局部热敷。

（2）用药护理：性激素抑制治疗的药物种类多，用药时间长，一般长达 6 个月，用药期间的注意事项复杂，应遵医嘱规范用药，注意观察药物疗效和不良反应。达那唑的不良反应主要表现为雄性化作用，如多毛、痤疮、头痛、性欲减退、体重增加及肝功能损害等。

（3）经期避免剧烈运动、性生活、盆腔检查及手术操作，避免重力挤压子宫，防止经血逆流。

第十七节　外阴、阴道手术的护理

一、外阴、阴道手术的一般护理

1. 外阴、阴道手术的种类

（1）外阴手术：指女性外生殖器部位的手术，如外阴根治切除术等。

（2）阴道手术：指阴道局部及途经阴道的手术，如阴道成形术、阴道前后壁修补术等。

2. 手术前准备

（1）心理护理。

（2）皮肤准备：术前 1 天进行，备皮范围为上至耻骨联合上 10cm，下至大腿内侧上 1/3（包括外阴、肛门周围、臀部），两侧至腋中线。

（3）肠道准备：同涉及肠道的腹部手术术前准备。

（4）阴道准备：术前 3 天开始阴道准备，行阴道冲洗或坐浴，每天 2 次。术日晨行宫颈阴道消毒。

（5）特殊用物准备。

3. 手术后护理　术后护理措施与腹部手术患者相似，但应特别注意以下几点。

（1）体位护理：处女膜闭锁及有子宫的先天无阴道者，术后取半卧位。外阴根治术后取平卧位，两腿外展屈膝，膝下垫枕，减少腹股沟及外阴部张力。阴道前后壁修补术或盆底修补术后取平卧位，禁止半卧位，可减少外阴、阴道张力。子宫脱垂阴式子宫切除术后避免早期半卧位。

（2）切口护理：外阴包扎或阴道内纱条常于术后 12 ～ 24 小时取出，术后 3 天可局部理疗，促进血液循环，促进伤口愈合。

（3）减轻疼痛：保持环境安静，减少对患者的刺激，避免增加腹压的动作，更换体位时减轻伤口的张力，遵医嘱应用镇痛药。

（4）会阴护理：保持会阴清洁干燥，每天擦洗外阴 2 次，勤换内裤和会阴垫。

（5）保持大小便通畅：根据手术范围及病情，尿管分别留置 2 ～ 10 天。涉及肠道手术的患者排气后抑制肠蠕动，直至术后第 5 天使用缓泻药软化大便，避免排便困难。

二、外阴鳞状细胞癌

1. 病因　外阴鳞状细胞癌是最常见的外阴恶性肿瘤，病因尚不完全清楚。可能相关的因素有：人乳头瘤病毒（HPV）感染；慢性外阴非上皮内瘤变发展为外阴癌；淋巴肉芽肿、尖锐湿疣、淋病、梅毒等性传播疾病。

2. **病理病生**　转移途径常见有直接浸润、淋巴转移，晚期可经血行扩散。

3. **临床表现**

（1）症状：最常见的症状为外阴瘙痒，局部肿块或溃疡，合并感染或较晚期癌可出现疼痛、渗液和出血。

（2）体征：大阴唇最多见。早期呈局部丘疹、结节或小溃疡；晚期有不规则肿块或呈乳头样肿物，癌灶转移至腹股沟淋巴结可扪及增大、质硬的淋巴结。

4. **辅助检查**

（1）病理组织学检查：是确诊外阴癌的唯一方法。

（2）其他：有细胞学检查、超声、CT、膀胱镜检和直肠镜检。

5. **治疗要点**　手术治疗为主，晚期可辅以放射治疗及化学药物综合治疗。

6. **护理措施**

（1）术前护理：外阴癌多为老年人，除常规阴部手术准备外，还应积极纠正内科合并症。

（2）术后护理

①一般护理：术后取平卧外展屈膝体位，并在腘窝垫软垫。保持引流管通畅，观察引流性状、颜色和量，鼓励多饮水。

②预防感染：观察切口有无渗血，皮肤有无红、肿、热、痛等感染征象。保持会阴清洁，每日行会阴擦洗，并遵医嘱给予抗生素。

③红外线照射：术后 2 天起，会阴部、腹股沟部可用红外线照射，每天 2 次，每次 20 分钟，促进切口愈合。

三、外阴、阴道创伤

1. **病因**

（1）分娩是导致外阴、阴道创伤的主要原因，也可因外伤所致。

（2）创伤可伤及外阴、阴道或穿过阴道损伤尿道、膀胱或直肠。

（3）幼女遭到强暴可致软组织损伤。

（4）初次性交可致处女膜破裂，绝大多数可自行愈合，少数伤及小阴唇、阴道或穹窿引起大量阴道出血。

2. **临床表现**

（1）疼痛：为主要症状，可从轻微疼痛至剧痛，甚至出现休克。

（2）局部肿胀：水肿或血肿，是常见的表现。

（3）外出血：由于血管破裂可导致少量或大量的鲜血自阴道流出。

（4）其他：根据出血量多少、急缓，患者可有头晕、乏力、心慌、出汗等贫血或失血性休克的症状；合并感染时可有体温升高和局部红、肿、热、痛等表现。

3. **治疗要点**　处理原则为止血、止痛、防治感染和抗休克。

4. **护理措施**

（1）一般护理：对于外出血量多或较大血肿伴面色苍白者立即使患者平卧、吸氧，开通静脉通路，做好血常规检查及配血输血准备。密切观察患者生命体征、尿量及神志的变化。有活动性出血者应按解剖关系迅速缝合止血。

（2）非手术护理：适用于血肿较小者。

①嘱患者采取正确的体位，保持外阴部的清洁、干燥，每天外阴冲洗 3 次，大便后及时清洁外阴。

②遵医嘱及时给予止血、止痛药物。

③注意观察血肿的变化，24小时内冷敷，减轻患者的疼痛及不舒适感。可用棉垫、丁字带加压包扎，防止血肿扩大。

④24小时后可以热敷或行外阴部烤灯，以促进水肿或血肿的吸收。

（3）手术前护理：外阴、阴道创伤较重的患者有急诊手术的可能，应作好配血、皮肤准备，嘱患者暂时禁食。

（4）术后护理

①外阴、阴道创伤手术后阴道内常填塞纱条、外阴加压包扎，患者疼痛明显，应积极止痛。

②阴道纱条取出或外阴包扎松解后应密切观察阴道及外阴伤口有无出血，患者有无进行性疼痛加剧或阴道、肛门坠胀等再次血肿的症状。

③保持外阴部清洁、干燥；遵医嘱给予抗生素防治感染。

四、子宫脱垂

子宫脱垂是指子宫从正常位置沿阴道下降，宫颈外口达坐骨棘水平以下，甚至子宫全部脱出于阴道口以外。

1. 病因

（1）分娩损伤：为子宫脱垂的主要病因，如产褥期过早重体力劳动或多次分娩。

（2）长期腹压增加：如慢性咳嗽，习惯性便秘，经常蹲位或举重。

（3）盆底组织发育不良或退行性病变。

（4）医源性原因。

2. 临床表现

（1）症状：轻症患者多无不适，重症者可表现为下坠感和腰背酸痛，肿物自阴道脱出。

（2）体征：可见子宫不同程度的脱垂，伴有阴道壁与膀胱直肠膨出。以患者平卧用力向下屏气时子宫下降的最低点为标准，分为3度（表4-24）。

表4-24 子宫脱垂的临床分度

临床分度	分型	划分标准
I度	轻型	宫颈外口距离处女膜缘<4cm，未达处女膜缘
	重型	宫颈外口已达处女膜缘，阴道口可见子宫颈
II度	轻型	宫颈脱出阴道口，宫体仍在阴道内
	重型	宫颈和部分宫体脱出阴道口
III度		宫颈及宫体全部脱出阴道口外

3. 治疗要点

（1）轻度患者或不能耐受手术者，进行盆底肌肉锻炼和放置子宫托。

（2）重度患者采取手术治疗。

4. 护理措施

（1）一般护理：加强营养,卧床休息,教会患者做盆底、肛门肌肉运动锻炼的方法,积极治疗原发病。

加强会阴护理，保护脱出阴道口的组织。

（2）使用子宫托的护理：指导患者放置和取出子宫托的方法。子宫托大小以放置后不脱出、无不适感为宜。放置前排空大小便，洗净双手，取半卧位或蹲位。每天晨起放入，睡前取出并消毒，避免放置过久导致局部糜烂、溃疡。妊娠期和月经期停止使用。

（3）术前护理：同妇科外阴阴道手术护理。

（4）术后护理：术后取平卧位，卧床休息 7～10 天，禁止半卧位。留置尿管 10～14 天，避免增加腹压的动作，应用缓泻药预防便秘。

五、尿　瘘

尿瘘是指生殖道和泌尿道之间形成异常通道，尿液自阴道排出，不受控制。根据解剖位置，可分为膀胱阴道瘘、尿道阴道瘘、膀胱尿道阴道瘘、膀胱宫颈瘘、膀胱宫颈阴道瘘、输尿管阴道瘘及膀胱子宫瘘。膀胱阴道瘘最常见。

1. **病因**　常见病因为产伤和盆腔手术损伤。外伤、放射治疗后、膀胱结核、子宫托安放不当等均能导致尿瘘。

2. **临床表现**

（1）漏尿：为最主要症状。根据瘘孔位置，患者可表现为持续性漏尿、体位性漏尿、压力性尿失禁或膀胱充盈性漏尿等。

（2）外阴不适：局部刺激、组织炎症增生及感染和尿液刺激及浸渍，可引起外阴部痒和烧灼痛，外阴呈湿疹、丘疹样皮炎改变。

（3）尿路感染：合并尿路感染者有尿频、尿急、尿痛等症状。

3. **辅助检查**

（1）亚甲蓝试验，用于鉴别膀胱阴道瘘、膀胱宫颈瘘或输尿管阴道瘘。

（2）靛胭脂试验，可确诊输尿管阴道瘘。

（3）其他：膀胱镜、输尿管镜检查、静脉肾盂造影等。

4. **治疗要点**　手术修补为主要治疗方法。

5. **护理措施**

（1）体位：指导患者保持正确体位，使小漏孔自行愈合。一般采取使漏孔高于尿液面的体位。某些妇科手术后致小漏孔的患者，术后应留置尿管。

（2）鼓励饮水：限制饮水会使尿液呈酸性，加重对皮肤的刺激。应鼓励患者多饮水，一般每天饮水量不少于 3000ml。

（3）术前护理：术前 3～5 天每天用 1∶5000 的高锰酸钾或 0.2‰的碘伏液坐浴，外阴部有湿疹者，可在坐浴后行红外线照射，然后涂氧化锌软膏。

（4）术后护理：术后留置尿管或耻骨上膀胱造瘘 7～14 天，保持引流通畅。使漏孔居于高位，每天补液不低于 3000ml，达到膀胱冲洗的目的。避免增加腹压的动作。

6. **健康教育**

（1）遵医嘱继续服用抗生素或雌激素药物。

（2）3 个月内禁止性生活及重体力劳动。

（3）减少外阴部皮肤的刺激，保持外阴清洁。

第十八节　不孕症

一、不孕症

凡婚后未避孕、有正常性生活、夫妇同居 1 年而未受孕者,称为不孕症。从未妊娠者称为原发不孕,有过妊娠而后不孕者称为继发不孕。

1. **病因**

（1）女性不孕因素:最主要因素为输卵管因素,其次为排卵障碍。其他因素:子宫因素、宫颈因素、免疫因素等。

（2）男性不孕因素:精子生成障碍、精子运送受阻、精子异常等。

（3）免疫因素:精子免疫、女性体液免疫异常等。

（4）男女双方因素:性生活障碍、缺乏性知识等。

（5）其他:不明原因不孕。

2. **辅助检查**

（1）女方检查

①体格检查:重点检查生殖器与第二性征的发育。

②超声影像学检查:是诊断不孕的常用手段,具有无损伤、方便、检出率和准确率高的优点。

③排卵及内分泌功能测定:包括基础体温测定、子宫内膜病理学检查、血激素水平测定。周期性连续基础体温测定可以大致反映排卵和黄体功能,排卵后基础体温平均上升 0.5℃。

④输卵管通畅度检查:包括输卵管通液术、子宫输卵管碘油造影等。

⑤宫颈与子宫因素检查:可进行宫颈黏液评分。

⑥生殖免疫学检查:包括精子抗原、抗子宫内膜抗体等检查。

（2）男方检查

①体格检查:重点检查外生殖器是否畸形、发育情况等。

②精液检查:为不孕症夫妇的首选检查项目。

3. **治疗要点**　针对不同不孕因素对因治疗。

4. **护理措施**

（1）指导患者服药,说明药物的作用及副作用,并在妊娠后立即停药。

（2）不孕症可引起患者一些不良心理反应,因情绪可影响受孕,护士应指导患者放松,调整情绪。

（3）教会患者提高妊娠率的方法

①保持健康状态,注重营养、减轻压力、纠正不良生活习惯如吸烟、酗酒。

②与伴侣进行沟通,谈论自己的希望与感受。

③不要把性生活单纯看作是为了妊娠而进行。

④性交前、中、后勿使用阴道润滑剂和阴道灌洗。

⑤性交后应抬高臀部持续 20～30 分钟,不要立即如厕。

⑥掌握性知识,预测排卵,在排卵期可以增加性交次数。

（4）协助选择人工辅助生殖技术。

二、辅助生殖技术及护理

目前，常用的辅助生殖技术有人工授精和体外受精－胚胎移植及其衍生技术两大类。

1. 辅助生殖技术

（1）人工授精：分为夫精人工授精和供精人工授精技术。

①夫精人工授精：适用于男性少精、弱精、性功能障碍；宫颈因素不育；生殖道畸形或心理因素不育；免疫因素不育；不明原因不育。

②供精人工授精：适用于不可逆的无精子症、严重少精、弱精、畸精；输精管复通失败；射精障碍；男方家族有严重遗传性疾病；母儿血型不合，不能得到存活新生儿。

（2）体外受精－胚胎移植（试管婴儿）及其衍生技术：包括从不孕妇女体内取出卵细胞，在体外与精子受精后培养至早期胚胎，然后移植回妇女的子宫，使其继续着床发育、生长成为胎儿的过程。主要适用于输卵管堵塞性不孕症。

（3）配子输卵管内移植：是直接将卵母细胞和洗涤后的精子移植到输卵管壶腹部的一种助孕技术。适用于原因不明的不孕症、男性不育、免疫不育、子宫内膜异位症等。

（4）卵细胞质内单精子注射：适用于严重的少、弱、畸精症，不可逆的梗阻性无精子症、生精功能障碍等。

（5）未成熟卵体外培养、植入前胚胎遗传学诊断等。

2. 常见并发症　包括卵巢过度刺激综合征、卵巢反应不良、多胎妊娠、流产或早产，以及超排卵药物应用与卵巢和乳腺肿瘤的关系。

（1）卵巢过度刺激综合征（OHSS）：指诱导排卵药物刺激卵巢后，导致多个卵泡发育、雌激素水平过高及颗粒细胞的黄素化，引起全身血流动力学改变的病理情况。

（2）卵巢反应不足：表现为卵巢在诱发超排卵下卵泡发育不良，卵泡数量、大小或生长速率不能达到药物的要求。

（3）多胎妊娠：促排卵药物的使用或多个胚胎的移植可导致多胎妊娠的发生。多胎妊娠可导致多种妊娠并发症，对孕妇不利，可在孕早期施行选择性胚胎减灭术。

（4）其他并发症：临近器官损伤、出血、感染等。

3. 护理措施

（1）预防 OHSS：注意超排卵药物的个体化法则严密监测卵泡的发育，根据卵泡数量适时减少或终止使用 HMG 和 hCG，提前取卵。

（2）预防卵巢反应不足：增加外源性 FSH 的剂量，提前使用 HMG 等。

（3）预防自然流产：合理用药，避免多胎妊娠。充分补充黄体功能，移植前进行胚胎染色体分析，防止异常胚胎的种植。

第十九节　计划生育

一、避孕方法及护理

1. 工具避孕　工具避孕是指利用工具防止精子和卵子结合，或改变宫腔内环境，达到避孕目的。常用工具有阴茎套、女用避孕套和宫内节育器。宫内节育器安全、有效、简便、经济、可逆，是我国妇女的主要避孕方法。

（1）原理：阴茎套避孕可阻止精子进入宫腔，且能防止性疾病传播。宫内节育器避孕能改变宫腔内环境，干扰受精卵着床，从而达到避孕的目的。

（2）宫内节育器放置术

①禁忌证：妊娠或可疑妊娠；生殖道急、慢性炎症；月经过多、过频或不规则出血；人工流产、分娩、剖宫产有妊娠组织残留或感染；生殖器官肿瘤；子宫畸形；宫颈口过松、重度陈旧性宫颈裂伤或子宫脱垂；严重全身性疾病；宫腔＜ 5.5cm 或＞ 9.0cm；对铜过敏者。

②放置时间：月经干净后 3 ～ 7 天，无性生活；产后 42 天，恶露已净，会阴伤口愈合，子宫恢复正常；剖宫产后半年；人工流产术后宫腔深度＜ 10cm；哺乳期排除早孕者。术前常规测体温，2 次测试超过 37.5℃暂不放置。

（3）宫内节育器取出术

①适应证：绝经 1 年者；改用其他避孕措施或绝育者；放置期限已满需更换者；带器妊娠者；计划再生育或已无性生活者；有并发症或不良反应治疗无效者；确诊节育器嵌顿或移位者。

②禁忌证：生殖道炎症需治愈后再取出；全身情况不良或疾病的急性期，病情好转后再取出。

③取出时间：月经干净后 3 ～ 7 天；出血多者随时取出；带器早期妊娠于人工流产同时取出；带器异位妊娠术前诊断性刮宫时，或术后出院前取出。

（4）宫内节育器的不良反应：不规则阴道出血，表现为月经过多、经期延长或点滴出血；腰酸腹胀；白带增多。

（5）宫内节育器并发症：感染、节育器嵌顿或断裂、节育器异位或脱落、带器妊娠。

（6）健康教育：放置术后休息 3 天，取出术后休息 1 天。1 周内避免重体力劳动，2 周内禁止性生活及盆浴，3 个月内月经或排便时注意有无节育器排出。放置术后若有腹痛、发热、出血多等情况随时就诊。放置术后分别于 1、3、6、12 个月复查 1 次，以后每年 1 次，复查在月经干净后进行。不同类型的宫内节育器按规定时间到期应取出更换。

2. 药物避孕 药物避孕又称激素避孕，是应用甾体激素达到避孕效果。常用避孕药由雌激素和孕激素配伍构成。

（1）种类：口服避孕药（短效、长效）、长效避孕针、探亲避孕药、缓释避孕药、外用避孕药、紧急避孕药。

（2）原理：抑制排卵；改变宫颈黏液性状；改变子宫内膜形态和功能；改变输卵管的功能。

（3）短效口服避孕药：从月经第 5 天开始每晚服 1 片，连服 22 天，不能中断。如果漏服，应于次晨（12 小时内）补服。停药 7 天内发生撤药性出血即月经，若停药 7 天无出血，于当晚或第 2 天开始第 2 周期服药。

（4）不良反应与护理

①类早孕反应：一般不需特殊处理，服药数个周期后自然消失，症状严重者对症治疗或更换制剂。

②月经改变：服药期间发生不规则出血，多因漏服、迟服引起突破性出血。轻者点滴出血，不需处理；若出血量较多，可加服雌激素。出血似月经量或出血时间近月经期，应暂停服药，作为一次月经来潮。还可出现经期缩短，月经减少，痛经减轻或消失等。即以上月经改变均不需要停药，只有出现闭经，连续停经 3 个月，才需要停药观察。

③色素沉着。

④体重增加。

3. 其他避孕方法

（1）紧急避孕法：仅对一次无保护性生活有效，有效率较低，副作用大，不可代替常规避孕。宫内节育器在无保护性生活 5 天内放入，避孕药物在无保护性生活 72 小时内服用。

（2）安全期避孕法：又称自然避孕。排卵前后 4 ～ 5 天为易受孕期，其余时间视为安全期。但受环境和情绪等因素影响，排卵可能发生变化，导致受孕，故安全期避孕法是安全性最低的避孕方法。

（3）其他：外用避孕药、免疫避孕法等。

二、终止妊娠方法及护理

不愿生育、母体疾病、胎儿畸形等原因，利用人工方式终止妊娠是避孕失败的补救方法。

1. **方法**　早期妊娠采取人工流产，包括手术流产和药物流产。中期妊娠采取引产术。见表 4-25。

表4-25　人工终止妊娠的方法

方　　法	适用时间	特　　点
吸宫术	妊娠10周内	利用负压，通过吸管将妊娠物从宫腔内吸出
钳刮术	妊娠10～14周	扩张宫颈管后，用卵圆钳夹取妊娠物，再行刮宫、吸宫
药物流产	妊娠7周内	常用米非司酮和米索前列醇
依沙吖啶引产	妊娠13～28周	依沙吖啶是强力杀菌药，刺激子宫平滑肌收缩
水囊引产	妊娠13～28周	水囊置子宫壁和胎膜间，增加宫腔压力及机械刺激宫颈管

2. **并发症**　手术流产的并发症有术中出血、子宫穿孔、吸宫不全、漏吸或空吸、人工流产综合征、术后感染、羊水栓塞等。药物流产和引产术后的并发症主要是子宫出血和感染。

3. **护理措施**　人工流产术后在观察室休息 1 小时，注意观察腹痛及阴道出血，1 个月内禁止盆浴和性生活。吸宫术后休息 3 周，钳刮术后休息 4 周。有发热、腹痛、出血多或出血时间超过 10 天应随时就诊。引产术前 3 天禁止性生活，术后 6 周禁止性生活和盆浴。引产术后指导同足月分娩，采取退乳措施。产后 1 个月到医院随访，并提供避孕指导。

三、女性绝育方法及护理

绝育是以手术或药物方法阻止精子与卵子相遇以实现绝育目的节育措施，具有安全性和永久性。常用方法为经腹输卵管结扎和经腹腔镜输卵管绝育术。结扎的部位为输卵管峡部。

1. **经腹输卵管结扎术**　是最常用的绝育手术。

（1）适应证：自愿接受绝育术且无禁忌证；严重全身性疾病或遗传性疾病不宜生育者。

（2）禁忌证：各种疾病急性期；腹部皮肤或急、慢性盆腔感染；全身状况不佳不能胜任手术者；严重的神经官能症，或缺少绝育的决心；24 小时内两次测量体温 ≥ 37.5℃者。

（3）手术时间：非孕者月经干净后 3 ～ 7 天；剖宫产和非炎症妇科手术时；人工流产或分娩后 48 小时内；自然流产后 1 个月；哺乳期或闭经者排除妊娠后行绝育手术。

（4）术后并发症：出血、血肿、感染、脏器损伤、绝育失败。

（5）护理：局部浸润麻醉者不需禁食，数小时后即可早下床活动。保持切口敷料清洁干燥，防止感染。密切观察有无腹痛、内出血及脏器损伤。鼓励患者及早排尿。术后休息 3 ～ 4 周，1 个月内禁止性生活。

2. 经腹腔镜输卵管绝育手术

（1）禁忌证：腹腔粘连、心肺功能不全、膈疝等，其余同输卵管结扎术。

（2）护理：术时取头低臀高仰卧位。术后静卧 4～6 小时后下床活动。

第二十节　妇女保健

1. 妇女病普查普治与劳动保护

（1）健全妇女疾病及防癌保健网，定期对育龄妇女进行妇女疾病及恶性肿瘤的普查普治工作，35 岁以上每 1～2 年普查 1 次，中老年妇女以防癌为重点，做到早发现、早诊断及早治疗，降低发病率，提高治愈率，维护妇女健康。

（2）我国根据妇女的生理特点，制定一系列法规确保女职工在劳动中的安全和健康，《女职工劳动保护规定》、《女职工生育待遇若干问题的通知》、《中华人民共和国妇女权益保障法》、《母婴保健法》等。

2. 妇女各期保健

（1）青春期保健：分三级预防。一级预防为培养良好的健康行为，重点给予月经期卫生指导，乳房保健，青春期心理卫生和性知识教育及性道德培养。二级预防包括早期发现疾病和行为异常，以及减少或避免诱发因素，可通过定期体格检查，及早筛查健康和行为问题。三级预防是青春期女性疾病的治疗和康复。

（2）围婚期保健：婚前医学检查及婚前卫生指导。

（3）生育期保健：加强一级预防为重点，普及孕产期保健和计划生育指导；二级预防，加强疾病普查，做到早发现、早治疗；三级预防，及时诊治高危孕产妇。

（4）围生期保健

①孕前保健：健康教育与咨询、孕前医学检查、健康状况评估和健康指导。选择最佳时间受孕，女性生育年龄在 21～29 岁为佳，男性生育年龄在 23～30 岁为宜。

②孕期保健：加强母儿监护，预防和减少并发症，开展产前筛查和产前诊断。

③分娩期保健：确保分娩顺利，母儿安全。

④产褥期保健：预防产后并发症的发生，促进产妇生理功能恢复。

⑤哺乳期保健：保护、促进和支持母乳喂养，指导在哺乳期间合理用药及采取正确的避孕措施，如工具避孕或产后 3～6 个月放置宫内节育器，不宜采取药物避孕和延长哺乳期的方法。

（5）围绝经期保健：以提高围绝经期妇女的自我保健意识和生活质量为目的。

第二十一节　妇产科常用护理技术

一、会阴擦洗/冲洗

会阴擦洗 / 冲洗是利用消毒液对会阴部进行擦洗 / 冲洗的技术。

1. **目的**　保持患者会阴及肛门部清洁，促进患者的舒适和会阴伤口的愈合，防止生殖系统、泌尿系统的逆行感染。

2. **适应证**

（1）妇科、产科手术后，留置导尿管者。

（2）会阴部手术术后患者。

（3）产后会阴有伤口或长期卧床、生活不能自理的患者。

（4）急性外阴炎患者。

3. **物品准备**　常用的会阴擦洗溶液有 0.02% 聚维酮碘（碘伏）溶液，0.1% 苯扎溴铵溶液，1∶5000 高锰酸钾溶液等。

4. **操作方法**　嘱患者排空膀胱，并取屈膝仰卧位，双腿略外展，暴露外阴。注意屏风遮挡。一般擦洗 3 遍，第一遍要求由外向内、自上而下、先对侧后近侧，按照阴阜→大腿内上 1/3 →大阴唇→小阴唇→会阴及肛门的顺序擦洗。第二遍与第三遍相同，原则为由内向外、自上而下、先对侧后近侧。

5. **护理措施**

（1）擦洗或冲洗时，注意会阴伤口周围组织有无红肿、分泌物及其性质和伤口愈合情况。

（2）产后及阴部手术患者，每次排便后均应擦洗会阴、预防感染。

（3）留置导尿患者注意观察引流情况。

（4）注意无菌操作，避免交叉感染。

二、阴道灌洗

阴道灌洗是用消毒液对阴道进行清洗的技术。

1. **目的**　促进阴道血液循环，减少阴道分泌物，缓解局部充血，达到控制和治疗炎症的目的，使宫颈和阴道保持清洁。

2. **适应证**

（1）各种阴道炎、宫颈炎。

（2）子宫切除术前或阴道手术前的常规阴道准备。

3. **物品准备**　常用的阴道灌洗溶液有 0.02% 聚维酮碘（碘伏）溶液，0.1% 苯扎溴铵溶液，生理盐水，2%～4% 碳酸氢钠溶液，1% 乳酸溶液，4% 硼酸溶液，0.5% 醋酸溶液，1∶5000 高锰酸钾溶液等。

4. **护理措施**

（1）冲洗压力不宜过大，冲洗器灌洗筒的高度不应超过床沿 70cm。水流过速会使灌洗液进入子宫腔过快，灌洗液与局部作用的时间不足。

（2）根据患者病情配置灌洗液 500～1000ml，水温以 41～43℃为宜。

（3）灌洗头插入不宜过深，灌洗过程中动作要轻柔。

（4）产后 10 天或妇产科手术 2 周后，若合并黏膜感染、坏死，可行低位阴道灌洗，冲洗器灌洗筒的高度一般不超过床沿 30cm，避免损伤阴道残端伤口。

（5）未婚妇女可用导尿管进行阴道灌洗，不能使用窥阴器。月经期、产后或人工流产术后子宫颈口未闭，或有阴道出血的患者不宜行阴道灌洗，以防上行性感染。宫颈癌有活动性出血者，禁止阴道灌洗，可行外阴擦洗。

三、会阴热敷

会阴湿热敷是应用热原理和药物化学反应，利用热敷溶液促进血液循环，增强局部白细胞的吞噬作用和组织活力的一种护理技术。

1. 目的　促进局部血液循环，改善组织营养，增强局部白细胞的吞噬作用，加速组织再生和消炎、止痛；促进水肿吸收，使陈旧性血肿局限；促进外阴伤口的愈合。

2. 适应证

（1）会阴水肿及血肿的吸收期。

（2）会阴硬结及早期感染者。

3. 物品准备　常用的会阴热敷溶液有 50% 硫酸镁，95% 乙醇等。

4. 操作方法

（1）热敷部位在热敷前用棉签涂一层凡士林，轻轻敷上浸有热敷溶液的温纱布，外面盖上棉垫保温。

（2）一般每 3 ～ 5 分钟更换热敷垫一次，热敷时间约 15 ～ 30 分钟。

5. 护理措施

（1）会阴湿热敷应当在会阴擦洗、污垢清洁后进行。

（2）湿热敷温度一般为 41 ～ 46℃。湿热敷面积为病损范围的 2 倍。

（3）定期检查热源的完好性，防止烫伤。

四、阴道、子宫颈上药

阴道或宫颈上药是将治疗性药物涂抹到阴道壁或宫颈黏膜上，达到局部治疗作用的一项操作，在妇科护理中应用广泛。

1. 目的　治疗各种阴道炎和子宫颈炎。

2. 适应证　各种阴道炎、子宫颈炎或术后阴道残端炎。

3. 物品准备

（1）阴道后穹窿塞药：常用药物有甲硝唑、制霉菌素等。

（2）局部非腐蚀性药：常用 1% 甲紫，新霉素或氯霉素等。

（3）局部腐蚀性药：常用 20% ～ 50% 硝酸银溶液等。

（4）宫颈棉球上药：止血药、抗生素等。

（5）喷雾器上药：常用有土霉素、磺胺嘧啶、呋喃西林等。

4. 护理措施

（1）应用腐蚀性药物时，注意保护阴道内正常组织。

（2）阴道栓剂最好于晚上或休息时上药。上药后避免将棉球落入阴道内。

（3）经期或子宫出血者不宜阴道给药。

（4）用药期间禁止性生活。

第二十二节　妇产科诊疗及手术

一、阴道及宫颈细胞学检查

女性生殖道上皮细胞受卵巢激素的影响出现周期性变化，因此临床上既可通过检查生殖道脱落上皮细胞（包括阴道上段、宫颈阴道部、宫颈管、子宫、输卵管及腹腔的上皮细胞）反应体内性激素水平变化，又可协助诊断不同部位的恶性病变，是一种简便、经济、实用的辅助诊断方法。

1. **适应证**　不明原因闭经；功能失调性子宫出血；流产；生殖道感染性疾病；妇科肿瘤的筛查；宫颈细胞学检查是 CIN 及早期宫颈癌筛查的基本方法。

2. **禁忌证**　生殖器急性炎症；月经期。

3. **操作方法**

（1）阴道涂片：主要目的是了解卵巢或胎盘功能，检测下生殖道感染的病原体。已婚者一般用木质小刮板在阴道侧壁 1/3 处轻轻刮取；无性生活妇女应签署知情同意书后，用浸湿的棉签伸入阴道，紧贴阴道侧壁卷取，薄而均匀地涂于玻片上，立即将其置于 95% 乙醇中固定。

（2）子宫颈刮片法：是筛查早期子宫颈癌的重要方法。应在宫颈外口鳞 - 柱状上皮交界处，用木质刮板以宫颈外口为圆心，轻刮一周，均匀涂于玻片上，避免损伤组织引起出血而影响检查结果。若受检者白带过多，应先用无菌干棉球轻轻擦净黏液，再刮取标本。

（3）宫颈管涂片：用于筛查宫颈管内病变。先将宫颈表面分泌物拭净，用小型木质刮板进入宫颈管内，轻轻刮取一周做涂片。

（4）宫颈吸片：用于筛查宫腔内恶性病变，较阴道涂片及诊刮阳性率高。将无菌塑料管一端连接注射器，另一端送入子宫腔内达宫底部，上下左右转动抽吸。

4. **宫颈细胞学诊断标准及检查意义**　生殖脱落细胞学诊断采用巴氏 5 级分类。

（1）巴氏 I 级：未见不典型或异常细胞，为正常阴道细胞涂片。

（2）巴氏 II 级：发现不典型细胞，但无恶性特征细胞，属于良性改变或炎症。

（3）巴氏 III 级：发现可疑恶性细胞，为可疑癌。

（4）巴氏 IV 级：发现不典型癌细胞，待证实，为高度可疑癌。

（5）巴氏 V 级：发现多量典型癌细胞。

二、子宫颈活体组织检查

宫颈活组织检查简称活检，取材方法是自病变部位或可疑部位取小部分组织进行病理检查，结果常可作为诊断依据。

（一）局部活组织检查

1. **适应证**

（1）宫颈脱落细胞学涂片检查巴氏 III 级及以上者，宫颈脱落细胞学涂片检查巴氏 II 级经反复治疗无效者。

（2）TBS 分类鳞状上皮细胞异常低度鳞状上皮内病变及以上者。

（3）阴道镜检查反复出现可疑阳性或阳性者。

（4）可疑宫颈恶性病变或宫颈特异性感染，需进一步明确诊断者。

2. 禁忌证

（1）生殖道患有急性或亚急性炎症者。

（2）妊娠期、月经期或有不规则子宫出血者。

（3）患血液病有出血倾向者。

3. 操作方法　在宫颈外口鳞 - 柱状上皮交界处钳取适当大小组织。临床明确为宫颈癌，只为确定病理类型或浸润程度者可单点取材；可疑宫颈癌者，应按时钟位置 3、6、9、12 点四处取材。可在宫颈阴道部涂以复方碘溶液，在碘不着色区域取材。

4. 护理措施

（1）患者于术后 24 小时自行取出棉球。

（2）术后 1 个月禁止性生活及盆浴。

（二）锥形切除法

1. 适应证

（1）宫颈细胞学检查多次阳性，而宫颈活检阴性者。

（2）宫颈活检为高级别上皮内病变需确诊者。

（3）可疑为早期浸润癌，为明确病变累及程度及确定手术范围者。

2. 禁忌证　同宫颈活检。

3. 操作方法　以宫颈钳钳夹宫颈前唇向外牵引，在病灶外 0.5cm 处，以尖刀在宫颈表面做环形切口。于切除标本的 12 点位置处做一标志，以 10% 甲醛溶液固定，送病理检查。将行子宫切除者，手术最好在锥切术后 48 小时内进行。

4. 护理措施

（1）术后留置尿管 24 小时，休息 3 天，2 个月内禁止性生活及盆浴。

（2）6 周后门诊复查，探查宫颈管有无狭窄。

三、诊断性刮宫术

诊断性刮宫术是刮取宫腔内容物行病理学检查的一种诊断方法、简称诊刮。

1. 适应证

（1）异常子宫出血，或阴道排液患者需进一步诊断者。

（2）排卵障碍性子宫出血、闭经、不孕症患者进一步了解子宫内膜变化、有无排卵等。

（3）怀疑同时有宫颈病变时，应行分段诊刮。

（4）宫腔内残留组织的清除。

2. 禁忌证　急性生殖器官炎症；体温超过 37.5℃。

3. 操作方法

（1）诊断性刮宫：用宫颈钳夹宫颈前唇，用探针探测宫腔深度，用刮匙刮取宫腔前、后、侧壁及宫底和两侧宫角部。

（2）分段诊刮：先不探及宫腔，先用小刮匙刮取宫颈内口及以下的宫颈管组织，再刮取宫腔内膜组织。

4. 护理措施

（1）因不孕症进行诊刮，应选择月经来潮前 12 小时内，以判断有无排卵。

（2）术后 2 周内禁止性生活及盆浴。

四、输卵管通畅检查

输卵管通畅检查的主要目的是检查输卵管是否畅通，了解子宫和输卵管腔的形态及输卵管的阻塞部位。常用的方法为输卵管通液术。

1. **适应证**

（1）疑有输卵管阻塞的不孕症患者。

（2）检验和评价输卵管绝育术、输卵管再通术或输卵管成形术的效果。

（3）对轻度输卵管粘连有疏通作用。

2. **禁忌证**　内外生殖器炎症急性或亚急性发作；月经期或有不规则子宫出血者；可疑妊娠者；严重的全身性疾病及手术不能耐受者；体温高于 37.5℃者。

3. **物品准备**　常用液体：生理盐水，抗生素溶液（庆大霉素 8 万 U、地塞米松 5mg、透明质酸酶 1500U，注射用水 20 ~ 50ml），可加用 0.5% 的利多卡因 2ml 以减少输卵管痉挛。

4. **护理措施**

（1）检查时间应在月经干净后 3 ~ 7 天进行，术前 3 天禁止性生活。

（2）检查前半小时可肌内注射阿托品 0.5mg，解除痉挛。

（3）术后 2 周内禁止性生活及盆浴。

五、阴道后穹窿穿刺术

是用穿刺针经阴道后穹窿刺入直肠子宫陷凹处，抽取积血、积液、积脓进行肉眼观察及生物化学、微生物学和病理检查的方法。

1. **适应证**

（1）疑有异位妊娠或黄体破裂导致的腹腔出血时，可协助诊断。

（2）疑盆腔内有积液、积脓时，穿刺抽液了解积液性质，还可通过穿刺引流注入广谱扩生素。

（3）进行穿刺抽吸或行活检可明确诊断位于直肠子宫陷凹的肿块。

（4）B 超引导下行注药治疗、穿刺取卵等。

2. **禁忌证**　盆腔严重粘连、占据直肠子宫陷凹或疑有子宫后壁与肠管粘连；异位妊娠采取非手术治疗者；高度怀疑恶性肿瘤者。

3. **护理措施**　观察患者出血情况，及时将抽出液体送检。

六、内镜检查术

内镜检查是利用连接于摄像系统和冷光源的内镜窥察人体体腔及脏器的一种诊疗技术。妇产科常用的内镜检查有阴道镜、宫腔镜和腹腔镜。

（一）阴道镜

1. **适应证**

（1）宫颈细胞学检查巴氏Ⅱ级以上，妇科检查怀疑宫颈病变、有接触性出血、或可疑癌变者。

（2）宫颈锥切术前确定切除范围。

（3）对可疑外阴、阴道、宫颈病变处进行指导性活检。

（4）对外阴、阴道和宫颈病变的诊断、治疗和效果评估。

2. 禁忌证　无绝对禁忌证。

3. 护理措施

（1）检查前 24 小时避免性交及宫腔、阴道操作，术前 48 小时禁止阴道宫颈上药，宜在月经干净后 3～4 天进行。

（2）填塞纱布于术后 24 小时自行取出，术后 2 周内禁止性生活及盆浴。

（二）宫腔镜

1. 适应证　异常子宫出血者；不明原因的不孕症或反复流产者；宫腔镜引导下输卵管通液等。

2. 禁忌证　严重心肺功能不全者；严重血液系统疾病；急性、亚急性生殖道感染；近 3 个月有子宫手术或有子宫穿孔史者。

3. 护理措施

（1）术后评估有无腹痛、阴道流血情况及其他并发症等。

（2）术后 2 周内禁止性生活及盆浴。

（三）腹腔镜

1. 适应证　不明原因的腹痛与盆腔痛；妇科某些器质病变的诊断与治疗；计划生育手术及并发症的治疗等。

2. 禁忌证　严重心肺功能不全者；腹腔内大出血；弥漫性腹膜炎或怀疑盆腔内广泛粘连者；大的腹壁疝或膈疝者；凝血功能障碍者。

3. 护理措施

（1）评估患者有无与气腹相关的并发症，如皮下气肿、上腹不适、肩痛等。

（2）术后平卧 24～48 小时，可在床上翻身活动，并常规留置导尿 24 小时。

七、会阴切开缝合术

会阴切开术分会阴侧切和会阴正中切开两种，会阴侧切较常用。

1. 适应证

（1）估计会阴裂伤不可避免，如会阴坚韧、水肿或有瘢痕等。

（2）持续性枕后位、耻骨弓狭窄等。

（3）需阴道助产或需要缩短第二产程时。

（4）预防早产儿因会阴阻力引起的产后出血。

2. 操作方法

（1）切开前在切口部位用 0.5% 普鲁卡因进行局部麻醉。

（2）分娩结束后协助术者缝合，缝合线应超过切口顶端上方 0.5～1.0cm，注意逐层缝合、对合整齐。

3. 护理措施

（1）会阴左后 - 侧切开者嘱产妇右侧卧位。

（2）会阴后 - 侧切伤口于术后第 5 天拆线，正中切开于术后第 3 天拆线。会阴切口有感染时可提前拆线。

（3）外阴伤口肿胀者，24 小时内可用 95% 乙醇湿冷敷，24 小时后可用 50% 硫酸镁湿热敷，或用红外线照射。

八、胎头吸引术

胎头吸引术是利用负压吸引原理，将胎头吸引器置于胎头顶部，按分娩机制牵引胎头，配合产力，协助胎儿娩出的一项助产技术。

1. 适应证

（1）胎儿窘迫、妊娠合并心脏病、妊娠高血压疾病子痫前期等需要缩短第二产程者。

（2）子宫收缩乏力导致第二产程延长，或胎头已拨露达半小时仍不能娩出者。

（3）有剖宫产史或瘢痕子宫，不宜屏气加压的孕妇。

2. 禁忌证

（1）严重头盆不称、产道阻塞或畸形不能经阴道分娩者。

（2）胎位异常（面先露、横位、臀位）。

（3）胎头位置高或宫口未开全者。

3. 操作方法　一般牵引负压控制在 280 ～ 350mmHg，按分娩机制缓慢牵引。牵引过程中随时监测胎心率的变化，待胎头双顶径超过骨盆出口时，协助术者解除负压，取下胎头吸引器。

九、人工剥离胎盘术

人工剥离胎盘术是指胎儿娩出后，用人工的方法使胎盘剥离并取出的手术。

1. 适应证　胎儿经阴道娩出 30 分钟后，胎盘尚未娩出者；剖宫产胎儿娩出 5 ～ 10 分钟后，胎盘尚未娩出者；胎盘部分剥离，引起子宫大出血者。

2. 操作方法

（1）术者五指并拢，沿脐带伸入宫腔，找到胎盘边缘，掌心向上，以手掌尺侧缘钝性剥离胎盘，另一手在腹壁协助按压子宫底。待胎盘全部剥离，手握胎盘取出，若无法剥离，应考虑胎盘植入，切忌强行或暴力剥离。

（2）胎盘取出后应仔细检查是否完整，若有缺损应再次徒手伸入宫腔清除残留胎盘及胎膜，必要时行刮宫术。取出后遵医嘱给予止血剂。

3. 护理措施　评估产妇子宫收缩及出血情况，宫缩不佳时应按摩子宫，遵医嘱给予缩宫素或麦角新碱等。

十、产钳术

1. 适应证　同胎头吸引术；胎头吸引术失败者；臀先露胎头娩出困难者；剖宫产娩出胎头困难者。

2. 禁忌证　同胎头吸引术；有明显头盆不称者；严重胎儿窘迫、短时间胎儿不能结束分娩者；畸形儿、死胎等，应以不损伤产道为原则。

3. 护理措施　同胎头吸引术。

十一、剖宫产术

1. 术式　子宫下段剖宫产术，最常用；子宫体部剖宫产术；腹膜外剖宫产术，较费时。

2．**适应证**

（1）产力异常、骨盆狭窄、软产道异常、头盆不称、巨大儿、珍贵儿、胎位异常如横位、臀位。

（2）妊娠并发症与妊娠合并症不宜经阴道分娩者。

（3）脐带脱垂、胎儿宫内窘迫者。

3．**禁忌证**　死胎或胎儿畸形，应以不损伤母体为原则。

4．**护理措施**

（1）术前准备同一般开腹手术。

（2）术前禁用呼吸抑制剂（如吗啡），以防发生新生儿窒息。

（3）密切观察产妇生命体征变化。

（4）早期下床活动，6 小时后可进流食。

（5）术后 24 小时取半卧位，以利恶露排出。

（6）常规留置导尿 24 小时。

（7）鼓励母乳喂养，指导避孕 2 年。

第五章　儿科护理学

第一节　绪　论

一、儿科护理学的任务和范围

1. **任务**　从体格、智能、行为和社会等各方面来研究和保护儿童，充分利用各种先进的理论和技术，增强儿童的体质，维护和改善儿童的心理发展及社会适应能力，降低儿童发病率和死亡率，保护和促进儿童健康，提高儿童生命质量和人类整体健康素质。

2. **范围**　凡涉及儿童健康保健和疾病防护的问题都属于儿科护理学研究和实践的范畴，包括儿童生长发育、儿童营养与喂养、儿童身心方面的保健、儿童疾病的防治与护理等。

二、儿科护士的角色与素质要求

1. 儿科护士的角色

（1）专业照护者：儿童机体各系统、器官的功能发育尚未完善，生活尚不能自理或不能完全自理。儿科护士最重要的角色是在帮助儿童促进、保持或恢复健康的过程中，为儿童及其家庭提供直接的专业照护，以满足儿童身、心两方面的需要。

（2）护理计划者：为促进儿童身心健康发展，护士必须运用专业的知识和技能，收集儿童各方面资料，全面评估儿童的健康状况，找出健康问题，并根据儿童生长发育不同阶段的特点，制订系统全面的、切实可行的护理计划，采取有效的护理措施。

（3）健康教育者：在护理儿童的过程中，护士应依据各年龄阶段儿童智力发展的水平，向他们解释疾病治疗和护理过程，同时向儿童家长宣传科学育儿的知识，帮助家长了解诊断和治疗过程，为儿童和家庭介绍相关的医疗保健机构和相关组织，使他们采取健康的态度和健康行为，以达到预防疾病、促进健康的目的。

（4）健康协调者：护士需联系并协调与有关人员及机构的相互关系，维持一个有效的沟通网，以使诊断、治疗、救助与有关的儿童保健工作得以互相协调、配合，保证儿童获得最适宜的整体性医护照护。

（5）健康咨询者：护士通过倾听患儿及其家长的倾诉、关心儿童及其家长在医院环境中的感受、触摸和陪伴患儿、解答他们的问题、提供有关治疗的信息、给予健康指导等，澄清儿童及其家长对疾病和与健康有关问题的疑惑，使他们能够以积极有效的方式去应付压力，找到满足生理、心理、社会需要的最习惯和最适宜的方法。

（6）儿童及家庭代言人：护士是儿童及其家庭权益的维护者，在儿童不会表达或表达不清自己的要求和意愿时，护士有责任解释并维护儿童及其家庭的权益不受侵犯或损害。

丁震医学教育 010-88453168 www.dzyxedu.com　北京航空航天大学出版社 BEIHANG UNIVERSITY PRESS

（7）护理研究者：护士应积极进行护理研究工作，通过研究来验证、扩展护理理论和知识，发展护理新技术，指导、改进护理工作，提高儿科护理质量，促进专业发展。

2. 素质要求

（1）思想道德素质

①热爱护理事业，有高度的责任感和严谨的工作态度，爱护儿童，具有为儿童健康服务的奉献精神。

②具有诚实的品格、较高的慎独修养、高尚的道德情操。以理解、友善、平等的心态，为儿童及其家庭提供帮助。

③具有正视现实、面向未来的目光，追求崇高的理想，忠于职守，救死扶伤，廉洁奉公，实行人道主义。

（2）科学文化素质

①具备一定的文化素养和自然科学、社会科学、人文科学等多学科知识。

②掌握一门外语及现代科学发展的新理论、新技术。

（3）专业素质

①具有合理的知识结构及比较系统完整的专业理论知识和较强的实践技能，操作准确，技术精湛，动作轻柔、敏捷。

②具有敏锐的观察力和综合分析判断能力，具有与儿童及其家庭有效沟通的能力，树立整体护理观念，能用护理程序解决患儿的健康问题。

③具有开展护理教育和护理研究的能力，勇于创新进取。

（4）身体及心理素质

①具有健康的心理，乐观、开朗、稳定的情绪，宽容豁达的胸怀。有健康的身体和良好的言行举止。

②具有较强的适应能力，良好的忍耐力及自我控制力，善于应变，灵活敏捷。

③具有强烈的进取心，不断求取知识，丰富和完善自己。

④具有与儿童成为好朋友、与儿童家长建立良好人际关系的能力，同仁间相互尊重，团结协作。

第二节 小儿保健

一、小儿年龄阶段的划分及各期特点

1. 胎儿期 从受精卵形成至小儿出生为止，共40周。

2. 新生儿期 从出生脐带结扎到出生后满28天称为新生儿期。胎龄满28周（体重＞1000g）至出生后7足天，称围生期。此期在生长发育和疾病方面具有非常明显的特殊性，发病率高，死亡率高，特别是新生儿早期（出生后1周内）。

3. 婴儿期 自出生到1周岁之前为婴儿期。此期为小儿体格、动作和认知能力生长发育最迅速的时期，对营养的需求量相对较高。此时，各系统器官的生长发育还不够成熟完善，尤其是消化系统，因此容易发生消化道功能紊乱。同时，婴儿体内来自母体的抗体逐渐减少，母体IgM不能通过胎盘，自身免疫功能尚未成熟，故小儿易患革兰阴性细菌感染。

4. 幼儿期 自1岁至满3周岁之前。此期生长发育速度较前稍减慢，而智能发育迅速，活动范围渐广，接触社会事物渐多，但对危险的识别和自我保护能力有限，因此意外伤害发生率非常高，应格外注意监护。

5. **学龄前期**　从3周岁到6～7岁的小儿。此期生长发育速度已经减慢，智能发育更加迅速。接触同龄儿童和社会事物扩大，自理能力和初步社交能力得到锻炼，应注意培养小儿良好的道德品质和生活能力，为入学做准备。

6. **学龄期**　从入小学开始（6～7岁）到青春期前为学龄期。此期除生殖系统外，各系统器官外形均已接近成年人，智能发育更加成熟，可以接受系统的科学文化教育。

7. **青春期**　从第二性征出现到生殖功能基本发育成熟、身高停止增长的时期称青春期。其年龄范围一般从11～20岁，青春期的开始和结束年龄存在较大的个体差异，相差2～4岁。女孩从11～12岁到17～18岁，男孩从13～14岁到18～20岁为青春期。此期儿童的体格生长发育再次加速，出现第二次高峰，同时生殖系统迅速发育，并逐渐成熟。女孩青春期性发育的顺序为：乳房发育，骨盆变宽，脂肪丰满，阴毛、外生殖器改变，月经来潮，腋毛出现。男孩性发育的顺序为：睾丸容积增大，阴茎增长增粗，出现阴毛、腋毛及声音低沉等。

二、生长发育

1. **生长发育的规律**　小儿生长发育的模式不尽相同，但遵循共同的规律（表5-1）。

表5-1　生长发育的规律

生长发育规律	特　点
连续性和阶段性	第1年是第一个生长高峰，青春期是第二个生长高峰
不平衡性	神经系统发育先快后慢；生殖系统先慢后快；淋巴系统先快而后回缩；皮下脂肪年幼时较发达；肌肉组织到学龄期时才加速
顺序性	由上到下，由近到远，由粗到细，由简单到复杂，由低级到高级
个体差异性	在一定范围内受遗传、环境的影响，生长差异较大

2. **影响生长发育的因素**　遗传因素和环境因素是影响儿童生长发育的两个最基本因素。环境因素主要包括：营养，年龄越小，受营养因素的影响越大；疾病，急性感染常使体重减轻，慢性疾病影响体重和身高的增长，内分泌疾病对小儿生长发育影响最大；母亲情况；家庭环境和社会环境等。

3. **体格增长常用指标及其意义**

（1）体重：为各器官、组织和体液的总重量，在体格生长指标中最易波动，是最易获得的反映儿童生长和营养状况的重要指标，常用于计算临床给药量和输液量。通常宜在清晨，空腹，排空大、小便后，只穿贴身衣裤，不穿鞋的情况下测量体重。不同年龄阶段的体重估计值及计算方法见表5-2。

（2）身高（长）：指头部、脊柱与下肢长度的总和，是反映骨骼发育的重要指标，应测量从头顶至足底的垂直长度。3岁以下儿童仰卧位测量，3岁以上立位测量。不同年龄阶段的身高（长）估计值及计算方法见表5-3。临床上通过测量上部量和下部量，以判断头、脊柱、下肢所占身高的比例。出生时上部量＞下部量，中点在脐部。随着下肢长骨增长，中点下移。12岁时上部量与下部量相等，中点在耻骨联合上缘。

（3）坐高：指头顶至坐骨结节的长度，反映头颅与脊柱的生长。

北京航空航天大学出版社　BEIHANG UNIVERSITY PRESS

表5-2 不同年龄阶段的体重估计值及计算方法

年龄阶段	体　重
出生时	3kg
出生后3个月	6kg（出生时的2倍）
1岁时	9kg（出生时的3倍）
2岁时	12kg（出生时的4倍）
1～6个月	出生体重（kg）+月龄×0.7（kg）
7～12个月	6（kg）+月龄×0.25（kg）
2～12岁	年龄×2+8（kg）

表5-3 不同年龄阶段的身高（长）估计值及计算方法

年龄阶段	身高（长）
出生时	50cm
6个月	65cm
1岁	75cm
2岁	87cm
2～12岁	年龄×7+75（cm）

（4）头围：指经眉弓上缘、枕后结节绕头一周的长度，反映颅骨与脑的发育。头围测量在2岁前最有价值。头围过小常提示脑发育不良，头围过大或增长过速则提示脑积水。不同年龄阶段的头围估计值见表5-4。

表5-4 不同年龄阶段的头围估计值

年龄阶段	头　围
出生时	33～34cm
1岁	46cm
2岁	48cm
5岁	50cm

（5）胸围：指从乳头下缘，经肩胛角下缘绕胸一周的长度，反映胸廓和肺的发育。不同年龄阶段的胸围估计值及计算方法见表5-5。

（6）腹围：指平脐水平（小婴儿以剑突与脐之间的中点）绕腹1周的长度。

（7）上臂围：指沿肩峰与鹰嘴连线中点水平绕臂一周的长度，代表骨骼、肌肉、皮下脂肪和皮肤的发育。常用于筛查 1 ～ 5 岁小儿的营养状况。上臂围＞ 13.5cm 为营养良好；12.5 ～ 13.5cm 为营养中等；＜ 12.5cm 为营养不良。

表5-5　不同年龄阶段的胸围估计值及计算方法

年龄阶段	胸　围	特　点
出生时	32cm	
1岁	46cm	头围与胸围大致相等
1岁至青春前期	头围＋小儿年龄（岁）－1	胸围大于头围

（8）牙：出生后 4 ～ 10 个月乳牙开始萌出，12 个月未出牙者为乳牙萌出延迟。不同年龄阶段的出牙情况及乳牙计算方法见表 5-6。

表5-6　不同年龄阶段的出牙情况及乳牙计算方法

年龄阶段	出牙情况
出生后4～10个月	乳牙开始萌出
2岁～2岁半（最晚3岁前）	乳牙出齐
6岁	萌出第一颗恒牙
12岁	萌出第二恒磨牙
17～18岁	萌出第三恒磨牙（智齿）
乳牙	月龄－4（或6）

（9）囟门：可根据头围大小，骨缝及前、后囟闭合时间来评价颅骨的发育。婴儿出生时前囟为 1.5 ～ 2cm，最迟 2 岁时应闭合。前囟早闭、头围小，提示脑发育不良、小头畸形；前囟迟闭、过大见于佝偻病、先天性甲状腺功能减低症等。后囟出生时很小或闭合，最迟出生后 6 ～ 8 周闭合。骨缝 3 ～ 4 个月闭合。

4. 感觉运动功能发育

（1）感觉：是通过各种感觉器官从环境中选择性地获取信息的能力。

①视觉：见表 5-7。

②听觉：见表 5-8。

③嗅觉和味觉：出生时嗅觉和味觉已基本发育成熟。3 ～ 4 个月能区别愉快和不愉快的气味。4 ～ 5 个月对食物味道改变很敏感，是味觉发育关键期，应开始合理添加辅食。

④皮肤感觉发育：新生儿触觉很敏感，特别是眼、口周、手掌、足底等部位最敏感。出生时已有痛觉，但较迟钝，易泛化，2 个月后逐渐改善。温度觉出生时就很灵敏。

（2）运动功能：分为大运动（包括平衡）和精细运动的发育（表 5-9）。大动作包括抬头、坐、爬、站、走、跑、跳等。精细运动包括抓握物品、涂画等。

表5-7　小儿视觉发育的特点

年龄阶段	视觉特点
出生时	有感光反应
2个月	能协调地注视物体
3～4个月	头眼协调较好，追寻活动的物体或人
6～7个月	目光可随上、下移动的物体垂直方向转动
8～9个月	出现视深度感觉，能看到小物体
18个月	能区别各种图形
2岁	区别垂直线与横线
3岁	区别颜色
6岁	视深度已充分发育，视力达1.0

表5-8　小儿听觉发育的特点

年龄阶段	听觉特点
出生时	鼓室无空气，听力差
3～7天	有听力
3～4个月	有定向反应，听到悦耳声音会微笑
6个月	区别父母的声音，唤名有反应
7～9个月	确定声源，区别语言的意义
1岁	听懂自己的名字
2岁	区别不同的声音，听懂简单吩咐
4岁	听觉发育完善

表5-9　小儿运动功能发育的特点

年龄阶段	大动作	精细运动
2个月	竖抱或俯卧时能抬头	
4个月	抬头很稳并自由转动	
6个月	双手向前撑住独坐	换手与捏、敲等探索性动作
7个月	有意识地翻身	
8个月	能爬行；扶站片刻	

（续　表）

年龄阶段	大动作	精细运动
10个月	能扶走	用拇指、食指取物
10～11个月	能独站片刻	
12个月	可独走，弯腰拾东西	学会用勺，乱涂画
15个月	可独自走稳，蹲着玩	
18个月	能跑及倒退走，爬台阶	能叠2～3块积木
2岁	能双脚跳	能叠6～7块积木，会逐页翻书，用杯子喝水
3岁	双足交替走下楼梯，能跑	
5岁	能单足跳，能跳绳	

三、小儿心理发展

1. **语言发育**　语言发展经过发音、理解和表达 3 个阶段（表 5-10）。
2. **自我意识**　1 岁左右的婴幼儿开始逐步认识作为生物实体的自我。2 ～ 3 岁时因社会经验和能力、语言的增长，逐步理解作为一个社会人的自我意识。

表5-10　小儿语言发育的特点

年龄阶段	语言特点
3～4个月	咿呀发音
6个月	能听懂自己的名字
7个月	能无意识地发"妈妈""爸爸"复音
10个月	有意识叫"爸爸""妈妈"
12个月	能说简单的单词，如"再见""没了"
15个月	能叫出自己的名字
1.5～2岁	能用简单语言表达自己的需要

四、营养与喂养

1. **热量**　是维持机体新陈代谢的物质基础。根据小儿年龄、体重及生长速度估计每天所需的热量，一般婴儿每天约需 460kJ/kg（110kcal/kg），以后每增加 3 岁减 42kJ/kg（10kcal/kg），到 15 岁时约为 250kJ/kg（60kcal/kg）。小儿能量消耗主要包括 5 个方面。

（1）基础代谢率：婴儿基础代谢率的能量需要占总需热量的 60%，年龄越小，所需越多。

（2）生长发育需要：为小儿所特有，与小儿的生长速度成正比。婴儿期体格发育速度最快，需要量相对较多，以后逐渐减低，至青春期又增加。婴儿此项热量占总热量的 25% ～ 30%，1 岁后占

15% ～ 16%。

（3）食物特殊热力作用：是指人体摄取食物而引起机体能量代谢的额外增多。蛋白质的食物热力作用最大，食物中的蛋白质比例越高，能量需求也越大。婴儿食物中蛋白质含量较高，食物特殊热力作用可占总能量的 7% ～ 8%，年长儿多为混合食物，占 5% 左右。

（4）活动消耗：不同年龄、不同个体的差异很大。

（5）排泄消耗：未经消化吸收的食物排泄至体外的损失约占 10%。

2．营养素 机体所需热量主要来自糖类、脂肪，其次为蛋白质。

（1）蛋白质：是构成人体细胞、组织的基本成分，具有保证机体生长发育、修复组织、供给能量、维持体液渗透压等多项功能。其供给热量占总热量的 8% ～ 15%。母乳喂养婴儿约需 2g/（kg·d），牛乳喂养婴儿约需 3.5g/（kg·d），全靠植物蛋白质喂养的婴儿约需 4g/（kg·d）。蛋白质主要来源于乳类、蛋、鱼、瘦肉和豆类食物。

（2）脂肪：是供给能量的重要物质，同时还具有提高必需脂肪酸、促进脂溶性维生素吸收、防止散热和机械性保护的作用。婴儿期脂肪需要量为 4g/（kg·d），所提供热量占总热量的 35% ～ 50%；年长儿需 2.5 ～ 3g/（kg·d），占总热量比为 25% ～ 30%。脂肪主要来源于乳类、肉类、植物油。

（3）糖类（碳水化合物）：是主要的供能营养素，2 岁以上小儿膳食中，糖类所供给的热量占总热量的 55% ～ 65%。主要来源于谷类食物。

（4）水：年龄越小需水量相对越多，婴儿每天需水量约 150ml/kg，以后每增长 3 岁减少 25ml/kg，成年人每天为 45 ～ 50ml/kg。

（5）维生素和矿物质：为非供能物质。维生素是人体正常生理活动所必需的一类有机物质，可分为脂溶性与水溶性两大类。矿物质分为常量元素（钾、钠、钙、磷等）与微量元素（铁、铜、锌、碘等）两类，婴幼儿最易缺乏的元素是钙、铁、锌和铜。这两种物质对调节体内各种代谢过程和生理活动、维持正常生长发育起着极其重要的作用。

3．母乳喂养 母乳是婴儿最理想的天然食品。婴儿生后半小时内即可开奶，且按需哺乳。

（1）母乳喂养的优点

①营养丰富，易消化吸收：蛋白质、脂肪、糖比例为 1∶3∶6，适合婴儿生长发育需要；人乳中以乳清蛋白为主；脂肪球颗粒小，含脂肪酶，易消化吸收；含糖量较高，以乙型乳糖为主，可促进肠道双歧杆菌生长，减少腹泻；钙、磷比例为 2∶1，易于吸收；微量元素如锌、铜、碘较多；铁含量虽与牛乳相同，但人乳铁吸收率高于牛乳。

②增强婴儿免疫力：母乳中含丰富的 SIgA 和大量免疫活性细胞，如乳铁蛋白、巨噬细胞、淋巴细胞和中性粒细胞及较多溶菌酶、双歧因子等抗感染物质，具有增强婴儿免疫力的作用。

③其他优点：母亲哺乳可促进子宫收缩，加速子宫复原；可抑制排卵，减少再受孕的机会；降低乳腺癌和卵巢癌的发病率；增进母子感情。

（2）母乳喂养的护理

①产前准备：合理安排乳母的生活和工作，保证营养合理，睡眠充足，心情愉快，使乳母保持良好的身心状态。

②乳头保健：每天清水擦洗乳头，使乳头耐受吸吮，减少裂伤的发生。乳头内陷者每天 1 次至数次牵拉乳头。乳汁淤积者进行湿热敷、按摩，并及时吸空乳房，减少乳腺炎的发生。

③尽早开奶、按需哺乳：2 个月内婴儿按需哺乳，通过多次吸吮，刺激乳汁分泌增加。

④正确的哺乳技巧：喂哺前，先做好清洁准备，更换尿布，洗手，清洁乳头。宜采取坐位，斜抱婴儿，使其头、肩部枕于母亲哺乳侧肘弯部，婴儿口含住乳头及大部分乳晕，母亲另一手呈"C"形将整个乳房托起。一般两侧乳房交替进行哺乳，吸空一侧乳房后再换另一侧，每次哺喂时间 15 ～ 20 分钟。

喂奶后将婴儿抱直，头部靠在母亲肩上，轻拍背部，使空气排出，然后将婴儿保持右侧卧位，以防呕吐。

⑤促进乳房分泌：吸乳前先湿热敷乳房 2 ～ 3 分钟，再从外侧边缘向乳晕方向轻拍或按摩乳房，促进乳房感觉神经的传导和泌乳。

⑥不宜哺乳的情况：乳母患 HIV、慢性肾炎、糖尿病、恶性肿瘤、精神病、心功能不全等严重疾病时，应停止哺乳。患乳腺炎者应暂停患侧哺喂。乙型肝炎病毒携带者并非哺乳的禁忌证，但婴儿应在出生后 24 小时内予以乙肝免疫球蛋白，并接种乙肝疫苗。

⑦断乳：在 10 ～ 12 个月为宜，以春、秋两季最合适，循序渐进。若遇夏季炎热或婴儿体弱多病时，可推迟断乳时间，但最迟不超过 18 个月。

4. 混合喂养　母乳不足，需要添喂牛、羊乳或其他代乳品时为混合喂养。

5. 人工喂养　指 4 ～ 6 个月以内的婴儿，母亲因各种原因不能哺乳，而以配方奶粉或其他代乳品完全替代母乳喂养的方法。常用的乳品及代乳品有配方奶粉、牛乳及羊乳等，配方奶粉以母乳的营养素含量及其组成为依据，接近哺乳，较鲜乳或全脂奶粉更易消化吸收，为母乳喂养缺乏时的首选。

6. 添加辅食

（1）添加原则：循序渐进，从少到多，从稀到稠，从细到粗，由 1 种到多种，逐步过渡到固体食物。天气炎热或患病期间，应减少辅食量或暂停辅食，以免造成消化不良。添加的食品应单独制作，不要以成年人食物代替辅食。

（2）添加顺序：见表 5-11。

表5-11　辅食添加的顺序

月　龄	食物性状	添加辅食举例	供给的营养素
2周至3个月	流质食物	鱼肝油制剂、水果汁、菜汤	维生素A、维生素C、维生素D和矿物质
4～6个月	泥状食物	米汤、米糊、含铁配方米粉等、蛋黄（补铁）、鱼泥、豆腐、动物血、菜泥、水果泥	补充热量，动物、植物蛋白质、铁、维生素、纤维素、矿物质
7～9个月	末状食物	稀（软）饭、烂面、饼干、蛋、鱼、肝泥、肉末	补充热量，动物蛋白质、铁、锌、维生素
10～12个月	碎食物	软饭、挂面、馒头、面包、豆制品、碎肉	供给热量，维生素、蛋白质、矿物质、纤维素

7. 儿童、少年膳食安排　满足生理需求，合理烹调制作，适合消化功能，保持好食欲。

五、计划免疫

根据小儿的免疫特点和传染病发生的情况制订，婴儿出生后，从母体获得的抗体逐渐消失，对各种传染病易感。通过有计划地使用生物制品进行预防接种，以提高人群的免疫水平，达到控制和消灭传染病的目的。计划免疫程序见表 5-12。

1. 获得性免疫方式

（1）主动免疫：是指给易感者接种特异性抗原，刺激机体产生特异性免疫抗体，从而产生主动免疫力，抗体持续的时间较久，一般为 1 ～ 5 年，以后逐渐减少，因此还要适时安排加强免疫，巩固免疫效果。

表5-12　小儿计划免疫程序

疫　苗	预防疾病	接种方法	接种部位	反应情况及处理	接种次数	接种时间	复　种	注意事项
卡介苗	结核病	皮内注射（ID）	左上臂三角肌外下缘	接种后4～6周局部有小溃疡，防止感染，个别腋下或锁骨上淋巴结肿大或化脓，肿大时热敷，化脓时用针筒抽出脓液，溃破处涂5%异烟肼软膏	1	出生时	—	2个月以上小儿接种前应做结核菌素试验，阴性才能接种
乙肝疫苗	乙型肝炎	肌内注射（IM）	上臂三角肌	接种后一般反应轻微，个别有局部轻度红肿、疼痛症状，属正常反应，无须特殊处理	3	3次分别在出生后24小时、1个月和6个月	1周岁复查：成功者3～5年加强；失败者重复基础免疫	—
脊髓灰质炎减毒活疫苗糖丸	脊髓灰质炎	口服	—	有时有低热或轻泻	3（间隔1个月）	3次分别在2、3、4个月	4岁时加强，口服三型混合糖丸疫苗	冷开水送服或含服，服后1小时内禁饮热水
百白破疫苗	百日咳、白喉、破伤风	有吸附制剂肌内注射（IM），无吸附制剂皮下注射（H）	上臂三角肌	个别有轻度发热、局部红肿、疼痛、发痒症状	3（间隔4～6周）	3次分别在3、4、5个月	1.5～2岁用百白破混合制剂，7岁用吸附白破二联类毒素	掌握间隔期，避免无效注射
麻疹减毒活疫苗	麻疹	皮下注射（H）	上臂三角肌	部分接种后9～12天有发热及卡他症状，一般持续2～3天，也有个别婴儿出现散在皮疹或麻疹黏膜斑	1	8个月	7岁时加强1次	接种前1个月及接种后2周避免用胎盘球蛋白、丙种球蛋白制剂
乙脑减毒活疫苗	流行性乙型脑炎	皮下注射（H）	上臂外侧	少数可能出现一过性发热反应，一般不超过2天，可自行缓解。偶有散在皮疹，一般不需特殊处理	1	8个月	2岁时加强1次	注射疫苗过程中，切勿使消毒剂接触疫苗。疫苗复溶后立即使用完

（2）被动免疫：指未接受主动免疫的易感者在接触传染源后，被给予相应的抗体而立即获得免疫力。其特点是抗体留在机体的时间短暂，一般约3周，故只能作为暂时的预防和治疗。如婴儿对某

些传染病有一定的抵抗能力，主要是通过胎盘从母体中获得 IgG，出生后 5～6 个月小儿从母体获得的抗体逐渐消失。

2. 疫苗种类

（1）主动性免疫制剂：包括灭活疫苗（死疫苗）、活疫苗（减毒活疫苗）和类毒素。

（2）被动性免疫制剂：有特异性免疫血清、丙种球蛋白、胎盘球蛋白等。

3. 禁忌证

（1）目前健康状态及疾病史：急性传染病，如结核病、肝炎等，包括有急性传染病接触史而未过检疫期者；严重慢性病，如风湿热、心脏病、高血压、肝肾疾病等；免疫缺陷疾病或正在接受免疫抑制药治疗期间，如放射治疗、糖皮质激素、抗代谢药物和细胞毒性药物；其他如癫痫、抽搐史者。

（2）过敏史：有明确过敏史者，禁种白喉类毒素、破伤风类毒素、麻疹疫苗（特别是鸡蛋过敏者）、脊髓灰质炎糖丸疫苗（牛奶或奶制品过敏）、乙肝疫苗（酵母过敏或疫苗中任何成分过敏）。

（3）用药史：接种麻疹疫苗前 1 个月及接种后 2 周避免使用丙种球蛋白；发热或 1 周内每天腹泻 4 次以上的小儿禁服脊髓灰质炎糖丸。

4. 注意事项

（1）接种前检验接种证，严格按照规定的接种剂量、次数、间隔时间进行接种，按要求完成全程基础免疫和加强免疫。按各种制品要求的间隔时间接种，一般接种活疫苗后需隔 4 周、死疫苗 2 周再接种其他疫苗。

（2）告知接种者或监护人所种疫苗信息，询问受种者的健康情况及是否有接种禁忌。

（3）接种环境应适宜，保持温湿度适宜，接种时间尽量安排在饭后，以免晕针。

（4）严格检查生物制品的标签，检查药液有无发霉、异物、凝块、变色或冻结等情况。若药液异常，立即停止使用，并报告医院相关部门处理。

（5）严格执行查对制度，包括儿童姓名、年龄及疫苗名称，生物制品的名称、批号、有效期及生产单位等。观察接种者皮肤情况，确认无误后才可接种。

（6）严格遵守无菌技术操作，接种前生物制品要严格按照规定方法稀释、溶解。严格按要求每人一个无菌注射器、一个无菌针头，并准确抽取所需剂量。局部常规皮肤消毒，但接种活疫苗、菌苗时，不可使用其他消毒剂消毒，只可用 75% 乙醇消毒皮肤，待干后才可接种，以防消毒液杀死疫苗，降低效价。

（7）疫苗接种完毕，需观察半个小时方可离开。适当休息、多饮水，避免剧烈活动。注意保暖，防止感冒。注射部位瘙痒时，避免用手抓挠，以免继发感染。

（8）及时记录及预约，保证接种及时、全程、足量，避免重种、漏种。

5. 接种反应及处理

（1）一般反应：是指由疫苗本身所引起的反应，大多为一过性。

①局部反应：接种后数小时至 24 小时，注射部位会出现红、肿、热、痛，有时还伴有局部淋巴结肿大，一般持续 2～3 天。多数小儿的局部反应轻微，无须特殊处理，多休息、多饮水即可。

②全身反应：于接种后 24 小时内出现体温升高，伴头晕、恶心、呕吐、腹泻、全身不适等反应。体温＜38.5℃，一般不需要特殊处理。体温＞38.5℃，局部红肿继续扩大，高热持续不退，应及时就诊。

（2）异常反应：主要有过敏性休克、晕厥、过敏性皮疹、血管神经性水肿等。

①过敏性休克：于注射后数分钟或 0.5～2 小时出现烦躁不安、面色苍白、口周青紫、四肢湿冷、呼吸困难、脉搏细速、恶心、呕吐、惊厥、大小便失禁以至昏迷，严重者可危及生命。一旦发生，应立即协助患儿平卧，头稍低，注意保暖，给予氧气吸入，遵医嘱立即皮下或静脉注射 0.1% 肾上腺素 0.5～1ml，必要时重复注射。

②晕厥：由于空腹、疲劳、室内闷热、紧张等原因，儿童在接种时或几分钟内，常出现头晕、心慌、面色苍白、出冷汗、手足发麻冰凉、心率血压变化等症状。此时应保持患儿平卧，头部稍低，给予少量热开水或糖水，必要时针刺人中穴或遵医嘱皮下注射 0.1% 肾上腺素。

③过敏性皮疹：荨麻疹最为多见，一般于接种后几小时至几天内出现，经服用抗组胺药物后即可痊愈。

④全身感染：有严重免疫功能受损者，接种活菌（疫）苗后可扩散为全身感染，应积极控制感染及对症治疗。

（3）偶合症：是指受种者正处于某种疾病的潜伏期，或者存在尚未发现的基础疾病，接种疫苗后巧合发病，或使原有疾病加重。故偶合症与疫苗接种无关，仅是时间上的巧合。

第三节　新生儿及新生儿疾病

一、概　述

正常足月新生儿是指出生时胎龄满 37 ～ 42 周，体重 2500 ～ 4000g，无任何畸形和疾病的活产新生儿。

临床上常根据胎龄、出生体重及以上两者的关系对新生儿进行分类（表 5-13）。

表5-13　新生儿分类

主要分类依据	类　型	判断标准
出生胎龄	足月儿	37周≤胎龄<42周
	早产儿	28周≤胎龄<37周
	过期产儿	胎龄≥42周
出生体重	正常体重儿	2500g≤出生体重≤4000g
	低出生体重儿	出生体重<2500g（<1500g为极低出生体重儿，<1000g为超低出生体重儿）
	巨大儿	出生体重>4000g
出生体重和胎龄关系	适于胎龄儿	出生体重在同胎龄儿平均体重的第10～90百分位
	小于胎龄儿	出生体重在同胎龄儿平均体重的第10百分位以下足月且出生体重<2500g者称足月小样儿，最多见
	大于胎龄儿	出生体重在同胎龄儿平均体重的第90百分位以上

二、足月新生儿的特点及护理

1. 正常新生儿的特点

（1）外观特点：正常新生儿与早产儿的特点鉴别见表 5-14。

表5-14　正常足月儿与早产儿的外观特点鉴别

	正常足月儿	早产儿
哭　声	响亮	轻弱
皮　肤	红润，胎毛少	红嫩，胎毛多
头　发	分条清楚	细而乱
耳　廓	软骨发育好，轮廓清楚	软骨发育不好，轮廓不清
指（趾）甲	达到或超过指（趾）尖	未达到指（趾）尖
足　纹	遍及整个足底	足底纹少，足跟光滑
肌张力	四肢屈曲	颈肌软弱，四肢肌张力低下
乳　房	乳晕清晰，结节>4mm	乳晕不清，无结节或结节<4mm
外生殖器	男婴睾丸降至阴囊 女婴大阴唇可覆盖小阴唇	男婴睾丸未降或未全降 女婴大阴唇不能遮盖小阴唇

（2）呼吸系统：呼吸节律不规则，较表浅，40～45次/分，以腹式呼吸为主。

（3）循环系统：心率100～150次/分，波动范围较大。足月儿血压平均70/50mmHg。因血液多分布于躯干和内脏，四肢易出现冰冷及发绀。

（4）消化系统：胃呈水平位，贲门括约肌松弛，幽门括约肌较紧张，易发生溢乳。出生后10～12小时开始排出墨绿色胎粪，2～3天可排完。若24小时仍不排胎便，应检查是否有消化道畸形。

（5）血液系统：出生时红细胞数和血红蛋白量高，以后逐渐下降。白细胞计数较高，3天后明显下降。胎儿肝脏维生素K储存量少，凝血因子活性低，出生后需常规注射维生素K_1。

（6）泌尿系统：出生后24小时内排尿，如生后48小时仍无尿，需要查找原因。肾小球滤过率低，易出现脱水或水肿。肾脏排磷功能较差，易致低钙血症。

（7）神经系统：新生儿脑相对大，大脑皮质兴奋性低，睡眠时间长。出生时已具有觅食反射、吸吮反射、握持反射、拥抱反射等原始反射。正常情况下，上述反射生后数月可自然消失。若新生儿期反射减弱、消失或数月后仍存在，提示有神经系统疾病。

（8）免疫系统：特异性免疫能力不足，但可通过胎盘从母体获得IgG，因此新生儿不易感染某些传染病。而IgA和IgM不能通过胎盘，故易患呼吸道、消化道感染。

（9）能量和体液代谢：新生儿基础热量消耗为105kJ/kg，每天总热量需418～502kJ/kg。液体需要量与体重、日龄有关。患病时易发生代谢性酸中毒，需及时纠正。

（10）体温调节：体温调节中枢发育不完善，皮下脂肪薄，体表面积相对较大，易散热。室温过低时依靠棕色脂肪产热，产热量相对不足，易发生低体温或寒冷损伤综合征。室温过高、进水少及散热不足，可致体温增高，引起脱水热。

2．新生儿的特殊生理状态

（1）生理性黄疸：足月儿生后2～3天出现黄疸，4～5天达高峰，5～7天消退，最迟不超过2周。小儿一般情况良好，食欲正常。

（2）生理性体重下降：新生儿出生数日内，因失水较多和胎粪排出导致体重下降，出生后3～4天最低，但不超过10%（一般3%～9%），出生后10天左右恢复出生体重。

（3）假月经：少数女婴出生后 5 ～ 7 天有少量阴道血性分泌物，可持续 1 周，因出生后母体雌激素突然中断引起，一般无须处理。

（4）乳腺肿大：男、女新生儿在出生后 4 ～ 7 天均可出现，如蚕豆或核桃大小，切勿挤压，防止感染。多于 2 ～ 3 周消退，无须特殊处理。

（5）"马牙"和"螳螂嘴"：新生儿上腭中线和牙龈切缘上常有黄白色、米粒大小的斑点，是上皮细胞堆积或黏液腺分泌物积留所致，称为"马牙"，出生后数周自行消退。新生儿两颊部有脂肪垫，称为"螳螂嘴"，对吸乳有利。两者均属正常现象，不可挑破，以免发生感染。

3．正常新生儿的护理

（1）娩出后的护理

①新生儿娩出后，开始呼吸前应迅速清除口、鼻部的黏液及羊水，保持呼吸道通畅，防止吸入性肺炎。

②娩出后 1 ～ 2 分钟结扎脐带，消毒处理好残端。出生后轻轻擦拭血迹和胎脂，擦干身体后，用温暖的包被包裹婴儿，使新生儿处于"适中温度"。

③新生儿室应阳光充足、空气流通，室温保持在 22 ～ 24℃，湿度以 55% ～ 65% 为宜，床间距宜 1 米以上。

（2）保持呼吸道通畅

①保持舒适体位，仰卧时避免颈部前屈或过度后仰，俯卧时头偏向一侧。

②专人看护，经常检查新生儿鼻孔是否通畅，清除鼻孔内分泌物。避免将物品放在口、鼻腔处或按压胸部。

③喂乳后应竖抱婴儿，轻拍背部，排出空气，并以右侧卧位为宜，防止溢乳。

（3）喂养：出生后半小时内抱至母亲处给予吸吮，鼓励按需哺乳。母亲无法哺乳时，试喂 10% 葡萄糖水，预防低血糖；若无消化道畸形、吸吮吞咽功能良好，可提供配方奶。乳量根据婴儿耐受和所需热量计算，遵循从小量渐增的原则，以喂奶后安静、不吐、无腹胀和理想的体重增长（15 ～ 30g/d，生理性体重下降期间除外）为标准。

（4）保暖：生后应注意保暖，可采取戴帽子、母亲怀抱、热水袋、婴儿暖箱和远红外辐射床等方式，避免不必要的暴露，每 4 ～ 6 小时监测体温一次。新生儿体温调节中枢功能发育不够完善，汗腺发育不良，排汗散热能力差，若室温过高，或保暖太过，易出现发热，应首先检查婴儿室的温度，如果室内温度过高应适当降低，同时减少婴儿的衣服，松开包被以增加散热。

（5）预防感染：接触新生儿前后均应洗手，护理时严格执行无菌操作。每天行紫外线空气消毒。新生儿应与感染患儿分室居住。各类医疗器械定期消毒，每季度对医护人员做一次咽拭子培养。

（6）皮肤护理：体温稳定后，每天沐浴一次，在喂奶前进行。室温 26 ～ 28℃，水温 39 ～ 41℃，注意保暖。勤换尿布，每次大便后用温水清洗会阴及臀部。衣服柔软、宽松，以无扣为宜。

（7）脐部护理：保持脐部清洁、干燥，脐带脱落前应密切观察有无渗血，保证脐部不被污染。脐带残端一般于生后 1 周脱落。脐窝有分泌物者可先用 3% 过氧化氢消毒，再用 0.2% ～ 0.5% 的碘伏消毒。有肉芽组织者可用硝酸银局部烧灼。

（8）预防接种：出生后 24 小时内接种乙肝疫苗，以后 1 个月、6 个月各接种一次。出生时接种卡介苗。

三、早产儿的特点及护理

早产儿又称未成熟儿，是指出生时胎龄满 28 周，但未满 37 周，出生体重多不足 2500g 的活产婴儿。

1．早产儿的特点

（1）外观特点：见表5-14。

（2）呼吸系统：早产儿呼吸中枢系统不成熟，呼吸表浅、不规则，甚至有呼吸暂停。肺部发育不成熟，肺泡表面活性物质缺乏，易发生肺透明膜病。

（3）循环系统：早产儿心率快，部分可有动脉导管未闭。

（4）消化系统：早产儿吸吮及吞咽能力差，易出现呛乳或乳汁吸入引起肺炎。胃容量小且贲门括约肌松弛，易发生胃食管反流和溢乳。消化酶不足，胆酸分泌少，消化吸收较差。缺血、缺氧或喂养不当可引起坏死性小肠结肠炎。肝脏不成熟，葡萄糖醛酸转移酶不足，故生理性黄疸程度重，持续时间长。因胎粪形成少及肠蠕动弱，常有胎粪排出延迟。

（5）血液系统：由于维生素K及维生素D贮存较足月儿少，更易发生出血和佝偻病。因红细胞生成素水平低下、先天储铁不足，生理性贫血出现早，程度重。

（6）泌尿系统：早产儿肾浓缩功能更差，葡萄糖阈值低，肾小管排酸能力差，更易发生低钠血症、糖尿和代谢性酸中毒。

（7）神经系统：早产儿神经系统成熟度与胎龄有关，胎龄越小，反射越差。早产儿易缺氧而致缺氧缺血性脑病。脑室管膜下存在发达的胚胎生发层组织，易致颅内出血。

（8）免疫系统：早产儿特异性和非特异性免疫发育不够完善，IgG和补体水平较足月儿更低，特别是SIgA缺乏，极易发生感染。

（9）体温调节：早产儿体温调节功能更差，棕色脂肪少，产热能力差，体温易随环境温度改变而改变。寒冷时更易出现低体温，甚至寒冷损伤综合征。

（10）生长发育：早产儿生长发育速度较足月儿快，易发生佝偻病。

2．早产儿的护理

（1）早产儿室环境：早产儿应与足月儿分开护理。保持室温24～26℃，晨间护理时达到27～28℃，湿度以55%～65%为宜。室内空气新鲜，备有婴儿暖箱、远红外辐射床、微量输液泵、给氧和光疗等设备。

（2）保暖：早产儿护理需特别强调保暖。出生后，应根据其体重、胎龄和病情，立即给予不同的保暖措施。体重＜2000g者，尽早置于婴儿培养箱保暖。体重＞2000g者在箱外保暖，通过戴帽子、热水袋等方式维持体温恒定。各种操作均应在远红外辐射床保暖下集中进行，尽量缩短操作时间。每天监测体温2～4次。

（3）合理喂养

①开奶时间：尽早开奶，防止低血糖。一般出生后2～4小时喂5%～10%葡萄糖水，无呕吐者给予母乳喂养。出生体重＜1500g或伴青紫者，适当延迟喂养时间。

②喂奶量：根据出生体重和耐受力而定，以不吐、无腹胀及理想的体重增长（每天增长10～15g/kg）为原则。

③喂养方式：母乳喂养最佳，无法母乳喂养者可给予早产儿配方奶。

④喂养方法：吸吮能力差及吞咽不协调者，可用鼻饲喂养。能量不能满足者，给予静脉营养。喂养后取右侧卧位，注意有无青紫、溢乳和呕吐。

⑤评估：每天准确记录24小时出入量，测量体重1次。早产儿出生后肌注维生素K，以免发生出血症。还应补充维生素A、C、D、E和铁等。

（4）维持有效呼吸：保持呼吸道通畅。仰卧时可在其肩下放置小软枕。不可常规吸氧，仅在发生青紫或呼吸困难时方可给予吸氧，常用氧气浓度为21%～30%，维持血氧分压50～70mmHg（正常新生儿50～80mmHg）或经皮血氧饱和度85%～93%（正常新生儿90%～95%）。一旦症状改善立即停用，吸氧时间最好不超过 3 天。避免常规高浓度吸氧或吸氧时间过长，防止发生支气管肺发育不良或新生儿视网膜病。常用鼻塞法给氧，呼吸机应用时尽量采用非插管性呼吸支持，最大程度地减少呼吸机造成的肺损伤。呼吸暂停者应通过拍打足底、刺激皮肤等方式，帮助其恢复呼吸。

（5）病情观察：早产儿病情变化快，应加强巡视，及早发现病情变化并报告医生做好抢救准备。输液最好使用输液泵，严格控制补液速度，防止血糖异常。

（6）预防感染：严格执行消毒隔离制度，加强口腔、皮肤及脐部护理。脐部未脱落者，采用分段沐浴。预防接种应在体重超过 2000g 后再进行。

四、新生儿窒息

新生儿窒息是指胎儿娩出后 1 分钟仅有心搏，无自主呼吸或未建立规律呼吸的缺氧状态，而导致低氧血症、高碳酸血症、代谢性酸中毒及全身多脏器损伤，是新生儿死亡及伤残的重要原因之一。

1. **病因**
（1）母体因素：慢性或严重疾病，妊娠并发症，孕母吸毒、吸烟，年龄 > 35 岁或 < 16 岁。
（2）胎盘因素：前置胎盘、胎盘早剥、胎盘老化等。
（3）脐带因素：脐带脱垂、绕颈、打结等。
（4）胎儿因素：早产儿，巨大儿，先天性畸形，宫内感染，呼吸道阻塞如吸入羊水、胎粪等。
（5）分娩因素：难产，产钳术，产程中药物使用不当等。

2. **临床表现**　可分为轻度窒息和重度窒息两种情况。Apgar（阿普加）评分见表 5-15。分别于出生后 1 分钟、5 分钟、10 分钟进行评估，1 分钟评分可反映窒息的严重程度，是复苏的依据；5 分钟评分可反映复苏的效果，有助于判断预后，如评分值 < 3 分，新生儿死亡率及脑部后遗症的几率明显增加。

表5-15　新生儿Apgar（阿普加）评分法

体　征	各项体征评分标准		
	0分	1分	2分
皮肤颜色	青紫或苍白	躯干红，四肢青紫	全身红
呼　吸	无	浅慢，不规则	正常，哭声响亮
心率（次/分）	无	<100	≥100
弹足底或插鼻管后反应	无反应	有些动作，如皱眉	哭，喷嚏
肌张力	松弛	四肢稍屈	四肢活动好

（1）轻度窒息：Apgar（阿普加）评分 4～7 分。表现为躯干红、四肢青紫，呼吸表浅或不规则，心搏规则有力，心率减慢，多为 80～120 次/分，弹足底或插鼻管有动作，肌张力好，四肢稍屈。

（2）重度窒息：Apgar（阿普加）评分 0～3 分。表现为全身皮肤苍白、口唇青紫，无呼吸或微弱呼吸，心搏不规则，心率 < 80 次/分且弱，弹足底或插鼻管无反应，肌张力松弛。

3. **治疗要点**　以预防为主，一旦发生窒息应立即按 A（清理呼吸道）、B（建立呼吸，增加通气）、C（维持正常循环）、D（药物治疗）、E（评价和保温）步骤进行复苏。其中 ABC 三步最重要，A 是根本，B 是关键，评价和保温贯穿于整个复苏过程。呼吸、心率和血氧饱和度是窒息复苏评估的三大指标。

4．护理措施

（1）清理呼吸道：是抢救新生儿窒息的首要措施。新生儿娩出后立即置于远红外辐射床上，头轻微仰伸位，用洗耳球或吸痰管吸出口、鼻、咽和气道黏液及羊水。先吸口腔，后吸鼻腔。

（2）建立自主呼吸：清理呼吸道后如仍无呼吸，可轻拍或轻弹足底，或摩擦背部以诱发自主呼吸。触觉刺激效果不佳，无自主呼吸建立或心率＜100次/分，立即用气囊面罩或气管插管正压通气。一般维持呼吸40～60次/分（胸外按压时为30次/分），吸呼之比为1：2。施加的压力不可过大，以胸廓起伏适中为宜，防止肺泡破裂。有效的正压通气应显示心率迅速增快，以心率、胸廓起伏、呼吸音及氧饱和度作为评估指标。如有自主呼吸，且心率＞100次/分，可逐步减少并停止正压通气。

（3）恢复循环：如充分正压通气30秒后心率持续＜60次/分，应在继续正压通气的条件下，立即加做胸外心脏按压，按压部位为胸骨体下1/3处，深度为胸廓1/3前后径。按压通气比为3：1，即90次/分按压和30次/分呼吸，达到每分钟120个动作，每个动作持续约0.5秒，2秒内3次胸外心脏按压加1次正压通气。持续45～60秒后评估心率恢复情况。

（4）用药护理：快速开放静脉通道，胸外心脏按压45～60秒仍然不能恢复正常循环即心率仍＜60次/分时，应遵医嘱给予1：10 000肾上腺素静脉或气管内注入。血容量不足时给予扩容，疑似或证实代谢性酸中毒时给予5%碳酸氢钠。

（5）预防感染：严格执行无菌操作，遵医嘱给予抗生素。

（6）保暖：整个抢救过程中注意保暖，在远红外辐射床上进行抢救，维持肛温36.5～37℃。

五、新生儿缺氧缺血性脑病

新生儿缺血缺氧性脑病是指各种围生期因素引起的部分或完全缺氧、脑血流减少或暂停而导致胎儿和新生儿的脑损伤，是新生儿窒息的严重并发症。

1．病因　缺氧是本病发病的核心。围生期窒息是最主要原因，防治围生期窒息是预防本病的主要措施；反复呼吸暂停；严重的呼吸系统疾病；右向左分流型先天性心脏病；心脏骤停或严重循环系统疾病；颅内出血或脑水肿。

2．发病机制　脑组织所需的能量主要来源于葡萄糖的氧化过程，脑缺氧后脑细胞氧化代谢受损，大量神经元死亡。

3．临床表现　主要症状为意识障碍和肌张力改变。根据病情可分为3度。

（1）轻度：表现为兴奋、激惹，肌张力正常，出生后24小时内症状明显，72小时内消失。

（2）中度：表现为嗜睡，肌张力减低，症状在14天内消失，可有后遗症。

（3）重度：以抑制症状为主，表现为昏迷，肌张力低下，呼吸暂停，惊厥频繁，拥抱反射、吸吮反射消失，病死率高，存活者多有后遗症。

4．辅助检查

（1）头颅CT检查：明确脑损伤的部位、范围、严重程度和评估预后。

（2）脑电图：生后1周内检查，有助于临床确定脑病变严重程度、判断预后和对惊厥的诊断。

5．治疗要点　以控制惊厥和脑水肿，对症治疗及支持疗法为主。

（1）支持疗法

①维持良好的通气功能是支持疗法的中心，应选择适当的给氧方法。

②维持良好的血流灌注是支持疗法的关键措施，可用多巴胺和多巴酚丁胺适当升高血压。

③维持血糖在正常高值，保证神经细胞所需能量。

（2）控制惊厥：首选苯巴比妥钠，15～30分钟静脉滴注完毕。肝功能不全者改用苯妥英钠，顽固性抽搐者加用地西泮或水合氯醛。

（3）治疗脑水肿：可用呋塞米（速尿）静脉推注，严重时给予 20% 甘露醇。全亚低温治疗可在发病 6 小时内进行，仅适用于足月儿，早产儿不宜使用。

6. 护理措施

（1）病情观察：密切监测患儿的生命体征和血氧饱和度，注意神志、瞳孔、肌张力等神经系统变化，监测颅内压。

（2）亚低温治疗的护理：选择性头部降温采用循环水冷却法，使脑温下降至 34℃，维持 30 ～ 90 分钟。注意保暖，可使用远红外辐射床或热水袋，注意预防烫伤。给予持续肛温监测，了解体温波动情况，并严密监测动态心电、呼吸、血压及血氧饱和度，记录 24 小时液体出入量。治疗结束后，复温宜缓慢，时间＞ 5 小时，速度≤ 0.5℃ /h，以防低血压。体温恢复正常后，每 4 小时测体温一次。

六、新生儿颅内出血

新生儿颅内出血主要因缺氧或产伤引起，是新生儿期严重脑损伤的常见形式。早产儿发病率较高，预后较差，严重者常留有神经系统后遗症。

1. 病因与发病机制

（1）早产：胎龄＜ 32 周的早产儿，仍留存胚胎生发基质。该结构脑血流缺乏自主调节功能，易破裂出血。

（2）缺血、缺氧：任何引起缺氧的原因均可导致颅内出血，以早产儿常见。

（3）产伤：头部受挤压是产伤性颅内出血的重要原因，足月儿居多。常见于急产、胎头过大、头盆不称、高位产钳、胎头吸引器及臀牵引等。出血部位主要为硬脑膜下。

（4）其他：高渗液体快速输入、机械通气不当、气胸、肝功能不成熟、出血性疾病或脑血管畸形等。

2. 临床表现 与出血部位及出血量有关，多于出生后 1 ～ 2 天出现。新生儿颅内出血的特征表现为窒息、惊厥和抑制相继出现。

（1）各类型颅内出血的特点

①脑室周围 - 脑室内出血：早产儿多见，72 小时内发病，最常见的症状为拥抱反射消失，肌张力低下，淡漠及呼吸暂停。

②蛛网膜下腔出血：典型症状为生后第 2 天惊厥，发作间歇正常。

③脑实质出血：足月儿常见，因出血部位和出血量不同临床症状差异很大。

④硬脑膜下出血：多见于产伤后，足月巨大儿居多，出生后 24 小时可出现惊厥、偏瘫和斜视等神经系统症状。

⑤小脑出血：严重者常有脑干压迫症状，可在短时间内死亡。

（2）常见症状和体征

①神志改变：易激惹、嗜睡、昏迷等。

②呼吸改变：呼吸增快或减慢、不规则，甚至呼吸暂停等。

③颅内压增高：脑性尖叫、前囟隆起、惊厥等。

④眼征：凝视、斜视、眼球震颤等。

⑤肌张力：早期增高，以后降低。

⑥瞳孔：不等大、对光反射差。

⑦其他：苍白、贫血和黄疸。

3. 辅助检查 B 超和 CT 等检查可显示出血部位和范围。MRI 检查是确诊各型颅内出血、评估预后最敏感的检测手段。脑脊液检查急性期为均匀血性和皱缩红细胞，但病情危重者不宜进行。

4．治疗要点

（1）支持疗法：保持安静，减少搬动及刺激性操作。

（2）止血：常用维生素 K_1、酚磺乙胺、巴曲酶等。

（3）控制惊厥：首选苯巴比妥，其次为地西泮、水合氯醛等。

（4）降低颅内压：呋塞米静推，中枢性呼吸衰竭时用小剂量甘露醇。

（5）减轻脑积水：应用乙酰唑胺减少脑脊液生成，病情稳定后行腰椎穿刺或脑室引流。

（6）对症处理。

5．护理措施

（1）休息活动护理：绝对保持安静，头肩抬高 15°～30°，侧卧位或头偏向一侧。治疗、护理操作尽可能集中，使用静脉留置针，减少对患儿移动和刺激。3 天内除臀部护理外免除一切清洁护理。

（2）合理喂养：不能进食者给予鼻饲，遵医嘱静脉输液，24 小时内均匀输入，保证热量及营养供给。注意记录 24 小时液体出入量。

（3）病情观察：密切监测生命体征，观察患儿神志、瞳孔的变化，定期测量头围，出现颅内压增高或惊厥征象，立即报告医生，并做好抢救准备。

（4）合理用氧：按照缺氧程度选择给氧的方式和浓度，一般维持 PaO_2 在 60～80mmHg，血氧饱和度 85%～95%。呼吸衰竭或严重的呼吸暂停者给予气管插管及机械通气。

七、新生儿黄疸

新生儿黄疸是指胆红素（以未结合胆红素为主）在体内积聚，而引起巩膜、皮肤或其他器官黄染，可分为生理性黄疸和病理性黄疸。新生儿血清总胆红素 > 5～7mg/dl（成人 > 2mg/dl）可出现肉眼可见的黄疸。由于新生儿胆红素生成较多、转运胆红素能力不足、肝功能发育未完善、肠道内细菌含量少等特点，容易发生黄疸。

1．病因与发病机制

（1）胆红素生成相对较多：如红细胞数量过多、寿命偏短等。

（2）血浆白蛋白联结胆红素的能力不足：游离的非结合胆红素为脂溶性，易透过血 - 脑屏障，进入中枢神经系统，引起胆红素脑病。

（3）肝细胞处理胆红素的能力差：生成结合胆红素的能力低下。

（4）肝肠循环：肠蠕动差、肠道菌群尚未完全建立，致非结合胆红素水平升高。

（5）形成病理性黄疸的其他因素：感染、胆道闭锁、母乳性黄疸、遗传性葡萄糖 -6- 磷酸脱氢酶（G-6-PD）缺陷等。

（6）新生儿溶血病：是指母婴血型不合，母血中血型抗体通过胎盘进入胎儿循环，导致胎儿、新生儿红细胞破坏而引起的溶血。ABO 血型不合多为母亲 O 型，婴儿 A 型或 B 型；如母为 AB 型或婴儿为 O 型则均不会发生溶血。溶血的机制是 A 型或 B 型血型抗原通过胎盘进入母体，刺激母体产生相应的血型抗体，抗体进入胎儿血循环后，与胎儿红细胞的相应抗原结合，引起溶血。若母婴血型不合的胎儿红细胞在分娩时才进入母血，则母亲产生的抗体不使这一胎发病，而可能使下一胎血型相同的胎儿发病。

2．临床表现

（1）新生儿生理性黄疸与病理性黄疸鉴别：见表 5-16。

（2）母乳性黄疸：非溶血性未结合胆红素增高，常与生理性黄疸重叠且持续不退，血清胆红素可高达＞342μmol/L（20mg/dl），但婴儿一般状态常良好。停止母乳喂养后3天，如黄疸下降即可确定诊断。母乳性黄疸并不是母乳喂养的禁忌。

（3）胆红素脑病：未结合胆红素可穿透血-脑屏障，造成胆红素脑病（核黄疸）。患儿精神差，食欲缺乏，拒乳，肌张力下降，继而出现发热，抽搐，肌张力增高，呼吸不规则等表现，可造成永久性神经系统损害，甚至死亡。

3. 辅助检查

（1）生理性黄疸与病理性黄疸鉴别：见表5-16。

（2）胆红素脑病：血清胆红素＞342μmol/L（20mg/dl）。

表5-16　新生儿生理性黄疸与病理性黄疸鉴别

	生理性黄疸	病理性黄疸
血清胆红素	足月儿＜221μmol/L（12.9mg/dl） 早产儿＜256μmol/L（15mg/dl）	足月儿＞221μmol/L（12.9mg/dl） 早产儿＞256μmol/L（15mg/dl）
胆红素每天上升	＜85μmol/L（5mg/dl）	＞85μmol/L（5mg/dl）
结合胆红素	＜34μmol/L（2mg/dl）	＞34μmol/L（2mg/dl）
黄疸出现时间	足月儿出生后2～3天 早产儿出生后3～5天	出现早，在出生后24小时内
黄疸消退时间	足月儿2周 早产儿3～4周内	足月儿＞2周 早产儿＞4周
黄疸持续时间	短	长，或退而复现
伴随症状	一般情况良好 体温、食欲及大小便均正常	一般情况差 伴有原发疾病症状
治疗原则	注意黄疸变化，不需要特殊治疗	采取光照疗法，以蓝光最有效

4. 治疗要点

（1）生理性黄疸：不需要特殊治疗，只需观察黄疸变化即可。

（2）母乳性黄疸：一般不需任何治疗，停喂母乳24～48小时，黄疸可明显减轻；但对于胆红素水平较高者应密切观察或干预。

（3）蓝光疗法：原理是光疗可使未结合胆红素光异构化，代谢产物直接经胆汁和尿液排出。一般主张足月儿血清总胆红素＞205μmol/L即可给予光疗，降低血清胆红素。对于早产儿及高危新生儿，可适当放宽光疗指征，更积极地开展治疗。极低和超低出生体重儿可给予预防性光疗。

（4）换血疗法：对大部分Rh溶血和严重的ABO溶血患儿应采取换血疗法。

5. 护理措施

（1）合理喂养：尽早喂养，促进胎粪排出，避免低血糖，减少肝肠循环。吸吮无力及拒乳者，应耐心地按需喂养，少量多次，间歇喂养。母乳性黄疸较重者，可暂停母乳喂养24～48小时，或改为隔次母乳喂养，待黄疸消退后再继续母乳喂养。遗传性葡萄糖-6-磷酸脱氢酶（G-6-PD）缺陷者，避免进食蚕豆及其制品。

（2）病情观察：密切监测生命体征，根据皮肤、巩膜黄染的部位、范围和深度，估计血清胆红素增高的程度。注意患儿哭声、吸吮力及肌张力变化，判断有无胆红素脑病的早期征象。观察大小便的次数、量及性状，有胎粪延迟排出者可进行灌肠。

（3）加强保暖：将患儿置于中性温度下，维持体温稳定，以免加重黄疸。

（4）光疗护理

①目的：可治疗高胆红素血症，是降低非结合胆红素的简单而有效的方法。

②入箱前准备：采用蓝色荧光灯，上、下灯管距床面的距离分别为40cm和20cm。箱内升至婴儿中性温度（30～32℃），湿度以55%～65%为宜。清洁患儿皮肤，皮肤禁涂粉剂和油剂。监测患儿体温及血清胆红素水平，必要时测量体重。

③入箱过程：患儿全身暴露，用尿布遮盖会阴部，男婴注意保护阴囊。戴遮光眼罩，防止光线损伤视网膜。

④照射过程：使患儿皮肤均匀受照，单面照射时每2小时更换体位一次，仰卧、侧卧、俯卧交替照射。俯卧时专人巡视，防止口鼻受压。每2～4小时测体温一次，体温保持在36.5～37.2℃，<35℃或>37.8℃应暂停光疗。

⑤注意事项：光照可致轻度发热、腹泻、皮疹、深黄色尿及深绿色泡沫稀便，可随病情好转而消失。

八、新生儿肺透明膜病

新生儿肺透明膜病又称新生儿呼吸窘迫综合征，多见于早产儿，由于缺乏肺表面活性物质所致。

1. **病因与发病机制**　肺表面活性物质的缺乏使肺泡壁表面张力增高，肺顺应性降低，呼气时肺泡容易萎缩，吸气时难以充分扩张，导致肺泡通气量较少，出现缺氧发绀等表现。

2. **临床表现**

（1）症状：出生后6小时内出现呼吸窘迫，呼吸窘迫呈进行性加重是本病特点。可出现肌张力低下、呼吸暂停甚至呼吸衰竭。

（2）体征：呼吸音降低，早期无湿啰音，以后可有细小水泡音，心音减弱等。

3. **辅助检查**

（1）X线胸片：早期两肺野普遍透明度降低，内有散在细小颗粒和网状阴影，即毛玻璃样改变，以后可有支气管充气征。严重者可出现"白肺"，即双肺野均呈白色，肺肝界及肺心界均消失。

（2）动脉血气分析：pH值和PaO_2降低、$PaCO_2$升高。

（3）羊水检测：分娩前抽取羊水卵测磷脂和鞘磷脂的比值低于2∶1，提示胎儿肺发育不成熟。

（4）胃液振荡试验：有助确诊，泡沫多者可排除本病。

4. **治疗要点**

（1）氧疗：可使用头罩、鼻导管吸氧。维持$PaO_2$50～70mmHg，$SaO_2$85%～90%。

（2）机械通气

（3）维持酸碱平衡及营养支持治疗：合理限制液体入量，根据呼吸、循环及水、电解质、酸碱平衡等及时调整营养治疗方案。

5. **护理措施**

（1）保持呼吸道通畅：患儿头向后仰，伸直气道。遵医嘱给予相应药物化痰，

（2）饮食护理：提供足够的营养，必要时可鼻饲法或静脉补充营养。

（3）病情观察：持续监测患者的心率、血压、血氧饱和变化。观察呼吸的频率、幅度、类型等，注意有无皮肤颜色、温度改变。

（4）预防感染：严格无菌操作，做好口腔护理，做好消毒隔离工作。

九、新生儿肺炎

（一）胎粪吸入性肺炎

胎粪吸入综合征又称胎粪吸入性肺炎，是由于胎儿在宫内或产时吸入混有胎粪的羊水所致。

1. 病因与发病机制　当胎儿在宫内或分娩过程中缺氧，肠道及皮肤血流量减少，迷走神经兴奋，肠壁缺血，肠蠕动增快，导致肛门括约肌松弛而排出胎粪。缺氧使胎儿产生呼吸运动将胎粪吸入气管内或肺内，或在胎儿娩出建立有效呼吸后，将其吸入肺内。胎龄越大，发生率越高。

2. 病理　主要病理变化是胎粪机械性阻塞呼吸道。

3. 临床表现　常见于足月儿和过期产儿。出生后开始出现呼吸窘迫，12～24小时随胎粪吸入远端气道，症状及体征则更为明显，表现为呼吸急促（通常＞60次/分）、面色青紫、呛咳、鼻翼扇动和吸气性三凹征等。查体可见胸廓前后径增加，似桶状胸，听诊早期有前音或粗湿啰音，继之出现中、细湿啰音。严重胎粪吸入和急性缺氧患儿常有中枢神经症状。

4. 辅助检查

（1）动脉血气分析：pH值下降，PaO_2 降低等。

（2）X线检查、超声波检查：两肺透过度增强并伴有节段性或小叶性肺不张，也可仅有弥漫性浸润影或并发纵膈气肿、气胸等肺气漏改变。

5. 治疗原则　尽快清除吸入物，保持呼吸道通畅，对症治疗。

（二）感染性肺炎

细菌、病毒、衣原体都可引起新生儿感染性肺炎，可发生在出生前、出生时及出生后。是新生儿常见疾病，也是新生儿死亡的重要原因之一。

1. 病因与发病机制

（1）出生前感染：孕母受到感染，病原体通过胎盘经血行传给胎儿，引起感染，或吸入因胎膜早破等原因而污染的羊水而发生肺部感染。病原菌以革兰阴性杆菌为主。

（2）出生时感染：产时感染发生在分娩过程中，胎儿吸入了母亲产道内细菌污染的分泌物所致。

（3）出生后感染：主要通过婴儿呼吸道、血行或医源性途径传播。

2. 临床表现

（1）产前感染性肺炎：出生时常有窒息史，症状出现较早，多在12～24小时之内发生。复苏后表现为呼吸加快、呻吟、面色苍白、发绀、体温不稳定，严重可有呼吸衰竭、抽搐、肌张力低等。听诊肺部可有呼吸音粗糙、减低。

（2）产时感染性肺炎：发病时间因病原体不同而不同。

（3）产后感染性肺炎：全身症状为发热、少吃、反应低下。呼吸系统表现为咳嗽、气促或呼吸不规则、发绀、三凹征等。可闻及湿啰音、呼吸音降低。

3. 辅助检查

（1）血液检查：细菌感染者白细胞数升高；病毒感染者白细胞数降低。

（2）X线检查：胸片可见肺纹理增粗。

4. 治疗要点

（1）感染治疗：针对病原体选择合适的抗生素。重症或耐药菌感染者可用第三代头孢菌素；衣原体肺炎首选红霉素；病毒性肺炎可采用利巴韦林或干扰素雾化吸入治疗；巨细胞病毒肺炎可用阿昔洛韦。

（2）保持呼吸道通畅：有低氧血症时可用鼻导管、面罩、头罩给氧。必要时可使用人工呼吸机。

（3）支持疗法：纠正水、电解质平衡紊乱，保证能量和营养成分的供给，提高机体免疫能力。

5.护理措施

（1）一般护理：保持室内空气清新，整洁安静，保持合适的温湿度，避免一切不良因素，为患儿创造良好的休息环境。

（2）保持呼吸道通畅：及时清除呼吸道分泌物，可使用雾化、拍背、引流等方法促进分泌物排出。进行超声雾化吸入时，调整定时器至所需时间（一般为15～20分钟），以免引起肺水肿。

（3）维持正常体温：体温过高时及时给予降温措施，如降低室温、松开包被等。过低时给予保暖。

（4）氧疗护理：根据病情及血氧情况选择合适的氧疗方法，维持 PaO_2 在 60 ～ 80mmHg（7.9 ～ 10.7kPa）。

（5）饮食护理：保证足够的能量和水分，少量多餐，必要时可鼻饲或静脉营养。

（6）病情观察：密切观察患儿的生命体征，发现异常及时通知医生，做好抢救准备。

十、新生儿败血症

新生儿败血症是细菌侵入血循环并生长繁殖，产生毒素而造成的全身感染。细菌从脐部侵入机体为新生儿败血症最常见的感染途径。出生后7天内出现症状者称为早发型败血症，7天以后出现者称为迟发型败血症。

1.病因与发病机制

（1）自身因素：新生儿免疫系统功能不完善，屏障功能差，病原体入侵容易发生全身感染。

（2）病原体：在我国以葡萄球菌常见、其次是大肠埃希菌、表皮葡萄球菌。

（3）感染途径：感染可发生在产前、产时或产后。产前感染与孕妇有明显感染有关，产时感染与胎儿通过产道时被细菌感染有关，产后感染与病原体从脐部、皮肤黏膜损伤处侵入有关。

2.临床表现　无特征性表现。

（1）早期表现为精神不佳、食欲不佳、哭声弱、体温异常等，转而发展为精神萎靡、嗜睡、不吃、不哭、不动、吃奶差、面色欠佳和出现病理性黄疸、呼吸异常。

（2）少数严重者很快发展循环衰竭、呼吸衰竭、DIC、中毒性肠麻痹、酸碱平衡紊乱和胆红素脑病。常并发化脓性脑膜炎。

3.辅助检查

（1）细菌培养：使用抗生素前做血培养，查找致病菌以协助诊断。新生儿抵抗力低下，即使血中培养出机会致病菌也应予以重视，阴性结果不能排除败血症。部分患儿合并化脓性脑膜炎，可行脑脊液培养。做尿培养时，最宜在耻骨上膀胱穿取标本，避免污染。

（2）直接涂片：脑脊液直接涂片找细菌意义大。

（3）血常规：白细胞总数＜ $5.0×10^9$/L 或＞ $20×10^9$/L，出现中毒颗粒或空泡、或血小板计数＜ $100×10^9$/L 有诊断价值。

4.治疗要点

（1）感染治疗：针对病原体选择合适的抗生素。早期、足量、足疗程、静脉联合用药，一般应10 ～ 14 天，有并发症者应治疗 3 周以上。对怀疑败血症的新生儿，可不必等血培养结果即应使用抗生素，待明确病原菌后改用药敏试验敏感的抗菌药。

（2）对症治疗：积极抗休克，纠正酸中毒、低氧血症等。

5.护理措施

（1）维持正常体温：体温低时，注意保暖；体温过高时，给予物理降温，一般不予药物降温。

（2）营养支持：保证足够的能量和水分，必要时可鼻饲或静脉营养。

（3）及时处理局部病灶：促进皮肤早日愈合，防止感染继续蔓延扩散。

（4）病情观察：密切观察患儿病情，防治并发症，若患儿发生面色青灰、呕吐、脑性尖叫、前囟饱满、两眼凝视，提示可能发生了脑膜炎。若四肢厥冷、脉搏细弱、皮肤有出血点，提示发生感染性休克或DIC。

十一、新生儿寒冷损伤综合征

新生儿寒冷损伤综合征又称为新生儿硬肿症，是由多种原因引起的皮肤硬肿和低体温，重症可伴有多器官功能损害。

1. 病因与发病机制 寒冷、早产、感染、窒息为主要病因。

（1）散热多：新生儿体温调节中枢发育不成熟，体表面积相对较大，皮肤薄，血管丰富，易散热。

（2）产热少：新生儿缺乏寒战反应。早产儿棕色脂肪含量少，导致产热能力更差。

（3）皮下脂肪特点：新生儿皮下脂肪中饱和脂肪酸较多，低体温时易凝固而硬化。

（4）其他：缺氧、酸中毒、休克、心力衰竭及严重感染时，增加热量的消耗。严重的颅脑疾病可抑制体温调节中枢。

2. 临床表现 寒冷季节或重症感染时常见，好发于生后1周内，以早产儿居多。低体温和皮肤硬、肿、凉是本病的典型特点。

（1）全身反应差：少吃、少哭、少动、反应低下等。

（2）低体温：全身尤其肢端冰凉，体温常＜35℃，重者＜30℃。硬肿初期棕色脂肪产热较好，腋温-肛温差≥0℃。重症时棕色脂肪耗尽，腋温-肛温差＜0℃。

（3）皮肤硬肿：皮肤暗红、硬肿和水肿，紧贴皮下组织不易捏起，触之硬如橡皮，有水肿者按压有轻度凹陷。硬肿呈对称性，最先出现硬肿的部位是小腿，依次至大腿外侧→整个下肢→臀部→面颊→上肢→全身。严重时肢体僵硬，活动障碍，胸部受累可导致呼吸困难。

（4）多器官功能损害：早期心率减慢，微循环障碍，严重时出现休克、心力衰竭、DIC、肺出血、肾衰竭等。

（5）病情分度：根据临床表现，病情可分为轻、中、重3度（表5-17）。

表5-17　新生儿寒冷损伤综合征的病情分度

分　度	肛　温	腋-肛温差	硬肿范围	全身情况及器官功能改变
轻　度	≥35℃	＞0℃	＜20%	无明显改变
中　度	＜35℃	≤0℃	20%～50%	反应差，功能明显低下
重　度	＜30℃	＜0℃	＞50%	休克、DIC、肺出血等

3. 治疗要点 复温，支持疗法，控制感染，纠正器官功能紊乱。

4. 护理措施

（1）复温：是最关键的护理措施。复温原则为循序渐进，逐渐复温。

①肛温＞30℃，腋温-肛温差≥0℃的轻、中度患儿，置于30℃的暖箱中，每小时提高箱温0.5～1℃，不超过34℃。6～12小时使体温恢复正常。

②肛温＜30℃，腋温-肛温差＜0℃的重度患儿，先将患儿置于比肛温高1～2℃的暖箱中，每小时提高箱温0.5～1℃，不超过34℃。一般12～24小时体温即可恢复正常。

③因地制宜采用母亲怀抱、热水袋、温水浴、电热毯等方式复温，注意避免烫伤。

（2）合理喂养：保证足够热量，能吸吮者可经口喂养，吸吮无力者给予部分或完全静脉营养。有明显心、肾功能损害者，严格控制补液量及速度，防止心力衰竭和肺出血。

（3）病情观察：每 2 小时测体温一次，体温正常 6 小时后改为每 4 小时测温一次，监测心率、呼吸、硬肿范围及程度变化，记录液体出入量，注意观察有无 DIC、肺出血等征象。

（4）预防感染：加强消毒管理和皮肤护理，经常更换体位，严格执行无菌操作，尽量避免肌内注射。

十二、新生儿破伤风

新生儿破伤风是指破伤风梭状杆菌经脐部侵入，并产生痉挛毒素而引起的急性严重感染性疾病，常在出生后七天左右发病。

1. 病因和发病机制　破伤风梭菌为革兰阳性厌氧菌，其致病因素主要是外毒素（痉挛毒素和溶血毒素）。其中痉挛毒素是引起临床症状的主要毒素。在接生时如消毒不严或脐部不洁，可使破伤风梭菌侵入脐部，包扎所引起的缺氧环境有利于破伤风梭菌的繁殖并产生破伤风痉挛毒素，可致全身横纹肌持续性收缩与阵发性痉挛，兴奋交感神经，出现血压升高、心率加快、发热、大汗等表现。

2. 临床表现

（1）临床分期

①潜伏期：长短不一，通常 4～8 天。潜伏期越短，病情越重，死亡率也越高。

②前驱期：症状无特异性，患儿有哭闹、口张不大、吃奶困难等症状。可有"压舌板阳性"，有助于早期诊断。

③发作期：典型症状是肌紧张性收缩及阵发性强烈痉挛，以咀嚼肌最先受累，随后依次为面部表情肌、颈、背、腹、四肢肌，最后为膈肌。出现相应的表现如牙关紧闭、面肌紧张、口角上牵，呈"苦笑"面容，伴有阵发性双拳紧握，上肢过度屈曲，角弓反张。累及膈肌可致呼吸困难，甚至呼吸暂停。痉挛发作时患儿神志清楚为本病的特点，轻微的刺激（声、光、疼痛、接触、饮水等）均可诱发强烈的阵发性痉挛。

（2）并发症：常合并肺部感染、骨折、尿潴留、呼吸骤停、水电解质紊乱和酸碱平衡失调等。主要死亡原因为窒息、心力衰竭和肺部感染。

病程多为 3～4 周，缓解期平均约 1 周，肌紧张与反射亢进可继续一段时间。恢复期精神症状多可自行恢复。

3. 治疗要点

（1）中和游离毒素：损伤后早期注射破伤风抗毒素（TAT）。破伤风人体免疫球蛋白早期应用有效，一般只需 1 次肌内注射。

（2）控制并解除肌痉挛：新生儿破伤风慎用镇静和解痉药物，首选地西泮，可酌情使用呼吸兴奋药。

（3）防治并发症：保持呼吸道通畅，防治肺部并发症。加强营养支持，及时补充水、电解质。已发生肺部感染者，根据菌种选用抗生素，常选用青霉素。

（4）抗生素治疗：青霉素可抑制破伤风梭菌，也可给予甲硝唑。

4. 护理措施

（1）保持呼吸道通畅：缺氧者间歇用氧，可选用头罩给氧，保持环境安静，避免不必要的刺激。

（2）饮食护理：保证足够的营养，必要时可鼻饲。

（3）病情观察：专人护理，每 4 小时监测并记录患者的生命体征和神志，注意观察抽搐发作的次数、时间和症状。

（4）防止感染：做好口腔、皮肤及脐部清洁的护理。

第四节　营养性疾病

一、小儿营养不良

营养不良是由于缺乏热量和（或）蛋白质引起的一种营养缺乏症。

1. 病因与发病机制

（1）摄入不足：喂养不当是最主要的原因。

（2）消化吸收不良：消化系统先天畸形、迁延性腹泻等。

（3）需要量增加：急慢性传染病恢复期、糖尿病、发热性疾病等。

2. 临床表现

（1）症状和体征：常见于 3 岁以下婴幼儿。早期表现为体重不增，继之体重下降，皮下脂肪逐渐减少直至消失，身高低于正常，出现身材矮小。皮下脂肪消耗的顺序先是腹部，其次为躯干、臀部、四肢，最后是面部。测量小儿皮下脂肪厚度常选用的部位是腹部。还可出现皮下水肿及各个器官不同程度的功能紊乱。

（2）并发症：营养性贫血，以缺铁性贫血最常见；多种维生素缺乏；口腔炎、末梢神经炎，以维生素 A 缺乏最常见；感染性疾病，如上感、肺炎等；自发性低血糖，是导致重度营养不良患儿死亡的重要原因。

（3）分度：根据临床表现不同，营养不良可分为 3 度（表 5-18）。

表5-18　婴幼儿营养不良的分度

	营养不良程度		
	Ⅰ度（轻）	Ⅱ度（中）	Ⅲ度（重）
体重低于正常	15%～25%	25%～40%	＞40%
腹部皮下脂肪厚度	0.8～0.4cm	＜0.4cm	消失
身高（长）	正常	低于正常	明显低于正常
消　瘦	不明显	明显	皮包骨样
皮肤颜色及弹性	正常或稍苍白	苍白、弹性差	多皱纹、弹性消失
肌张力	正常	明显降低、肌肉松弛	低下、肌肉萎缩
精神状况	正常	烦躁不安	萎靡、抑制与烦躁交替

3. 辅助检查　血清白蛋白降低为特征性改变。胰岛素样生长因子 1 较敏感，是早期诊断灵敏、可靠的指标。

4. 治疗要点　积极处理各种危及生命的合并症，去除病因，调整饮食并促进消化功能。

5. 护理措施

（1）饮食调整的原则：由少到多，由稀到稠，循序渐进，逐渐增加饮食，直至恢复正常，并根据患儿营养不良程度、消化功能和对食物的耐受情况来调整。

（2）能量的供给：轻度营养不良患儿开始每天可供给热量 60 ～ 80kcal/kg，以后逐渐递增。中、重度营养不良患儿从每天 45 ～ 55kcal/kg 开始，若消化吸收能力较好，可逐渐增加到每天 120 ～ 170kcal/kg，并按实际体重计算所需热量。待体重恢复，恢复至正常需要量。为中、重度营养不良患儿输液时速度宜慢，补液量不宜过多。

（3）食物的选择：尽量保证母乳喂养，给予高蛋白、高热量、高维生素饮食，根据情况补铁。但应避免过早给予高蛋白饮食，以免出现腹胀和肝大。纠正偏食、挑食、吃零食的不良习惯。

（4）促进消化，改善食欲：遵医嘱给予各种消化酶，补充维生素和微量元素如锌剂。苯丙酸诺龙可明显促进蛋白质合成（同化作用），减少蛋白质分解（异化作用），增进食欲，治疗小儿营养不良。胰岛素可促进物质合成代谢，对营养不良患儿也有治疗作用。

（5）预防感染：做好保护性隔离，预防交叉感染。

（6）病情观察：若患儿在夜间或清晨突然出现头晕、出冷汗、面色苍白、神志不清等低血糖表现，需立即报告医生并静脉注射 25% ～ 50% 葡萄糖溶液。

二、小儿肥胖症

小儿肥胖症是由于长期能量摄入超过人体的消耗，使体内脂肪过度积聚、体重超过参考值范围的一种营养障碍性疾病。

1. 病因与发病机制

（1）能量摄入过多：为本病的主要原因。

（2）活动量过少：本病的重要因素。

（3）遗传因素：肥胖具有高度遗传性。肥胖双亲的后代发生肥胖的几率高达 70% ～ 80%。

（4）其他：饥饿中枢调节失衡、精神创伤及心理异常等因素。

2. 临床表现

（1）可发生于任何年龄，常见于婴儿期、5 ～ 6 岁及青春期，男孩多与女孩。

（2）明显肥胖的患儿常有疲劳感，易用力时出现气短或腿痛。严重肥胖者由于脂肪的过度堆积限制了胸廓和膈肌运动，使肺通气量不足、呼吸浅快、肺泡换气量减少，造成低氧血症、气急、心脏扩大或出现充血性心力衰竭甚至死亡。

（3）体检患儿皮下脂肪丰满，但分布均匀，腹部膨隆下垂。严重者可见胸腹、臀部及大腿皮肤出现皮纹，走路时双下肢负荷过重可致膝外翻和扁平足。

3. 辅助检查　甘油三酯、胆固醇增高，严重者血清 β 白蛋白增高。肝脏超声可见脂肪肝。

4. 治疗要点　采取饮食控制，适量运动，消除心理障碍，配合药物治疗的综合措施。饮食、运动治疗为主要措施。

（1）饮食疗法：推荐低脂肪、低糖类和高优质蛋白、高微量营养素、适量纤维素饮食。

（2）运动疗法：适当的运动可促进脂肪分解，减少胰岛素分泌，脂肪合成减少，蛋白质合成增加，促进肌肉发育。选择患儿喜欢和易于坚持的运动，活动量以运动后轻松愉快、不感到疲劳为原则，运动要循序渐进，不要求之过急，运动过度。

（3）药物治疗：一般不主张药物治疗，儿童慎用食欲抑制剂及甲状腺激素。

5. 护理措施

（1）饮食护理：在满足儿童基本生长发育需要的前提下，达到减肥的目的。患儿每日摄入的能量必须低于机体摄入的总能量。推荐低脂肪、低糖类和高蛋白质食品。鼓励患儿进食体积大、饱腹感强而能量低的蔬菜类食品。少量多餐，避免过饱，不吃宵夜和零食。

（2）运动护理：适量运动能促进脂肪分解、胰岛素分泌、促进肌肉发育。可选择有效易坚持的运动，每日坚持运动至少30分钟，运动后以不感到疲劳为宜。

三、小儿维生素D缺乏性佝偻病

维生素 D 缺乏性佝偻病是维生素 D 不足引起钙、磷代谢失常，产生的一种以骨骼病变为特征的全身慢性营养性疾病。

1．病因

（1）围生期维生素 D 不足。

（2）日照不足：是主要的致病因素，体内维生素 D 的来源主要是皮肤中的 7- 脱氢胆固醇经光照合成。紫外线不能透过玻璃，婴幼儿缺乏户外活动，可致内源性维生素 D 不足。

（3）生长速度快，需要增加。

（4）维生素 D 摄入不足。

（5）疾病及药物影响。

2．发病机制

（1）维生素 D 的生理功能：食物中维生素 D_2 和皮肤合成的维生素 D_3 在人体内均无生物活性，进入血液循环后与血浆中维生素 D 结合蛋白（DBP）相结合后转运到肝脏，经两次羟化后才能发挥生物效应。第一次羟化后生成 25-（OH）D_3，是循环中维生素 D 的主要形式，可反映体内维生素 D 的营养状况，虽有一定生物活性，但生理范围内其作用较弱。循环中的 25-（OH）D_3 在近端肾小管上皮细胞线粒体中第二次羟化，生成生物活性很强的 1，25- 二羟维生素 D，即 1，25-（OH）D_3，被认为是一种类固醇激素，是维持钙、磷代谢平衡的主要激素之一。

（2）维生素 D 缺乏：维生素 D 缺乏时，肠道吸收钙、磷减少，血钙水平降低，而刺激甲状旁腺素分泌增加，动员骨释放钙、磷，以维持血钙正常或接近正常，对骨骼造成损害。

3．临床表现与辅助检查　最常见于 3 个月至 2 岁婴幼儿，主要表现为生长最快部位的骨骼改变，肌肉松弛及神经兴奋性增高。

（1）初期（早期）：多见于 6 个月内，特别是 3 个月以内，主要为神经兴奋性增高的表现，如易激惹、烦躁，汗多刺激头皮，致婴儿摇头擦枕，出现枕秃。此期并无明显骨骼改变，骨骼 X 线可正常或钙化带稍模糊，血清 25-（OH）D_3 下降（是最可靠的诊断指标），一过性血钙下降，血磷降低，碱性磷酸酶正常或稍高。

（2）活动期（激期）：主要为骨骼改变和运动功能及智力发育迟缓。

①骨骼改变：6 个月以内以颅骨软化为主，重者有压乒乓球样的感觉。6 个月以上四肢出现手镯或足镯征。7 ～ 8 个月出现方颅，前囟闭合延迟，出牙迟，牙釉质缺乏，易患龋齿。会坐或站立后可发生脊柱后凸或侧凸畸形。1 岁左右可见胸廓畸形，胸部骨骼出现肋骨串珠，以第 7 ～ 10 肋最明显；膈肌附着处的肋骨内陷形成郝氏沟；胸骨突出形成鸡胸，内陷形成漏斗胸。1 岁左右患儿由于行走负重，下肢弯曲，还可导致"O"形腿或"X"形腿。

②运动功能发育迟缓：全身肌肉松弛，肌张力减低，表现为头颈软弱无力，坐、立、行等运动功能落后，腹部膨隆如蛙腹。

③神经、精神发育迟缓：表情淡漠，语言发育落后，条件反射形成缓慢，免疫力低下，常伴感染及贫血。

④血生化：血清钙稍低，其余指标改变更加明显。

⑤X线检查：长骨钙化带消失，干骺端呈毛刷样、杯口状改变，骨密度减低，骨皮质变薄，可有骨干弯曲或青枝骨折。

（3）恢复期：临床症状和体征逐渐减轻或消失。血清钙、磷恢复正常，碱性磷酸酶开始下降，1～2个月恢复正常。治疗2～3周后X线改变有所改善，出现不规则的钙化线。

（4）后遗症期：多见于2岁以后小儿。遗留不同程度的骨骼畸形，临床症状消失，血生化正常，X线检查骨骼干骺端病变消失。

4. 治疗要点

（1）补充维生素D：以口服为主，每天2000～4000U，持续4～6周。之后小于1岁的婴儿改为400U/d，大于1岁的幼儿改为600U/d。

（2）补充钙剂：给予牛奶、配方奶和豆制品以补充钙和磷，仅在有低血钙表现、严重佝偻病和营养不良时补充钙剂。

（3）辅助治疗：加强营养，保证奶量，及时添加辅食，坚持每天户外活动。

5. 护理措施

（1）休息活动护理：预防本病应强调定期户外活动，直接接受太阳照射，出生后2～3周即可开始户外活动。冬季室内活动时开窗，户外活动时间应保证每天1～2小时。夏季可在阴凉处活动，宜在上午10时前和下午4时后进行，尽量暴露皮肤。

（2）饮食护理：按时添加辅食，给予富含维生素D、钙、磷和蛋白质的食物，如肝、蛋类、蘑菇等。

（3）预防措施：婴儿预防的关键是行日光浴与补充适量维生素D。指导家长尽早带婴儿户外活动。足月儿出生2周后补充维生素D400U/d。早产儿、低出生体重儿、双胎儿出后补充维生素D800U/d，3个月后改预防量400U/d，1岁后改为600U/d。

四、小儿维生素D缺乏性手足搐搦症

维生素D缺乏性手足搐搦症是由于维生素D缺乏、血钙降低，而出现惊厥、喉痉挛或手足抽搐等神经肌肉兴奋性增高症状。

1. 病因与发病机制

（1）维生素D缺乏导致血钙降低是引起惊厥、喉痉挛、手足抽搐的直接原因。

（2）接受日照急骤增多或开始大量维生素D治疗时骨骼加速钙化，肠道吸收钙相对不足，导致血钙降低。

（3）发热、感染、饥饿时，组织细胞分解释放磷，使血磷增加，可致血钙下降。

2. 临床表现 多见于6个月以内的婴幼儿。主要为惊厥、喉痉挛和手足抽搐，并有程度不等的活动期佝偻病表现。

（1）隐匿型：血钙多在1.75～1.88mmol/L，无典型发作症状，可通过刺激神经肌肉引出体征。

①面神经征：以指尖或叩诊锤骤击患儿颧弓与口角间的面颊部，有眼睑和口角抽动为阳性。

②腓反射：用叩诊锤骤击膝下外侧腓骨小头上方，足向外展为阳性。

③陶瑟征：以血压计袖带包裹上臂，使压力维持在收缩压与舒张压之间，5分钟之内该手抽搐为阳性。

（2）典型发作：血钙低于1.75mmol/L时出现，以惊厥最常见。

①惊厥：多见于婴儿。表现为突然两眼上翻，面肌颤动，四肢抽动，神志不清。发作时间持续数秒至数分钟，发作次数可数日1次至1日数十次。缓解后多入睡，醒后活泼如常。一般不发热。发作轻时仅有短暂的眼球上蹿和面肌抽动，神志清楚。

②手足抽搐：见于较大婴儿、幼儿。表现为突然手足痉挛成弓状，手腕屈曲，手指僵直，拇指内

收掌心，踝关节僵直，足趾弯曲向下呈"芭蕾足"。

③喉痉挛：为最严重表现，婴儿多见，喉部肌肉、声门突发痉挛，呼吸困难，有时可突然发生窒息而死亡。

3. **辅助检查**　总血钙 < 1.75 ～ 1.88mmol/L，离子钙 < 1.0mmol/L，血磷正常或偏高。

4. **治疗要点**

（1）急救处理：加压给氧，保持呼吸道通畅，迅速控制惊厥或喉痉挛，用 10% 水合氯醛保留灌肠，地西泮肌内或缓慢静脉注射。

（2）钙剂治疗：尽快给予 10% 葡萄糖酸钙 5 ～ 10ml 加入 10% 葡萄糖液 5 ～ 20ml 中，缓慢静脉注射（10 分钟以上）或滴注，切勿快速推注。惊厥停止后改用口服钙剂，不可皮下或肌内注射。

（3）维生素 D 治疗。

5. **护理措施**　控制惊厥，防止窒息。密切观察发作情况，一旦发现症状，应就地抢救，吸氧。喉痉挛者需立即将舌头拉出口外。惊厥发作时将患儿平卧，松开衣领，头偏向一侧，清除口鼻分泌物，避免吸入窒息。对已出牙的患儿，应在上、下牙间放置牙垫。必要时行气管插管或气管切开。

第五节　消化系统疾病

一、小儿消化系统解剖生理特点

1. **口腔**　足月新生儿出生时已具有较好吸吮和吞咽功能。新生儿及婴幼儿口腔黏膜薄嫩，血管丰富，唾液腺发育不够完善，易受损伤和感染。3 ～ 4 个月涎液分泌开始增多，而婴儿口底浅，不能吞咽所分泌的全部唾液，常发生生理性流涎。

2. **食管**　似漏斗状，弹力组织及肌层尚不发达，食管下段贲门括约肌发育不成熟，常发生胃 - 食管反流。吸奶时吞咽过多空气易发生溢乳。

3. **胃**　略呈水平位，平滑肌发育尚未完善，在充满液体食物后易扩张。由于贲门和胃底部肌张力低，幽门括约肌发育较好，故易发生幽门痉挛而出现呕吐。胃排空时间因食物种类不同而异：水 1.5 ～ 2 小时，母乳 2 ～ 3 小时，牛乳 3 ～ 4 小时。

4. **肠**　婴儿肠道相对比成人长，一般为身长的 5 ～ 7 倍（成人 4 倍）。肠系膜柔软而长，易患肠套叠及肠扭转。肠壁薄，通透性高，肠内毒素、过敏原等易经肠黏膜进入体内，引起全身感染及过敏性疾病。肠乳糖酶活性低，易发生乳糖吸收不良。

5. **肝**　小儿年龄越小，肝相对越大。正常情况下，婴幼儿肝脏在右肋缘下 1 ～ 2cm 可触及，6 岁后肋缘下即触不到。

6. **胰**　胰液及其消化酶的分泌易受疾病影响，容易发生消化不良。新生儿和小婴儿胰蛋白酶和胰脂肪酶的活性较低，对蛋白质和脂肪的消化功能较差；胰淀粉酶的活性更低，故 3 个月以下的小儿不宜喂淀粉类食物。

7. **肠道细菌**　受食物成分影响，母乳喂养者以双歧杆菌为主，人工喂养儿和混合喂养者大肠埃希菌、嗜酸杆菌、双歧杆菌及肠球菌所占比例基本相等。正常肠道菌群对入侵的致病菌有一定的抑制作用。

8. **健康小儿粪便**　出生后 10 ～ 12 小时开始排出墨绿色胎粪，2 ～ 3 天可排完。若 24 小时仍不排胎便，应检查是否有消化道畸形。母乳喂养儿粪便呈金黄色、均匀糊状，偶有细小乳凝块，较稀薄，不臭，有酸味，每天 2～4 次。牛乳、羊乳喂养儿粪便呈淡黄色或灰黄色，较稠，多成形，含乳凝块较多，较臭，每天 1～2 次，易发生便秘。混合喂养儿粪便与喂牛乳者相似，但质地较软、颜色较黄。添加谷类、蛋、肉及蔬菜等辅食后，粪便性状逐渐接近成人。

二、口　炎

口炎是指口腔黏膜的炎症，多见于婴幼儿。

1. **病因**　见表 5-19。
2. **临床表现**　见表 5-19。
3. **治疗要点**　对症治疗、清洗口腔及局部涂药（表 5-19）。

表5-19　口炎病因、表现及治疗鉴别

	鹅口疮	溃疡性口腔炎	疱疹性口腔炎
病　原	真菌：白色念珠菌	细菌：链球菌、金黄色葡萄球菌	病毒：单纯疱疹病毒
诱　因	营养不良，腹泻，长期应用广谱抗生素或激素，产道感染，不洁奶具	急性感染、长期腹泻等抵抗力下降	病毒传染性强，可在托幼机构小流行
局部表现	白色或灰白色乳凝块样物，不宜拭去，强行拭去可见充血性创面	灰白色或黄色假膜，易拭去	小水疱破溃形成溃疡，覆盖黄白色膜样渗出物，周围绕以红晕
发　热	轻症或无	常伴高热，达39～40℃	常伴低热或高热，38～40℃
流　涎	无	有	有
局部用药	2%碳酸氢钠、制霉菌素	3%过氧化氢、金霉素	疱疹净、西瓜霜、锡类散

4. **护理措施**

（1）饮食护理：鼓励患儿多饮水以清洁口腔。

（2）正确涂药：清洁口腔：先将纱布或干棉球放在颊黏膜腮腺管口处及舌系带两侧，以隔断唾液，防止药物被冲掉。再用干棉球将病变部位表面唾液吸干。涂药后嘱患儿闭口 10 分钟，再取出纱布或棉球，并嘱患儿不可立即漱口、饮水或进食。在清洁口腔及局部涂药时，动作要轻、快、准，使用棉签在溃疡面上滚动式涂药，不可摩擦，以免使患儿疼痛加重。年长儿可用含漱剂。对疼痛较重者可按医嘱在进食前局部涂 2% 利多卡因。

（3）防止交叉感染：为患儿护理口腔前后要洗手。患儿的食具、玩具、用具等及时消毒，鹅口疮患儿使用过的奶瓶、水瓶及奶嘴应置于 5% 碳酸氢钠浸泡 30 分钟，洗净后再煮沸消毒。疱疹性口炎的传染性较强，应做好隔离。

三、小儿腹泻

小儿腹泻也称腹泻病，是一组由多病原、多因素引起的以大便次数增多和大便性状改变为特点的消化道综合征。是我国婴幼儿最常见的疾病之一。6个月～2岁婴幼儿发病率高，也是造成婴幼儿营养不良、生长发育障碍甚至死亡的主要原因之一。

1. 病因与发病机制

（1）感染因素：分为肠道内感染和肠道外感染。

①肠道内感染可由细菌、病毒、真菌、寄生虫等引起。寒冷季节的婴幼儿腹泻绝大多数由病毒感染引起，主要病原为轮状病毒。细菌感染以大肠埃希菌常见。

②肠道外感染也可出现腹泻症状，如中耳炎、上呼吸道感染、肺炎等疾病，可因发热及病原体释放的毒素作用而导致腹泻。

（2）非感染因素

①饮食不当，多为人工喂养不定时、饮食量不合适、过早给予大量淀粉或脂肪类食物、过早添加辅食等。

②对牛奶蛋白、大豆蛋白过敏而引起腹泻。

③腹部受凉或天气过热等可诱发消化功能紊乱。

（3）易感因素

①小儿消化系统发育不完善，胃酸及消化酶分泌少、活性低，不能适应食物质和量的较大变化；婴儿对缺水的耐受力差，失水后容易发生体液紊乱。

②生长发育快，营养物质需求量相对较多，肠道负荷重。

③机体防御功能差，胃酸分泌水平偏低，对胃内病原杀灭能力弱。血清免疫球蛋白、胃肠 SIgA 水平低。

④新生儿尚未建立正常肠道菌群，或因滥用广谱抗生素使正常菌群平衡失调，易患金黄色葡萄球菌肠炎。

⑤人工喂养易受污染，且与母乳相比，SIgA、乳铁蛋白等可抗感染的物质缺乏，或在加热中被破坏。

2. 临床表现

根据病程，小儿腹泻分为急性腹泻（病程＜2周）、迁延性腹泻（病程2周至2个月）和慢性腹泻（病程＞2个月）。根据是否有脱水及电解质紊乱、全身中毒症状，可分为轻型腹泻和重型腹泻。

（1）急性轻型腹泻：常由饮食因素或肠道外感染引起，以胃肠道症状为主。表现为食欲缺乏，偶有呕吐，大便每天数次或10次以下，量不多，呈黄色或黄绿色，稀薄或带水，有酸臭味，可有奶瓣或混有少量泡沫。全身症状不明显，偶有低热，无脱水及电解质紊乱，经治疗数天可痊愈。

（2）急性重型腹泻：多由肠道内感染引起，也可由轻型腹泻加重转变而来。胃肠道症状较重，常伴呕吐。腹泻频繁，每天十余次甚至数十次，量多，黄色水样或蛋花汤样便，有黏液。少数情况下可出现少量血便。频繁的粪便刺激常导致臀红，严重呕吐可导致口炎。全身症状重，有明显的脱水、电解质紊乱和中毒症状，发热或体温不升，精神烦躁或萎靡、嗜睡、意识模糊，甚至昏迷、休克。

（3）迁延性和慢性腹泻：常因急性腹泻未彻底治疗导致腹泻迁延不愈，多见于营养不良的婴幼儿，由于胃黏膜屏障作用减弱、小肠吸收面积减少、胃肠动力障碍、免疫功能缺陷、菌群失调等原因易发生腹泻，而长期慢性腹泻又加重了营养不良，形成恶性循环。

（4）几种常见类型肠炎的临床特点（见表5-20）。

（5）小儿脱水分度及临床表现：脱水分为轻、中、重三度（表5-21）。

（6）酸、碱平衡紊乱的表现见外科护理学第一节水、电解质、酸碱代谢紊乱的相关内容。

3. 辅助检查

见表5-20。

4. 治疗要点

调整饮食，预防和纠正脱水，合理用药，加强护理，预防并发症。

（1）纠正水、电解质紊乱及酸碱失衡：见本章五、小儿液体疗法的相关内容。

（2）补钙：患儿出现手足抽搐、惊厥，可补充 10% 葡萄糖酸钙。

（3）补镁：补钙后手足抽搐未好转应考虑低镁血症的可能，如低镁应给予 25% 硫酸镁。

（4）控制感染：水样便多为病毒或非侵袭性细菌导致，一般不使用抗生素；黏液脓血便多为侵袭性细菌感染，应针对病原选择敏感抗生素。

（5）肠道微生态疗法：可恢复肠道正常菌群平衡。常用药物为双歧杆菌、嗜酸乳杆菌等制剂。

（6）肠黏膜保护药：可吸附病原体和毒素，维持肠细胞的吸收和分泌功能；可与肠道黏液糖蛋白结合，有助于修复和维护肠黏膜的屏障功能。常用药物为蒙脱石散。

表5-20　几种常见类型肠炎及生理性腹泻的临床特点

	发病特点	胃肠道症状	腹痛	全身症状	水电解质紊乱	大便特点	大便检查
轮状病毒肠炎	又称秋季腹泻，是秋、冬季腹泻最常见的类型，6个月～2岁婴幼儿多见，粪-口传播为主	急性起病，病初呕吐，随后腹泻	腹痛、里急后重少见	常伴发热、上感症状，无明显感染中毒症状	常有	大便次数多、水分多，黄色水样或蛋花汤样便，带少量黏液，无腥臭味	偶见少量白细胞
诺如病毒肠炎	暴发流行易见于冬季和冬春季，是集体机构急性暴发性肠炎的主要致病原	急性起病，首发症状为腹痛、恶心、呕吐和腹泻	阵发性痉挛性腹痛	明显，有畏寒、发热、头痛、肌痛、乏力，有呼吸道症状	脱水、酸中毒、低钾	无特殊	无特殊
产毒性细菌肠炎	夏季多见	腹泻频繁，量多，伴呕吐	不明显	发热	常有	水样或蛋花汤样，混有黏液	无白细胞
侵袭性细菌肠炎	夏季多见，常见病原有侵袭性大肠埃希菌、空肠弯曲菌等	急性起病，腹泻频繁，恶心、呕吐	腹痛和里急后重明显。空肠弯曲菌腹痛剧烈	高热甚至惊厥，严重的中毒症状甚至休克	严重	黏液脓血便，有腥臭味	大量白细胞和红细胞，粪便培养找到致病菌
出血性大肠埃希菌肠炎	夏季多见	腹泻	常有	溶血尿毒综合征，血小板减少性紫癜		黄色水样便转为血水便，特殊臭味	大量红细胞，无白细胞

（续 表）

	发病特点	胃肠道症状	腹痛	全身症状	水电解质紊乱	大便特点	大便检查
金黄色葡萄球菌肠炎	多继发于使用大量抗生素，菌群失调	呕吐、腹泻	不明显	发热，不同程度的中毒症状甚至休克	严重	暗绿色，量多带黏液，少数为血便	大量脓细胞，成簇革兰阳性细菌
真菌性肠炎	多继发于使用大量抗生素，白色念珠菌感染	大便次数增多	不明显	常并发鹅口疮	无	黄色稀便，泡沫较多，带黏液，豆腐渣样细块	真菌孢子和菌丝
生理性腹泻	多见于6个月以内婴儿，出生不久出现腹泻	大便次数增多	无	外观虚胖，常见湿疹，小儿食欲、精神好，体重增长正常	无	添加辅食后，大便逐渐转为正常	无特殊

表5-21　小儿脱水分度及表现

	脱水		
	轻 度	中 度	重 度
失水百分比	＜体重的5%	体重的5%～10%	＞体重的10%
失水量	30～50ml/kg	50～100ml/kg	100～120ml/kg
心 率	正常	快	快、弱
脉 搏	可触及	减弱	明显减弱
呼 吸	正常	深，可快	深而快
血 压	正常	正常或稍低	血压下降
精神状态	稍差	萎靡、烦躁	淡漠、昏睡或昏迷
眼 泪	有	少	无
前囟、眼窝	稍凹陷	凹陷	深陷，眼睑不能闭合
皮肤及弹性	稍干，弹性尚可	干、苍白，弹性差	干、花纹，弹性极差
尿 量	稍减少	明显减少	极少或无
四 肢	温暖	稍凉	厥冷

（7）抗分泌治疗：脑啡肽抑制剂消旋卡多曲可抑制肠道水、电解质的分泌，治疗分泌性腹泻。

（8）止泻治疗：感染性腹泻禁用止泻药如洛哌丁胺，因其可抑制胃肠动力，可增加细菌繁殖和毒素吸收。

5. 护理措施

（1）调整饮食：腹泻时如果限制饮食过久，会导致营养不良，使抵抗力下降，致腹泻迁延不愈。故强调应继续饮食，满足生理需要，补充疾病消耗。

①严重呕吐者，暂禁食 4～6 小时（但不禁水），好转后继续进食，由少到多，由稀到稠。

②母乳喂养者应继续母乳喂养，暂停辅食。

③人工喂养患儿可喂稀释牛奶或其他代乳品，腹泻好转后逐步过渡到正常饮食，不可给予高脂肪饮食。

④病毒性肠炎患儿多有乳糖酶缺乏，应暂停乳类喂养，改用豆制代乳品、发酵乳或去乳糖配方乳喂哺。

（2）纠正水、电解质紊乱及酸碱失衡。

（3）防止交叉感染：严格执行消毒隔离措施，对感染性腹泻患儿施行床边隔离，其食具、用具及玩具应专用。对传染性较强腹泻的患儿，用过的一次性尿布应焚烧。护士在护理患儿前后均应洗手。

（4）皮肤护理

①使用吸水性强的纸尿布，做到勤更换。避免使用不透气的塑料布或橡胶布。

②保持肛周皮肤及会阴部清洁干燥，预防尿路感染。

③每次便后用温水清洗臀部并拭干，局部皮肤发红应涂以 5% 鞣酸软膏或 40% 氧化锌油。

④涂油或药膏时，应使用棉签在皮肤上轻轻滚动，不可上下刷抹，避免造成皮肤损伤。

⑤发生臀红或皮肤糜烂者可采用暴露疗法，或使用红外线灯照射。每次照射 20～30 分钟，每天 3 次。注意照射时专人看护，防止烫伤。照射后涂油，促进愈合。

（5）病情观察：观察腹泻和大便情况，发现异常及时采集送检。观察生命体征，出现异常应及时报告医生。观察水、电解质紊乱及酸碱失衡情况，及时发现脱水、低钾血症等。

四、急性坏死性小肠结肠炎

1. 病因与发病机制　病因不明，可能是多因素共同作用所致。

（1）早产：由于肠道屏障功能不成熟、胃酸分泌少、胃肠道动力差、消化酶活力低、消化黏膜通透性高、消化吸收功能差，易出现肠黏膜损伤。

（2）肠黏膜缺氧缺血、感染、肠道菌群异常、喂养方法不当等。

2. 临床表现　发生时间与胎龄、出生体重相关，胎龄越小，起病越晚。临床表现轻重差异较大。典型症状为腹胀、呕吐和血便。

（1）早期：多数为胃潴留增加、腹胀和呕吐等喂养不耐受的症状，以及呼吸窘迫、呼吸暂停、嗜睡、体温波动等全身症状。

（2）后期：大便性状改变、血便。严重者最后发展为呼吸衰竭、休克、DIC 甚至死亡。

（3）体征：腹部膨隆、肠鸣音减弱或消失。

3. 辅助检查

（1）血象：血小板减少，血细菌培养阳性有助于诊断。

（2）腹部 X 线平片：肠壁积气和门静脉充气征为本病的特征性表现。

4．治疗与护理措施

（1）体位护理：取侧卧位或半卧位，减轻腹部张力。缓解疼痛。

（2）饮食：绝对禁食，持续胃肠减压，待情况好转，大便潜血为阴性可逐渐恢复饮食。

（3）抗感染：抗生素控制感染，可参考药物敏感试验结果选用抗生素。一般选用第三代头孢菌素、哌拉西林等。

（4）支持疗法：维持呼吸功能，必要时机械通气。

（5）手术治疗：出现气腹或腹膜炎可行手术治疗。

五、小儿液体疗法及护理

（一）小儿体液平衡特点

年龄越小，体液总量相对越多，主要是间质液的比例较高（表5-22）。与成人相比，小儿对缺水的耐受力差，容易发生脱水。

表5-22　不同年龄小儿的液体分布与成人对比（占体重的%）

年　龄	体液总量	细胞内液	细胞外液	
			血浆	间质液
足月新生儿	78	35	6	37
1岁	70	40	5	25
2～14岁	65	40	5	20
成人	55～60	40～45	5	10～15

（二）液体疗法常用溶液

溶液张力是指溶液中电解质所产生的渗透压，与血浆渗透压相等者为等张，高于者为高张，低于者为低张。葡萄糖虽有渗透压，但输入体内后逐渐被氧化成水和 CO_2，不能起到维持血浆渗透压的作用，故液体疗法时视其为无张溶液。

1．非电解质溶液　常用的5%葡萄糖和10%葡萄糖。前者为等渗液，后者为高渗液。

2．电解质溶液

（1）氯化钠溶液：0.9%氯化钠（生理盐水）为等张液。Na^+ 含量与血浆相近，但 Cl^- 含量比血浆含量高约50mmol/L，大量输入可使血氯升高，HCO_3^- 被稀释，发生高氯性酸中毒。3%氯化钠为高张液，用于纠正低钠血症。

（2）碱性溶液

①碳酸氢钠溶液：用于纠正酸中毒。1.4%碳酸氢钠为等张液，5%碳酸氢钠为高张液。

②乳酸钠溶液：需要在有氧条件下经肝脏代谢为 HCO_3^- 才有纠酸作用，奏效较慢，在休克、缺氧、肝功能不全、新生儿等情况下不宜选用。1.87%乳酸钠为等张液；11.2%乳酸钠为高张液（稀释6倍为1.87%乳酸钠）。

（3）氯化钾溶液：10%氯化钾，不可静脉直接推注，一般稀释为0.2%的浓度静脉滴注，最高浓度不超过0.3%。静滴时注意观察尿量。

3．常用混合溶液　组成见表5-23。

表5-23 儿科常用混合溶液组成

混合溶液	0.9%氯化钠	5%～10%葡萄糖	1.4%碳酸氢钠（1.87%乳酸钠）	张力	应用
2：1含钠液	2份	—	1份	等张	低渗或重度脱水，常用于扩容
1：1液	1份	1份	—	1/2张	轻、中度等渗性脱水
1：2液	1份	2份	—	1/3张	高渗性脱水
1：4液	1份	4份	—	1/5张	生理需要
2：3：1液	2份	3份	1份	1/2张	中度等渗性脱水
4：3：2液	4份	3份	2份	2/3张	中度低渗性脱水

4. 口服补液盐

（1）配比组分：2002年WHO推荐口服补液盐（ORS液）的低渗性配方含氯化钠2.6g，枸橼酸钠2.9g，氯化钾1.5g，葡萄糖13.5g，加水至1000ml，总渗透压245mmol/L，电解质渗透压170mmol/L，1/2张，传统配方为2/3张。

（2）ORS液中加入葡萄糖的机制：是基于小肠的Na^+-葡萄糖耦联转运吸收机制，即小肠上皮细胞刷状缘的膜上存在着Na^+-葡萄糖共同载体，此载体上有Na^+和葡萄糖两个结合位点，当Na^+和葡萄糖同时与结合位点相结合时即能运转，并显著增加钠和水的吸收。

（3）临床应用及禁忌：ORS液用于治疗轻、中度脱水，无严重呕吐者，轻度脱水50ml/kg，中度脱水100ml/kg。患儿极度疲劳、昏迷或昏睡、休克、腹胀、心肾功能不全者，不宜使用ORS液。

（三）液体疗法实施

1. 补液方法 包括补充累积损失量、继续丢失量及生理需要量。静脉补液适用于严重呕吐、腹泻导致中、重度脱水的患儿。补液的原则简单归纳为以下三定、两补、三先后。三定：定量、定性、定速；两补：见尿补钾，防惊补钙；三先后：先盐后糖、先快后慢、先浓后稀。补液的定量、定性及定速见表5-24。

表5-24 小儿液体疗法实施

		累积损失量	继续丢失量	生理需要量
定 量	轻度脱水	50ml/kg	10～40ml/kg（30ml/kg）	60～80ml/kg
	中度脱水	100ml/kg		
	重度脱水	100～150ml/kg		
定 性	低渗性脱水	2/3张	1/3～1/2张	1/5～1/4张
	等渗性脱水	1/2张		
	高渗性脱水	1/5～1/3张		
定 速		8～12小时内输入（每小时8～10ml/kg，重度脱水扩容时20ml/kg）	在补完累积损失量后的12～16小时输入（每小时5ml/kg）	

（1）补充累积损失量：是指补充自发病以来累积损失的液体量。

（2）补充继续丢失量：是指补充治疗过程中因呕吐、腹泻、胃肠引流等引起液体的继续丢失。

（3）供给生理需要量：包括尿（占60%）、大便（5%）在内的显性失水和通过皮肤、呼吸在内的不显性失水（35%）。不显性失水在发热时增加，体温每增加1℃，不显性失水增加12%。

（4）第1天综合补液量：对以上3部分综合分析，轻度脱水90～120ml/kg，中度脱水120～150ml/kg，重度脱水150～180ml/kg。

2. 小儿液体疗法的护理

（1）观察脱水是否改善：注意观察生命体征，精神状态，有无口渴，皮肤、黏膜干燥程度，眼窝及前囟凹陷程度，眼泪，尿量等。若补液合理，一般补液后3～4小时排尿。若补液后眼睑水肿，提示补钠过多。补液后尿多而脱水未能纠正，可能是葡萄糖液输入过多，应增加溶液中电解质的比例。

（2）预防低钾血症：如患儿出现恶心、食欲缺乏、肠蠕动减弱、腹胀、腱反射减弱、心音低钝、尿潴留，应考虑低钾血症。

（3）预防低钙、低镁血症：补液过程中患儿突然出现手足抽搐，应考虑低钙血症，遵医嘱给予10%葡萄糖酸钙；低镁血症者给予25%硫酸镁。

第六节　呼吸系统疾病

一、小儿呼吸系统解剖生理特点

1. 解剖特点　小儿呼吸系统的解剖、生理、免疫特点与小儿时期易患呼吸系统疾病有密切关系（表5-25）。

表5-25　小儿呼吸系统解剖生理特点

	解剖生理特点	临床意义
鼻	鼻腔相对短小，鼻道狭窄，无鼻毛，黏膜柔嫩，血管丰富	易感染、充血肿胀，导致呼吸困难、张口呼吸，影响吮乳
咽	咽鼓管相对宽、短、直，呈水平位	鼻咽部感染易致中耳炎
喉	呈漏斗形，软骨柔软，喉腔及声门狭小，黏膜柔嫩，血管及淋巴丰富	喉部炎症易引起声嘶和吸气性呼吸困难
气管与支气管	管腔狭小，软骨柔软，黏液腺分泌不足；右主支气管较左侧直、短、粗	易感染、充血水肿，导致呼吸道不畅；异物易进入右主支气管
肺	弹力组织发育差，血管丰富，间质发育旺盛，肺含血量多而含气量少	易感染，且感染时易引起肺间质性炎症、肺不张和肺气肿等
胸廓	呈圆桶状，肋骨水平位，膈位置较高，呼吸肌发育差；胸腔小，纵隔宽大	胸廓活动范围小，肺不能充分换气，患病易缺氧、发绀；积液、气胸易致纵隔移位

2. 生理特点

（1）呼吸频率与节律：年龄越小，呼吸频率越快（表5-26）。婴儿呼吸中枢发育不完善，尤其是新生儿易出现呼吸节律不齐或暂停。

表5-26 不同年龄小儿的呼吸频率

年 龄	平均呼吸频率（次/分）
新生儿	40～44
1个月～1岁	30
1～3岁	24
4～7岁	22
8～14岁	20

（2）呼吸类型：婴幼儿呼吸肌发育不全，胸廓运动幅度小，主要靠膈肌运动，多呈腹式呼吸。小儿行走后膈肌下降，肋骨变斜位，可变为胸腹式呼吸。7岁后逐渐接近成人。

（3）呼吸功能：呼吸储备能力差，呼吸系统病变时易发生呼吸衰竭。

3. 免疫特点 小儿呼吸道的非特异性与特异性免疫功能均较差。咳嗽反射及纤毛运动功能差，难以有效清除吸入的尘埃和异物颗粒。由于婴幼儿分泌型 IgA、IgG 含量较低，肺泡巨噬细胞功能不足，易患呼吸道感染。

二、急性上呼吸道感染

急性上呼吸道感染简称上感，是指外鼻孔至环状软骨下缘，包括鼻腔、咽或喉部急性炎症的总称，是小儿最常见的疾病。

1. 病因

（1）感染：各种病毒和细菌均可引起，但 70% ～ 80% 以上为病毒，如鼻病毒、呼吸道合胞病毒、流感病毒等。病毒感染后可继发细菌感染，最常见的致病菌是溶血性链球菌，其次为肺炎链球菌、流感嗜血杆菌。淋雨、受凉、气候突变、过度劳累是重要诱因。

（2）先天因素：婴幼儿时期由于上呼吸道的解剖和呼吸道粘膜缺少 sIgA 的免疫特点易患本病。

2. 临床表现

（1）普通感冒：成年人、年长儿以鼻部症状为主，喷嚏、鼻塞、流涕、干咳、咽痛或烧灼感，查体可见鼻咽部充血，扁桃体肿大，颌下与颈淋巴结肿大，肺部听诊一般正常。多于 5 ～ 7 天自然痊愈。婴幼儿以发热等全身症状为主，常有消化道症状，局部症状较轻，起病 1 ～ 2 天内可发生高热惊厥。

（2）急性疱疹性咽峡炎：多由柯萨奇病毒 A 引起。好发于夏、秋季，儿童多见。表现为急起高热、咽痛、流涎、厌食、呕吐。查体可见咽部充血，咽腭弓、腭垂、软腭等处黏膜上有多个 2 ～ 4mm 大小灰白色的疱疹，周围有红晕，破溃后形成小溃疡。病程 1 周左右。

（3）急性咽 - 结合膜热：病原体主要为腺病毒。好发于春、夏季，儿童多见。临床以发热、咽炎、结膜炎为特征。查体可见咽部充血，有白色点块状分泌物。一侧或双侧滤泡性眼结膜炎，可伴球结膜充血，颈部及耳后淋巴结肿大。病程 1 ～ 2 周。

3. **并发症** 婴幼儿多见，病变向邻近器官蔓延可引起中耳炎、鼻窦炎、咽后壁脓肿、颌下淋巴结炎、支气管炎、肺炎等。年长儿受溶血性链球菌感染，可引起急性肾小球肾炎和风湿热。婴幼儿患急性上呼吸道感染时，多有高热，严重可伴有高热惊厥，因此早期高热最常见的并发症为抽搐。

4. **辅助检查** 见内科护理学第二节呼吸系统疾病的相关内容。

5. **治疗要点** 积极抗感染和对症处理。病毒感染者常选用利巴韦林等抗病毒药物；细菌感染者应用抗菌药物治疗，常选用青霉素类、头孢菌素类或大环内酯类。

6. **护理措施**

（1）休息活动护理：保持室温 18～22℃，湿度 50%～60%，每天定时通风，但应避免空气对流。注意休息，减少活动，做好呼吸道隔离。

（2）饮食护理：给予高蛋白、高热量、高维生素、清淡的流质或半流质饮食，少食多餐。多饮水，入量不足者适当静脉补液。

（3）病情观察：密切观察体温的变化，警惕高热惊厥的发生。出现高热不退或退而复升、淋巴结肿大、耳痛或外耳道流脓时考虑合并中耳炎。

（4）促进舒适：婴幼儿饭后喂少量温开水，年长儿饭后漱口以清洁口腔。及时清除鼻腔及咽喉部的分泌物和干痂。不要用力擤鼻，以免引起鼻窦炎、中耳炎。患儿鼻塞严重时，可在喂乳和睡前用 0.5% 的麻黄碱溶液滴鼻，使鼻腔通畅。

（5）发热护理：积极控制体温是预防患儿惊厥的主要措施。每 4 小时测量体温一次，超高热或有热性惊厥史者应 1～2 小时测量一次。体温＞38.5℃时给予物理降温，也可口服对乙酰氨基酚或布洛芬等退热药，预防高热惊厥，避免应用阿司匹林。体温＞39.5℃时全身冷疗，用温水拭浴。出汗后及时更换衣服。

（6）用药护理：使用退热药后应多饮水，以免大量出汗引起虚脱；高热惊厥的患儿使用镇静药时，应注意观察药物效果及不良反应。

三、急性感染性喉炎

急性感染性喉炎是喉黏膜的急性弥漫性炎症，以犬吠样咳嗽、声嘶、喉鸣和吸气性呼吸困难为特征。冬、春季多发，常见于婴幼儿。

1. **病因**

（1）病毒感染：常见病毒有副流感病毒、流感病毒和腺病毒等。

（2）细菌感染：金黄色葡萄球菌、溶血性链球菌等

（3）解剖因素：由于小儿抵抗力低，喉腔狭小，黏膜下淋巴组织丰富，声门下组织疏松，炎症时易发生水肿，引起气道阻塞。

2. **临床表现**

（1）成人：一般全身症状不明显，轻者仅有声嘶，病情加重可致完全失声，喉部疼痛和全身不适。

（2）儿童：起病急、症状重，多表现为发热，犬吠样咳嗽，声音嘶哑，吸气性喉鸣及呼吸困难，胸骨上窝、锁骨上窝及肋间隙吸气时下陷（三凹征）。严重时可出现发绀、烦躁不安、面色苍白、出冷汗、脉搏加快等。白天症状轻，夜间加重。喉梗阻者若抢救不及时，可窒息死亡。

（3）临床上将喉梗阻分为 4 度。

①Ⅰ度：活动后出现吸气性喉鸣和呼吸困难，肺呼吸音清晰，心率无变化。

②Ⅱ度：安静时亦出现喉鸣和吸气性呼吸困难，肺部听诊可闻喉传导音或管状呼吸音，心率

增快。

③Ⅲ度：除上述喉梗阻症状外，有烦躁不安，口唇及指趾发绀，双眼圆睁，惊恐万状，多汗，肺部呼吸音明显降低，心音低钝，心率快。

④Ⅳ度：渐显衰竭、呈昏睡状，由于无力呼吸，三凹征反而不明显，面色苍白发灰，肺部听诊呼吸音几乎消失，仅有气管传导音，心音钝弱，心律不齐。

3. 辅助检查

（1）间接喉镜：喉部、声带不同程度充血、水肿，发声时两侧声带不能闭紧。

（2）直接喉镜：喉部充血、肿胀，声门下区变窄。黏膜表面可见黏稠分泌物。

4. 治疗要点

（1）保持呼吸道通畅：糖皮质激素或麻黄碱雾化吸入，促进呼吸道黏膜水肿消退。糖皮质激素具有抗炎和抑制变态反应的作用。

（2）控制感染：病毒感染者可用利巴韦林等抗病毒，细菌感染者给予足量抗生素。

（3）对症治疗：缺氧者吸氧，烦躁不安者及时镇静，痰多应用祛痰药。不宜使用氯丙嗪和吗啡。

（4）气管切开：经上述治疗仍有严重缺氧征象或喉梗阻者，应及时行气管切开术。

5. 护理措施

（1）休息活动护理：保持病室温湿度适宜，置患儿于舒适体位，集中安排治疗、护理操作，避免直接检查咽部，减少刺激。

（2）病情观察：观察患者的呼吸情况，准确判断缺氧程度，做好随时气管切开的准备。

（3）用药护理：遵医嘱给予抗生素、糖皮质激素及镇静药，观察药物疗效和不良反应。

四、急性支气管炎

急性支气管炎是指由于各种致病原引起的支气管黏膜感染，常继发于上呼吸道感染，或为急性呼吸道传染病的一种临床表现。

1. 病因与发病机制　病原为各种病毒或细菌，或为混合感染。特异性体质、免疫功能失调、营养障碍、佝偻病和支气管局部结构异常等均为本病的危险因素。气候变化、空气污染、化学因素的刺激也是本病的发病因素。好发于婴幼儿。

2. 临床表现　先有上呼吸道感染症状，继而出现咳嗽，初为刺激性干咳，以后有痰，全身中毒症状不明显。婴幼儿症状较重，常有发热、呕吐、腹泻等表现。双肺呼吸音粗，可闻及不固定、散在的干啰音和粗、中湿啰音，体位改变、咳嗽后啰音减少或消失。3岁以下婴幼儿还可出现类似哮喘的表现，如呼气性哮鸣及少量粗湿啰音，称为哮喘性支气管炎。

3. 辅助检查　血常规显示白细胞正常或稍高，合并细菌感染时可明显增高。胸部X线检查无异常改变，或仅有肺纹理增粗。

4. 治疗要点

（1）控制感染：病原体以病毒为主，多不采用抗生素。怀疑细菌感染者应用抗生素。

（2）对症治疗：一般不使用镇咳药或镇静药。

5. 护理措施

（1）休息活动与饮食护理：注意休息，避免剧烈活动及游戏。

（2）保持呼吸道通畅：保持室内空气清新，保持室温约20℃、湿度约60%。

（3）发热护理：给予物理降温或药物降温，预防高热惊厥。出汗后及时擦净汗液，更换衣服。

五、小儿肺炎

1. 肺炎分类

（1）病因分类：细菌性肺炎、病毒性肺炎、支原体肺炎、衣原体肺炎、真菌性肺炎等。

（2）病理分类：肺泡性肺炎、支气管性肺炎、间质性肺炎等。小儿以支气管肺炎最常见。

（3）病程分类：急性肺炎（病程＜1个月）、迁延性肺炎（病程1～3个月）、慢性肺炎（病程＞3个月）。

（4）病情分类：轻症（以呼吸系统症状为主，无全身中毒症状）、重症（呼吸衰竭，其他系统也受累，全身中毒症状明显）。

（5）临床表现是否典型分类：典型肺炎（肺炎链球菌、金黄色葡萄球菌、肺炎克雷伯杆菌、流感嗜血杆菌、大肠埃希菌等导致的肺炎）和非典型肺炎（支原体、衣原体、病毒、军团菌等导致的肺炎）。

2. 病因 常见病原体为细菌、病毒。发达国家以病毒为主，呼吸道合胞病毒最常见，其次为腺病毒、流感病毒、副流感病毒等。发展中国家以细菌为主，以肺炎链球菌多见，还有金黄色葡萄球菌、支原体、衣原体和流感嗜血杆菌等。多发生于营养不良、维生素D缺乏性佝偻病、先天性心脏病、低出生体重儿等的小儿。

3. 发病机制 病原体入侵肺部后，引起支气管、肺泡炎症，而致通气和换气障碍，进而出现缺氧和CO_2潴留，造成心力衰竭、中毒性脑病、中毒性肠麻痹、消化道出血及酸碱平衡失调和水、电解质紊乱。

4. 临床表现 以发热、咳嗽、气促、呼吸困难及肺部固定湿啰音为特征。好发于2岁以内小儿。全年均可发病，以冬、春季节和气候骤变时多见。

（1）呼吸系统表现

①咳嗽：初期为刺激性干咳，以后有痰。

②发热：多为不规则热，新生儿、重度营养不良患儿体温可不升或低于正常。

③气促：多在发热、咳嗽后出现。

④肺部啰音：早期体征不明显，之后呼吸频率增快，唇周、鼻唇沟及指（趾）端发绀，肺部可闻及固定的中、细湿啰音，以背部两肺下方和脊柱两旁较多，深吸气末更为明显。

（2）重症肺炎的表现：除呼吸衰竭外，可出现循环系统、神经系统、消化系统表现。

①循环系统：轻度缺氧，心率增快，重者易合并心力衰竭、心肌炎。心力衰竭表现为极度烦躁不安，明显发绀；呼吸困难加重，呼吸突然加快＞60次/分；心率突然增快＞180次/分，心音低钝、奔马律；颈静脉怒张，肝大，少尿或无尿。

②神经系统：表现为烦躁、嗜睡，球结膜水肿，对光反射迟钝或消失，脑膜刺激征，惊厥、昏迷，呼吸不规则等中毒性脑病症状。

③消化系统：可出现频繁呕吐、严重腹胀、肠鸣音消失等中毒性肠麻痹症状。消化道出血可呕吐咖啡样物、排柏油样便等。

④DIC：多有血压下降，四肢发凉，脉搏细速，皮肤、黏膜和胃肠道出血。

5. 几种不同病原体所致肺炎的特点 见表5-27。

6. 辅助检查

（1）实验室检查：病毒性肺炎白细胞计数正常或降低；细菌性肺炎白细胞计数和中性粒细胞比例增高。

（2）病原学检查：鼻咽分泌物病毒分离，气管分泌物、胸腔积液、脓液及血标本等细菌培养可确定病原体。

表5-27 不同病原体所致肺炎的特点

	呼吸道合胞病毒肺炎	腺病毒肺炎	金黄色葡萄球菌肺炎	支原体肺炎
好发年龄	1岁以内婴幼儿	6个月～2岁	新生儿及婴幼儿	婴幼儿及年长儿
临床特点	起病急，喘憋为突出症状，呼气性呼吸困难	骤起稽留热，中毒症状重，咳嗽频繁，喘憋，呼吸困难，发绀	起病急，病情重，发展快，中毒症状明显，呈弛张热	起病缓慢，以刺激性干咳为突出症状
肺部体征	肺部听诊以喘鸣为主，可有细湿啰音	肺部体征出现较晚，多在发热3～7天出现肺部湿啰音	肺部体征出现早，双肺可闻及中、细湿啰音	体征不明显，体征与剧烈咳嗽及发热不平行
X线检查	小点片状、斑片状阴影	X线改变出现较体征早，大小不等的片状阴影或融合成大病灶	小片浸润阴影，可见脓肿、肺大疱、脓气胸等	均匀一致片状阴影；肺门阴影增浓
白细胞计数	正常或降低	正常或降低	明显增高，核左移	正常或偏高
药物治疗	抗病毒药物	抗病毒药物	甲氧西林或万古霉素	大环内酯类抗菌药

7. 治疗要点 治疗原则为积极控制感染、改善通气、对症治疗及防治合并症。

（1）控制感染：早期、联合、足量、足疗程应用抗生素，重症患儿宜静脉给药。据不同病原体使用敏感的抗感染药物（表5-28）。一般抗生素用药时间持续到体温正常后5～7天，临床症状消失后3天。

（2）对症治疗：吸氧、退热、祛痰、平喘、止咳及防治并发症。

表5-28 不同病原所致肺炎常用的抗感染药物

病原体	药物种类	用药时间
肺炎链球菌	青霉素或阿莫西林	体温正常后5～7天，临床表现消失后3天
金黄色葡萄球菌	甲氧西林或万古霉素	体温正常后2～3周，总疗程≥6周
支原体	大环内酯类，如红霉素	至少用药2～3周
病毒	利巴韦林	

8. 护理措施

（1）休息活动护理：置患儿于半卧位或抬高床头，减少活动，保证休息，避免哭闹，各种治疗、护理操作集中进行，减少氧的消耗。被褥轻暖，内衣宽松，以免影响呼吸。

（2）饮食护理：提供高热量、高蛋白、高维生素、易消化的清淡流食或半流食，少食多餐，避免呛咳。重症患儿需准确记录24小时出入量。

（3）病情观察：为预防心力衰竭，应重点观察患儿的心率、呼吸的变化。

（4）保持呼吸道通畅

①定期通风换气，嘱患儿多饮水，以稀释痰液。

②指导患儿有效咳嗽，定时翻身、拍背。

③痰液黏稠者给予超声雾化吸入。及时吸痰，但不可过频，一般每 2 小时一次。

④遵医嘱给予祛痰药、平喘药。

（5）改善呼吸功能

①气促、发绀者尽早给氧，常采用鼻导管湿化给氧，缺氧明显者面罩给氧，氧流量 2 ～ 4L/min。呼吸衰竭者使用人工呼吸器或机械通气。

②遵医嘱应用抗感染药物，注意观察药物疗效及不良反应。阿奇霉素属大环内酯类抗菌药，常用于支原体肺炎的治疗，进食可影响阿奇霉素吸收，故应在餐前 1 小时、餐后 2 小时或空腹时口服。

（6）维持体温正常：严密监测患儿体温，体温＞ 38.5℃及时给予物理降温或药物降温。

（7）并发症护理

①预防心力衰竭

a. 卧床休息，半卧位，避免各种刺激，尽量使患儿安静，必要时适当使用镇静药。

b. 严格控制输液量及速度，每小时滴速＜ 5ml/kg。

c. 若出现极度烦躁不安、明显发绀、呼吸加快、心率加速等心力衰竭征象，立即通知医生，吸氧，并减慢输液速度。若患儿咳粉红色泡沫痰，应考虑肺水肿，给予经 20% ～ 30% 乙醇湿化的氧气。

②若患儿出现烦躁、嗜睡、惊厥、昏迷、呼吸不规则等，应考虑中毒性脑病，立即报告医生，遵医嘱给予镇静、止惊和减轻脑水肿的药物。

③若出现剧烈咳嗽、呼吸困难、烦躁不安、发绀、胸痛、患侧呼吸运动受限，应考虑脓胸、脓气胸，立即配合医生进行胸腔穿刺术或胸腔闭式引流。

第七节　循环系统疾病

一、小儿循环系统解剖生理特点

1. **心脏的胚胎发育**　心脏于胚胎第 2 周开始形成，约于第 4 周起有循环作用，至第 8 周房室间隔完全形成，成为四腔心脏。故胚胎发育的第 2 ～ 8 周为心脏胚胎发育的关键期，也是预防先天性心脏病的重要时期。

2. **心脏的大小和位置**　新生儿心脏重 20 ～ 25g，心脏重量与体重的比值比成人大，随着年龄的增长，相对比值逐渐下降。小儿心脏的位置随年龄的增长而改变，新生儿和 2 岁以下婴幼儿的心脏多呈横位，心尖搏动位于左侧锁骨中线外侧第 4 肋间，心尖部主要为右心室。3 ～ 7 岁心脏由横位转为斜位，心尖搏动位于左侧锁骨中线第 5 肋间，心尖部主要为左心室。7 岁以后心尖搏动逐渐移到左锁骨中线第 5 肋间内侧 0.5 ～ 1cm。

3. **胎儿血液循环的特点**　胎儿只有体循环，没有有效的肺循环。营养物质与气体交换是通过胎盘与脐血管来完成的。胎儿体内绝大部分是混合血。静脉导管、卵圆孔及动脉导管是胎儿血液循环的特殊通道。

4. **出生后血液循环的改变**　出生后，胎盘血液循环停止，肺循环建立，血液的气体交换场所由胎盘转换至肺。脐血管、卵圆孔及动脉导管随之关闭。

5. **心率**　小儿新陈代谢旺盛和交感神经兴奋性较高，故心率较快，随着年龄增长而逐渐减慢。平均心率见表 5-29。进食、活动、哭闹、发热和情绪激动等可使心率加快，一般体温每升高 1℃，心率增加 10 ～ 15 次 / 分。入睡后心率减少 10 ～ 12 次 / 分。

表5-29　小儿平均心率

年龄阶段	心率（次/分）
新生儿	120～140
1岁内（婴儿）	110～130
1～3岁（幼儿）	100～120
4～7岁（学龄前期）	80～100
8～14岁	70～90

6. **血压**　动脉血压的高低主要取决于心排血量和外周血管阻力。小儿年龄越小,动脉压力越低。新生儿收缩压平均为60～70mmHg。1～2岁婴儿的收缩压平均为70～80mmHg,2岁以后收缩压=（年龄×2+80）mmHg, 高于此标准20mmHg为高血压。舒张压约为收缩压的2/3。小儿下肢血压通常比上肢血压高20mmHg。

二、先天性心脏病

先天性心脏病是在胎儿时期心脏及大血管发育异常所致的心血管畸形,是儿童最常见的心脏病。

1. **病因**　与遗传、母体和环境因素有关。

（1）遗传因素：多基因或单基因的遗传缺陷,染色体畸变。

（2）母体和环境因素：早期宫内感染,特别是病毒感染,如风疹、流行性感冒、流行性腮腺炎和柯萨奇病毒感染等。孕妇接触大剂量放射线、服用抗肿瘤等药物、患有糖尿病等代谢性疾病、缺乏叶酸或妊娠早期饮酒、吸食毒品等。

2. **分类**　根据左、右两侧心腔及大血管之间有无分流和青紫,分为3类。

（1）左向右分流型（潜伏青紫型）：常见于房间隔缺损、室间隔缺损或动脉导管未闭。在左、右心之间或主动脉与肺动脉之间有异常通路。正常情况下,由于体循环压力高于肺循环,血液自左向右分流,不会出现青紫,当剧烈哭闹或屏气时,右心室压力增高,产生肺动脉高压,超过左心室,血液自右向左分流,可出现暂时性青紫。

（2）右向左分流型（青紫型）：常见于法洛四联症和大动脉转位。右室流出道狭窄等原因造成右心室压力增高并超过左心室时,血液从右向左分流;或因大动脉起源异常,使大量静脉血流入体循环,出现持续性青紫。

（3）无分流型（无青紫型）：常见肺动脉狭窄和主动脉狭窄。在心脏左、右两侧或动、静脉之间无异常通路或分流,故无青紫。

3. **临床表现**

（1）室间隔缺损：是先天性心脏病最常见的类型。临床表现决定于缺损的大小和心室间压差。小型缺损可无明显症状。缺损较大时左向右分流量多,出现体循环血量减少,患儿有消瘦、生长发育迟缓、活动后乏力、气短,肺循环血量增多易致反复性肺呼吸道感染。因扩张的肺动脉压迫喉返神经,引起声音嘶哑。主要体征见表 5-30。常见并发症为反复呼吸道感染,充血性心力衰竭,感染性心内膜炎。

（2）房间隔缺损：症状与室间隔缺损相似。主要体征见表 5-30。常见并发症为反复呼吸道感染、充血性心力衰竭。

（3）动脉导管未闭：动脉导管到出生后一年在解剖学上应完全关闭。若持续开放，并发生病理生理改变，称动脉导管未闭。症状与室间隔缺损相似。由于动脉导管开放，主动脉中的大量血液进入肺动脉，肺循环血量增多，大量血液回流至左心，使左心前容量负荷过重，导致左心扩大、心肌肥厚。主要体征见表5-30。常见并发症为呼吸道感染，充血性心力衰竭，感染性心内膜炎。

（4）**法洛四联症**：是最常见的青紫型先心病。包括以下4种畸形：肺动脉狭窄、室间隔缺损、主动脉骑跨、右心室肥厚。其中，血流动力学改变的关键在于肺动脉狭窄，决定了临床症状的严重程度。主要体征见表5-30。

表5-30 先天性心脏病X线检查及主要体征鉴别

		室间隔缺损	房间隔缺损	动脉导管未闭	法洛四联症
X线检查	胸透：肺门舞蹈征	有	有	有	无
	肺动脉段	凸出	凸出	凸出	凹陷
	肺野	充血	充血	充血	清晰
	肺门阴影	增粗	增粗	增粗	缩小
	房室增大	左室（早）、右室（晚）	右房（早）、右室（晚）	左室、偶有左房	右室，靴形心
体征	杂音部位	胸骨左缘第3、4肋间	胸骨左缘第2、3肋间	胸骨左缘第2肋间	胸骨左缘第2~4肋间
	杂音性质	粗糙，全收缩期杂音	收缩期喷射性杂音	连续性机器样杂音	喷射性收缩期杂音
	P_2	亢进	亢进且固定分裂	亢进	减弱
	其他体征	艾森曼格综合征	艾森曼格综合征	周围血管征，差异性青紫	杵状指（趾），心前区隆起

注：[1] 肺门舞蹈征：左向右分流先天性心脏病患儿，胸部透视下可见肺门肺动脉总干及分支随心脏搏动而一明一暗变化。

[2] 靴形心：法洛四联症患儿，心尖圆钝上翘，肺动脉段凹陷，肺野清晰。

[3] 艾森曼格综合征：室间隔缺损及房间隔缺损患儿，随着病情进展，严重的左向右分流使肺循环血量增加，导致肺动脉高压，右心室压力显著增高，逆转为右向左分流，出现持久性青紫。

[4] 周围血管征：动脉导管未闭患儿，由于主动脉血液不断流入肺动脉，使外周动脉舒张压下降，脉压增大，出现周围血管征，如水冲脉、毛细血管搏动征。

[5] 差异性青紫：动脉导管未闭患儿，晚期当肺动脉压力大于主动脉时，肺动脉血流逆向分流入降主动脉，出现差异性青紫，即下半身青紫，左上肢轻度青紫，而右上肢正常。

[6] 杵状指（趾）：法洛四联症患儿，由于患儿缺氧，指（趾）端毛细血管扩张增生，局部软组织和骨组织随之增生肥大，指（趾）末端膨大如鼓槌状。

①青紫：是最突出的表现。出生3~6个月后渐明显，随年龄增大而加重。

②蹲踞现象：患儿在行走、游戏时，常主动下蹲片刻。下蹲是保护性姿势，因蹲踞时下肢屈曲，下肢动脉受压，体循环阻力增加，使右向左分流量减少；同时因下肢受压，静脉回心血量减少，减轻

心脏负荷，缺氧症状得以暂时缓解。不会走路的小婴儿喜欢大人抱起，双下肢屈曲。

③气促和缺氧发作：婴儿在吃奶、哭闹时气促加重，表现为呼吸加快，青紫加重，严重者突然晕厥、抽搐，原因是狭窄的肺动脉漏斗部突然发生痉挛，引起一过性肺动脉梗阻，使脑缺氧加重所致。年长儿自诉头晕、头痛。

④杵状指（趾）：为长期缺氧所致。

⑤常见并发症：由于长期缺氧，法洛四联症患儿红细胞增加，血液黏稠度增高，血液流速变慢，容易形成血栓而导致血管栓塞，其中以脑栓塞最常见。若为细菌性血栓，则易形成脑脓肿。常见并发症还有亚急性感染性心内膜炎。

4. 辅助检查

（1）实验室检查：法洛四联症患儿周围血红细胞增多，血红蛋白增高。

（2）X 线检查：先天性心脏病 X 线检查及主要体征鉴别见表 5-30。

（3）心电图：可提示房、室增大或肥厚，判断心律失常的类型。

（4）超声心动图：可准确地探查到室间隔或房间隔缺损的部位、大小、数目和类型及未闭合的动脉导管，多普勒彩色血流显像还可明确分流的方向和大小，且属无创检查，故超声心动图检查是先天性心脏病最有价值的辅助检查。

（5）其他检查：心导管检查、心血管造影是进一步明确诊断和手术前的有创性检查，可确定畸形的部位、性质，并可明确血流动力学的情况。

5. 治疗要点

（1）内科治疗：对症治疗，控制感染，防治并发症，使之安全达到手术年龄。

①动脉导管未闭的早产儿生后 1 周内应用吲哚美辛，抑制前列腺素合成，促进导管关闭。

②法洛四联症患儿缺氧发作时使用普萘洛尔，可减慢心率，减弱心肌收缩力，减少心输出量，降低心肌耗氧。

（2）介入导管治疗：主要针对缺损小的房间隔缺损和动脉导管未闭，疗效确切。

（3）外科治疗：小型房间隔缺损（＜3mm）、室间隔缺损、动脉导管未闭有自然闭合的可能，可随访在学龄前期。中大型缺损及可能出现肺动脉高压、充血性心力衰竭者，应及早行介入或手术治疗。法洛四联症轻症者可考虑于 5～9 岁行根治术，重者应提前至出生后 6 个月，重症患儿也可先行姑息性手术，待一般状况改善后再行根治术。

6. 护理措施

（1）休息活动护理：保持环境安静，治疗和护理集中进行，保证患儿充分的睡眠和休息，避免情绪激动和大哭大闹。

（2）饮食护理：供给充足热量、蛋白质和维生素，饮食清淡，少量多餐，避免呛咳和呼吸困难。多食富含纤维素食物，防止便秘。心功能不全者应采用无盐或低盐饮食。

（3）病情观察

①预防充血性心力衰竭：注意观察有无呼吸困难、咳粉红色泡沫痰等表现，一旦出现，置患儿半卧位，吸氧，按心力衰竭护理。

②预防栓塞：法洛四联症患儿血液黏稠度增加，注意供给充足液体，防止血栓栓塞。

③缓解缺氧发作：法洛四联症患儿出现蹲踞位时，不可强行拉起，应让其自然起立。缺氧发作时，立即置于膝胸卧位，吸氧，遵医嘱给予普萘洛尔或吗啡治疗。

（4）用药护理：应用洋地黄类药物前应计 1 分钟脉搏，若年长儿＜60～70 次／分，婴幼儿＜80～90 次／分，应暂停用药并通知医生。口服水剂洋地黄类药物时，可用 1ml 针管抽取后口服。

（5）心理护理：关心、爱护患儿，建立良好的护患关系。对家长和患儿解释病情，说明本病是一种先天性心脏疾病，多数可通过介入、手术治愈或部分矫治，预后较好，缺损小的可自然闭合，以消除其紧张和焦虑情绪，取得理解和配合。

7. 健康教育

（1）休息活动指导：休息是恢复心脏功能的重要条件，因休息可减少组织需氧量，减轻心脏负荷。根据病情安排适当活动，但不可为提高抵抗力而加强运动。

（2）疾病知识指导：掌握观察病情变化的知识，定期复诊，合理用药，使患儿能安全达到手术年龄。

（3）预防感染：根据气温改变及时加减衣服，预防上呼吸道感染。注意保护性隔离，以免交叉感染。按时预防接种。实施有创性操作如拔牙及做小手术如扁桃体切除术等，应给予足量抗生素，预防感染性心内膜炎。

第八节　血液系统疾病

一、小儿造血和血液特点

1. 小儿造血特点　小儿造血分为胚胎期造血和生后造血。

（1）胚胎期造血：胚胎第 3 周开始卵黄囊造血。卵黄囊退化后，肝脏自胚胎 6～8 周，脾脏自胚胎 8 周，开始参与造血。肝脏是胎儿中期主要的造血场所。胚胎 6 周出现骨髓，但至胎儿 4 个月开始造血，直至生后 2～5 周后成为唯一的造血器官。

（2）生后造血：主要是骨髓造血。婴幼儿因缺乏黄骨髓，造血潜力较差，容易出现骨髓外造血。婴幼儿时期，当严重感染或溶血性贫血等需要造血增加时，肝、脾和淋巴结可恢复到胎儿时期的造血状态。

2. 小儿血液特点

（1）红细胞数和血红蛋白量：胎儿期处于相对缺氧状态，红细胞数和血红蛋白量较高。至 2～3 个月时，红细胞数和血红蛋白量下降，出现轻度贫血，称为"生理性贫血"。3 个月以后，红细胞数和血红蛋白量逐渐升高，12 岁达成年人水平。

（2）白细胞数与分类：出生时白细胞数较多，随后逐渐下降，8 岁后接近成人水平。中性粒细胞与淋巴细胞比例相等有两次时间交叉，分别是在出生后 4～6 天和在 4～6 岁，7 岁以后白细胞分类与成年人相似。

（3）血小板：血小板由骨髓造血组织中的巨核细胞产生，约为（150～250）$\times 10^9$/L，与成人相差不大。

（4）血容量：新生儿血容量占体重比例约为 10%，儿童约为 8%～10%，成人约为 6%～8%。

二、小儿贫血概述

1. 诊断标准　根据血红蛋白浓度可诊断贫血（表 5-31）。

2. 小儿贫血的分度及分类

（1）分度：根据外周血中血红蛋白浓度可将贫血分为 4 度，与成人贫血的分度类似。

（2）分类

①病因分类：临床最常用，主要依据贫血的原因和发病机制。

　　a．红细胞和血红蛋白生成不足性贫血：造血物质缺乏，如营养性缺铁性贫血；骨髓造血功能障碍，如再生障碍性贫血；慢性感染、肾病伴发的贫血等。

　　b．溶血性贫血：如遗传性球形红细胞增多症、新生儿溶血病等。

　　c．失血性贫血：各种急性和慢性失血性贫血。

　　②形态学分类：根据红细胞平均容积、红细胞平均血红蛋白和红细胞平均血红蛋白浓度，可分为正细胞正色素性、大细胞性、单纯小细胞性及小细胞低色素性贫血。

表5-31　小儿贫血的诊断标准

年龄阶段	血红蛋白浓度（g/L）
新生儿	<145
1～4个月	<90
4～6个月	<100
6个月至6岁	<110
6～14岁	<120

三、营养性缺铁性贫血

　　营养性缺铁性贫血是体内储存铁缺乏，导致血红蛋白合成减少而引起的一种小细胞低色素性贫血，是最常见的贫血。

　　1. 病因

　　（1）铁摄入不足：食品铁供应不足是小儿缺铁性贫血的主要原因。婴儿未及时添加辅食、儿童挑食或偏食、生长发育快（婴儿期和青春期最快）等均可引起贫血。

　　（2）铁储存不足：4～6个月内婴儿铁主要来源于宫内储备，正常足月婴儿出生时从母亲获得的储备铁可足够维持生后4个月的生长发育需要。当孕母患缺铁性贫血时，可使胎儿先天铁储存不足而致病。

　　（3）铁丢失过多：牛奶蛋白过敏引起小肠出血为婴儿常见原因。

　　2. 临床表现

　　（1）贫血表现：皮肤黏膜苍白（无发绀）、乏力、头晕、心悸、气短等。年龄越小、病程越长、贫血越严重。

　　（2）组织缺铁表现：皮肤干燥、萎缩、无光泽，毛发干枯易脱落，指（趾）甲扁平、脆薄易裂，出现反甲或匙状甲。

　　（3）消化系统：黏膜损害常有舌炎、口角炎、舌乳头萎缩，严重者吞咽困难。

　　（4）神经、精神系统异常：儿童较明显，如易激惹、烦躁、注意力不集中、记忆力减退、学习成绩下降。少数患者有异食癖，喜吃泥土、生米等。

　　（5）体征：肝、脾肿大，淋巴结轻度肿大。

　　3. 辅助检查

　　（1）血象：典型血象为小细胞低色素性贫血，血红蛋白降低较红细胞更明显，白细胞、血小板正常或减低。

　　（2）骨髓象：增生活跃或明显活跃，以中、晚幼红细胞为主，粒细胞及巨核细胞无明显异常。骨髓铁染色检查可见细胞外铁减少或消失，铁粒细胞数＜15%，可作为诊断缺铁的金指标。

（3）血清铁、总铁结合力、转铁蛋白饱和度：血清铁＜10.7μmol/L，总铁结合力＞62.7μmol/L。转铁蛋白饱和度＜0.15。

4．治疗要点

（1）去除病因：是根治贫血，防止复发的关键环节。积极治疗原发病。

（2）补充铁剂：首选口服铁剂，如硫酸亚铁、富马酸亚铁等。也可用铁剂肌内注射。早产儿出生后2个月开始预防性补铁。

5．护理措施

（1）饮食护理

①母乳中铁的吸收率较高，提倡母乳喂养或食用铁强化配方奶粉，及时添加辅食。。

②增加含铁丰富的食物摄入，含铁丰富的食物主要有动物肝、肾、血、瘦肉及蛋黄、海带、紫菜、木耳、豆类、香菇等，其中动物食物的铁更易吸收。谷类、蔬菜、水果含铁较低，乳类含铁最低。

③鼓励患儿近视，纠正不良饮食习惯，提倡均衡饮食，创造舒适的进食环境，经常更换食物种类，注意色、香味的调配。多吃富含维生素C的食物，有利于铁吸收。富含铁的食物和铁剂不与浓茶、牛奶、咖啡等同服。

（2）用药护理

①口服铁剂的护理：最常见的不良反应是恶心、呕吐、胃部不适和黑便等胃肠道反应，应从小剂量开始，于两餐之间服用。可与维生素C或各种果汁同服，但避免与茶、咖啡、牛奶、植酸盐等同服，以免影响铁吸收。口服液体铁剂使用吸管，服后漱口，避免牙齿染黑。

②注射铁剂的护理：需深层肌内注射并经常更换注射部位，减少疼痛与硬结形成。注射时应注意不要在皮肤暴露部位注射。抽取药液后，更换针头注射。可采用"Z"形注射法，以免药液溢出导致皮肤染色。注射后10分钟至6小时内，密切观察不良反应，主要有注射局部肿痛、硬结形成、皮肤发黑和过敏反应等。

③疗效判断：一般补充铁剂12～24小时后患者自觉症状好转，精神症状减轻，食欲增加。网织红细胞能最早反映其治疗效果，用药2～3天后开始上升，5～7天达到高峰。2～3周后血红蛋白开始升高，通常3～4周恢复至正常。铁剂治疗应在血红蛋白恢复正常后继续服用2个月，以增加铁储存。

（3）休息活动：保持环境清洁、舒适，温湿度适宜，养成规律的作息习惯，保证足够的睡眠与休息，适当活动，注意观察患儿的病情情况，防治并发症。

（4）预防感染：适当进行活动锻炼，增强患儿机体抵抗力，定时进行疫苗接种，做好口腔卫生，保持皮肤清洁。

四、营养性巨幼细胞贫血

1．病因 多由维生素B_{12}、叶酸缺乏所致。叶酸缺乏的主要原因是需要量增加或摄入不足，长期羊乳喂养、牛乳类制品在加工过程中叶酸被破坏可导致叶酸摄入不足。维生素B_{12}缺乏常与胃肠功能紊乱所致的吸收障碍有关，如自身免疫性胃炎、胃大部切除术等。

2．临床表现

（1）一般表现：皮肤、面色苍黄，虚胖，头发稀疏、细黄，头昏、心悸。睑结膜、口唇、指甲苍白，重者因全血细胞减少可致反复感染和出血。常有口角炎、舌乳头萎缩，舌面呈"牛肉样舌"。胃肠道黏膜萎缩可引起食欲缺乏、恶心、呕吐、腹胀等，肝、脾轻度增大。

（2）神经、精神症状：是本病的特有表现。表现为烦躁不安、易怒，对称性远端肢体麻木、深感觉障碍，肌张力增加，腱反射亢进，重者出现震颤，甚至抽搐、共济失调等。

3．辅助检查

（1）典型血象呈大细胞性贫血，血红细胞数下降较血红蛋白量更明显。血小板一般减低。

（2）骨髓增生活跃，红系增生明显，可见各阶段巨幼红细胞。

（3）血清维生素 B_{12} 和叶酸低于正常。

4．治疗要点

（1）病因治疗是有效治疗或根治的关键。

（2）有精神神经症状者，以维生素 B_{12} 治疗为主，不可单用叶酸治疗，以免加重神经、精神症状。在应用维生素 B_{12} 的基础上，口服叶酸。

5．护理措施

（1）休息活动护理：一般不需卧床，严重者适当限制活动。肢体麻木、感觉障碍者注意保暖，避免受伤。震颤者放置压舌板或牙垫，防止咬伤舌头，抽搐者适当应用镇静药。

（2）饮食护理：给予富含维生素 B_{12} 和叶酸的食物，绿叶蔬菜、水果、谷类和动物肉类等食物叶酸含量丰富，动物肉类、肝、肾、禽蛋及海产品等含丰富的维生素 B_{12}。改善饮食结构，改变不良的饮食习惯，纠正偏食及长期素食。减少烹饪对叶酸的破坏，注意食物的色、香、味调配，提高患者食欲。

（3）用药护理：按医嘱使用维生素 B_{12} 和叶酸，同时加服维生素C。密切观察药物的疗效及不良反应。有效治疗 2～4 天后神经、精神症状可好转且网织红细胞增加，2～6 周后血红蛋白恢复正常。

6．健康教育　告知患者及家属本病预防和治疗的相关知识，积极防治原发病。高危人群宜预防性补充叶酸、维生素 B_{12}。婴儿应及时添加辅食，羊奶喂养者加用叶酸。

五、特发性血小板减少性紫癜

特发性血小板减少性紫癜是一种正常血小板被免疫性破坏的异质性自身免疫性疾病，又称为免疫性血小板减少症，包括体液免疫和细胞免疫紊乱，是小儿最常见的出血性疾病（占 25%～20%）。

1．病因与发病机制　机体被病毒感染后产生抗体，一方面产生的抗体可与血小板发生交叉反应，使血小板受损，被单核-巨噬细胞系统清除，另一方面机体被感染后形成的抗原-抗体复合物黏附于血小板，使其被破坏清除，最终血小板的寿命缩短、减少。

2．临床表现

（1）急性型

①一般症状：小儿常见，占 70%～90%。起病较急，伴有畏寒、发热，发病前常有病毒感染（主要为上呼吸道感染）。

②皮肤、黏膜出血：自发性，多为针尖大小的皮内和皮下出血点，可伴有鼻或牙龈出血。呕血或黑便常为口鼻出血咽下所致，胃肠道大出血少见。少数患者可有结膜下、视网膜出血及肉眼血尿；出血严重者可有贫血，颅内出血为主要致死原因。

③体征：可有肝、脾轻度肿大。

（2）慢性型：较少见，起病隐匿，前期无感染症状，发病年龄多＞6～10岁，病程＞6个月。出血症状轻，感染可加重。

3. 辅助检查

（1）血常规：血小板减少至 $100×10^9/L$ 以下，出血程度与血小板高低成正比，$<50×10^9/L$ 时自发出血，$<20×10^9/L$ 时出血明显，$<10×10^9/L$ 时出血严重。出血症状严重时可合并失血性贫血。

（2）骨髓象：巨核细胞成熟障碍。原巨核细胞和幼稚巨核细胞百分比正常或稍高。

（3）血小板抗体检查：抗血小板抗体增高。

4. 治疗要点

（1）糖皮质激素：为首选药物。

（2）静脉输注丙种球蛋白：适用于不宜采用糖皮质激素治疗、激素治疗无效的急性型或危重型患儿，常用剂量 $100mg/（kg·d）$ 3～5 天或 $0.8～1.0g/（kg·d）$ 1～2 天。

（3）脾切除：考虑儿童患者的特殊性，尽量推迟切脾时间。

（4）输血和输血小板：适用于危及生命的患儿，如出血严重而广泛，疑有或已存在颅内出血者。

5. 护理措施

（1）休息护理：急性期减少活动，增加卧床休息时间，避免外伤。减少肌内注射或深静脉穿刺。

（2）饮食护理：给予高热量、高蛋白、高维生素、少渣清淡饮食。避免坚硬粗糙食物，以免造成出血。

（3）病情观察：出现嗜睡、头痛、呕吐、视物模糊、瞳孔不等大、昏迷等，提示可能有颅内出血，应重点监测患者的血小板计数。

（4）用药护理：餐后服药，长期使用糖皮质激素会引起身体外形的变化、胃肠道出血、诱发感染、骨质疏松等。指导患者遵医嘱按时、按量、按疗程服药，不可自行停药或增减药物用量。避免感冒以防加重病情或复发。避免使用阿司匹林等损伤血小板的药物。

第九节 泌尿系统疾病

一、小儿泌尿系统解剖生理特点

1. 解剖特点

（1）肾：小儿年龄越小，肾相对越大。婴儿期肾位置较低，2 岁以下腹部触诊可扪及。

（2）肾盂和输尿管：婴儿肾盂和输尿管比较宽，管壁肌肉及弹力纤维发育不全，易扩张受压、扭曲而致梗阻，从而引起尿潴留和泌尿系感染。

（3）膀胱：婴儿膀胱位置相对较高，充盈时易在腹部触及。

（4）尿道：女婴尿道较短，外口暴露，且接近肛门，易受污染而引起上行感染。男婴尿道较长，但常因包茎，污垢积聚也易导致上行感染。

2. 生理特点

（1）肾功能：新生儿及婴幼儿的肾小球滤过率较低，重吸收、排泄、浓缩和稀释等功能均不成熟，表现为排尿次数增多，易发生水、电解质紊乱及酸中毒。小儿 1～1.5 岁时，肾功能达成年人水平。

（2）排尿特点：约 93% 的新生儿在出生后 24 小时内，99% 在 48 小时内开始排尿。3 岁左右小儿能控制排尿。正常尿液为透明、淡黄色，尿量与液体入量、气温、湿度、食物种类、活动量及精神因素有关。小儿各年龄阶段正常尿量及少尿、无尿判别见表 5-32。

表5-32　小儿各年龄阶段正常尿量及少尿、无尿判别

年龄阶段	正　常	少　尿	无　尿
新生儿	1～3ml/（kg·h）	<1ml/（kg·h）	<0.5ml/（kg·h）
婴儿期	400～500ml/d	<200ml/d	<50ml/d
幼儿期	500～600ml/d	<200ml/d	<50ml/d
学龄前期	600～800ml/d	<300ml/d	<50ml/d
学龄期	800～1400ml/d	<400ml/d	<50ml/d

二、急性肾小球肾炎

急性肾小球肾炎简称急性肾炎，是以急性肾炎综合征为主要临床表现的一组疾病。其特点为急性起病，多有前驱感染，出现血尿、蛋白尿、水肿和高血压，并可伴有一过性肾功能不全。多见于溶血性链球菌感染后，是小儿泌尿系统最常见的疾病。

1. **病因与发病机制**　绝大多数病例属急性溶血性链球菌感染后引起的免疫复合物性肾小球肾炎，多继发于上呼吸道感染、猩红热、皮肤感染后。免疫复合物沉积于肾小球基底膜并激活补体系统，导致免疫损伤和炎症，造成肾小球血流量减少，肾小球滤过率降低，水钠潴留及肾小球基底膜破坏，出现少尿、无尿，严重时发生急性肾衰竭。

2. **临床表现**　好发于 5～14 岁儿童和青少年，男性居多。前驱感染 1～3 周（平均 10 天）发病，临床表现轻重不一，大多预后良好，数月内可自愈，但是部分患者可发展成慢性肾脏疾病。

（1）典型表现

①水肿、少尿：水肿是最常见和最早出现的症状。水肿主要为肾小球滤过率降低，引起尿少和水钠潴留，多表现为晨起眼睑、面部水肿，可伴有双下肢水肿，重者全身水肿。多为轻、中度水肿，呈非凹陷性。水肿的同时尿量减少，1～2 周后尿量逐渐增多而水肿消退。

②血尿、蛋白尿：起病时几乎都有血尿，约半数患者有肉眼血尿。酸性尿呈浓茶色或烟灰水样，中性或弱碱性尿呈洗肉水样。肉眼血尿持续 1～2 周后转镜下血尿。绝大多数患者有轻、中度蛋白尿，少数患者出现肾病综合征范围的大量蛋白尿。

③高血压：多数患儿有一过性的轻、中度高血压，多与水钠潴留有关，1～2 周后随尿量增多而降至正常。

（2）严重表现

①严重循环充血：以老年患者居多，常见于起病 1 周内。多因水钠潴留、血浆容量增加导致循环充血。

②高血压脑病：以儿童多见，常发生于病程早期。

③急性肾衰竭：是急性肾小球肾炎死亡的主要原因，表现为少尿或无尿，持续 3～5 天，多数可逆。

3. **辅助检查**

（1）尿常规：镜检除大量红细胞外，尿蛋白＋～+++。红细胞管型是急性肾小球肾炎的重要特征。疾病早期可见较多上皮细胞、白细胞，但并非感染。

（2）血液检查：轻、中度贫血，血沉增快。少尿期有轻度氮质血症，血肌酐、尿素氮可增高，肾小管功能正常。抗链球菌溶血素 O（ASO）多增高，其滴度高低与链球菌感染的严重性相关。总补体

及补体 C_3 明显下降，起病后 8 周恢复正常。

4．治疗要点　本病为自限性疾病，无特异治疗。主要是休息，控制水钠摄入，对症治疗及防治严重并发症。

（1）利尿：轻者选用氢氯噻嗪，重者给予呋塞米肌内或静脉注射。

（2）降压：经休息、控制水钠摄入及利尿后血压仍高者，给予硝苯地平或卡托普利口服。高血压脑病患者首选硝普钠。

（3）抗感染：避免使用肾毒性药物，有感染灶时应用青霉素 10 ～ 14 天。

5．护理措施

（1）休息活动护理：起病 2 周内应严格卧床休息，待水肿消退、血压恢复正常、肉眼血尿消失后，可下床轻微活动或户外散步。尿红细胞减少、血沉正常方可上学，但仍需避免体育运动。1 ～ 2 个月应限制活动量，3 个月内避免剧烈活动。Addis 计数正常后恢复正常生活及活动。

（2）饮食护理：给予高糖、高维生素、低盐饮食。尿少、水肿时，应限制钠盐，摄入量＜ 60mg/（kg·d），严重水肿或高血压者宜给予无盐饮食。氮质血症者应限制蛋白质，给优质动物蛋白 0.5g/（kg·d）。除非严重少尿或循环充血，一般不严格限水。待尿量增加、水肿消退、血压正常后，可恢复正常饮食。

（3）病情观察

①观察水肿的消长情况，每天或隔天测体重 1 次，在同一时间、使用同一体重计测量，最好在早餐前测量。准确记录 24 小时液体出入量。

②监测尿量变化，每周检查 2 次尿常规。

③严密监测生命体征，观察有无高血压脑病及循环淤血的表现。

（4）用药护理

①利尿药的不良反应主要有低钾、低钠及低血容量性休克，应注意观察尿量、血压及水肿变化，定期监测电解质和酸碱平衡。

②降压药使用期间应定时监测血压、心率，并注意观察药物不良反应。

（5）减轻疼痛：肾区或膀胱区疼痛者，可行局部按摩或热敷，以解除肾血管痉挛。

6．健康教育

（1）疾病预防指导：锻炼身体，增强体质，避免链球菌感染，彻底清除感染灶是本病预防的关键。

（2）疾病知识指导：介绍急性肾小球肾炎的病因、治疗和护理的相关知识，讲明本病为自限性疾病，预后良好，缓解患儿及家属的紧张情绪。强调限制患儿活动是控制病情进展的重要措施，尤其以发病前 2 周最关键。痊愈后可适当活动，但 1 ～ 2 年避免剧烈活动和劳累。

（3）病情监测：定期门诊随访是彻底痊愈的重要保证。

三、原发性肾病综合征

原发性肾病综合征是由各种肾疾病所致的，以大量蛋白尿（尿蛋白＞ 3.5g/d）、低白蛋白血症（血浆白蛋白＜ 30g/L）、水肿、高脂血症为临床表现的一组综合征。其中，前两项为诊断本病的必备条件。

1．病因与发病机制　肾病综合征不是独立的疾病，可分为原发性和继发性。原发性肾病综合征是指原发于肾脏本身的肾小球疾病，其发病机制为免疫介导性炎症所致的肾损害。继发性肾病综合征是指继发于全身或其他系统疾病的肾损害。

2．病理生理

（1）大量蛋白尿：因肾小球滤过膜屏障功能受损，导致原尿中蛋白含量增多，形成大量蛋白尿。大量蛋白尿是肾病综合征的起病根源，是最根本和最重要的病理生理改变，也是导致其他三大临床表现的基本原因，对机体的影响最大。

（2）低白蛋白血症：因大量蛋白从尿中丢失所致。肝代偿性合成白蛋白不足，胃黏膜水肿影响蛋白质吸收可进一步加重低蛋白血症。

（3）水肿：低白蛋白血症导致血浆胶体渗透压下降是水肿的主要原因。

（4）高脂血症：其发生与低白蛋白血症刺激肝合成脂蛋白增加和脂蛋白分解减少有关。

3. 临床表现　患儿起病或复发前常有呼吸道感染。

（1）单纯型肾病：发病年龄多为2～7岁，男性高于女性。水肿较常见，呈凹陷性，出现顺序为眼睑、面部、四肢及全身，严重者可有少尿、腹水。全身症状有面色苍白、疲乏无力等，一般没有血尿、高血压。

（2）肾炎型肾病：大量蛋白尿、低白蛋白血症、水肿、高脂血症、血尿、高血压。

（3）并发症

①感染：是常见的并发症和致死原因，也是导致肾病综合征复发及疗效不佳的主要原因，其发生与蛋白质营养不良、免疫功能紊乱及应用糖皮质激素等有关。最常见的感染部位依次为呼吸道、泌尿道及皮肤。

②血栓、栓塞：多数患者血液呈高凝状态，易发生血管内血栓形成和栓塞，以肾静脉血栓最常见，可使肾病综合征加重，是直接影响疗效和预后的重要原因。

③肾衰竭：是肾病综合征导致肾损伤的最终后果。

④电解质和低血容量代谢紊乱：低钠、低钾及低钙血症常见。低钠血症引起血浆胶体渗透压下降，容易诱发低血容量休克。

4. 辅助检查

（1）尿液检查：尿蛋白定性 +++ ～ ++++，尿蛋白定量 > 3.5g/d，尿中有红细胞、颗粒管型。

（2）血液检查：血浆白蛋白 < 30g/L，血胆固醇、甘油三酯、低密度脂蛋白及极低密度脂蛋白均增高，血沉明显增快。

（3）肾功能检查：血尿素氮、肌酐可升高，内生肌酐清除率降低。

5. 治疗要点

（1）一般治疗：注意休息，合理饮食。

（2）对症治疗

①利尿消肿：噻嗪类利尿药与保钾利尿药合用。

②减少尿蛋白：血管紧张素转换酶抑制剂（ACEI）或血管紧张素Ⅱ受体拮抗剂（ARB），可直接降低肾小球内高压，减少尿蛋白。

（3）抑制免疫与炎症反应

①糖皮质激素：抑制免疫炎症反应，减少醛固酮和抗利尿激素分泌，是原发性肾病综合征首选的治疗药物。

②细胞毒药物：以环磷酰胺最常用，常与激素合用。

③环孢素 A：适用于激素及细胞毒药物治疗无效的难治性肾病综合征。

（4）并发症防治

①感染：用激素治疗时无须预防性使用抗生素，以免诱发真菌双重感染。

②血栓及栓塞：当血浆白蛋白 < 20g/L 时，提示存在高凝状态，可预防性应用肝素并辅以抗血小板药。

③急性肾衰竭：利尿无效且达到透析指征时应进行血液透析。

6. 护理措施

（1）休息活动护理：全身严重水肿、胸腹腔积液者，易引起呼吸困难，需绝对卧床休息，取半卧位，以增加肾血流量，从而增加尿量。

（2）饮食护理：一般给予正常量的优质蛋白（动物蛋白），摄入量以 1.5 ~ 2.0g/（kg·d）为宜。摄入的热量依年龄不同而不同，其中糖类占 40% ~ 50%。为减轻高脂血症，应少进富含饱和脂肪酸的食物，多吃不饱和脂肪酸及富含可溶性纤维食物。水肿时限制钠盐 1 ~ 2g/d，避免腌制食品。轻度水肿无须严格限水，严重水肿者严格限制水的摄入。

（3）皮肤护理、预防感染：见第二章内科护理学第五节泌尿系统疾病的相关内容。

（4）用药护理

①利尿药：定期复查电解质，遵医嘱补钾，肾衰竭者禁用保钾利尿药。注意利尿不宜过快、过猛，以免血容量不足而加重血液高凝，诱发血栓、栓塞并发症。

②糖皮质激素：严格遵医嘱用药，长期使用应注意有无消化道溃疡、继发感染、骨质疏松、高血压、糖尿病、满月脸及向心性肥胖等不良反应。用药应遵循起始足量、缓慢减药、长期维持的原则。可采取全日量顿服或维持用药期间两日量隔日一次顿服，以减轻不良反应。中程疗法总疗程 6 个月，长程疗法 9 个月。

③环磷酰胺：不良反应有出血性膀胱炎、骨髓抑制、胃肠道反应、中毒性肝损害、脱发及性腺抑制（尤其男性）等。

④环孢素 A：长期应用存在肝肾毒性、高血压、高尿酸血症、多毛及牙龈增生等不良反应，停药后易复发。

四、泌尿道感染

1．病因

（1）致病菌：大多数为肠道革兰阴性杆菌，以大肠埃希菌最常见。

（2）感染途径：上行感染最常见，其他有血行感染（多继发于新生儿及婴儿败血症、菌血症等）、淋巴感染和直接蔓延。

（3）易感因素

①小儿输尿管长而弯曲，管壁肌层发育不全，易因扩张引起尿潴留而利于细菌生长。

②小儿的机体免疫功能发育不全。

③小儿再发性和慢性泌尿系统感染常与先天畸形和膀胱、输尿管尿液反流有关。

2．临床表现

（1）急性感染：不同年龄组临床表现差异较大。

①新生儿期：症状极不典型，以全身症状为主，如发热、食欲缺乏、呕吐、腹泻、烦躁或嗜睡、体重不增等。局部尿路刺激症状多不明显。

②婴幼儿期：以全身症状为主，可有发热、轻咳、腹泻、腹痛、腹胀、尿臭等。部分患儿排尿时哭闹、排尿中断或夜间遗尿。尿路刺激症状随年龄增长而逐渐明显。

③儿童期：表现与成人相似，以遗尿为首发症状。上尿路感染时表现为发热、寒战、腰痛、呕吐等全身症状。下尿路感染时常有尿频、尿急、尿痛等膀胱刺激症状。

（2）慢性感染：病情迁延或反复急性发作 6 个月以上，可无明显症状。患儿常有间歇性发热、脓尿、腰酸、进行性贫血、发育迟缓等。

3．辅助检查

（1）尿液检查：尿细菌培养及菌落计数是诊断尿道感染的主要依据。清洁中段尿离心沉渣镜检中白细胞＞10 个 /HP，即可怀疑为尿路感染，也可有血尿。尿细菌定量培养≥10^5/ml 为真性菌尿，可确诊尿路感染。$10^4 \sim 10^5$/ml 为可疑阳性，需复查。$< 10^4$/ml 则可能是污染。

（2）影像学检查：有助于检查泌尿系统有无畸形、了解肾损害的病程等，包括 B 超、肾盂造影、排泄性膀胱造影、CT 等。

4. 治疗要点

（1）一般治疗：注意休息，鼓励饮水。

（2）对症治疗：尿路刺激症状明显者可口服碳酸氢钠碱化尿液。

（3）抗菌药物治疗：应用抗菌药物，参考药敏试验结果及临床疗效选用敏感性药物治疗。上行性感染者首选磺胺类药物治疗，血源性感染者选用青霉素类、氨基糖苷类或头孢菌素类单独或联合治疗。

5. 护理措施

（1）一般护理：卧床休息，多饮水，保持外阴清洁，勤换内裤。给予高热量、高蛋白质、高维生素、易消化饮食。

（2）对症护理：体温过高时给予物理、药物降温。遵医嘱应用解热镇痛药物缓解症状，预防小儿惊厥的发生。遵医嘱给予有效抗生素控制感染。

（3）送检尿标本：尿标本避免污染，常规清洁消毒外阴后留取中段尿送检。

6. 健康教育　指导家长为婴儿勤换尿布，幼儿不穿开裆裤及紧身裤，便后清洗臀部。清洗外阴时，女婴自前向后擦洗，单独使用洁具。及时治疗男孩包茎。根治蛲虫，减少感染因素。按时门诊复查。

第十节　神经系统疾病

一、小儿神经系统解剖生理特点

在小儿生长发育过程中，神经系统发育最早，且速度快。其解剖生理特点见表 5-33。

表5-33　小儿神经系统的解剖生理特点

部　位	特　点	
脑	出生时脑相对重，神经细胞数目已与成人接近；对外来刺激反应缓慢且易泛化；对缺氧的耐受性较成年人差；随年龄增长，脑功能逐渐成熟与复杂化	
脊　髓	新生儿脊髓下端在第2腰椎下，腰椎穿刺时位置要低，以第4～5腰椎间隙为宜	
脑脊液	新生儿脑脊液量少、压力低，抽取困难；随年龄增长，脑脊液量逐渐增多	
神经反射	出生时存在，终身不消失	角膜反射，瞳孔反射，结膜反射，吞咽反射
	出生时存在，2～7个月消失	觅食反射，吸吮反射，拥抱反射，握持反射
	出生时不存在，出现后永不消失	腹壁反射，提睾反射及各种腱反射
	病理反射	2岁内出现巴宾斯基征属生理现象，单侧出现或2岁后异常
	脑膜刺激征	颈强直，凯尔尼格征，布鲁津斯基征阳性

二、化脓性脑膜炎

化脓性脑膜炎是由各种化脓性的细菌感染引起的脑膜炎症，部分患者病变累及脑实质，是小儿尤其是婴幼儿时期常见的中枢神经系统感染性疾病之一。

1. **病因**　多种化脓性细菌都能引起本病，但多数是由脑膜炎双球菌、肺炎链球菌和流感嗜血杆菌引起。新生儿及 2～3 个月以内的患儿以革兰阴性细菌（如大肠埃希菌、变形杆菌）、B 组溶血性链球菌和金黄色葡萄球菌为主。2～3 个月至 4 岁小儿以流感嗜血杆菌为主。5 岁以上患儿以脑膜炎双球菌或肺炎链球菌为主。血行感染为最常见的途径，致病菌大多从呼吸道侵入，也可通过感染邻近组织器官或因颅腔存在直接通道而侵入。

2. **临床表现**　5 岁以下儿童多见，1 岁以下是患病高峰年龄，该病可在一年四季发生，但肺炎链球菌以冬、春季节多见，脑膜炎双球菌、流感嗜血杆菌以春、秋季节多见。

（1）典型表现

①感染中毒及急性脑功能障碍症状：体温升高，进行性加重的意识障碍，嗜睡，惊厥等。

②颅内压增高表现：头痛、呕吐，婴儿前囟饱满与增高、头围增大等。

③脑膜刺激征：最常见的是颈项强直，同时可出现凯尔尼格征、布鲁津斯基征阳性等。

（2）不典型表现

①伴或不伴体温升高。

②仅有吐奶、尖叫表现，颅内压增高的表现可不明显。

③仅见面部、肢体局部或多灶性抽动、局部或全身肌阵挛，惊厥可不典型。

④脑膜刺激征不明显。

（3）并发症：硬膜下积液、脑积水、面瘫等。

3. **辅助检查**

（1）外周血象：白细胞明显增高，以中性粒细胞为主。

（2）脑脊液检查：是确诊本病的重要依据。脑脊液检查压力增高，外观浑浊或呈脓性，似米汤样。白细胞总数增多，以中性粒细胞为主。糖含量显著降低，蛋白质含量显著增高。涂片或细菌培养可找到致病菌。

4. **治疗要点**　化脓性脑膜炎病情严重，应早期、足量、足疗程静脉给药，力争 24 小时内杀灭脑脊液中的致病菌。

（1）抗生素治疗

①病原菌明确前，应选择对肺炎链球菌、脑膜炎双球菌和流感嗜血杆菌三种常见致病菌均有效的抗生素，如第三代头孢菌素头孢噻肟或头孢曲松，效果不理想可联用万古霉素。

②病原菌明确后，若为脑膜炎双球菌应首选青霉素（此处青霉素是指其本身，因脑膜炎时，血-脑屏障对青霉素的通透性增加，大剂量的青霉素 G 治疗有效）；青霉素耐药可选用氨苄西林或第三代头孢菌素。

③肺炎链球菌大多对青霉素耐药，仅当对青霉素敏感时选用青霉素，否则应选择第三代头孢菌素。青霉素应在 1 小时内输完，以免影响药效。

④若为流感嗜血杆菌感染，应选氨苄西林或第三代头孢菌素。

⑤革兰阴性杆菌如大肠埃希菌、铜绿假单胞菌感染，应选氨苄西林或第三代头孢菌素。

⑥金黄色葡萄球菌感染，应选用萘夫西林、万古霉素或利福平。

⑦抗生素使用疗程：脑膜炎双球菌 1 周，肺炎链球菌和流感嗜血杆菌 2 周，金黄色葡萄球菌和革兰阴性杆菌 3 周以上。

（2）糖皮质激素：使用糖皮质激素可抑制细菌内毒素介导的炎症反应，还可降低血管通透性，减轻脑水肿，降低颅内压。常用地塞米松，注意不可长期使用。对新生儿非常规应用糖皮质激素。

（3）对症和支持治疗：及时处理颅内压增高及高热、惊厥等情况，保证能量摄入，维持水、电解质及酸碱平衡。

5．护理措施

（1）饮食护理：给予高热量、高蛋白、高维生素的流质、半流质饮食，不能口服者给予鼻饲或静脉营养。

（2）病情观察：观察患儿的生命体征、神志、瞳孔、面色等变化，针对不同变化做好急救。

（3）降低颅内压：保持室内安静，协助患儿头肩抬高15°～30°，有利于静脉回流。遵医嘱使用脱水药、利尿药或糖皮质激素等。

（4）维持正常体温：高热患儿应卧床休息，及时监测体温。必要时给予物理或药物降温，如给予冰袋降温或应用解热药对乙酰氨基酚等。鼓励患儿多饮水。遵医嘱使用抗生素。

（5）安全护理：惊厥发作时，将患儿头偏向一侧，保持呼吸道通畅，给予口腔保护以免仰卧时舌根后坠堵塞喉头。及时清除分泌物及呕吐物，以防误吸窒息或吸入性肺炎的发生。必要时给予镇静药。

6．健康教育

（1）疾病知识指导：讲解本病的相关知识，告知用药、运动、饮食、安全等注意事项。

（2）康复指导：根据不同情况制订相应的训练计划，对有肢体障碍等后遗症的患儿，应鼓励其进行功能训练，而不是减少活动。增强免疫力，预防化脓性脑膜炎，首先应预防各种细菌引起的上呼吸道感染。

三、病毒性脑膜炎、脑炎

病毒性脑膜炎、脑炎是由多种病毒引起的颅内急性炎症，以发热、头痛、呕吐、精神异常及意识障碍为主要临床特征，多为自限性。

1．病因　大多数病毒性脑膜炎由肠道病毒引起，常见柯萨奇病毒、艾柯病毒等。

2．临床表现

（1）病毒性脑膜炎：急性起病，先有上呼吸道感染或前驱传染性疾病。主要表现为发热、恶心、呕吐、嗜睡等。年长儿可有头痛，婴儿则易激惹、烦躁不安。少有意识障碍和惊厥发作，可有脑膜刺激征和颈项强直。病程多在1～2周。

（2）病毒性脑炎

①弥漫性大脑病变：发热，反复惊厥发作，不同程度的意识障碍和颅内压增高。

②累及额叶皮质运动区：以反复惊厥发作为主，伴或不伴发热。

③累及额叶底部、颞叶边缘系统：精神情绪异常，伴或不伴发热。

④其他：部分患儿以偏瘫、单瘫、四肢瘫或各种不自主运动为主要表现。

3．辅助检查

（1）脑脊液检查：多数压力正常或增高，外观清亮，白细胞正常或轻度增高（10～500）×10^6/L，早期以中性粒细胞为主，晚期以淋巴细胞为主，蛋白含量正常或稍高，糖和氯化物正常。涂片和培养无细菌发现。

（2）病毒学检查：部分患儿病毒培养阳性及特异性抗体检测阳性。恢复期血清特异性抗体滴度高于急性期4倍以上有诊断价值。

（3）脑电图检查：以弥漫性或局限性异常慢波背景活动为特征。某些患者脑电图可正常。

4．治疗要点　无特异性治疗。

（1）维持水、电解质平衡与合理营养支持。

（2）控制脑水肿和颅内高压，限制液体入量，静脉注射脱水药。

（3）控制惊厥发作，可给予止惊药，如地西泮、苯巴比妥等。

（4）呼吸道和心血管功能监护。

（5）抗病毒药物，如阿昔洛韦（无环鸟苷）、更昔洛韦、利巴韦林等。

5．护理措施　参见本节化脓性脑膜炎的相关内容。

四、急性炎症性脱髓鞘性多发性神经病

急性炎症性脱髓鞘性多发性神经病又称吉兰 - 巴雷综合征，是一种自身免疫介导的周围神经病，主要损害多数脊神经根和周围神经，也常累及脑神经。

1．病因与发病机制　本病是免疫介导的迟发型超敏反应，而病毒感染可能对免疫反应起一种启动作用。详见第二章内科护理学第十节神经系统疾病的相关内容。

2．临床表现　急性起病，好发于夏、秋季节，以学龄前期、学龄期儿童多见。发病前 1～3 周常有发热等呼吸道或胃肠道感染症状。

（1）运动障碍：肢体对称性弛缓性肌无力为首发症状。自肢体远端开始呈上行性麻痹进展，由双下肢开始逐渐累及躯体肌、脑神经。急性起病者在 24 小时内可因呼吸肌瘫痪导致呼吸困难，是本病死亡的主要原因。

（2）脑神经受损：可表现为对称或不对称的脑神经麻痹，儿童常有吞咽困难、饮水呛咳、声音嘶哑等。

（3）感觉障碍：感觉障碍症状相对轻微，很少有感觉缺失者，主要表现为神经根痛和皮肤感觉异常。患者可出现肢体烧灼感、麻木、刺痛和（或）手套、袜子型感觉减退或缺失。

（4）自主神经障碍：症状轻微，主要表现为多汗、便秘、皮肤潮红、手足肿胀、一过性尿潴留、血压升高及心律失常等。

3．辅助检查

（1）脑脊液检查：典型的脑脊液检查为细胞数正常而蛋白质明显增高，称蛋白 - 细胞分离现象。

（2）血清免疫球蛋白：IgM 显著增高。

（3）神经肌电检查：神经传导速度减慢或正常，运动神经反应电位波幅明显减低。

4．治疗要点　支持治疗、呼吸肌麻痹的抢救、免疫调节治疗、血浆置换疗法、激素疗法等，详见第二章内科护理学第十节神经系统疾病的相关内容。

5．护理措施

（1）休息活动护理：急性期保持瘫痪肢体于功能位，协助患儿做肢体被动运动，防止发生足下垂、爪形手等。恢复期鼓励患儿做主动运动，加强对自理生活能力的训练。

（2）饮食护理：提供高蛋白、高热量、高维生素的易消化饮食。根据患儿吞咽和咀嚼能力选择流食、半流食或鼻饲饮食等。

（3）改善呼吸功能：保持室内通风，观察患儿生命体征，呼吸困难者给予持续低流量氧吸入，做好气管插管或机械通气的准备。

（4）皮肤护理：注意评估皮肤的颜色、受压程度及完整性，保持皮肤清洁干燥，注意保暖，禁用热水袋，每 2～3 小时翻身 1 次，避免压疮。

（5）生活护理：做好口腔、皮肤及大小便护理，防止感染。

（6）用药护理：激素治疗时，注意有无急性溃疡致消化道出血及真菌感染的发生。慎用镇静催眠药，因可导致呼吸肌麻痹或使原有症状加重。

五、脑性瘫痪

由于各种原因造成发育期胎儿或婴儿非进行性的脑损伤，简称脑瘫。

1. 病因与发病机制

（1）母亲妊娠期情况异常：宫内感染、某些药物的摄入、接触放射线、缺氧、中毒、糖尿病、营养不良、多胎妊娠、先天遗传等因素引起脑发育异常。

（2）出生时的不良因素：早产、过期产、产伤、缺氧缺血性脑病、极低体重等。

（3）婴儿期感染或创伤：外伤、颅内出血、感染、胆红素脑病等。

2. 临床表现　以中枢性运动障碍和姿势异常为主要特征。

（1）基本表现：运动障碍（最基本表现），运动发育落后，瘫痪肢体主动运动减少，肌张力、姿势及反射异常。

（2）痉挛型：最常见，病变累及锥体束，占脑瘫患儿的 60% ～ 70%，上肢表现为肘、腕关节屈曲，拇指内收，手呈握拳状。下肢表现为剪刀腿和尖足。

（3）手足徐动型：病变在基底神经节。智力障碍一般不严重，表现为难以用意志控制的不自主运动。

（4）共济失调型：病变在小脑，表现为步态不稳，走路时两足间距加宽，四肢动作不协调，上肢常有意向性震颤，肌张力低下，腱反射不亢进。

（5）震颤型：四肢静止性震颤。

（6）肌张力低下型：病变在椎体和锥体外系。多见于婴幼儿期，表现为肌张力低下，四肢呈软瘫，自主运动很少，但可引出腱反射。

（7）混合型：同时存在上述类型中两种或两种以上。

（8）伴随症状：智力低下、癫痫（偏瘫、痉挛性四肢瘫患儿多见）、眼部病变（斜视、屈光不正、视野缺损等）、听力障碍、语言障碍、吸入性肺炎、精神行为异常等。

3. 辅助检查　影像学及脑电图检查可确定脑损伤部位。MRI 应用最广泛，比 CT 更清楚。脑电图检查对伴有癫痫发作的患儿可明确发作类型。

4. 治疗要点

（1）早发现、早治疗：婴幼儿运动系统发育快，实施综合治疗和康复。

（2）物理治疗：包括各种躯体训练、技能训练、语言训练、针灸、理疗、推拿、按摩、辅助矫形器械等。

（3）药物、手术治疗：可矫正肢体畸形，减轻肌肉痉挛。

5. 护理措施

（1）功能训练：是康复治疗的重点，包括体能运动训练、技能训练、语言训练、进食训练等。根据患儿的病情制定合适的功能锻炼计划，每次训练时间不要过长，内容不要单一，给予患儿更多的关爱与照顾，耐心指导。

（2）饮食护理：鼓励患儿尽量使用正确的姿势自己进食，给予高热量、高蛋白、高维生素易消化饮食。

（3）安全护理：因患儿的特殊性，应专人护理，保证环境安全，加床档保护，防止坠床。进行功能活动锻炼时，将危险物拿开，必要时可使用护具。

（4）预防疾病：做好产前保健、避免早产和新生儿败血症、预防新生儿缺氧。

六、注意缺陷多动障碍

智力正常或基本正常的儿童表现出与年龄不相符合的注意力不集中，不分场合的过多活动，情绪冲动并可有认知障碍或学习困难的综合征，也称多动症，是儿童最常见的发育行为问题之一。

1. **病因与发病机制** 病因和发病机制尚不十分清楚，与生物因素、社会心理因素等协同作用有关。

2. **临床表现** 临床常用 Conner 注意力缺陷多动障碍儿童行为量表、Vanderbilt 注意力缺陷多动障碍儿童行为量表等对患儿的行为进行观察和评定。

（1）注意力缺陷：患儿注意力短暂，对各方面的刺激都有反应，如上课时不专心、做事有始无终等。注意力缺陷与活动过度多同时存在。

（2）活动过度：兴奋爱动、小动作较多，干扰上课的秩序或别人的活动等。

（3）其他：情绪不稳定，任性冲动，可有神经发育障碍或延迟。

3. **治疗要点** 主要通过行为和药物治疗。

（1）行为治疗与指导：对注意缺陷多动障碍儿童预后非常重要，需要医院、学校、家庭三方合作。

（2）药物治疗：神经兴奋剂，如哌甲酯、苯丙胺、匹莫林。6 岁以下及青春期以上患儿原则上不用药，药物治疗结合行为矫正比单独用药效果好。

4. **护理措施**

（1）用药护理：从小剂量开始，定期监测患儿症状及药物的不良反应。

（2）环境护理：保持室内干净、清洁，空气清新。睡觉前创造良好舒适的睡眠环境，如拉上窗帘、温水泡脚等，避免引起兴奋的因素，减少刺激。

（3）一般护理：积极寻找患儿的病因，对患儿的异常表现要理解，给予耐心正常的指导，鼓励患儿，增强其信心，避免打骂，鼓励患儿积极参加各项活动。

第十一节 结缔组织疾病

一、风湿热

风湿热是由咽喉部 A 组 β 溶血性链球菌感染后反复发作的全身结缔组织炎症，主要累及关节、心脏、皮肤和皮下组织。

1. **病因、病理** 与 A 组 β 溶血性链球菌咽峡炎引起的变态反应和自身免疫有关。寒冷和潮湿是重要的诱因，故冬春阴雨季节常发病。病变过程可分为渗出期、增生期和硬化期，各期可同时存在。基本病理特点为形成特征性的风湿小体，是诊断风湿热的病理依据，提示风湿活动。

2. **临床表现** 好发于 5～15 岁儿童。

（1）一般表现：常有轻、中度发热，热型不规则，1～2 周后转为低热，伴有精神不振、食欲缺乏、面色苍白、多汗、鼻出血、腹痛和关节痛等。

（2）关节炎：最常见，呈游走性和多发性，主要累及膝、踝、肘、腕等大关节。局部出现红、肿、热、痛及活动受限，常在 2 周内消退。愈后无强直或畸形，但可反复发作，气候变冷或阴雨季节加重。

（3）心脏炎：最严重，是风湿热唯一的持续性器官损害。以心肌炎和心内膜炎多见，也可发生全心炎。常有心动过速、心音低钝、心界扩大、心脏杂音等表现，严重时可并发充血性心力衰竭。

（4）舞蹈病：多见于女童，表现为全身或部分肌肉不自主、无目的的快速运动，以四肢和面部为主，如伸舌歪嘴、挤眉弄眼等，兴奋和注意力集中时加剧，入睡后消失。

（5）皮肤病变

①皮下结节：呈圆形质硬无痛结节，与皮肤不粘连，好发于肘、腕、膝、踝等关节伸面，经 2～4 周自然消失。

②环形红斑：环形或半环形边界明显的淡色红斑，中心苍白，边缘轻度隆起，多分布于躯干和四肢屈侧，可自行消失，不留痕迹，但可反复出现。

3. 辅助检查

（1）风湿热活动指标：血常规检查白细胞计数和中性粒细胞增高，血沉明显增快，C 反应蛋白和黏蛋白增高，能反映疾病的活动情况，但对诊断本病并无特异性。

（2）抗链球菌抗体测定：血清抗链球菌溶血素 O（ASO）、抗链球菌激酶、抗透明质酸酶、抗脱氧核糖核酸酶 B 增高，提示近期有过链球菌感染，即有风湿热可能，不说明风湿的活动。

4. 治疗要点

（1）一般治疗：卧床休息是重要的一般治疗手段。

（2）药物治疗：青霉素控制链球菌感染，持续用药 2～3 周。青霉素过敏可改用头孢菌素类或红霉素。单纯关节受累，首选阿司匹林抗风湿治疗，疗程 4～8 周。发生心脏炎者，常用糖皮质激素较快地控制症状，疗程至少 12 周。舞蹈病的药物治疗可选镇静药，如苯巴比妥、地西泮。

（3）并发症和合并症的治疗：充血性心力衰竭者应用地高辛、卡托普利、利尿药等药物。关节肿痛时给予制动。

5. 护理措施

（1）休息活动护理：急性期无心脏炎者绝对卧床 2 周，至血沉、体温正常后开始活动，1 个月后恢复到正常活动量。有心脏炎者至少 4 周，重者 6～12 周，伴心力衰竭者待心功能恢复后继续卧床 3～4 周，根据心率、心音、呼吸及有无疲劳而调整活动量，轻者需 2～3 个月恢复正常活动量，伴心力衰竭者需 6 个月。舞蹈病患者安置于安静环境中，避免刺激。

（2）饮食护理：给予高蛋白、高维生素、营养丰富的易消化饮食，少量多餐。心力衰竭者应限制摄入水和盐，并记录 24 小时液体出入量。

（3）病情观察：严密观察心率、心音、心律、呼吸和面色改变，注意有无心力衰竭表现。

（4）缓解关节疼痛：观察关节炎症情况及活动度，保持疼痛的关节置于舒适功能位，减轻关节负担。注意患肢保暖，可用热水袋局部热敷，缓解疼痛。移动肢体动作应轻稳，防止患肢受压。舞蹈病患者加强安全护理，防止跌伤，注意皮肤护理。

（5）用药护理：遵医嘱及时正确用药，注意观察药物疗效和不良反应。

①阿司匹林可引起胃肠道反应和出血，宜饭后服用或同服氢氧化铝，加用维生素 K 防治出血。

②糖皮质激素的不良反应主要有消化道溃疡、感染、骨质疏松、血压增高、同心性肥胖、满月脸等，注意预防交叉感染及骨折。

6. 健康教育

（1）疾病预防指导：向患者及家属介绍风湿热的病因、治疗和预防的相关知识。注意环境卫生，避免寒冷潮湿和剧烈活动，减少去人群密集的公共场所，加强体育锻炼，预防上呼吸道感染。对流行期的咽部链球菌感染应彻底治疗。

（2）复查指导：定期门诊复查，预防药物首选长效青霉素（如苄星青霉素），坚持每月肌内注射 120 万 U，至少持续 5 年，最好坚持到 25 岁。有严重心脏炎者，宜终身药物预防。

（3）慢性扁桃体炎或咽喉炎患者，若药物治疗无效，可手术摘除。

二、幼年特发性关节炎

幼年特发性关节炎是一组原因不明，以慢性关节滑膜炎为主要特征的儿童时期常见的结缔组织疾病。

1. 病因 病因至今尚未明确，一般认为可能与免疫遗传、感染、外伤有关。

2. 临床表现

（1）全身型：任何年龄均可发病，大部分起病于 5 岁前。发热和皮疹为典型症状，呈弛张热，每月发热至少 2 周以上，皮疹为短暂性、非固定大的红斑样。关节症状主要是关节痛或关节炎。可有淋巴结及肝脾肿大。

（2）多关节型：女孩多见。受累关节 ≥ 5 个多为对称性，大小关节均可受累，晨僵为特点。颞颌关节受累时，表现为张口困难，小颌畸形。

（3）少关节型：女孩多见，多在 5 岁前起病。为非对称性，膝、踝、肘、腕等大关节为好发部位。少数可发生虹膜睫状体炎而造成视力障碍甚至失明。

（4）与附着点炎症相关的关节炎：男孩多见，多 8 岁以上起病。首发症状为四肢关节炎，其中以髋、膝、踝关节为主，表现为关节肿痛和活动受限。

（5）银屑病性关节炎：女性发病占多数。一个或几个关节受累，不对称性。半数患儿可有远端指尖关节受累及指甲凹陷。

3. 辅助检查

（1）血液检查：白细胞数增高，以中性粒细胞增高为主，C 反应蛋白、黏蛋白大多增高。

（2）免疫检测：IgG、IgA、IgM 均升高，补体 C_3 正常或升高，可见类风湿因子和抗核抗体为阳性。

（3）X 线检查：早期可见关节附近软组织肿胀、关节周围骨质疏松。晚期可见骨质疏松和破坏等征象。

4. 治疗要点 控制病变的活动度，减轻或消除关节疼痛和肿胀，预防感染和关节炎症加重。可使用药物疗法、理疗及眼科治疗。

（1）一般治疗：急性发热期应卧床休息，待病情好转后可适度活动。关节病变严重者可行理疗、按摩等物理治疗，以保持关节功能。

（2）药物治疗

①非甾体抗炎药：阿司匹林不良反应较多，现多使用萘普生、布洛芬、双氯芬酸钠、尼美舒利等药物。

②慢作用抗风湿药：甲氨蝶呤、柳氮磺砒啶、羟氯喹等。近年来认为，在患儿尚未发生骨侵蚀或关节破坏时及早使用本组药物，可以控制病情加重。

③糖皮质激素：在初始治疗中糖皮质激素慢作用抗风湿药短期联合使用，有益于疾病的诱导缓解，但不能阻止关节破坏，长期使用副作用太大，应严格掌握指征。

④生物制剂：生物制剂是近年来新发展起来的一类靶向性药物，可缓解炎症与阻止骨侵蚀。

5. 护理措施

（1）休息活动护理：急性期卧床休息，恢复后尽早康复治疗。

（2）饮食护理：给予高热量、高蛋白、高维生素、易消化饮食，少食多餐。发热患儿注意补充水分，防止脱水。

（3）体温护理：密切监测体温变化，注意热型。高热时采用物理降温法，保持皮肤清洁干燥，勤换衣物，做好皮肤的护理。观察有无并发症征象。

（4）用药护理：非甾体抗炎药常有胃肠道反应及肝肾功能损害，应做好饮食的护理，定时对患儿的肝肾功能进行检测。使用免疫抑制药者应注意观察药物的不良反应，定期行血常规检查。

三、过敏性紫癜

过敏性紫癜是一种常见的血管变态反应性出血性疾病。

1. 病因与发病机制

（1）感染：是最常见的、易引起疾病复发的因素。

（2）食物：鱼、虾、蟹、蛋、鸡、牛奶等。

（3）药物：抗生素、解热镇痛药等。

（4）其他：疫苗接种、寒冷刺激、花粉、蚊虫叮咬等。

2. 临床表现　多见于 6 岁以上的儿童和青少年，男性偏多，春、秋季好发。发病前 1～3 周有上呼吸道感染等前驱症状，根据受累部位及临床表现可分为 5 种类型（表 5-34）。

3. 辅助检查　血小板计数、出凝血时间和凝血试验均正常，可有束臂试验阳性。肾穿刺活组织检查有助于肾型的临床诊断、病情和预后的判断及指导治疗。

表5-34　过敏性紫癜的临床类型及其症状

临床类型	具体症状
紫癜型	最常见，以皮肤紫癜为首发的特征性表现，多见于下肢和臀部
腹　型	最具潜在危险、最易误诊，反复出现突发性腹痛，多位于脐周或下腹部，伴恶心、呕吐或便血
关节型	关节肿痛反复发作，多见于膝、踝、肘等关节，无关节畸形
肾　型	最严重且预后相对较差，可见血尿、尿蛋白及管型尿
混合型	具备两种以上类型的特点

4. 治疗要点　消除致病因素，尽可能寻找并防止接触过敏原；抗组胺药；改善血管通透性药物，如维生素 C 等；糖皮质激素，症状明显时服用泼尼松；对症治疗。

5. 护理措施

（1）休息活动护理：发作期增加卧床休息时间，避免劳累，避免过早或过多的行走活动。腹痛者取屈膝平卧位，关节肿痛者局部关节制动，并注意保暖。

（2）饮食护理：给予清淡、少刺激、易消化饮食，避免食用易致过敏的食物（鱼、虾、蟹等）。腹型患者应提供无蛋白、无渣流食。有消化道出血时，避免食物过热，必要时禁食。

（3）病情观察：观察皮疹的分布、范围和数量，有无反复。评估腹痛变化和大便的颜色、性状，有腹痛的患者禁止热敷。注意受累关节和尿液颜色的变化，定期检查尿常规。

（4）用药护理：遵医嘱正确、规律用药。注意观察药物的疗效和不良反应。

四、皮肤黏膜淋巴结综合征

皮肤黏膜淋巴结综合征是一种以全身血管炎为主要病变的急性发热出疹性小儿疾病，又称川崎病。

1. **病因与发病机制**　病因尚未清楚，目前认为是机体受到病原体感染，触发免疫介导的全身血管炎。

2. **临床表现**

（1）发热：起病急，出现最早，持续5天以上，呈稽留热或弛张热，若治疗不及时可达1~2周。

（2）皮肤表现：发热或发热后出现向心性、多形性皮疹。手足皮肤有广泛性硬性水肿，典型特点为早期手掌和脚底出现潮红，恢复期指、趾端膜状脱皮，重者指、趾甲可脱落。

（3）黏膜表现：在发热24～48小时后常出现口腔、咽部及双眼球结膜充血一般没有分泌物。口腔、咽部表现为口唇潮红，杨梅舌。

（4）颈淋巴结肿大：触之柔软，不能推动，无化脓，起病后1~2天出现。

（5）心脏表现：可出现心肌炎、心包炎和心内膜炎。心肌梗死和巨大冠状动脉瘤破裂可致心源性休克甚至猝死。

（6）消化系统：腹痛、恶心、腹泻、黄疸、麻痹性肠梗阻等。

（7）其他：激惹、烦躁不安，少数有颈强直、惊厥、昏迷等无菌性脑膜炎表现。

3. **辅助检查**

（1）血液检查：白细胞数升高，中性粒细胞增高为主，可有轻度贫血，血沉增快。血小板早期正常，第2～3周增多。

（2）影像学检查：X线检查可见肺纹理增多、模糊或片状阴影。冠状动脉造影是诊断冠状动脉病变最准确的方法。

（3）心电图：早期示窦性心动过速，非特异性ST-T变化；心包炎时可有广泛ST段抬高和低电压；心肌梗死时相应导联有ST段明显抬高，T波倒置及异常Q波。

（4）超声心动图：急性期可见心包积液，左室内径增大，二尖瓣、主动脉瓣或三尖瓣反流。

4. **治疗要点**

（1）阿司匹林：首选治疗药物。足量使用有抗炎作用，小剂量维持有抗凝作用。

（2）丙种球蛋白：在发病10天内大剂量滴注静脉用丙种球蛋白可减少冠状动脉病变的发生率，缩短病程。

（3）双嘧达莫（潘生丁）：若并发冠状动脉瘤加用华法林抗凝治疗。

（4）对症治疗：补充液体、保护肝脏、控制心力衰竭、纠正心律失常等，有心肌梗死时及时进行溶栓治疗。

5. **护理措施**

（1）休息与活动：急性期卧床休息。保持室内环境清洁安静，保持适宜的温湿度，定时通风，制定合理的休息与活动，避免不良刺激。

（2）饮食护理：高蛋白、高热量、高维生素清淡的流质或半流质饮食，鼓励多饮水，严重者可静脉补液。避免生、辛、硬饮食。

（3）皮肤、黏膜护理：维持正常体温，保持皮肤清洁，勤换衣裤，防止感染，脱去的痂皮不可强行撕脱，可用剪刀剪除。观察患儿的口腔黏膜情况，保持清洁，可餐前、餐后漱口，必要时遵医嘱用药。

（4）病情观察：检测患儿的心率、面色、心率、心律、心电图、精神状态等，以判断有无心血管损害表现。观察并记录患儿的体温，判断发热的类型，采取对应的护理措施。

（5）用药护理：注意观察药物的不良反应。阿司匹林不良反应可有出血倾向，注射丙种免疫球蛋白可发生过敏反应。

第十二节　小儿常见传染病

一、传染病总论

1. 感染过程　病原体侵入人体后就开始感染的过程。根据人体的防御功能和病原体数量及毒力的强弱，感染过程可产生 5 种不同的结果：显性感染、隐性感染、病原携带状态、潜伏性感染、清除病原体。

（1）显性感染：病原体侵入人体后，不但诱发免疫应答，并通过病原体本身的作用或机体的变态反应，导致组织损伤，引起病理改变和临床表现，如麻疹、水痘大多数表现为显性感染。显性感染最少，但最易识别。

（2）隐性感染：又称亚临床感染，是指病原体侵入人体后，仅诱导机体产生特异性免疫应答，而在临床上无任何症状、体征，只能通过免疫学检查才可发现。例如乙型病毒性肝炎、伤寒等传染病，隐性感染是最常见的感染，远远高于显性感染，使大多数人获得不同程度的特异性免疫，病原体同时被清除，只有少数患者可转变为病原携带状态。

（3）病原携带状态：细菌性痢疾、流行性脑脊髓膜炎、乙型肝炎等病原体感染后，可转变为病原携带状态，成为重要的传染源。

（4）潜伏性感染：单纯疱疹、带状疱疹、结核杆菌等病原体感染后，由于机体免疫功能足以将病原体局限化而不引起显性感染，待机体抵抗力下降后转变为显性感染，称为潜伏性感染。

（5）清除病原体：病原体进入人体后，被机体非特异性防御能力或已经存在于体内的特异性体液免疫与细胞免疫物质清除。

2. 传染病流行的基本条件　传染源、传播途径和易感人群为传染病流行的 3 个基本条件，必须同时存在。若切断任何一个环节，流行即可终止。

（1）传染源：是指体内已有病原体生长、繁殖并能将其排出体外的人和动物，包括患者、隐性感染者、病原携带者及感染动物。

（2）传播途径：是指病原体离开传染源后，到达另一个易感者体内所经历的途径。

（3）易感人群：是指对某一传染病缺乏特异性免疫力的人群。

3. 临床特点　传染病的发生、发展和转归可分为 4 期。常见传染病的病原体、传播途径、临床表现及隔离措施见表 5-35。

（1）潜伏期：从病原体侵入人体到开始出现临床症状的时期。

（2）前驱期：从发病到出现明显症状的时期。一般持续 1～3 天，已有较强传染性。

（3）症状明显期：病情逐渐加重，出现该病特有的症状和体征的时期。此期传染性较强并易产生并发症。

（4）恢复期：机体免疫力增高，体内病理生理过程基本终止，患者症状和体征逐渐消失的时期。恢复期后，机体功能仍长期不能恢复正常，称为后遗症期。

4. 预防　针对传染病流行过程的 3 个基本条件，采取综合性预防措施。

（1）管理传染源：对传染病患者必须做到"五早"，即早发现、早诊断、早报告、早隔离、早治疗。

（2）切断传播途径：消化道传染病病房采取"三管一灭"，即管理水源、饮食、粪便，灭蚊蝇、蟑螂等。

（3）保护易感人群

①增强非特异性免疫力：加强锻炼、调节饮食及保持心情愉快等。

②增强特异性免疫力：预防接种或计划免疫是预防传染病最有效的措施。被动免疫的保护作用时间较短，主动免疫的保护作用大多可持续数年。

表5-35　常见传染病的特点及隔离

疾病	病原	传染源	潜伏期	出疹	隔离种类	隔离时间	接触者隔离
麻疹	麻疹病毒	急性期患者	平均10天（6～21天）	发热后3～4天。始于耳后发际，自上而下蔓延，最后足底	呼吸道	出疹后5天，有并发症出疹后10天	21天
水痘	水痘-带状疱疹病毒	患者	平均14～16天（10～24天）	发热后1～2天。始于躯干，向心性分布，四肢较少	呼吸道	皮疹全部结痂或出疹后7天	21天
流行性腮腺炎	腮腺炎病毒	患者及带毒者	平均18天（14～25天）	—	呼吸道	腮腺肿大完全消退，共约21天	21天
猩红热	A组β溶血性链球菌	患者及带菌者	平均2～3天（1～7天）	发热后24小时内。始于耳后、颈，自上而下发展，最后下肢	呼吸道	咽拭子培养3次阴性，不少于治疗7天	7天
菌痢	痢疾杆菌（志贺菌）	患者及带菌者	1～4天	—	消化道	症状消失7天或连续2次大便培养阴性	7天

二、麻　疹

麻疹是由麻疹病毒引起的急性出疹性呼吸道传染病。

1. 病因与发病机制　麻疹的病原体为麻疹病毒，不耐热，对阳光和一般消毒剂敏感，日光照射20分钟即可失去致病力。麻疹病毒侵入上呼吸道和眼结膜，大量复制后入血，引起第一次病毒血症。被单核细胞吞噬后大量增殖，再次侵入血液，引起第二次病毒血症，导致临床症状出现。

2. 流行病学

（1）传染源：麻疹患者是唯一的传染源。出疹前、后5天内均有传染性，有并发症者传染性可延至出疹后10天。

（2）传播途径：病毒经呼吸、咳嗽和说话等排出体外，通过呼吸道空气传播。

（3）易感人群：易感人群是未接种麻疹疫苗的人，以6个月～5岁的小儿多见，病后可获得持久免疫。

（4）流行特征：发病季节以冬、春季为主。

3. 临床表现　无并发症者病程为10～14天，以呼吸道病变最显著。

（1）潜伏期：6～21天，平均10天，可有低热、全身不适。

（2）前驱期（发疹前期）：持续3～4天，主要表现为发热、咳嗽、流涕、结膜炎及口腔麻疹黏膜斑。

①发热：中度以上，热型不一。

②上呼吸道炎症及结膜炎：咳嗽、打喷嚏、畏光流泪、结膜充血等。

③口腔麻疹黏膜斑：是早期的特异性体征，有诊断价值。第二磨牙相对的颊黏膜上有直径为 0.5～1mm 的灰白色小点，周围有红晕，出疹后逐渐消失。

④其他：全身不适、食欲缺乏、精神不振等。

（3）出疹期：发热后 3～4 天出现皮疹，先发于耳后发际，逐渐累及额、面、颈部，自上而下蔓延至躯干、四肢，最后累及手掌、足底。开始为不规则红色斑丘疹，疹间皮肤正常，重者融合成片，呈暗红色。全身中毒症状加剧，肺部可闻及干、湿啰音。

（4）恢复期：无并发症者，出疹后 3～4 天发热开始减退，皮疹按出疹的先后顺序消退，疹退后皮肤遗留棕色色素沉着及糠麸样脱屑，7～10 天痊愈。

（5）并发症

①肺炎：是最常见的并发症和死亡的主要原因。

②喉炎：出现声嘶、犬吠样咳嗽，易因喉梗阻而致窒息死亡。

③心肌炎：常见于营养不良和并发肺炎的患者。

④麻疹脑炎：出疹后 2～6 天常见，与麻疹的轻重无关，后遗症多。

⑤其他：结核病恶化、营养不良及维生素 A 缺乏症等。

4. 辅助检查　出疹前 2 天至出疹后 1 天，取鼻咽分泌物、痰、尿沉渣涂片，可见多核巨细胞或包涵体细胞；麻疹特异性 IgM 抗体检测有早期诊断价值。

5. 治疗要点　无特效抗病毒药物，主要为对症治疗，加强护理，防治并发症。高热患者可酌情使用小剂量退热药或物理降温，但应避免急骤退热，特别是在出疹期。

6. 护理措施

（1）休息活动护理：绝对卧床至皮疹消退，体温正常。保持病室适宜的温湿度，定期通风，避免对流，避免强光刺激，加强皮肤护理。

（2）饮食护理：发热期给予清淡、易消化、营养丰富的流质或半流质饮食，少量多餐，多饮水，有利于消化、排毒、透疹。恢复期应添加高蛋白、高维生素的食物。可加服维生素 A 预防干眼病。

（3）降温护理：出疹期不宜用药物或物理方法强行降温，禁用冷敷及乙醇拭浴，以免末梢循环障碍影响出疹。体温＞ 40℃时，可用小剂量解热药或温水拭浴，防止高热惊厥。

（4）预防感染传播

①管理传染源：住单人病室，呼吸道隔离至出疹后 5 天，有并发症者延至出疹后 10 天。易感的接触者隔离观察 21 天，并使用被动免疫制剂，在 5 天内注射血清免疫球蛋白。

②切断传播途径：患儿房间应通风并用紫外线照射消毒，衣物应在阳光下曝晒。无并发症的轻症患儿于家中隔离，以减少传播和继发感染。

③保护易感人群：流行期间易感儿童避免到人群密集的场所。8 个月以上未患麻疹的小儿均应接种麻疹减毒活疫苗，7 岁时复种。

三、水　痘

水痘是由水痘 - 带状疱疹病毒所引起的传染性极强的出疹性疾病。

1. 病因、病理　水痘 - 带状疱疹病毒是病原体，人是该病毒唯一的宿主。皮肤病变局限于表皮棘细胞层，结痂脱落后不留痕迹。

2. 流行病学

（1）传染源：水痘患儿是唯一的传染源，出疹前 1～2 天至疱疹全部结痂均有传染性。

（2）传播途径：以呼吸道空气传播为主，也可直接接触传播或通过接触被污染的用具传播。

（3）易感人群：普遍易感，多见于 2～6 岁儿童。感染后可获得持久免疫，但以后可发生带状疱疹。

（4）流行特征：任何季节均可发生，以冬、春季高发。

3. 临床表现 主要表现为皮肤黏膜分批出现和同时存在的斑疹、丘疹、疱疹和结痂，全身症状较轻。

（1）潜伏期：10～24 天，一般 14～16 天。

（2）前驱期：皮疹出现前 24 小时，多出现低热、乏力、食欲缺乏等上呼吸道感染症状。

（3）出疹期：发热持续 1～2 天后出现皮疹。首发于躯干、头面部，四肢较少，呈向心性分布，伴明显痒感。皮疹按红色斑疹、丘疹、疱疹、结痂的顺序，连续分批出现，疾病高峰期可同时存在，是水痘皮疹的重要特征。黏膜皮疹可出现在口腔、咽、结膜和生殖器等处，易破溃形成溃疡。水痘为自限性疾病，10 天左右自愈，全身症状较轻。

（4）并发症：最常见的是继发皮肤细菌感染，还可发生水痘脑炎、面神经瘫痪等。

4. 辅助检查 白细胞多正常，继发感染时偏高。疱疹刮片可见多核巨细胞或核内包涵体。血清水痘病毒特异性 IgM 抗体检测有助于早期诊断。

5. 治疗要点 无并发症时以一般治疗和对症处理为主。患者应隔离，加强护理。高热者给予解热药，但避免使用阿司匹林，以免增加 Reye 综合征的危险。皮肤瘙痒可局部应用炉甘石洗剂。抗病毒药物首选阿昔洛韦，仅在皮疹出现 24 小时内应用有效。

6. 护理措施

（1）休息活动护理：卧床休息至退热或症状减轻。保持病室温湿度适宜，定期通风换气。

（2）饮食护理：给予富含营养的清淡饮食，多饮水。

（3）病情观察：严密观察病情变化，及时识别并发症。

（4）降温护理：密切监测体温变化，高热禁用阿司匹林。出疹期禁用糖皮质激素，以免病毒感染扩散。

（5）皮肤护理：保持皮肤清洁、干燥，避免搔抓疱疹处，勤更换内衣及床单。皮肤瘙痒者，局部使用炉甘石洗剂或 5% 碳酸氢钠溶液。疱疹破溃、有继发感染时涂抗生素软膏，或遵医嘱口服抗生素。

（6）预防感染传播

①管理传染源：无并发症的患儿多在家隔离，至皮疹全部结痂或出疹后 7 天。

②切断传播途径：保持室内空气新鲜，通风良好，定期用紫外线消毒。

③保护易感人群：避免易感儿与患儿接触。有接触史的易患儿应隔离观察 21 天。体弱、孕妇、使用免疫抑制药或免疫缺陷者，应在接触后 72 小时内肌内注射水痘 - 带状疱疹免疫球蛋白或恢复期血清，有助于预防和减轻症状。

四、猩红热

猩红热是由 A 组 β 链球菌引起的急性呼吸道传染病。

1. 病原学 A 组 β 溶血性链球菌是本病的致病菌，具有较强的侵袭力，能产生致热性外毒素（红疹毒素）和溶血素。该菌在外界生活力较强，在痰液和脓液中可生存数周，但对热、干燥抵抗力不强。

2. 流行病学

（1）传染源：患者及带菌者，尤其是咽峡炎患者是主要的传染源。

（2）传播途径：通过呼吸道飞沫传播。

（3）易感人群：普遍易感，但 3～7 岁儿童最为多见。

（4）流行特征：多在冬、春季节发病。

3．**临床表现**　以发热、咽峡炎、杨梅舌、全身弥散性鲜红色皮疹和疹退后片状脱屑为临床特征。

（1）潜伏期：1～7 天，一般为 2～3 天。

（2）前驱期：一般不超过 24 小时。起病急骤，表现为畏寒、高热、咽痛、头痛、全身不适等中毒症状。

（3）出疹期：多在发热后 24 小时内发疹。始于耳后、颈及上胸部，迅速蔓延全身。全身弥漫充血性的皮肤上出现针尖大小的红色丘疹，触之有砂粒感，疹间无正常皮肤。可出现以下特殊体征。

①贫血性皮肤划痕：以手按压皮肤丘疹，压之退色，出现苍白的手印。

②帕氏线：在腋窝、腹股沟等皮肤皱褶处皮疹密集，呈紫色线状，压之不退色。

③杨梅舌：病初舌被覆白苔，2～3 天后白苔脱落，舌面呈肉红色，舌乳头突起。

④口周苍白圈：面部充血而无皮疹，口鼻周围充血不明显，相对略显苍白。

（4）脱屑期：疹退后按出疹顺序开始脱屑，面部、躯干为糠皮样脱屑，手、足底为片状脱皮，可呈套状。脱屑后无色素沉着。

（5）并发症：变态反应性疾病，多发生于病程的第 2～3 周，主要有急性肾炎、风湿热等。

4．**辅助检查**　血白细胞计数明显增高，以中性粒细胞（> 0.80）为主。咽拭子或伤口分泌物涂片免疫荧光法检测可进行快速诊断。细菌培养发现溶血性链球菌。

5．**治疗要点**　急性期卧床休息，呼吸道隔离。首选青霉素治疗，连用 5～7 天，重者可加大剂量或联合使用两种抗生素。青霉素过敏者改用红霉素。

6．**护理措施**

（1）饮食护理：给予高营养、高维生素、易消化的流质或半流质饮食，多饮水。

（2）发热护理：注意监测体温，高热时可用物理降温，但避免乙醇拭浴，必要时遵医嘱使用解热药。

（3）皮肤护理：保持皮肤清洁、干燥，及时更换汗湿衣物，用温水清洗皮肤，禁用肥皂水，以免加重皮肤瘙痒感。剪短指甲，防止抓伤皮肤引起继发感染。观察出疹、消退及脱皮情况。脱皮时涂凡士林或液状石蜡，有大片脱皮时禁止用手强行撕脱，须用消毒剪刀剪掉，以防感染。

（4）病情观察：少数患儿起病后 1～5 周可能发生变态反应性风湿病及急性肾小球肾炎，应注意监测尿常规，了解有无肾脏损害。

（5）预防感染传播

①管理传染源：呼吸道隔离至连续 3 次咽拭子培养阴性，隔离期限不少于 7 天。

②切断传播途径：对患者的分泌物及排泄物用含氯消毒液消毒，接触过的物品应浸泡、熏蒸或日晒消毒。

③保护易感人群：儿童机构发生猩红热时，对接触者应严密观察 7 天，有条件可做咽拭子培养。

五、流行性腮腺炎

流行性腮腺炎是由腮腺炎病毒引起的急性呼吸道传染病。

1．**病因与发病机制**　人是腮腺炎病毒的唯一宿主，病毒主要存在于唾液、血液、尿液及脑脊液中。病毒经口、鼻侵入人体后，扩散至多种腺体（腮腺、颌下腺、舌下腺、胰腺、性腺等）和中枢神经系统，引起非化脓性炎症。病毒抵抗力弱，紫外线、甲醛和 56℃ 温度均可使其灭活。

2．**流行病学**

（1）传染源：腮腺炎患者和隐性感染者均为传染源，在腮腺肿大前 7 天到肿大后 9 天均可排出病毒。

（2）传播途径：以呼吸道飞沫传播为主。

（3）易感人群：5～15岁儿童和青少年多见。感染后可获较持久的免疫力。

（4）流行特征：任何季节均可发病，以冬、春季为主。

3．临床表现 以腮腺肿大、疼痛为特征，常伴发热、咀嚼受限。

（1）潜伏期：14～25天，平均18天，少数患者有发热、头痛、肌痛、乏力等前驱症状。

（2）腮腺肿大：一侧腮腺肿大为首发症状，且最具特征性。发热后数小时至1～2天腮腺肿大，2～4天后累及对侧。腮腺肿大以耳垂为中心，向前、后、下发展，使下颌角边缘不清，表面灼热，但多不发红，伴轻度触痛和感觉过敏。开口咀嚼或进食酸性食物时疼痛可加剧。上颌第二磨牙对侧的颊黏膜即腮腺管口，早期可有红肿，但无分泌物。腮腺肿大3～5天达高峰，持续4～5天后逐渐消退。

（3）下颌下腺和舌下腺肿大：下颌下腺肿大时颈前下颌处明显肿胀，可触及椭圆形腺体。舌下腺肿大时可见舌下及颈前下颌肿胀，并出现吞咽困难。

（4）发热：可伴头痛、乏力、食欲减退等。

（5）并发症：腮腺炎病毒有嗜神经性和嗜腺性，常侵入神经系统和腺体器官。

①脑膜炎：最常见，多见于腮腺肿大后1周左右，出现头痛、嗜睡、脑膜刺激征等症状及脑脊液异常。大多预后良好，1周内症状消失。重者可留有后遗症或死亡。

②睾丸炎：是男孩最常见的并发症，多为单侧。睾丸明显肿胀和疼痛，持续3～5天，10天左右逐渐好转。病毒可引起睾丸细胞坏死而致睾丸萎缩，但很少发生不育症。

③卵巢炎：青春期后女孩多见，常有下腹疼痛，一般不影响生育。

④胰腺炎：腮腺肿大数天后发生，表现为上腹剧痛，伴发热、寒战、呕吐等。

4．辅助检查 白细胞计数和尿常规多正常，血、尿淀粉酶增高。血脂肪酶增高有助于胰腺炎的诊断。血清或脑脊液中特异性 IgM 抗体增高。

5．治疗要点 本病是一种自限性疾病，无特殊治疗，以对症治疗为主。发病早期可使用利巴韦林，重症或并发脑膜炎、心肌炎者可短期使用糖皮质激素治疗。

6．护理措施

（1）休息活动护理：发热伴有并发症者卧床休息至体温正常。

（2）饮食护理：给予营养丰富、易消化的清淡半流食或软食，多饮水，避免坚硬、刺激性的食物，以免唾液分泌增多而加重疼痛。加强口腔护理，餐后用生理盐水漱口。

（3）病情观察：密切观察病情变化，及时识别并发症。若出现嗜睡、头痛、频繁呕吐，应怀疑脑膜炎，及时就诊。

（4）对症护理：高热时给予物理或药物降温，注意定时监测体温。腮腺肿胀处可局部冷敷。睾丸肿痛可用棉花垫和丁字带托起。

（5）预防感染传播

①管理传染源：无并发症的患儿在家中隔离治疗，采取呼吸道隔离至腮腺消肿，共约3周。

②切断传播途径：注意病室定期通风，对患儿口、鼻分泌物及污染物加强消毒。

③保护易感人群：有接触史的易感儿应隔离观察3周，或接种腮腺炎减毒活疫苗。

六、中毒型细菌性痢疾

细菌性痢疾简称菌痢，是由痢疾杆菌引起的肠道传染病。中毒型细菌性痢疾是急性细菌性痢疾的危重型，病死率高，必须积极抢救。

1．病因与发病机制 病原菌为痢疾杆菌，属志贺菌属，革兰阴性。该菌抵抗力弱，加热至60℃时10分钟可灭活，对酸和一般消毒剂均敏感。痢疾杆菌致病性很强，释放内毒素和外毒素。内毒素造成全身中毒症状，如发热、毒血症、休克等。外毒素具有细胞毒性、神经毒性和肠毒性，分别导致相应的临床症状。

2. 流行病学

（1）传染源：菌痢患者及带菌者均为传染源。

（2）传播途径：通过粪 - 口途径传播。

（3）易感人群：普遍易感，5 岁以下儿童病死率高。

（4）流行特征：夏、秋季发病率高。

3. 临床表现　潜伏期为 1 ～ 4 天，短者数小时，长者可达 7 天。中毒型细菌性痢疾以严重毒血症状、休克和中毒性脑病为三大主要表现，肠道症状多不明显或缺如。起病急骤，病势凶险，高热，体温高达 39 ～ 41℃以上，伴烦躁、谵妄、反复惊厥，可迅速发生中毒性休克。开始可无明显腹痛和腹泻症状，发病 24 小时内可出现痢疾样大便。

（1）休克型：周围循环衰竭型。

（2）脑型：呼吸衰竭型。以神志不清、反复惊厥为主要表现。

（3）混合型：兼有以上两型表现，最为凶险，病死率极高。

4. 辅助检查　病初大便可正常，以后出现黏液脓血便，镜检可见大量脓细胞、少数红细胞，如有巨噬细胞有助于诊断。粪便培养出痢疾杆菌是确诊的最直接依据。送检标本应注意做到尽早、新鲜，选取黏液脓血部分多次送检。

5. 治疗要点　因病情危重，应采取综合急救措施，力争早期治疗。

（1）降温止惊：使用物理、药物降温或亚冬眠疗法。

（2）控制感染：选用对痢疾杆菌敏感的抗生素，如阿米卡星（丁胺卡那霉素）、头孢噻肟钠或头孢曲松钠等。

（3）抗休克：迅速扩充血容量，纠正酸中毒，改善微循环，及早应用糖皮质激素。

（4）防治脑水肿和呼吸衰竭：首选 20% 甘露醇快速静脉滴注或与利尿药交替使用，降低脑水肿，也可应用血管活性药物改善脑部微循环。保持呼吸道通畅，吸氧，可使用呼吸兴奋药，必要时应用人工呼吸器。

6. 护理措施

（1）饮食护理：给予易消化、流质饮食，多饮水，避免高脂肪、高蛋白、高纤维饮食。记录每天出入液量，补充水及电解质，避免发生脱水及电解质紊乱，作为补液参考。

（2）发热护理：卧床休息，密切观察体温变化。高热时给物理降温或遵医嘱使用解热药，防止高热惊厥。

（3）腹泻护理：接触隔离，注意粪便、便器和尿布的消毒处理。密切观察排便次数、量、性状及伴随症状，每次排便后清洗肛周，并涂以润滑剂，减少刺激。

（4）休克护理：取中凹位，保暖。观察患者神志、生命体征及瞳孔等变化。给予吸氧，迅速建立静脉通路，遵医嘱予以扩容、纠正酸中毒等抗休克治疗。

（5）预防感染传播

①管理传染源：消化道隔离至临床症状消失后 7 天或连续 2 次粪便培养阴性为止。

②切断传播途径：养成良好的个人卫生习惯，餐前、便后洗手，不饮生水，禁食不洁食物。患儿餐具煮沸消毒 15 分钟，粪便用 1% 含氯石灰澄清液浸泡消毒后处理，患儿尿布、衣裤须煮沸或用沸水浸泡后再洗。

③保护易感人群：尚无有效预防志贺菌感染的疫苗，我国多采用口服活菌苗。

第十三节　小儿结核病

一、概　述

结核病是指由结核分枝杆菌引起的慢性感染性疾病，以肺结核最为常见。

1. **病原**　主要为人型结核分枝杆菌，具有抗酸性，生长缓慢，对干燥、冷、酸、碱等抵抗力强，可在干燥痰内存活 6～8 个月，但对热、紫外线和乙醇等较敏感，75% 乙醇浸泡 2 分钟、烈日曝晒 2 小时或煮沸 1 分钟可使其灭活。

2. **流行病学**

（1）传染源：痰中带菌的肺结核患者。

（2）传播途径：以呼吸道传播为主，也可通过消化道传播、母婴传播或经皮肤伤口感染等。

（3）易感人群：普遍易感，以婴幼儿、青春后期及老年人多见。居住拥挤、营养不良、糖尿病、恶性肿瘤、过度劳累、妊娠及免疫抑制状态者易发病。

3. **发病机制**　大量毒力强的结核菌侵入机体而免疫力又下降时易发病。机体受到感染后，在 T 细胞介导下产生免疫力及变态反应。

（1）细胞介导的免疫反应：主要表现为淋巴细胞致敏和巨噬细胞功能增强，对初次感染结核者有保护作用。

（2）迟发型变态反应：有利于清除结核菌，但可引起细胞坏死及干酪样改变，形成空洞。

（3）原发感染与继发感染：感染结核菌后机体获得免疫力，大部分为终生不发病，少数免疫力低下者可当即发病，即为原发性肺结核。另有少数部分患者在日后免疫力低下时发病，即为继发性肺结核，是成人肺结核的主要类型。

4. **辅助检查**

（1）结核菌素（PPD）试验：患儿受感染 4～8 周后即呈阳性反应。

①注射方法：常用 PPD，在左前臂屈侧中部皮内注射 0.1ml（5U）的结核菌素。

②观察结果：48～72 小时测量皮肤硬结直径（表 5-36）。

表5-36　结核菌素试验判断标准

硬结直径	判断标准
＜5mm	阴性（－）
5～9mm	阳性（＋）
10～19mm	中度阳性（＋＋），提示有结核菌感染
≥20mm（儿童≥15mm）	强阳性（＋＋＋），提示有活动性结核病的可能
除硬结外，还有水疱、破溃、淋巴管炎及双圈反应	极强阳性（＋＋＋＋）

③临床意义

a. 阴性：除提示无结核菌感染外，还见于初染结核菌 4～8 周、应用糖皮质激素、营养不良、严重结核病、HIV 感染或老年人等。

b．阳性：可见于接种卡介苗后；年长儿无明显临床症状阳性反应一般，表示感染过结核杆菌；3 岁以下尤其是 1 岁以下未接种卡介苗且阳性反应为中度者，表示体内有新的结核病灶，年龄越小，活动性结核可能性愈大；由阴性转阳性反应，或反应强度从原直径＜10mm 增大至＞10mm，且增幅超过 6mm 者，'表示新近有感染。

（2）痰结核杆菌检查：痰中找到结核杆菌是确诊肺结核最特异的方法，也是制订化疗方案和判断化疗效果的重要依据。

（3）X 线检查：可早期发现肺结核。有助于明确诊断，判断分型，指导治疗及了解病情变化。

（4）纤维支气管镜检查：对诊断有重要价值。

（5）血液检查：血沉增快，可反应结核病的活动性。

（6）免疫学诊断及分子生物学诊断：酶联免疫吸附试验、聚合酶链反应等。

5．预防

（1）传染源：结核菌涂片阳性患者是小儿结核病的主要传染源。早发现、合理治疗结核菌涂片阳性患者，是预防小儿结核病传播的根本措施。

（2）接种卡介苗：是预防小儿结核病的有效措施。禁忌证为结核菌素试验阳性者；注射部位有湿疹或患有全身性皮肤病者；处于急性传染病恢复期者；先天性胸腺发育不全或严重免疫缺陷病患者。

（3）抗结核药物预防性治疗：可预防儿童活动性肺结核、肺外结核病、青春期结核病的发生或复燃。一般为预防性服用异烟肼，每天 10mg/kg，疗程 6～9 个月。

6．治疗要点

（1）治疗原则：早期、联合、适量、规律和全程治疗。

（2）一般治疗：补充足够的营养，注意休息，对症治疗。

（3）化学药物治疗：是治疗和控制疾病、防止传播的主要手段。

①一线化疗药物：全杀菌药有异烟肼、利福平；半杀菌药有链霉素、吡嗪酰胺；抑菌剂有乙胺丁醇等。

②第二线药物：氧氟沙星、环丙沙星、对氨基水杨酸、卡那霉素、阿米卡星、卷曲霉素等。

（4）儿童抗结核药物的使用及不良反应：表 5-37。

表5-37 儿童抗结核药物的使用及不良反应

药物	剂量	常见不良反应
链霉素		听力障碍、眩晕、肾功能损害及口周麻木
利福平	10～20mg（≤600mg/d）口服	胃肠道刺激症状、肝毒性、皮疹、药热
异烟肼	10～15mg（≤300mg/d）口服或静脉滴注	周围神经炎、肝毒性、皮疹、胃肠道反应、粒细胞减少
乙胺丁醇	15～25mg口服	球后视神经炎，胃肠道反应、过敏反应、高尿酸血症
吡嗪酰胺	30～40mg（≤750mg/d）口服	肝毒性，痛风、过敏和发热

（5）化疗方案：可分为标准疗法（结核性脑膜炎、骨关节结核）和短程疗法。但均分为强化和巩固两个阶段。强化治疗阶段中，标准疗法一般需 2～3 个月，短程疗法一般为 2 个月。巩固维持治

疗阶段中，标准疗法一般为 5 ～ 9 个月，短程疗法时一般为 4 个月。

二、原发型肺结核

1．病因与发病机制 由结核杆菌初次侵入肺部后发生的原发感染，是小儿肺结核的主要类型。原发型肺结核包括由肺原发病灶、局部淋巴结病变和两者相连的淋巴管炎组成的原发综合征和以胸腔内肿大淋巴结为主的支气管淋巴结结核。病理转归为吸收好转（钙化或硬结）、进展及恶化。

2．临床表现

（1）症状：干咳和轻度呼吸困难最常见。年长儿一般起病缓慢，可有低热、食欲减退、消瘦、盗汗、疲乏等结核中毒症状。6 个月以下婴儿病情重而不典型，累及器官多，起病急，突然高热，但一般情况尚好，与发热不相称，持续 2 ～ 3 周后转为低热，并伴结核中毒症状。胸内淋巴结高度肿大时，有压迫症状，如类似百日咳样痉挛性咳嗽、喘鸣、声音嘶哑、胸部静脉怒张等。

（2）体征：肺部体征不明显，与肺内病变不一致。原发病灶较大时，叩诊有浊音，呼吸音减低或有干湿音。体检可见周围淋巴结有不同程度肿大，婴儿可有肝大。

3．辅助检查

（1）原发综合征：年长儿 X 线检查多呈小圆形或小片状影；小儿 X 线胸片呈典型哑铃"双极影"少见，即一端为原发病灶（多位于胸膜下，肺上叶底部和下叶的上部），一端为肿大的肺门淋巴结、纵隔淋巴结。

（2）支气管淋巴结结核：在儿童原发型肺结核 X 线胸片最为常见，分炎症型和结节型。

（3）结核菌素试验：常用于结核感染的流行病学指标，也是卡介苗接种后效果的验证指标。对婴幼儿的诊断价值大于成年人，3 岁以下呈强阳性，提示新近感染的活动性结核病。

4．治疗要点 选用短程疗法，每天服用异烟肼，配合利福平＋乙胺丁醇，强化治疗阶段 2 ～ 3 个月，巩固维持治疗 4 ～ 6 个月，总疗程 6 ～ 9 个月。

5．护理措施

（1）饮食护理：保证足够的营养，给予高热量、高蛋白、高维生素、富含钙质的饮食，如牛奶、鸡蛋、鱼、新鲜水果、蔬菜等。增强患儿抵抗力，利于增强患儿食欲及疾病的恢复。

（2）一般护理：空气新鲜、阳光充足。保证足够的休息，减少体力消耗，睡眠充足，满足患儿的基本需求。有明显中毒症状、咯血或大量胸腔积液者应卧床休息，恢复期可适当增加活动。监测体温，出汗多的患儿应及时更换衣物，做好皮肤的护理。

（3）药物护理：抗结核药物可有胃肠道反应、耳毒性、肾毒性等不良反应，必要时遵医嘱加用保肝药物，并改用其他抗结核药物，定期检查肝功能、血常规及尿常规等。有不适症状及时就诊。

（4）隔离护理：活动期行呼吸道隔离。对患儿呼吸道分泌物、痰杯、餐具等进行消毒隔离。避免与其他急性传染病患者接触而加重病情，如麻疹、百日咳、开放性肺结核。避免受凉引起上呼吸道感染。

三、急性粟粒型肺结核

急性粟粒型肺结核也称急性血行播散性肺结核，是结核分枝杆菌经血行播散而引起的肺结核，常是原发综合征发展的后果，主要见于小儿时期，尤其是婴幼儿。

1．病因与发病机制 多于原发感染后 3 ～ 6 个月内发生。原发灶或淋巴结干酪样坏死破溃时，大量病原体入血引起粟粒型肺结核。年龄幼小、营养不良、机体免疫力低下易诱发本病。

2. 临床表现

（1）起病急，婴幼儿多突发高热（稽留热或弛张热），持续数周或数月，伴有寒战、盗汗、食欲缺乏、咳嗽、面色苍白、气促及发绀。部分患儿起病时可有脑膜炎征象。6个月以下婴儿病情重而不典型，累及器官多，病程进展快，病死率高。

（2）体征：一般没有明显体征，症状和体征与X线不一致。

3. 辅助检查　X线检查对诊断起决定性作用。起病2～3周后可见大小一致、分布均匀的粟粒状阴影，密布于两侧肺野。

4. 治疗要点　早期抗结核治疗甚为重要。

（1）抗结核药物：分强化治疗阶段和维持治疗阶段，总疗程6～8个月。强化治疗阶段给予异烟肼、利福平、吡嗪酰胺及乙胺丁醇。

（2）糖皮质激素：有严重中毒症状、呼吸困难时，应用足量抗结核药物的同时，加用泼尼松每天1～2mg/kg，疗程2～4周。

5. 护理措施　保证足够的睡眠与休息，保持正常体温，给予足够的营养，密切观察患者的生命体征，出现异常及时通知医生。

四、结核性脑膜炎

结核性脑膜炎简称结脑，是儿童结核病中最严重的类型。在结核原发感染后1年内、尤其在3～6个月最易发生，病死率和后遗症的发生率较高。

1. 病因与发病机制　常为急性粟粒性肺结核的一部分，婴幼儿血-脑屏障功能不完善，中枢神经系统发育不成熟，免疫力低下，结核菌易血行播散累及脑膜。结核菌使软脑膜弥漫充血、水肿、炎性渗出，并形成许多结核结节。大量炎性渗出物积聚于脑底部，易引起脑神经损害和脑脊液循环受阻。此外，还可发生脑部血管病变、脑实质病变、脑积水及室管膜炎等。

2. 临床表现　3岁以内婴幼儿好发，冬、春季常见。起病多缓慢，婴儿可骤起高热、惊厥发病。

（1）早期（前驱期）：1～2周，主要为小儿性格改变，表现为少言、懒动、烦躁、易怒，年长儿可自诉头痛，婴儿出现嗜睡或发育迟滞等。

（2）中期（脑膜刺激期）：1～2周，因颅内压增高致剧烈头痛、喷射性呕吐，出现明显的脑膜刺激征。脑膜刺激征是结核性脑膜炎最重要和常见的体征。婴儿出现前囟饱满、颅缝裂开。可出现脑神经障碍，以面神经瘫痪最多见。

（3）晚期（昏迷期）：1～3周，症状逐渐加重，昏迷，阵挛性或强直性惊厥频繁发作。患儿极度消瘦，呈舟状腹，最终常因颅内压增高、脑疝而死亡。

3. 辅助检查

（1）脑脊液：葡萄糖和氯化物含量同时降低是结核性脑膜炎的典型改变。常见脑炎、脑膜炎的脑脊液检查鉴别见表5-38。

（2）其他：X线胸片可有结核病改变。结核菌素试验可呈假阴性。结核菌抗原检测是敏感、快速诊断的辅助方法。脑脊液结核菌培养是诊断结核性脑膜炎的可靠依据。

4. 治疗要点

（1）抗结核治疗：联合应用易透过血-脑屏障的抗结核杀菌药物。

（2）控制颅内压

① 20%甘露醇降颅压，应于30分钟内快速静脉输入。

表5-38　常见脑炎、脑膜炎的脑脊液检查鉴别

	压　力	外　观	蛋白质	葡萄糖	氯化物	细胞计数
化脓性脑膜炎	显著增高	浑浊	显著增高	显著减低	稍低	中性粒细胞显著增加
结核性脑膜炎	增高	毛玻璃样	增高	减低	减低	淋巴细胞增加
病毒性脑膜炎	稍高	清晰或微浊	稍高	正常或稍高	正常	淋巴细胞增加
流行性乙型脑炎	稍高	清晰或微浊	增高	正常或稍高	正常	先中性粒细胞增加，后淋巴细胞增加

②利尿药。

③侧脑室穿刺引流，适用于急性脑积水药物降颅压无效或疑有脑疝者。

（3）糖皮质激素：可迅速减轻结核中毒症状，抑制炎症渗出，改善毛细血管通透性，减轻脑水肿，降低颅内压，且可减轻粘连并预防脑积水的发生，是抗结核药物有效的辅助疗法，常用泼尼松。

5. 护理措施

（1）饮食护理：给予高热量、高蛋白质、高维生素、易消化饮食，少量多餐，维持水、电解质平衡。

（2）病情观察：密切观察生命体征、神志、双瞳孔大小及对光反应情况等，及时识别颅内高压或脑疝。颅压增高时腰椎穿刺前30分钟应使用脱水药，腰穿术后去枕平卧4～6小时。

（3）保持呼吸道通畅：保持环境安静，避免一切不必要的刺激。惊厥发作时，放置牙垫以免舌咬伤，给予吸氧，必要时吸痰或人工辅助呼吸。

（4）皮肤护理：保持皮肤清洁、干燥，床单平整、无渣屑。昏迷、瘫痪患儿每2小时翻身、拍背1次，防止压疮和坠积性肺炎。眼睑不能闭合者，可涂眼膏并用纱布覆盖，保护角膜。加强口腔护理，每天清洁2～3次。

第十四节　小儿常见急症

一、小儿惊厥

惊厥是全身或局部骨骼肌群突然发生不自主收缩，主要表现为强直性或阵挛性收缩，常伴意识障碍，是儿科常见的急症。

1. 病因与发病机制

（1）感染性疾病：颅内感染多由各种细菌、病毒等引起的脑膜炎、脑炎，常表现为反复而严重的惊厥发作。颅外感染包括热性惊厥、感染中毒性脑病等。

（2）非感染性疾病：颅内疾病主要有颅内损伤与出血、先天性发育畸形、颅内占位性病变。颅外疾病包括缺氧缺血性脑病、中毒、水电解质紊乱等。

2. 临床表现

（1）典型表现：突然发生意识丧失，头向后仰，双眼凝视、眼球上翻，局部或全身肌群出现强直

548

性或阵挛性抽搐，严重者出现颈项强直，呼吸节律紊乱，发绀，大小便失禁等。持续数秒至数分钟，发作后因疲劳入睡。

（2）惊厥持续状态：惊厥发作持续 30 分钟以上或 2 次发作间歇期意识不能恢复者，属惊厥的危重型，多见于癫痫大发作、破伤风等。

（3）非典型表现：两眼凝视，口角、眼角抽动，呼吸暂停等，为新生儿和婴儿惊厥发作时的表现。

（4）热性惊厥：小儿惊厥最常见的原因是高热。高热惊厥多由上呼吸道感染引起。

①发病年龄通常为 6 个月至 5 岁。

②体温在 38.5℃以上时突然出现惊厥，多发生在高热开始后 12 小时内。

③惊厥持续时间短暂，少于 10 分钟。

④在一次发热性疾病过程中很少连续发作多次，可在以后的发热性疾病时再次发作，故对于急性上呼吸道感染伴高热、抽搐的患儿，护士怀疑为小儿惊厥时，应重点询问其既往发作史。

⑤发作后意识恢复快，神经系统检查阴性，少有惊厥持续状态。

3．辅助检查　血生化、脑脊液、脑电图检查。

4．治疗要点

（1）迅速控制惊厥：抗惊厥药物首选地西泮缓慢静脉注射或灌肠，也可使用苯妥英钠、苯巴比妥、10% 水合氯醛等药物。苯巴比妥是新生儿惊厥（新生儿颅内出血、新生儿缺氧缺血性脑病等）的首选药。

（2）对症治疗：用 20% 甘露醇、呋塞米降颅压。高热者给予降温、吸氧等。

（3）若惊厥不能有效控制或反复发作，可按癫痫持续状态处理。

（4）病因治疗：针对引起惊厥的不同病因，采取相应治疗。

（5）预防惊厥发作：用地西泮、丙戊酸或苯巴比妥提前预防。

5．护理措施

（1）防止窒息：保持安静，避免一切不必要的刺激。就地抢救，立即平卧，头偏向一侧，解开衣领。保持呼吸道通畅，将舌轻轻向外牵拉，防止舌后坠。遵医嘱给予抗惊厥药物。暂禁食，避免窒息。

（2）防止受伤：将纱布放在患儿手心、腋下，以防皮肤损伤。在患儿上下臼齿之间垫牙垫，牙关紧闭时，切勿用力撬开。惊厥时移开一切可能伤害患儿的硬物，切勿用力强行牵拉或按压患儿肢体，以免发生骨折或关节脱位。专人监护，拉起床挡，防止坠床或碰伤。

（3）高热者及时采取物理或药物降温，严密观察生命体征、意识及瞳孔改变。出现脑水肿征象，应及时报告医生并遵医嘱使用脱水药。

二、急性颅内压增高

颅内压增高是指在病理状态下，颅腔内容物体积增加或颅腔容积减小，超出颅腔可代偿调节的范围，导致颅内压力超过 200mmH₂O，常以头痛、呕吐、视神经乳头水肿为三主征，是颅内多种疾病所共有的临床综合征。

1．病因　脑组织体积增大（脑水肿）、脑脊液增多（脑积水）、颅内血容量增多、颅内占位性病变、先天性颅腔畸形等。

2．病理生理　正常成人颅内压为 70 ～ 200mmH₂O，儿童为 50 ～ 100mmH₂O。颅腔内容物体积增大或颅腔容量缩减可导致颅内压增高。颅腔内容物主要包括脑组织、血液和脑脊液。脑脊液是这 3 种内容物中最容易改变的成分，颅内压的调节主要依靠脑脊液量的增减来实现。

3．临床表现　头痛，呕吐及视神经乳头水肿为被称为颅内高压三主征，最早出现的体征是前囟张力增高。

（1）头痛：是最常见的症状，多位于额部及颞部，开始为阵发性，而后可发展为持续性，可因体位改变、咳嗽等加重。婴儿多表现为烦躁不安、尖叫、拍打头部。婴儿前囟未闭及颅缝裂开，可起到缓冲作用，故其头痛不如成人严重。

（2）呕吐：呈喷射性。与饮食无关，颅内高压刺激第四脑室底部及延髓呕吐中枢引起。

（3）眼部改变：提示中脑受压，表现为眼球部突出、复视、视神经乳头水肿、盲点扩大及向心性视野缩小。

（4）意识障碍：大脑皮质广泛损害及脑干上行网状结构损伤，早期表现为意识淡漠，嗜睡，反应迟钝。进行性颅内压增高时可出现昏迷。

（5）生命体征变化

①脑干受压或轴性移位：呼吸节律不齐、暂停、潮式呼吸等。

②下丘脑体温调节中枢受压：肌张力增高，在短期内体温急剧升高，呈持续性、难以控制的高热或超高热。

（6）其他症状和体征：血压升高，脉压增大。小儿患者可有头颅增大、囟门饱满、颅缝增宽或分离。头颅叩诊可呈破罐声。脑缺氧或炎症刺激大脑皮层可导致抽搐甚至癫样发作。

（7）脑疝：最严重后果之一，一般导致小脑幕剧切迹疝或枕骨大孔疝。瞳孔变化可提示发生脑疝，详见外科护理学第十四节颅内压增高的相关内容。

4．辅助检查

（1）CT 或 MRI：首选 CT 进行定位和定性诊断，在 CT 不能确认时进一步行 MRI。

（2）脑血管造影或数字减影血管造影：判断脑血管是否有畸形。

（3）头颅 X 线摄片：慢性颅内压增高时可见脑回压迹增多、加深，蝶鞍扩大，颅骨局部破坏或增生。小儿可见颅缝分离。

（4）颅内压测定：有明显颅内压增高者禁止腰穿，以免引起枕骨大孔疝。侧脑室穿刺测压法最准确而又较安全。前囟未闭者可行前囟测压。

5．治疗要点

（1）病因治疗：去除病因是最根本的治疗原则，如手术切除颅内肿瘤、清除颅内血肿、处理大片凹陷性骨折等。可行脑脊液分流术或脑室穿刺引流术缓解颅内高压。

（2）脱水治疗：病因不明或一时不能解除病因时应首先限制液体入量，以起到降低颅内压的作用。常用高渗性脱水药 20% 的甘露醇 250ml，每次 0.5～lg/kg，根据病情需要每 4～8 小时一次，重症患儿可用利尿药配合渗透性脱水剂，如呋塞米。

（3）激素治疗：通常选用地塞米松。

（4）预防或控制感染：伴有颅内感染者，根据致病菌药物敏感试验选用抗菌药物。术中、术后预防性应用广谱抗菌药物。

（5）冬眠低温疗法或亚低温疗法：降低脑的新陈代谢，减少脑组织氧耗，减轻脑水肿。

6．护理措施

（1）一般护理：床头抬高 15°～30°，以利于颅内静脉回流，减轻脑水肿；吸氧，改善脑缺氧，使脑血管收缩，减少脑血流量。控制液体摄入量，不能进食者，每天静脉入量在 1500～2000ml，每天尿量不少于 600ml。控制输液速度，防止输液过快加重脑水肿。遵医嘱使用抗生素预防感染。躁动不安者不可强制约束，以免患者挣扎导致颅内压增高。

（2）防止颅内压骤然升高：安静休息，避免情绪激动，防止血压骤升而升高颅内压。保持呼吸道通畅，避免剧烈咳嗽和用力排便。及时控制癫痫发作，一旦发生及时抗癫痫治疗。

（3）药物治疗的护理：使用脱水药物时控制好输液速度，观察脱水治疗效果，准确记录液体出入量。为防止颅内压反跳现象，停药前应逐渐减药或延长给药间隔时间。使用糖皮质激素治疗期间，应注意观察有无应激性溃疡出血、感染等药物不良反应。

（4）出院指导：患者出现不明原因的、进行性加重的头痛，或头部外伤后剧烈头痛伴呕吐时，应及时就诊排除颅内压增高。避免剧烈咳嗽、用力排便、提举重物等使颅内压骤然升高的因素。

三、急性呼吸衰竭

急性呼吸衰竭是指由于多种突发的致病因素，导致肺通气和（或）换气功能迅速出现严重障碍，短时间内即可发生的呼吸衰竭。

1. 病因

（1）呼吸系统疾病：导致肺通气和（或）换气功能障碍。

（2）急性颅内感染等脑部疾病：直接或间接抑制呼吸中枢。

（3）脊髓灰质炎、重症肌无力等：损伤神经 - 肌肉传导系统，引起肺通气不足，均可导致急性呼吸衰竭。

2. 临床表现　除原发病症状外，主要为低氧血症所致的呼吸困难和多脏器功能障碍。

（1）呼吸系统表现：呼吸困难是最早出现的症状。周围性呼吸衰竭表现为呼吸频率改变，辅助呼吸肌活动增强，可出现三凹征。中枢性呼吸衰竭表现为呼吸节律改变，可出现潮式呼吸、比奥呼吸等。

（2）低氧血症表现

①发绀：是缺氧的典型表现，以口唇、口周及甲床等处较为明显。发绀程度与还原型血红蛋白含量有关，贫血者发绀程度不明显。外周性发绀多见于严重休克患者，中央性发绀多见于动脉血氧饱和度低的患者。

②精神神经表现：急性缺氧导致患者出现精神错乱。早期烦躁、易激惹，视物模糊，继之出现神志淡漠、嗜睡、意识模糊等神经抑制症状。

③循环系统表现：心肌损害，心律失常，周围循环衰竭、血压下降甚至心跳停搏。

④消化和泌尿系统表现：胃肠道黏膜充血水肿，应激性溃疡，上消化道出血，尿中出现蛋白、红细胞及管型等。

（3）高碳酸血症表现：烦躁不安、多汗、摇头、意识障碍、皮肤潮红，严重时出现惊厥、昏迷、视乳头水肿、呼吸性酸中毒等。

3. 辅助检查

（1）血气分析：可判断呼吸衰竭和酸碱平衡的严重程度。$PaCO_2$ 升高、pH 正常时为代偿性呼吸性酸中毒；$PaCO_2$ 升高、pH < 7.35 为失代偿性呼吸性酸中毒。

（2）肺功能检测：呼吸肌功能测试可反映呼吸肌无力的原因和严重程度。

4. 治疗要点　总体原则是保持呼吸道通畅，纠正缺氧，改善通气，去除病因，支持治疗等。

（1）保持呼吸道通畅：清理气道分泌物，使用支气管扩张药，必要时建立人工道或气管插管。

（2）氧疗：吸氧原则是在保证 PaO_2 迅速提高到 60mmHg 或血氧饱和度达 90% 以上的前提下，尽量降低吸氧浓度。Ⅰ型呼吸衰竭给予较高浓度（> 35%）给氧，可以迅速缓解低氧血症而不引起 CO_2 潴留。对于伴有高碳酸血症的急性呼吸衰竭，常需机械通气治疗。

（3）增加通气量、改善 CO_2 潴留：使用呼吸兴奋药、机械通气等。

5. 护理措施

（1）休息活动护理：卧床休息，并尽量避免自理活动和不必要的操作。取半卧位或坐位，促进肺膨胀，有利于改善呼吸。

（2）饮食护理：意识清醒者给予高热量、高蛋白、易消化的流食或半流食。昏迷患者给予鼻饲。

（3）病情观察：密切观察呼吸困难的程度、生命体征及神志改变，准确记录出入量，监测血气分析结果。一旦出现肺性脑病的表现，应立即报告医生并协助处理。

（4）氧疗护理：常用鼻导管、面罩、头罩法给氧。

①鼻导管：婴幼儿 0.5～11L/min，儿童 1～2L/min，氧浓度为 25%～40%。

②面罩法：婴幼儿 2～4L/min，儿童 3～5L/min，氧浓度为 40%～60%。

③头罩法：通常为 4～6L/min，氧浓度为 40%～50%。

（5）气道护理：减少呼吸道阻力和呼吸做功，如体位引流、翻身叩背，清醒患者指导有效咳嗽、咳痰，必要时可雾化吸入。意识不清、咳痰无力者给予吸痰，建立人工气道和机械通气支持。

（6）人工呼吸的护理：详见基础护理学第十七节危重患者的抢救和护理的相关内容。

（7）用药护理：给予支气管舒张药、呼吸兴奋药，注意输液速度不宜过快，以免因呼吸兴奋药过量，导致颜面潮红、面部肌肉震颤、烦躁不安等现象，一旦出现应遵医嘱减量或停药，并协助医生处理。对烦躁不安的患者慎用吗啡等镇静药，以免引起呼吸抑制。应用呋塞米快速利尿时，可能使原有大量痰液突然减少、黏稠度增加而使排痰困难加重，应注意预防。

四、充血性心力衰竭

充血性心力衰竭由于心肌收缩或舒张功能下降使心排血量绝对或相对不足，不能满足全身组织代谢需要而引起的一系列临床症状及体征。

1. 病因 小儿时期以先天性心脏病引起者多见，儿童时期以风湿性心脏病和急性肾炎所致多见。根据病理生理变化，可将心衰病因分为心肌病变、心室压力负重过重、心室容量负荷过重，此外感染、心律失常、输液过速等均可诱发心衰。

2. 发病机制 心肌发生病损或心脏长期负荷过重时，心肌收缩逐渐减退，早期机体通过加快心率、心肌肥厚和心脏扩大进行代偿，使排血量增多来满足机体的需要，此阶段为心功能代偿期，心功能代偿期临床上没有明显症状。后期心功能逐渐减退，不能满足机体代谢的需要，而出现静脉回流受阻、体液潴留、脏器淤血等心衰表现。

3. 临床表现 年长儿表现与成人相似。

（1）全身症状：心输出量下降、组织灌注不足及静脉淤血引起，表现为精神萎靡、乏力、多汗、食欲减退、消化功能低下、体重不增等。

（2）肺循环淤血

①呼吸急促：由于肺淤血，间质水肿，肺顺应性下降所致。严重者可出现呼吸困难、发绀，甚至端坐呼吸。婴幼儿多在哭闹、喂养时气急显著，发病较急者常突然表现气急、呻吟、烦躁不安，不能安睡，不能平卧。

②咳嗽：由于支气管黏膜淤血、水肿而出现干咳，严重者可有泡沫样血痰。

③体征：婴幼儿易出现哮鸣音，表示病情严重。肺水肿及肺泡渗出时可闻及湿啰音。

（3）体循环淤血

①肝淤血、肿大：最早、最常见体征。

②颈静脉怒张：患儿坐位时颈静脉充盈，肝颈静脉反流征阳性。婴幼儿颈短，皮下脂肪多，颈静

脉怒张不易观察，可以通过手背静脉充盈情况判断静脉淤血。

③水肿：由于体循环淤血、静脉压增高、体液积聚于间质所致。最先见于下垂部位，婴幼儿水肿可不明显，有时仅见眼睑、面部轻微水肿或伴手背、足背略肿，但体重增长较快。

（4）其他体征：心功能不全时常有心脏增大、心音低钝、心动过速，易出现奔马律。

（5）心功能分级：可分为四级，详见内科护理学第三节循环系统疾病的相关内容。

4. 辅助检查

（1）X线：心脏增大，左心衰时可见肺淤血、肺水肿。

（2）心电图：有助于病因诊断及洋地黄的应用指导。

（3）超声心动图：有助于病因的诊断，对治疗前后心功能评估有重要意义。

5. 治疗要点

（1）一般治疗：保证休息，取平卧或半卧位，必要时使用镇静剂。有气急、发绀者给予吸氧。水肿者适量减少盐的摄入。

（2）正性肌力药

①洋地黄类：包括地高辛、毛花苷丙等，可增强心肌收缩力、减慢心率，增加心搏出量，改善心功能。

②β受体激动剂：常见有多巴胺、多巴酚丁胺等药物，洋地黄治疗疗效不佳或毒性反应及血压偏低者适用。

③磷酸二酯酶抑制剂：对心脏病手术术后的心衰患儿效果显著。

（3）利尿剂：急性心力衰竭可选用快速强效利尿剂，慢性心力衰竭一般联合使用噻嗪类与保钾利尿剂。

6. 护理措施

（1）休息与活动：严重者绝对卧床休息，待病情缓解后逐渐增加活动量。

（2）饮食护理：给予高热量、高维生素易消化饮食，少食多餐，吸吮困难者可滴管或鼻饲。限制水钠的摄入，记录24小时液体出入量，定时测量体重。

（3）用药护理：注意药物的不良反应，根据治疗的药物采取相应的护理措施，强心苷治疗剂量和中毒剂量接近，易发生中毒，使用后应重点观察其中毒反应。心脏毒性反应是强心苷较严重的毒性反应，主要表现为各种心律失常。快速心律失常中最常见和最早出现的是室性期前收缩。当患者脉搏节律由规则变为不规则（如长期心房颤动患者使用洋地黄后心律变得规则），心率或脉搏＜60次/分，应暂停用药并通知医生。详见第二章内科护理学第三节循环系统疾病的相关内容。

五、急性肾衰竭

急性肾衰竭又称急性肾损伤，是指由各种原因引起的短时间内肾功能急剧下降而出现的临床综合征。

1. 病因、病理　根据病变发生的解剖部位不同，可分为肾前性、肾后性和肾性3种（表5-39）。

2. 临床表现

（1）起始期：未发生明显的肾实质损伤，急性肾衰竭尚可预防，持续数小时至几天。

（2）维持期（少尿期）：一般持续7～14天，出现一系列尿毒症表现。

①全身表现：消化系统症状常为首发症状，还可出现咳嗽、呼吸困难、高血压、心力衰竭、意识模糊、抽搐、出血倾向、感染（主要的死亡原因之一）、多脏器功能衰竭等症状。

②水、电解质和酸碱平衡失调：可表现为代谢性酸中毒、高钾血症、低钠血症、水过多等，以代谢性酸中毒和高钾血症最常见。高钾血症可致各种心律失常，严重者发生心室颤动或心脏骤停，是

最主要的电解质紊乱和最危险的并发症，是少尿期的首位死因。

（3）恢复期：持续 1～3 周，可有多尿表现，每天尿量可达 3000～5000ml，随后逐渐恢复正常。多尿期早期仍可有高钾血症，后期可出现低钾血症。

表5-39　急性肾衰竭的病因与发病机制

	肾前性肾衰	肾性肾衰	肾后性肾衰
发病机制	肾血流灌注不足，导致肾小球滤过率降低	肾实质损伤	急性尿路梗阻
常见疾病	血容量不足：大量脱水、出血；心输出量减少：严重心脏疾病；周围血管扩张：降压过快、感染性休克；肾血管阻力增加：使用去甲肾上腺素等	急性肾小管坏死：如挤压伤，是最常见的急性肾衰竭类型；急性间质性肾炎；肾小球或肾微血管疾病；肾大血管疾病	前列腺增生、肿瘤、输尿管结石、腹膜后肿瘤压迫

3. 辅助检查

（1）血液检查：轻、中度贫血，血尿素氮和肌酐进行性上升。血 pH < 7.35，血钾浓度 > 5.5mmol/L，血钠正常或偏低，血钙降低，血磷升高，血氯降低。

（2）尿液检查：外观浑浊，尿色深。尿蛋白多为 ±～+，以小分子蛋白为主，可见上皮细胞管型、颗粒管型及少许红细胞、白细胞等。尿比重低且固定，多在 1.015 以下。尿渗透压降低，尿钠增高。

（3）影像学检查：首选尿路 B 超检查。

（4）肾活组织检查：是重要的诊断方法。

4. 治疗要点　尽早明确诊断，及时纠正可逆的病因是恢复肾功能的关键。主要包括尽早识别并纠正可逆病因，维持体液稳定，营养支持，防治并发症及肾脏替代治疗等。透析治疗是治疗高钾血症最有效的方法。

5. 护理措施　详见第三章外科护理学第四节多器官功能障碍综合征的相关内容。

（1）休息活动护理：少尿期应绝对卧床休息，以减轻肾脏负担。下肢水肿者抬高下肢，促进血液回流。当尿量增加、病情好转时，可逐渐增加活动量。

（2）饮食护理：少尿期 3～4 天之后，给予低蛋白、高热量、高维生素的清淡流质或半流质饮食，以优质蛋白（肉类、蛋类、奶类）为宜。在少尿期 3 天以内，不宜摄入蛋白质。

（3）维持水平衡：少尿期患者严格限制液体入量，坚持"量出为入，宁少勿多"的补液原则。严格记录 24 小时液体出入量。

（4）病情观察：密切监测患者的生命体征、尿量、肾功能及电解质的变化，注意观察有无体液过多的表现。

（5）高钾血症的护理：当血钾 > 6.5mmol/L，应配合医生紧急处理。

① 10% 葡萄糖酸钙 10～20ml 稀释后缓慢静脉推注（不少于 5 分钟），以拮抗钾离子对心肌的抑制作用。

② 11.2% 乳酸钠或 5% 碳酸氢钠静脉滴注，纠正酸中毒并促进钾离子向细胞内移动。

③ 50% 葡萄糖和胰岛素缓慢静脉注射，促进糖原合成，使钾离子向细胞内移动。

（6）预防感染：遵医嘱适当应用抗生素，做好呼吸道护理及尿管护理。指导患者避免诱因，自我监测，定期复查肾功能。

六、心跳呼吸骤停

根据年龄阶段划分：出生后 28 天以内为新生儿，1 岁以内为婴儿，1～8 岁为小儿。8 岁以上儿童心肺复苏的程序和方法基本同成人。详见外科护理学第六节心肺脑复苏的相关内容。

1．**心脏骤停的病因**　院外的主要原因为外伤、溺水、中毒等；院内的主要原因为呼吸衰竭和休克。成人心脏骤停多因心脏原因所致，而小儿多由呼吸功能障碍继发，如肺炎、窒息、溺水、气管异物等。因此，对小儿心脏骤停，更注重呼吸支持，改善缺氧。

2．**基本生命支持**　基本方法类似成人心肺复苏。

（1）识别心脏骤停：评估患儿的意识状态、呼吸和脉搏情况。对无反应的儿童，首先检查有无呼吸，如果没有呼吸或仅仅是喘息，最多用 10 秒触摸脉搏，如果不能感受或不能确定是否有脉搏，立即开始胸外按压。对于新生儿，脉搏＜ 60 次 / 分；或对于婴儿和儿童脉搏＜ 60 次 / 分且有低灌注现象，也即开始胸外按压。

（2）婴儿胸外按压：有双指按压法和双手环抱按压法两种。双指按压法适合于单人施救，一手按压，另一手固定头部或放在婴儿后背抬起胸廓；双手环抱按压法适合于两人施救，双手围绕婴儿胸部，用两拇指重叠或并列按压。按压部位为两乳头连线下方的胸骨处，深度至少达到胸廓前后径的1/3，约4cm。

（3）小儿胸外按压：1～8 岁小儿适用单掌按压法。用单手的掌根部按压，部位为两乳头连线的胸骨处，不可压迫剑突。每次下压至少 1/3 前后径，约 5cm。

（4）年长儿或体格较大儿童胸外按压：同成人，采用双掌按压法。

（5）胸外按压频率：新生儿 120 次 / 分，婴幼儿及儿童至少 100 次 / 分。

（6）胸外按压与人工呼吸比例：1～8 岁婴幼儿单人施救 30 ∶ 2，两人施救 15 ∶ 2。8 岁以上小儿无论单人或两人施救，均为 30 ∶ 2。

参考文献

[1] 中华人民共和国卫生行业标准 WS/T3 11-2009 医院隔离技术规范 . 2009.

[2] 全国护士执业资格考试用书编写专家委员会 . 2016 全国护士执业资格考试指导 . 北京：人民卫生出版社 , 2016.

[3] 李小寒 , 尚少梅 . 基础护理学 . 5 版 . 北京：人民卫生出版社 , 2012.

[4] 李玲 , 蒙雅萍 . 护理学基础 . 3 版 . 北京：人民卫生出版社 , 2015.

[5] 周春美 , 张连辉 . 基础护理学 . 3 版 . 北京：人民卫生出版社 , 2014.

[6] 毕默佳 . 留置导尿患者集尿袋更换时间的 Meta 分析 . 解放军护理杂志 , 2012, 29: 15-18.

[7] 中华医学会心血管病学分会 , 中华心血管病杂志编辑委员会 . 中国心力衰竭诊断与治疗指南 2014. 中华心血管病杂志 , 2014, 42: 98-118.

[8] 中国生物医学工程学会心律分会 , 中华医学会心血管病学分会 , 胺碘酮抗心律失常治疗应用指南工作组 . 胺碘酮抗心律失常治疗应用指南（2008）. 中国心脏起搏与心电生理杂志 , 2008, 22: 377-385.

[9] 中国高血压防治指南修订委员会 . 中国高血压防治指南 2010. 中华高血压杂志 . 2011, 19: 701-743.

[10] 高血压联盟（中国）, 国家心血管病中心 , 中华医学会心血管病学分会 , 中国医师协会高血压专业委员会 . 中国高血压患者教育指南 . 中国医学前沿杂志（电子版）, 2014, 6: 78-110.

[11] 中华医学会心血管病学分会 , 中华心血管病杂志编辑委员会 . 急性 ST 段抬高型心肌梗死诊断和治疗指南 . 中华心血管病杂志 , 2010, 38: 675-690.

[12] 葛均波 , 徐永健 . 内科学 . 8 版 . 北京：人民卫生出版社 , 2013.

[13] 王辰 , 王建安 . 内科学 . 3 版 . 北京：人民卫生出版社 , 2015.

[14] 尤黎明 , 吴瑛 . 内科护理学 . 5 版 . 北京：人民卫生出版社 , 2012.

[15] 李丹 , 冯丽华 . 内科护理学 . 3 版 . 北京：人民卫生出版社 , 2014.

[16] 林梅英 , 朱启华 . 内科护理 . 3 版 . 北京：人民卫生出版社 , 2015.

[17] 高洪泉 . 正常人体结构 . 3 版 . 北京：人民卫生出版社 , 2015.

[18] 丁文龙 , 王海杰 . 系统解剖学 . 3 版 . 北京：人民卫生出版社 , 2015.

[19] 杨宝峰 . 药理学 . 8 版 . 北京：人民卫生出版社 , 2013.

[20] 杨宝峰 , 陈建国 . 药理学 . 3 版 . 北京：人民卫生出版社 , 2015.

[21] 陈新谦 , 金有豫 , 汤光 . 新编药物学 . 17 版 . 北京：人民卫生出版社 , 2011.

[22] 广州医学院第一附属医院急诊科编译 . 2010 年美国心脏病协会心肺复苏和心血管急救指南 . 2010.

[23] 王惠珍 . 急危重症护理学 . 3 版 . 北京：人民卫生出版社 , 2015.

[24] 李和 , 李继承 . 组织学与胚胎学 . 3 版 . 北京：人民卫生出版社 , 2015.

[25] 朱大年 , 王庭槐 . 生理学 . 8 版 . 北京：人民卫生出版社 , 2013.

[26] 白波 . 正常人体功能 . 3 版 . 北京：人民卫生出版社 , 2014.

[27] 王卫平 . 儿科学 . 8 版 . 北京：人民卫生出版社 , 2013.

[28] 桂永浩 , 薛辛东 . 儿科学 . 3 版 . 北京：人民卫生出版社 , 2015.

[29] 江载芳 , 申昆玲 , 沈颖 . 诸福棠实用儿科学 . 8 版 . 北京：人民卫生出版社 , 2014.

[30] 崔焱 . 儿科护理学 . 5 版 . 北京：人民卫生出版社 , 2012.

[31] 高凤 , 张宝琴 . 儿科护理 . 3 版 . 北京：人民卫生出版社 , 2015.

[32] 张玉兰 . 儿科护理学 . 3 版 . 北京 : 人民卫生出版社 , 2014.

[33] 吴孟超 , 吴在德 , 吴肇汉 . 外科学 . 8 版 . 北京 : 人民卫生出版社 , 2013.

[34] 赵玉沛 , 陈孝平 . 外科学 . 3 版 . 北京 : 人民卫生出版社 , 2015.

[35] 李勇 , 俞宝明 . 外科护理 . 3 版 . 北京 : 人民卫生出版社 , 2015.

[36] 李乐之 , 乐潜 . 外科护理学 . 5 版 . 北京 : 人民卫生出版社 , 2012.

[37] 熊云新 , 叶国英 . 外科护理学 . 3 版 . 北京 : 人民卫生出版社 , 2014.

[38] 万学红 , 卢雪峰 . 诊断学 . 8 版 . 北京 : 人民卫生出版社 , 2013.

[39] 万学红 , 陈红 . 临床诊断学 . 3 版 . 北京 : 人民卫生出版社 , 2015.

[40] 刘成玉 . 健康评估 . 3 版 . 北京 : 人民卫生出版社 , 2014.

[41] 中华医学会消化病学分会胃肠动力学组 , 中华医学会外科学分会结直肠肛门外科学组 . 中国慢性便秘诊治指南 . 胃肠病学 , 2013(10): 605-612.

[42] 中华医学会外科学分会胰腺外科学组 . 急性胰腺炎诊治指南 （2014）. 中国实用外科杂志 , 2015, 35(1): 4-7.

[43] 中华医学会呼吸病学分会慢性阻塞性肺疾病学组 . 慢性阻塞性肺疾病诊治指南（2013 年修订版）. 中国医学前沿杂志 （电子版）2014, 6(2) : 67-80.

[44] 中华医学会感染病学分会艾滋病学组 . 艾滋病诊疗指南 . 中华传染病杂志 , 2006, 24(2) : 133-144.

[45] 李兰娟 , 任红 . 传染病学 . 8 版 . 北京 : 人民卫生出版社 , 2013.

[46] 李兰娟 , 王宇明 . 感染病学 . 3 版 . 北京 : 人民卫生出版社 , 2015.

[47] 谢幸 , 苟文丽 . 妇产科学 . 8 版 . 北京 : 人民卫生出版社 , 2013.

[48] 沈铿 , 马丁 . 妇产科学 . 3 版 . 北京 : 人民卫生出版社 , 2015.

[49] 刘文娜 , 闫瑞霞 . 妇产科护理 . 3 版 . 北京 : 人民卫生出版社 , 2015.

[50] 夏海鸥 . 妇产科护理学 . 3 版 . 北京 : 人民卫生出版社 , 2014.

[51] 郑修霞 . 妇产科护理学 . 5 版 . 北京 : 人民卫生出版社 , 2012.

[52] 李凌开 , 陆琳 . 精神病学 . 3 版 . 北京 : 人民卫生出版社 , 2015.

[53] 郝伟 , 于欣 . 精神病学 . 7 版 . 北京 : 人民卫生出版社 , 2013.

[54] 雷慧 . 精神科护理学 . 3 版 . 北京 : 人民卫生出版社 , 2014.

[55] 杨拔贤 , 李文志 . 麻醉学 . 3 版 . 北京 : 人民卫生出版社 , 2013.

[56] 敖小凤 , 高志红 . 甲状腺癌流行现状研究进展 . 中华慢性病预防与控制 , 2008, 10(2): 217-219.

[57] 张兵 , 李超 , 孙荣昊 . 甲状腺癌病因分析及诊治现状 . 中华临床医师杂志 （电子版）, 2013, 7(12): 5456-5458.

[58] 中华医学会内分泌学分会《中国甲状腺疾病诊治指南》编写组 . 中国甲状腺疾病诊治指南——甲状腺功能亢进症 . 中华内科杂志 , 2007, 46(10): 876-882.

[59] 中华医学会内分泌学分会《中国甲状腺疾病诊治指南》编写组 . 甲状腺疾病诊治指南——甲状腺功能减退症 . 中华内科杂志 , 2007, 46(11): 967-971.

[60] 中华医学会糖尿病学分会 . 中国 2 型糖尿病防治指南 . 中国糖尿病杂志 , 2014, 22(8): 2-42.

[61] 中华医学会糖尿病学分会 . 中国糖尿病药物注射技术指南 2011 版（节选）. 柳州医学 , 2012, 25(3): 207-209.

[62] 中华医学会风湿病学分会 . 原发性痛风诊断和治疗指南 . 柳州医学 , 2012, 25(3): 184-188.

[63] 贾建平 , 陈生弟 . 神经病学 . 7 版 . 北京 : 人民卫生出版社 , 2013.

[64] 吴江 , 贾建平 . 神经病学 . 3 版 . 北京 : 人民卫生出版社 , 2015.

[65] 刘革新 . 中医护理学 . 2 版 . 北京 : 人民卫生出版社 , 2010.

［66］高鹏翔.中医学.8版.北京：人民卫生出版社,2013.

［67］温茂兴.中医护理学.3版.北京：人民卫生出版社,2014.

［68］汪建荣.卫生法.4版.北京：人民卫生出版社,2013.

［69］李继平.护理管理学.2版.北京：人民卫生出版社,2010.

［70］中华人民共和国国务院令（第517号）护士条例,2008.

［71］中华人民共和国传染病防治法,2004.

［72］中华人民共和国国务院令（第351号）医疗事故处理条例,2002.

［73］中华人民共和国侵权责任法,2010.

［74］中华人民共和国献血法,1998.

［75］中华人民共和国国务院令（第434号）疫苗流通和预防接种管理条例,2005.

［76］中华人民共和国国务院令（第457号）艾滋病防治条例,2006.

［77］中华人民共和国国务院令（第491号）人体器官移植条例,2007.

［78］李晓松.护理学导论.3版.北京：人民卫生出版社,2014.

［79］张志钢,刘冬梅.人际沟通.3版.北京：人民卫生出版社,2015.

［80］冷晓红.人际沟通.北京：人民卫生出版社,2010.

［81］耿洁.护理礼仪.2版.北京：人民卫生出版社,2010.

［82］李小寒,尚少梅.基础护理学.6版.北京：人民卫生出版社,2017.

［83］尤黎明,吴瑛.内科护理学.6版.北京：人民卫生出版社,2017.

［84］李乐之,路潜.外科护理学.6版.北京：人民卫生出版社,2017.

［85］安力彬,陆虹.妇产科护理学.6版.北京：人民卫生出版社,2017.

［86］崔焱,仰曙芬.儿科护理学.6版.北京：人民卫生出版社,2017.